普通高等教育“十一五”国家级规划教材
北京大学医学教材

口腔组织学与病理学

Oral Histology and Pathology

主编：于世风　高　岩

编写者（以姓氏笔画为序）
于世风　北京大学口腔医学院
孙开华　北京大学口腔医学院
李翠英　首都医科大学口腔医学院
李铁军　北京大学口腔医学院
高　岩　北京大学口腔医学院
章魁华　北京大学口腔医学院

北京大学医学出版社

图书在版编目（CIP）数据

口腔组织学与病理学/于世凤，高岩主编．—北京：北京大学医学出版社，2004.8
ISBN 978-7-81071-608-6

Ⅰ．口… Ⅱ．①于… ②高… Ⅲ．口腔科学：病理学：组织学（生物）—医学院校—教材 Ⅳ．R780.2

中国版本图书馆 CIP 数据核字（2004）第 062598 号

口腔组织学与病理学

主　编：于世凤　高　岩
出版发行：北京大学医学出版社（电话：010-82802230）
地　址：（100191）北京市海淀区学院路 38 号　北京大学医学部院内
网　址：http：//www.pumpress.com.cn
E - mail：booksale@bjmu.edu.cn
印　刷：莱芜市圣龙印务有限责任公司
经　销：新华书店
责任编辑：安　林　责任校对：周　励　责任印制：郭桂兰
开　本：787mm×1092mm　1/16　印张：29.75　插页：4　字数：754 千字
版　次：2005 年 1 月第 1 版　2009 年 12 月修订　2009 年 12 月第 2 次印刷　印数：3001—4000 册
书　号：ISBN 978-7-81071-608-6
定　价：49.80 元

北京大学医学教材口腔医学系列
教材编审委员会

序

长学制口腔医学专业双语教材编辑委员会邀请我为15本8年制口腔医学专业的教材写一个总序。我想所以邀请我写总序，也许在参加这15本教材的百余名教师中我是年长者，也许在半个世纪口腔医学教学改革和教材建设中，我是身临其境的参与者和实践者。

1952年我作为学生进入北京大学医学院口腔医学系医预班，1953年更名为北京医学院口腔医学系，1985年更名为北京医科大学口腔医学院，2000年更名为北京大学口腔医学院。历史的轮回律使我已是老教授又回到北京大学，这是高等学府名称的变更。新中国成立后年制改动得频繁，1949年牙医学系为6年，1950年毕业生为5年半，1951年毕业生为5年并招收三年制，1952年改为4年制，1954年入学的为4年制，毕业时延长一年实为5年制，1955年又重新定为5年制，1962年变为6年制，1974年恢复招生又决定3年制，1977年再次改为5年制，1980年又再次定为6年制，1988年首次定为7年制，2001年首次招收8年制口腔医学生，以上是年制的变更。

20世纪50年代初期，没有全国统一的教科书，都是用的自编教材。到50年代末全国有三本统一的教科书，即口腔内科学、口腔颌面外科学和口腔矫形学；到70年代除了上述三本教科书外增设了口腔基础医学的两本全国统一教材，即口腔组织病理学和口腔解剖生理学；80年代除了上述五本教科书外又增加口腔正畸学（口腔矫形学更名为口腔修复学）、口腔材料学、口腔颌面X线诊断学和口腔预防·儿童牙医学。至此口腔医学专业已有全国统一的九本教材；90年代把口腔内科学教材分为牙体牙髓病学、牙周病学、口腔黏膜病学三本。把口腔预防·儿童牙医学分为口腔预防学和儿童口腔病学，口腔颌面X线诊断学更名为口腔颌面医学影像诊断学。同期还增设有口腔临床药物学、口腔生物学和口腔医学实验教程。至此，全国已有15本统一编写的教材；到21世纪又加了一本殆学，共16本教材。从以上学院名称的变更，年制的变换以及教材的改动，说明新中国成立后口腔医学教育在探索中前进，在曲折中前进，在改革中前进，在前进中不断完善。而这次为8年制编写15本教材是半个世纪口腔医学教育改革中付出巨大辛劳后的丰硕收获。我相信，也许是在希望中相信我们的年制和课程不再有变动，而应该在教学质量上不断下功夫，应该在教材和质量上不断再提高。

书是知识的载体。口腔医学教材是口腔医学专业知识的载体。一套口腔医学专业的教材应该系统地、完整地包含口腔医学基本知识的总量，应该紧密对准培养目标所需要的知识框架和内涵去取舍和筛选。以严谨的词汇去阐述基本知识、基本概念、基本理论和基本规律。大学教材总是表达成熟的观点、多数学派和学者中公认的观点和主流派观点。也正因为是大学教材，适当反映有争议的观点、非主流派观点让大学生去思辩应该是有益的。口腔医学发展日新月异，知识的半衰期越来越短，教材在反映那些无可再更改的基本知识的同时，概括性介绍口腔医学的最新研究成果，也是必不可少的，使我们的大学生能够触摸到口腔医学科学前沿跳动的脉搏。创造性虽然不可能教出来的，但是把教材中深邃的理论表达得深入浅出，引人入胜，激发兴趣，给予思考的空间，尽管写起来很难，但这是可能的。这无疑有益于培养大学生的创造性思维能力。

本套教材共15本，是供8年制口腔医学专业的大学生用的。这15本教材为：口腔医学导论、口腔组织病理学、口腔解剖生理学、口腔生物学、口腔材料学、口腔临床药物学、口腔颌面医学影像诊断学、牙体牙髓病学、牙周病学、儿童口腔病学、口腔黏膜病学、口腔颌面外科学、口腔修复学、口腔正畸学、口腔预防医学。可以看出这15本教材既有口腔基础医学类的，也有临床口腔医学类的，还有介于两者的桥梁类性质的科目。这是一套完整的、系统的口腔医学专业知识体系。这不仅仅是新中国成立后第一套系统教材，也是1943年成立北大牙医学系以来的首次，还是实行8年制口腔医学年制的首部。为了把这套教材写好，编辑委员会遴选了各学科资深的教授作为主编和副主编，百余名有丰富的教学经验并正在教学第一线工作的教授和副教授参加了编写工作。他们是尝试着按照上述的要求编写的。但是首次难免存在不足之处，好在道路已经通畅，目标已经明确，只要我们不断修订和完善，这套教材一定能成为北京大学口腔医学院的传世之作！

张震康

2004年5月

前　言

口腔病理学是现代病理学发展过程中的一门分支学科。口腔组织学与病理学是口腔医学专业学生从普通医学过渡到口腔医学中的必修课程，是口腔疾病正确诊断和治疗的基础，它在口腔医学教育中占有重要的位置。本教材根据教育部对于“十五”期间高等教育教材建设的精神，面向21世纪，为适应长学制学生的素质教育和创新能力的培养，适应现代教育教学改革的要求，着眼培养新世纪的医学人才，体现本学科教学的最好水平，既适用于培养长学制的高层次专业人才，又适用于不同学制的人才培养。力求突破原有教材的编写框架，有利于培养学生的思维能力及创新意识。

本书共分为三篇，为了便于理解和应用，依次介绍了口腔胚胎学、口腔组织学、口腔病理学及附录口腔疾病的实验研究四大部分共23章。着重介绍口腔的胚胎发育、组织学特征；病理学重点介绍病理特点，适当联系疾病的病因与临床表现及其组织发生等内容。每章后附有本章的英文摘要，全书后附主要参考书目。本教材对国外教材中好的经验及最新进展都做了概括性的介绍。其中的线条图及绝大部分图片基本上采用我国自己的标本及资料。部分彩图集中放在全书最后，与黑白图统一随文排序。对专有名词以全国自然科学名词审定委员会审定、公布的医学名词为准进行了统一。本教材的内容较丰富、全面。除作为长学制教材外，也可以作为其他口腔医学专业人员参考之用。

本书的编写目标是使之成为一本高水平的教材，但编写之后仍感到还存在不足之处，恳请各位专家及同仁们批评、指正。本书的编写是在各位编委密切合作的基础上共同完成的，同时得到我院、室相关老师及同仁的大力支持与热情帮助，在此致以由衷的感谢。

于世凤　高　岩

2004年4月

目　录

第一篇　口腔胚胎学

第一章　口腔颌面部发育……（1）
第一节　神经嵴、鳃弓和咽囊……（1）
一、神经嵴的分化……（1）
二、鳃弓及咽囊的发育……（3）
第二节　面部的发育……（5）
一、面部发育过程……（5）
二、面部发育异常……（8）
第三节　腭的发育……（9）
一、腭部发育过程……（9）
二、腭发育的调控……（11）
三、腭部发育异常……（12）
第四节　舌的发育……（12）
一、舌的发育过程……（12）
二、舌的发育异常……（13）
第五节　涎腺及口腔粘膜的发育……（14）
一、涎腺的发育……（14）
二、口腔粘膜的发育……（16）
第六节　颌骨和颞下颌关节的发育……（17）
一、下颌骨的发育……（17）
二、上颌骨及腭骨的发育……（19）
三、颞下颌关节的发育……（19）
四、颌骨发育的调控……（20）
第二章　牙及其支持组织的发育……（23）
第一节　牙的早期发育……（23）
一、牙发育的蕾状期、帽状期和钟状期……（24）
二、牙发育早期的临时性结构……（27）
三、牙发育中上皮一间充质的相互作用……（28）
四、牙发育的分子调控……（29）
第二节　釉质发生……（32）
一、成釉细胞的生命周期……（32）
二、发育中釉质的蛋白质……（36）
三、釉质的矿化……（37）
四、釉质形成缺陷……（38）

第三节　牙本质发生 …………………………………………………………… (39)
一、成牙本质细胞分化 …………………………………………………… (39)
二、牙本质基质沉积 ……………………………………………………… (40)
三、牙本质的矿化 ………………………………………………………… (41)
第四节　牙髓的发育 …………………………………………………………… (42)
第五节　牙根及牙支持组织的发育 …………………………………………… (43)
一、根部牙本质的形成 …………………………………………………… (43)
二、牙骨质发生 …………………………………………………………… (46)
三、牙周韧带及牙槽骨的发育 …………………………………………… (47)
第六节　牙的萌出及替换 ……………………………………………………… (49)
一、牙萌出的分期 ………………………………………………………… (49)
二、萌出机制 ……………………………………………………………… (52)
三、牙萌出的时间 ………………………………………………………… (53)
四、乳牙脱落 ……………………………………………………………… (54)
五、乳牙萌出及脱落的异常 ……………………………………………… (55)

第二篇　口腔组织学

第三章　釉质 …………………………………………………………………… (59)
第一节　釉质的理化特性 ……………………………………………………… (59)
一、物理特性 ……………………………………………………………… (59)
二、化学特性 ……………………………………………………………… (60)
第二节　釉质的组织结构 ……………………………………………………… (62)
一、釉质的基本结构单位 ………………………………………………… (62)
二、无釉柱釉质 …………………………………………………………… (64)
三、釉质牙本质界及其相关的结构 ……………………………………… (64)
四、与釉质周期性沉积相关的结构 ……………………………………… (66)
五、与釉柱排列方向相关的结构 ………………………………………… (67)
六、表面釉质 ……………………………………………………………… (68)
第三节　釉质结构的临床意义 ………………………………………………… (68)
第四章　牙本质 ………………………………………………………………… (71)
第一节　牙本质的理化特性 …………………………………………………… (71)
一、物理特性 ……………………………………………………………… (71)
二、化学特性 ……………………………………………………………… (71)
第二节　牙本质的基本组织结构 ……………………………………………… (73)
一、牙本质小管 …………………………………………………………… (73)
二、牙本质小管的内含物 ………………………………………………… (74)
三、管周牙本质 …………………………………………………………… (75)
四、管间牙本质 …………………………………………………………… (76)
第三节　牙本质结构和成分的区域差别 ……………………………………… (76)
第四节　牙本质的神经分布与感觉 …………………………………………… (81)

第五节　临床意义 …………………………………………………………………………………… (82)
一、牙本质的渗透性 ……………………………………………………………………………… (82)
二、牙本质对外界刺激的反应 …………………………………………………………………… (82)
三、牙科材料与牙本质的粘附 …………………………………………………………………… (83)
第五章　牙髓 ……………………………………………………………………………………… (84)
一、牙髓的结构成分 ……………………………………………………………………………… (84)
二、牙髓的分区 …………………………………………………………………………………… (90)
三、牙髓的增龄性变化及牙髓组织结构的临床意义 …………………………………………… (91)
第六章　牙骨质 …………………………………………………………………………………… (93)
一、牙骨质的理化特性 …………………………………………………………………………… (93)
二、牙骨质的分类及结构 ………………………………………………………………………… (94)
三、牙骨质牙本质界 ……………………………………………………………………………… (98)
四、釉质牙骨质界 ………………………………………………………………………………… (98)
五、牙骨质的增龄变化和临床意义 ……………………………………………………………… (99)
第七章　牙周韧带 ………………………………………………………………………………… (101)
一、牙周韧带的纤维 ……………………………………………………………………………… (101)
二、牙周韧带的基质 ……………………………………………………………………………… (103)
三、牙周韧带的细胞 ……………………………………………………………………………… (104)
四、牙周韧带的血管和神经 ……………………………………………………………………… (107)
五、牙周韧带的功能 ……………………………………………………………………………… (108)
六、牙周韧带的增龄性变化及临床意义 ………………………………………………………… (109)
第八章　牙槽骨 …………………………………………………………………………………… (112)
一、牙槽骨的大体形态 …………………………………………………………………………… (112)
二、牙槽骨的化学特性 …………………………………………………………………………… (112)
三、牙槽骨的组织结构 …………………………………………………………………………… (114)
四、临床意义 ……………………………………………………………………………………… (117)
第九章　口腔粘膜 ………………………………………………………………………………… (119)
第一节　口腔粘膜的基本组织结构 ……………………………………………………………… (119)
一、上皮 …………………………………………………………………………………………… (119)
二、固有层 ………………………………………………………………………………………… (125)
三、粘膜下层 ……………………………………………………………………………………… (126)
第二节　口腔粘膜结构的区域性差别 …………………………………………………………… (126)
一、咀嚼粘膜 ……………………………………………………………………………………… (127)
二、被覆粘膜 ……………………………………………………………………………………… (132)
三、特殊粘膜 ……………………………………………………………………………………… (133)
第三节　口腔粘膜的外周感觉神经分布 ………………………………………………………… (136)
一、口腔粘膜的一般感觉感受器 ………………………………………………………………… (136)
二、味觉和味觉感受器 …………………………………………………………………………… (137)
第四节　口腔粘膜的功能和增龄变化 …………………………………………………………… (138)
一、口腔粘膜的功能 ……………………………………………………………………………… (138)

二、口腔粘膜的增龄变化…………………………………………………………………(138)
第十章 涎腺…………………………………………………………………………………(140)
第一节 涎腺的一般结构………………………………………………………………(140)
一、涎腺的基本分泌单位——腺泡………………………………………………(140)
二、肌上皮细胞…………………………………………………………………………(143)
三、导管系统……………………………………………………………………………(144)
四、结缔组织……………………………………………………………………………(146)
五、唾液的分泌方式……………………………………………………………………(146)
六、涎腺的神经分布……………………………………………………………………(146)
第二节 涎腺的分类及组织学特点……………………………………………………(147)
一、大涎腺………………………………………………………………………………(147)
二、小涎腺………………………………………………………………………………(149)
第三节 涎腺的功能、增龄性变化及临床意义………………………………………(149)
一、涎腺的功能…………………………………………………………………………(149)
二、涎腺的增龄性变化…………………………………………………………………(150)
三、涎腺结构的临床意义………………………………………………………………(150)
第十一章 颞下颌关节……………………………………………………………………(152)
一、颞下颌关节的关节面………………………………………………………………(152)
二、关节盘………………………………………………………………………………(153)
三、滑膜…………………………………………………………………………………(154)
四、关节囊………………………………………………………………………………(154)
五、血管和神经…………………………………………………………………………(155)
六、TMJ 的增龄变化 ……………………………………………………………………(155)
六、TMJ 结构的临床意义 ………………………………………………………………(155)

第三篇 口腔病理学

第十二章 口腔粘膜病……………………………………………………………………(157)
第一节 口腔粘膜白色病变……………………………………………………………(157)
一、口腔白斑……………………………………………………………………………(157)
二、念珠菌病……………………………………………………………………………(159)
三、白色水肿……………………………………………………………………………(160)
四、白色海绵状斑痣……………………………………………………………………(161)
五、口腔粘膜下纤维化…………………………………………………………………(161)
六、腭尼古丁白角化症…………………………………………………………………(162)
第二节 口腔粘膜红色病变……………………………………………………………(162)
一、口腔粘膜红斑………………………………………………………………………(162)
二、慢性盘状红斑狼疮…………………………………………………………………(163)
三、扁平苔藓……………………………………………………………………………(164)
四、粘膜良性淋巴组织增生病…………………………………………………………(165)
五、游走性舌炎…………………………………………………………………………(166)

六、遗传性出血性毛细血管扩张症…………………………………………………………(167)
第三节　口腔粘膜黑色病变……………………………………………………………(167)
一、口腔黑斑……………………………………………………………………………(167)
二、色素痣………………………………………………………………………………(167)
三、口腔黑棘皮病………………………………………………………………………(168)
四、口腔粘膜外源性色素沉着…………………………………………………………(169)
五、色素沉着肠道息肉综合征…………………………………………………………(169)
第四节　口腔粘膜疱性病变……………………………………………………………(170)
一、天疱疮………………………………………………………………………………(170)
二、良性粘膜类天疱疮…………………………………………………………………(171)
三、多形渗出性红斑……………………………………………………………………(172)
四、疱疹性口炎…………………………………………………………………………(172)
五、三叉神经带状疱疹…………………………………………………………………(173)
六、其他疱性疾患………………………………………………………………………(173)
第五节　口腔粘膜溃疡及坏死…………………………………………………………(174)
一、复发性阿弗他溃疡…………………………………………………………………(174)
二、复发性坏死性粘膜腺周围炎………………………………………………………(175)
三、白塞综合征…………………………………………………………………………(176)
四、创伤性溃疡…………………………………………………………………………(176)
五、放射性口炎…………………………………………………………………………(177)
六、坏疽性口炎…………………………………………………………………………(177)
七、结核性溃疡…………………………………………………………………………(178)
第六节　艾滋病的口腔表征……………………………………………………………(179)
一、口腔念珠菌病………………………………………………………………………(179)
二、口腔毛状白斑………………………………………………………………………(180)
三、HIV 牙龈炎…………………………………………………………………………(180)
四、HIV 牙周炎…………………………………………………………………………(180)
五、口腔卡波西肉瘤……………………………………………………………………(181)
六、非霍奇金淋巴瘤……………………………………………………………………(181)
第十三章　口腔肉芽肿性疾患……………………………………………………(182)
第一节　口腔肉芽肿性疾患……………………………………………………………(182)
一、肉芽肿性唇炎………………………………………………………………………(182)
二、腺性唇炎……………………………………………………………………………(182)
三、结节病………………………………………………………………………………(183)
四、梅一罗综合征………………………………………………………………………(184)
五、嗜酸粒细胞增生性淋巴肉芽肿……………………………………………………(185)
六、浆细胞肉芽肿………………………………………………………………………(185)
七、韦格内肉芽肿………………………………………………………………………(185)
八、周缘性巨细胞肉芽肿………………………………………………………………(186)
九、妊娠性肉芽肿………………………………………………………………………(187)

十、恶性肉芽肿……………………………………………………………………………（187）
第二节　其他病变……………………………………………………………………………（188）
一、舌乳头炎………………………………………………………………………………（188）
二、舌淀粉样变性…………………………………………………………………………（188）
三、变态反应性唇炎………………………………………………………………………（189）
四、囊虫病…………………………………………………………………………………（190）
五、放线菌病………………………………………………………………………………（190）
六、梅毒……………………………………………………………………………………（191）
七、麻风病…………………………………………………………………………………（192）
八、克罗恩病………………………………………………………………………………（192）
第十四章　牙周组织病……………………………………………………………………（194）
第一节　牙龈病……………………………………………………………………………（195）
一、牙菌斑性牙龈病………………………………………………………………………（195）
二、非菌斑性牙龈病损……………………………………………………………………（198）
第二节　牙周炎……………………………………………………………………………（201）
第三节　发生在牙周组织的其他病理改变………………………………………………（211）
一、牙周变性………………………………………………………………………………（211）
二、牙周创伤………………………………………………………………………………（211）
三、牙周萎缩………………………………………………………………………………（213）
第十五章　牙体硬组织疾病………………………………………………………………（215）
第一节　牙体硬组织非龋性疾病…………………………………………………………（215）
一、牙萌出和脱落异常……………………………………………………………………（215）
（一）牙早萌……………………………………………………………………………（215）
（二）牙迟萌……………………………………………………………………………（215）
（三）牙萌出位置异常或萌出困难……………………………………………………（215）
（四）乳牙滞留…………………………………………………………………………（216）
（五）牙的过早脱落……………………………………………………………………（216）
二、牙数目异常……………………………………………………………………………（216）
（一）额外牙或多生牙…………………………………………………………………（216）
（二）缺额牙……………………………………………………………………………（217）
三、牙形态异常……………………………………………………………………………（217）
（一）牙过大（巨牙）和牙过小（小牙）……………………………………………（217）
（二）牙弯曲或弯曲牙…………………………………………………………………（218）
（三）融合牙、结合牙与双生牙………………………………………………………（218）
（四）副牙尖……………………………………………………………………………（219）
（五）牙内陷……………………………………………………………………………（220）
（六）异位釉质…………………………………………………………………………（220）
（七）长冠牙（俗称牛牙样牙）………………………………………………………（221）
四、牙变色…………………………………………………………………………………（221）
五、牙结构的发育异常……………………………………………………………………（223）

(一）釉质结构异常……(223)
(二）牙本质结构异常……(227)
(三）牙本质发育不良……(229)
六、牙骨质发育异常……(230)
七、牙发育完成后的结构缺须或非细菌性牙结构缺损……(230)
第二节　龋　病……(232)
一、龋病的病因学……(233)
二、龋病的发病机制学说……(235)
三、龋病的病理变化……(237)
第三节　牙髓病……(242)
一、牙髓炎……(243)
二、牙髓变性……(246)
三、牙髓坏死……(247)
第四节　根尖周病……(248)
一、急性根尖周炎……(249)
二、慢性根尖周炎……(249)
第十六章　颌骨疾病……(253)
第一节　颌骨骨髓炎……(253)
一、急性化脓性骨髓炎……(253)
二、慢性化脓性骨髓炎……(253)
三、慢性骨髓炎伴增生性骨膜炎……(254)
四、慢性局灶性硬化性骨髓炎……(254)
五、结核性骨髓炎……(254)
六、放射性骨髓炎……(255)
第二节　代谢性颌骨疾病……(256)
一、Paget 病……(256)
二、甲状旁腺功能亢进……(256)
三、大块骨溶解症……(257)
第三节　遗传性颌骨疾病……(258)
一、巨颌症……(258)
二、骨硬化病……(259)
三、成骨不全症……(260)
四、婴儿骨皮质肥厚症……(260)
第四节　非牙源性颌骨肿瘤及瘤样病变……(260)
一、骨纤维异常增殖症……(260)
二、骨隆突和外生骨疣……(262)
三、骨瘤……(262)
四、骨样骨瘤……(262)
五、成骨细胞瘤……(263)
六、软骨瘤……(263)

七、巨细胞肉芽肿……………………………………………………………………………(264)
八、巨细胞瘤………………………………………………………………………………(266)
九、颌骨中心性血管瘤……………………………………………………………………(266)
十、朗格汉斯细胞组织细胞增生症………………………………………………………(267)
十一、骨肉瘤………………………………………………………………………………(269)
十二、软骨肉瘤……………………………………………………………………………(270)
十三、尤文肉瘤……………………………………………………………………………(270)
十四、伯基特淋巴瘤………………………………………………………………………(271)
十五、浆细胞瘤……………………………………………………………………………(272)
十六、颌骨转移性肿瘤……………………………………………………………………(272)
第十七章 颞下颌关节病……………………………………………………………(274)
第一节 颞下颌关节炎症性病变………………………………………………………(274)
一、颞下颌关节紊乱病……………………………………………………………………(274)
二、变性性关节炎…………………………………………………………………………(277)
三、类风湿性关节炎………………………………………………………………………(277)
四、银屑病性关节炎………………………………………………………………………(279)
五、莱特尔病性关节炎……………………………………………………………………(279)
六、感染性关节炎…………………………………………………………………………(280)
七、创伤性关节炎…………………………………………………………………………(280)
第二节 颞下颌关节肿瘤及瘤样病变…………………………………………………(280)
一、滑膜软骨瘤病…………………………………………………………………………(280)
二、结节性滑膜炎…………………………………………………………………………(281)
三、髁突过长………………………………………………………………………………(282)
四、滑膜囊肿………………………………………………………………………………(283)
五、腱鞘囊肿………………………………………………………………………………(283)
六、髁突骨软骨瘤…………………………………………………………………………(283)
七、颞下颌关节的少见肿瘤………………………………………………………………(284)
第十八章 涎腺疾病…………………………………………………………………(285)
第一节 涎腺发育疾病…………………………………………………………………(285)
一、先天性涎腺缺失………………………………………………………………………(285)
二、涎腺导管异常…………………………………………………………………………(285)
三、涎腺异位………………………………………………………………………………(285)
四、涎腺融合………………………………………………………………………………(286)
五、涎腺增生………………………………………………………………………………(286)
六、多囊腮腺………………………………………………………………………………(286)
第二节 涎腺炎症………………………………………………………………………(287)
一、急性涎腺炎……………………………………………………………………………(287)
二、慢性涎腺炎……………………………………………………………………………(287)
三、慢性硬化性颌下腺炎…………………………………………………………………(288)
四、小涎腺炎………………………………………………………………………………(289)

五、流行性腮腺炎…………………………………………………………………………（289）
六、涎腺包涵体病…………………………………………………………………………（290）
七、涎腺肉芽肿性病变……………………………………………………………………（290）
八、眼色素层腮腺炎………………………………………………………………………（291）
九、涎结石病………………………………………………………………………………（291）
十、过敏性涎腺炎…………………………………………………………………………（292）
十一、放射性涎腺炎………………………………………………………………………（292）
第三节　涎腺非炎症性疾病…………………………………………………………………（293）
一、涎腺的增龄性变化……………………………………………………………………（293）
二、涎腺萎缩………………………………………………………………………………（293）
三、嗜酸细胞增生症………………………………………………………………………（293）
四、涎腺症…………………………………………………………………………………（294）
五、舍格伦综合征…………………………………………………………………………（295）
六、良性淋巴上皮病变……………………………………………………………………（297）
七、HIV 涎腺相关疾病 ……………………………………………………………………（297）
八、坏死性涎腺化生………………………………………………………………………（298）
九、囊性纤维变性…………………………………………………………………………（298）
第四节　涎腺肿瘤……………………………………………………………………………（299）
一、涎腺上皮性肿瘤………………………………………………………………………（303）
恶性肿瘤 ………………………………………………………………………………（303）
（一）腺泡细胞癌…………………………………………………………………………（303）
（二）粘液表皮样癌………………………………………………………………………（305）
（三）腺样囊性癌…………………………………………………………………………（307）
（四）多形性低度恶性腺癌………………………………………………………………（310）
（五）上皮-肌上皮癌 ……………………………………………………………………（311）
（六）透明细胞癌…………………………………………………………………………（312）
（七）基底细胞腺癌………………………………………………………………………（314）
（八）皮脂腺癌和皮脂腺淋巴腺癌………………………………………………………（315）
（九）乳头状囊腺癌………………………………………………………………………（316）
（十）粘液腺癌……………………………………………………………………………（317）
（十一）嗜酸细胞癌 ………………………………………………………………………（317）
（十二）涎腺导管癌………………………………………………………………………（318）
（十三）腺癌………………………………………………………………………………（320）
（十四）恶性肌上皮瘤……………………………………………………………………（320）
（十五）恶性多形性腺瘤 …………………………………………………………………（321）
（十六）鳞状细胞癌………………………………………………………………………（323）
（十七）未分化癌…………………………………………………………………………（323）
（十八）小细胞未分化癌…………………………………………………………………（324）
良性肿瘤 ………………………………………………………………………………（325）
（一）多形性腺瘤…………………………………………………………………………（325）

（二）肌上皮瘤…………………………………………………………………………………………（327）
（三）基底细胞腺瘤……………………………………………………………………………………（329）
（四）Warthin 瘤 …………………………………………………………………………………………（330）
（五）嗜酸细胞瘤……………………………………………………………………………………（332）
（六）管状腺瘤………………………………………………………………………………………（333）
（七）皮脂腺腺瘤及皮脂腺淋巴腺瘤…………………………………………………………（334）
（八）导管乳头状瘤…………………………………………………………………………………（334）
（九）乳头状囊腺瘤…………………………………………………………………………………（336）
（十）成涎腺细胞瘤…………………………………………………………………………………（337）
二、涎腺非上皮性肿瘤………………………………………………………………………………（337）
（一）婴幼儿血管瘤…………………………………………………………………………………（338）
（二）脉管畸形………………………………………………………………………………………（338）
（三）涎腺脂肪瘤……………………………………………………………………………………（338）
（四）神经鞘瘤………………………………………………………………………………………（338）
（五）恶性淋巴瘤……………………………………………………………………………………（339）
（六）髓外浆细胞瘤…………………………………………………………………………………（339）
三、继发性肿瘤………………………………………………………………………………………（339）
四、涎腺囊肿…………………………………………………………………………………………（340）
第十九章　口腔颌面部囊肿……………………………………………………………………（342）
第一节　牙源性囊肿…………………………………………………………………………………（343）
一、发育性牙源性囊肿………………………………………………………………………………（343）
（一）牙源性角化囊肿………………………………………………………………………………（343）
（二）含牙囊肿………………………………………………………………………………………（346）
（三）婴儿龈囊肿……………………………………………………………………………………（347）
（四）成人龈囊肿……………………………………………………………………………………（347）
（五）发育性根侧囊肿………………………………………………………………………………（347）
（六）萌出囊肿………………………………………………………………………………………（348）
（七）腺牙源性囊肿…………………………………………………………………………………（348）
二、炎症性牙源性囊肿………………………………………………………………………………（349）
（一）根尖囊肿………………………………………………………………………………………（349）
（二）牙旁囊肿………………………………………………………………………………………（349）
第二节　非牙源性囊肿………………………………………………………………………………（350）
一、鼻腭管（切牙管）囊肿…………………………………………………………………………（350）
二、鼻唇（鼻牙槽）囊肿……………………………………………………………………………（351）
三、球状上颌囊肿……………………………………………………………………………………（351）
四、下颌正中囊肿……………………………………………………………………………………（351）
第三节　假性囊肿……………………………………………………………………………………（351）
一、动脉瘤性骨囊肿…………………………………………………………………………………（351）
二、单纯性（外伤性）骨囊肿………………………………………………………………………（352）
三、静止性骨囊肿……………………………………………………………………………………（353）

第四节　口腔、面颈部软组织囊肿……（353）
一、皮样和表皮样囊肿……（353）
二、鳃裂囊肿……（353）
三、甲状舌管囊肿……（354）
四、畸胎样囊肿……（355）
五、粘液囊肿……（355）
六、舌下囊肿……（356）
第二十章　牙源性肿瘤和瘤样病变……（358）
第一节　上皮性牙源性肿瘤……（359）
一、成釉细胞瘤……（359）
二、牙源性鳞状细胞瘤……（363）
三、牙源性钙化上皮瘤……（364）
四、牙源性腺样瘤……（365）
第二节　混合性牙源性肿瘤……（366）
一、成釉细胞纤维瘤……（366）
二、成釉细胞纤维—牙本质瘤和成釉细胞纤维—牙瘤……（367）
三、牙源性钙化囊肿……（367）
四、牙瘤……（369）
第三节　间叶性牙源性肿瘤……（370）
一、牙源性纤维瘤……（370）
二、牙源性粘液瘤……（371）
三、良性成牙骨质细胞瘤……（372）
第四节　恶性牙源性肿瘤……（373）
一、牙源性癌……（373）
（一）恶性成釉细胞瘤……（373）
（二）原发性骨内癌……（373）
（三）牙源性透明细胞癌……（374）
（四）牙源性影细胞癌……（375）
（五）牙源性囊肿恶变……（375）
二、牙源性肉瘤……（375）
（一）成釉细胞纤维肉瘤……（375）
（二）成釉细胞纤维—牙肉瘤……（376）
（三）牙源性癌肉瘤……（376）
第五节　与骨相关的肿瘤和病损……（376）
一、牙骨质—骨化纤维瘤……（376）
二、牙骨质—骨异常增殖症……（377）
三、婴儿黑色素神经外胚瘤……（378）
第二十一章　口腔粘膜癌……（380）
第一节　口腔癌前病变……（380）
一、口腔粘膜红斑……（380）

二、口腔粘膜白斑……(380)
第二节 口腔癌前状态……(385)
口腔粘膜下纤维变性……(385)
第三节 口腔粘膜癌……(387)
一、概述……(387)
二、病因……(387)
三、各部位口腔粘膜癌的临床表现……(389)
四、口腔粘膜癌组织病理学……(391)
五、口腔粘膜癌的诊断、治疗和预后……(394)
第二十二章 口腔颌面部其他组织来源的肿瘤和瘤样病变……(397)
第一节 良性肿瘤和瘤样病变……(397)
一、鳞状细胞乳头状瘤……(397)
二、乳头状增生……(397)
三、纤维上皮息肉……(398)
四、疣状黄瘤……(398)
五、血管瘤……(398)
六、淋巴管瘤……(399)
七、牙龈瘤……(400)
八、先天性龈瘤……(401)
九、颗粒细胞瘤……(401)
十、神经鞘瘤……(402)
十一、神经纤维瘤……(402)
十二、平滑肌瘤……(403)
十三、横纹肌瘤……(403)
十四、脂肪瘤……(403)
第二节 恶性肿瘤……(404)
一、纤维肉瘤……(404)
二、恶性纤维组织细胞瘤……(404)
三、恶性黑色素瘤……(405)
四、血管肉瘤……(406)
五、滑膜肉瘤……(406)
六、平滑肌肉瘤……(407)
七、横纹肌肉瘤……(408)
八、脂肪肉瘤……(408)
九、恶性淋巴瘤……(409)
十、口腔软组织转移性肿瘤……(411)

附 录

第二十三章 口腔病理实验研究方法简介……(413)
一、口腔粘膜癌前病变的动物模型研究……(414)

二、口腔粘膜癌动物模型研究……………………………………………………………(416)
三、涎腺癌的动物模型研究……………………………………………………………(424)
四、可移植性肿瘤……………………………………………………………………(427)
五、牙髓炎动物模型研究………………………………………………………………(432)
六、慢性根尖周炎动物模型研究………………………………………………………(433)
七、牙周炎动物模型研究………………………………………………………………(434)
八、复发性口腔溃疡动物模型研究……………………………………………………(436)
九、口腔粘膜白色念珠菌感染动物模型研究…………………………………………(441)
十、颞下颌关节骨关节病………………………………………………………………(443)
十一、舍格伦综合征……………………………………………………………………(447)
参考文献……………………………………………………………………………(452)

第一篇　口腔胚胎学

口腔颌面部是人体重要器官。其外表面被覆以皮肤，内表面衬覆粘膜，中间为结缔组织如骨、横纹肌等。这些组织构成唇、颊、舌、腭、涎腺、颌骨及口腔特异性器官——牙。口腔是消化道的起始端，后部与咽相延续。其中，牙与其支持组织通过特殊的结合方式附着在颌骨上发挥功能；涎腺分泌的涎液使口腔粘膜保持湿润并对食物进行初步消化；口腔粘膜大量分布的味蕾发挥味觉感受作用。口腔组织学主要研究各种口腔组织如牙及其支持组织、口腔粘膜、涎腺及颞下颌关节的形态及功能；口腔胚胎学主要研究口腔颌面部组织和器官的发生、发育过程及其机制。近年来由于分子生物学技术的发展以及口腔与颅面部的密切关系，对于颅面部的胚胎学研究取得了很大的进展。本篇中主要介绍面、腭、舌、颌骨、涎腺、颞下颌关节及牙的发育。

第一章　口腔颌面部发育

口腔颌面部发育与颅的发育密切相关。随着技术的进步和方法的改进，对口腔颌面部的正常及异常发育机制的认识正在不断加深。一般可人为地将出生前的发育分为三个阶段：①增殖期（proliferation period）：此期为自受孕至受孕后 2 个星期，包括受精、植入和二胚层胚盘的形成；②胚胎期（embryonic period）：指受孕后第 3～8 周，此期分化出三个胚层的组织并构成器官、系统，胚胎初具人形。来自于外胚层细胞的组织将形成神经系统，眼、耳、鼻的感觉上皮，表皮、毛发和指（趾）甲，乳腺和皮肤的腺体，副鼻窦、口腔、鼻腔上皮和部分涎腺，牙釉质；中胚层细胞分化成肌组织，结缔组织衍生物如骨、软骨、血液，也包括牙本质、牙髓、牙骨质、牙周韧带；内胚层细胞形成胃肠道的内衬上皮及相关的器官如肺、胰、肝、胆囊、膀胱等。口腔颌面部发育基本在此期完成。③胎儿期（fetal period）：受孕后第 9 周至出生，主要是胎儿的生长期，以出现最初的骨化中心为标志。腭部的发育在此期的开始阶段完成。

第一节　神经嵴、鳃弓和咽囊

一、神经嵴的分化

胚胎第 3 周时，发育中的脊索和邻近的间充质诱导其表面的外胚层形成神经板。神经板在发育中，其柱状细胞变为上窄下宽的楔形，使神经板的外侧缘隆起，神经板的中轴处形成凹陷称神经沟，隆起处称神经褶。神经褶的顶端与周围外胚层交界处称神经嵴。在胚胎第 4

周，两侧神经褶在背侧中线汇合形成神经管的过程中，位于神经嵴处的神经外胚层细胞，未进入神经管壁，而是离开神经褶和外胚层进入中胚层，这部分细胞即为神经嵴细胞（图1－1），是特殊的多潜能干细胞。它们位于神经管和表面外胚层之间，形成沿胚胎头尾走向的细胞带，以后分为两条细胞索，列于神经管背外侧。这些细胞将发生广泛的迁移，并形成许多重要的间叶组织结构，这些组织因来源于神经嵴外胚层，所以称外胚间叶组织或外间充质（ectomesenchyme）。这种上皮－间充质的转化是胚胎发生的关键因素。由于神经嵴细胞在胚胎发育中的重要性，有人称之为第四胚层。

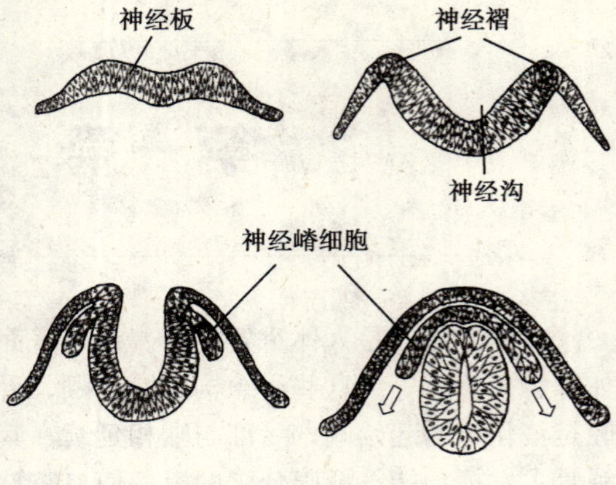

图 1－1 神经嵴细胞的发生
（箭头示神经嵴细胞的迁移方向）

胚胎第 4 周，神经嵴细胞发生广泛的迁移，演化成机体不同的细胞并形成许多重要组织成分。神经嵴细胞的分化对于头颈部的正常发育尤为重要。它们分化成的组织及细胞有：

1. 神经系统组织：Schwann 细胞、面神经的膝状节、舌咽神经的上节和迷走神经颈节、与Ⅴ、Ⅶ、Ⅸ、Ⅹ各脑神经相联系的植物性神经节如睫状神经节、耳神经节、蝶腭神经节和下颌下神经节、神经节内神经元周围的卫星细胞、脑膜。

2. 内分泌组织：甲状腺的滤泡旁降钙素细胞、颈动脉体的化学感受器细胞和颈动脉窦的压力感受器细胞。

3. 软硬结缔组织：头面部的大部分结缔组织都来自于神经嵴细胞，属于外胚间叶组织或外间充质。它们包括面部所有的骨、颅骨、鳃弓软骨、牙本质、牙骨质、牙髓、牙周韧带、血管周细胞、血管平滑肌。横纹肌、腺体及皮肤脂肪组织的周围组织也来自神经嵴细胞。此外，眼角膜、巩膜和睫状肌，以及甲状腺、甲状旁腺、泪腺和涎腺的结缔组织也来自于神经嵴细胞。

4. 皮肤组织：皮肤及粘膜的黑色素细胞、真皮及其平滑肌。

神经嵴细胞迁移开始的标志是细胞间粘附分子 N-钙粘蛋白结合部位转化为 H-钙粘蛋白结合部位。迁移的细胞还有 L1 粘附分子的高表达。

神经嵴细胞的迁移和分化主要受多种信号分子和基因的调控，信号分子主要有维甲酸、成纤维细胞生长因子（FGF）、内皮素和 *Wnt* 家族；调节基因主要有 *HOX* 基因、*Msx* 基因、*Otx* 基因、*Pax* 基因和 *AP-2* 基因。

颅面复合体及鳃弓结构中大部分骨和结缔组织都来自于神经嵴细胞的迁移和分化。这些外胚间叶细胞在数量和质量上任何方面的缺陷都将导致临床上可见的异常，如从较严重的前脑单脑室畸形（holoprosencephaly）到最轻微的唇裂和颊部的酒窝。实际上，神经嵴的分化和迁移过程中的确容易受到内外因素的作用而发生异常。如在维甲酸综合征（retinoic acid syndrome，RAS）中，患者母亲在妊娠早期服用过量 13-顺-维甲酸，造成神经嵴细胞迁移前（特别是第二鳃弓）和迁移过程中的死亡，导致此综合征的发生。患儿表现为外耳、中耳发育异常，下颌骨发育不全，有时有腭裂（8%），小脑发育缺陷，心血管系统、胸腺、甲状旁腺发育缺陷。常在出生后数年内死亡。DiGeorge 综合征（与维甲酸综合征有相似之处。有外、中耳发育异常，不同程度的上、下颌骨发育缺陷，约 10%可伴有唇、腭裂，脑发育缺陷）中，患者常常有 22q11.2 的缺失，而部分患者与酒精中毒有关。染色体 22q11.2 的缺失使神经嵴细胞的分化受到影响；酒精严重影响神经嵴细胞粘附分子 L1 的表达，使神经嵴细胞死亡。半侧面部过小畸形（hemifacial microsomia）的病因还不清楚，可能属多病因性，主要是第二鳃弓神经嵴细胞选择性死亡，也可影响到其他的神经嵴细胞。神经嵴细胞在头部神经始基发生异常时也可受到影响，如在 Treacher Collins 综合征（表现为外、中耳轻度发育异常，颧骨对称性发育不全或缺失，上、下颌骨后部发育缺陷，约 35%的患者可出现腭裂，以软腭裂为主），其原因可能是神经节原基（ganglionic placode）细胞死亡，邻近的神经嵴细胞吞噬了许多死亡细胞的碎片，而使本身的迁移和分化受到影响，导致发育上的异常。上述前 3 个综合征中的神经嵴细胞受累是原发性的，它们有一个共同的发育缺陷即心外流通道（conotruncal）发育缺陷，因为心瓣膜、主动脉干、肺动脉干和颈动脉也都来自于神经嵴细胞。而在 Treacher Collins 综合征中，神经嵴细胞的受累是继发性的，没有心血管的发育异常。

二、鳃弓及咽囊的发育

鳃弓及咽囊是面部发育过程中突出的特征，与颌面部及颈部的发育关系密切。在胚胎第 4 周时，原始咽部的间叶细胞迅速增殖，形成左右对称的背腹走向的 6 对柱状隆起，与 6 对主动脉弓动脉相对应，称鳃弓（branchial arch）。它们由头至尾端依次发生。前 4 对在人胚发育中较明显（图 1－2B）。第 5 对形成后很快消失。鳃弓的形成是神经嵴细胞增殖的结果。来自于 1、2 菱脑原节处的神经嵴细胞进入第 1 鳃弓，来自于第 4 菱脑原节的进入第 2 鳃弓，来自于第 6 和第 7 菱脑原节的神经嵴细胞分别进入第 3、第 4 和第 6 对鳃弓。第 3 和第 5 菱脑原节处的神经嵴细胞在迁移前发生细胞凋亡。第 1 对鳃弓与面部发育关系密切称下颌弓；第 2 对与舌骨的发育有关称舌弓。第 1 对和第 2 对鳃弓生长较快并在中线联合；第 3、4、5 对鳃弓由于中线处有发育中的心脏而未达到中线。相邻的鳃弓之间有浅沟，在体表侧者称鳃沟；与之相对应的鳃弓的内侧是原始咽部，其表面衬覆的内胚层上皮向侧方增殖呈囊样，形成与鳃沟相对应的浅沟，称咽囊（图 1－2A）。鳃弓和鳃沟的外表面被覆外胚层上皮；咽侧除第 1 鳃弓被覆外胚层外，余者由内胚层被覆。鳃弓内部中央为原始中胚层轴心，周围有弓动脉和相伴的神经、鳃弓软骨、迁移来的神经嵴细胞围绕。

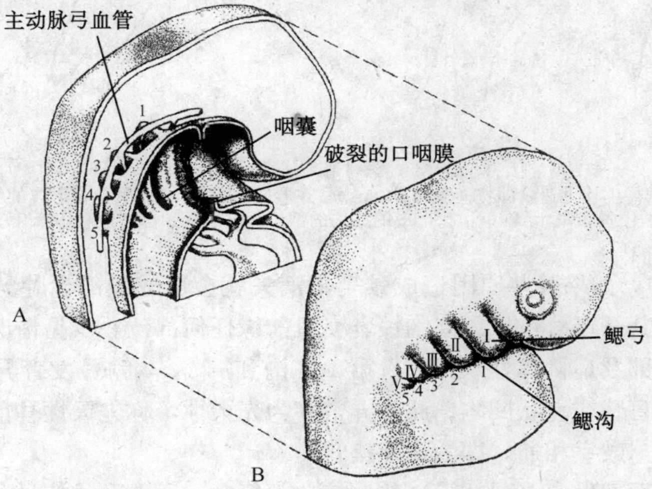

图 1－2　咽囊（A）和鳃弓（B）的结构

第 1 鳃弓软骨与下颌骨的发育有关（见下颌骨的发育）。第 2 鳃弓软骨又称 Reichert 软骨，其背侧部分将发育成中耳的镫骨和颞骨茎突，腹侧发生骨化形成舌骨小角和舌骨体上部。茎突与舌骨之间的部分分化成茎突舌骨韧带。第 3 鳃弓软骨形成舌骨大角和舌骨体下部。第 4 鳃弓软骨形成甲状软骨，第 6 鳃弓软骨形成环状软骨等。

第 1 鳃沟在发育中加深形成外耳道、耳丘、耳廓，在沟的底部，表面的外胚层与邻近的中胚层和第 1 咽囊的内胚层一起形成鼓膜。与之对应的第 1 咽囊形成中耳鼓室和咽鼓管。此时的第 2 鳃弓生长速度快，朝向胚胎的尾端，并覆盖了 2、3、4 鳃沟和 3、4、5 鳃弓并与颈部组织融合。被覆盖的鳃沟与外界隔离，形成一个暂时的由外胚层覆盖的腔称颈窦，颈窦在以后的发育中消失。

与鳃弓相对应的咽囊表面的内胚层也分化出一系列组织或器官（表 1—1、图 1—3）。

表 1—1　鳃弓、咽囊及其衍化物

鳃弓	脑神经	肌衍化物	骨等衍化物	咽囊	咽囊衍化物
1	Ⅴ	咬肌、腭帆张肌、鼓膜张肌、二腹肌前腹、下颌舌骨肌	上、下颌骨、砧骨、蝶下颌韧带、锤前韧带、麦克尔软骨	1	中耳、咽鼓管
2	Ⅶ	表情肌、二腹肌后腹、镫骨肌、茎突舌骨肌	镫骨、茎突、舌骨小角、舌骨体上部、茎突舌骨韧带	2	腭扁桃体
3	Ⅸ	茎突咽肌	舌骨大角、舌骨体下部	3	胸腺、下对甲状旁腺
4	Ⅹ	喉部肌肉、咽缩肌	甲状软骨	4	上对甲状旁腺
6	Ⅺ	胸锁乳突肌、斜方肌	环状软骨	5	滤泡旁细胞

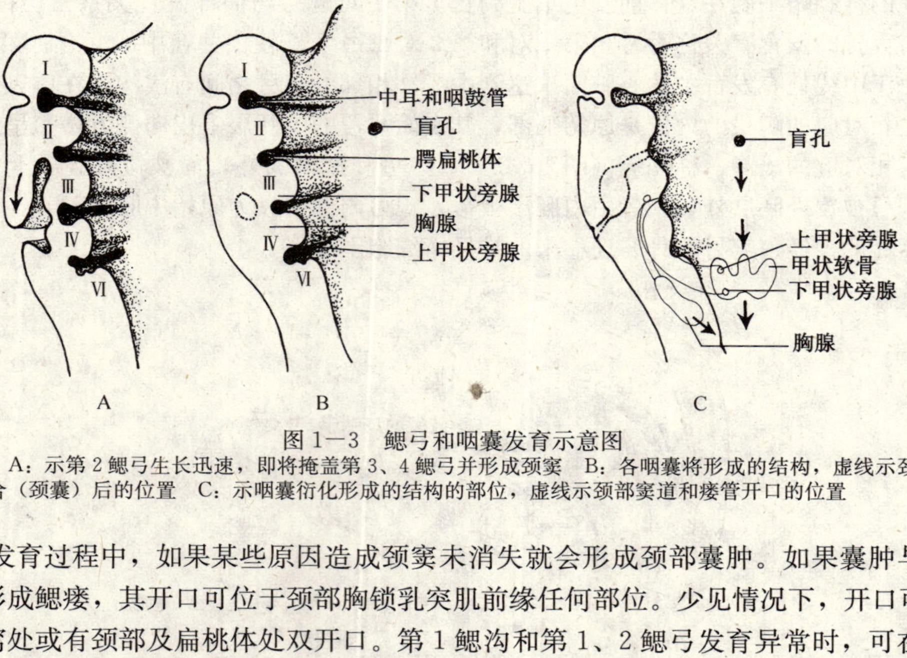

图 1—3　鳃弓和咽囊发育示意图

A：示第 2 鳃弓生长迅速，即将掩盖第 3、4 鳃弓并形成颈窦　B：各咽囊将形成的结构，虚线示颈窦闭合（颈囊）后的位置　C：示咽囊衍化形成的结构的部位，虚线示颈部窦道和瘘管开口的位置

在发育过程中，如果某些原因造成颈窦未消失就会形成颈部囊肿。如果囊肿与外部相通，即形成鳃瘘，其开口可位于颈部胸锁乳突肌前缘任何部位。少见情况下，开口可位于扁桃体隐窝处或有颈部及扁桃体处双开口。第 1 鳃沟和第 1、2 鳃弓发育异常时，可在耳屏前方形成皮肤的狭窄盲管或点状凹陷。此种异常多为先天性，称先天性耳前窦道。如果此盲管继续向深部延长，与鼓室相通，即为耳前瘘管。

鳃弓、咽囊及面部发育（包括舌）的调控非常复杂，所涉及的信号分子和基因很多。主要的信号分子有维甲酸、成纤维细胞生长因子（FGF）、转化生长因子（TGF-α，TGF-β）、*SHH* 基因等；主要的靶基因有 *Hox* 基因家族、*Msx* 基因、*Dix* 基因家族、*Pax* 基因、*AP-2* 和 *Twist* 等。这些调节因子在面部的模式发育（patterning）、面突和鳃弓的分化、融合过程中有严格的时间和空间表达顺序。如 *Hox* 基因在模式发育中起主要作用，它决定在某部位产生某种特定的细胞类型及这些细胞的形态。在发育过程中，还涉及鳃弓和各面部突起表面的外胚层上皮和间充质细胞的相互作用，这种相互作用对于鳃弓和面部的发育是必需的。如在面突表面上皮表达的 *SHH* 基因对于维持其相应部位的间叶组织的增殖是必需的，*SHH* 的异常将导致畸形的形成。

第二节　面部的发育

一、面部发育过程

面部发育与鳃弓的分化和鼻的发育密切相关，包括面突的分化及面突的联合、融合。在胚胎第 3 周，发育中的前脑生长迅速，其下端出现了一个突起称额鼻突（frontonasal process）。此时由于迁移的神经嵴细胞的增殖，在额鼻突的下方出现下颌突即第 1 鳃弓，两侧的下颌突迅速生长并在中线联合。在胚胎的第 4 周，下颌突两侧的上方区域的间充质细胞增殖活跃，长出两个分支状突起，称上颌突（maxillary process）。此时在额鼻突、上颌突和下颌突的中央，形成一个凹陷，称为口凹或原口（oral pit or stomodeum），即原始口腔（图 1－4A）。口凹的深部与前肠相接，二者之间有一薄膜即口咽膜（oropharyngeal membrane）相隔，此膜来自于胚胎早期的索前板，由内外两胚层构成。

约在胚胎第 3 周末，在口咽膜前方口凹顶端正中出现一个囊样内陷（图 1－5），称拉特克囊（Rathke pouch），此囊不断加深，囊中的外胚层细胞增殖并向间脑腹侧面移动进而分化成垂体前叶细胞。拉特克囊与原口上皮间有上皮性柄相连，囊的起点由于原口的发育，最后位于鼻中隔后缘。此后，上皮性柄和拉特克囊退化消失。此囊的残余称颅咽管，可发生囊肿和肿瘤如颅咽管瘤。

在胚胎第 4 周，口咽膜破裂（图 1－2A），口腔与前肠相通。同时，额鼻突末端两侧的外胚层上皮出现椭圆形局部增厚区，称嗅板或鼻板（olfactory placode or nasal placode）。鼻板由于细胞的增殖，边缘隆起，特别是在其外侧缘，隆起更明显，使鼻板中央凹陷，称鼻凹（nasal pit）或嗅窝。这样，嗅窝将额鼻突分成 3 个突起：两个嗅窝之间的突起称中鼻突（medial nasal process）；嗅窝两侧的 2 个突起称侧鼻突（lateral nasal process）（图 1－4B）。侧鼻突由于嗅凹的出现，迅速向前方增殖，几乎与中鼻突持平并与上颌突紧密接触。鼻凹周围组织增大使鼻凹和周围组织形成马蹄形，其下方的缺口开口于原口。鼻凹将来发育成鼻孔；鼻板细胞形成鼻粘膜及嗅神经上皮。

胚胎第 5 周，中鼻突生长迅速，其末端出现两个球形突起称球状突（globular process）。此时，面部发育所需的突起已齐备。面部即由上述突起发育而来（图 1－4）。

面部突起由外胚间叶细胞增殖和基质聚集而成，表面被覆以外胚层。突起之间为沟样凹陷。随着面部的进一步发育，突起之间的沟会随面突的生长而变浅、消失，称面突联合（merge）；有的突起之间在生长过程中发生表面的外胚层相互接触、然后上皮破裂、消失（图 1－6），两个突起的间充质相互融合，此过程称融合（fuse）。在胚胎的第 6 周，面部的

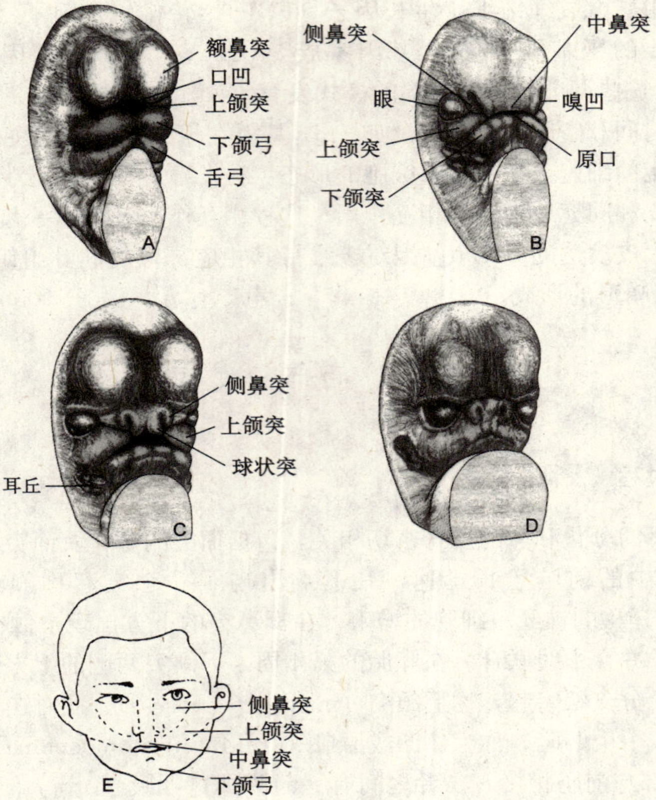

图 1－4　颌面部的发育

A：胚胎第 4 周　B：胚胎第 5 周　C：胚胎第 6 周　D：胚胎第 8 周　E：面部各突起融合的位置

突起一面继续生长，一面与相邻或对侧的突起联合。中鼻突的两个球状突向下生长并在中线处联合，形成人中；上颌突自两侧向中线方向生长与球状突融合形成上唇，其中球状突形成上唇的近中 1/3 部分，上颌突形成远中 2/3 部分。上颌突和球状突融合处开始时为两个突起上皮的接触，形成一个鼻鳍（nasal fin），为前后走向的垂直的上皮片，以后由于组织的生长使其裂解消失。两侧的结缔组织融合（图 1－7）。侧鼻突与上颌突形成鼻梁的侧面、鼻翼和部分面颊。上颌突和侧鼻突之间的沟称鼻泪沟，以后分化成鼻泪管；上颌突和下颌突由后向前联合，形成面颊部，其联合的终点即口裂的终点（口角）。下颌突在中线联合形成下唇、下颌软组织、下颌骨和下颌牙齿。额鼻突形成额部软组织及额骨；中鼻突形成鼻梁、鼻尖、鼻中隔、附有上颌切牙的上颌骨（前颌骨）及邻近的软组织；侧鼻突形成鼻侧面、鼻翼、部分面颊、上颌骨额突和泪骨；上颌突形成大部分上颌软组织、上颌骨、上颌尖牙和磨

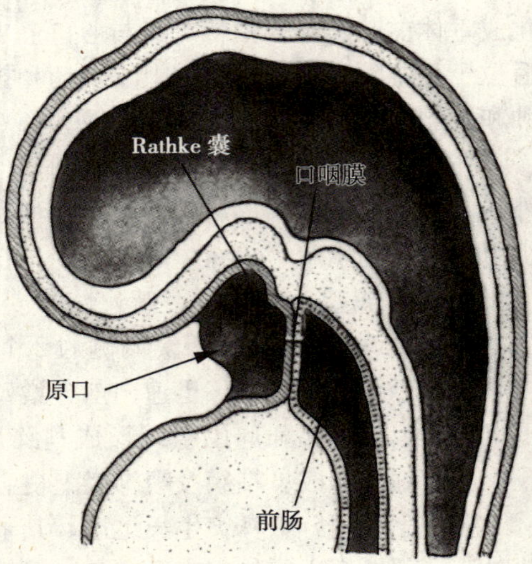

图 1－5　拉特克囊（Rathke pouch）

牙。

胚胎第7～8周，面部各突起已完成联合，颜面各部分初具人的面形。但此时鼻宽而扁，鼻孔朝前，彼此分离较远；两眼位于头的外侧，眼距较宽（图1－4D）。胎儿期的颜面进一步生长，主要是面部正中部分向前生长，面部垂直高度增加，鼻梁抬高，鼻孔向下并相互接近，鼻部变得狭窄。由于眼后区的头部生长变宽，使两眼由两侧移向前方，近似成人的面形（图1－4E）。

综上所述，面部的发育来自于第1鳃弓和额鼻突衍化出的面突，它们是额鼻突衍化出的一个中鼻突（包括球状突）和两个侧鼻突；第1鳃弓即两个下颌突及其衍化出来的两个上颌突。各突起及其衍生物如表1－2。

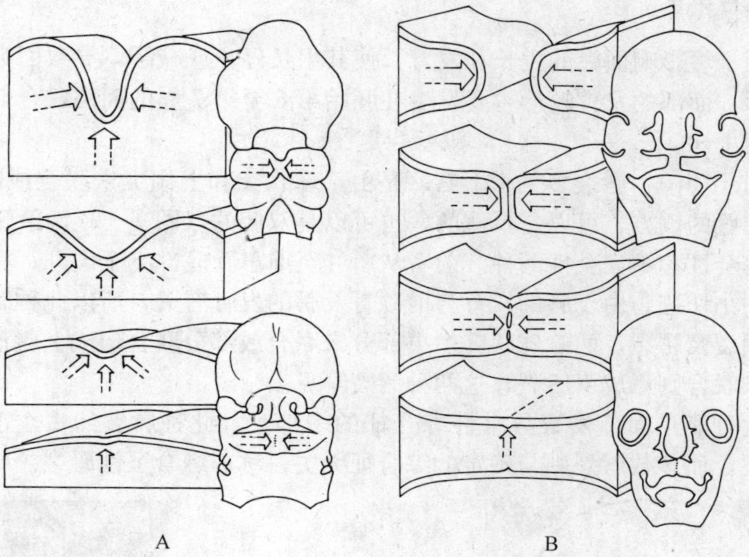

图1－6　面突的联合及融合

A：面突的联合　B：面突的融合

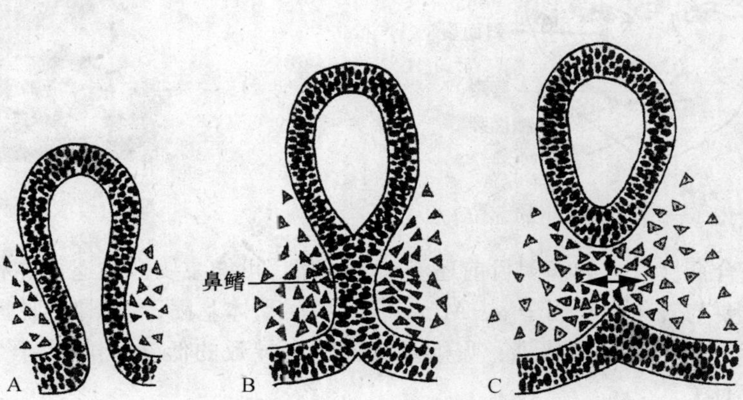

图1－7　鼻鳍的形成及结局

表 1－2　面突及其衍生组织

起　源	突　起	软组织形成物	硬组织形成物
额鼻突	中鼻突（球状突）	鼻梁、鼻尖、鼻中隔各软组织、上颌切牙牙龈、腭乳头、上唇中部	筛骨、犁骨、前颌骨、上颌切牙、鼻骨
	侧鼻突	鼻侧面、鼻翼、部分面颊	上颌骨额突、泪骨
第 1 鳃弓	上颌突	上唇、上颌后牙牙龈、部分面颊	上颌骨、颧骨、腭骨、上颌磨牙及尖牙
	下颌突	下唇、下颌牙龈、面颊下部	下颌骨及下颌牙齿

二、面部发育异常

各种致畸因子可影响面突的生长和发育，使其生长停止或减缓，导致面突不能如期联合而形成面部畸形。面部的发育畸形主要发生在胚胎第 6 至第 7 周的面突联合期，常见的有唇裂、面裂等（图 1－8）。

1. 唇裂（cleft lip）：唇裂多见于上唇，是由于球状突和上颌突未联合或部分联合所致。此种唇裂发生在唇的侧方，可以是单侧的，也可以是双侧的（图 1－9），单侧者较多。依病变程度可分为完全性和不完全性两种。前者从唇红至前鼻孔底部完全裂开；后者中最轻微的只在唇红缘有一小切迹。由于唇的发育与前颌骨及腭的发育有关，所以此种唇裂常伴有切牙和尖牙之间的颌裂及腭裂。两侧球状突中央部分未联合或部分联合形成上唇正中裂；两侧下颌突在中线处未联合则形成下唇裂，这两种唇裂罕见。

唇裂的发生可能是面部发育异常性综合征的一部分，此种唇裂约占全部唇裂的 10%，称综合征性唇裂，而多数唇裂则与确定的综合征无关，称非综合征性唇裂。

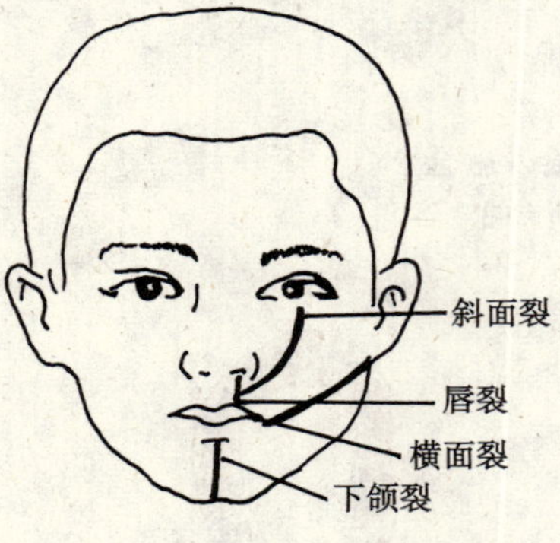

图 1－8　面裂发生的部位

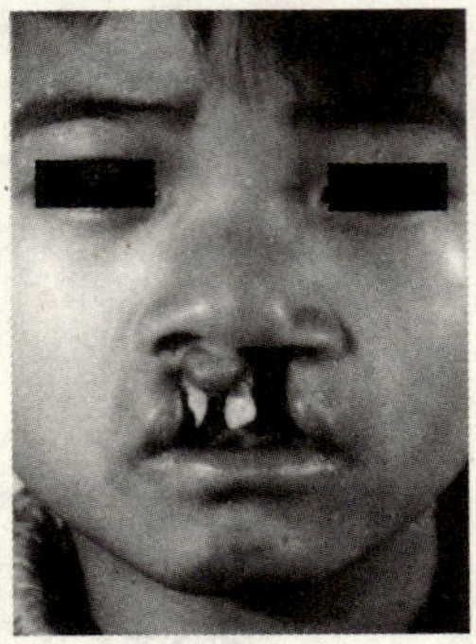
图 1－9　双侧唇裂

唇裂（非综合征性者）的病因目前还不十分清楚。可能主要涉及遗传学和环境两个方面的因素。前者主要与转化生长因子 α、*Msx*-1、维甲酸受体基因、NADH 脱氢酶等位基因的异常有关；后者主要与病毒等感染、吸烟及其他因素导致的低氧、抗癫痫药苯妥英钠的应用、维生素缺乏有关。

2. 面裂（facial cleft）：较唇裂少见得多。上颌突与下颌突未联合或部分联合将发生横面裂，裂隙可自口角至耳屏前，较轻微者可为大口畸形（图 1－10）；如联合过多则形成小口畸形。上颌突与侧鼻突未联合将形成斜面裂，裂隙自上唇沿着鼻翼基部至眼睑下缘。还有一种极少见的情况，因侧鼻突与中鼻突之间发育不全，在鼻部形成纵行的侧鼻裂（图1－11）。

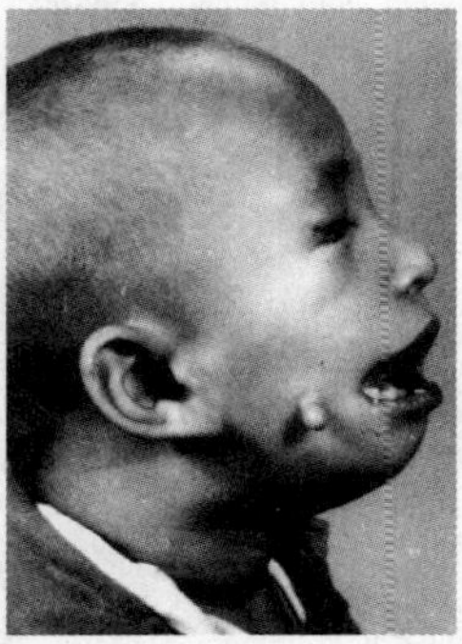

图1－10　大口畸形

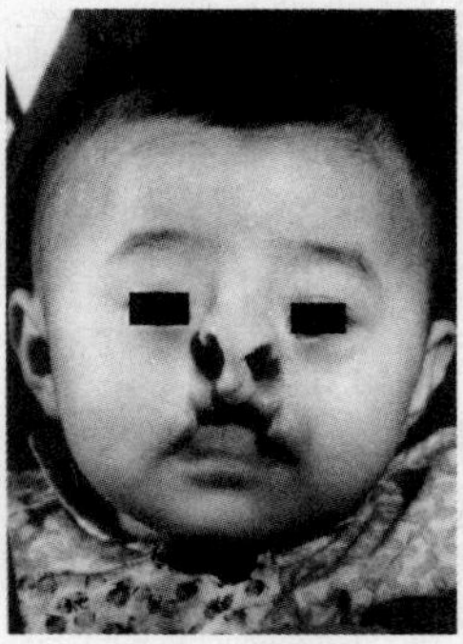

图1－11　侧鼻裂

第三节　腭的发育

一、腭部发育过程

腭指介于口腔和鼻腔之间的组织。胚胎早期原始鼻腔和口腔是彼此相通的，腭的发育使口腔与鼻腔分开。腭的发育来自于前腭突（原腭）及侧腭突（继发腭）。其中前腭突的发生早于侧腭突，因此称原腭（primary palate）。

前腭突来自中鼻突，它的发生与鼻板、鼻凹及侧鼻突、上颌突的发育有密切关系。在胚胎第4周末，额鼻突下端出现了鼻板，继而发育为鼻凹。其外侧为侧鼻突。在胚胎第6周时，由于侧鼻突、上颌突向中线方向生长，将中鼻突的两个球状突向中线推移，并使其相互联合，使鼻凹外口不断抬高，变成了一个盲囊，称嗅囊。以后由于嗅囊深部各突起联合部位的上皮变性，嗅囊延长，与口腔直接借口鼻膜相隔，最后与口腔相通。此时，在嗅窝下方，球状突在与对侧球状突及上颌突联合过程中，不断向口腔侧增殖，形成了前腭突（图1－12）。前腭突将形成前颌骨和上颌切牙。

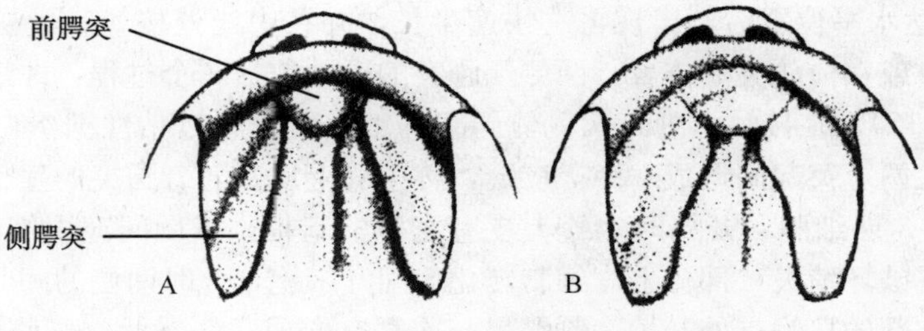

图1－12　前腭突的形成

在胚胎第6周末，从左右两个上颌突的口腔侧中部向原始口腔内各长出一个突起，称侧腭突（lateral palatal process）或继发腭（second palate）。最初侧腭突向中线方向生长，但此时由于舌的发育很快，形态窄而高，几乎完全充满了原始口鼻腔，并且与发育中的鼻中隔接触，所以侧腭突很快即向下或垂直方向生长，位于舌的两侧（图1－13）。

胚胎第8周，由于下颌骨长度和宽度增加，头颅由于发育向上抬高以及侧腭突内的细胞增殖等因素使舌的形态逐渐变为扁平，位置下降；侧腭突发生向水平方向的转动并向中线生长。侧腭突的转动过程通常包括侧腭突和舌的协调运动：①侧腭突的后部高于舌，因舌的后部附着在口底；②侧腭突的后部向前转动将舌压向前，舌尖伸出口腔外；③舌及侧腭突向前运动为侧腭突释放了空间；④侧腭突翻转至舌以上并逐渐向中线靠拢并融合。侧腭突的抬高非常之快，就像一次吞咽运动，因此很难观察到。当侧腭突完成翻转，舌体变宽，向侧腭突原来占据的空间生长；⑤由于此时舌肌分化完好，舌行使此过程的最后运动，给予腭部压力，促进侧腭突融合过程（图1—14）。

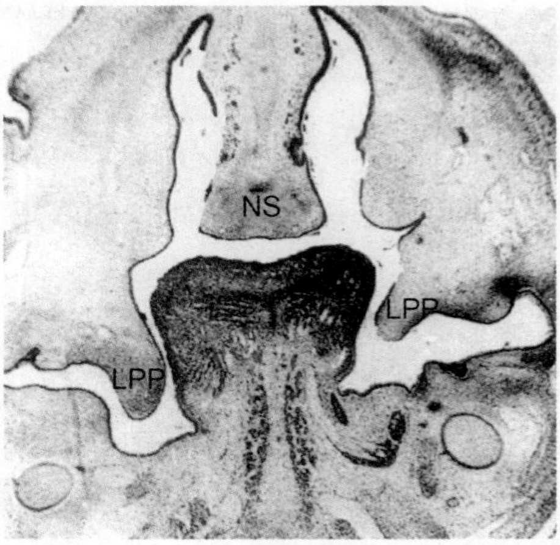

图1—13　侧腭突（LPP）在发育中的舌两侧生长

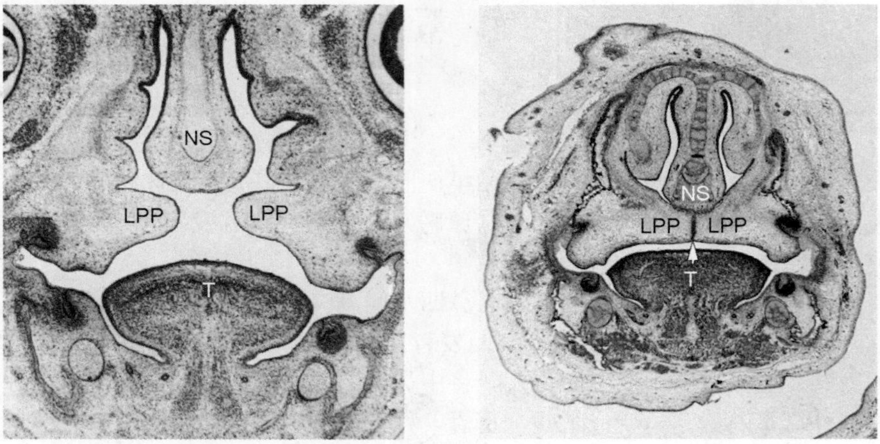

A　　　　B

图1—14　侧腭突的融合

A：侧腭突呈水平状生长（“NS”示鼻中隔，“T”示舌）　B：侧腭突融合（箭头示融合线）

侧腭突到达水平位置后，出现再次快速生长，并在中线处接触。最初的接触位置在紧靠前腭突的后方或在前腭突的位置。两侧侧腭突的运动包括2个过程：即最初的融合和后来的联合（图1—15）。在接触点处，两侧侧腭突的上皮细胞通过粘性糖蛋白粘附，细胞间形成桥粒，这样在两个突起间形成一个上皮缝，称中缝上皮。随着腭突的生长及部分细胞的凋亡很快变为2～3层细胞。开始时中缝上皮有完整的基板，以后间充质细胞长入中缝上皮，基板破坏，上皮破坏消失，部分上皮细胞转化为间叶细胞，此时两侧的间叶细胞混合，即所谓的融合；从前部的接触点处开始，侧腭突与前腭突向前联合，两侧侧腭突互相向后联合。此过程持续数周。在联合过程中，突起之间的沟逐渐消失。侧腭突也同鼻中隔发生融合（图1—16）。前腭突和侧腭突联合的中心，留下切牙管（incisive canal）或鼻腭管（naso-palatal canal），为鼻腭神经的通道。切牙管的口腔侧开口为切牙孔，其表面有较厚的粘膜覆盖，即切牙乳头。

关于侧腭突快速由垂直位抬高至水平位的原因有几种解释。曾经认为外源性的力与此

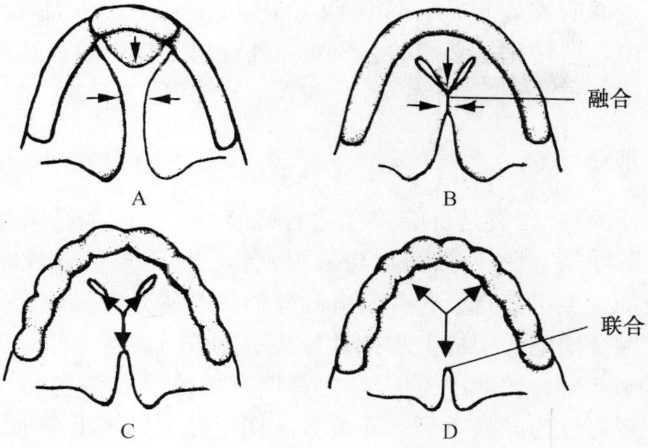

图 1－15　侧腭突融合过程的示意图

过程有关（如来自舌或颌骨运动的力），但研究主要集中在寻找侧腭突抬高的内源性的力。一些研究表明，腭突间充质的基质成分，特别是透明质酸对腭突的抬高至关重要。而关于胶原和间充质内细胞的活动在腭突抬高中的作用尚有争论。

腭骨的骨化和上颌骨的发育关系密切，所以此部分内容将在上颌骨发育中讨论。

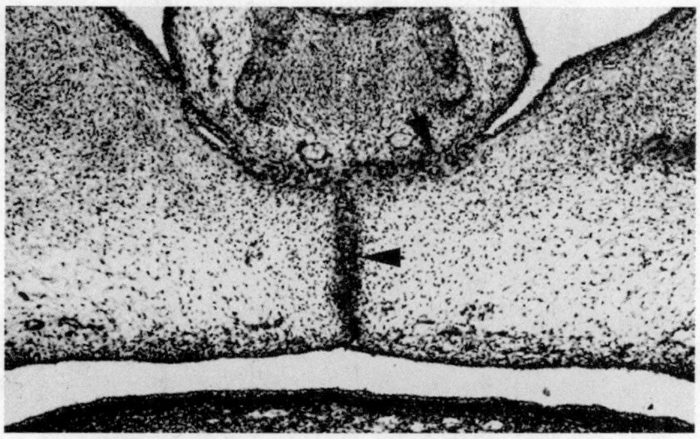

图 1－16　侧腭突间的融合（横箭头）及侧腭突与鼻中隔的融合（竖箭头）

二、腭发育的调控

前腭突的发育受 FGF8、*Shh* 和 BMP 等的调控。有研究发现，在维甲酸造成的前腭突裂的动物实验中，*Shh* 在前腭突的表达明显下降。此外，面部早期形态发生过程中的运动，特别是侧鼻突的生长运动以及中鼻突表面上皮在同侧鼻突、上颌突接触时的状态对前腭突的发育都有影响。

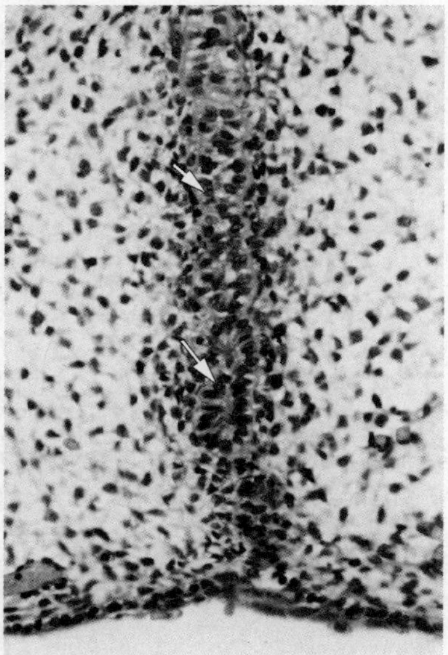

图 1－17　侧腭突融合处残存的上皮（箭头所示）

开口反射和外部舌肌的活动参与舌位置的下降。由于 *HOX* 基因突变导致的舌骨舌肌功能丧失可使舌的位置偏高，阻碍侧腭突抬高，形成腭裂。两侧侧腭突融合处上皮（图 1－16）的中胚层转化是腭发育的重要步骤。许多基因（*Hoxa*1、*Hoxa*2）和信号分子（TGF β 3、EGF 和基质金属蛋白酶）与此种转化有关。TGF β 3 通过介导中缝上皮基底膜的消失发挥作用。中缝上皮的中胚层转化需要与细胞外基质接触，此时上皮的基底膜可能是一个物理障碍。而 TGF β 3 裸突变时，可见动物中缝上皮的基底膜不消失，并发生腭裂。在表皮生长因子受体（EGFR）缺陷的小鼠，可见中缝上皮残留较多，由 EGFR 调节的基质金属蛋白酶表达下降，并有腭裂形成。这说明 EGF 可增强中缝处基质金属蛋白酶的表达，而此酶对中缝上皮的中胚层转化是必需的。*Shh* 在外胚层上皮中的表达可能也与中缝上皮的转化有关。

三、腭部发育异常

1. 腭裂（cleft palate）：腭裂是口腔较常见的畸形，为一侧侧腭突和对侧侧腭突及鼻中隔未融合或部分融合的结果（图 1－18）。与唇裂一样，属于多因素性畸形，涉及多基因遗传和环境因素。腭裂的发生可来自于腭部发育的任何环节的异常（如腭突生长缺陷、腭突抬高延迟或失败、腭突融合缺陷、中缝上皮变性障碍、间充质融合或分化异常等）。腭裂可发生于单侧，也可发生于双侧。约 80％的腭裂患者伴有单侧或双侧唇裂。腭裂也常常伴有颌裂。腭裂的程度在轻者可仅为悬雍垂裂；在重者从切牙孔至悬雍垂全部裂开。与腭裂发生有关的因素有感染、射线、药物、激素和营养等。

2. 颌裂（cleft jaw）：颌裂可发生于上颌，也可发生于下颌，但上颌裂较常见。上颌裂为前腭突与上颌突未能联合或部分联合所致，常伴有唇裂或腭裂。下颌裂为两侧下颌突未联合或部分联合的结果。

在腭突的融合缝隙中，有时有上皮残留，可发生发育性囊肿，如鼻腭囊肿、正中囊肿。

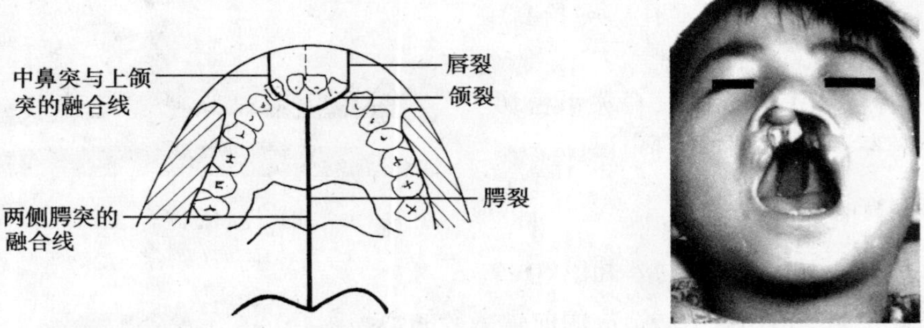

图 1－18　腭裂及颌裂发生的部位

A：示意图　B：腭裂伴颌裂

第四节　舌的发育

一、舌的发育过程

舌发育自第 1、2、3 鳃弓形成的隆起。在胚胎第 4 周时，两侧第 1、2 鳃弓在中线处联合。此时，在下颌突的原始口腔侧，内部的间充质不断增殖，形成 3 个膨隆的突起。其中两侧两个对称的隆起体积较大，称侧舌隆突（lateral lingual prominence/swelling）；在侧舌隆突稍下方中线处为一个小突起，称奇结节（tuberculum impar）。约在第 6 周，侧舌隆突生长迅速，很快越过奇结节，并在中线联合（图 1－19），形成舌的前 2/3 即舌体。奇结节由于被侧舌隆突所覆盖，仅形成盲孔前舌体的一小部分，或退化消失，不形成任何结构。同时，在第 2、3、4 鳃弓的口咽侧，奇结节的后方，间充质增殖形成一个突起称联合突（copula），主要由第 3 鳃弓形成。以后，联合突向前生长并越过第 2 鳃弓与舌的前 2/3 联合，形成舌的后 1/3 即舌根。联合线处形成一个浅沟称界沟（sulcus terminalis）。舌体表面被覆外胚层上皮，舌根表面被覆内胚层上皮。界沟所在部位就是口咽膜所在的位置。

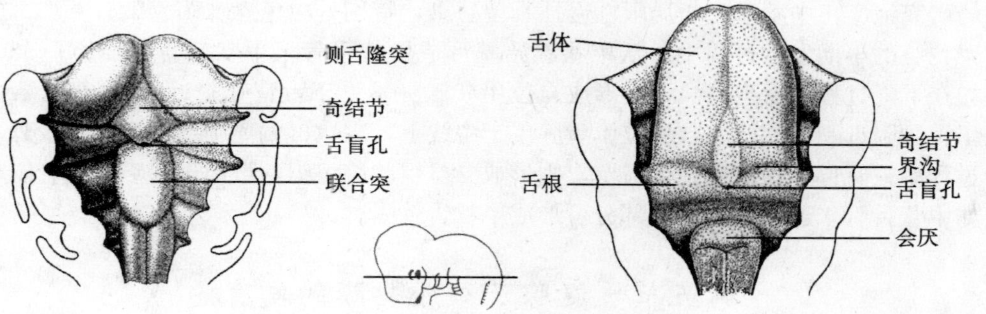

图 1－19　舌发育的示意图

甲状腺发育自奇结节和联合突之间中线处的表面内胚层上皮。胚胎第 4 周，此部位上皮沿中线向深部增殖，形成管状上皮条索，称甲状舌管（thyroglossal duct）。第 7 周时甲状舌管增殖至颈部甲状软骨处，迅速发育成甲状腺。直至甲状舌管到达甲状腺的位置时，甲状舌管仍保持与口底区上皮的联系。此管以后变成实性上皮细胞条索并逐渐解体退化，与舌表面失去联系。但在其发生处的舌背表面留下一浅凹，即舌盲孔（foramen cecum），位于界沟的前端。甲状腺在胚胎第 3 个月时有含胶质的滤泡出现，开始发挥功能。

胚胎第 7 周，枕部肌节细胞群已经分化并向前方迁移，形成舌部肌组织（图 1－20）。这种迁移与舌的发育相伴随。同时第 9 和第 12 脑神经纤维也进入这部分肌群，在肌细胞迁移和分化过程中可能起引导作用或只是伴随舌肌细胞。舌肌在向前迁移时有第 5 和第 7 脑神经纤维的加入。舌的神经支配比较复杂。第 5 脑神经纤维支配舌前 2/3 即舌体的感觉，舌后 1/3 的感觉由第 9 脑神经纤维支配。第 7 脑神经纤维分化为味觉纤维的前部分，其后部分由第 9 脑神经分化而来。第 12 脑神经纤维支配舌的固有肌纤维包括纵向、横向和垂直走向的肌纤维和舌外部肌纤维如茎突舌肌、舌骨舌肌和颏舌肌。舌肌的增殖使舌增大、前伸，并与下颌分开。胎儿第 11 周左右，舌背的菌状乳头开始分化，稍后丝状乳头发生（图 1－21）。味蕾约在胎儿 14 周时开始发育。

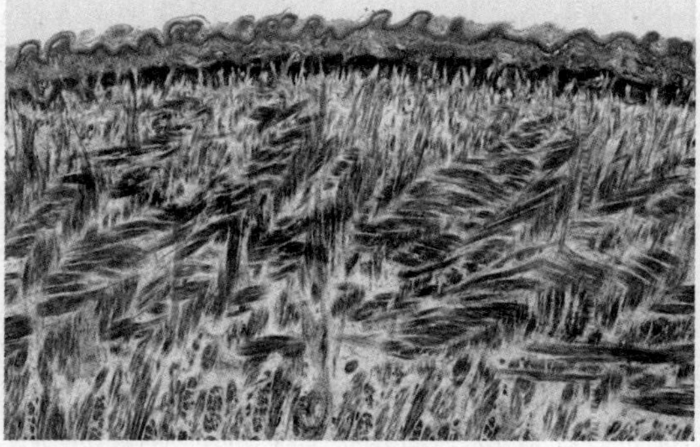

图 1－20　舌肌的发育

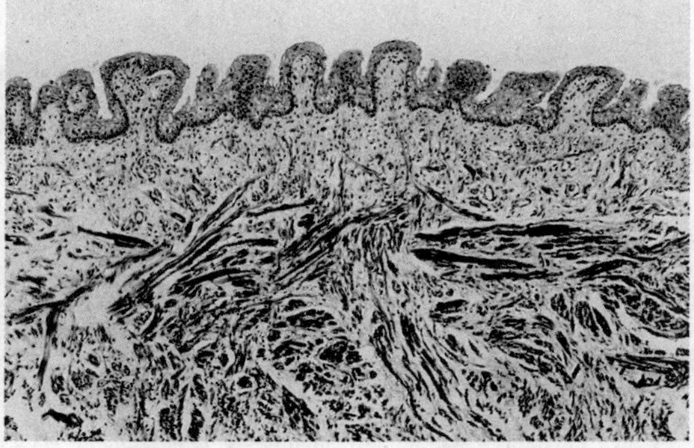

图 1－21　舌乳头的发育

二、舌的发育异常

如侧舌隆突未联合或联合不全，可形成分叉舌，罕见。

在舌盲孔前方，有时可见小块菱形或椭圆形红色区域。此区域的舌乳头呈不同程度的萎缩，称为正中菱形舌。以前认为这是舌发育时，奇结节未消失形成的残留，对健康无害。近年来的研究证实正中菱形舌与局限性慢性真菌感染，特别是白色念珠菌感染有关。

甲状腺的早期发生过程中，从甲状腺始基形成甲状舌管至甲状软骨要经历一个下降过程。如在下降过程中发生停滞，则形成异位甲状腺。常见于舌盲孔附近的粘膜下、舌肌内，也见于舌骨附近和胸部。多数异位甲状腺位于中线上，少数可偏离中线甚至偏离较远。如在下降过程中只有部分甲状腺始基滞留，则形成异位甲状腺组织，可出现在喉、气管、心包等处。如甲状舌管未退化，其残留部分可形成甲状舌管囊肿。

第五节　涎腺及口腔粘膜的发育

一、涎腺的发育

（一）涎腺发育过程

涎腺的发育主要是胚胎期间上皮和间充质相互作用的结果。除发育的部位和时间不同外，所有涎腺的发育过程都基本相似。上皮-间充质相互作用是指邻近组织间的相互作用，其含义是紧靠上皮的间充质对于上皮的正常发育是必要的。涎腺组织的发生、细胞生长和分化是由邻近的间充质调节的，同时间充质还形成腺体的支持组织。

涎腺发育的开始是在将要发生涎腺始基处的原始口腔上皮在其深部间充质的诱导下，基底细胞向间充质增殖，形成一个芽状上皮团。此上皮团借基板与邻近密集的间充质细胞分隔。上皮团不断向间充质增殖、延伸并形成较长的上皮条索。同时在条索周围的间充质细胞排列密集。此后上皮条索迅速增殖并通过反复的上皮分叉的形式形成许多末端膨大的分支，呈树枝状。同时，分支周围的间充质不断增殖，最后形成许多小叶状结构及未来腺体的被膜。在大涎腺，约在胚胎第 6 个月，实性的上皮条索中央变空，形成导管系统。末端膨大的部分将形成腺泡（图 1－22）。根据发育过程中的形态变化，可将发育分为 6 个阶段：

1. 间充质诱导口腔上皮形成上皮蕾：此期邻近口腔上皮的间充质诱导上皮增殖，局部增厚形成上皮芽状突起，称上皮蕾。上皮蕾周围借基底膜与周围密集的间充质细胞分开。

2. 上皮索形成及生长：由于上皮蕾细胞的不断增殖、延长，形成实性上皮条索，周围间充质细胞密集。二者之间可见基底膜。基底膜和周围的间充质组织对涎腺的形态发生和分化起调节作用。

3. 上皮索末端分支：上皮索快速增殖、延长，同时形成末端膨大的分支。

4. 上皮索反复分支、腺小叶形成：此期上皮索末端继续发出分支，形成树枝状分支系统。随分支的形成，间充质围绕某部分分支形成腺小叶。

5. 前期导管形成：上皮索中央出现腔隙（图 1－23）。管腔首先出现在主导管、分支导管的近、远端，然后是中间部分。最后在末端膨大处出现腺腔。此时并无分泌颗粒出现。导管的形成与上皮索细胞间简单的间隙分化为细胞间的紧密连接密切相关。此时，导管的分支生长仍在继续，一直到涎腺的细胞分化阶段。

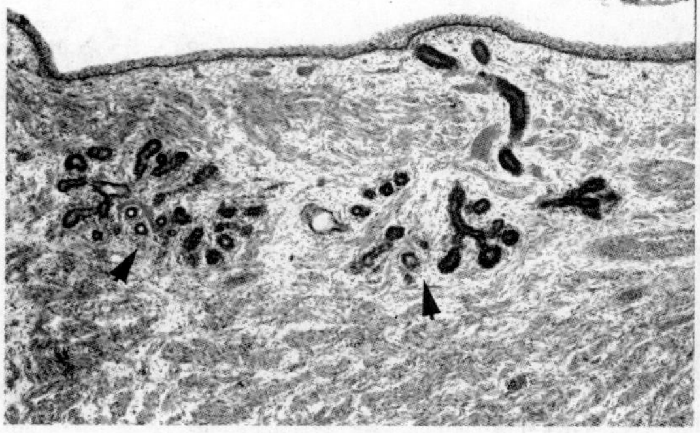

图 1－22 涎腺的发生（箭头所示）

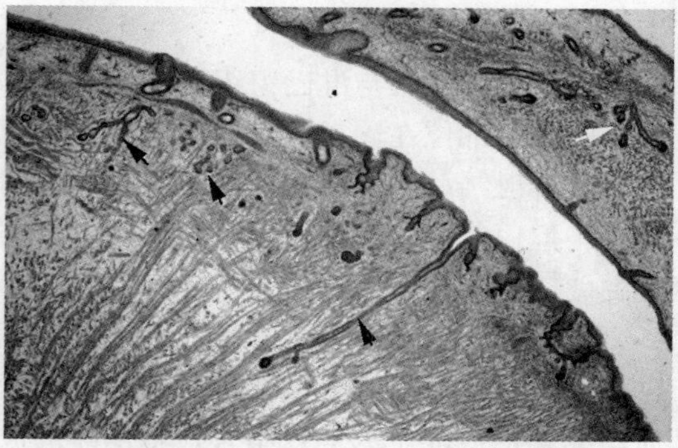

图 1－23 涎腺的发生 上皮索中央出现空隙

6. 细胞分化：涎腺形态发生的最后是功能性腺泡和闰管的细胞分化。在这个阶段，细胞分裂从整个上皮部分转至上皮条索终末膨大区。此区的细胞是干细胞，它们将分化为腺泡细胞和导管细胞。肌上皮细胞也来自于这些干细胞并与腺泡细胞同时发育。腺泡细胞的成熟根据分泌颗粒和细胞器的形态特点有所不同，浆液性腺泡和粘液性腺泡的发育也不同。因此三大涎腺的细胞分化模式也不尽相同。上皮末端膨大区部分细胞最终分化为闰管细胞，成为腺泡细胞、导管细胞和肌上皮细胞的干细胞。

腮腺在胚胎第 6 周开始发育，起源于上、下颌突分叉处的外胚层上皮。上皮芽最初向外生长，然后转向背侧，到达发育中的下颌升支和嚼肌的表面，再向内侧进入下颌后窝。在嚼肌表面和下颌后窝发育成腺体。其上皮芽最初形成处为腮腺导管的开口。此开口的位置随个体发育而稍有变化，最初在上颌第一乳磨牙相对的颊粘膜处；在 3～4 岁时即位于上颌第二乳磨牙相对的颊粘膜；12 岁时位于上颌第一恒磨牙相对的颊粘膜处；成人时在上颌第二恒磨牙相对的颊粘膜处（图 1－24）。

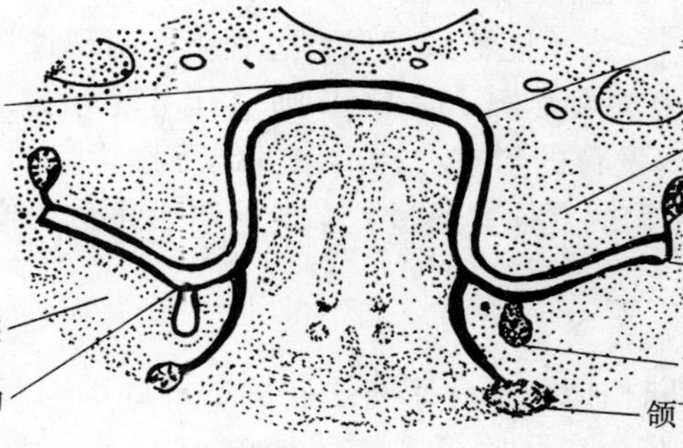

图 1－24 涎腺发生部位示意图

颌下腺在胚胎第 6 周末开始发育，可能起源于颌舌沟舌下肉阜处内胚层上皮。上皮芽沿口底向后生长，在下颌角内侧、下颌舌骨肌的后缘转向腹侧，然后分化成腺体。也有人认为颌下腺及舌下腺均来自于内胚层上皮。

舌下腺在第 7～8 周开始发育，起源于颌舌沟近外侧的内胚层上皮，由 10～20 个分开的上皮芽发育而成。这些上皮芽向舌下区生长，各自形成小腺体，并分别保留各自的导管，开口于颌下腺导管开口的外侧，但有时与颌下腺主导管相通而不单独开口。

小涎腺发育较晚，约在胎儿 12 周。上皮芽长入粘膜下层即分之并发育成腺体。导管较短，直接开口于口腔粘膜。

涎腺发育过程与淋巴组织有密切关系，特别是腮腺和颌下腺。腮腺发育的部位与颈部淋巴结的发育部位在同一区域内，以后才逐渐分开，所以在腮腺内和腮腺表面都会有淋巴组织并形成淋巴结。同样，在颈部淋巴结内也偶尔混有少量涎腺组织。颌下腺导管周围也有淋巴组织，但仅仅是弥散存在，并不形成淋巴结。

（二）涎腺发育的调控机制

1. 涎腺发育过程中的上皮和间充质的相互作用非常重要且不可缺少。如将涎腺形成部位的间充质与非涎腺形成部位的上皮结合，仍能形成涎腺；反之，将非涎腺形成部位的间充质与涎腺形成部位的上皮结合，将不能形成涎腺。说明间充质的诱导作用非常重要。间充质的诱导作用对于增殖上皮基板的形成起主要作用。间充质中的细胞外基质如基底膜成分，由上皮细胞分泌，起支持和过滤作用，能调节上皮细胞的迁移、极化和分化。细胞外基质中还有糖蛋白、胶原纤维和蛋白多糖如硫酸软骨素等，它们对涎腺发育过程中的细胞增殖、细胞分化和形态发生具有调节作用。

2. 涎腺发育受内源性和外源性因子的影响，它们可调节细胞增殖、分化和形态发生过程。内源性因子为特定的基因表达预设程序，此程序决定基因开启和关闭的时间和顺序，为每种特定的细胞类型的发育、组织和器官的生长提供引导；外源性因子是细胞与细胞、细胞与间充质相互作用所产生的信号及细胞因子、激素和生长因子所形成的细胞外信号，这些信号决定不同的细胞群体的发育。涎腺发育的定位调节机制还不清楚。对果蝇的研究发现，涎腺的发育定位与同源异形基因 *Scr* 的表达有关。而在人 *HOX* 基因的表达可能与涎腺的定位发生有关，BMP4 也可能参与调节涎腺定位时的上皮间充质相互作用。

3. 分支形态发生是机体许多器官如涎腺、乳腺、肺、胰和肾的基本发育模式。涎腺发生时的上皮索分支是其显著的特点。Ⅲ型胶原在将分支处聚集对分支的形成非常重要。Ⅰ型和Ⅳ型胶原具有维持和保护已形成的分支的作用。而基底膜对于分支处的细胞增殖、分化具有调节作用，无基底膜时，分支不能形成。发育过程中也出现选择性的基底膜降解。体外实验表明，FGF 可使培养的上皮索变长，而 EGF 则使其出现分支。FGF 和 EGF 的共同使用可诱导出现类似正常的体内发育的形态。在小鼠的颌下腺发生过程中，EGF、IGF、TGF、PDGF、IL-6、TNF 及其它们的受体，通过复杂的网络形式参与腺体发育过程的调节。

二、口腔粘膜的发育

口腔粘膜的发育与皮肤相似，主要来自于胚胎的外胚层。有些部位的粘膜来自于内胚层，如舌根粘膜和口底粘膜。在胚胎第 3 周，原始口腔衬覆单层外胚层细胞。胚胎第 5～6 周时，上皮从单层变为双层（图 1－25）。胚胎第 8 周时，前庭处的上皮明显增厚，以后增厚的上皮表面细胞退化，口腔前庭形成，唇粘膜与牙槽粘膜分开。此时口腔粘膜上皮均为复层，硬腭和牙槽嵴处粘膜的基底细胞为柱状，胞浆内出现张力细丝，部分胞浆突入其下方中胚层。胚胎第 14～20 周，口腔粘膜上皮增厚，可辨别出棘细胞，桥粒已形成。咀嚼粘膜区上

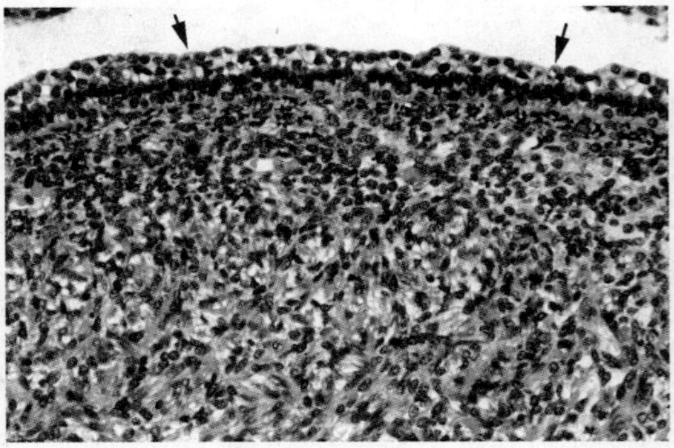

图 1－25　示双层口腔粘膜上皮（箭头所示）

皮表层细胞扁平，含散在的透明角质颗粒并出现不全角化，正角化在出生后 6 个月才出现。此期出现半桥粒和基板，咀嚼粘膜区出现上皮钉突。胚胎第 12 周后，黑色素细胞和郎格罕斯细胞出现，梅克尔细胞出现在第 16 周。

口腔粘膜的发育也是上皮与间充质相互作用的结果。胚胎第 3 周即可见上皮下出现密集的间充质细胞。6～8 周时出现网状纤维；8～11 周出现胶原纤维、毛细血管；14 周时成纤维细胞出现；16～20 周出现弹力纤维。

第六节　颌骨和颞下颌关节的发育

一、下颌骨的发育

下颌骨发育自第 1 鳃弓。在胚胎第 7～8 周，第 1 鳃弓软骨（Meckel's cartilage 或下颌软骨）分别为左右第 1 鳃弓中的条行软骨棒。此时面部上方的鼻囊软骨明显。下颌软骨为实性柱状的透明软骨，外被纤维被膜，从发育中的耳囊延伸至中线，但左右软骨在中线处并未相接，而有间充质相隔。下颌神经出颅后，游离端的 1/3 与下颌软骨并行，在下颌软骨后、中 1/3 交界处上方分为舌神经和下牙槽神经（图 1－26）。舌神经沿下颌软骨的舌侧走行，

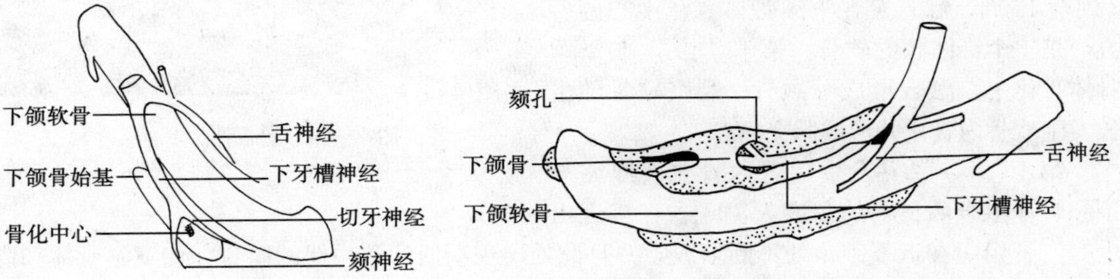

图 1－26　下颌骨发育的示意图

下牙槽神经在软骨的颊侧上缘走行，最后分支为切牙神经和颏神经。下颌软骨的后端膨大形成锤软骨，锤软骨与砧软骨形成关节。这 2 块小软骨被包绕在听泡中，以后发育成听骨。该关节称为锤砧关节或原发性下颌关节，此时的婴儿开口主要靠此关节，其功能维持至宫内第 16 周。第 14、15 周时锤骨和砧骨发生骨化，它们的关节功能随之转变为听骨功能。镫骨来自于第 2 鳃弓软骨。下颌软骨作为鳃弓软骨除主要起支持作用并形成锤骨和砧骨外，其前部发生软骨内骨化并与下颌骨体中部融合（图 1－27，图 1－30），耳前区部分还形成锤前韧带和蝶下颌韧带（图 1－28），其余部分消失。

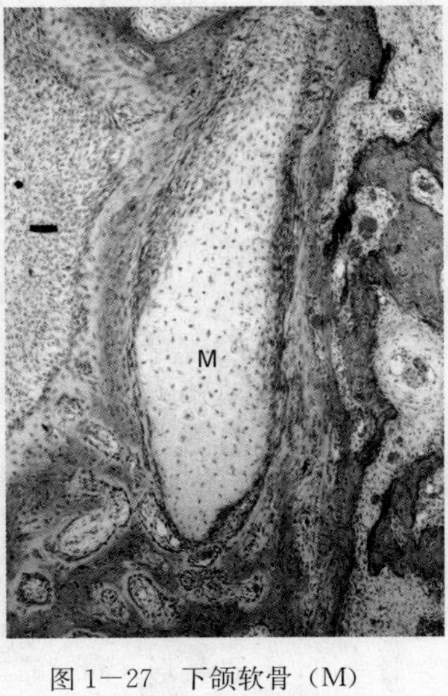

图 1－27　下颌软骨（M）
与下颌骨体中部融合

胚胎第 7 周，下颌骨的发育以膜内成骨方式出现（图 1－29）。首先下牙槽神经侧方的间充质细胞及基质明显密集，即细胞凝聚区。这是下颌骨的始基。在切牙神经和颏神经所形成的夹角的下方，即将来的颏孔区，细胞凝

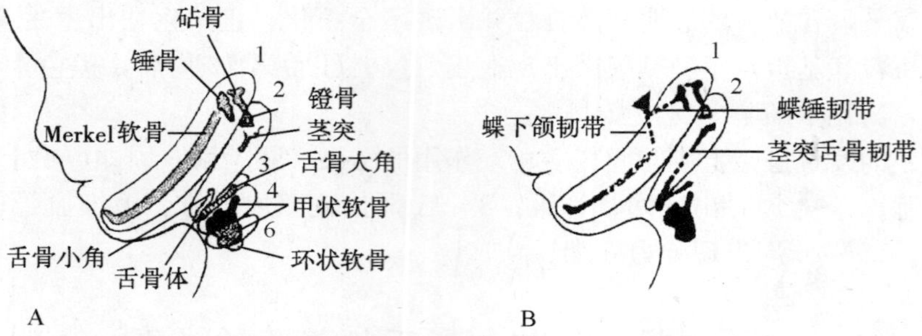

图 1－28　下颌软骨与舌骨的发育（阿拉伯数字代表鳃弓）

A：骨的发育　B：相关韧带的发育

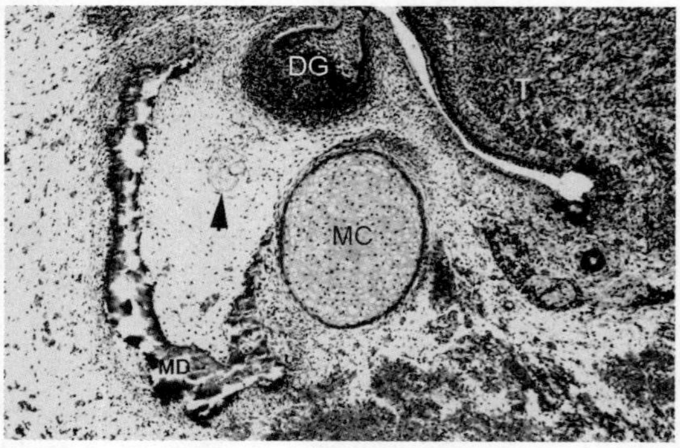

图 1－29　下颌骨的发育

MC：下颌软骨　MD：发育中的下颌骨　DG：牙胚　T：发育中的舌

聚区分化出成骨细胞、形成骨基质并骨化，为下颌骨体的骨化中心。骨化从此中心在下牙槽神经下方向后扩展；在切牙神经下方向前扩展；同时，也在这些神经的两侧向上扩展，形成下颌骨的内、外侧骨板。神经及下颌软骨逐渐被形成的下颌骨包绕在下颌骨体中。胚胎第 8 周至 12 周，髁状突在下颌骨体骨化中心的后方，是 1 个锥体状的软骨。第 13 周时，与下颌骨体骨化中心融合形成下颌骨。髁突软骨随生长发生软骨内骨化并形成髁突。

第 16 周，髁突发生软骨内骨化。髁突与下颌骨体融合后最初的角度为 135°。在接近出生时，骨组织在近下颌角处不断形成，并且此处出现嚼肌和翼内肌的附着，使下颌骨体和髁突的结合增强。同时髁突的生长使髁突高度增加。但是下颌骨的生长大部分是在出生后。两侧下颌骨体在中线处联合。联合处的骨缝处有新骨形成，一直到出生后一年发生骨化。

下颌骨形成后，随生长发育的进程不断生长：

1. 下颌骨体部垂直方向的生长：下颌骨发育时，牙齿也在发育。随着下颌骨内外侧骨板的发育，牙胚逐渐被包埋在骨槽中，包埋牙胚的这部分下颌骨称为牙槽骨。随牙胚的发育，牙槽骨也在发育；同时，下颌骨下缘也不断有新骨形成，使下颌骨体的垂直高度增加。

2. 下颌骨前后方向的生长：下颌骨近中缝端在胚胎 14 周时出现纤维软骨并不断增殖、骨化。使下颌骨向前生长并增宽。生后 1 年时，中缝纤维软骨停止增殖，发生软骨内骨化，变成永久性骨联合。此后，下颌骨前后方向的生长主要依靠下颌升支后缘的骨形成和前缘的骨吸收。这样，使下颌升支后移，下颌骨体延长。由于后缘的骨形成比前缘的骨吸收快，所以升支的宽度增加。

3. 下颌骨内外方向的生长：在下颌骨的生长期，骨板外面有新骨沉积，同时在骨板内面有相应的骨吸收，使下颌骨体积增大，同时骨板得以保持一定的厚度。

4. 下颌髁突与喙突的生长：胎儿第 3 个月时，已形成的骨性髁突表面出现继发性软骨。此软骨一面与骨融合；一面与髁突表面致密的纤维细胞层移行。纤维细胞此时不断增殖，使软骨增厚，呈圆锥形；同时靠近骨组织侧的软骨逐渐发生骨化。上述过程持续至胎儿 5 个月。以后，在髁突关节面增殖层下，只有一薄层软骨区保留。这个软骨区一直到 20～25 岁后，完全由骨组织取代。由于髁突软骨的不断增殖和骨化，使下颌升支逐渐变长。

胎儿约 14 周～16 周，喙突顶部和前缘也出现继发性软骨。16 周后由于颞肌分化，喙突软骨发生骨化。由于软骨的增殖、骨化，使喙突逐渐变长、增宽。另外，在发育中的牙胚周围常出现小软骨块（图 1－30），特别是在颊侧，它们很快骨化形成骨板，有保护牙胚的功能。

有时下颌骨未发育或发育过小，称为无颌或小颌畸形。

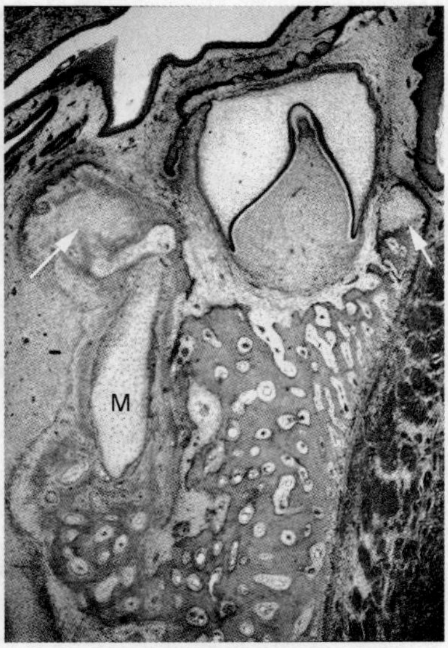

图 1－30　牙胚周围出现的小软骨块（箭头所示）

二、上颌骨及腭骨的发育

上颌骨发育自第 1 鳃弓。上颌骨也参与腭骨的形成，与鼻囊及其他构成咽颅的软骨及骨的发育关系密切。上颌骨包括前颌骨、腭骨、颧骨、颞骨都是通过膜内骨化发育的。胚胎第 8 周，鼻囊外侧的上颌带状细胞凝聚区开始骨化，形成前上颌和上颌骨化中心。前上颌也可以无单独的骨化中心。如果形成单独的骨化中心，也会很快与上颌骨化中心融合。上颌骨从这些骨化中心向以下几个方向生长：

1. 向上形成上颌骨额突并支持眶部；
2. 向后形成颧突；
3. 向内形成腭突；
4. 向下形成牙槽突；
5. 向前形成上颌的表面组织。

上颌窦在第 4 个月时开始发育，出生时仍是一个始基结构，直径 5～10mm。12～14 岁时上颌窦发育基本完成。以后由于上颌窦向牙槽突方向生长，使上颌窦与牙根十分靠近。

腭骨的前部由上颌骨包括前颌骨骨化中心形成，后部分由单独的骨化中心形成。约在第 8～9 周，在两侧上颌骨骨化中心的后方，还有一个骨化中心，为侧腭突骨化中心（图 1－31）。两侧的骨化中心朝中线方向成骨，最后在中线处形成骨缝。因此腭骨由 6 个骨化中心形成，它们是 2 个前上颌骨化中心、2 个上颌骨化中心和 2 个侧腭突骨化中心。在胚胎 8 个月的标本上，前上颌中心与上颌中心之间、上颌中心与侧腭突中心之间骨化所形成的骨缝还清晰可见。

三、颞下颌关节的发育

在胎儿 12 周时，出现最初的关节腔。先出现的是关节下腔，即在软骨性髁突上方出现小裂隙。第 13 周时出现平行于第一个裂隙的关节上腔裂隙。这 2 个裂隙以后形成滑膜腔，围绕髁突。出现裂隙的机制不清，可能是由于程序性细胞死亡。以后颞骨的一部分发育成关节盘。随着骨的不断形成，一些小块的颞骨形成了关节窝。

颞下颌关节的基本结构建立后，主要的变化是髁状突和关节窝的进一步分化和生长。关节表面不断有新的软骨形成，其深层不断发生软骨内骨化。组织学上可见髁状突由表面至深部有以下几层：

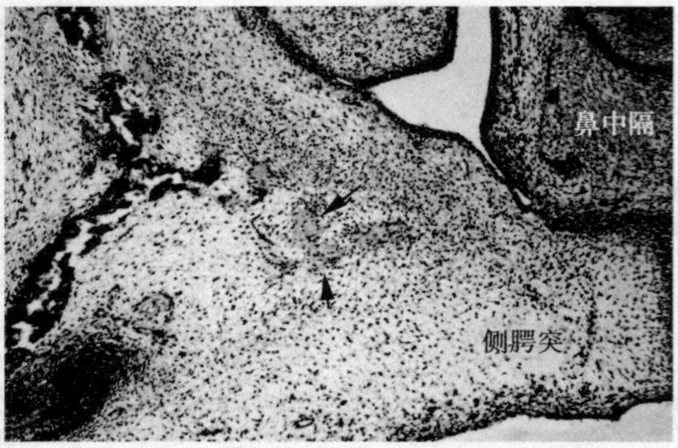

A

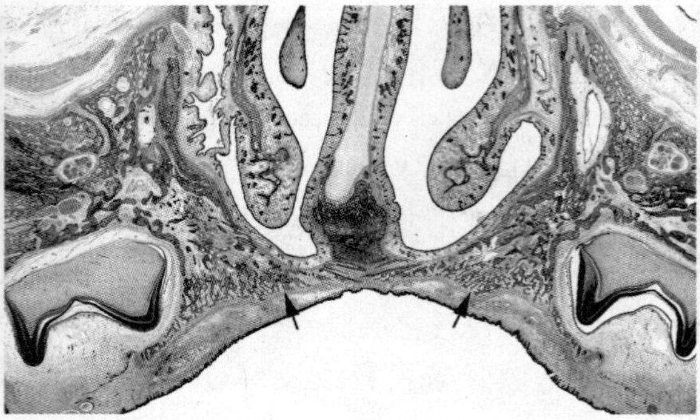
B

图 1—31　腭骨的发生

A：骨化中心（箭头所示）　B：大部分骨已形成

1. 表面的分化带（软骨骨膜）不断分化出新的软骨细胞；
2. 可见核分裂的增殖带；
3. 成熟带，此区软骨细胞体积增大，分化成熟；
4. 成熟带的深层是肥大带；
5. 钙化带和软骨内骨化带。

软骨的增殖和骨化使髁状突及髁状突颈部增大，22 周时关节窝上前壁骨量增加。而在胚胎 16 周时颞下颌关节即开始发挥功能。胚胎后期颞下颌关节的形态和体积的变化与咀嚼肌的分化和功能有关。在软骨形成较快时，自髁状突软骨膜起向软骨区出现结缔组织裂隙，并带有血管与软骨区接触。胎儿第 8 和第 9 月时，髁状突软骨内骨化的速度快于表面软骨形成的速度，因此表面的软骨帽变薄。所有的结缔组织裂隙消失。新生儿颞下颌关节的颞骨部分仍较平坦，经过若干年的发育，才具有成人颞下颌关节的特征。

四、颌骨发育的调控

无论是骨的新生还是重塑都依赖骨本身或邻近组织产生的局部生长因子或组织发生因子调节细胞的增殖、分化、基质合成及矿物质的沉积。骨的重塑也受全身因素的影响，这些因素可引起局部生长因子及其受体的变化。

生长因子的主要作用是促进骨细胞的增殖和分化，形成新骨；同一些矿物元素结合蛋白共同释放时，结合蛋白使其处于非活性状态，且不降解。生长因子可分为活化或抑制成骨细胞增殖、分化、基质形成和矿化的两类，有些具有双重作用或多重作用。许多生长因子可活化成骨细胞的前体细胞或成熟的成骨细胞，但起重要作用的是 TGF β家族、胰岛素样生长因子家族（IGFs）和 BMP 家族。它们可影响成骨的各个方面，也可以影响其他与骨形成相关的因子。BMP 对早期前体细胞向成骨细胞分化、增殖起重要作用；而 TGF β诱导成骨细胞增殖、形成骨基质的能力较强；IGFs 可协同或扩大上述两个因子的作用。其他生长因子在骨形成中的作用较上述 3 个小。PDGFs 参与炎症存在情况下的成骨调节；FGF 可调节早期软骨内成骨过程。成骨细胞也可对多种细胞因子如 IL-1 起反应。

激素如肾上腺皮质激素、性激素、甲状腺（甲状旁腺）激素和前列腺激素对骨的形成也有影响。

目前，通过下列研究对下颌骨生长和形态发生的调节得到了许多新的认识：

1. 信号分子表达的类型；

2. 对信号分子和下颌上皮间的相互作用的异同点进行功能分析；

3. 研究候选基因失活后导致的下颌发育异常；

4. 影响到下颌骨的颅面发育异常相关基因突变的鉴定。

上述研究的结果说明，与下颌生长和形态发生相关的信号因子的作用相似于许多其他器官在形态发生时的特点，即依赖于上皮结缔组织的相互作用。可将下颌分为3种相互重叠的功能区：1个小的中间区，两侧的侧方区和两侧舌骨下颌裂区（位于侧方区下缘）。每个区都有信号中心，信号中心指通过产生正、负细胞间信号分子调节周围细胞行为的细胞群。信号分子的种类较多，如FGFs、BMPs、*Hedgehogs*、*Wnts* 和 EGFs。每个区域都有限定的区域特异性，有许多进化保守因子和转录因子的表达。这些因子在间质中的表达（如 *Pax*9、*Barx*1、*Msx*2、*GSc* 等）受侧方区和中间区的BMP和FGF-8相互作用的调控。

小的中间区完全来自于脑神经嵴细胞，对下颌的生长很重要。这些细胞的生长和凋亡依赖于其表面上皮的信号，可能与下颌生长方向的调节有关。此区还有抑制软骨形成的功能，防止2个软骨融合，维持下颌骨的生长及形态发生过程。此部位上皮表达BMP4，中胚层表达 *Msx*1、*Msx*2、*HAND*、BMP2、FGFr2、*Prx*1、*Prx*2，*Wnt*5*a* 有强表达。

大的侧方区来自于第2～4菱脑原节的脑神经嵴细胞，发育成大部分下颌及其磨牙、关节区等。此区上皮表达FGF8，中胚层有许多基因表达如 *Dlx*、*Lhx*-6/7、*Barx*1、*Pitx*1、*Pax*、*Wnt*5*a* 等。

舌骨下颌裂区形成中耳结构。上皮和间叶组织有多种基因表达。此区对下颌骨及中耳结构的极向的确定有调节作用。上皮中FGF8和 *ET*-1/*ETA* 信号起调控作用，还有一些作用不明确的因子的表达。

Summary

At the end of the 3rd prenatal week, neural crest cells from vicinity of neural tube begin to migrate in dorsoventral direction. They give rise to a lot of important tissues and cells including some tooth tissues and periodontal tissues. Although the neural crest tissues arise from ectoderm, they exhibit properties of mesenchyme. As a result, the tissue they form is called "ectomesenchyme". The primitive oral cavity (oral pit or stomodeum) appears during the fourth prenatal week, initially as a pit located between the growing forebrain cranially and the growing heart ventrally. The pharyngeal arches develop as five or six pairs of horizontally positioned mesenchymal bars surrounding the oropharynx. The facial region including its all soft and hard tissues formed from the middle and lateral processes, mandibular and maxillary processes. The ectodermal lining of the oral cavity provides two endocrine glands, the thyroid gland from the tongue and the anterior pituitary gland from the roof of the mouth. Tongue begins to develop from 2 lateral lingual swellings and 1 hypobranchial eminence at 4th week. Formation of the palate from primary palate and lateral palatine processes separates the oral cavity and nasal cavity. At first, lateral palatine processes growth beside the tongue and they elevate from beside the tongue to position themselves above it when tongue slide forward. Major and minor salivary glands arise from their corresponding oral mucosa. Developmental regulation of oral maxillofacial region is extremely complicated. The advances on molecular biology and sequencing of the human genome have revolutionized our understanding of the developmental mechanism. Derangement of any of these complex mechanisms results in dysmorphogenesis and consequent anomalies. There are many kind of deformities related to maxillofacial development. Among them, the most common anomalies are lip and palate cleft.

（高 岩）

第二章　牙及其支持组织的发育

与许多器官的发育一样，牙的发育是一系列复杂的上皮及上皮下间充质相互作用的结果。约在胚胎的第 6 周，20 个乳牙首先开始发育，然后是 32 个恒牙发育。最后的恒牙发育完成约在 20 多岁时。所以牙的发育是一个长期的过程。在此过程中容易受到各种因素的影响而发生发育的异常。

虽然每个牙的发育都有自己的特定的解剖学部位，但它们的发育过程基本一致。每个牙胚的发育都经历蕾状期、帽状期和钟状期。早期发育阶段，牙胚生长增大，将形成矿化牙组织的细胞进行分化。一旦这些细胞分化成熟，它们便开始形成牙的矿化组织。随后，形成的牙将萌出至口腔。牙萌出期间，牙根及围绕牙根的牙周韧带及牙槽骨也开始发育，牙根的形成一直持续至牙到达功能部位及支持组织发育完成。

第一节　牙的早期发育

牙发育的最早征象是相当于未来牙列部位的原始口腔上皮增厚，以及上皮下方的外胚间充质组织的聚集（condensation），约发生在胚胎的第 6 周。此时，口腔表面被覆的上皮约有 2～3 层细胞，在相当于未来牙槽嵴的部位的上皮开始增生、变厚，形成马蹄形的上皮带（图 2－1），称为原发性上皮板（primary epithelial band）。第 7 周时上皮板分为 2 部分，颊侧的为前庭板（vestibular lamina），与口腔前庭的发生有关；舌侧的上皮板称牙板（dental laminae），与牙发育相关（图 2－2）。第 8 周时马蹄形的上皮板的深部继续增生，形成膨大的上皮团，上下颌各 10 个，共 20 个，称牙蕾（dental buds）。牙蕾的周围有间充质组织的聚集，牙蕾及周围聚集的间充质是乳牙的始基。

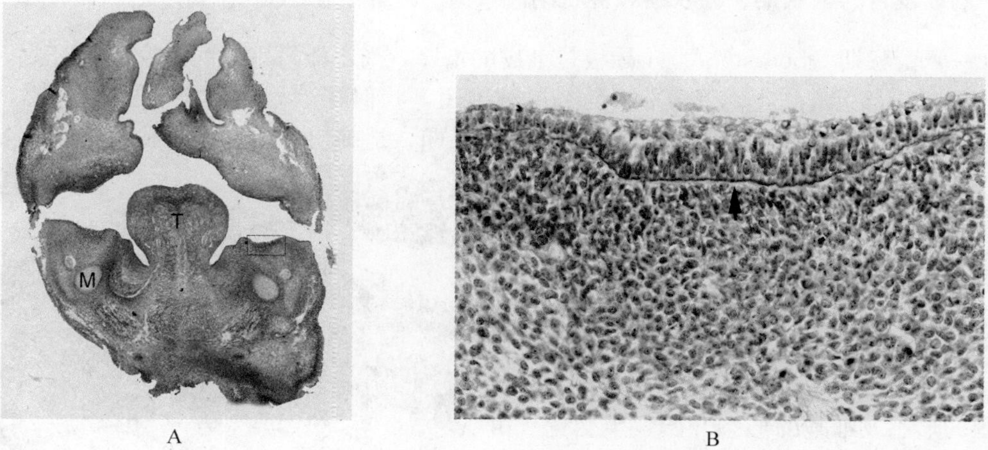

A　　B

图 2－1　胚胎早期头部冠状切面

A：低倍镜下所见（“T”为发育中的舌，“M”为下颌软骨）

B：A 图中方框的放大　可见原发性上皮板（箭头所示）

在以后的发育中，乳牙牙板的舌侧分化出恒牙的牙蕾，可称为继承性牙蕾(successional tooth buds)。恒中切牙的牙蕾在胎儿5个月时出现，前磨牙的牙蕾在第10个月出现。恒磨牙的发育在乳磨牙的后方。乳牙板向后生长、形成恒牙板后，再形成恒磨牙牙蕾（图2—3)。第一恒磨牙的牙蕾在胎儿第4个月时发生，第二、三恒磨牙牙蕾约分别出现于生后6个月和4～5年。可以看出，牙发育的顺序是由前向后，在时间上，前牙的发育要稍早于后牙。

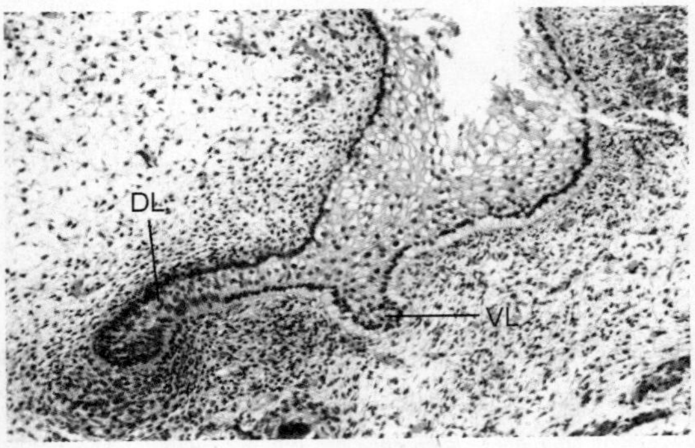

图2—2 牙板(“DL”所示)和前庭板(“VL”所示)

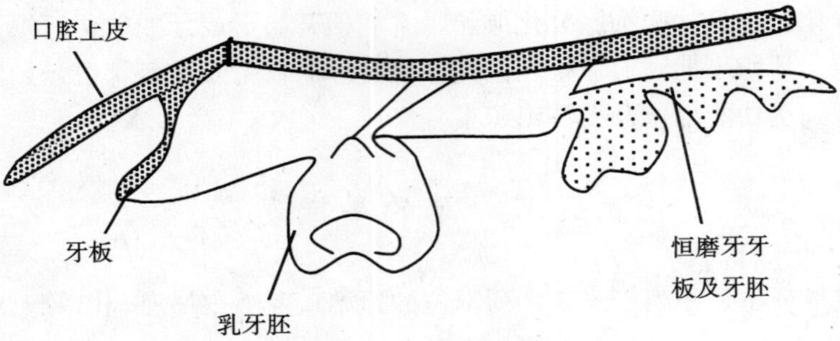

图2—3 乳牙牙板和恒磨牙牙板示意图

牙蕾的发育是连续的，为叙述的方便，根据其上皮成分的形态和细胞分化的特点，将其分为蕾状期、帽状期和钟状期，所提及的时间为下颌乳中切牙的发育时间。从牙板的出现到钟状期这段时间内，牙胚在体积和外形上的变化迅速，细胞处于不断分裂状态。至钟状晚期，硬组织开始形成，细胞分裂减少。

一、牙发育的蕾状期、帽状期和钟状期

（一）蕾状期（bud stage） 牙板是上皮的增厚，尚不能辨别牙的位置。随着进一步的发育，牙板局部上皮增生，形成球形的上皮细胞团，状似花蕾，称牙蕾（dental buds)，是最早期的成釉器（图2—4)，此阶段的发育称蕾状期，是确切的牙发育的开始阶段。细胞团的细胞核浆比例大、核深染、胞质少，似原始口腔粘膜的基底细胞。上皮团与间充质之间有基板相隔。上皮团周围的间充质细胞也增生、聚集，围绕牙蕾。

（二）帽状期（cap stage） 蕾状期的成釉器上皮不断生长、增大。约在第11周时，上皮团的形态及细胞的形态开始发生变化。由于成釉器上皮外围的细胞生长较快，上皮团最深处细胞生长较慢，使细胞团中央近间充质部分向内凹陷。此时的成釉器形状似帽子，称帽

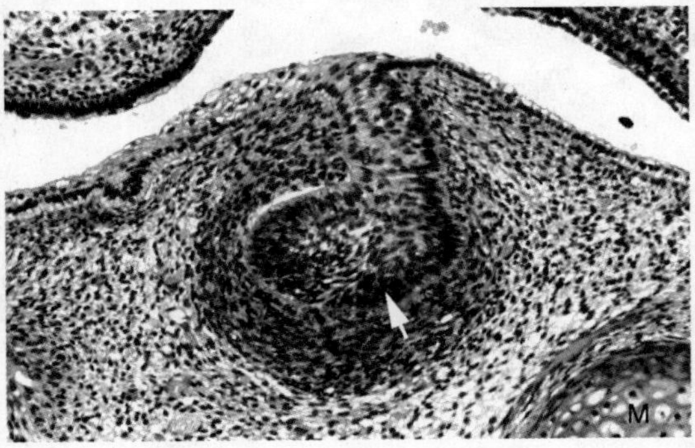

图2—4 牙发育的蕾状期
（箭头示牙蕾）

状期成釉器。约 12 周时，帽状期成釉器的细胞形态也发生变化。衬覆成釉器凹陷处的上皮呈柱状，称内釉上皮（inner enamel epithelium）；成釉器其余部分即外围的上皮细胞为立方状，称外釉上皮（outer enamel epithelium）；成釉器中央的上皮细胞开始为圆形，后来细胞间隙增大，细胞彼此分离但仍有桥粒连接，细胞间有大量糖胺聚糖。此时的细胞呈星形，彼此之间借胞质突相连接，称星网状层（stellate reticulum）。成釉器凹陷的部分围绕的间充质部分称为牙乳头（dental papillae）。在牙乳头和成釉器外围的间充质细胞也增生、包绕牙乳头和成釉器，称牙囊（dental sac or dental follicle）。外釉上皮借牙板与口腔上皮相连（图 2—5）。

成釉器、牙乳头和牙囊这 3 个结构合称牙胚（tooth germ）。因此，牙胚是在成釉器的帽状期形成的，它们将形成牙及牙的支持组织。上皮成分即成釉器将形成釉质；牙乳头形成牙本质和牙髓；牙囊形成牙骨质、牙周韧带和邻近的牙槽骨。其中除釉质为上皮性来源外，牙及其支持组织均来自于外胚间充质。

（三）钟状期（bell stage）　随着成釉器和牙乳头不断增大，牙胚从帽状期向钟状期转变。内釉上皮向成釉器方向的凹陷加深、牙乳头增大，使成釉器的外形似吊钟，故称钟状期（图 2—6）。这是内釉上皮细胞不均等分裂的结果。未来牙尖和切缘部位的内釉上皮细胞较早成熟，分裂停止，而与咬合面裂隙及牙边缘区对应的细胞仍在分裂。因此，牙尖的高度与裂隙处及牙冠边缘的内釉上皮细胞的增殖关系较大。

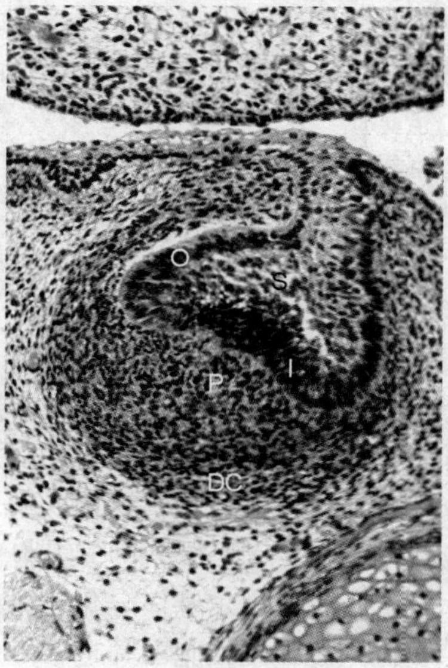

图 2—5　牙发育的帽状期

O：外釉上皮　I：内釉上皮　S：星网状层

P：牙乳头　DC：牙囊

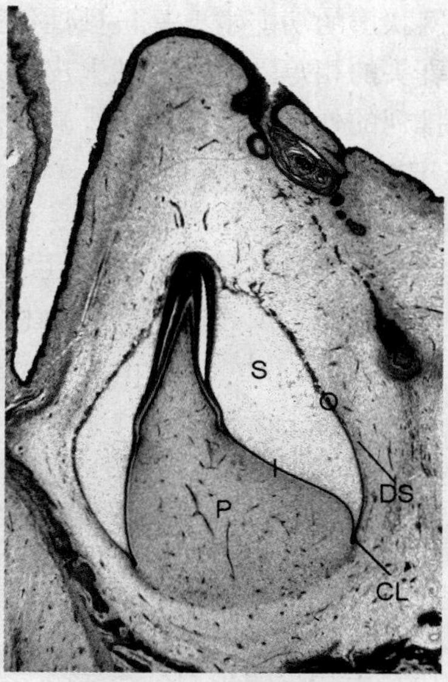

图 2—6　牙发育的钟状期

O：外釉上皮　S：星网状层　I：内釉上皮

P：牙乳头　DS：牙囊　CL：颈环

钟状期的牙胚有 2 个特征：1）内釉上皮和牙乳头交界处的外形确定了未来牙冠的形态。此过程是未分化的帽状期牙胚向更分化的成熟的牙胚的转变，称为形态分化（morphodifferentiation）；2）与牙乳头邻近的内釉上皮细胞变长，分化为成釉细胞，即未来形成釉质的细胞。此期牙胚的成釉器由 4 层上皮细胞构成（图 2—7）：

1. 外釉上皮（the external enamel epithelium）　为成釉器凸面外层细胞，立方状。细胞含少量有蛋白合成功能的细胞器。细胞间有桥粒连接和缝隙连接。与牙囊组织之间有 1～

2μm 的基板相隔，此基板比普通的基板薄。外釉上皮与内釉上皮的交界处称颈环（cervical loop），是未来的牙颈部区（图 2—6）。颈环处的细胞增殖活跃。外釉上皮在钟状期的早期为较平齐排列的细胞，至钟状期晚期，上皮形成许多皱褶，其间可见含血管的牙囊组织。外釉上皮的主要功能是维护成釉器的外形，还具有物质交换功能，从牙囊的毛细血管网处吸取营养物质给成釉细胞和其它的成釉器细胞。

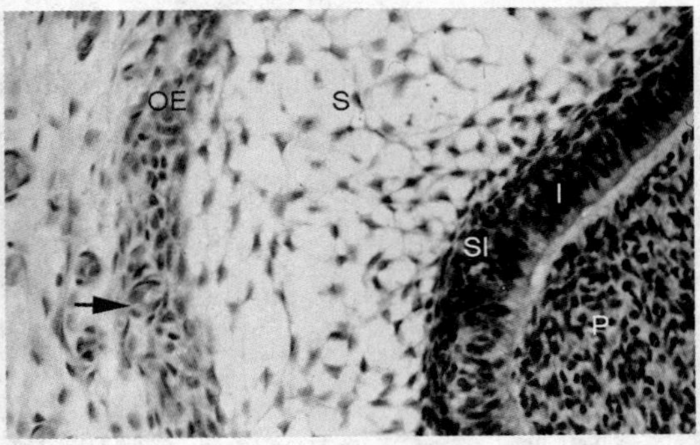

图 2—7　钟状期牙胚的高倍镜下图

P：牙乳头　I：内釉上皮　SI：中间层　S：星网状层

OE：外釉上皮，箭头示血管

2. 星网状层（the stellate reticulum）　星网状层细胞在钟状期发育充分，有许多胞质突起，不同细胞的突起彼此借桥粒相连接，形成网状。细胞排列疏松，间隙较大，充满液体成分（图 2—7），可能与高浓度糖胺聚糖产生的渗透作用有关。细胞几乎不含内质网和线粒体，高尔基体较成熟。细胞表面有微绒毛，提示该细胞可分泌细胞外物质。细胞内张力丝较多，细胞核明显，胞质含碱性磷酸酶，RNA 和糖原含量少。另外此细胞具有间充质样细胞的特征，表达Ⅰ、Ⅱ、Ⅲ型胶原，其功能意义不清。

星网状层的功能主要是机械性保护，防止发育中的牙冠变形。有人提出星网状层的静水压与牙乳头的相等，可使内釉上皮正常增殖以确定牙冠的形态。压力的改变可能导致内釉上皮细胞排列的外形发生改变，影响牙冠的形态发生。

3. 中间层（the stratum intermedium）　钟状期成釉器的内釉上皮和星网状层之间新增加 2～3 层扁平细胞，称为中间层（图 2—7）。细胞的长轴与内釉上皮细胞的长轴垂直。细胞的形态相似于星网状层细胞，但细胞间隙小，细胞含较多的碱性磷酸酶。中间层细胞与内釉上皮的蛋白质合成、物质的转运和浓缩有关，也可能参与釉质的矿化。

4. 内釉上皮（the internal enamel epithelium）　是衬覆在成釉器凹面的上皮细胞。细胞呈高柱状，借半桥粒与基板结合。从颈环处至未来的牙尖或切缘区，细胞分化的程度逐渐加强。与牙尖或切缘相对应的区域，内釉细胞的高度首先增加。开始时的柱状或立方状细胞，胞核大而居中，高尔基体分布于细胞的远端。随着成釉器的发育，至钟状期晚期，内釉细胞分化为成釉细胞（ameloblast），细胞高达 40μm，直径 4～5μm，与中间层细胞以桥粒相连。在分泌活动开始前，细胞核移向细胞的远端即远离基底膜；高尔基体分化充分，从细胞的远端向基底膜端移动；粗面内质网数量明显增加；线粒体集中在细胞的邻近中间层的一端，少数分散在细胞其他部位。在相邻的内釉细胞之间，有一特化的称终棒（terminal web）的附着结构，即一种细胞连接复合体（junctional complex），在细胞的两端包绕细胞。含有肌动蛋白的细丝由连接复合体进入细胞的胞质中。这种细胞连接复合体在釉质形成中起重要作用。这时的成釉器为釉质的形成作好了准备。

钟状期牙板发生破裂，牙胚失去与口腔上皮的联系，牙胚之间的牙板也发生变性，其残余可留在颌骨或牙槽粘膜中，内含角化物，称上皮珠。由于这些上皮类似于腺体，又称 Serre's腺或Serre's上皮剩余，但不是真正的腺体。婴儿出生后不久，偶见牙槽粘膜上出现针头大小的白色突起，即为上皮珠，俗称马牙，可自行脱落。某些情况下，残留的牙板上皮可成为牙源性肿瘤或囊肿的起源（图 2—8）。

牙囊位于成釉器、牙乳头和发育中的骨隐窝之间。此时的牙囊可分为3层：紧挨成釉器和牙乳头的富于血管、致密排列的纤维层，有3～4列细胞；衬覆在发育中的牙槽窝的一层；以及上述2层之间的疏松结缔组织，血管丰富。

钟状期的牙乳头体积增大，但细胞分化不如成釉器显著。一直到钟状期的晚期，致密排列的间充质细胞间才有少许纤细的细胞外原纤维出现，细胞外含有较多的糖胺聚糖。

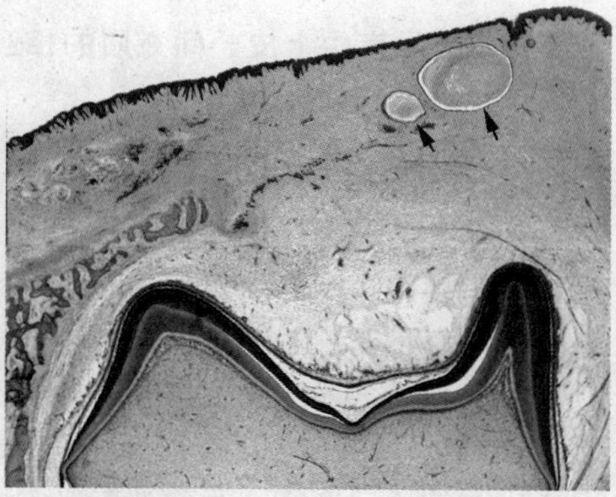

图2—8　牙板断裂形成的上皮珠（箭头所示）

约在第18周，牙胚的发育进入钟状期晚期。此时在乳牙胚的舌侧可见恒牙的牙胚。钟状期晚期的牙胚开始出现牙体硬组织形成，首先是牙本质的形成（后述），开始于未来的牙尖或切缘处。在发育中的成釉细胞（前成釉细胞）诱导下，邻近牙乳头的间充质细胞变为柱状并分化为成牙本质细胞，开始形成前期牙本质和牙本质。牙本质的出现又诱导成釉细胞分泌釉质基质。成釉器和牙乳头中各种细胞分化的过程即牙早期发育的形态发生（morphogenesis）过程，也有人称细胞分化（cytodifferentiation）。硬组织形成时，即是组织发生（histogenesis）的开始，也可以称组织分化（histodifferentiation）。

二、牙发育早期的临时性结构

牙发育早期的临时性结构包括釉结（enamel knot）、釉索（enamel cord）和釉龛（enamel niche）。

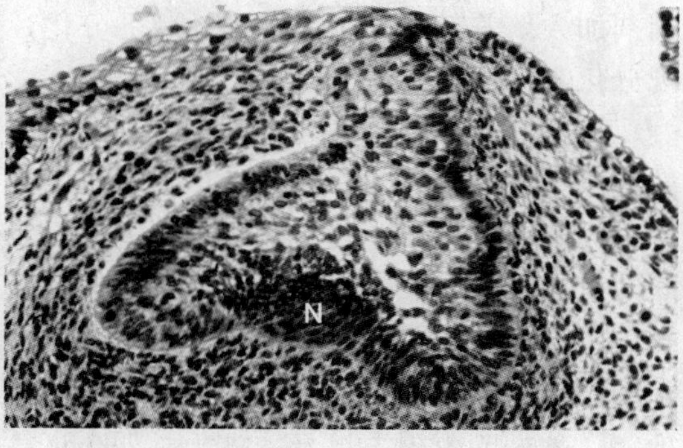

图2—9　釉结（"N"所示）

（一）釉结　是内釉上皮中心处的上皮细胞团，形成一个突起凸向牙乳头。釉结出现于成釉器的帽状期。曾有人认为它在牙冠中央的点隙的形成上起作用，但它很快即消失并且与釉索的形成相关。最近的研究表明，釉结可能是牙发育中的一个重要的信号中心。釉结细胞与周围的细胞不同的是，它们本身不增生，产生与其它部位相关的信号分子，包括BMP2、BMP7、FGF、p21、Shh（sonic hedgehog）和转录因子如Msx-1。釉结在钟状期消失，可能与细胞凋亡有关（图2—9）。

（二）釉索　见于钟状期早期，是一个上皮条索，自中间层延伸入星网状层。发出的部位相当于未来的切缘或牙尖，可达到外釉上皮，将星网状层分为2部分，此时可称为釉隔（enamel septa）。有时在釉索与外釉上皮的相交处，可见外釉上皮有小的内陷，称为釉脐（enamel navel）。釉索的细胞核呈长梭形，与周围的细胞不同。釉索可能与成釉器从帽状期向钟状期转换有关，或者是形成星网状层细胞的中心。

（三）釉龛　是牙板上皮片向内凹陷形成的腔隙，在切片上使牙胚看起来像有2个牙板。有人将其分为侧索和中间索（lateral and medial enamel strand）。2个上皮索围绕的即釉龛，为包含在上皮中的漏斗形结缔组织。釉龛的意义尚不清楚。

三、牙发育中上皮—间充质的相互作用

从牙胚发育至一个完整的牙的过程涉及成釉器上皮和牙乳头间充质之间的许多相互作用，这种作用称为上皮—间充质相互作用。这种作用始终贯穿在牙胚的形态、结构的发育中，即牙胚的形态分化和组织分化过程中。对于正常的牙发育来说，这 2 种组织相互需要。这在一些早期牙胚分离实验中已经得到证实。无论是在体内还是体外，当 2 种组织各自独立生长时，都不能继续分化。但如将它们重新结合时，仍可继续分化。

牙发育时，一些“信息”通过上皮和间充质在所有细胞层中诱导牙胚的进一步分化。诱导（induction）一词指一个细胞层向另一个细胞层施加的影响。对于诱导性信息在上皮和间充质之间的传导方式，有 3 种主要假说：

1. 一层细胞产生的某种化学物质弥散至细胞间隙中，再被摄取，引起另一细胞层的反应。

2. 诱导是细胞与细胞直接接触激发的，不涉及分子的弥散。

3. 诱导是由于最初的细胞外基质的出现，即上皮与间充质之间的薄层基板及其邻近区。细胞外基质构成复杂，有胶原、蛋白多糖和糖蛋白。

为了证实上述假说正确与否，在钟状期早期将上皮和间充质分离，然后进行组织培养，二者间有孔膜相隔。孔膜的孔大小有别，以确定成釉细胞和成牙本质细胞的分化点。在 0.2μm 的孔中，分子可以随时弥散，此时无分化迹象。结果不支持第一个假说。而且此时还不存在细胞外基质，也无细胞突起伸入 0.2μm 的孔中。因此细胞与细胞的直接接触或细胞外基质可能与分化有关。但是在体内的情况是，不存在细胞与细胞的直接接触。这样细胞外基质可能是诱导中最重要的因素。这也得到了实验的证明。首先，将细胞外胶原交联的抑制剂加入培养基时，可以抑制牙胚的分化，其次，细胞外基质的片段可使成釉器内釉上皮出现分化。

那么，在成釉器和牙乳头之间，谁在形态发生和组织发生上起主导作用？解决这些问题的方法为牙胚组织的移植实验。由于技术方面的限制，牙发育的移植实验限于帽状期早期。此时牙胚的分化很不明显。所进行的实验包括将不同发育阶段的成釉器、牙乳头进行不同牙间的交换、与非成牙区（牙槽嵴以外的区域或第一鳃弓以外的区域）组织交换。结果显示：在帽状期，牙主要的发育组织者是牙乳头（包括形态分化和组织分化）。如将牙乳头与发育中的足垫结合，最终有正常的牙发育；而将成釉器与足垫间充质结合，则无牙发育。实验还证实，牙型的组织者也是牙乳头。如在重新组合成釉器、牙乳头时，将切牙的成釉器与磨牙的牙乳头结合，结果将发育成磨牙牙型（molariform）；将磨牙的成釉器与前牙的牙乳头结合时，将形成切牙牙型（incisiform）。因此对于组织发生来说，牙乳头是帽状期确定牙形态的主要组织成分（图 2—10）。

最近的实验技术的发展，使在没有任何牙发育迹象时，分开及重新组合哺乳类上皮和间充质成为可能。因此在神经嵴组织向发育中的颌区迁移之前，将其从发育中的脑部取出，然后与不同部位的上皮如口腔上皮或肢体上皮再结合。得出的最重要的结论是：迁移前的神经嵴只有同口腔上皮相结合时，才能发育成牙。因此可以推断，正常发育时，进入下颌弓的神经嵴在迁移前或在迁移中不具备牙发育的特异性。而口腔上皮是最早的与牙发育相关的部位。因此，牙发育期间的细胞相互作用可分为两个阶段：第一阶段是上皮特化间充质的成牙性质（dental nature）；第二阶段是间充质特化牙的形态和上皮产物的性质。自蕾状晚期开

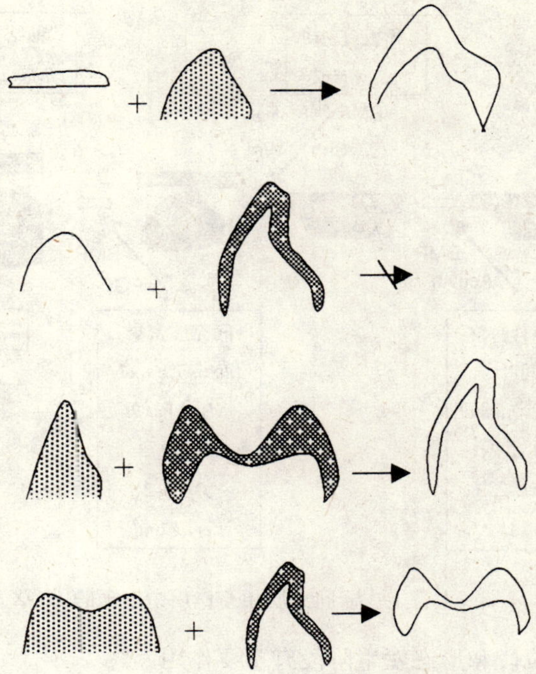

图 2—10　牙乳头在确定牙形态方面作用的移植实验
A：胚胎足垫上皮与牙乳头结合　B：胚胎足垫上皮与成釉器结合
C：前牙牙乳头与磨牙成釉器结合　D：磨牙牙乳头与切牙成釉器结合

始，间充质的作用大于上皮。

总之，成功的牙发育取决于牙上皮和间充质之间的相互作用。最初，第一鳃弓上皮对于来自神经嵴的外胚间充质起指导作用，但在以后指令性的能力转至间充质。

四、牙发育的分子调控

控制牙发生和模式发育的连续性相互作用非常复杂，包括调控牙发育的启动、模式发生和形态发生有关的分子和信号通道目前尚未完全清楚。牙及牙列的形成过程中，一系列的形态发生运动以及短、中、长期的细胞与细胞，细胞与基质相互作用都与信号分子的调节有关。目前的研究结果主要来自动物实验（鼠）。

许多信号分子包括诱导性和形态发生刺激因子都在牙发育过程中表达，其中最主要的有 SHH（sonic hedgehog）、Wnt（vertebrate homolog of drosophila wingless）成员、FGF 和 TGF 家族。后者也包括 BMPs。这些信号分子与特异性受体结合，形成细胞内信号，导致特异性基因的表达。在早期牙发育阶段活跃的基因也编码转录因子。*HOX* 转录因子是高度保守的基因，在控制各种发育结构的模式发生中都有重要作用，也包括牙的模式发生（patterning，牙的模式发生指牙的位置和牙型即切牙或磨牙的确定）。与控制牙发育过程中的启动、牙形态发生和牙的模式发生相关的转录因子有 *Lef*1、*Pitx*2（*Ohx*2）、*Barx*1、*Lhx*6、*Lhx*7 和 *Pax*9，还有 *Msx* 和 *Dlx* 成员（图 2—11）。

SHH 是表达在早期的形态发生信号分子，可能是一个中线模式发生因子。因此它可能在牙板形成前作为切牙的模式发生因子，调节 Pax 在面突的表达。已经证明 SHH 活化的基

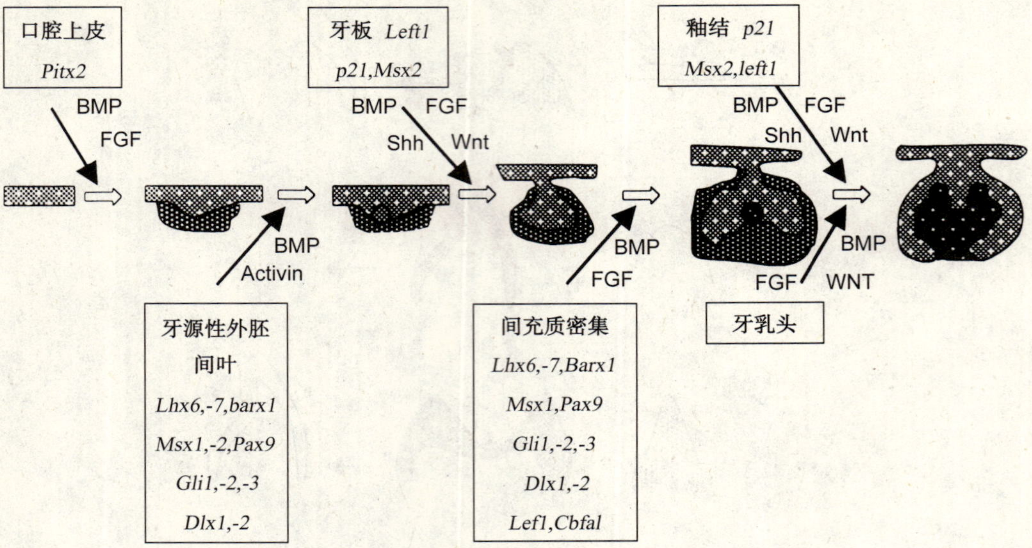

图 2—11 牙早期发育上皮—间充质相互作用中出现的 *HOX* 转译因子与生长因子

因在牙发育的起始阶段和形态发生阶段有重要作用。

Wnt 信号分子与 2 个早期胚胎发育过程有关，即神经管形成和形态发生运动。提示 Wnt 参与颅面部早期发育，包括神经嵴迁移和面突的建立。第一鳃弓形成后，早期 HOX 转录因子 Pitx2 表达在初始阶段的口腔上皮，此时无任何牙发育的迹象。Pitx2 表达区域广泛，也延伸到无牙的区域，其表达可能受间充质位置的信号控制。此因子表达失败导致 Reiger 综合征，牙发育不全（dental hypoplasia）甚至无牙。在原发性上皮板出现后，信号分子 FGF8 广泛表达在口腔上皮。实验表明，FGF8 与牙蕾的形成有关，可通过刺激间充质细胞增殖诱导牙蕾的形成，此时间充质表达转录因子 Pax9，不表达的动物无牙形成，牙发育被阻断于蕾状期，说明 Pax9 对于蕾状期以后的牙的进一步发育是必需的。在发育早期，BMP4 表达在无牙形成的牙弓区，可能通过限制 Pax9 的表达，使不应该形成牙的部位无牙发育。

在蕾状期，FGF8 诱导 Lhx6 和 Lhx7 表达，与牙发育关系密切。除 FGF8 之外，上皮首先表达 Lef1，然后 Lef1 又在间充质中表达。Lef1 缺陷的上皮和正常鼠的间充质重组后，所有的牙均缺失，说明上皮如果不表达 Lef1 将无牙发育。一旦上皮表达 Lef1，即使间充质不表达，牙发育也转为正常。由 Lef1 和 Pax9 活化的基因表达，对于牙胚进入帽状期也是必需的。

虽然上皮成分启动了牙发育的早期过程（最可能的是 FGF8 的信号），但在特定位置，牙形态的模式发生的指令可能来自间充质。在发育起始阶段，同源异型盒基因的表达沿着未来牙弓有一定的顺序。这些基因有 Msx1、Msx2、Dlx2 和 Barx1。其中 Barx1 的表达限于牙发育的磨牙区。Dlx1 和 Dlx2 在磨牙区共同表达，这 2 个基因敲除的小鼠无上颌磨牙，但下颌磨牙正常，说明上、下颌牙列的模式发生机制不同。鼠的下颌弓由左右下颌突融合而成，切牙及磨牙发育区位于牙弓上；在上颌弓，上颌突必须与带有切牙的中鼻突融合。Msx1 在切牙区表达，提示其与切牙形成有关，但 Msx1 缺陷的转基因鼠无牙的发育，提示该基因具有更广泛的作用。

在下颌，BMP4 表达在切牙区上皮并且诱导间充质表达 Msx1，而 FGF8 表达在磨牙区上皮并且诱导 Barx1。在适当的时间消除或抑制上皮 BMP4 的表达将导致间充质 Barx1 而不是 Msx1 表达，最终在切牙区形成磨牙（图 2—12）。

在牙早期形态发生过程中，釉结起发育调节中心的作用。釉结是牙发育的暂时的结构，出现在帽状期早期。它的出现和分化由间充质中的信号分子引发，这些信号分子最可能是 BMP4，但其它一些信号分子也起作用。组织重组实验显示此时的间充质已经开始行使指令功能，来确定牙的形态。釉结细胞中表达 p21，与釉结细胞退出细胞周期、继而分化有关。釉结产生的信号分子有 SHH、BMPs1、2、4、7、FGF4、9 和 Wnt10a、Wnt10b。这些增生信号影响上皮和间充质，导致未来的牙尖区进一步生长。最后釉结细胞发生凋亡，釉结消失。以后，在多尖牙的牙尖顶部出现继发性釉结，也产生与原发性釉结相同的信号分子，控制牙尖周围的细胞增生和分化（表 2—1）。从咬合区至牙尖区信号分子的梯度变化与牙尖发育中细胞分化的梯度有关。

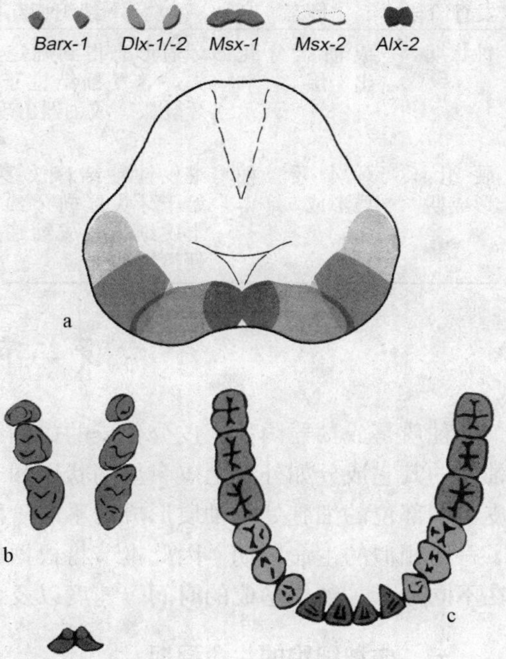

图 2—12　下颌间充质 *HOX* 基因表达与牙型的关系

A：小鼠下颌间充质 *HOX* 基因表达，*Msx*-1 和 *Msx*-2 的表达有重叠　B：小鼠牙型发育，磨牙区表达 *Bax*-1；切牙区表达 *Msx*-1、*Msx*-2 和 *Alx*-2；C：推测的人牙型发育，切牙区表达 *Msx*-1、*Msx*-2 和 *Alx*-2；尖牙区表达 Msx-1 和 Msx-2；磨牙区表达 Bax-1

信号分子维甲酸与牙发育关系较密切，其在牙发育中的作用尚不清楚。除信号分子、受体、转录因子外，细胞外基质在牙发育中也起重要作用。基底膜是位于成釉器和牙乳头两个相互作用组织间的独特的细胞外基质，其中的分子或通过基底膜扩散的分子在调节牙发育过程中起重要作用，特别是对 FGF 家族更是如此。FGF 在基板中与硫酸肝素结合，对于 FGF 的信号转导非常重要。基底膜中的蛋白多糖对 Wnt 的浓度有调节作用。另外，细胞外基质腱蛋白、胶原等都在牙发育中起作用。

表 2—1　牙发育中分子——组织相互作用

发育阶段	形态	组织相互作用	有关的分子
发育前	双层口腔上皮	神经嵴细胞迁移	Wnt 与神经管和神经嵴细胞迁移有关
起始	牙发育开始（上皮增厚）	出现上皮板	上皮 FGF8 诱导间充质 Msx-Dlx-Barx 表达，牙蕾将形成
蕾状期	出现牙蕾	上皮-间充质相互作用，釉结将出现	Pax9 在间充质表达，诱导牙蕾形成，蕾状末期间充质 MBP4 表达诱导釉结形成
帽状期	成釉器游离端凹陷，牙胚形成	形态发生开始，牙乳头形成，间充质开始起主导作用	釉结为信号中心，通过产生 SHH、BMP2，7 和 FGF4 诱导牙尖形成，牙型由间充质确定

发育阶段	形态	组织相互作用	有关的分子
钟状期	成釉器分化出4层	牙冠形态得到确定，原发釉结消失，继发釉结位于未来牙尖处，牙乳头、成釉器出现组织分化	继发性釉结产生信号分子，主要有FGF和BMP家族，细胞外基质硫酸化蛋白多糖出现在基底膜，有利于生长因子的活性
硬组织形成期	牙本质、釉质形成	继发性釉结释放多种信号分子，始于牙尖区向牙颈部蔓延，成牙本质细胞和成釉细胞分化，形成硬组织基质	成牙本质细胞和成釉细胞终末分化，分泌牙本质和釉质的基质蛋白

第二节　釉质发生

釉质是成釉器内釉上皮分化成的成釉细胞形成的。釉质形成始于牙胚的钟状期晚期。成釉器的其它成分如外釉上皮、星网状层和中间层起重要的支持作用。当釉质形成时，内釉上皮不同部位的细胞处于釉质形成的不同阶段，但是在釉质发育完成时，每个成釉细胞都经历了一个相似的生命周期。因此本节将根据成釉细胞生命周期的各个阶段来阐述釉质的形成。在不同的牙，釉质形成的时间、速度以及牙的形态有所不同。

一、成釉细胞的生命周期

成釉细胞的发育一般可分为5个期（图2－13）：

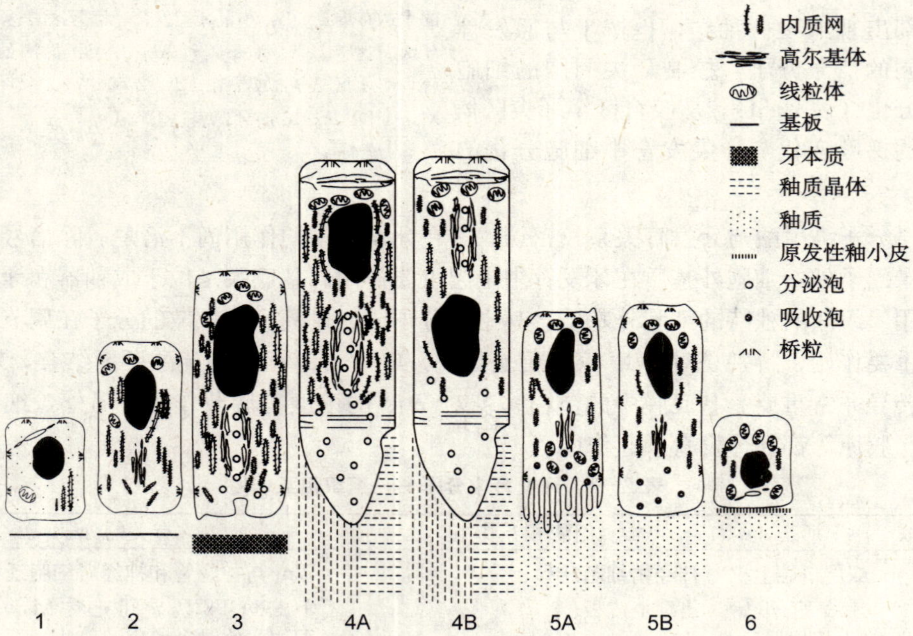

图2－13　成釉细胞的发育分期

1：内釉上皮　2：开始分化，细胞核远离基底膜，细胞内邻近基底膜区出现分泌相关的细胞器　3：开始分泌最初的无釉柱釉质　4：细胞向后退缩，Tomes突形成，釉质持续分泌。细胞核位置可有不同（4a、4b）　5：釉质厚度完成后，成釉细胞失去Tomes突，釉质进入成熟期，此时细胞出现刷毛缘和平滑缘交替现象　6：釉质发育完成，细胞变短，对釉质起保护作用

● 分泌前期（presecretory stage）
● 分泌期（secretory stage）
● 转化期（transition stage）
● 成熟期（maturation stage）
● 成熟后期（post-maturation stage）

1. 分泌前期（presecretory stage）　包括成釉细胞分泌釉基质前的所有活动，其中包括前成釉细胞分化、基板的形成和吸收。在钟状期，内釉上皮停止分裂，分化为成釉细胞，此分化开始于未来的牙尖部，向颈部扩展。分化期间内釉上皮细胞从立方形变为柱状并发生极化，即细胞核从近基底膜处转向星网状层的方向。这些变长了的细胞称为前成釉细胞（preameloblast）（图 2－14）。

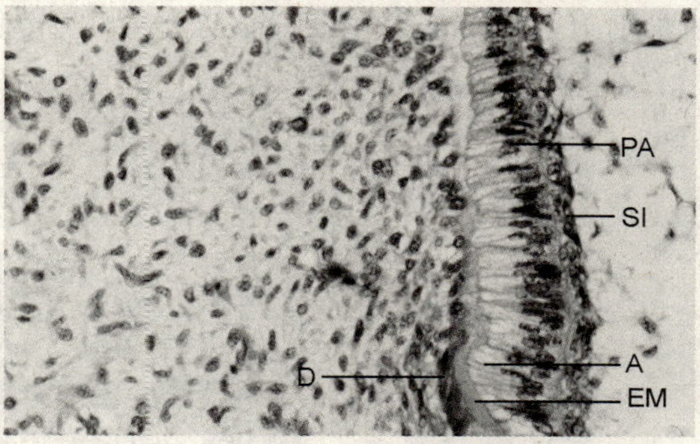

图 2－14　前成釉细胞

PA：前成釉细胞　SI：中间层　A：成釉细胞　D：新形成的牙本质　EM：新形成的釉基质

前成釉细胞核大、椭圆形，高尔基体较小，位置靠近中间层；近牙乳头侧的胞质中出现粗面内质网、大量的游离核糖体、线粒体及小泡。相邻的内釉上皮细胞之间有缝隙连接，与牙乳头之间有基板分隔。一旦牙乳头中的成牙本质细胞分化完成，基板就会消失。前成釉细胞通过胞吐作用释放酶，降解基板，然后通过内吞作用吸收降解产物。基板降解后的短时间内，前成釉细胞和成牙本质细胞直接接触，相互诱导。随釉基质继续形成，进入成釉细胞间的成牙本质细胞突的尖端就被釉基质包围，结果形成釉梭。

终末分化的前成釉细胞，核位于近中间层处，线粒体在细胞核与细胞膜间，内质网和高尔基体增大，位于近牙乳头的胞质中即以后釉基质分泌处。前成釉细胞长约 40μm，宽约 5μm。细胞与中间层细胞借桥粒连接，形成近端终棒（terminal web），相似的终棒以后形成在成釉细胞的分泌侧。近牙本质处的胞膜变得不规则，出现许多突起和小凹，胞质中出现小泡。分泌前期的结束意味着细胞分化的完成，即形成了成釉细胞。当成牙本质细胞分泌第一层牙本质基质后，成釉细胞即进入分泌期。

分泌前期虽然以细胞分化和形态分化为主，但前成釉细胞也合成并分泌少量类似于釉基质的蛋白质。这些早期分泌的蛋白可能被牙乳头发育中的成牙本质细胞吞噬，其意义尚不清楚，有人认为与上皮－间充质相互作用有关。

2. 分泌期　成熟的分泌期成釉细胞长 35～50μm，宽 5～10μm，核位于近中间层方向，核的近牙本质侧有许多成串的粗面内质网，平行于细胞长轴，之间有发达的高尔基体。在成釉细胞的远端，托姆斯突（Tomes’ process）基底部的细胞间为终棒，是由成排的桥粒和紧密连接构成的，与桥粒连接的张力细丝在细胞内走行，在 Tomes’ process 和细胞其余的部分之间形成不完全的隔。Terminal web 为环绕细胞的带状，有效地隔离开发育中的釉质和成釉器，所以所有的分泌和对釉质的修饰都是由 Tomes' process 完成的。成釉细胞与中间层细胞之间有缝隙连接和桥粒。缝隙连接为成釉细胞间、成釉细胞和中间层细胞间的通讯和协调细胞的活动提供了基础。基质的釉蛋白在内质网中组装，由转运泡携带至高尔基体进行糖化和硫酸化，然后包装至分泌颗粒中。分泌颗粒直径约 0.25μm，沿微管被转运至细胞的分泌端分泌出细胞。

最初的釉质形成在已分泌的牙本质表面，位于牙尖或切缘的部位，并以此为中心向外周成层扩展，层与层之间留下生长线（图 2－15A）。分泌开始时，随着薄层釉基质的形成，成釉细胞后退。这层最初的釉基质分泌后，成釉细胞的分泌端变成锥体形，即所谓的 Tomes' process。新释放的釉基质蛋白在电镜下为点状物（stippled material）。最初形成的釉质无釉柱，称无釉柱釉质。在成釉细胞获得 Tomes' process 后，釉柱开始出现。

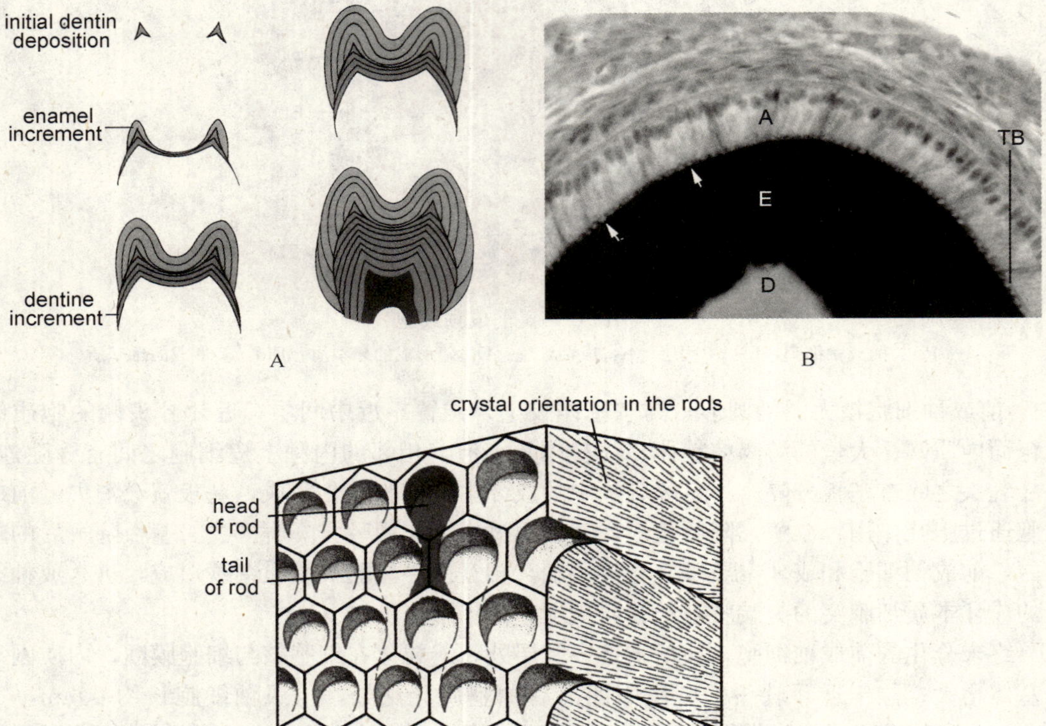

图 2－15　釉质形成

A：釉质、牙本质形成方式　B：釉质形成期切片示成釉细胞及釉基质（"A" 为成釉细胞，箭头示 Tomes 突，"TB" 为成釉细胞的细胞连接形成的终棒）　C：釉质表面形成的"坑"

Tomes' process 的形态与釉柱的结构有关。在不断生长延长的 Tomes' process 之间，出现最初的釉基质，与 Tomes' process 交错排列，这些首先形成的釉基质构成釉柱外围的壁（即釉柱的尾部），Tomes' process 占据釉基质的凹陷处，开始形成釉柱的核心部分（即釉柱的体部），所以成釉细胞有 2 个主要的分泌部位。切片上见成釉细胞在釉质中留下三角形形态（图 2－15B）。此种表现实际上是 Tomes' process 轮廓的假相，但 Tomes' process 的尖端的确为三角形，有一个形成面和一个非形成面。去除 Tomes' process 后，暴露的釉质表面由许多坑（pits）构成。坑内容纳 Tomes' process。此坑有 3 个相对倾斜的壁和一个倾斜较小的底。坑的底代表釉柱，由 Tomes' process 远端倾斜的形成面所形成。坑的壁代表由 Tomes' process 的近端部分的面形成的柱间质。由于坑底是斜的，底部的釉质与柱间质相混（图 2—15C）。

当基质的分泌达 50nm 时，出现最初的磷灰石晶体，所以在釉质中绝不会见到类似于前期牙本质或类骨质的区域。最初的晶体呈薄而小的针状。发育中的釉质晶体与成釉细胞 Tomes' process 的表面呈直角排列，因此围绕 Tomes' process 的锥体外形，形成了晶体方向的突然变化，可以解释光学显微镜下釉柱部分和边界部分（即釉柱和柱间质）。在人的釉质，晶体排列在釉柱的体部与釉柱长轴平行；在釉柱的尾部与釉柱长轴倾斜约 60°。从三维角度看，一个釉柱由一个以上的成釉细胞形成；每个成釉细胞与一个以上的釉柱发育有关。但在釉柱与成釉细胞数量的关系上是："一个釉柱，一个成釉细胞"（one enamel rod，one ameloblast）。

一旦釉质基质达到成牙的厚度，分泌期即结束。此时 Tomes' process 消失，成釉细胞在釉质表面形成一层无釉柱釉质。但此层不是绝对存在。关于控制分泌期开始和结束的信号目前还不清楚。

3. 转化期（the transition stage）　刚形成的釉质中水和蛋白质的含量高，矿化程度低。将此釉质转化为充分矿化的过程为釉质的成熟。釉质的成熟也是由成釉细胞完成的，但与分泌期的成釉细胞有很大区别。成釉细胞由分泌期向成熟期的转变的一段时间称转化期。此期开始于分泌期结束。有两个标志：1）成釉细胞形态学变化；2）成釉细胞凋亡。釉基质形成后，成釉细胞失去 Tomes' process，变短，蛋白质合成相关的细胞器由于自吞噬减少，许多成釉细胞（25%～50%）死亡。成釉细胞和釉质间出现有半桥粒的基板。多数釉原蛋白被移除。

星网状层细胞也有显著变化。这些以前星状并且由细胞外间隙分开的细胞变得排列紧密，与中间层及外釉上皮一起，在成釉细胞下方形成一个乳头层。

4. 成熟期（maturation stage）　釉质厚度完成后，釉质具备了成熟釉质的形态特征，但矿化只达 30%，釉质由此时转化为釉质最终形式的过程即成熟。此过程中，釉质充分矿化。无机成分（主要是羟磷灰石）增加使晶体宽度、厚度增加，晶体间隙减小。釉质中有机物和水减少，蛋白含量从原来的 30%减至 1%以下，剩余的蛋白质种类也有变化，小的肽类和氨基酸分子、大的蛋白质（非釉原蛋白）与晶体结合。釉原蛋白较非釉原蛋白容易被移除可能是因为前者更具能变性，容易被增大的晶体挤至表面。成熟期大多数水也被移除。成熟实际上是一个持续的过程，早在分泌期就开始了。

釉质成熟期的变化由成釉细胞完成。此期开始的标志是成釉细胞远端出现刷毛缘（ruffle-ended，RE），也称纹状缘（striated border）。此种形态与远端胞膜的平滑缘（smooth-ended，SE）交替，在整个成熟期约交替 5～7 次。在刷毛缘时，细胞远端有紧密连接，将细胞连接在一起，使细胞间为非渗透性的，而细胞的近端无连接复合体。刷毛缘细胞的功能可能与矿物离子进入釉质有关，此时细胞的钙 ATP 酶活性增加、钙离子运动活跃，局部 pH 正常，有利于钙化。当局部 pH 呈微酸性时（低至 5.8），成釉细胞失去刷毛缘，变为平滑缘状，此变化很快，常导致细胞间大的间隙出现，近端的细胞连接变得疏松或消失，而基底部的细胞连接变得更紧密，可能有利于有机物和水的吸收（图 2—16）。

成熟的另一个过程是一组釉基质蛋白酶降解釉质蛋白为小分子蛋白，此过程是连续的，

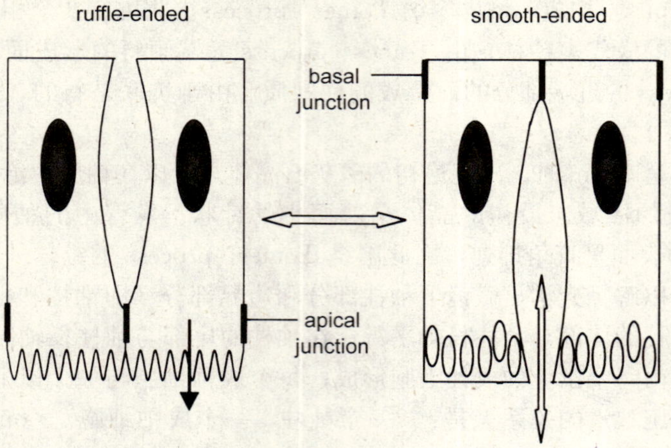

图 2－16　釉质成熟期的成釉细胞形态

刷毛缘（ruffle-ended）形成时有助于矿物质进入釉质，平滑缘（smooth-ended）时有助于釉质有机物的吸收

并且不受成釉细胞控制。釉质溶解素（enamelysin）是一种基质金属蛋白酶，其活性受组织金属蛋白酶抑制剂调节，在釉质形成的分泌期随釉基质一同分泌，可能与此期限制性蛋白溶解有关。分泌期的基质变化包括釉原蛋白羧基端的劈裂（cleavage）、enamelin 和鞘蛋白的初加工，所以该酶于釉柱鞘区活动。在分泌后转化期釉质溶解素的产生减少；活性更强的丝氨酸蛋白酶开始发挥作用，持续于整个成熟期。丝氨酸蛋白酶去除釉质晶体间的釉原蛋白，使晶体的宽度和和厚度增长。成釉细胞也吸收和降解这些蛋白的降解产物。此过程的机制不清，可影响釉质后期的矿化。

釉质成熟活动的直接结果是获得矿物含量（大部分为钙和磷），失去蛋白质和水。在脱矿切片中容易见到基质蛋白的失去和矿物质的获得。牙尖处有机基质含量少，矿物质含量多，因此染色浅或完全无染色（釉质空隙）；相比之下颈部有较高的蛋白含量，染色深。成熟过程中，釉柱的中心或头部矿化较强。釉柱的周围区和釉柱的尾部仍可见有机物。用 Grenz X 线可见釉柱间的间隙，说明其矿物质含量低。颈部和中央沟区最后矿化，很少达到牙尖的矿化程度。此区的成釉细胞在矿化完成前失去功能。不完全矿化区如点隙和牙尖的基底区可能与龋齿的好发有关。

5. 成熟后期（post-maturation stage）　釉质成熟后，成釉细胞即呈扁平状，偶见在釉质窝沟深部仍为柱状。在釉质和细胞间有 1μm 厚的无定形蛋白质层，称为原发性釉小皮（primary enamel cuticle），可能是釉质成熟期挤出的物质，或者是由蜕变的成釉细胞所分泌。成釉细胞本身借半桥粒和基板附着在牙面。成釉器的其它层也不明显，可能与牙囊融合。此时的成釉器上皮称缩余釉上皮，在牙萌出时保护釉质。缩余釉上皮在牙萌出过程的其它功能尚不清楚。一旦牙萌出至口腔，其表层与唾液相互作用，使矿化程度增强，有人称之为萌出后成熟（post-eruptive maturation）。

二、发育中釉质的蛋白质

成熟釉质中的蛋白质和肽类占釉质重量的 1%以下，而在不成熟釉质中可占 25%～30%。发育中釉基质几乎全部为蛋白质。釉基质蛋白在释放后很快降解，因此纯化和鉴定困难。一些血清中的蛋白质特别是白蛋白也可进入釉质。因此釉基质是复杂的蛋白质混合体。组织特异性蛋白（产自成釉细胞）和成釉细胞的活性在釉质成熟中是该矿化组织发育的关键。釉基质蛋白可分为 2 类：釉原蛋白和非釉原蛋白。

釉原蛋白（amelogenins）是一组主要的釉基质蛋白，约占发育中釉基质蛋白的 80%～90%。人的釉原蛋白由 178 个氨基酸残基构成，分子量约 20000kD。其基因位于性染色体。不同种属的釉原蛋白非常相似。由于其 RNA 的交替剪切，在釉质中发现许多釉原蛋白的同型异构体。见于分泌期成釉细胞（免疫组化法），是成釉细胞特异性分泌产物。釉原蛋白一般是疏水性蛋白，在其羧基端有一个亲水系列。釉原蛋白含较高的脯氨酸、谷氨酸、组氨酸和亮氨酸。他们在溶液中有聚集倾向并形成超分子结构 20nm 直径的釉质纳米球（nanospheres）（图 2－17）。每个纳米球由大约 100 个釉原蛋白分子聚集的团块构成。前述的点状物（stippled material）相似于纳米球，由成釉细胞分泌于釉质生长前沿。釉原蛋白进入釉基质后，并不像牙本质和骨基质蛋白那样形成分散的沉积带，而是分散于整个釉质中，使釉基质成为凝胶状，分子和离子在其中可迅速扩散。这个特点对于大晶体的形成非常重要。

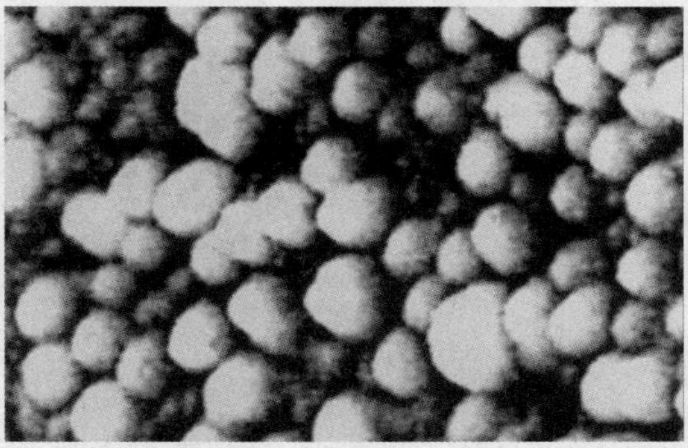

图 2－17　釉基质中的纳米球

非釉原蛋白在晶体生长方面的作用了解得较少。此组蛋白中主要的有釉丛蛋白（tuftlin）、鞘蛋白（sheathlin 也称成釉蛋白或釉蛋白 ameloblastin or amelin）和 enamelin。釉丛蛋白似乎限于 EDJ 区附近，可能是年轻成釉细胞和前成牙本质细胞的产物。由于其分布的特点，据认为可能在诱导和起始矿化方面起作用，或者也作为釉质和牙本质之间的结合物。鞘蛋白最初分泌时见于釉柱和柱间质，但在釉质深部主要分布于柱鞘。发育中的釉质柱鞘区矿化低。Enamelin 是一种酸性磷酸化及糖化蛋白，是最大的釉基质蛋白，主要分布于釉柱。其磷酸化性质及最初聚集在晶体生长端的特点提示它可能与晶体生长或成核有关。Enamelin 可能是限制晶体生长的因子。

釉基质蛋白在釉质发育中的确切作用尚未彻底阐明。目前提出的假说主要有：釉原蛋白和非釉原蛋白可结合矿化离子使之成为晶体，控制晶体生长，给生长中的晶体提供支持，在矿化期起保护作用。成釉蛋白可能与釉柱外形确定有关，也可能有细胞信号作用（包括釉丛蛋白），蛋白裂解产物可能有控制分泌的作用（图 2－18）。

三、釉质的矿化

如前所述，釉质的矿化在釉基质形成 50nm 时就开始了。至分泌期结束釉质的矿化达牙萌出时矿化程度的 30%。釉质发育的成熟期完成了绝大部分的矿化。随着蛋白质和水分的移除，釉质中无机成分（主要是羟磷灰石）增加使细小的晶体宽度、厚度增加，晶体间隙减小。

成熟期氢离子的产生导致基质酸性的增加，此酸性持续增加将使晶体溶解。在分泌期，釉基质蛋白或多肽降解形成的两性离子可发挥缓冲作用，防止 pH 的下降。但在釉质成熟期，基质蛋白的含量明显下降，必须有另外的缓冲系统发挥作用。由碳酸酐酶产生的重碳酸阴离子可能在釉质成熟期发挥缓冲作用。碳酸酐酶在刷毛缘状成釉细胞的远端胞质中的含量

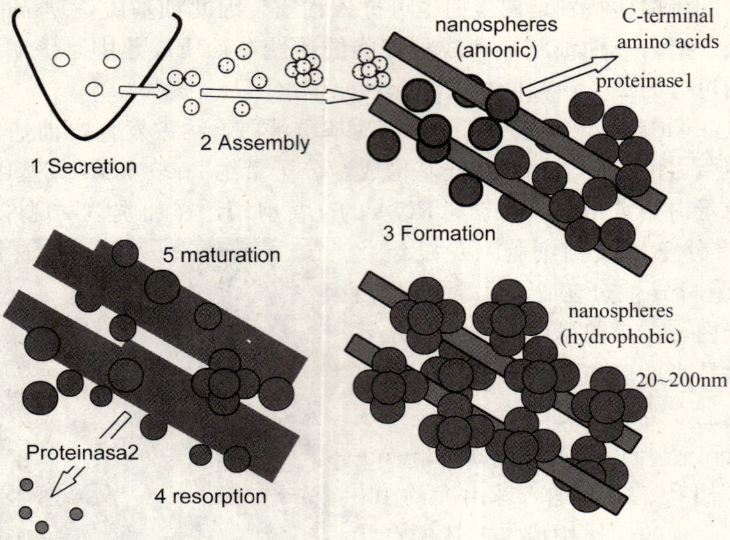

图 2—18　釉原蛋白控制晶体生长的示意图

特别多。成熟期釉基质的 pH 在刷毛缘下方下降，表明随着这些细胞向基质输送钙，其缓冲机制跟不上氢离子形成的速度。有人认为刷毛缘下釉质活跃的晶体生长导致的 pH 下降可能使细胞转变为平滑面。刷毛缘细胞转变为平滑面细胞后，pH 突然上升。平滑面成釉细胞远端疏松的细胞连接使液体内流及缓冲成分如碳酸盐和血清蛋白易于进入釉质。pH 的再平衡的建立可能是平滑面细胞向刷毛缘细胞转化的信号机制之一。同时，晶体宽度和厚度的增长使晶体间互锁。最初晶体通过成核部位的融合而增大，一旦釉质结构得以建立，晶体则主要是长度的增加。

矿化过程中，钙主要通过成釉器进入基质，其途径可能有细胞外和细胞内两种。细胞内途径可能有主动的离子转运；而被动的离子扩散即可能存在于细胞外途径，也可能存在于细胞内途径。釉质矿化的特异性启动因子尚未得到确定。有人提出釉丛蛋白引导最初的晶体生长及成核，也有人认为最初的成核可能发生在牙本质并且越过了釉牙本质界，基质小泡在一些部位的牙本质参与矿化的启动，但在釉质尚未报道。有人提出最初的晶体在釉原蛋白自组装成的纳米球间形成，通过这种釉原蛋白间隙的构建，为釉柱定向并控制其生物矿化。

四、釉质形成缺陷

釉质形成缺陷常见。人群中 8%～80%至少有一个牙受累。目前约有 100 种以上的釉质形成缺陷。釉质发育不全（amelogenesis imperfecta）为一组相当常见的遗传性病变，只累及釉质。发病情况在 1/14 至 1.4/1000 不等。根据所累及的釉质发育阶段的不同，可分为三种：1）发育不全性（hypoplastic），表现为釉质薄，表面多沟、凹，但颜色正常；2）钙化不全性（hypocalcified），釉质矿化程度低下，色暗，容易碎裂；3）成熟不全性（hypomaturation），釉质色暗，表面斑点状，易碎裂。还有一些包括系统代谢异常的遗传性疾病，可见釉质薄，有凹陷，同时伴其它组织病变，而系统性外胚层或表皮病变（如大疱性表皮松解症）有许多亚型，都伴有釉质发育不全。

最重要的影响釉质发育的饮食因素是氟化物（>5ppt），釉质有不同程度的表层下矿化不全。发热性疾病可影响釉质发生，导致形成不良的釉质条带。某些药物如四环素可影响釉质发生，掺入釉质，形成黄色区。Rh 因子不匹配时导致的胎儿成红细胞增多症，血红蛋白残基掺入发育中的釉质，使釉质有褐色色素沉着。

第三节　牙本质发生

牙胚发育至钟状期晚期，成釉器和牙乳头分化充分，牙本质首先形成。一般一旦牙本质开始形成，牙乳头即成为牙髓。与釉质不同，牙本质形成活动将持续终生，并根据需要可形成新生牙本质。牙本质形成是连续性过程，为了便于叙述，将其分为成牙本质细胞分化、牙本质基质形成和基质的矿化几个阶段。

一、成牙本质细胞分化

牙发育期间，牙乳头细胞不断分裂，包括牙乳头外围的细胞，它们位于近基底膜处，为椭圆形或多角形细胞，称前成牙本质细胞（图 2—19）。最初的成牙本质细胞出现在未来的切缘或牙尖处。前成牙本质细胞开始无发达的细胞器，也没有特殊的方向性。它们向成牙本质细胞分化时，变化迅速。细胞增大，核位于基底部，即离内釉上皮最远处。高尔基体变发达，位于核上方；粗面内质网增大，变扁，平行于细胞的长轴。细胞变长，排列整齐即发生明显的极性化。细胞变长及极性化排列伴随细胞内骨架的重新分布。成牙本质细胞的骨架有肌动蛋白、纽蛋白（vinculin）和波形蛋白，还有巢蛋白（nestin）和细胞角蛋白的表达。成牙本质细胞是结缔组织形成细胞中极性最强的细胞。从来不被致密的基质环绕（病理情况除外），始终都处于牙本质牙髓侧表面，只将分泌产物释放在其尖端区。在这些方面成牙本质细胞更相似于分泌性上皮细胞，而不像间充质细胞。其极性的另一个特点是具备特殊的细胞连接。尖端区的 terminal bar 结构由紧密连接（zonula occludens）和桥粒（zonula adherens）构成。某些神经纤维和 von Corff 纤维穿过成牙本质细胞进入前期牙本质提示此封闭结构不是完全紧密的。分子示踪实验证明成牙本质细胞层有轻微的渗透性。缝隙连接也在成牙本质细胞间形成，这些通讯连接可使成牙本质细胞层分享胞质成分如低分子分泌信使分子，使该层作为一个整体或细胞群对生理刺激作统一反应。分化中的成牙本质细胞有许多朝向内釉上皮基板的小突起。随着分化的进展，突起的数量减少，剩下一条最明显者（图 2—20）。

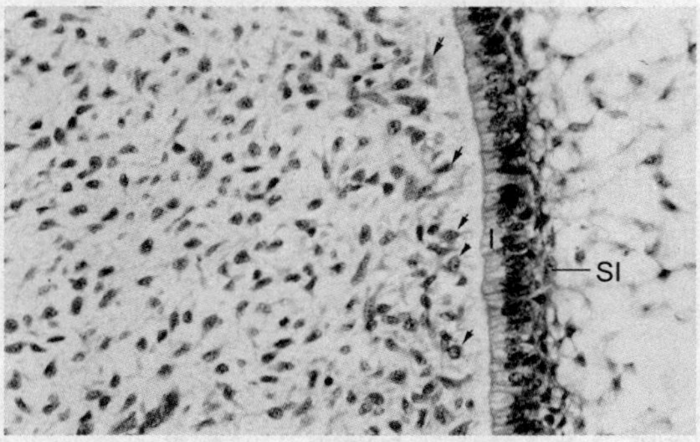

图 2—19　前成牙本质细胞（箭头所示）
I：内釉上皮　SI：中间层

成牙本质细胞的分化有特定的时间、空间模式，开始于未来的牙尖和切缘处，向根方不断扩展。这种进展的控制可能是内釉上皮对其诱导的能力，或者是前成牙本质细胞对某种信号的反应能力，目前的证据支持后者。

成牙本质细胞的分化依赖上皮间充质的相互作用。内釉上皮的基板对成牙本质细胞分化很重要。其分化过程伴随有基板成分的改变，这些改变包括层粘连蛋白、含硫酸软骨素蛋白多糖和釉质蛋白的表达及定位。纤维粘连蛋白和核心蛋白聚糖也聚集在分化的成牙本质细胞

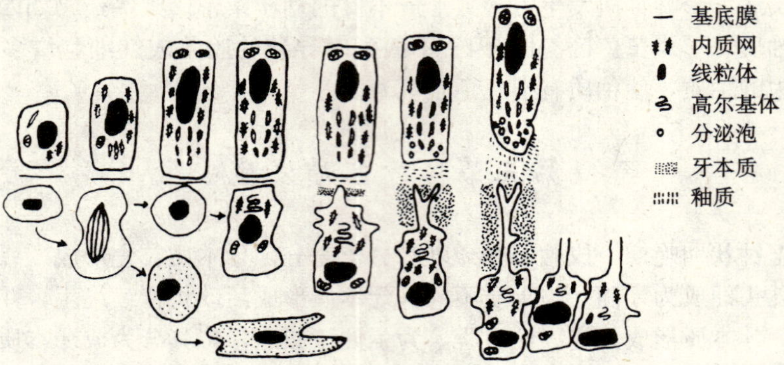

图 2—20　成牙本质细胞分化示意图

远端。目前尚不知道哪种变化启动或控制分化，可能一些未知因子通过基板过快，难以检测。成牙本质细胞分化时，内釉上皮表达 TGF、IGF 和 BMP。细胞培养证明，这些因子可影响成牙本质样细胞的发育和行为，而且这些细胞有上述生长因子的膜受体。虽然还不知道这些生长因子在成牙本质细胞分化中的确切作用，一些假说还是得到了验证。例如内釉上皮形成的、位于基板中的 TGF-β 成员作用于前成牙本质细胞，通过一系列步骤，调节细胞骨架相关基因的表达。细胞骨架是细胞分化过程中细胞器定位的前提，细胞器的重新定位与细胞形态改变有关。

二、牙本质基质沉积

成牙本质细胞一旦完成分化，即开始形成牙本质基质。基质成分很多，主要为Ⅰ型胶原纤维（表 2—2）。在细胞分化和形成最初的胶原纤维时，一些纤维自分化中的成牙本质细胞间穿过，在近基底膜区成扇面状排列，这些纤维称 Korff's 纤维，银染色阳性。电镜下由胶原和蛋白多糖构成。这些纤维走行于成牙本质细胞之间，自基板至牙髓，来自于成牙本质细胞下层细胞。成牙本质细胞发育和早期基质形成阶段，还分泌Ⅲ型胶原。随着牙本质基质的沉积，成牙本质细胞向后退缩，留下胞质突起在基质中。伸长的牙本质细胞突起周围的基质最终发生矿化，形成包绕胞质突起的牙本质小管。随成牙本质细胞后退、突起变长，突起的末端和侧方形成许多末端分支及侧支。在成熟牙，这些分支在牙本质中形成许多牙本质小管的分支。成牙本质细胞在牙本质小管中延伸的程度仍有争论。

最初形成的牙本质称罩牙本质（mental dentine）。罩牙本质基质纤维与 DEJ 呈垂直排列。此部分罩牙本质在成熟牙用偏光显微镜观察为双折射的。以后形成的牙本质为髓周牙本质，位于罩牙本质深部，其胶原纤维排列更随机。在牙根部最初形成的胶原纤维平行于牙长轴，因此无罩牙本质存在。

新的基质沉积与矿化的幅度相似，所以在牙本质的牙髓侧始终有一层未矿化的基质即前期牙本质。胶原纤维主要由成牙本质细胞的胞体分泌，细胞的突起分泌其它非胶原蛋白，所以胶原和非胶原蛋白复合体形成于前期牙本质和钙化牙本质交界处，即矿化前沿。

成牙本质细胞分泌的牙本质磷蛋白（dentine phosphoprotein，DPP）和牙本质涎蛋白（dentine sialoprotein，DSP）在牙本质基质中是含量仅次于胶原的蛋白，为牙本质特异性蛋白。DPP 在牙本质矿化中有重要作用。

表 2—2　牙本质细胞外有机基质成分

胶原 Ⅰ型、Ⅴ型、Ⅲ型、Ⅵ型	釉质溶解蛋白（基质金属蛋白酶 20）
蛋白多糖	脂类
核心蛋白聚糖（PG1）	磷脂
双糖链蛋白聚糖（PG2）、	胆固醇
其它含硫酸软骨素 4 的蛋白多糖	胆固醇脂
硫酸皮肤素、硫酸角质素（?）	三酰甘油
基底膜聚糖（?）	
糖蛋白/涎蛋白	血清源性蛋白
骨连接蛋白、牙本质涎蛋白（DSPs）	α2HS-糖蛋白
骨涎蛋白、骨桥蛋白	白蛋白
骨酸性糖蛋白 75、多配体聚糖	免疫球蛋白
磷蛋白	生长因子
牙本质磷蛋白（DPPs）	转化生长因子 β 家族（TGFβs）
牙本质基质蛋白 1	成软骨（chondrogenic）诱导因子
含 γ 羧基谷氨酸蛋白、骨钙素	骨形成蛋白（BMPs）
基质 GLA 蛋白	成纤维细胞生长因子（FGF）
	胰岛素样生长因子（IGFs）
釉蛋白 1（amelin-1，瞬时表达）	

三、牙本质的矿化

前期牙本质的矿化有两种方式：1）小的矿化晶体出现于细胞外小泡即基质泡中，矿化自此处扩展至整个最初形成的前期牙本质（只见于罩牙本质）；2）小的矿化晶体在胶原纤维的间隙处成核。最初的钙化后，所有的晶体都位于胶原纤维内或纤维的表面，晶体沿胶原纤维的长轴排列（图 2—21）。这些小的晶体不断生长，扩展至所有的前期牙本质，只有刚刚形成的前期牙本质是非矿化的。晶体平均约 100nm 长，3nm 宽。基质的形成和矿化是密切相关的，通过增加牙本质中矿物质的密度，矿化逐渐进展。随着每天前期牙本质的增加，在髓腔侧形成新的一层，外围的前一天形成的前期牙本质发生矿化成为牙本质。随着前期牙本质矿化为牙本质，矿化牙本质——前期牙本质界的建立，牙乳头即变成了牙髓。牙冠形成期及牙萌出后，前期牙本质持续形成并矿化，使牙髓的体积缩小。

牙冠发育和萌出期，牙本质每天形成的量约 4 微米厚。在牙达到咬合后，下降为每天 1 微米。增生线的形成据认为是基质形成停顿和矿化改变所致。可能发生在每天代谢最低的时候。较大的代谢变化如出生或疾病可导致此线的增大。牙本质增生性的沉积开始于 EDJ 髓角的尖端处，呈锥形节律性沉积直至牙冠形成。牙冠形成后牙本质形成持续至牙萌出后很久。

在组织学切片上。始终可见发育中牙本质的矿化带，其与前期牙本质的交界不规则，常呈球形（图 2—22），最后融合成完全矿化的牙本质。球形矿化是所有部位牙本质矿化的特点，此种方式的矿化可能是先形成矿化中心，然后矿化围绕此中心进行，再与邻近的矿化球融合，融合的失败将导致球间牙本质形成。

牙本质矿化机制较复杂，有多种因素参与，但主要受成牙本质细胞的控制。在髓周牙本质，成牙本质细胞转运钙离子至矿化部位，沉积到Ⅰ型胶原上，此过程主要受 DPP 的控制。DPP 为阴离子蛋白质，可结合钙，使晶体生长。DPP 浓度高时，可抑制晶体的生长，因此通过控制 DPP 的释放，成牙本质细胞控制牙本质矿化的启动和速度。DPP 在前期牙本

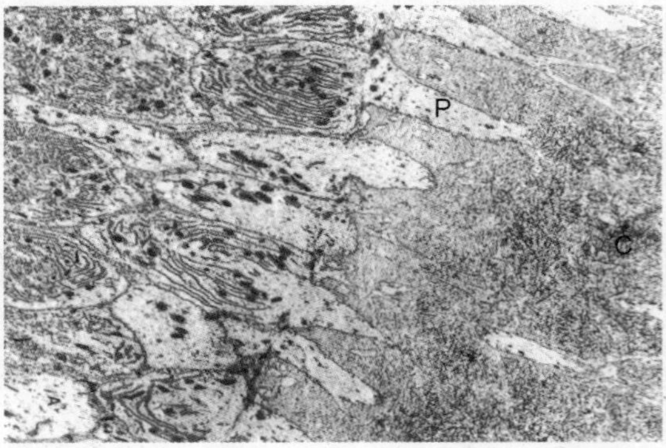

图 2—21　成牙本质细胞及牙本质
P：成牙本质细胞突起　C：矿化牙本质

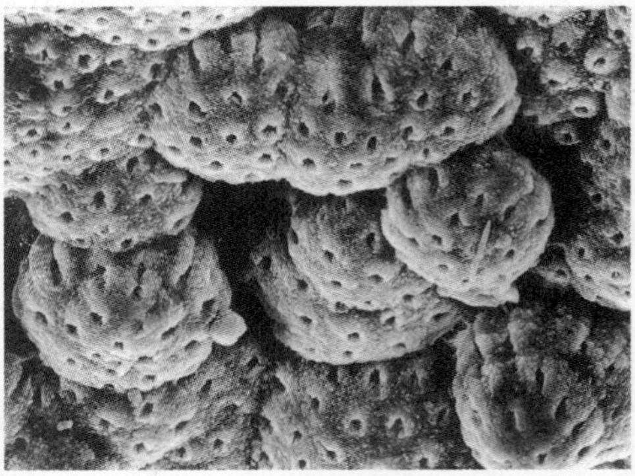

图 2—22　牙本质矿化前沿的钙球

质中不存在，主要在矿化前沿聚集。体外可以与钙结合，诱导羟磷灰石成核，控制晶体生长。在牙本质发育不全的患者，DPP 消失。总之，DPP 在矿化中的作用主要有①转运钙离子至矿化前沿；②将成核定位于特定区域的胶原纤维；③稳定已经形成的晶体。

除 DPP 外牙本质基质中还有一些蛋白质在体外具有矿化特性，但由于含量少，在牙本质矿化中的作用较难确定，它们有骨连接蛋白、骨桥蛋白、DSP、硫酸软骨素等。在罩牙本质中，成牙本质细胞分泌基质泡，内含各种酶包括碱性磷酸酶，使磷离子在泡中浓集，在泡内有矿物晶体发育，泡破裂后启动矿化。

第四节　牙髓的发育

牙髓来自于牙乳头。牙乳头是成釉器下方密集分布的间充质细胞团，细胞分裂多，细胞间质少。当成釉器进入钟状期时，牙乳头外围的细胞在内釉上皮的诱导下，分化为成牙本质细胞，一些不成熟的树枝状抗原呈递细胞出现在成牙本质细胞周围。一旦成牙本质细胞开始形成牙本质，牙乳头就称为牙髓（图 2—23）。此时的牙髓中为密集的小而未分化的间充质细胞，呈星状，细胞间质少，细胞核相对较大。随牙髓的发育，这些中心处的细胞将分化为成纤维细胞，胞质增多，出现蛋白合成相关的细胞器，细胞产物释放至细胞外间隙，形成胶原，包埋在基质中。胶原束在牙发育成熟时才出现。早期阶段，基质中糖胺聚糖含量高并且一直增加，至萌出时下降，主要为硫酸软骨素。中央部分一些细胞维持不分化状态，为未分化的间充质细胞，保留其以后再分化的潜能。随着发育的进展，在上皮根鞘的诱导下，根部牙本质和牙骨质形成，牙根完全形成后，牙髓的发育才结束。

钟状期早期有小血管自颌骨进入牙乳头，是未来的牙髓血管。其中数支成为牙髓的主要血管，走行至牙尖区，然后发出许多小的分支，形成位于成牙本质细胞层和成牙本质细胞下层的毛细血管床。而且随牙本质的形成，成牙本质细胞层的毛细血管数量增加，可见有些毛细血管紧邻前期牙本质，偶尔进入牙本质。淋巴管出现的时间不清楚。成熟牙

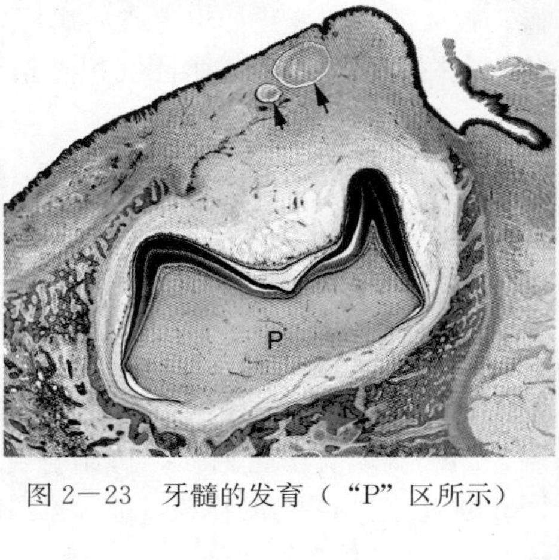

图 2—23　牙髓的发育（“P”区所示）

髓中的巨噬细胞、血管周细胞和淋巴样细胞可能是随血管进入牙髓的。

牙发育很早的阶段神经就在附近出现，但神经进入牙囊以后很久才进入牙乳头。首先进入发育中牙髓的神经纤维来自三叉神经，与血管伴行，这些神经在解剖学上虽然属感觉神经，但它们在控制血流方面发挥重要作用，通过控制血流及其直接的营养作用影响牙的发育。发育中的牙髓的成牙本质细胞层表达神经营养素、神经生长因子及脑源性神经营养因子，提示该区域是三叉神经的主要靶区域。自主神经分布出现于感觉神经以后，主要在根髓中。在牙根形成之前，有大量神经纤维进入牙髓，但最终的分布模式包括成牙本质细胞下神经丛一直到牙根形成后才建立。在牙冠特别是牙尖处，有些感觉神经纤维定位于成牙本质细胞间并且进入牙本质小管，是主动过程，不只是牙本质持续形成过程中埋入的。

第五节　牙根及牙支持组织的发育

牙根的发育晚于冠形成，涉及上皮根鞘与牙乳头的相互作用。牙根发育的开始与牙萌出的轴向运动是同时进行的。三种牙胚成分都参与牙根的发育。随着牙冠的持续发育，成釉器颈环细胞继续生长，形成上皮根鞘。上皮根鞘内层细胞诱导牙乳头分化为成牙本质细胞，形成根部牙本质。上皮根鞘还决定牙根的数量即单根牙或多根牙。其他牙乳头细胞将成为牙髓细胞。牙胚的第三个成分即牙囊围绕成釉器、牙乳头和牙根，其细胞将形成牙的支持组织，即在牙根表面的牙骨质、牙周膜和牙槽骨的表层。牙槽骨最初包绕发育中的牙冠，以后包绕牙根，它与牙周膜附着，牙周膜再附着于牙骨质。

一、根部牙本质的形成

（一）发育过程（development process）

牙冠发育完成后，颈环游离端的内、外釉上皮细胞增生成双层细胞的上皮根鞘（Hertwig' s root sheath）。上皮根鞘的游离端即最初的根尖孔。先形成的上皮根鞘向内弯曲 45°，形成盘状结构，此结构称上皮隔（图 2－24）。上皮隔使最初的根尖口缩小，最后将成为根尖孔。上皮隔的大小在牙根发育期间维持不变，因为上皮根鞘的生长发生在上皮隔与上皮根鞘的夹角处而不是在上皮隔的尖端。新形成的垂直部分的上皮根鞘诱导邻近的牙乳头细胞分化为成牙本质细胞，形成牙本质。随着牙根的增长，牙冠开始从隐窝的底部移动。为牙根的继续生长提供空间，而上皮隔仍维持与隐窝底部的位置关系。因此，牙根变长与牙冠的颌向移动的速率相同（图 2－25）。

根部牙本质形成的过程基本与冠部相似。其不同在于二者早期形成的过程有些差别。根部最初的牙本质胶原并不是沉积在上皮根鞘的基板处，而有一层由上皮根鞘分泌的、含釉质蛋白的无定形基质物质相隔。这些成分形成约 10μm 的透明层（hyaline layer）。最初的胶原排列与牙本质表面平行（在罩牙本质为垂直）。牙本质形成的速度慢于冠部，钙化球较小，球间牙本质较多。

牙根的形成是通过上皮根鞘的生长实现的。单根牙发育时，上皮根鞘似袖口或管子围绕牙髓细胞。根鞘内层细胞诱导牙乳头细胞分化为成牙本质细胞，形成牙本质。随第一层基质矿化，根鞘细胞与牙本质表面分离。根鞘由于变性中断，根鞘细胞离开牙本质进入牙囊中。牙囊细胞再移向根部牙本质，与牙本质接触后，分化为成牙骨质细胞，分泌牙骨质基质、然后矿化形成牙骨质。随牙骨质形成，根鞘细胞继续移动，其残余细胞留在发育中的牙周膜中

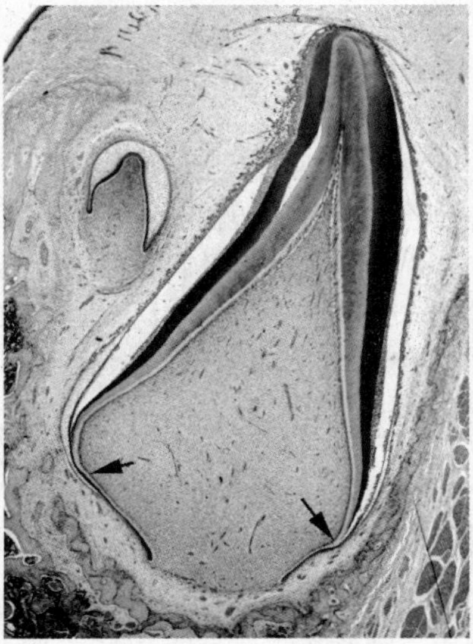

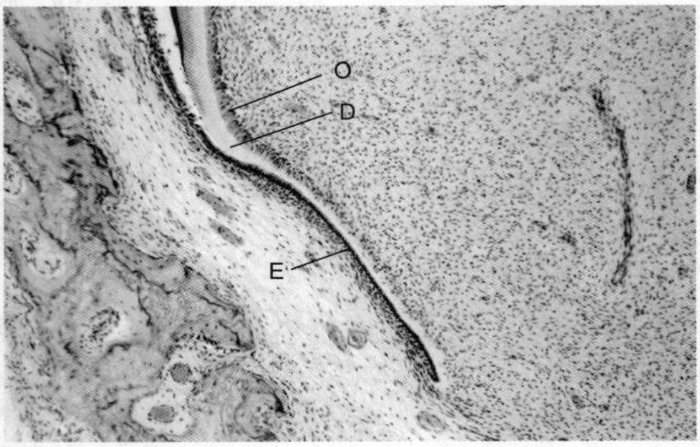

A　　B

图 2—24　上皮隔的结构

A：低倍镜下表现（箭头所示）　B：高倍镜下所见（“O”示根部成牙本质细胞，“D”示牙本质，“E”示上皮隔）

为上皮剩余（图 2—26）。上皮隔夹角处细胞增生，牙根不断延长，同时伴牙乳头及牙囊细胞的增生。牙的萌出运动为进一步的牙根发育提供空间。

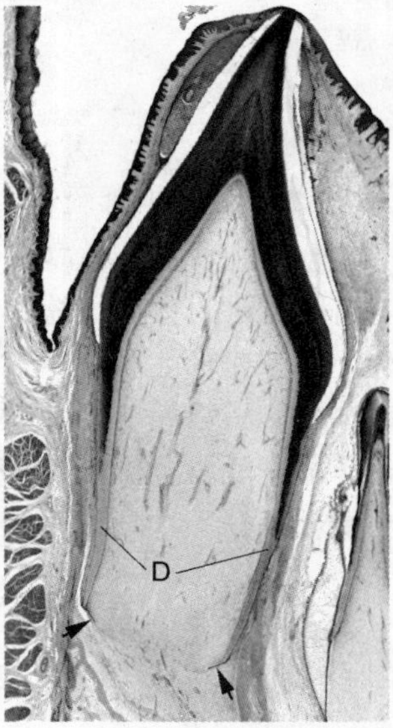

图 2—25　根部牙本质形成牙根变长

D：根部牙本质，箭头示上皮隔

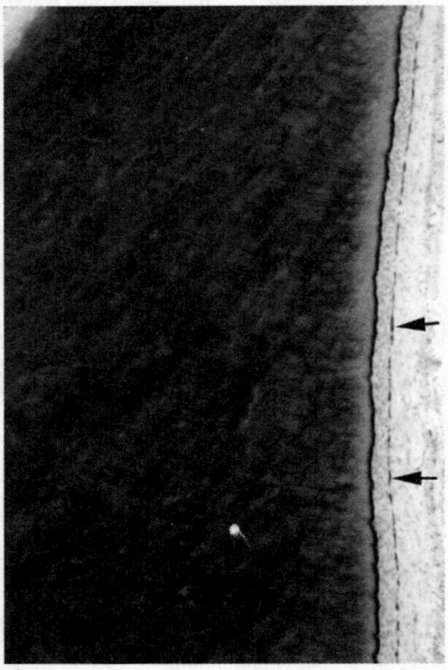

图 2—26　上皮根鞘断裂后，牙囊中的上皮剩余（箭头所示）

因为根部牙本质一旦形成，上皮根鞘就断裂，所以见不到完整的根鞘。但是上皮隔维持恒定，至牙根发育完成后才断裂。牙萌出至口腔后牙根发育的过程仍在持续。

人的多根牙有一个共同的根干，是颈部釉质与牙根分叉之间的部分，位于牙根基底部。一直到根分叉之前，多根牙的牙根发育基本与单根牙相似。多根的形成是由于上皮隔的不一致的生长。上皮隔出现舌状突起，一直生长至与对侧的一个或两个舌状突起联合，将原来的根干的一个开口变成 2 个或 3 个开口。上皮隔的细胞在每个开口处继续增生，形成新的上皮隔，随牙根的伸长，为多根牙的每个牙根的形态勾画出轮廓。舌状突起妾触的区域在根分歧处形成上皮桥（图 2－27）。上皮桥处内层细胞诱导形成成牙本质细胞，形成髓室底部连接各个牙根的牙本质。以后根鞘细胞断裂，如单根牙一样，在此区牙本质表面将形成牙骨质。

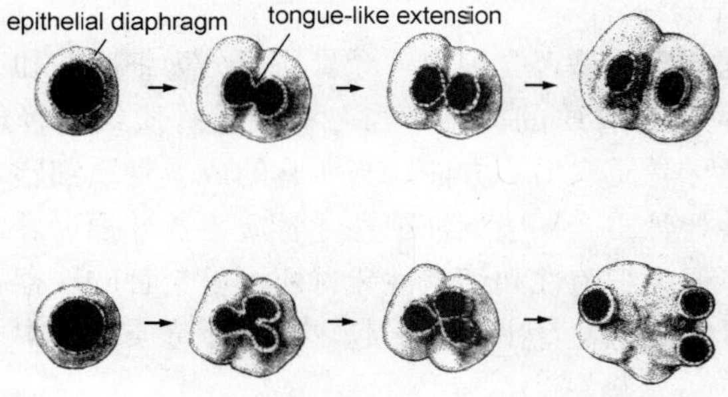

A

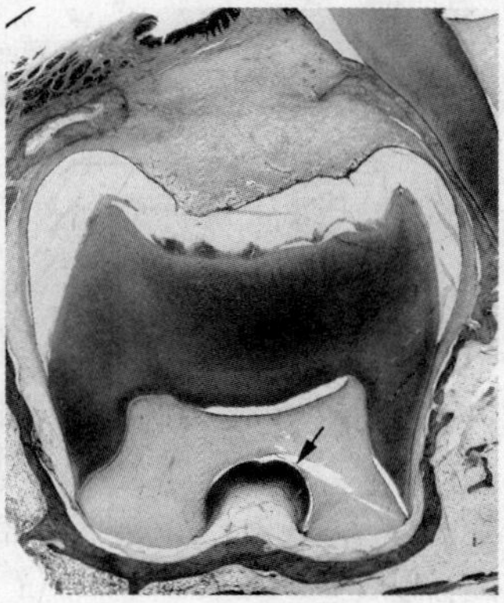

B

图 2－27　多根牙牙根的形成

A：多根牙牙根形成示意图　B：多根牙的根分歧处牙本质形成（箭头所示）

（二）根部牙本质形成异常（developmental abnormities）

正常时上皮根鞘两层细胞间无星网状层和中间层分化，出现时可能与根面局部釉质形成有关。此时，内层的根鞘细胞可分化为有功能的成釉细胞并形成少许釉质，称釉珠（enamel pearls）。常见于恒磨牙的牙根间。上皮根鞘的延续性和增生、变性的时间对于正常根发育非常重要。如果在牙本质形成之前上皮根鞘的连续性中断，如上皮细胞缺乏或缺陷，成牙本质细胞将不能分化，在上皮的缺陷处将不能形成牙本质，结果是形成与牙周韧带相通的侧支根管（accessory root canal），可发生于根的任何部位，特别是根尖区 1/3（图 2－28A），也见于多根牙的根分歧区，这是由于上皮隔的舌状突起不完全融合所致，也形成侧支根管。另一方面，如果上皮根鞘不在适当的时间变性，仍附着于根部牙本质表面，牙囊的间充质细胞就不能与牙本质接触，此处就不会有成牙骨质细胞分化及牙骨质形成，因此根部出现无牙骨质附着区，导致牙本质暴露，可发生在根面任何区域，颈部多见（图 2－28B）。随增龄变化

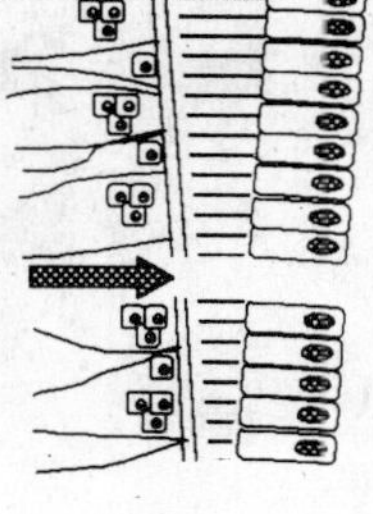

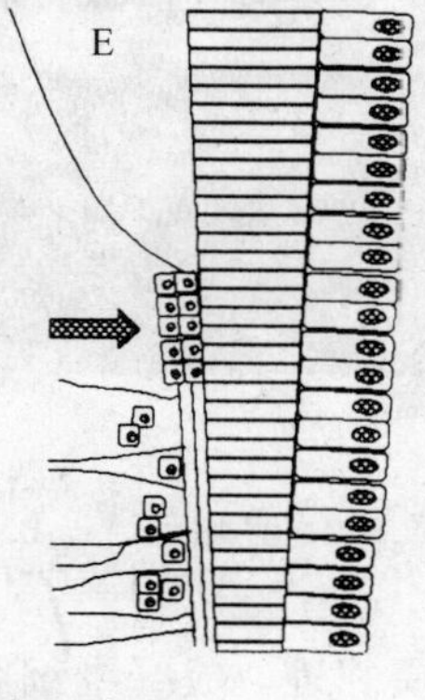

图 2－28　上皮根鞘发育异常示意图

左图：上皮根鞘局部断裂将造成侧支根管形成

右图：上皮根鞘局部粘附在牙本质上将造成根部牙骨质缺乏

导致的牙龈退缩，可出现此区的颈部牙本质过敏。如果在根部发生部分矿化后发生上皮根鞘异位，最终可导致其余部分牙根弯曲或扭曲，称弯曲牙或牙根变形（dilaceration or root distortion）。此情况多见于恒牙列。通常由对乳牙的外力打击，造成其下方部分矿化的恒牙根的异位引起。弯曲牙根可能妨碍牙的萌出，也可造成矫正和拔牙的困难。

二、牙骨质发生

（一）无细胞牙骨质（acellular cementum）

无细胞牙骨质也称原发性牙骨质。根据基质中是否含细胞，牙骨质可分为细胞性和无细胞性。基质形成期，成牙骨质细胞的行为决定牙骨质的类型。当一些成牙骨质细胞释放基质，同时细胞被埋在基质中时即形成细胞性牙骨质。另一方面，当所有的成牙骨质细胞均后退，无陷入基质的细胞时，则形成无细胞性牙骨质。一般无细胞性牙骨质覆盖牙根近牙颈部的一半，细胞性牙骨质见于根尖区的一半。但无细胞性和细胞性牙骨质可呈交替的层存在于任何部位。在细胞性牙骨质，陷入的成牙骨质细胞发育出胞质突起，位于牙骨质基质中成为牙骨质细胞。

牙骨质的形成首先在牙颈部，逐步向根方扩展。根部牙本质开始形成后，上皮根鞘接触到刚形成的前期牙本质，便断裂失去其连续性。牙囊中的成纤维样细胞得以与最初的牙本质接触，然后分化为成牙骨质细胞（有人认为一些成牙骨质细胞来自于转化的上皮根鞘细胞）。成牙骨质细胞具有蛋白合成细胞的特点，有发育良好的粗面内质网，显著的高尔基体，许多线粒体。细胞核大，有明显核仁和丰富的胞质。光镜下与周围牙囊细胞不很容易区别，有时呈立方形。这些细胞分泌胶原纤维和基质在牙本质表面（图 2－29），胶原纤维与牙本质的胶原交错，形成高强度的结合。在牙骨质表面，这些纤维形成须边状，垂直伸向牙囊中（约 10～20μm）。此时形成的牙骨质尚未与牙周韧带的纤维建立联系，至牙根形成约 2/3 时，这部分无细胞牙骨质只有约 10μm 厚，有人称之为无细胞性内源性纤维牙骨质（acellular intrinsic fiber cementum）。内源性纤维即由成牙骨质细胞形成的纤维。这部分牙骨质以后将缓慢增厚、根面的须边与牙周韧带中的纤维相连以及发生缓慢的矿化。

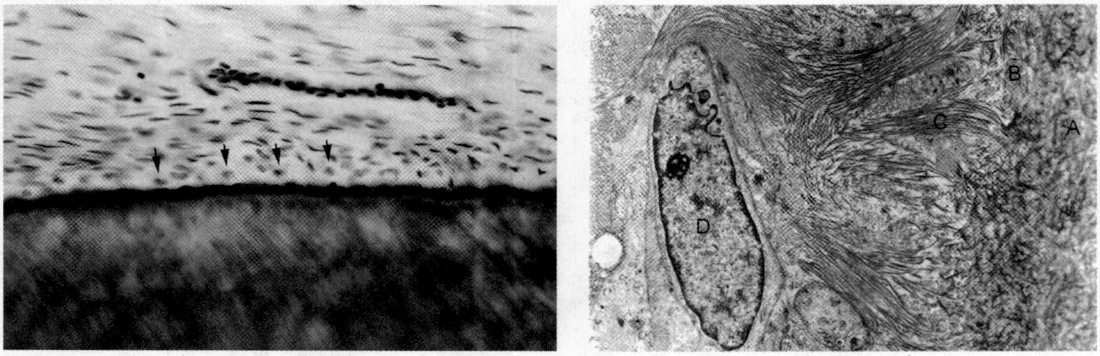

A　　　　　　　　　　　　　　B

图 2－29　牙骨质形成

A：根面的成牙骨质细胞（箭头所示）　B：成牙骨质细胞形成的牙骨质纤维与牙本质纤维交错排列（牙骨质纤维“C”与牙本质纤维“B”；“A”为牙本质，“D”为成牙骨质细胞）

在形成的牙骨质邻近，成纤维细胞形成胶原纤维，这些纤维被埋入牙骨质基质，使牙附着于牙槽骨。埋入牙骨质的牙周韧带纤维称为穿通纤维或 Sharpey 纤维。这些是牙骨质外源性纤维，与根面呈直角。一旦牙周韧带纤维附着于牙骨质表面，此时的牙骨质即为无细胞外源性纤维牙骨质（acellular extrinsic fiber cementum）。此后，一生中都在缓慢增加，约 2.5μm/年。

牙骨质的矿化似乎不受细胞的控制。矿化时无基质泡。可能是邻近的牙本质中的磷灰石晶体启动了牙骨质矿化。牙骨质附近的呈碱性磷酸酶阳性的成纤维细胞可能也在牙骨质矿化中起作用。牙骨质矿化为线形，无钙球形成。牙骨质发生的活跃期和静止期交替存在，因此结构线明显。无细胞牙骨质形成非常慢，增生线较细胞性牙骨质排列更密集。而且在其表面无类似于前期牙本质或类骨质的类牙骨质。

与骨形成一样，牙骨质细胞分泌各种非胶原蛋白如骨涎蛋白和骨桥蛋白。这些蛋白的确切作用尚不清楚，可能涉及趋化作用、细胞粘附、分化和矿化。也有人提出这些分子在牙骨质和牙本质结合上起作用。在骨硬化症中，由于根面缺乏骨涎蛋白，牙根形成受到很大影响。

颈部釉质表面有时形成一种无细胞无纤维牙骨质（acellular afibrillar cementum），可能是缩余釉上皮局部丧失的结果。此时牙囊中的成纤维细胞与釉质表面接触，分化为成牙骨质细胞，分泌基质，再发生矿化。此种牙骨质也可能来自于釉基质的诱导。

（二）细胞牙骨质（cellular cementum）

细胞牙骨质也称继发性牙骨质。紧接无细胞牙骨质，形成于根尖区及后牙的根分歧处。在上皮根鞘连续性丧失后，从邻近牙囊中分化出大的嗜碱性细胞，这些细胞在根部表面形成较明确的一层。较无细胞牙骨质区的细胞的胞质更多。光镜下的嗜碱性与细胞内的粗面内质网有关，说明这些细胞合成能力强。这些细胞形成细胞性牙骨质基质和胶原，其纤维为内源性纤维，与牙根表面平行排列。细胞性牙骨质形成速度快，所以表面有一层未矿化的牙骨质即类牙骨质（cementoid）约 5μm 厚。此牙骨质的深层矿化程度较无细胞牙骨质低。成牙骨质细胞多极向分泌基质，导致细胞本身被埋在形成的基质中，转变为牙骨质细胞。由于牙骨质细胞的形成，需要牙周韧带中的干细胞分化出新的成牙骨质细胞。继发性牙骨质也有增生线，由于形成速度快，增生线的间隔较无细胞牙骨质宽。

细胞性牙骨质的纤维为内源性的，称有细胞内源性纤维牙骨质（cellular intrinsic fiber cementum）。由于其无 Sharpey 纤维插入，并无支持作用。但在根尖及根分歧处，此型牙骨质常与无细胞外源性纤维牙骨质相交替存在，形成所谓的有细胞混合性分层牙骨质（cellular mixed stratified cementum）。当无细胞外源性纤维牙骨质位于牙骨质表面时，则有 Sharpey 纤维的附着。当有细胞内源性纤维牙骨质中有牙周韧带纤维附着时，称为有细胞混合性纤维牙骨质（cellular mixed fiber cementum）。

三、牙周韧带及牙槽骨的发育

牙囊（dental follicle; dental sac）最初围绕成釉器和牙乳头，以后它围绕牙冠，最终包绕牙根。牙囊细胞启动牙支持组织的发育。牙囊的细胞将形成牙骨质、牙周韧带和牙槽骨。也可以说牙囊细胞控制未来牙周结构的形成，出现于成釉器的帽状期。

在牙发育的所有阶段，牙受牙囊的保护。当恒牙胚刚出现时，它们与乳牙在同一个牙囊的包绕中。此种关系一直维持到乳牙开始萌出，这时恒牙胚分化出自己的牙囊，并在自己的骨隐窝中（牙槽窝）中发育。骨隐窝为骨性腔，包绕一个发育中的牙。每个骨隐窝都有一个开口，牙囊的纤维通过此开口与口腔粘膜相连。牙囊的纤维性延伸将恒牙胚与口腔粘膜连接，称为引导索（gubernacular cords）。有人认为，乳牙萌出后，引导索位于骨性管中，称为引导管（gubernacular canals），是恒牙骨性隐窝的延伸部分。虽然引导索是纤维性的，但它可含有上皮细胞，可能是牙板的残余。其中有些可增生形成由角化物构成的上皮团，称为上皮珠、上皮巢或上皮囊肿。牙囊最初围绕发育中的牙，随牙根形成和牙的萌出，牙囊分化为牙支持组织：牙骨质、牙周韧带和支持性牙槽骨。因此牙囊的功能是，在牙发育和萌出时保护和使牙稳定，为发育中的牙提供营养和神经供应，分化出形成牙骨质、牙周韧带和牙槽骨内壁的细胞。牙囊的细胞受许多局部自分泌和旁分泌因子活动的影响，如前列腺素、表皮生长因子、转化生长因子等。

牙囊在牙萌出中起重要作用，去除牙囊将导致萌出完全停止。

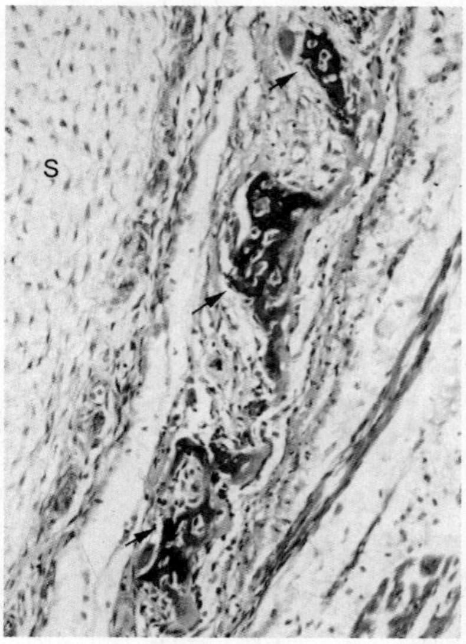

图 2—30　牙槽骨的发育(箭头所示)
S：成釉器星网状层

（一）牙周韧带的发育（development of periodontal ligament）

当牙根开始形成时即有一些形成牙周韧带的细小纤维束出现。此时牙囊细胞增殖活性增强。邻近牙根的最内层细胞分化为成牙骨质细胞并沉积牙骨质。最外层细胞分化为成骨细胞形成牙槽窝的内层骨。中央的细胞分化为成纤维细胞，形成胶原纤维，分别埋入牙骨质和骨（图 2—30）。最初，所有的牙周韧带纤维都斜行朝向牙冠。根尖区的成纤维细胞是干细胞，在此处增生并向牙颈部迁移，形成第一组胶原纤维。随着牙萌出的进行，纤维的斜度逐渐降低，位于牙槽骨嵴根尖方向的釉质牙骨质界的位置变成水平向，而后位于牙槽骨嵴的冠方。釉质牙骨质界和牙槽骨嵴之间关系的变化可能与其在牙萌出中的功能作用相关。这种关系的变化也使成熟牙周韧带中主纤维束的位置得到确定（图 2—31）。

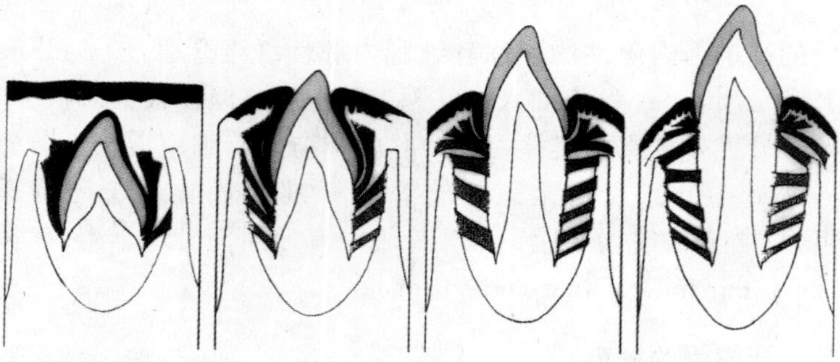

图 2—31　牙周韧带发育示意图

牙周韧带处于连续的重塑（remodeling）状态，不论是发育阶段还是在牙的一生中。该韧带持续地维持对牙功能性萌出的支持。重塑是成纤维细胞快速合成和分泌胶原完成的。在整个牙周韧带中，从牙骨质至牙槽骨，胶原的更新（turnover）都很迅速。更新不限于代谢活跃的中间区（有时称为中间丛 intermediate plexus）。韧带中胶原更新的速度在根尖区最快，颈部最慢。牙达到功能性咬合位后，牙周韧带的纤维束成熟、增厚。

（二）牙槽骨的发育（development of alveolar bone）

牙槽骨的发育与牙发育相伴随，开始于胚胎的第 8 周。此时上、下颌骨正形成的牙槽骨发育成马蹄形的沟。骨沟（或管）的壁即上、下颌骨体的颊板和舌板，含有发育中的牙胚及牙槽血管和神经。最初，牙胚位于骨沟中，以后牙胚间逐渐有骨隔发育，最后每个牙都位于像蛋壳一样包绕每一个牙胚的隐窝中，称为牙隐窝（dental crypt）。牙槽突的实际发育是在牙萌出期间。随着牙根变长，牙槽骨与增长的牙根保持空间距离及位置关系。

胎儿期间的牙槽骨与其它骨骼一样，是薄片状的胚胎性骨（图 2－31）。胚胎骨有编织骨和粗束骨（coarse bundle bone）两种类型，基质中都含胶原纤维束。二者主要不同是编织骨中的纤维束呈不同的方向，而粗束骨中的纤维束较粗并且在基质中平行排列。胚胎性骨中较成熟骨含更多的糖胺聚糖和糖蛋白。胚胎性骨是暂时性的，将逐渐被成熟骨或层板骨（密质骨或松质骨）取代。

第六节　牙的萌出及替换

萌出是牙从颌骨中发育的位置到达其在口腔的功能位置的过程。此过程涉及牙通过骨隐窝及表面被覆的口腔粘膜进入口腔，并达到咬合平面的运动，也称萌出运动。萌出运动开始于牙根形成早期、牙齿出现在口腔之前。牙自牙龈露出只是萌出的一个临床征象。牙露出口腔粘膜后以最快的速度达咬合平面，如恒上中切牙每月可达 1mm。牙列拥挤时萌出速度可能少于 1mm/6 个月。牙萌出到功能位以后，仍以缓慢的速度萌出以补偿颌骨生长和咬合磨耗。

一、牙萌出的分期

牙萌出可分为 3 个期（phase）：萌出前期、功能前萌出期或称萌出期以及萌出后期。3 个萌出期可分别在同一时间、牙列中不同的牙见到。

（一）萌出前期（preeruptive phase）

萌出前期为萌出期作准备。为牙根形成前，发育中的牙胚在牙槽突内的运动。此期生长中的牙胚作不同方向的运动，以维持其在生长中的颌骨中的位置。包括整体运动和偏心运动。整体运动是整个牙胚的移动，导致牙胚运动方向的骨吸收及相反方向的骨新生。此种运动随颌骨的生长持续发生。偏心运动指牙的一部分相对生长，而其余部分维持不变，结果是牙的中心发生变化。这种运动与牙冠与其它牙冠的关系的调整、与颌骨长宽高的增加有关。因此在牙槽突中的乳牙朝面部咬合方向或面部生长方向运动。同时也有近中和远中运动。恒牙也通过运动调节其在牙槽骨中的位置。

萌出前期，恒牙在其相应的乳牙舌侧发育。在萌出前期结束时，发育中的前恒牙位于相应乳牙舌侧并且在近根尖的 1/3 处。前磨牙位于相应乳牙根下方。前磨牙胚位置的改变主要是乳牙萌出和支持组织高度增加的结果，并不是前磨牙胚根尖移动的结果。恒磨牙与乳牙无类似的位置关系，上颌磨牙在上颌结节中发育，颌面向远中倾斜；下颌磨牙在升支底部发育，咬合面向近中倾斜。随着颌骨和牙槽突的生长，恒磨牙发生相当大的偏心运动，以调整其位置。此期所有的运动都发生在牙根形成前的隐窝中。

（二）功能前萌出期（prefunctional eruptive phase）

也称萌出期，随牙根形成开始而开始，结束于牙齿达到咬合接触。此期有 5 个特点：

1. 釉质发育的分泌期刚结束。

2. 上皮根鞘、牙乳头及牙囊间的相互作用导致牙根开始形成，随之萌出运动开始。此时为牙发育骨内阶段。

3．当萌出的牙穿出骨隐窝和口腔粘膜结缔组织时，覆盖牙冠的缩余釉上皮与口腔上皮接触，此为骨上阶段。此时缩余釉上皮增生并与口腔上皮形成坚实的附着，形成融合的双层上皮于牙冠上方（图2－32）。

4．牙冠尖部突破双层上皮的中心处，进入口腔（图2－33）。为临床萌出阶段的开始。萌出进一步发展，口腔粘膜的侧缘形成牙－龈结合。缩余釉上皮似袖口状围绕牙冠，称为结合上皮或附着上皮。当牙尖出现在口腔时，牙根约形成1/2至2/3。

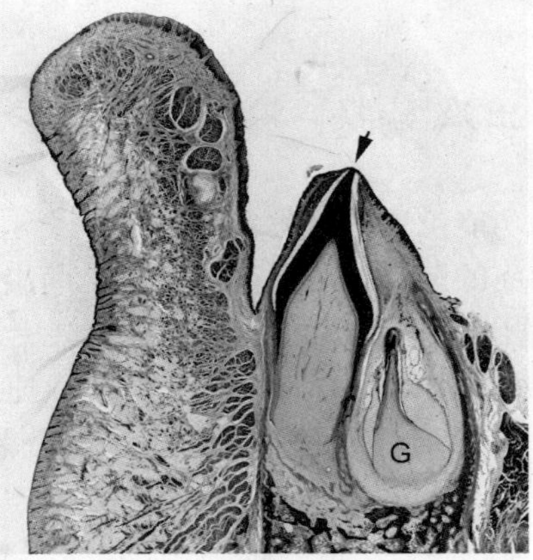

图2－32　牙萌出接近口腔，缩余釉上皮与口腔粘膜上皮融合（箭头所示）

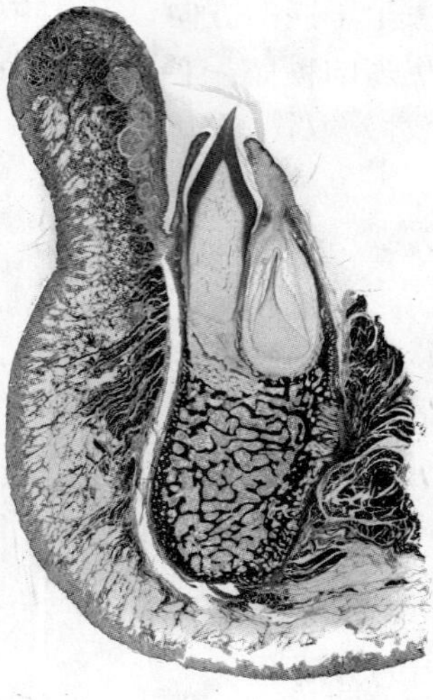

图2－33　牙萌出至口腔

5．萌出中的牙以最快的速度殆向运动，临床冠逐渐暴露。殆向运动是主动萌出的结果。临床冠的逐渐暴露伴随附着上皮与牙冠的分离，牙龈向根方移动。临床冠是牙暴露于口腔的部分，与解剖冠不同。

功能前萌出期或萌出期也包括牙上方、底部及侧方组织的明显变化。牙冠萌出前，上方组织的最初变化是牙囊结缔组织的改变，结果形成萌出通道。通常此现象在萌出的恒牙更明显。镜下可见，牙冠方牙囊组织出现密集的单核细胞，有破骨细胞骨吸收，进而形成萌出通道。单核细胞的出现由集落刺激因子1受体蛋白及转化生长因子β1诱导。萌出通道表现为结缔组织纤维消失、细胞变性、数量减少、血管减少、神经末梢断裂及变性的带状区，原因可能是该区血液供应的丧失，以及组织降解酶的释放等。临床上，牙萌出可能伴有不适和疼痛、敏感和/或轻微的体温升高。

牙萌出通道最初较小，然后增大，有益于牙穿出口腔粘膜。多数恒牙的萌出与相应的乳牙相似，但由于有乳牙的存在使其萌出较为复杂。恒切牙和尖牙的萌通道在相应乳牙的舌侧。此处明显增大以适应移动的牙冠。恒前牙的萌出通道在上、下颌骨留有明显的小孔。这些小孔称引导孔（gubernacular foramina）见于恒切牙舌侧，是引导索（gubernacular cords）的开口。前磨牙位于乳磨牙根间。乳磨牙根的吸收方式与骨吸收相似。当牙根完全吸收时，牙冠即脱落，同时也为前磨牙的萌出建立了萌出通道。乳磨牙根大多数吸收完全，牙髓变性。混合牙列期（6～12岁期间），牙根吸收和形成同时并列存在，此时牙仍维持有效咀嚼。

当牙接近口腔上皮时，缩余釉上皮外层细胞与口腔上皮基底层细胞活跃增生并融合成一个膜。牙的进一步移动使此膜在牙尖处变薄、变性，使牙冠通过一个上皮衬覆的通道进入口腔。然后是活跃的萌出运动，伴随口腔上皮与釉质表面的分离，结果是牙冠在口腔的部分增多。缩余釉上皮附着于牙冠未萌出的部分，形成的上皮性封闭区即结合上皮。一般认为，缩余釉上皮形成的结合上皮最终为口腔上皮所取代（图 2—34）。对人前磨牙萌出的观察表明，萌出运动多发生在夜间，白天有明显的减慢或静止。

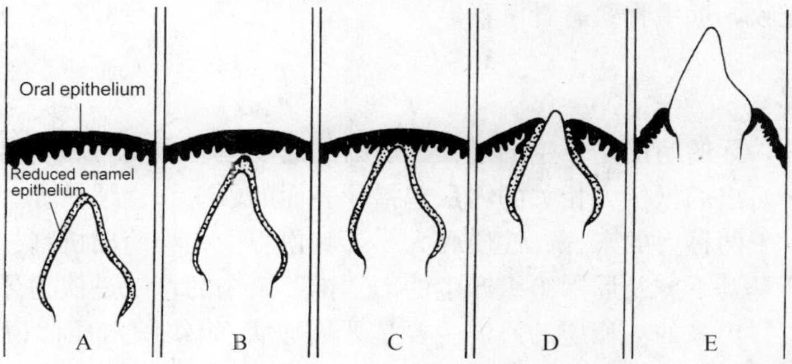

图 2—34　牙萌出过程示意图

牙萌出时，牙囊胶原纤维逐渐明显，在发育中的牙根和牙槽骨表面穿行。牙周韧带纤维束先出现在牙颈部，以一定的角度从牙冠向牙槽突延伸。随进一步的萌出，沿牙根出现新的胶原纤维束，成纤维细胞多。据报道牙周韧带中也出现肌纤维母细胞，有收缩功能。在萌出的早期就有穿通纤维附着于牙骨质及牙槽骨表面。在整个萌出过程中，牙的稳定是通过纤维的更迭达到的，成纤维细胞进行的荍原形成和纤维更新迅速（约 24 小时）。萌出过程中牙槽骨的重塑也是持续的。随牙向咬合面移动，牙槽骨高度增加，形态发生变化以适应牙冠通过。

萌出时，根尖下方的牙囊组织也发生变化，包括软组织和基底骨（fundic bone，围绕根尖的骨），可能主要是补偿根部生长。在萌出前期和萌出早期，牙囊成纤维细胞及纤维与根基底部成一个平面平行排列。牙快速萌出时，基底部出现细的骨小梁补偿牙萌出并对根尖组织提供支持。随骨质及结缔组织成层地沉积变得越来越密。牙达到咬合关系时，骨性阶梯逐渐吸收，每次一个平面，为牙根的继续发育提供空间。牙达到功能位置后此过程持续的时间相当长，在乳牙约 1～1.5年，在恒牙约 2～3 年。牙露出口腔时，根尖孔呈开放的喇叭口状，待牙达到与对颌牙接触的功能位置后，根尖孔才完全形成（图 2—35）。

（三）萌出后期（Functional eruptive，posteruptive phase）

牙达到咬合后，最后的功能萌出期一直在持续。此期的开始阶段牙槽突高度增加，牙根持续生长。牙继续进行殆向移动，以适应颌骨生长和牙根伸长。最明显的变化是咬合的建立。牙槽骨密度增加，牙周韧带主纤维分出不同的组，分布于牙槽骨，牙槽嵴和牙根。纤细的

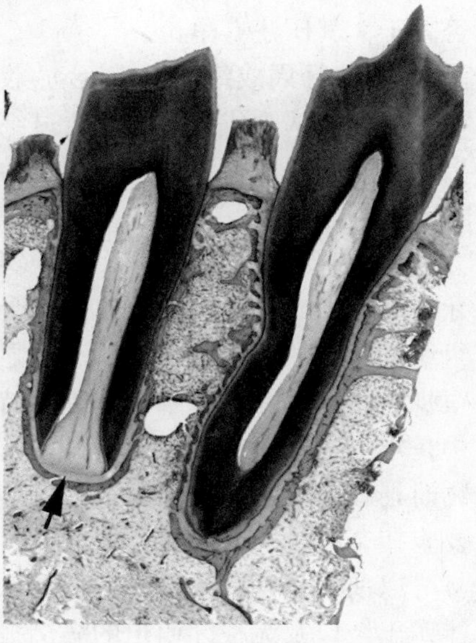
图 2—35　萌出后牙的根尖孔仍为喇叭口样（箭头所示）

纤维束直径增加成为粗大的束。动脉呈环行和纵向分布于牙周韧带的中间区。感受痛、热、冷、本体感受和压力的神经见于牙周韧带中并沿血管走行。根尖孔形成时，根尖纤维发育，可以抵御咬合创伤。以后由于磨耗使咬合面降低，牙仍轻微萌出以补偿这种牙结构的丧失。如果咬合磨耗过大，根尖 1/3 区及根分歧区沉积牙骨质，可补偿咬合高度及牙齿过萌。牙槽嵴有骨的沉积。除轻微的咬合向移动外，牙还要有前方移动，称为近中移动（mesial drift），牙槽窝近中骨壁吸收，远中骨壁有骨沉积。

二、萌出机制

现代观点认为，牙的萌出是一生的过程。萌出的速度是萌出动力和萌出的抵抗力之间的作用决定的。与牙萌出的抵抗力相关的因素包括牙表面的软组织、牙槽骨、牙周韧带的粘性和咬合力。目前对于两种力的来源、性质和大小了解得很少，与萌出机制相关的理论主要有两个。一是认为牙是其下方及周围组织产生的力“推”出来的；二是认为牙是由牙周韧带结缔组织的张力“拉”出来的。相应的假说主要是牙周血管/组织静水压假说和牙周成纤维细胞运动/收缩假说。现在还没有充足的证据显示哪一个理论绝对正确。

（一）牙周血管/组织静水压假说（the periodontal vascular/tissue hydrostatic pressure theory）

此假说认为血管在萌出中起作用，血管/组织压产生的力足以使牙向适当的方向萌出。如用降压药后，使毛细血管和牙周组织静水压升高，可产生明显的萌出样运动；刺激颈部交感神经可导致萌出停止，一旦解除刺激，萌出即恢复；去除交感神经后引起的血管扩张可导致早萌。牙周炎导致的局部高血压也引起牙周组织血管增加，使邻近的牙萌出加快。其他因素如垂体功能低下、血管减少可延迟萌出。牙萌出时有血管网的增加、毛细血管的孔增加。萌出期间，胶原的含量增加 25%，蛋白多糖增加 45%。TGF-β1 是具有不同生物学活性的蛋白质家族成员，可刺激牙囊成纤维细胞分泌牙周韧带发育所需要的细胞外基质。有研究证明牙周韧带组织压较高，萌出行为变化时伴随有组织压的变化。但是关于牙周韧带的静水压是否高于大气压还有争论。

（二）牙周成纤维细胞运动/收缩假说（the periodontal motility/contractility hypothesis）

此假说认为成纤维细胞通过细胞一细胞接触或与胶原网接触，向牙施加牵拉力，使之萌出，这与伤口愈合时，具有收缩力的肌纤维母细胞的作用相似。用秋水仙碱可产生细胞的死亡，影响牙萌出。牙周成纤维细胞培养时，可见细胞具迁移的特点，形成微丝微管，产生张力，有许多缝隙连接。但实验证实萌出不涉及牵拉力，如用特异性抑制胶原交联的药物破坏牙周胶原网后，牙萌出的速度不受影响。而且牙周韧带的组织学明显不同于伤口愈合的肉芽组织。体内的成纤维细胞形态明显不同于培养的牙周成纤维细胞的形态，外形无极性，微丝很少，无迁移性肌纤维母细胞的特点。不过最近的研究证明，牙周韧带的前体牙囊在牙萌出中是重要的因素。去除牙囊时，萌出会停止。而且当手术切除生长中的磨牙，植入金属替代物时，在牙囊存在的情况下，此替代物会萌出。说明萌出力来自于牙周韧带或牙囊，但不需要直接牵拉。

以前曾经认为牙根的生长和牙髓的压力是萌出的主要因素。但实验切除牙根后的牙冠仍能萌出，以及无根牙萌出的病例报告否定了此观点。基底骨区和骨梯形成是萌出原因的观点也已过时，因为证据说明它是萌出的结果而不是萌出的原因。

三、牙萌出的时间

牙发育及萌出的时间见表 2－3，表 2－4。乳牙列中男孩萌出较女孩早；恒牙列反之。萌出顺序相同。一般在恒牙列中的下颌牙先于上颌牙萌出。而在乳牙列，只有下颌中切牙，偶尔下颌第二磨牙先于同名上颌牙萌出。正常情况下，牙萌出倾向于稍晚而不是早萌出。按表中标出的时间前后差 1～2 个月并不属于异常。同一牙弓上的同形牙萌出时间相近。切牙萌出早的儿童其他牙萌出一般也早。另一方面，如果切牙萌出晚，其他牙萌出未必也晚。尖牙萌出的时间通常较长。

表 2－3　乳牙发育的时间表

乳牙萌出顺序	矿化开始（宫内/月）	牙冠完成（生后/月）	露出口腔（生后/月）	根完成（年）	根吸收开始	脱落
下中切牙	3～4	2～3	6～8	1～2	5	7
上中切牙	3～4	2	7～10	1～2	5	7
上侧切牙	4	2～3	8～11	2	5	8
下侧切牙	4	3	9～13	1～2	5	8
上一磨牙	4	6	12～15	2～3	6	10
下一磨牙	4	6	12～16	2～3	6	9
上尖牙	4～5	9	16～19	3	8	11
下尖牙	4～5	9	17～20	3	7	9
下二磨牙	5	10	20～26	3	7	10
上二磨牙	5	11	25～28	3	7	10

萌出时间变异较大，前后差 1～2 个月并不意味异常。只有距此范围相差过大时才可视为异常。

表 2－4　恒牙发育的时间表

恒牙萌出顺序	矿化开始	牙冠完成（年）	露出口腔（年）	根完成（年）
下第一磨牙	birth	3～4	6～7	9～10
上第一磨牙	birth	4～5	6～7	9～10
下中切牙	3～4mo	4	6～7	9
上中切牙	3～4mo	4～5	7～8	10
下侧切牙	3～4mo	4～5	7～8	9～10
上侧切牙	10～12mo	4～5	8～10	10～11
下尖牙	4～5mo	5～6	8～10	12～13
上尖牙	1～2y	6～7	10～12	12～14
上第一前磨牙	1～2y	6～7	10～12	12～14
下第一前磨牙	2～3y	7～8	10～12	13～14
上第二前磨牙	2～3y	7	11～13	14～15

续表

恒牙萌出顺序	矿化开始	牙冠完成（年）	露出口腔（年）	根完成（年）
下第二前磨牙	4～5mo	6～7	11～13	14～15
下第二磨牙	2～3y	7～8	11～13	14～15
上第二磨牙	2～3y	7～8	11～13	15～16
下第三磨牙	8～10y	12～16	17～20	18～25
上第三磨牙	7～9y	12～16	17～20	18～25

四、乳牙脱落

与大多数哺乳动物一样，人有两套牙齿，即乳牙和恒牙各一套。乳牙小而少，适应儿童较小的颌骨。因为牙一旦形成后就不能再增大，所以乳牙必须脱落由较大的恒牙代替以适应成人较大的颌骨。乳牙脱落由乳牙根生理性吸收所致。其位置将由恒牙取代。

乳牙脱落有 3 个原因：

● 牙根丧失：恒牙生长和萌出的压力诱导破骨细胞分化，吸收乳牙根（图 2—36）。吸收使乳牙根变短，并引起牙周韧带纤维附着的丧失；

● 骨丧失：由于根吸收和牙槽骨改建所造成的乳牙支持组织减弱。牙槽骨的生长（提供恒牙足够的空间位置）也使乳牙的支持组织减弱；

● 压力增加：肌组织的发育导致咀嚼力增加，作用于支持组织弱化的乳牙，使牙周韧带的压力增大，启动牙及牙槽骨的吸收。

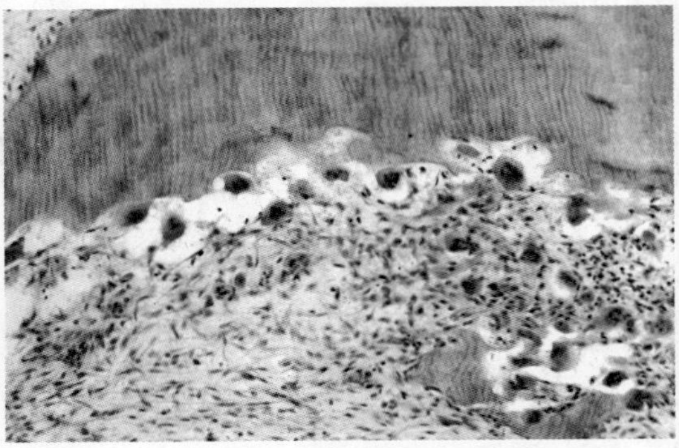

图 2—36　多核巨细胞所致的乳牙吸收

（一）牙根及骨吸收（root and bone resorption）

吸收过程由破骨细胞或破牙细胞（odontoclast）完成，此细胞由循环血中的单核细胞出血管后融合而成。破骨细胞一般是大的多核细胞，见于硬组织吸收前沿的杯状凹陷区。此凹陷称Howship’s lacunae或吸收陷窝。破骨细胞形成是不同细胞融合的结果，不是由细胞分裂形成的。破骨细胞的形态及功能见第 7 章牙槽骨。破牙细胞的前体细胞只有直接接触将要被吸收的牙本质时，才能充分分化并形成明显的刷毛缘。刷毛缘形成时，细胞内开始形成并储存许多酸性磷酸酶于小泡中。

目前的资料表明，硬组织吸收有两个阶段。细胞外阶段：小区域硬组织破坏，形成部分溶解的片段；细胞内阶段：破骨细胞消化，使这些片段完全溶解。随着破骨细胞作用于硬组织基质，胶原网破坏并释放出晶体。此期在电镜下可见胶原纤维的周期性横纹。游离的晶体似乎被吸收入破骨细胞内的泡内逐渐消化。胶原纤维由牙周韧带中成纤维细胞破坏，此细胞能合成和降解胶原纤维。

吸收过程中，恒牙萌出的压力直接作用于乳牙和恒牙之间的隐窝骨。此区域吸收后，萌出力直接作用于乳牙根，导致牙骨质和牙本质的吸收。破骨细胞吸收矿化组织而不是非矿化组织。成骨细胞在骨吸收中，通过分泌中性蛋白酶包括胶原酶降解位于骨表面的非矿化胶原基质即类骨质发挥作用。此过程使破骨细胞可以与骨矿化物（刺激吸收活性）直接接触。与萌出一样，吸收不是一个连续过程，而是活跃期与静止期交替。静止期时一些区域可以发生骨和牙骨质的沉积，可产生牙的部分再附着。这可解释儿童乳牙松动和固定交替出现的现象。吸收过程大于修复过程最终导致乳牙脱落。

（二）牙根吸收方式（resorption pattern of teeth）

乳切牙约在 4～5 岁开始吸收，尖牙在 6～8 岁（上下尖牙吸收时间有所不同）。此时相应的恒牙牙冠发育完成，位于乳牙根 1/3 处舌侧骨隐窝中。

随恒牙唇向萌出运动的开始，压力首先作用于恒牙与乳牙之间的隐窝骨。骨隔失去后，压力作用于乳牙根。因此乳前牙的吸收首先沿牙根 1/3 的舌侧面进行（图 2－37），然后向唇侧进展，一直到萌出的恒牙直接位于相应乳牙的根尖下方（图 2－38）。以后，吸收向切缘方向进展，导致乳牙脱落，恒牙在脱落处萌出。

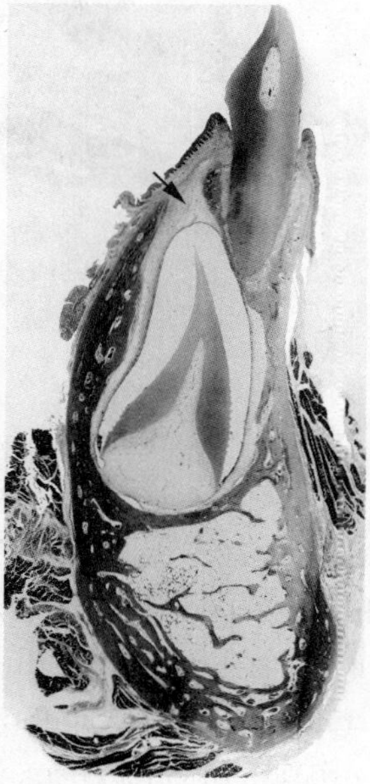

图 2－37　恒切牙萌出及乳切牙吸收　恒牙位于乳牙的舌侧（箭头示引导管）

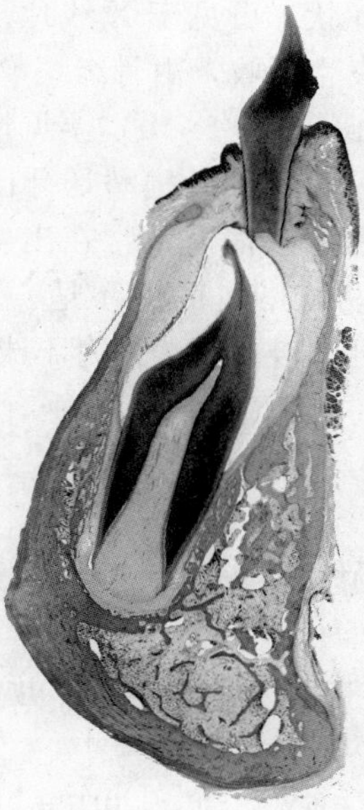

图 2－38　恒切牙萌出及乳切牙吸收　恒牙达乳牙根的下方

有时，恒牙的唇侧移动并未引起乳牙根（特别是在下颌）完全丧失，可导致乳牙滞留于颌骨，附着于唇侧牙槽骨。当相应的恒牙露出牙龈时，位于乳牙的舌侧。此时拔除乳牙有助于恒牙位置的纠正。在上颌，恒尖牙如果错位，通常在相应乳牙的唇侧。上颌恒尖牙在相应乳牙舌侧萌出罕见，因为恒尖牙可能埋没在腭骨中。

发育中的前磨牙冠位于乳磨牙根之间（图 2－39）。牙冠周围最初的吸收出现在根间骨隔，然后是邻近乳牙根面的吸收。同时，骨性牙槽突高度增加以补偿加长的恒牙根，同时乳磨牙向咬合向移动，使前磨牙更近于乳牙根尖。前磨牙随乳磨牙的吸收进一步萌出，最后乳牙脱落，前磨牙在乳磨牙位置萌出。

五、乳牙萌出及脱落的异常

乳牙滞留（retained primary teeth）最常见原因是恒牙缺失或阻生。最常受累的牙是上侧切牙，其次是下第二磨牙，下颌中切牙最少受累。滞留的乳牙常可行使功能许多年，直至根吸收脱落。脱落的原因可能是成人较大的咀嚼力、相对较小的牙根及持续的主动性萌出、临床冠的加长。

乳牙埋没（submerged primary teeth）有时乳牙发生强直，不能主动萌出。由于邻近牙的萌出和牙槽嵴高度增加，导致淹没在牙槽骨中。此种牙应尽快拔除，特别是相应的恒牙存在时。乳牙滞留和乳牙埋没的主要区别是后者与牙槽骨融合（ankylosed），而前者无强直。埋没较深者说明强直发生较早。

乳牙残留（remnants of primary teeth）是乳牙部分牙根没有吸收，可仍埋没在颌骨中。最常见于第二前磨牙牙间隔区。通常无症状。可见于X线片。如果邻近颌骨表面可脱落，也可以发生吸收，由骨组织取代而完全消失。

前乳牙（preprimary teeth）罕见情况下，新生儿口腔可见前乳牙，常见于下颌牙槽嵴切牙区，通常为2～3个。由于无牙根，附着不牢固，常常在出生后数周脱落。这些牙应尽快拔除以防止哺乳时的不适。拔除不会影响乳牙。但有时见于新生儿口腔的牙为发育不成熟的乳牙，不应去除。

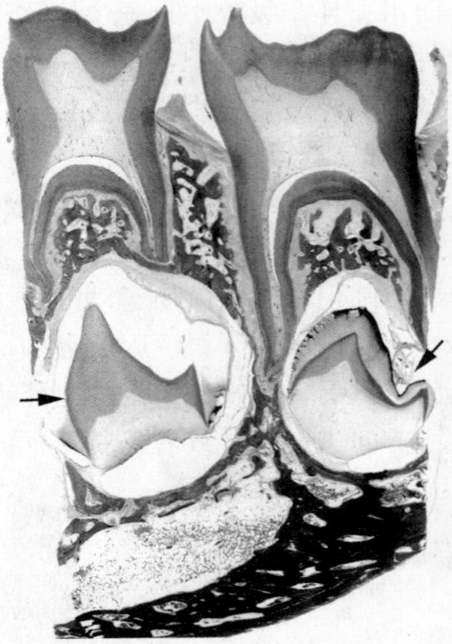

图2—39　恒前磨牙在乳磨牙的根分歧下方发育（箭头示恒牙胚）

Summary

Tooth development can be divided into three overlapping phases : initiation , morphogenesis, and histogenesis. During initiation, the sites of the future teeth are established with the appearance of tooth germs along an invagination of the oral epithelium called the dental lamina. During morphogenesis, the shape of the tooth is determined by a combination of cell proliferation and cell movement. During histogenesis, differentiation of cells (began during morphogenesis) proceeds to give rise to the fully formed dental tissues, both mineralized (i. e. enamel, dentine and cementum) and unmineralized (i. e. dental pulp and periodontium). Tooth development is characterized by complex interactions between epithelial and mesenchymal tissues.

Tooth germs are classified into bud, cap and bell stages according to the degree of morphodifferentiation and histodifferentiation of their epithelial components (enamel organs). Leading up to the late bell stage, the tooth germ changes rapidly both in its size and shape; the cells are dividing and morphogenetic processes are taking place. At the late bell stage, the proliferating cells differentiate into the tooth formative cells. Ameloblasts arise from the inner enamel epithelial cells and induce the adjacent cells of the dental papilla to differentiate into odontoblasts, which form dentine. The formation of enamel and dentine matrices occurs nearly simultaneously. Following the deposition of a layer of prismatic enamel, ameloblasts deposit enamel in the form of rods or prisms that become highly mineralized. During enamel maturation, ameloblasts function to resorb much of the water and organic matrix from enamel to provide space for the growing enamel crystals. Enamel and dentinal matrices form by the incremental deposition of about 4 μm of matrix daily.

Odontoblasts first form an increment of collagenous matrix, called predentine, that is later mineralized. As daily increments of predentine form, the adjacent earlier-formed increment mineralizes as dentine. The odontoblastic process grows in length as more matrix is deposited, and is instrumental in controlling the environment at the mineralization from between dentine and predentine.

Hydroxyapatite crystals in enamel increase in size, which results in enamel being 96% mineral and 4% organic material and water. The arrangement of ameloblasts with their Tomes' process results in the formation or enamel rods the process of amelogenesis is a series of successive stages of proliferation, differentiation, secretion, and maturation. A fourfold increase in the size of the crown occurs from initiation until the completion of hard-tissue deposition. This increase is accomplished by cell division and incremental deposition. The tooth follicle develops around the tooth and eventually gives rise to supporting structures.

Root development begins after enamel formation nears completion and has reached the cementoenamel junction. An extension of the enamel organ has an important role in root development by forming the epithelial root sheath, which consists of an epithelial extension of the cervical loop. The epithelial diaphragm is the bent first-formed part of the root sheath. The inner cells of the sheath induce the adjacent mesenchymal cells to differentiate into odontoblasts, which form the root dentine. The cells of the root sheath also form a thin, structureless layer of cementum on the dentin and then begin to degenerate. As a result, three types of epithelial rests develop: proliferating, resting, and degenerating. These rests are present in the periodontal ligament along the root surface throughout life.

Development of the supporting tissues of the tooth and root development occur simultaneously. The cementum, periodontal ligament, and bone of the inside lining of the crypts or alveoli have a common origin, the cells of the dental follicle.

Eruption is essentially the process whereby a tooth moves from its developmental position in the jaw into its functional position in the mouth. These eruptive movements can be divided into three phases: preeruptive, prefunctional eruptive, and functional eruptive. Active eruption is the result of occlusal movement of the tooth. After emergence of the tooth through the gingiva, active eruption is accompanied by gradual exposure of the clinical crown by separation of the attachment epithelium and the apical shift of the gingiva. During clinical eruption the tooth moves faster than at any other time. The periodontal fibers are organizing to stabilize the erupting tooth, the root dentinogenesis follows as the bone in the fundic region organizes in response to the changes in root length. Mechanisms of tooth eruption include the periodontal vascular/tissue hydrostatic pressure theory and the periodontal motility/contractility hypothesis.

Shedding of the primary teeth is the result of progressive resorption of their roots through the activity of the osteoclasts or dontoclasts. The process of resorption is not continuous; periods of activity alternate with periods of rest. Disturbance of the resorption process results in abnormal behavior of the primary teeth; some primary teeth may be retained because of the absence or impaction of their permanent successors, others may be ankylosed and submerged.

（高　岩）

第二篇　口腔组织学

第三章　釉　质

釉质（enamel）是牙体组织之一。牙体组织即构成牙的所有组织的总称，包括釉质、牙本质、牙骨质三种矿化组织和一种位于牙中心的牙髓。釉质为外胚层来源，牙本质、牙骨质和牙髓为外胚间充质来源。

牙本质构成牙的主体，其表面由釉质覆盖的部分为牙冠，牙骨质覆盖的部分则为牙根。牙本质中央有一空腔，称为髓腔，牙髓位于其中，牙髓来自牙乳头，可以终生形成牙本质；牙髓也作为感觉器官，通过沉积牙本质发挥有限的对有害刺激反应的作用。牙髓的血管和神经通过根尖孔与牙周组织相通连。

牙通过其支持组织附着于颌骨，发挥作用。牙的支持组织称牙周组织（periodontium），包括形成牙槽窝的牙槽骨、附着于牙根及牙槽骨的牙周韧带和围绕牙颈部的袖口状结构牙龈（图 3—1）。

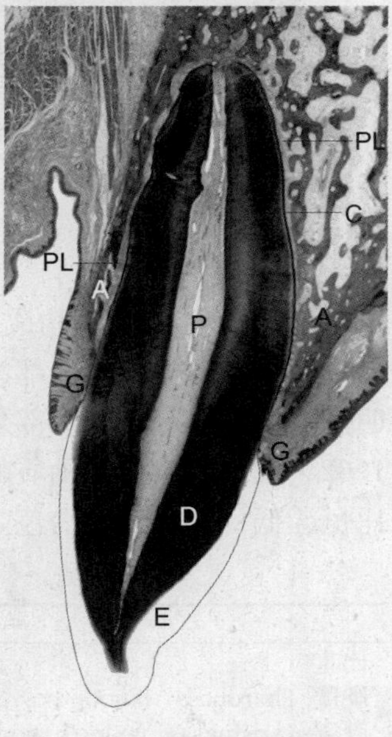

图 3—1　牙及牙周组织切片
E：釉质　D：牙本质　C：牙骨质　P：牙髓　G：牙龈　PL：牙周韧带　A：牙槽骨

釉质为覆盖于牙冠的高度矿化的硬组织，最先受龋的侵害，所以受到特殊的关注。釉质是全身唯一的无细胞的、由上皮细胞分泌，继而矿化的组织，而且其基质由蛋白质构成而不含胶原。釉质对咀嚼压力和摩擦力具有高度的耐受性。釉质的基本结构釉柱及其内部的晶体有序排列，使其脆性降低并且有一定的韧性；而釉质内的微量元素和非羟磷灰石可改变釉质对酸侵蚀的敏感性。

第一节　釉质的理化特性

一、物理特性

釉质覆盖牙冠，在切牙的切缘处厚约 2mm，磨牙的牙尖处厚约 2.5mm（乳牙尖厚约 1.3mm），自切缘或牙尖处至牙颈部逐渐变薄，颈部呈刀刃状（图 3—2）。釉质是最硬的生物组织，高度矿化，可以承受剪切力和撞击力，耐磨性强（这些特性很重要，因为釉质不能自身再生和修复）。釉质张力强度较小，易碎裂，但有较高的弹性系数，与其下方牙本质的柔韧性支持结合，可减小其折断的可能性。釉质的比重较高，约为3。釉质的特性有部位的差别，其表面较硬，致密少孔，从表面至深部，从牙尖至牙颈部，其硬度和密度逐渐下降。由于釉质无机物含量、硬度都很高，无法用常规组织学方法观察，一般采用磨片观察其组织学结构。

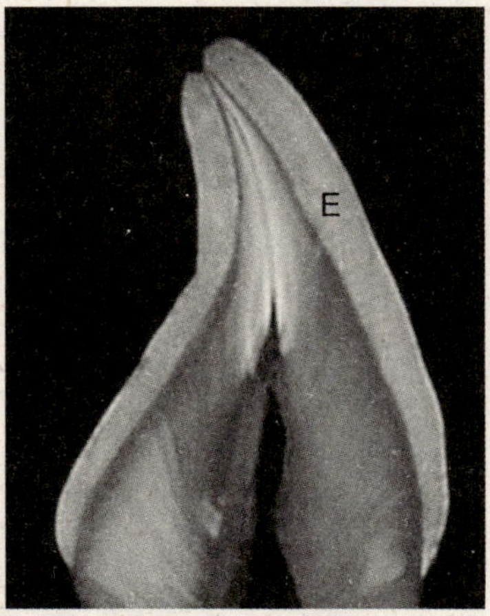

A

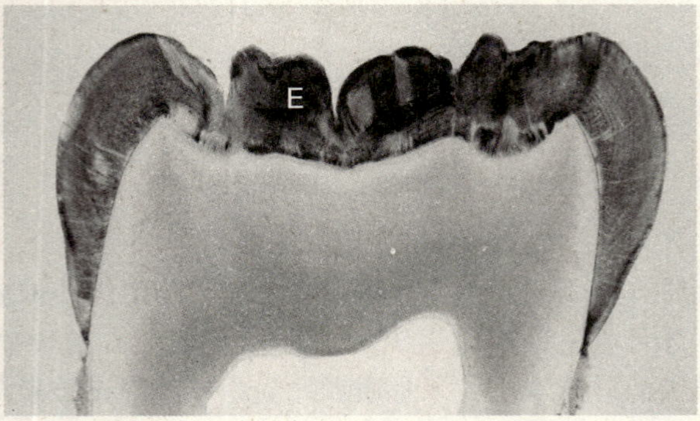

B

图3－2　釉质的位置分布（“E”所示）

A：切牙唇舌向剖面的釉质　B：磨牙近远中向剖面的釉质

釉质由晶体物质构成，其晶体对不同方向的光的反射不同。年轻釉质为白色，虽然光易进入釉质，但几乎全部为内部反射，无波长吸收差别，因此为低透明度的白色。釉质的透明度随年龄升高，其深部牙本质的颜色反射出来后，使其呈现黄色。釉质的平均折射系数为1.62。釉质的颜色与釉质的矿化程度有关，矿化程度越高，釉质越透明。乳牙釉质矿化程度比恒牙低，故乳牙呈白色。釉质的一些物理特性见表3－1。

表3－1　釉质、牙本质的物理特性

	釉质	牙本质
比重	2.9	2.14
硬度（hardness，Knoop no）	296	64
劲度（stiffness，Young's modulus）	131GN m^{-2}	12 GN m^{-2}
耐压强度（compressive strength）	76MN m^{-2}	262 MN m^{-2}
抗张强度（tensile strength）	46 MN m^{-2}	33 MN m^{-2}

GN＝giganewtons（$N\times10^{9}$）；MN＝meganewtons（$N\times10^{6}$）

二、化学特性

成熟釉质重量的96%～97%为无机物，其余的为有机物和水。按体积计，其无机物占总体积的86%，有机物占2%，水占12%。

（一）羟磷灰石（hydroxyapatite）

羟磷灰石［$Ca_{10}(PO_4)_6(OH)_2$］是釉质中最主要的无机成分。羟磷灰石以晶体（也称微晶）形式存在，70nm宽，25nm厚，长度很大，有些可能达整个釉质的厚度（而牙本质、牙骨质和骨中的晶体要小得多；图3－3）。晶体的横断面多为六角形，有些因拥挤而变形（图3－4）。值得注意的是在釉质晶体形成时，最初形成的矿化物是碳磷灰石。而且釉质晶体的核心较外周区含有较多的碳酸盐和镁，晶体核心部位较多的碳磷灰石使晶体的中心较外围容易溶解。

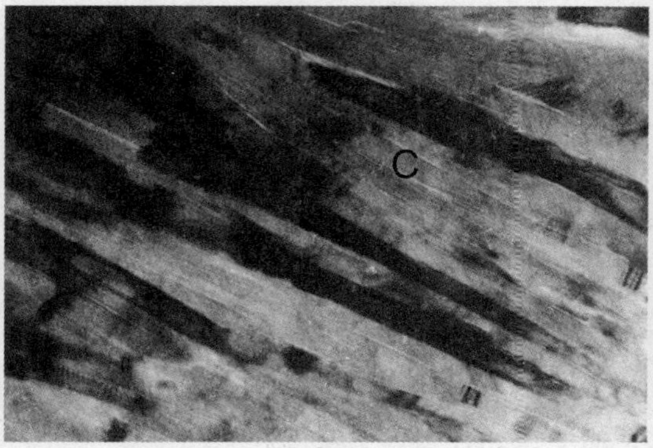

图 3－3　釉质晶体的纵向剖面

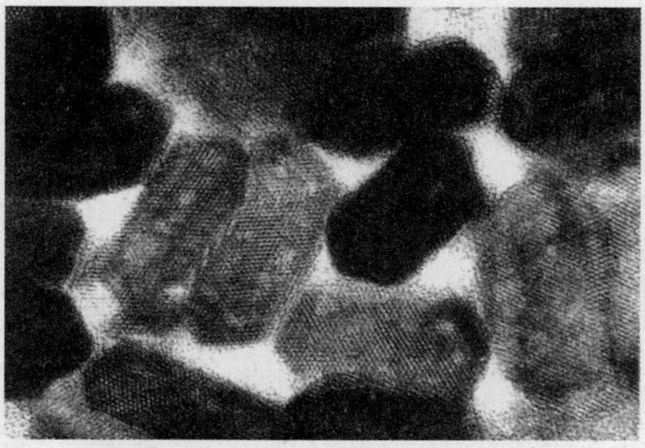

图 3－4　釉质晶体的横断面

晶体的分子单位排列为：中央有一个羟基，外围以 3 个等距离的钙离子，再外层有 3 个等距离磷离子，再外侧有 6 个钙离子以六角形包绕磷离子。晶体由上述排列成平面的离子不断重复排列成柱状。

釉质晶体的基本分子排列具有高度组织性，但也有变异。正常的离子可被不同的离子所代替。碳磷酸盐可出现在磷酸盐或六角形位置上（90％在磷酸盐位），镁可能替代钙离子或其它晶格位置。氟可能替代羟基离子，提供较大的稳定性和抗溶解性。此外，氯化物、铅、锌、钠、锶和铝等也出现在磷灰石的晶格中。这些微量元素有的可使晶体具有耐龋潜能（cariostatic potential）如氟，其它具有耐龋潜能的元素有硼、钡、锂、镁、钼、锶和钒；另外的一些元素和分子可以使釉质对龋更敏感，它们包括碳酸盐、氯化镉、铁、铅、锰、硒、锌等。

（二）水（water）

水约占釉质重量的 2％，相当于体积的 5％～10％水的存在可能与釉质的多孔性有关。有些水可能位于晶体之间、有机物周围，有些位于晶体结构的缺陷中，其余的部分形成晶体的水化层。由于一些离子如氟通过水而运动，所以水的分布较有意义。

（三）有机基质（organic matrix）

成熟釉质中的有机物仅占 1％～2％，主要由蛋白质和脂类所组成。在釉柱晶体排列规则区，只有 0.05％，在不规则区高达 3％。

釉质中有许多有机分子，从游离的氨基酸到大的蛋白复合体如釉原蛋白和非釉原蛋白（见釉质发生一节），其中 50％～90％为小分子多肽和游离的氨基酸（大量的甘氨酸和谷氨酸），大分子物质富含碳水化合物（80％～95％的糖，5％～20％的氨基酸）。釉原蛋白基因的异常可导致性连锁型釉质发育不全。釉蛋白和成釉蛋白基因被认为是常染色体型釉质发育不全的候选基因。

釉质牙本质界的釉丛处含蛋白质最多，在其它区也有少量分布，可能分布在釉柱周围。脂类在釉质中的含量与蛋白质相当，约为 1％，可能是发育期的细胞膜的残留物。

釉基质蛋白酶包括釉质溶解蛋白（enamelysin）即基质金属蛋白酶 20（matrix metalloproteinases 20，MMP20）和丝氨酸蛋白酶（serine proteinases，kallikrein-4）。目前认为釉质溶解蛋白主要在成釉细胞的分泌期降解釉质蛋白，而丝氨酸蛋白酶则主要在釉质成熟期分解晶体之间的釉原蛋白等基质蛋白，有利于成釉细胞对它们的再吸收，为釉质晶体的进一步生长提供空间。

釉质中并不存在像牙本质中那样的孔，所以其渗透性很低。但釉质的晶体之间的确存在微小的缝隙，可能含有水分和有机物。同时，在釉丛、釉梭和釉质牙本质界等处有机物分布较多，这些结构形成了釉质营养的通道。包括钙、磷离子在内的营养物质可由牙髓和牙本质经这些通道输送。有学者用落射光观察新鲜离体牙，见到完整的釉质表面有成滴的釉液从釉质内部逸出。用放射性核素示踪实验证明，^{45}Ca、^{32}P 等均能由牙髓经牙本质或从唾液进入釉质，并且能很缓慢地移去。进入釉质中的放射性核素量与机体的状况如年龄、营养状态等有关。临床上，随着年龄的增长，因有机物等进入釉质而使其颜色变深和通透性下降，釉质代谢减缓。当牙髓发生坏死，其釉质代谢将进一步受到影响，釉质失去正常的光泽，变为灰黑色，质变脆易裂。

第二节　釉质的组织结构

一、釉质的基本结构单位

釉质的基本结构是釉柱（enamel rod or prism），是由上百万个羟磷灰石晶体组成的细长的柱状结构，直径 5～6μm（图 3－5）。釉柱自釉质牙本质界起，贯穿釉质全层而达釉质表面。其走行方向反映了成釉细胞形成釉质时向后退缩的路线。此路线不是径直的，因此釉柱彼此横跨缠绕，其长度大于相应部位釉质的厚度。在窝沟处，釉柱由釉质牙本质界向窝沟底部集中，呈放射状；而在近牙颈部，釉柱排列几乎呈水平状（图 3－6）。由于釉质表面积比釉质牙本质界处宽大，因此，釉柱的直径在表面者较深部为大。釉柱的边界反映了晶体方向的突然变化，产生了与釉柱核心区不同的光学效果。

光镜下釉柱的横剖面呈鱼鳞状（图 3－7），电镜下观察釉柱横断面大致有三种类型，其分布有种属差别。所有三种类型都可在人的釉质中出现，但第三种即钥匙孔型最多见，与Ⅰ

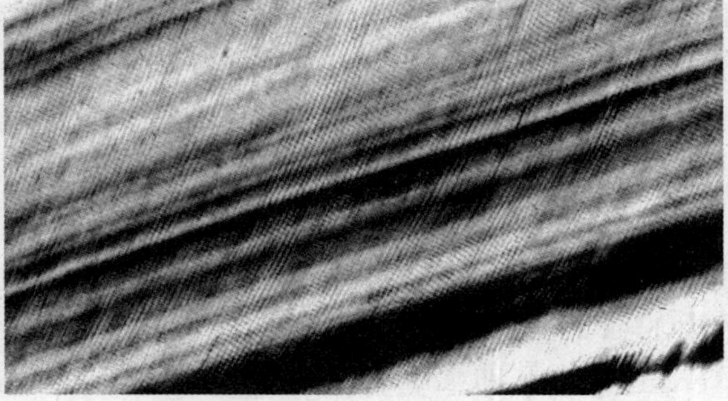
A

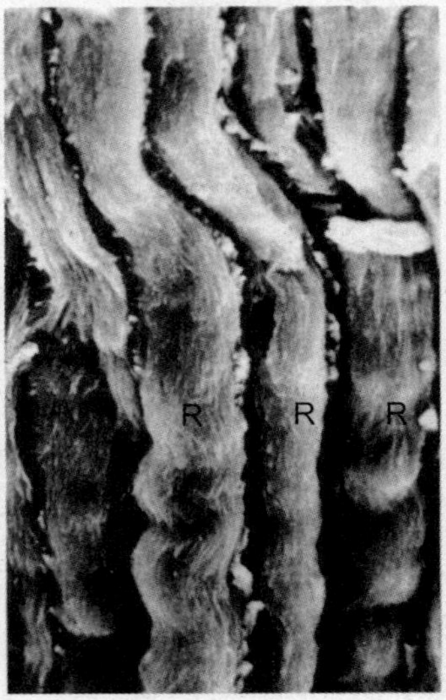

B

图 3－5　釉柱的形态

A：磨片所见　B：扫描电镜下所见（“R”所示）

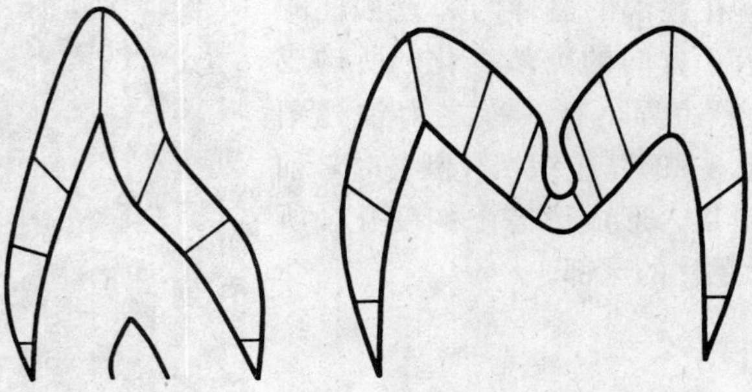

图 3－6　釉柱排列方向的示意图

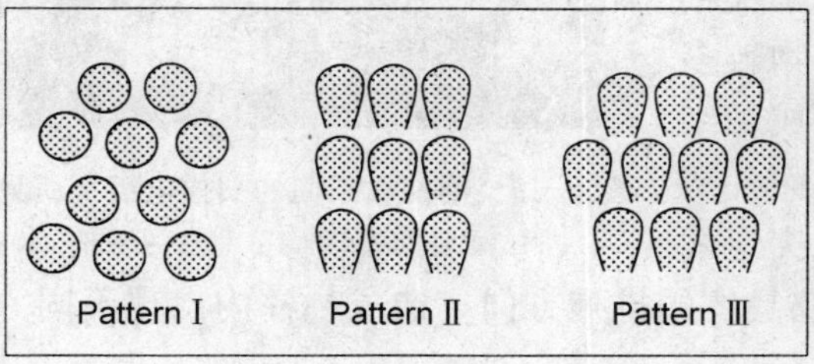

A

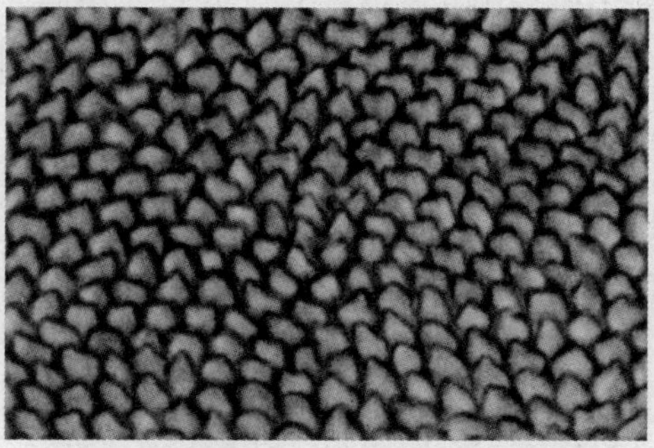

B

图 3－7　釉柱横断面形态特点

A：横断面的形态类型　B：釉质横断面切片下的表现

型一起见于近釉质牙本质界及近釉质表面的大部分釉质。

Ⅰ型釉柱为环状，釉柱之间的釉质称柱间质（interprismatic），其构成与釉柱内部相似，但晶体较釉柱内的晶体倾斜 40°～60°。Ⅲ型釉柱即钥匙孔型有明确的“头部”和“尾部”。头部近圆形，朝向咬合面。一个釉柱的尾部位于相邻的两个釉柱的头部之间，为细长形，朝向牙颈部。晶体的方向有突然变化，与光的反射有关，也与釉柱的边界形态有关。

在釉柱的头部，晶体排列平行于釉柱长轴；在釉柱的尾部，釉柱晶体逐渐倾斜至与釉柱长轴呈 65°～70°（图 3－8）。一个釉柱内部的晶体方向的变化是逐渐的，以至于不能将釉柱

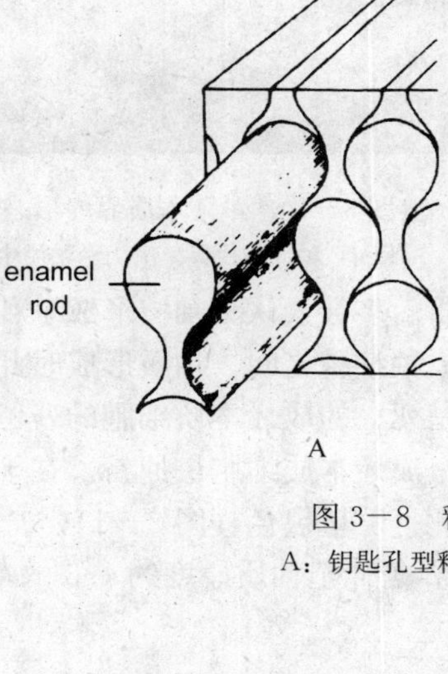

A

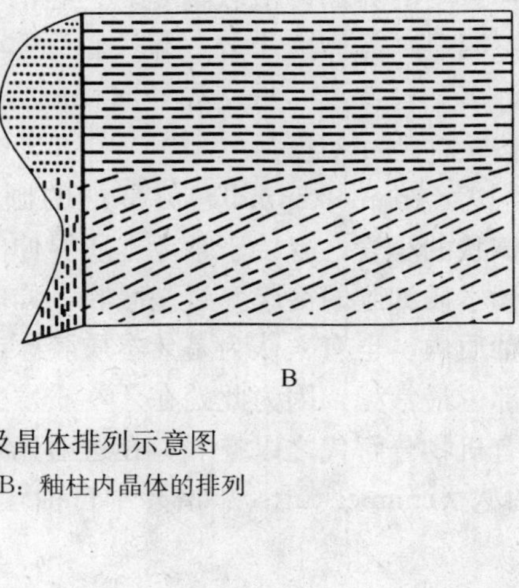

B

图 3－8　釉柱及晶体排列示意图

A：钥匙孔型釉柱　B：釉柱内晶体的排列

的头和尾截然分开，但在尾部的晶体与邻近釉柱的头部晶体相比，则显示了方向的突然变化。所构成的釉柱头部清晰的弧形边界，有人称之为釉柱鞘（enamel rod sheath，图 3－9）。组织切片制备时，釉质可能被不同程度地斜切，形成形态上的变化，所谓的柱间质实际上多为釉柱的尾部。

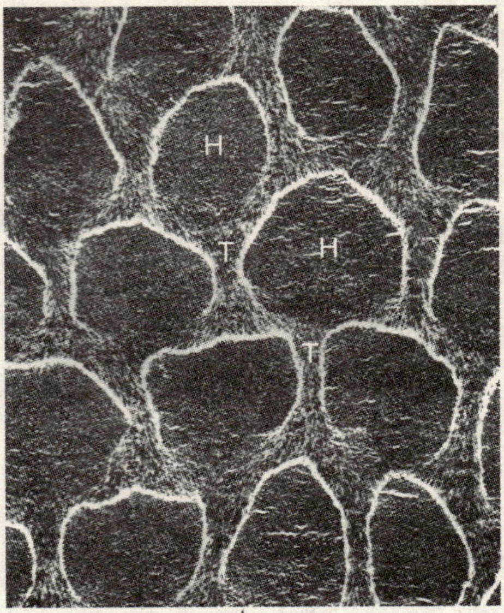

图 3－9　釉柱横断面的扫描电镜下所见

H：釉柱的头部　T：釉柱的尾部

二、无釉柱釉质

在近釉质牙本质界最先形成的釉质和多数乳牙表面（20～100μm）及恒牙表层（20～70μm）的釉质均看不到釉柱结构，电镜下可见晶体相互平行排列，称无釉柱釉质（aprismatic enamel）。无釉柱釉质的矿化程度较其它釉质高，因为不含有机物较多的釉柱边界。内层无釉柱釉质被认为可能是成釉细胞在最初分泌釉质时，Tomes 突尚未形成；而外层则可能是成釉细胞分泌活动停止以及 Tomes 突退缩所致。提示 Tomes 突的形成可能影响其所分泌晶体的排列方向，造成釉柱内出现不同方向排列的晶体，而形成釉柱结构。

三、釉质牙本质界及其相关的结构

釉质牙本质的交界面简称釉牙本质界（enamel-dentinal junction，EDJ），它代表来自于上皮和外间充质两种不同矿化组织的交界面。其外形呈扇面状而不是一条直线。此种连接增大了釉质和牙本质的接触面，有利于两种组织更牢固地结合，常见于受剪切力较强的牙尖及切缘区。从三维的角度来看，整个釉牙本质界是由许多紧挨着的圆弧形小凹所构成，位于牙本质，与釉质的凸起镶嵌合（图 3－10）。釉牙本质界处的蛋白质可能是最初形成釉质的矿化中心，并且可能在釉质和牙本质之间起粘附作用。电镜观察，牙本质晶体较釉质小得多，与釉质晶体相互过度的界面一般较清楚，但也有的区域界限不明显，晶体大小较一致。釉牙本质界区还有许多结构特点，从交界处向釉质延伸，包括釉梭、釉丛和釉板。

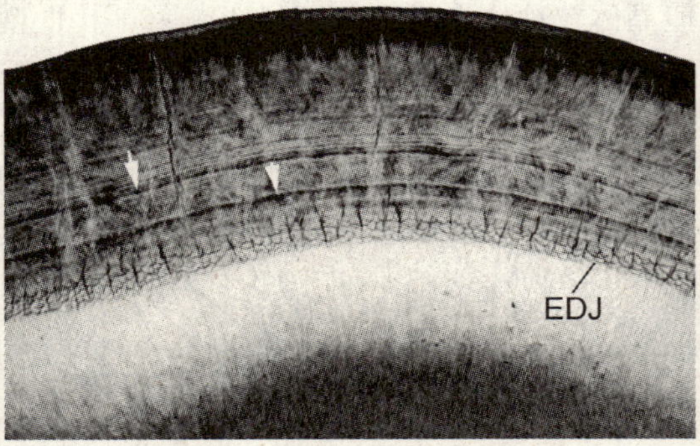

图 3－10　釉牙本质界的形态特点

EDJ：釉牙本质界　箭头示釉质生长线

（一）釉梭（enamel spindle）：是细的圆形，有时为棒状的小管，起始于釉牙本质界伸向釉质。多数人认为釉梭形成于釉质发生的早期，此时成牙本质细胞的突起穿过基底膜，伸向前成釉细胞之间。釉质形成时此末端膨大的突起即留在釉质内。也有人认为是牙本质胶原或者是死亡的成牙本质细胞的残留物。釉梭在牙尖及切缘部位最常见，因为此处在牙本质发生时，成牙本质细胞最拥挤。在干燥的牙磨片中，釉梭的有机物分解代之以空气，在透射光下，此空隙呈黑色（图 3－11，3－12）。

（二）釉丛（enamel tufts）：磨片中自釉牙本质界延伸至釉质厚度约 1/3 的草丛状（图 3

－13）结构，似乎与釉柱走行于同一方向。此区矿化程度低，排列较密集，约间隔 100μm。每个釉丛有数个釉柱的宽度。由于排列的特点，在釉质的横断面更容易观察。釉丛形成于托姆斯（Tomes）突形成和釉质沉积阶段，可能是釉基质蛋白的残余分布于低矿化的釉柱的边界区。釉丛由于其有机物含量较高，被认为是釉质的薄弱区，也可能与釉质和牙本质之间的粘着有关。

（三）釉板（enamel lamellae）：是垂直于牙面的薄层板状结构缺陷。可以贯穿整个釉质的厚度，自切缘和牙尖向牙颈部走行，在磨片中观察呈裂隙状结构（图 3－14），釉质脱矿后经扫描电镜观察呈薄片状。釉板的形成可能属于局部釉质成熟过程的缺陷，使水分和釉质基质残留在这些区域。这种成熟的缺陷可能是由于釉质矿化过程中形成的压力所致，因为压力可以阻碍水分和釉质基质的流动，抑制成釉细胞对它们的清除。该处的基质钙化不全，并含有大量的釉质蛋白。如裂缝发生于萌出以后，则口腔内的有机物可进入裂缝。

在光镜观察时，有时易将釉板与磨片标本制作时所产生的人工裂隙相混淆。裂隙中的有机物是外源性的，来自于口腔。其成分类似于唾液薄膜，也可以有菌斑和食物碎片。

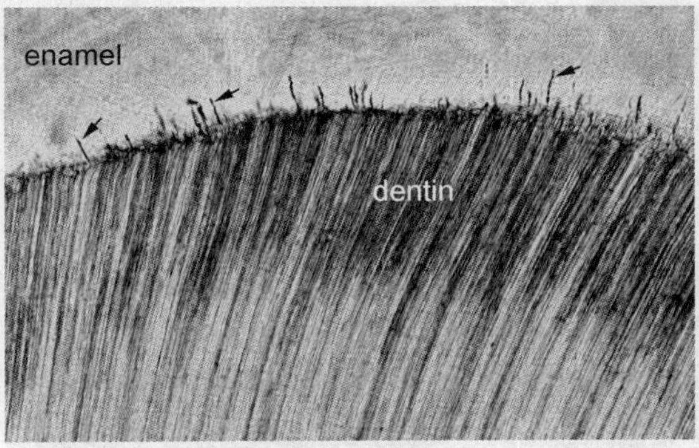

图 3－11　釉梭（箭头所示）

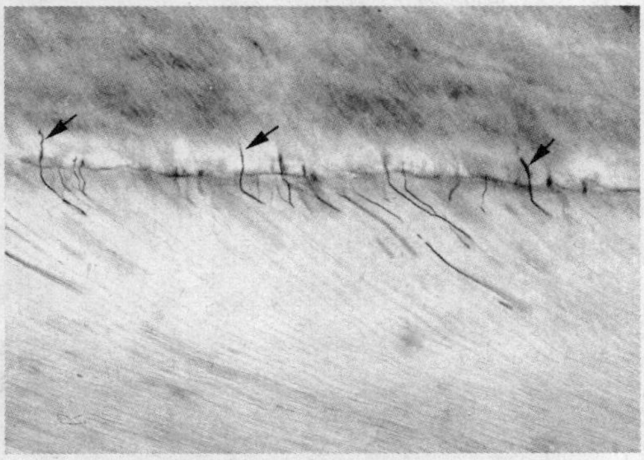

图 3－12　釉梭与牙本质小管的关系　可见釉梭与牙本质小管相连续

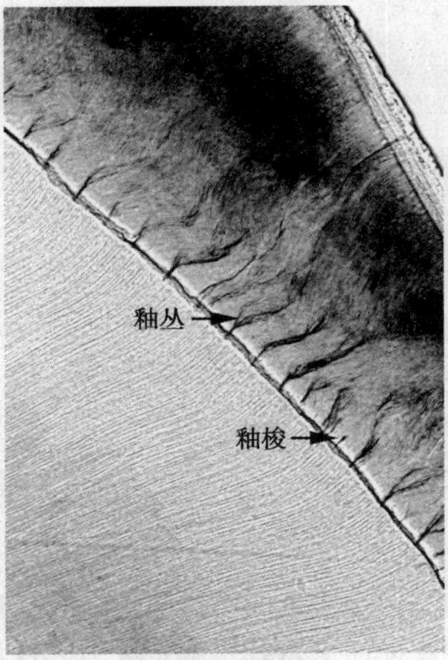

图 3－13　釉丛

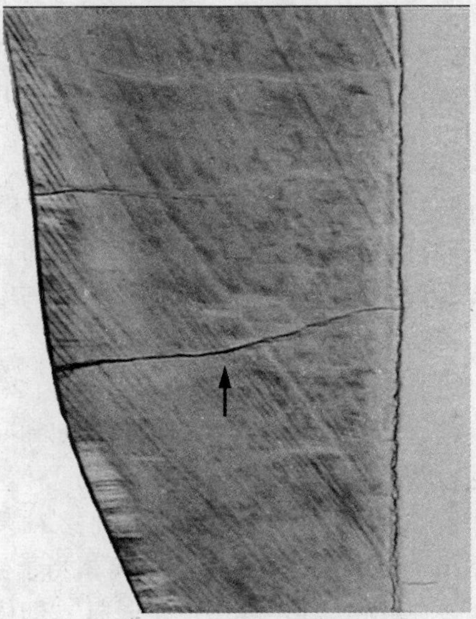

图 3－14　釉板（箭头所示）

釉板内含有较多的有机物，可成为龋（一种发生于牙硬组织，以组织溶解破坏为特征的感染性疾病）致病菌侵入的途径。特别是在窝沟底部及牙邻面的釉板，被认为是龋发展的有利通道，可以解释某些隐性龋的发生。但绝大多数釉板是无害的，而且也可以因唾液中矿物盐的沉积而发生再矿化。

四、与釉质周期性沉积相关的结构

釉质的形成呈不断叠加的形式，活跃期和静止期相互交替，因此形成称为生长线的结构标志。分短期的结构标志即横纹和长期结构标志即生长线。

1. 横纹（cross striations）：是釉柱上与釉柱的长轴相垂直的细线，透光性低。横纹在釉柱上呈规律性重复分布，间隔 2～6μm（平均 4μm）（图 3－15）。横纹的此种分布使釉柱看起来像梯子。横纹的形成与成釉细胞每天的周期性形成釉质有关，代表每天釉质形成的速度。它可能反映了釉柱中有机物、无机物在含量和密度上的变化。有研究表明釉柱中碳酸盐和钠含量呈周期性变化，并且与横纹的分布吻合。横纹也可能代表釉柱中晶体堆积方式的改变即晶体的紧密堆积间穿插着有机物聚集区。横纹处矿化程度稍低，故当牙轻度脱矿时横纹较明显。

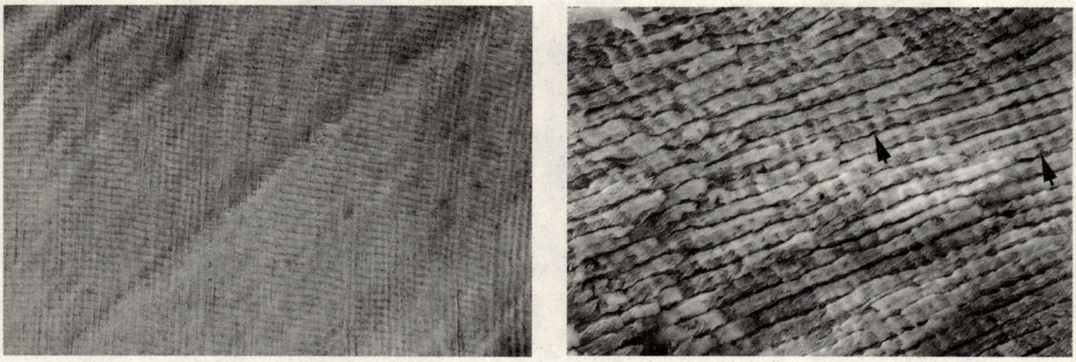

A　　　　B

图 3－15　釉柱的横纹

A：磨片所见　B：扫描电镜下所见（箭头所示）

2. 生长线（incremental lines）：釉质生长线又名芮氏线（lines of Retzius），低倍镜下观察釉质横断磨片时，此线呈深褐色同心环状排列，类似树的年轮。在纵向磨片中，生长线自釉质牙本质界向外，沿着釉质形成的方向，在牙尖和切缘呈环形，不达到釉质表面；近牙颈处渐呈斜行线，横跨过釉柱达釉牙本质界（图 3－16，3－10）。

相邻两条生长线间有 7～10 条横纹，因此生长线的形成约为一个星期的间隔。因为横纹的间距约 4μm，所以生长线的间距约为 25～35μm。牙颈部的釉质形成较慢，生长线的距离较近，可达 15～20μm。生长线的宽度和间距因发育状况变化而不等，在发育不良的牙其生长线更为明显。扫描电镜观察，该处晶体排列不规则，孔隙增多，有机物增加，故光镜下因折光率改变而呈褐色。生长线到达釉质表面时，形成横行的嵴状结构即牙面平行线（perikymata），因此平行线的距离相当于生长线的距离，近牙尖处间距可达 100μm，在牙颈部为 15～20μm。利用釉质的生长标志即横纹、生长线和牙面平行线可测定牙冠形成所用的时间。

在乳牙和第一恒磨牙的磨片上，常可见一条加重了的生长线。这是由于乳牙和第一恒磨牙的釉质一部分形成于胎儿期，另一部分形成于婴儿出生以后。当婴儿出生时，由于环境及营养的变化，该部位的釉质发育一度受到干扰，特称其为新生线（neonatal line）。电镜下可见该部位晶体的密度减低。生长线是研究釉质发育状况的一个标志。

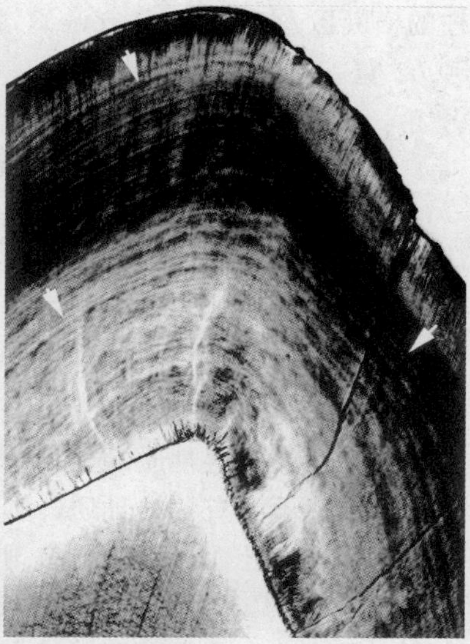

图 3—16　牙尖区的釉质生长线（箭头所示）

五、与釉柱排列方向相关的结构

1. 绞釉（gnarled enamel）：釉柱自釉牙本质界至牙表面的行程并不完全呈直线，近表面 1/3 较直，而内 2/3 弯曲，在牙切缘及牙尖处绞绕弯曲更为明显，称为绞釉（图 3—17）。绞釉可以增强釉质对咬合力的抵抗。

2. 施雷格线（Schreger line）：用落射光观察牙纵向磨片时，可见宽度不等的明暗相间带，分布在釉质厚度的内 4/5 处，改变入射光角度可使明暗带发生变化，这些明暗带称为施雷格线。这是由于规则性的釉柱排列方向改变而产生的折光现象（图 3—18），釉

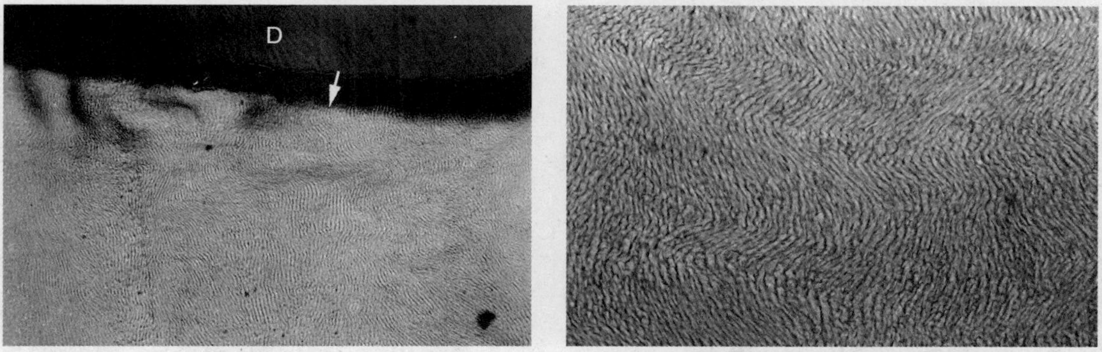

A　B

图 3—17　绞釉

A：低倍所见　起自于釉牙本质界　B：高倍所见

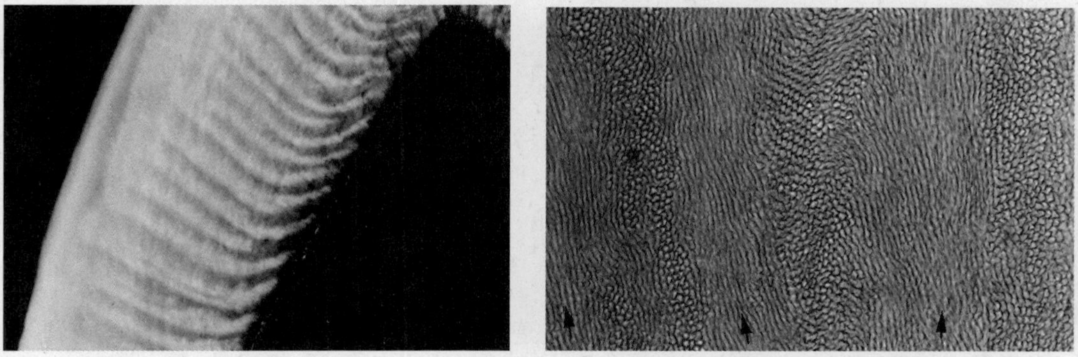

A　B

图 3—18　施雷格线

A：落射光下所见　B：釉柱排列方向的交替改变（箭头示纵断区）

柱的横断区称暗带（diazone），纵断区称明带（parazone）。每个区约有10～13层釉柱厚，50μm宽。

六、表面釉质

釉质的表面是临床上最重要的区域。此处与食物接触，是龋的始发部位。修复体的附着或邻接、正畸块的粘附、牙膏作用、漂白及再矿化物的应用等都涉及此层。

在物理、化学方面明显不同于深部釉质，表面釉质较硬、少孔、溶解性低，某些微量元素如氟化物的含量高，碳酸盐含量低。表面釉质有无釉柱釉质、牙面平行线、釉柱的终端、点隙、窝沟微裂等。

未磨耗的外层釉质的大部分区域为无釉柱釉质，矿化程度高、抗龋性强。因此在酸蚀时，如果达不到有釉柱釉质，则较难增加粘附性。釉质表面虽然无釉柱，但生长线仍达到釉质表面，称为牙面平行线。表现为平行沟（perikymata grooves），呈同心圆状平行于釉牙骨质界（图3—19）。平行沟由波浪状的平行嵴（perikymata ridges）分隔。磨耗可使这些特点消失，但一般在牙颈部可持续存在。

釉质表面常见一些小的裂隙，是真正的结构还是人工假相还不清楚。在釉质的侧面可见一些小的突起（10～15μm宽）称釉帽（enamel caps）和称为灶性孔的小的凹陷（图3—20），前者可能是发育后期，釉质沉积于非矿化碎片顶端所致，后者是釉帽被磨耗后留下的痕迹。

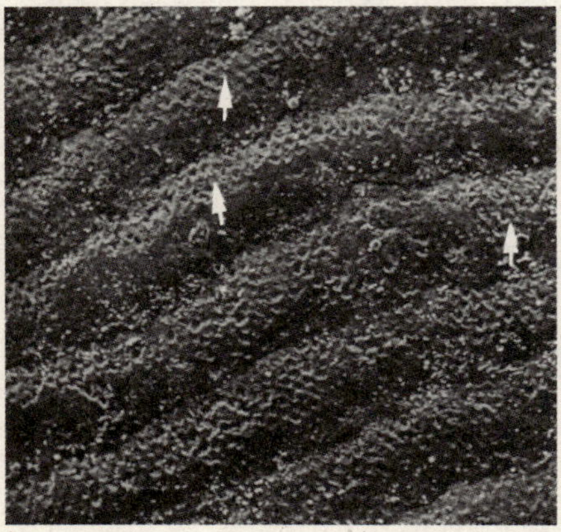

图3—19　牙面平行线

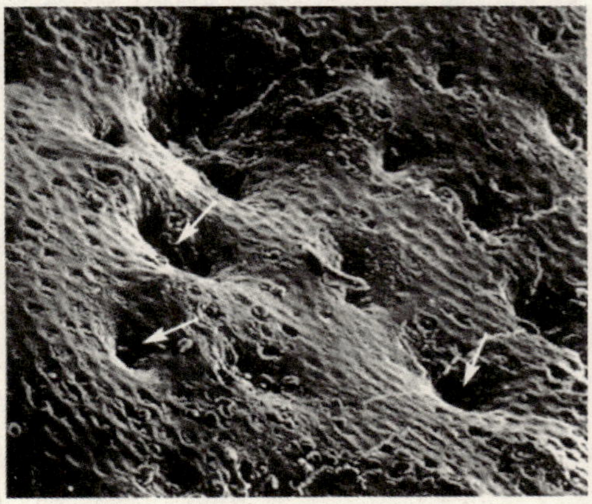

图3—20　釉质表面的灶性孔（箭头所示）

在新萌出牙表面有一层有机薄膜称釉小皮（enamel cuticle），结构与上皮下的基板相似，可能是成釉细胞在形成釉质后所分泌的基板物质。一经咀嚼即易被磨去，但在牙颈部仍可见残留。

第三节　釉质结构的临床意义

釉质发育缺陷在人群中的比例很高，可能是环境造成的或是遗传性的，主要有形成不全和矿化不全（见第二章）。形成不全常见于儿童期的感染性疾病如麻疹，使与感染期相对应的牙发育部分留下缺陷，这取决于感染的时间。矿化不全与釉质成熟期釉原蛋白的清除障碍有关，难产、营养缺乏也是常见原因。

临床上常用氟化物来预防釉质龋的发生。这是因为龋的始发往往和釉质磷灰石晶体的溶解破坏有关，而氟离子进入磷灰石晶体中，将与其 HCO_3^- 和 OH^- 等发生置换，使釉质的晶体结构变得更为稳定，从而可增强釉质的抗龋能力。但食物中氟含量过高会造成氟斑牙。在釉质的咬合面，有小的点隙和狭长的裂隙。剖面观这些裂隙的形状不一，大多为窄而长，也有的较浅，开放呈漏斗状或口小底大，深度可达釉质深部（图 3－21）。裂隙的直径或宽度一般为 15～75μm，不能为探针所探入。由于点隙裂沟内细菌和食物残渣较易滞留而不易清洁，故常成为龋的始发部位，且一旦发生龋，则很快向深部扩展，因而如能采取措施早期封闭这些点隙裂沟，对龋的预防有一定帮助。随着年龄的增长，点隙裂沟可逐渐磨平，该部位龋的发生率也趋于下降。

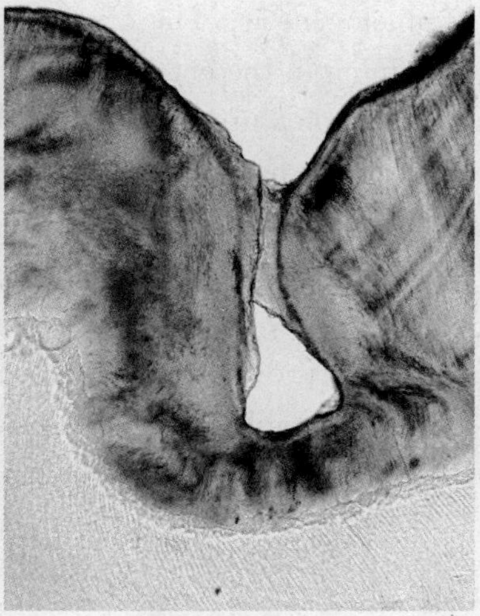

图 3－21　釉质表面的裂隙

釉柱的排列方向在临床上也具有一定的意义。绞釉的排列方式可增强釉质的抗剪切强度，咀嚼时不易被劈裂。在手术时如需劈裂釉质，施力方向必须尽量与釉柱排列方向一致。在治疗龋齿制备洞型时，一般不宜保留失去牙本质支持的悬空釉柱，否则充填后，当牙受压力时，此种薄而悬空的釉质常易碎裂，使窝洞边缘产生裂缝，而易引起继发龋。

釉质表面酸蚀是临床进行树脂修复、点隙裂沟封闭或矫正时带环粘固前的重要步骤。其机理在于通过酸蚀使釉质无机磷灰石部分溶解而形成蜂窝状的粗糙表面，以增加固位力。脱矿的部位首先在碳磷灰石集中的晶体中心区。在晶体的横断面，最初的脱矿表现为“油炸圈”样（the appearance of doughnut）；在斜断的晶体为发卡样。而釉质表面的溶解往往与釉柱和晶体的排列方向有关。因此，在对无釉柱釉质，尤其是乳牙进行酸蚀处理时应适当延长酸蚀时间以清除无釉柱釉质，因为无釉柱釉质的晶体排列方向一致，酸蚀后釉质表面积变化不理想。

扫描电镜观察，用过氧化物漂白牙面可在牙面形成微孔，它们可以相当快地发生再矿化。在过度漂白的牙面，停留在微孔内的氧可能对某些复合材料产生影响，因此应用复合材料的修复工作应在漂白 2 周至 1 个月后进行。

Summary

The tissue that covers the crown of the tooth is enamel, a highly mineralized substance. It is thickest over cusps and incisal edges and thinnest at the cervical margin. Enamel is a birefringent crystalline material. Calcium hydroxyapatite $Ca_{10}(PO_4)_6(OH)_2$ is the principal mineral component of enamel, comprising about 95%～96% of the tissue by weight, remainder being organic material and water. Enamel crystals are the largest crystals found in the body and are over one thousand times larger that those of dentine, bone, or cementum. The primary structural unit of enamel is the enamel rod. Enamel rods are formed as a result of the secretory activity of ameloblasts. Ameloblasts play an important role in the maturation process regulating the removal of almost all of the matrix liberated during the secretory phase of amelogenesis. The orientation of crystals and the distribution of organic matrix material remaining in the enamel matrix are responsible for the structural properties of enamel. The structural features of enamel can be categorized as those associated with the DEJ, the appositional growth of enamel, enamel rod orientation, or the surface of enamel. The structural features of the DEJ-increased surface area due to scalloping, presence of tufts and spindles are believed to be important in joining enamel and dentine, initiating mineralization during development, or contributing to structural weakness of the enamel. Structures related to appositional growth include cross striations (daily growth lines) and Retzius' striae. These form as a result of cyclical activity of ameloblasts, and are enhanced during times of physiologic stress. Perikymata surface features are related to appositional growth.

（高 岩）

第四章　牙　本　质

牙本质（dentin）是构成牙主体的矿化组织（图 4－1）。牙本质硬而有弹性，由大量平行的小管和矿化的胶原性基质构成。小管内含成牙本质细胞的突起及少量细胞外液，而成牙本质细胞位于牙本质围成的牙髓中。牙本质和牙髓由于其胚胎发生和功能上相互关系密切，故二者常合称为牙髓牙本质复合体（pulpo-dentinal complex）。牙本质和釉质的结合形成了稳固的、抗磨耗及抗折裂的结构，并且借根部的牙骨质附着于牙周组织。牙本质与其它两种硬组织有特殊的交界。与釉质的主要区别是，牙本质具有敏感性，在一生中不断形成。

第一节　牙本质的理化特性

一、物理特性

新鲜的牙本质呈淡黄色，能通过较透明的釉质使牙冠看起来亦为淡黄色。牙本质较骨及牙骨质硬，较釉质软，平均约为 68KHN（硬化牙本质为 80KHN，因龋脱矿的牙本质和死区约为 25KHN）。其较高的有机基质的含量和管状结构使其较釉质有较大的压缩性、弹性和延伸性，因而给硬而易碎的釉质提供了一个良好的缓冲环境。牙本质组织结构的多孔性使其具有渗透能力，组织液和牙局部微环境中的许多液体介质和离子可经过牙本质。渗透性取决于小管的大小和开放程度。

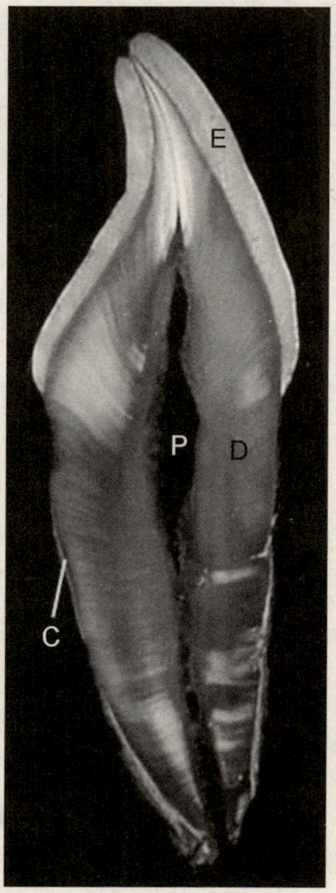

图 4－1　牙本质构成牙的主体
E：釉质　D：牙本质
P：髓腔　C：牙骨质

二、化学特性

（一）无机物（inorganic substances）

成熟牙本质重量的 70％为无机物，有机物为 20％，水为 10％。如按体积计算，无机物、有机物和水分的含量约为 50％、30％和 20％。牙本质的有机成分、矿物质含量及硬度在不同部位也不尽相同。牙本质无机物的存在形式也为磷灰石晶体，与纯的羟磷灰石晶体相比，钙少碳多。晶体比釉质中者小得多（长 60～70nm，宽 20～30nm，厚 3～4nm），与骨和牙骨质中的相似，分布于胶原原纤维之间及纤维的表面。微量元素有碳酸钙、氟化物、镁、锌、金属磷酸盐和硫酸盐。

（二）有机物（organic substances）

牙本质中的有机基质相似于骨，由无定形基质及胶原纤维构成。

1. 胶原（collagen）有机物中胶原约占 18％，为所有有机物的 85％～90％。主要为Ⅰ型胶原，还有少量Ⅴ型和Ⅵ型胶原。在发育中的前期牙本质中可见Ⅲ型胶原。牙本质中大部分胶原与髓腔表面平行。矿化牙本质中纤维的直径较大，达100nm，较前期牙本质中的纤维排列紧密，但不形成束。

2. 非胶原蛋白（non-collagenous proteins）

牙本质中非胶原大分子物质有几大类（表1—1）：磷蛋白、含γ羧基谷氨酸蛋白（Gla）、混合性酸性糖蛋白、生长因子、血清源性蛋白、脂类和蛋白多糖。

牙本质磷蛋白（dentin phosphoproteins，DPP或phosphophoryn）：约占所有非胶原有机成分的50%，为高度磷酸化蛋白。约80%的氨基酸残基携带阴性电荷磷酸基团和羟基，具有高度钙离子结合能力。与牙本质矿化过程有关。在牙本质矿化前沿分布，与胶原纤维关系密切，而不存在于前期牙本质中。一般认为DPP定位于原胶原（tropocollagen）分子间，起矿化成核者作用，与此功能有关的是DPP中高度重复的Asp-Ser-Ser模体。

牙本质涎蛋白（dentin sialoprotein，DSP）：是一种磷酸化的、含大量涎酸的高度糖基化的蛋白质，可能在上皮和间充质之间的相互作用、成牙本质细胞分化、牙本质的形成和矿化中发挥作用。DPP和DSP都是牙的特异性蛋白，由成牙本质细胞和前成釉细胞产生。近来的研究表明，DPP和DSP是来源于同一个基因的产物，是同一蛋白质即牙本质涎磷蛋白（dentin sialophosphoproteins）的不同部分。我国学者首先证明牙本质发育不全（遗传性乳光牙本质）的产生即此蛋白基因突变的结果。

含γ羧基谷氨酸蛋白（Gla）：因其含有独特的γ羧基谷氨酸而得名。羧基化反应依赖于维生素K。此蛋白质的羧基有结合钙的能力。牙本质中有两种γ羧基谷氨酸蛋白，骨Gla即骨钙素（osteocalcin）和基质Gla。骨钙素型Gla见于成牙本质细胞突，可能在牙本质矿化中起作用。

蛋白多糖：也是牙本质非胶原蛋白的重要成分，也称蛋白聚糖（proteoglycans），含有硫酸软骨素4和6、硫酸角质素及硫酸皮肤素。具有代表性的是分子量较小的核心蛋白聚糖（decorin）和双糖链蛋白聚糖（biglycan），前者与胶原纤维关系密切，后者含有两个糖胺聚糖侧链。前期牙本质中的蛋白多糖往往比牙本质中的大。蛋白多糖可能在胶原纤维的发生中和基质矿化中起作用。

其它酸性蛋白：牙本质中还含有一些富含酸性基团和涎酸的酸性糖蛋白，主要的为骨连接素（osteonectin）和骨桥蛋白（osteopontin）。骨连接素见于牙本质和前期牙本质，与钙及羟基磷灰石表面结合能力强，可以抑制矿化。骨桥蛋白为磷酸化糖蛋白，含有精氨酸—甘氨酸—天冬氨酸整合素受体结合序列。整合素是细胞表面的与细胞外基质结合的受体。骨连接素和骨桥蛋白也见于许多其它的矿化和非矿化组织中。

生长因子：牙本质中可分离出许多生长因子，可能吸收自循环的组织液。主要的生长因子有转化生长因子β、胰岛素样生长因子和成纤维细胞生长因子。牙本质中还有一种由成纤维细胞形成的特殊的骨形成蛋白，有人称之为牙本质骨形成蛋白或牙本质基质蛋白。这些生长因子可能在诱导新的成牙本质细胞形成、创伤修复中起重要作用。

脂类：牙本质中脂类和血清源性蛋白含量很小，约占非胶原蛋白的2%。主要分布在矿化前沿。脂类可能通过形成钙—磷脂复合体参与矿化。

表 1-1 牙本质中的有机成分及其可能的功能

成分	说明	功能
胶原	牙本质主要有机成分（占 91%～92%），以Ⅰ型为主，有少量Ⅴ型；Ⅲ型见于牙髓、牙本质形成早期	可能在牙本质矿化开始时起作用。提供牙本质结构支架、强度和弹性
磷蛋白	主要非胶原蛋白，分泌在矿化前沿，前期牙本质中无	在牙本质矿化中起重要作用
蛋白多糖	包括硫酸软骨素、硫酸皮肤素、硫酸角质素、核心蛋白聚糖和双糖链蛋白聚糖	可能控制矿化及胶原纤维合成。有些可抑制矿化
含 γ 羧基谷氨酸蛋白	羧基反应为维生素 K 依赖性	可结合钙，可能通过控制局部钙水平启动或控制矿化过程
酸性糖蛋白	骨桥蛋白，65kD/95kD 糖蛋白	骨桥蛋白在成牙本质细胞与 ECM 之间起连接作用
生长因子	TGF-β、FGF、BMP、胰岛素样生长因子等	损伤和病理过程中控制新分化成牙本质细胞增生和分化，刺激修复
脂类	无特异性脂肪	磷脂可能参与矿化

第二节 牙本质的基本组织结构

牙本质主要由牙本质小管、成牙本质细胞突起和细胞间质所组成。

一、牙本质小管

牙本质中充满细管称牙本质小管（dentinal tubule），贯通牙本质全层。小管内为成牙本质细胞突起和组织液。牙本质小管自牙髓表面向釉质牙本质界呈放射状排列，在牙尖部及根尖部小管较直，而在牙颈部则弯曲呈“～”形，近牙髓端的凸弯向着根尖方向（图 4-2，4-3）。在横断切片上小管大致为圆形，形态取决于切片的平面。小管之间的牙本质称管间牙

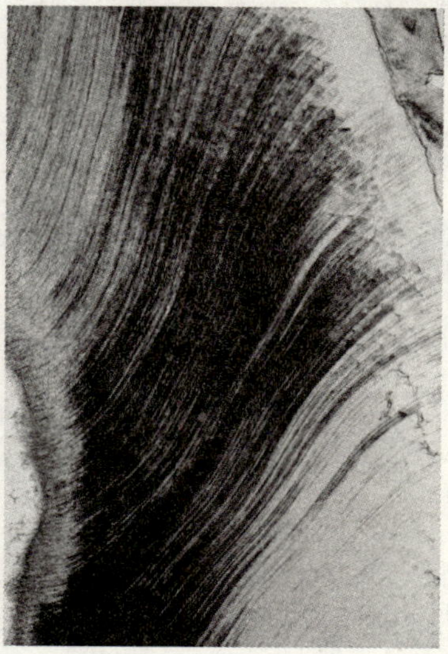

图 4-2 近牙颈部的牙本质小管排列呈“～”形

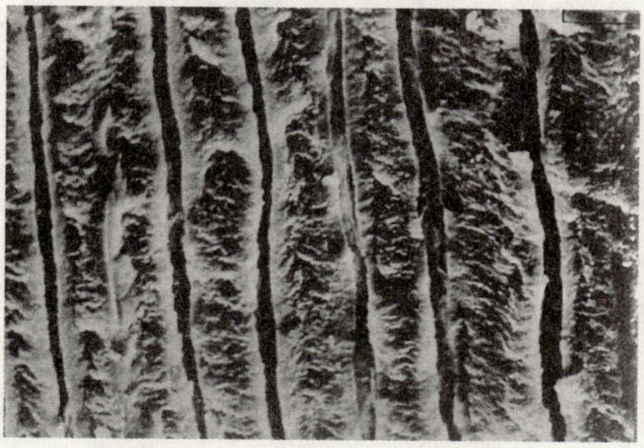

图 4-3 扫描电镜下的牙本质小管

本质（intertubular dentine）。小管近牙髓一端较粗，其直径约 3～4μm，越向表面越细，近表面处约为 1μm，且排列稀疏。牙本质在近髓侧和近表面每单位面积内小管数目之比约为 4∶1。近牙髓处小管占的面积约为 22%，每平方毫米约含 5 万个小管；外周牙本质相应的数值为 2.5%和 2 万/mm^2。

牙本质小管自牙髓端伸向牙本质表面，沿途分出许多侧支，在釉牙本质界处分支最多，可能反映了成牙本质细胞刚形成时的多突起特点（图 4—4）。许多小突起可与邻近小管的侧支互相吻合。牙根部牙本质小管的分支数目比冠部者多，并且常常形成袢状，可能与 Tomes 颗粒层形成有关。

二、牙本质小管的内含物

牙本质小管中含有成牙本质细胞突起，某些部位含传入神经末梢及牙本质液。

（一）成牙本质细胞突起（odontoblastic process）

是成牙本质细胞的胞质突，其胞体位于髓腔近牙本质侧，它们的突起伸入牙本质小管内，在其行程中分出细的分支伸入小管的分支内，并与邻近的突起分支相联系。由于方法上的限制，关于成牙本质细胞突起在小管内的延伸长度，还未取得统一意见。以前的扫描电镜和透射电镜都观察到该突起只伸至牙本质小管的近髓端 1/3 或 1/2。目前有人认为这是在组织固定、脱水和包埋过程中使组织收缩所致。通过方法的改进，已经发现部分成牙本质细胞突起到达了釉牙本质界。

成牙本质细胞突在牙本质中不同的区域有不同的结构。在前期牙本质中的细胞器较多，而在矿化牙本质中几乎无细胞器。主要有微管（直径约 20～25nm）及微丝（直径约 5～7nm）。在前期牙本质处有时见线粒体，偶见内质网，各种大小的泡，泡的数量随突起的伸长而减少（图 4—5）。前期牙本质处和近前期牙本质处的矿化牙本质中，成牙本质细胞突起占据整个小管。

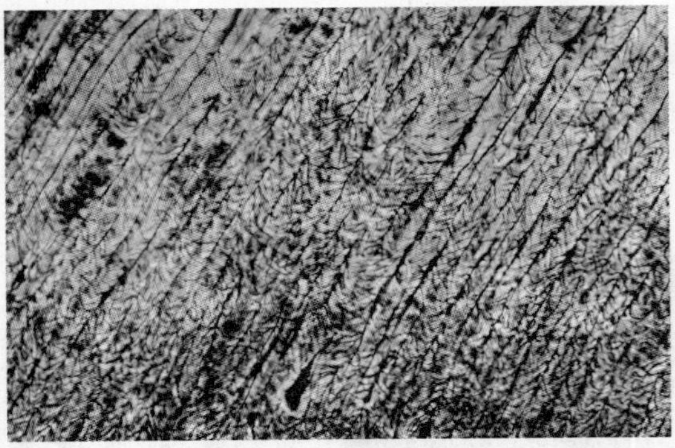

图 4—4　牙本质小管的分支

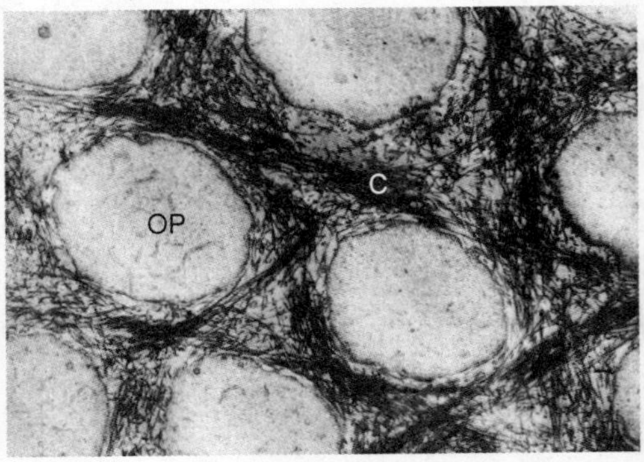

图 4—5　成牙本质细胞突（“OP”）中的细胞器很少
C：胶原纤维

（二）牙本质液（dentinal fluid）

成牙本质细胞突起和牙本质小管之间有一小的空隙，称为成牙本质细胞突周间隙（periodontoblastic space），也有人称远端无成牙本质细胞突起的小管为成牙本质细胞后间隙。间隙内含所谓的牙本质液。牙本质液的确切成分不详。有些研究提示其成分不同于其它组织液，有相对较高的钾和较低的钠含量。这些离子的平衡可影响小管内的神经末梢和成牙本质细胞突膜的性质。如果牙本质折断，液体自小管溢出，在牙本质表面形成小滴。这提示牙本质小管有一个正压力，可能源于牙髓的组织压。这种向外的压力可帮助限制化学物质和毒性物质进入牙本质或自牙本质向牙髓靠近。

牙本质小管的内壁衬有一层薄的有机膜，称为限制板（lamina limitans），它含有较多的糖胺聚糖（glycosaminoglycans），可能代表矿化低下的管内牙本质。容易与成牙本质细胞突相混。

（三）神经末梢（nerve endings）

前期牙本质小管中也见传入神经纤维的轴突，距成牙本质细胞突起很近。轴突中含一些线粒体。偶见小泡，但数量不像神经突触中的那样多。神经末梢伸入小管中的长度不详，在牙尖区相对应的牙本质中，80%的小管内都有其分布，而牙颈部和根部牙本质中分布少。神经末梢未见与成牙本质细胞间形成突触。

三、管周牙本质

镜下观察牙本质的横剖磨片时，可清楚地见到围绕成牙本质细胞突起的间质与其余部分不同，呈环形的透明带，称为管周牙本质（图 4—6）。髓腔侧刚形成的牙本质中，牙本质小管的壁由矿化的Ⅰ型胶原纤维构成。随着这些牙本质的成熟，另一型牙本质沉积在先前形成的小管壁上，使小管腔变小，此即管周牙本质，因此更恰当的名称应是管内牙本质（intratubular dentine）。这种牙本质的沉积最终可使小管闭塞。它与其它部位的牙本质即管间牙本质的区别是，不含胶原纤维，X线及电镜观察表现为高密度（图 4—7），矿化程度高于管间牙本质 15%，主要为碳磷灰石。基质中蛋白质的分子量较高，不属于牙本质磷蛋白。在观察脱矿切片时，由于脱矿后该处结构消失，故在成牙本质细胞突起周围呈现一环形的空隙。在球间牙本质和近釉牙本质界处的牙本质中无管周牙本质。在外周的牙本质，管周牙本质占组织横断面面积的 2/3，而在近髓腔的前期牙本质中仅占 3%。它们的基质由成牙本质细胞合成，由其细胞骨架运送到突起并释放于小管的内侧。含有较多的糖胺聚糖。

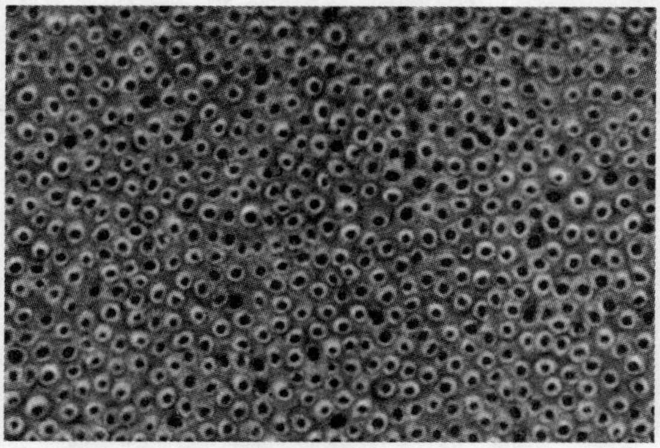

图 4—6　管间牙本质（亮圈所示，亮圈中央为牙本质小管，亮圈之间为管周牙本质）

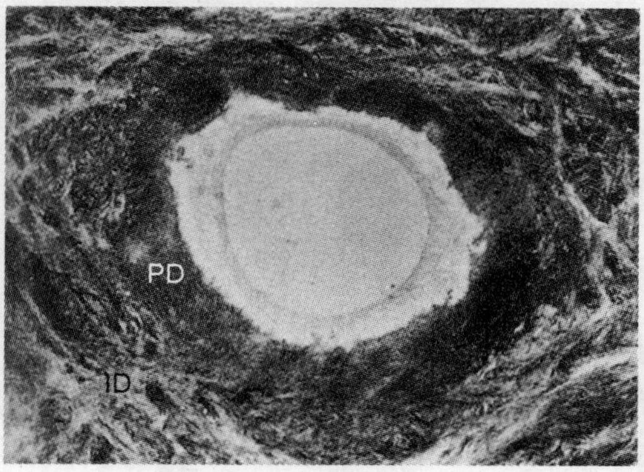

图 4—7　管周牙本质的电镜下表现
PD：管周牙本质　ID：管间牙本质

在增龄过程中，特别是在根部牙本质，管周牙本质可完全封闭牙本质小管。此时小管的内含与管间牙本质的反射指数相似，将磨片置于水中时，管周牙本质阻塞小管的区域为透明区，而其它牙本质小管内有水进入则不透明。此种透明牙本质（translucent dentine）的量随年龄增多，并且不受牙的功能和外界刺激的影响。此特点已经被用于法医中鉴定齿龄。

四、管间牙本质

除管周牙本质和牙本质小管外，牙本质的细胞间质大部分为矿化的间质即管间牙本质，其中有细小的胶原纤维，主要为Ⅰ型胶原。纤维的排列大部分与牙本质小管垂直而与牙表面平行，彼此交织成网状。管间牙本质位于管周牙本质之间，其矿化较管周牙本质低（图4—6）。牙本质中的非胶原基质分布在其中。晶体沉积在胶原纤维间和胶原纤维表面。在管周牙本质和管间牙本质之间，磨片观察时可见有一较清楚的交界面。以往认为此是一特殊的结构，称之为诺伊曼鞘（Neumann sheath），而电镜未能证实此鞘的存在，但其对染色和酸、碱处理反应与两侧的牙本质不同，其本质还有待证实。

第三节　牙本质结构和成分的区域差别

不同部位的牙本质在结构上具有不同的特点。牙冠部最先形成的牙本质称罩牙本质，相应的区域在根部称透明层，其来源尚存在争论。透明层的内侧有颗粒层。罩牙本质和前期牙本质之间的牙本质称髓周牙本质。靠近罩牙本质的髓周牙本质为矿化不全的、有特征性表现的球间牙本质。在最靠近牙髓腔处的未矿化牙本质称前期牙本质。另外，在牙根尖孔发育完成前形成的牙本质称原发性牙本质，此后形成的牙本质为继发性牙本质，与增龄有关。外界刺激引起的牙本质沉积限于刺激的局部，由新分化的成牙本质细胞样细胞形成，称第三期牙本质。

（一）罩牙本质（mantle dentin）是牙冠部最先形成的紧靠釉牙本质界的一层原发性牙本质，厚约20～150μm（图4—8）。与髓周牙本质相比有以下特点：

- 矿化程度较低（5%）
- 其基质胶原纤维排列与小管平行，与釉牙本质界垂直。偏光显微镜观察与髓周牙本质不同
- 牙本质小管分支多
- 通过基质泡发生矿化

根部最外层的牙本质称透明层（hyaline layer），位于颗粒层外侧，约20μm宽，无小管，无结构样。可能有助于牙本质与牙骨质结合。

（二）髓周牙本质（circumpulpal dentine）指罩牙本质和前期牙本质之间的牙本质，占牙本质的大部分（图4—8）。牙本质基本结构中描述的就是髓周牙本质，结构基本一致，但在其外周部分有球间牙本质，近髓处有矿化前沿。随年龄的增长还出现继发性牙本质。

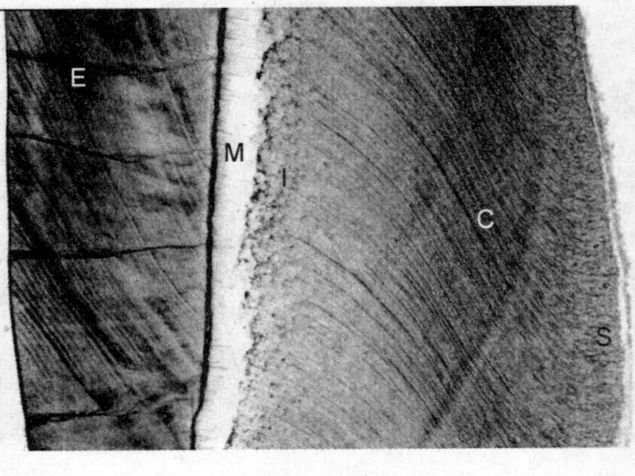

图4—8　牙本质分区

M：罩牙本质　I、C、S：髓周牙本质，其中“I”为球间牙本质、“S”为继发性牙本质

（三）球间牙本质（interglobular dentin）：主要分布于牙冠部近釉质牙本质界处。牙本质的钙化主要是球形钙化，由很多钙质小球融合而成。在牙本质钙化不良时，钙质小球之间遗留些未被钙化的间质，此未钙化的区域称为球间牙本质，其中仍有牙本质小管通过，但没有管周牙本质结构。大小形态不规则，其边缘呈凹形，很像许多相接球体之间的空隙（图4—9）。

氟牙症和维生素 D 缺乏时球间牙本质明显增多。

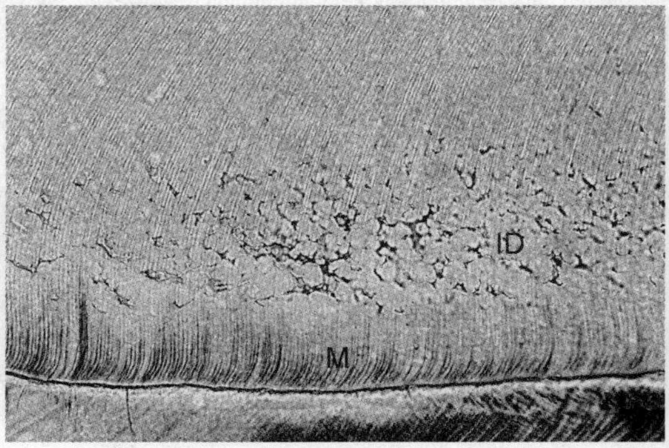

A

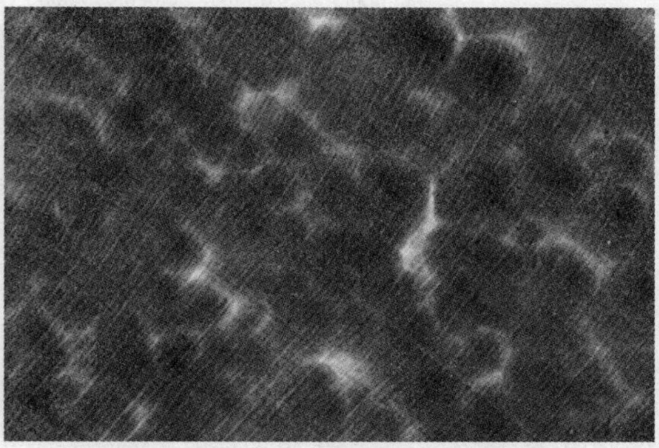
B

图 4－9　球间牙本质

ID：球间牙本质　M：罩牙本质

A：磨片下所见　B：切片下所见，牙本质小管在球间牙本质区延续

（四）颗粒层（granular layer）又称托姆斯颗粒层（Tomes' granular layer）：牙纵剖磨片中位于根部牙本质透明层的内侧，表现为一层暗色颗粒状未矿化区（图 4－10）。关于其形成的原因，较多人认为是成牙本质细胞突起末端分支多、扭曲成袢状，磨片中有空气进入所致（图 4－11）；也有认为是矿化不全所致。相当于小的球间牙本质。

（五）前期牙本质（predentin）：常规脱矿切片中，可见牙本质的最内层为明显的浅染区。为刚形成、尚未矿化的牙本质，称前期牙本质。由于牙本质在一生中始终在形成，因此，在成牙本质细胞和矿化牙本质之间总是有一层前期牙本质（图 4－12），厚度为 10～40μm 不等，取决于牙本质的沉积速度。在发育完成的牙，牙本质形成较正在发育的牙慢，所以前者的前期牙本质较后者薄。前期牙本质的染色特点反映了其基质成分不同于矿化牙本

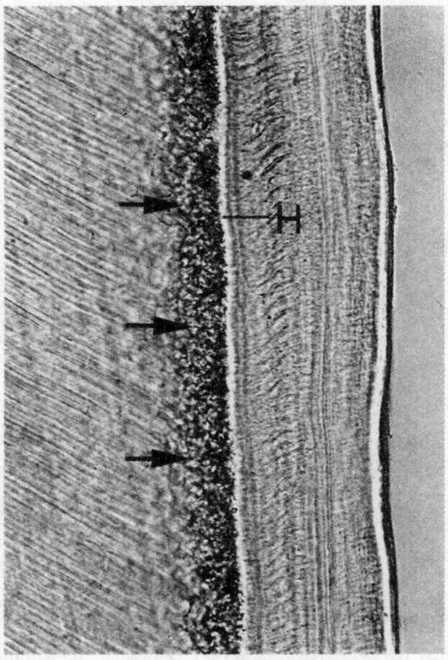

图 4－10　颗粒层磨片下所见（箭头所示，“H”为透明层）

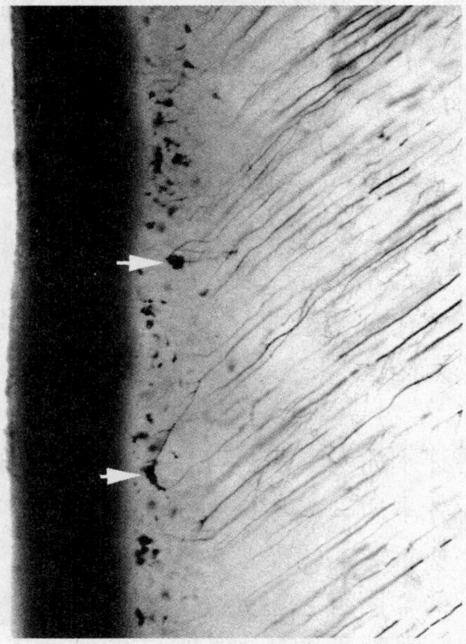

图 4－11　颗粒层与牙本质小管的关系（箭头所示）

质的基质成分。在邻近矿化前沿处可见牙本质的矿化小球。前期牙本质中的成牙本质细胞突主要分泌基质成分，而矿化牙本质中的细胞突参与基质的重塑及矿化。

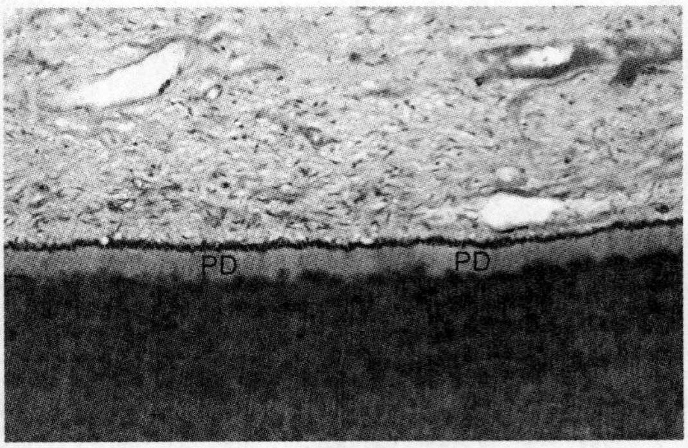

图 4－12　前期牙本质（“PD”区所示）

（六）生长线（incremental line）：生长线又称埃布纳（von Ebner）线，是一些与牙本质小管垂直的间歇线纹（图 4－13）。与牙釉质生长线成因相似，它表示牙本质的发育和形成速率是周期性变化的。此周期性变化可能是由控制成牙本质细胞的营养物质供应的神经元的日间节率性活动造成。牙本质的形成从牙尖的釉质牙本质界开始，有规律地成层进行。生长线有节律性的间隔即为每天牙本质沉积的厚度，约为 4～8μm。如发育期间受到障碍，则形成加重的生长线，特称为欧文线（Owen line），用软 X 射线观察，此线处矿化不全。在乳牙和第一恒磨牙，其牙本质也因部分形成于出生前，部分形成于出生后，两者之间有一条明显的生长线，即新生线。

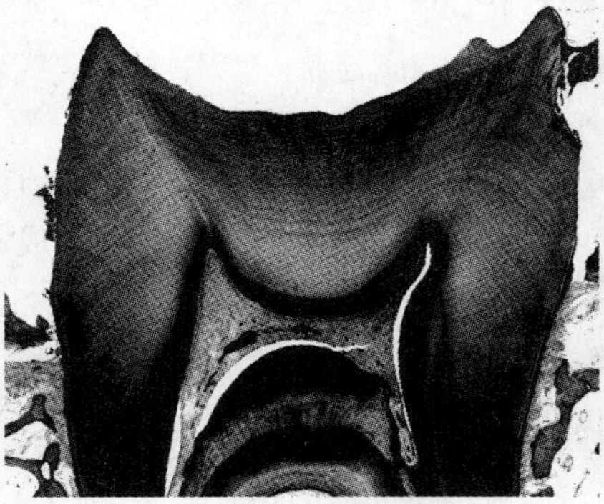
A

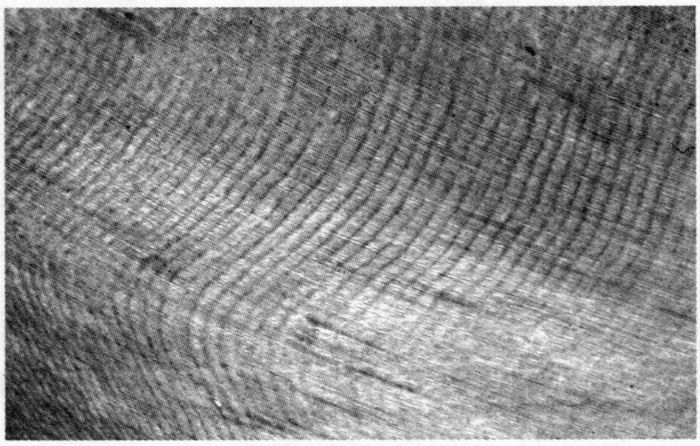
B

图 4－13　牙本质生长线
A：低倍　B：高倍

（七）萌出后及与增龄相关的变化（ posteruptive and age-related changes）

牙发育完成、萌出后，牙本质发生许多与年龄相关的或与刺激相关的变化。生理性年龄变化有继发性牙本质和透明牙本质；对刺激的反应主要有第三期牙本质、硬化牙本质和死区。

1. 继发性牙本质（secondary dentine）　牙根发育完成，与对殆建立咬合关系后形成的牙本质为继发性牙本质（图 4－14）。是牙本质最明显的增龄性变化，其结构相似于原发性牙本质，可根据小管方向的变化来区分。继发性牙本质小管方向稍呈水平，使其与牙发育期所形成的原发性牙本质之间常有一明显的分界线。继发性牙本质与原发性牙本质小管是延续的，因为它们为同一成牙本质细胞形成。有报道指出埋伏牙也有继发性牙本质形成。

继发性牙本质形成的速度较慢，形成的速率与食物和牙所承受的咬合力有关，一般较原发性者低。较大摩擦性食物和大的咀嚼力对继发性牙本质的形成有较大的刺激性。在髓腔特别是髓室内侧，继发性牙本质呈不均匀分布，受刺激大的区域继发性牙本质形成的也多。原来与牙冠外形相对应的髓室形态由于继发性牙本质的不规则沉积也变得不规则。在磨牙和前磨牙中，髓腔顶和底部的继发性牙本质比侧壁的厚（图 4－15）。随继发性牙本质的形成，牙髓腔变小，成牙本质细胞变得拥挤，有些可能消失，其小管发生硬化（透明牙本质，见管周牙本质）。

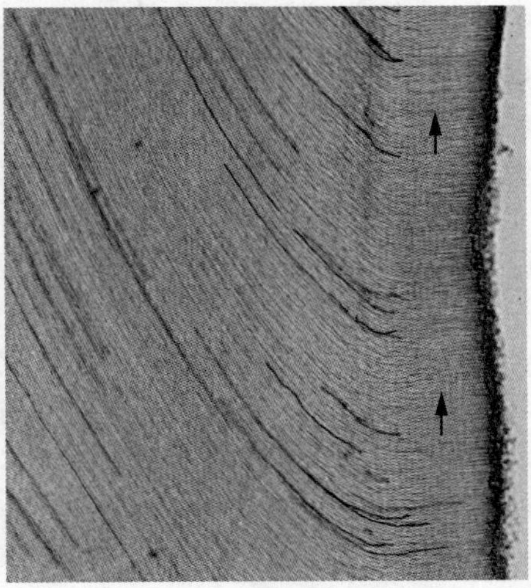

图 4－14　继发性牙本质（箭头区）

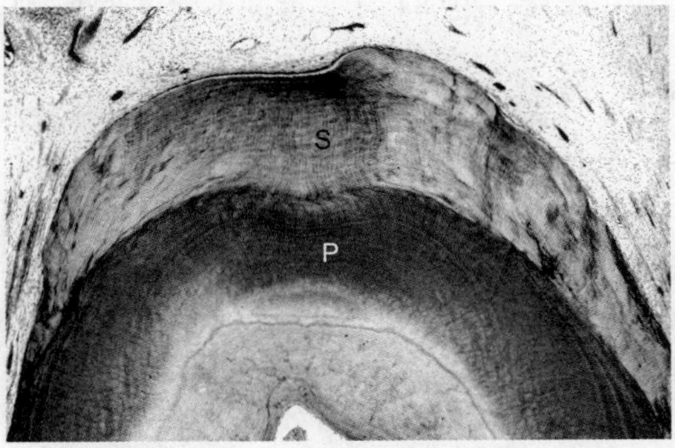

图 4－15　髓腔底部的继发性牙本质

S：继发性牙本质　P：原发性牙本质

2. 第三期牙本质（tertiary dentine）　各种外界刺激如龋、磨损、窝洞制备、修复体和创伤周围的微裂均可导致第三期牙本质的形成（图 4－16）。刺激的类型、程度以及牙的发育或成熟状态均对第三期牙本质的形态和结构成分有相当大的影响。此类牙本质可以类似继发性牙本质，小管排列规则；也可以有较少的不规则的小管；或者小管很少。多数情况下，这部分牙本质的小管与原来的小管间无延续性。由于表现多种多样，所以有许多名称：不规则继发牙本质（irregular secondary dentine）、修复性牙本质（reparative dentine）、反应性牙本质（reactionary dentine 或 response dentine）、骨样牙本质（osteodentine）。将这些牙髓对刺激反应所形成的牙本质统称为第三期牙本质较合适。

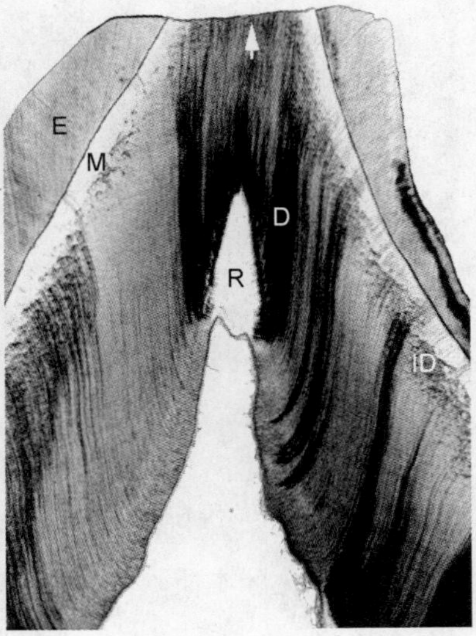

图 4－16　磨损致的第三期牙本质

R：第三期牙本质或修复性牙本质

D：死区

牙髓对刺激的反应似乎不是增加继发性牙本质的沉积速度，而是诱导先前较静止的成牙本质细胞样细胞产生矿化组织。所以第三期牙本质与继发性牙本质的主要不同是，它由新分化的成牙本质细胞样细胞形成，而不是原来的成牙本质细胞形成的（最近的研究提示，至少在某些情况下，原来的成牙本质细胞可能参与第三期牙本质的形成。图 4－17）。新分化的细胞非常相似于成牙本质细胞，形成Ⅰ型胶原和牙本质特异蛋白——牙本质涎蛋白，但与原来的成牙本质细胞也有明显的不同，就是它不形成牙本质磷蛋白。牙本质磷蛋白对于原发性牙本质的形成是至关重要的，但似乎对于第三期牙本质来说并不重要。与第三期牙本质形成相关的信号分子可能是 TGF β 和 BMP。TGF β 可能存在于牙本质或前期牙本质中，细菌产的酸可能使其释放并诱导牙本质下层细胞分化。信号分子的性质、量及作用方向的不同，所形成的反应产物也不同。TGF β 似乎诱导形成有较多牙本质小管的组织，而 BMP 诱导的是骨样组织。无小管的第三期牙本质在进展较快的龋的髓腔侧更常见。

第三期牙本质中的反应性牙本质与修复性牙本质可能在含义上稍有不同。反应性牙本质指牙本质受到刺激后，成牙本质细胞受到伤害，一部分死亡，但其余的成牙本质细胞继续形成牙本质，根据刺激强度的不同可产生不同程度不规则的牙本质，小管较少。修复性牙本质指牙本质受到刺激后，成牙本质细胞死亡，由新分化的成牙本质细胞样细胞形成的牙本质。正常牙本质发育中上皮间充质相互作用非常重要，但修复性牙本质中的成牙本质细胞样细胞的分化无上皮的诱导。那么这种细胞的分化说明，最初正常发育时的相互作用已经使一些细胞处于向成牙本质细胞分化的过程中，遇到适当的刺激后，形成牙本质；但更可能的是，成牙本质细胞样细胞分化自一个干细胞群，与上皮无关，其分化需要生物活性分子如生长因子、细胞因子。许多因子在实验动物中可诱导修复性牙本质的形成，这些因子有原来的牙本质、脱矿的牙本质、牙本质的提取物、纤维粘连蛋白、BMP 等。

由于刺激往往沿着牙本质小管传导，因此，修复性牙本质仅沉积在受刺激牙本质小管相对应的髓腔侧。修复性牙本质与原发性牙本质或继发性牙本质之间常由一条着色较深的线所分隔（图 4－18）。

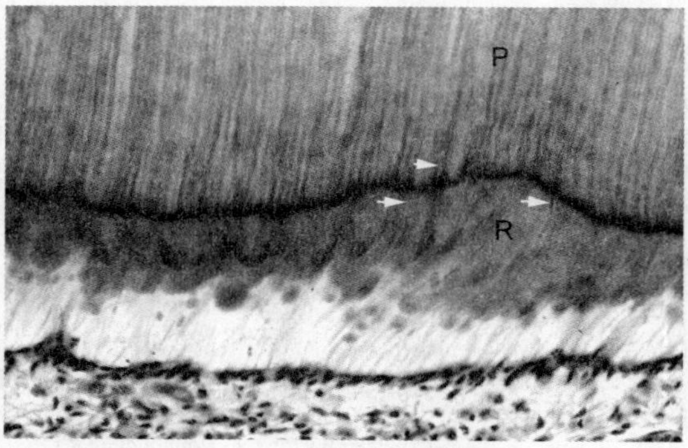

图 4－17　修复性牙本质中的部分小管与原来的牙本质小管相延续（箭头所示）

P：原来的牙本质　R：修复性牙本质

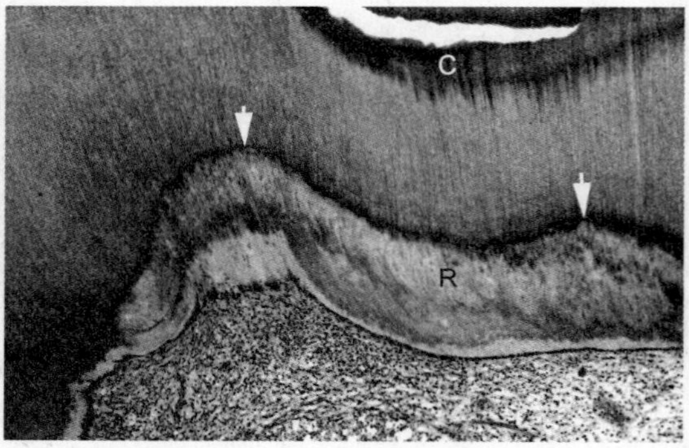

图 4－18　修复性牙本质与原来的牙本质之间有明显的分界（箭头所示）

C：龋坏区　R：修复性牙本质

3. 硬化牙本质（sclerotic dentine）　管周牙本质不断形成造成的牙本质透明性改变为透明牙本质（图 4－19）。牙本质对龋及磨耗等刺激的反应也可以是封闭小管，与透明牙本质的表现基本相同，但是由于病理刺激所引起，称硬化牙本质。小管中的沉积物不明确，可能由成牙本质细胞产生的磷灰石晶体，其中有些可能来自唾液。

4. 死区（dead tracts）　是牙因磨损、酸蚀或龋等较重的刺激，使小管内的成牙本质细胞突起逐渐变性、分解，小管内充满空气所致。在透射光显微镜下观察时，这部分牙本质呈黑色，称为死区。此区的敏感度减低。这种改变常见于狭窄的髓角，因该处成牙本质细胞拥挤。死区的周缘常有透明牙本质围绕，其近髓端则可见修复性牙本质（图 4－16）。在正常牙本质的干燥磨片中，由于成牙本质细胞突起的分解，空的小管被空气所充满，也可出现像死区一样的变化，但与其相对应的髓腔壁上，没有修复性牙本质。

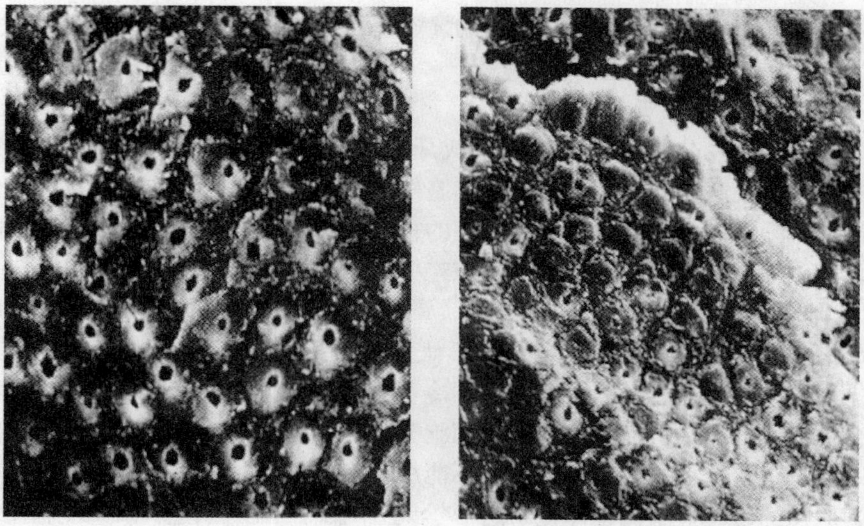

A　　B

图 4－19　管周牙本质形成所致的透明牙本质

A：管周牙本质尚未封闭小管　B：牙本质小管接近被封闭

第四节　牙本质的神经分布与感觉

由于研究方法的困难，关于牙本质内的神经分布，目前认识尚不一致。电镜观察显示在前期牙本质和靠近牙髓的矿化牙本质中的成牙本质细胞突周围间隙中有神经纤维。无髓鞘神经纤维偶尔出现在年轻牙近 EDJ 处。神经纤维常常部分环绕成牙本质细胞突起，但是神经纤维与成牙本质细胞突起之间无确定的连接如缝隙连接或突触连接。虽然当神经末梢与成牙本质细胞突起产生切迹时，神经末梢和突起之间的面积增大，二者之间有 20～25nm 的裂隙，类似于其它部位突触连接的裂隙，但不存在突触连接的其它结构特征。这些结构是否有突触连接的基本功能还不清楚。小管内有些伴随突起的神经末梢膨大和收缩交替出现，电镜下呈泡状表现，含少数线粒体，周围有特征性裂隙。虽然国内学者的研究曾提示，不仅在前期牙本质、矿化牙本质间质和小管内有神经纤维分布，其神经末梢甚至可越过釉质牙本质界，但对此论点目前尚有很大的争议。牙本质的神经分布在不同的部位其密度不同。许多研究已经表明，感觉神经的 40％分布于冠部髓角处牙本质小管内，而牙釉质牙骨质界和牙根中部的小管内感觉神经的分布只分别占了 0.2％～1.0％和 0.02％～0.2％。交感神经的分布情况与感觉神经相类似。

牙本质无论对外界机械、温度和化学等刺激都有明显的反应，特别在牙釉质牙本质交界处和近髓处尤为敏感。这类反应所产生的唯一感觉就是“痛觉”，而且这类痛觉常难以有明确的定位。

关于牙本质痛觉的感受和传递机制，目前主要存在三种有一定代表性的解释：

（一）神经传导学说

神经传导学说（direct innervation theory）的基础是刺激直接作用于牙本质小管内的神经末梢并传导至中枢。然而，有人曾经在暴露的牙本质表面应用蛋白凝固剂或局部麻醉剂封闭，并未能缓解疼痛。而且釉牙本质界处的牙本质较深层的牙本质对这类刺激更为敏感的现象也无法用该学说解释。

（二）转导学说

转导学说（transduction theory）认为成牙本质细胞是一个受体，感觉可以从釉质牙本质界通过成牙本质细胞突起至细胞体部，细胞体与神经末梢紧密相连，得以转导至中枢。该学说的依据是成牙本质细胞来自于胚胎时期的神经嵴细胞，具有神经传导的潜在能力。有人还发现成牙本质细胞与近髓腔的神经有缝隙连接（gap junction）。

（三）流体动力学说

流体动力学说（hydrodynamic theory）认为牙本质小管内有液体，这种液体对外来的刺激有机械性反应，当牙本质内的液体受到冷刺激时，由内向外流，而受到热刺激时则由外向内流，这种液体的流动引起了成牙本质细胞和其突起的舒张或压缩，从而影响到其周围的神经末梢。这不仅解释了为何局部麻醉剂不能缓解疼痛，同时釉质牙本质界处牙本质小管分支多而使其对痛的敏感性增高也印证了这一学说。

目前流体动力学说为多数人所接受。

第五节　临床意义

一、牙本质的渗透性

牙本质小管使牙本质具有渗透性。牙本质表面的物质可通过小管，达到牙髓并影响牙髓，此过程涉及许多因素：

1. 龋、磨损、磨耗或创伤所致的牙本质暴露。

2. 牙本质小管是否开放，生理性管周牙本质，外源性物质沉积可封闭小管，第三期牙本质也可以在髓腔侧形成，封闭小管。

3. 牙本质小管内的“牙本质液”能否将外来物质冲出管外。

4. 外来物质能否通过成牙本质细胞层。

能克服以上因素，沿小管行进的最重要的物质是龋病中的细菌，可能更重要的是其毒素。一些分子可能使一些牙髓感觉神经兴奋，产生疼痛。牙科材料和酸蚀剂可能通过小管杀死或损害牙髓，应引起足够重视。牙髓对某些修复材料的不良反应更可能是由于材料本身的边缘封闭性不佳，使牙本质表面存在微裂及细菌，其毒素进而影响到牙髓。在体外虽然一些牙科材料可通过牙本质，但在体内有时牙本质液的外流可阻止其进入。

牙本质是一种敏感的组织，特别是在牙根由于牙龈退缩，根部牙骨质的缺失或由于磨耗使牙本质暴露时，牙就特别敏感。修复材料或牙本质硬化可减轻牙本质的渗透性和敏感性。

二、牙本质对外界刺激的反应

牙本质对外界刺激如龋、磨损等的反应可作为屏障，对牙髓具有保护作用。其反应发生在牙髓，表现在牙本质即第三期牙本质的形成，是阻止致龋菌及其毒素的屏障。继发性牙本质在一生中都在形成，虽然不是反应性的，但也可发挥屏障的作用。

三、牙科材料与牙本质的粘附

釉质和牙本质粘接材料的发展带来了修复牙科学的进展。可允许更保守的窝洞制备，减少牙髓损伤并改善美学效果。牙本质中有机物含量高，使牙本质的粘接较釉质更复杂。用牙钻切割牙本质，在其表面由融化和再固化的牙本质形成研磨层，其中也可能埋入细菌。研磨的优点是封闭牙本质小管，缺点是保留细菌并形成难以粘接的界面。去除研磨层是应用粘接剂的前提。一般用强酸酸蚀去除，使牙本质表面有孔，以便粘接剂的充入。

Summary

Dentine is the mineralized tissue that forms the bulk of the tooth and is a vital mineralized tubular tissue organized by odontoblasts. It is a rigid but elastic tissue consisting of large number of small parallel tubules (dentinal tubules) in a mineralized collagen matrix. The dentinal tubules provide the space for the odontoblastic process, tissue fluid, and sometimes nerve endings. The cell bodies of odontoblast line the deep surface of the dentine defining the outer border of the dental pulp. The odontoblastic process plays an important role in maintaining the qualitative differences in the dentinal and predentinal matrix, by controlling the release of phosphoproteins at the mineralization front and the formation of peritubular dentin. Dentin is incrementally deposited throughout life as circumpulpal dentine, unless environmental factors stimulate a localized production of reparative dentine. This incremental deposition coupled with a lack of internal remodeling effectively reduces the size and architecture of the pulp chamber with aging. Dentine types can be classified according to their developmental pattern and location. These common types are called primary, secondary, mantle, circumpulpal, tertiary, interglobular, and the Tomes granular layer in root dentine, as well as intertubular and intratubular (peritubular dentine). Dentinal composition may be altered by environmental and iatrogenic influences such as caries, sclerosis, dead tracts, and/or irregular reparative dentine.

（高　岩）

第五章　牙　髓

牙髓（dental pulp）是位于牙髓腔内（髓室和根管）的疏松结缔组织，来源于外胚间叶，是形成牙本质的组织。牙髓可能在发育期起主要作用，但在整个生命过程中都维持活性，形成继发性牙本质，并且对各种刺激作出有限的反应如形成修复性牙本质。

牙髓属于特殊的结缔组织，本身被硬组织环境包围。牙本质形成细胞位于牙髓的外围，此区还分布神经末梢和特化的抗原呈递细胞，可以发现外界的刺激并对其作出反应。牙髓的其余部分主要起支持作用，有重要的功能。牙髓通过根尖孔与牙周韧带纤维组织相连，牙髓中的血管、淋巴管和神经通过根尖孔进入牙髓（图5－1）。

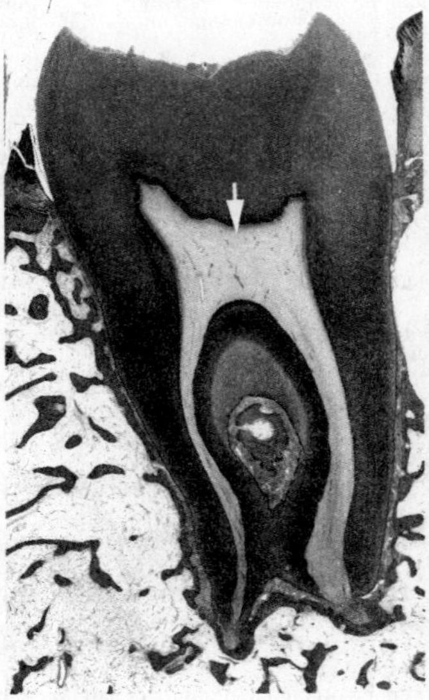

图5－1　位于髓腔内的牙髓（箭头所示）

一、牙髓的结构成分

牙髓是疏松结缔组织，由细胞和半液体状态的纤维性基质构成。其中水占重量的75%，有机成分占25%。因此基质较细胞更丰富。由细胞分泌的纤维、多糖和蛋白质构成与细胞关系密切的复杂网架。基质不仅构成网架，在控制其中的细胞活性方面起重要作用，影响它们的发育、迁移、分裂、形态和功能。胶原是基质中主要的成分，占牙髓干重的25%～32%。

（一）牙髓的纤维（fibers in dental pulp）

牙髓中的纤维以Ⅰ型胶原为主，在年轻牙中为细的原纤维，分散在牙髓中。纤维的直径约50nm，长有数微米。它们结合成不同大小的纤维，排列不规则。在靠近牙髓的外围区，纤维大致与前期牙本质平行。在早期发育阶段，一些纤维束与前期牙本质成直角，参与形成外层牙本质中的von Korff纤维。牙髓中也有较多的Ⅲ型胶原，有与Ⅰ型胶原相似的67nm的周期性横纹，但Ⅲ型胶原只有α1链，无α2链。在牙髓胶原中，Ⅰ型胶原占56%，Ⅲ型占41%，如此多的Ⅲ型胶原含量的意义尚不清楚。在其它部位，Ⅲ型胶原与组织快速更新及控制胶原纤维的直径有关。此外牙髓中还有少许Ⅴ型和Ⅵ型胶原。所有胶原占牙髓湿重的3%～5%，较其它疏松结缔组织中胶原的含量低。

（二）牙髓中非纤维性基质（non-fibrous matrix of dental pulp）

牙髓中的大分子细胞外基质有两类：糖胺聚糖和其它粘附分子。

糖胺聚糖（glycosaminoglycan，GAG）由重复的双糖构成多糖链。以共价键形式与蛋白质结合，形成蛋白多糖。牙髓中有所有4种结缔组织糖胺聚糖：硫酸软骨素、硫酸皮肤素、硫酸肝素和透明质酸。糖胺聚糖为亲水大分子，它们形成充填于细胞外间隙的胶样物，发生水化后可膨胀，可能与牙髓中较高的组织压有关。GAG可发挥机械支持作用，也使水溶性分子及细胞易于运动。透明质酸是唯一不结合蛋白质的GAG，除机械特性外，还有利于细胞的迁移。成熟牙髓中60%的GAG为透明质酸，20%为硫酸皮肤素，12%为硫酸软骨素。

在发育中的牙髓，硫酸软骨素是主要的GAG，而透明质酸的量较少。

牙髓中的蛋白聚糖（proteoglycan）丰富，有不同大小的蛋白核心，周围围绕以GAG。蛋白聚糖是一组具有广泛作用的分子。许多蛋白聚糖如多功能蛋白聚糖（versican）与基质的组成有关，有些如多配体蛋白聚糖（syndecan）整合或附着于细胞膜作为粘附分子，或者可与信号分子如生长因子结合（表5－1）。

表5－1　牙髓中的蛋白聚糖

蛋白多糖	可能的功能
核心蛋白聚糖（decorin）	结合Ⅰ型胶原和TGFβ
双糖链蛋白聚糖（biglycan）	对胶原纤维的发生起调节作用
多功能蛋白聚糖（versican）	参与大的亲水蛋白多糖聚合物的形成
多配体蛋白聚糖（syndecan）	将细胞粘附至胶原纤维或其它基质，结合生长因子
腱蛋白（tenascin）	启动或抑制细胞粘附，引导细胞运动

纤维粘连蛋白（fibronectin）为一种糖蛋白，可以将细胞粘附至细胞外基质，也可调节细胞与某些信号分子的结合。层粘连蛋白（laminin）是基底膜成分，只见于血管内皮和神经纤维施万细胞周围。虽然成牙本质细胞无基底膜，但它们的胞体及突起周围有层粘连蛋白的包绕。

（三）牙髓的细胞（cells of dental pulp）

1. 成牙本质细胞（odontoblast）：位于牙髓周围，呈柱状紧接前期牙本质排列成一层，是呈极性分布的终末分化细胞。其细胞顶端有一细长的突起伸入牙本质小管内，因此成牙本质细胞层实际上由成牙本质细胞的胞体构成。成牙本质细胞排列成栅栏状，并且细胞彼此拥挤，细胞核并不在同一水平，在光学显微镜下，似由数层成牙本质细胞构成（图5－2）。在整个牙髓中，成牙本质细胞的形状并不完全一致，在年轻恒牙的冠部为较高的柱状细胞，反映了细胞的高活性状态；在牙根中部逐渐变为立方形细胞；接近根尖部的成牙本质细胞为扁平状，呈现相对休止状态。在成牙本质细胞之间，有时可见毛细血管、神经纤维和树枝状细胞分布。

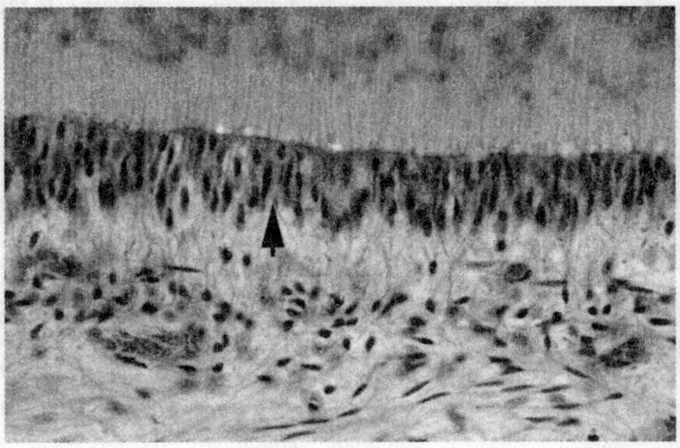

A

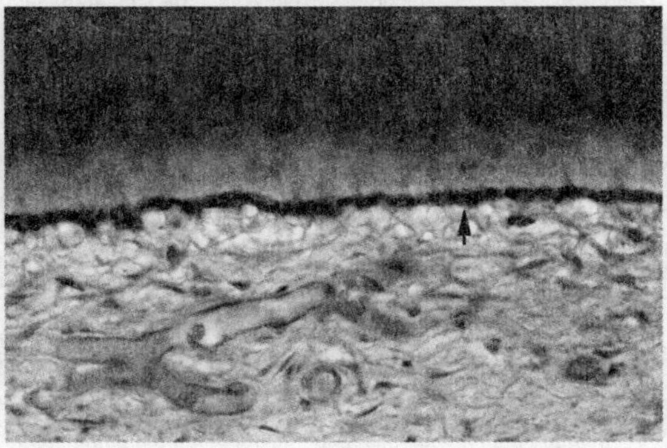

B

图5－2　位于牙髓外周的成牙本质细胞

A：冠部的成牙本质细胞排列密集，多层样　B：根髓中的成牙本质细胞呈单层立方形

电镜下，成牙本质细胞有长的细胞突起伸入牙本质小管。胞体约长50μm，宽5～10μm。胞核位于近牙髓侧的胞质中，核的上方有粗面内质网和高尔基复合体。胞质内线粒体和溶酶体散在分布，还可见其它成分如细胞骨架和分泌泡。在牙本质形成活跃期，细胞内

高尔基复合体显著，粗面内质网丰富，线粒体遍布于整个胞质内。成牙本质细胞体之间有连接复合体，包括桥粒（desmosome）、缝隙连接（gap junction）、紧密连接（tight junction）和中间连接（intermediate junction）等结构。紧密连接和中间连接对维持成牙本质细胞层的完整性非常重要，同时可防止外来物质进入。缝隙连接可使成牙本质细胞间进行物质交换，可能在调节细胞生长和分化以及成牙本质细胞的活动方面发挥作用。除一个主要的突起外，还有一些小的突起，与周围的成牙本质细胞和牙髓细胞连接。

成牙本质细胞的主要功能是形成牙本质（包括牙本质中的纤维、基质和牙本质的生物矿化），在充分分化的牙形成继发性牙本质。正常情况下只要牙髓保持活力，牙本质在牙的一生中都可形成。成牙本质细胞是终末分化细胞，对严重刺激如龋的反应能力有限，刺激或损伤常导致其死亡。此时成牙本质细胞层深层细胞可分化为成牙本质样细胞，形成修复性牙本质。

成牙本质细胞合成和分泌的蛋白质主要是Ⅰ型胶原，也有少数Ⅴ型胶原，非胶原成分包括蛋白多糖、磷蛋白、糖蛋白、含γ羧基谷氨酸蛋白等。成牙本质细胞中也存在其它可溶性分子如TGFβ、EGF、FGF，这些分子可能在创伤愈合中起重要作用。在成牙本质细胞内还有对牙本质矿化起重要作用的牙本质磷蛋白（DPP）和牙本质涎蛋白、牙本质基质蛋白、核心蛋白聚糖（decorin）和双糖链蛋白聚糖（biglycan）。这些分子都具有特殊的功能，如双糖链蛋白聚糖和Ⅰ型胶原分泌在成牙本质细胞——前期牙本质界面，在此处双糖链蛋白聚糖连接胶原，在组成胶原纤维中起作用；核心蛋白聚糖和DPP分泌在矿化前沿即矿化牙本质和前期牙本质界面，在此处核心蛋白聚糖组织和搭配胶原纤维，以利于DPP与钙结合而启动牙本质矿化。其它在牙本质细胞外基质中的物质也由成牙本质细胞合成，如各种糖胺聚糖、胶原酶及其组织抑制物、糖蛋白如骨钙素、骨桥蛋白等（图5—3）。

2. 成纤维细胞（fibroblast）：是牙髓中数量最多的细胞，故又称为牙髓细胞，在牙髓中呈网状分布。细胞形态变化较大。一般为星状，突起与其它成纤维细胞或成牙本质细胞相连。细胞核染色深，胞质淡染、均匀（图5—4）。电镜下有丰富的粗面内质网和线粒体以及发达的高尔基复合体等，这说明它有活跃的合成胶原的功能。主要合成Ⅲ型胶原和其它细胞外基质如蛋白多糖和糖胺聚糖，成纤维细胞也能降解细胞外基质。牙髓成纤维细胞的形态往往反映了牙髓组织的功能和活性。随着年龄的增大，牙髓成纤维细胞数量减少，形态呈扁梭形，细胞器减少，合成和分泌功能下降。

成纤维细胞在创伤修复机制中的作用非常重要。在适当的刺激下如暴露的前期牙本质或炎症细胞释放的生长因子、某些骨形成蛋白、细胞因子或炎症介质的刺激，成纤维细胞可增生、分化为新的成纤维细胞或成牙本质样细胞。

3. 组织细胞和未分化间充质细胞（histiocyte and undifferentiated mesenchymal cell）：这些细胞通常位于小血管及毛细血管周围。组织细胞或吞噬细胞的形态不规则，有短而钝的突起，胞核小而圆，染色深。在活体染色法中，可见其胞质内储有染料颗粒。在非活动时期很难与成纤维细胞相鉴别，在炎症时，胞质内有颗粒及空泡，胞核增大，有明显的核仁。

未分化的间充质细胞比成纤维细胞小，但形态相似，有不明显的胞质突。在受到刺激时，它可分化成结缔组织中任何一种类型的细胞。在炎症中它可形成巨噬细胞。当成牙本质细胞消失时，它可以移向牙本质壁，分化成成牙本质样细胞，形成修复性牙本质。目前有人认为未分化间充质细胞就是成纤维细胞。

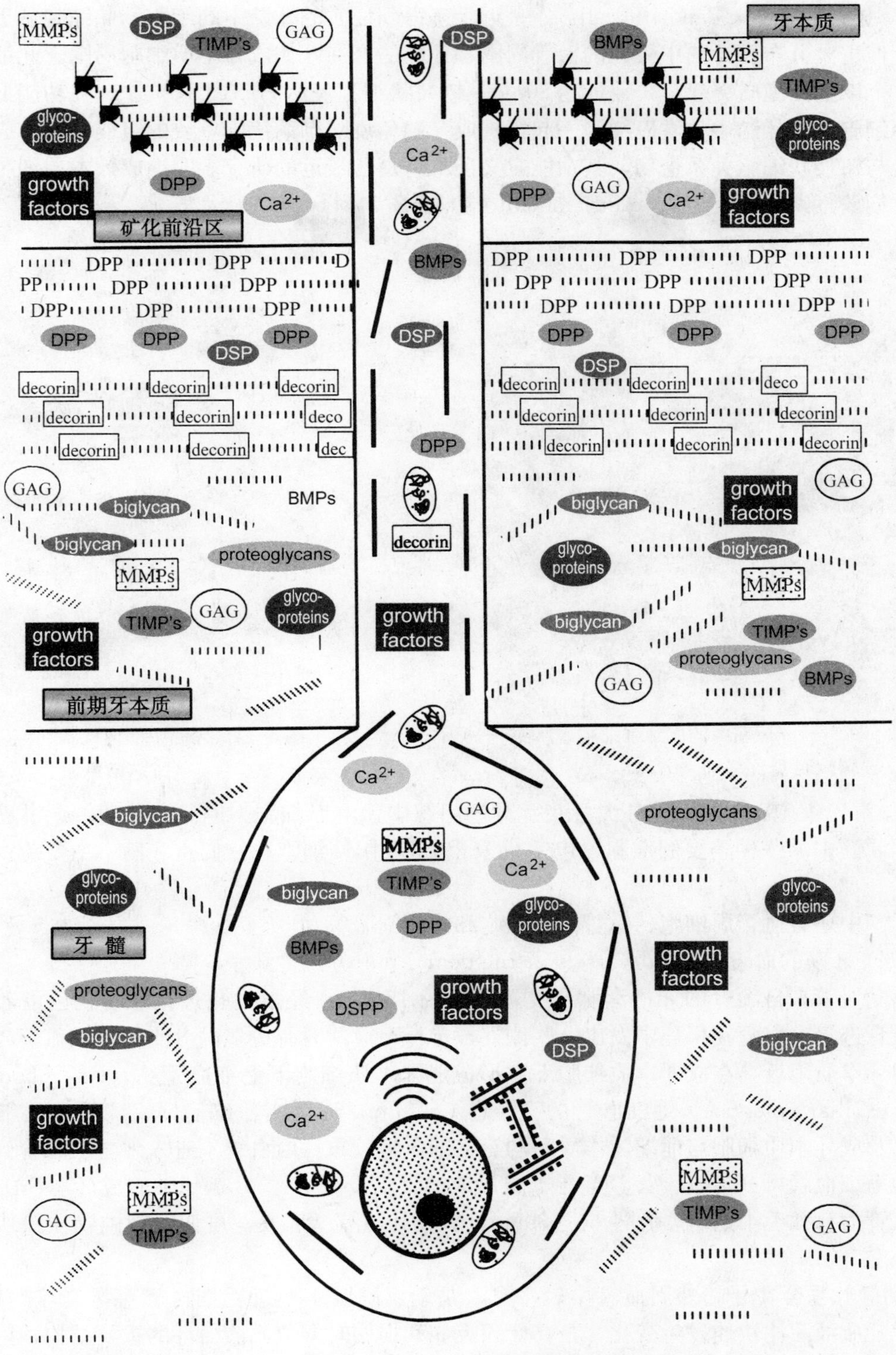

图 5－3　成牙本质细胞合成的各种成分及其分布示意图

DPP：牙本质磷蛋白　DSP：牙本质涎蛋白　GAG：糖胺聚糖　MMPs：基质金属蛋白酶

TIMPs：金属蛋白酶组织抑制剂

4. 树枝状细胞（dendritic cells）：是近年来得到证实的牙髓中的细胞。此细胞见于整个牙髓，但主要分布在牙髓中央区的血管周围和牙髓的外周区如成牙本质细胞周围。此细胞常常有 3 个以上的胞质突起，长径可达 50μm。树枝状细胞表达 HLA-DR 抗原，在功能上属抗原呈递细胞，与牙髓中的淋巴细胞一起，构成牙髓免疫防御系统中重要的组成部分。成牙本质细胞与树枝状细胞关系密切，其功能意义还不清楚。最近的研究表明，成牙本质细胞能产生针对细菌毒素的前炎症（proinflammantory）介质（图 5－5）。

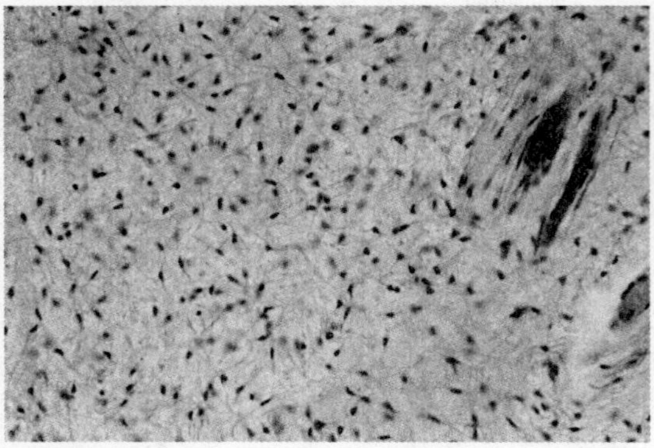

图 5－4　牙髓中的成纤维细胞
（可见许多细胞突起）

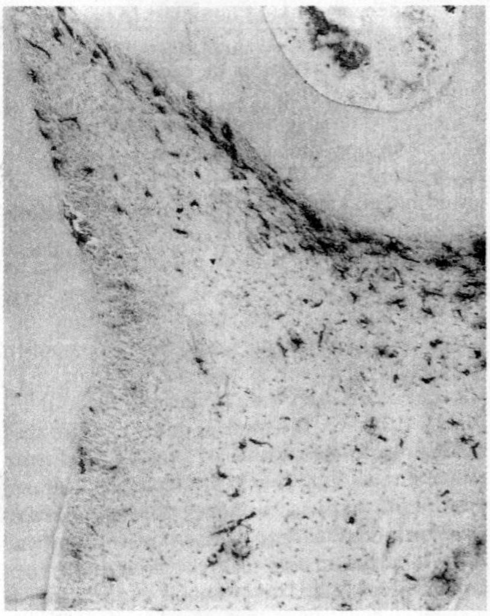

图 5－5　牙髓中的树枝状细胞呈黑色
（特殊染色）

5. 淋巴细胞：以往认为正常无炎症牙髓组织中无淋巴细胞。但研究证明，T 淋巴细胞是正常牙髓中的一种重要的细胞，包括 CD4 和 CD8 阳性细胞。它们是牙髓中主要免疫反应细胞。

牙髓中还有血管周细胞、血管内皮细胞和施万细胞等。

（四）牙髓的血管（blood vessels of the dental pulp）

牙髓血管来自颌骨的牙槽动脉分支，直径约 150μm。经根尖孔进入牙髓，也可通过一些副根管进入。血管在根髓中发出一些侧支，走行至冠髓时有更多的分支。毛细血管袢延伸至前期牙本质附近，在成牙本质细胞下方形成成牙本质细胞下毛细血管丛（the subodontoblastic capillary plexus）。毛细血管的直径在 6～8μm。成牙本质细胞间、成牙本质细胞层下、以及成牙本质细胞与前期牙本质间均有毛细血管分布，但血管不进入牙本质小管。此种分布的毛细血管可携带氧、营养至牙本质形成的最需要处。约 4%～5%的成牙本质细胞下毛细血管为有孔毛细血管，孔径 60～80nm，有孔处只有基底膜，可使血管内物质更快地运出。

动静脉吻合在牙髓外周血管中较多见，是动、静脉不经过毛细血管直接交流的通道，可使牙髓血液灌注快速发生变化，是在牙髓炎症和损伤时调节血液循环的重要结构，可减轻炎症或损伤时的组织压力（图 5－6）。

牙髓中的淋巴管难以区分，类似于身体它处的淋巴管，与毛细血管相像，内皮不完整，基底膜发育不完整。进入牙髓中的示踪物，可在区域淋巴结中查出，证明牙髓中淋巴管的存在。

牙髓中的神经末梢与动脉平滑肌有联系，其作用可能是收缩血管。牙髓外周广泛的神经分布对控制血流非常重要。这些神经中最重要的神经肽是降钙素基因相关肽（calcitonin gene-related peptide，CGRP），其主要功能是使血管扩张。其它的血管活性物质有P物质、神经肽Y和一氧化氮合酶。许多血管外围有表达MHCII的树枝状细胞，其突起与内皮细胞接触，可能是抗原呈递细胞，也可能作为一种吞噬细胞。

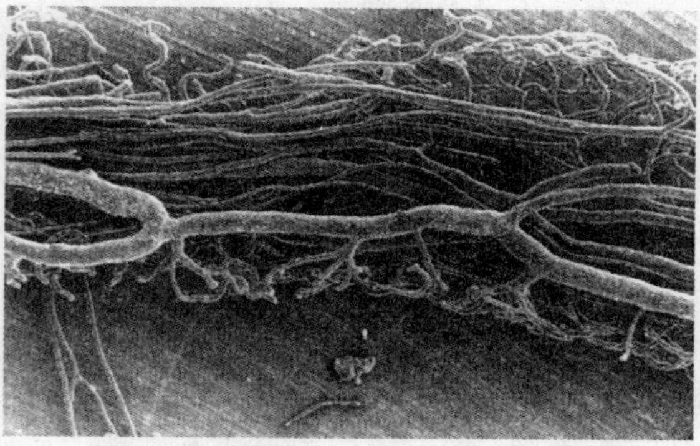

图5－6　牙髓血管中的动静脉吻合（扫描电镜）

牙髓中的血液灌注约20～60ml/（min·100g）组织。牙髓有较高的搏动性组织液压力。此压力有助于牙髓中的液体在牙本质小管开放处向外流动，可以减慢龋病进展过程中，刺激向牙髓的运动。

（五）牙髓的神经（nerves of the dental pulp）

牙髓内神经分布密集。成熟前磨牙约有2500根轴突进入根管口。感觉神经和节后交感神经分别来自三叉神经和颈上神经节。伴同血管自根尖孔进入牙髓，并逐渐分成很多更细的分支。进入牙髓的两种感觉神经为有髓A-δ（直径1～6μm）、A-β（直径6～12μm）纤维和无髓C纤维。有髓纤维与各种伤害的感受有关；无髓纤维与节后交感神经有自主神经纤维和传入纤维。虽然牙髓神经进入牙髓时为束状，但很少有神经束膜或神经外膜。

牙髓神经进入根管后，沿中央伴血管走行，有的在根髓内发出分支，多数在冠髓及髓角处分支，终止于成牙本质细胞及成牙本质细胞下区，在成牙本质细胞下形成显著的神经丛，称为神经壁丛（parietal plexus of nerves）或Raschkow丛。神经丛的分支进入成牙本质细胞层并且在成牙本质细胞和前期牙本质之间形成边缘丛，其它分支继续走行进入牙本质小管，伴随成牙本质细胞突。成牙本质细胞下丛可能是牙髓感觉激活部位，许多轴突在此处失去施万细胞包绕，对外环境的变化更敏感。此处轴突分支多，能增大激活面积，信号可在轴突间传导。牙髓内的神经大多数是有髓神经，传导痛觉，少数为无髓神经，系交感神经，可调节血管的收缩和舒张。

牙髓中有些C纤维为传出自主纤维，支配血管平滑肌。牙髓中只有数条动脉，所以此神经纤维较少，可能通过释放去甲肾上腺素和神经肽Y来调节血管的收缩。牙髓中副交感神经分布的证据较少，其主要的神经介质乙酰胆碱尚未在牙髓中发现。因此血管扩张似乎受轴突反射的影响，涉及传入神经以及局部代谢产物的形成。低氧而产生的一氧化氮及组织损伤可能是诱导血管扩张的信号分子。

位于牙本质小管内、牙髓一前期牙本质界以及成牙本质细胞间的神经纤维几乎都是去髓鞘神经，轴突直接暴露于外环境。细胞外液的变化、运动都会影响到这些末梢，导致轴突反射性神经肽的释放。牙髓中有多种神经肽，分布广泛，可能有重要作用的是CGRP。CGRP是强有力的血管扩张剂，可能是牙髓外周区主要控制局部血流的因子。它合成于三叉神经节处的胞体，由牙髓外周传导至神经节胞体的信息如神经生长因子可调节CGRP的形成。除调节牙髓血流外，CGRP可能还参与启动和控制硬组织的形成。培养的牙髓细胞对CGRP的反应是增加BMP2（与牙本质形成有关的信号分子）的形成。神经生长因子由成纤维细胞合成，在牙髓损伤时表达升高，可能对白细胞有趋化作用。

正常牙髓中还有一些其它的神经肽和神经递质，对它们的功能及相互作用了解很少（表5—2）。

表 5—2　牙髓中的神经肽和神经递质及其可能的作用

神经肽/小分子神经递质	可能的作用
降钙素基因相关肽（CGRP）	血管扩张，刺激牙髓成纤维细胞分裂
P 物质	血管扩张？伤害感受递质，刺激成纤维细胞分裂
神经肽 Y	自主性血管收缩
去甲肾上腺素	自主性血管收缩
脑啡肽	伤害感受器的沉默子（Silencer of nociceptors）
生长激素抑制素	伤害感受器的沉默子
内啡肽（endorphin）	伤害感受器的沉默子
多巴胺	血管活性或者是肾上腺素前体
肾上腺素	使动脉平滑肌收缩
缩胆囊素，缩胆囊肽，肠促胰酶肽	不明
血管活性肠肽	？副交感性
神经分泌素（secretoneurin）	轴突反射
神经激肽（neurokinin）	血管扩张？伤害感受递质，刺激成纤维细胞分裂
组氨酸异亮氨酸肽（peptide histidine isoleucine amide）	？副交感性
？乙酰胆碱	？副交感性

二、牙髓的分区

牙髓的结构可以根据不同区域来描述（图 5—7）。

1. 成牙本质细胞上区（supraodontoblast region）指成牙本质细胞体与前期牙本质之间的潜在区域。在多数组织学切片中可见此区有人工的裂隙。活体组织并无此裂隙。此区有两个重要结构。

- 无髓鞘轴突的聚集处，有人称之为前期牙本质丛（predentinal plexus）。目前认为此区为非末梢区，可能多数进入并终止于牙本质小管。此区为感受小管及细胞外液体运动的理想部位，因为其下方的成牙本质细胞层是阻碍液体变化运动达牙髓中央的屏障。
- 树枝状抗原呈递细胞。

因此此区为发现外界刺激的第一道防线。

2. 成牙本质细胞层（odontoblastic layer）是牙髓的效应系统，牙髓中所有其它成分都起支持和保护这层细胞的作用。当这些细胞死亡时，由牙髓其它的细胞取而代之，可继续形成牙本质。

3. 成牙本质细胞下层（subodontoblastic zone）紧邻成牙本质细胞下方有一无细胞层（cell-free layer）或称 Weil 层。石蜡切片中此层无细胞，电镜下此区有许多成牙本质细胞、成纤维细胞突起，神经纤维和毛细血管穿越此区，因此更确切地说应是无核区。此区通常在萌出中的牙才有，在根髓往往不存在。形成的原因不清。

无细胞层下方有一个多细胞层（cell-rich zone），为较密集分布的成纤维细胞，有较多的毛细血管即成牙本质细胞下毛细血管丛和神经轴突。

4. 固有牙髓（pulp proper）或髓核（pulp core）为成牙本质细胞下区至牙髓中央的牙髓大部分，相似于其它疏松结缔组织，含较多的血管和神经。

三、牙髓的增龄性变化及牙髓组织结构的临床意义

牙髓是形成牙本质的器官，在发育期间形成牙本质的速度快，在成人形成慢。在对刺激反应时可突然加快形成速度。牙发育完成后，牙髓一生都在缓慢地形成继发性牙本质，使牙髓的体积变小（图 5－8）。同时，牙髓中的血管减少，纤维成分增加，细胞成分逐渐减少。

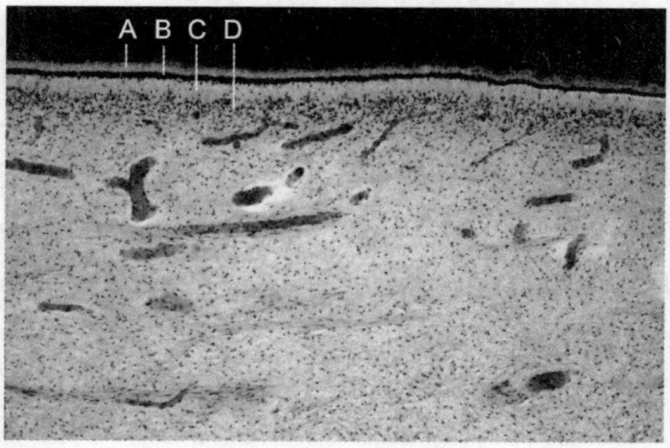

图 5－7　牙髓的分区

A：成牙本质细胞上区　B：成牙本质细胞层

C、D：成牙本质细胞下层，C 代表乏细胞层、D 为多细胞层。其余部分为固有牙髓

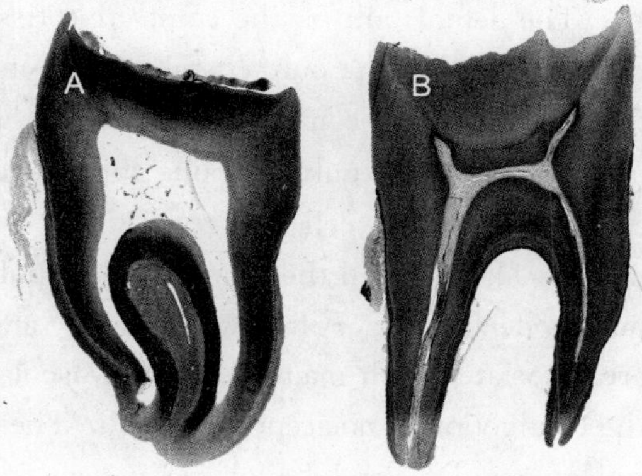

图 5－8　继发性牙本质的不断形成使牙髓的体积变小

成牙本质细胞由高柱状变为矮柱状或扁平，部分成牙本质细胞死亡，剩余的成牙本质细胞对刺激的反应缓慢。血管中可出现机体它处出现的胆固醇沉积，可使管壁粘附性增加并引起局部炎症反应。牙髓活力降低，出现退行性改变。

老年人牙的敏感性降低，可能是由于牙本质厚度的增加，或者是神经分布减少。有时修复性治疗不需要麻醉。

虽然牙髓位于髓腔内，但凭借成牙本质细胞突起与外界有着密切的联系。任何物理和化学的刺激加到牙本质表面时，与该部位相应的牙髓组织必然发生反应。若所受刺激是慢性的、较弱的，则可引起修复性牙本质形成，并可部分造成牙髓组织的各类退行性变；若所受的刺激强烈，则可发生炎症反应。当牙髓发生炎症时，由于牙髓内的血管管壁薄，易于扩张、充血及渗出，使髓腔内的压力增大，而四周又为坚硬的牙本质壁所包围，无法相应扩张以减轻压力，牙髓神经末梢受压而产生剧烈疼痛。

牙髓内的神经在受到外界刺激后，常反应为痛觉，而不能区分冷、热、压力及化学变化等不同感受。这可能是因为牙髓缺乏对这些刺激的感受器。当发生龋时，牙髓的反应相对早，当龋还限于釉质时，牙髓就可发生炎症。有时牙髓炎症的疼痛使患者产生终生难忘的感觉。来自牙髓的疼痛难以定位并且常反射至其它部位（其它的牙或部位），有时其它部位的疼痛反射至牙髓（甚至心绞痛也可以反应为牙痛）。

牙髓是结缔组织，有修复再生的能力。但由于牙髓的解剖条件所限，其修复再生能力是有限的。当牙髓受到非感染性的较轻损伤时，可达到较好的修复。对于新鲜暴露的牙髓，经适当的临床治疗如用氢氧化钙封闭露髓处后，在此处可形成新的牙本质即所谓的牙本质桥，封闭穿髓孔。由于成牙本质细胞目前被认为是一种“终止细胞”，即一旦分化后就不再分裂，因此，在成牙本质细胞遭损伤后，相应部位牙髓内的未分化间叶细胞可分化为成牙本质样细胞而形成新的牙本质。而当牙髓因为感染而发生炎症时，形成“桥”的可能性大大下降，完全的修复性再生很困难。

Summary

The dental pulp is the connective tissue responsible for the formation of dentin. It is contained within the pulp chamber and root canals of the tooth. At the apical constriction of the root canal it becomes continuous with the periodontal ligament. The most peripheral aspect of the dental pulp contains three layers of cells including the odontoblastic layer, the cell-free layer and cell-rich zone. Next to the cell-rich zone there is a parietal plexus of nerves. Deep within these layers is the pulp proper, composed of fibroblasts and ECM. The pulp is densely innervated with sensory and postganglionic sympathetic nerves. Some nerves are associated with maintenance of vascular tone, whereas other nerves are associated with the conduction of nociceptive stimuli. The most dense innervation is in the pulp horns. Arterioles, venules, and lymphatic vessels are also present. The dental pulp remains active throughout life as secondary dentine is formed and it is able to respond to applied stimuli such caries, trauma and restorative products by producing tertiary dentine.

（高　岩）

第六章　牙　骨　质

牙骨质（cementum）是覆盖根部牙本质的薄层矿化组织（图 3－1）。牙骨质在解剖学上属于牙体组织，在功能上属于牙周组织。其它 3 种牙周组织如牙龈、牙周韧带和牙槽骨已经得到了较广泛的研究。但牙骨质是我们对全身所有硬组织中了解得最少的，如对成牙骨质细胞的来源、分化及细胞动力学知道的均较少。近年来随着人们对牙周疾病的重视以及技术的进步，对于牙骨质的研究正在逐渐深入。

牙骨质在近牙颈部较薄，约为 10～15μm，在根尖和磨牙根分叉处较厚，约为 50～200μm。最厚的区域可超过 600μm。牙骨质外表面与牙周韧带相邻，其内面牢固地附着于牙本质。主要功能是附着牙周韧带的胶原纤维，建立牙和牙周组织的联系。因此牙骨质是高度反应性的矿化组织，维护牙根的完整性，并参与牙的修复与再生。人的牙骨质限于在牙根面分布，而在一些食草动物也出现在牙冠部。

一、牙骨质的理化特性

牙骨质为淡黄色，表面钝圆。硬度较牙本质低。渗透性较牙本质强，有细胞牙骨质渗透性较无细胞牙骨质强。渗透性随年龄的增长而降低。由于牙骨质相对较软，并且在牙颈部较薄，容易被磨耗。当牙龈退缩时，易使根部牙本质暴露。

牙骨质所含无机盐约为干重的 45％～50％，有机物和水约 50％～55％。不同部位的矿化程度有所差别。一些无细胞牙骨质可能较牙本质的矿化程度还高。无机盐与牙釉质、牙本质中的一样，以钙、磷离子为主，并主要以磷灰石晶体的形式存在，但其中的钙也有其它存在方式。牙骨质中的磷灰石晶体为薄的板状，宽约 55nm，厚约 8nm，长度不一。此外，还含有多种微量元素，如氟的含量较其它矿化组织多。微量元素主要分布在外表面区。

牙骨质中的有机基质主要为胶原蛋白。最主要的为Ⅰ型胶原，主要起结构和形态作用并为矿化晶体提供框架，占所有胶原的 90％。牙骨质中也有少许Ⅲ型和Ⅻ型胶原，其功能主要为参与牙骨质的矿化。牙骨质中有较多的非胶原有机物，主要的有骨桥蛋白和骨涎蛋白，表达在无细胞外源性纤维牙骨质和无细胞无纤维牙骨质，与胶原结合，它们结构上的 RGD 序列使其具有粘附功能。在牙根发育早期，沿根面分布的细胞表达这两种蛋白质，在成牙骨质细胞的前体细胞向成牙骨质细胞分化中起重要作用。骨涎蛋白使根面细胞具有粘附功能，参与启动矿化，对前成牙骨质细胞具有趋化作用并促进其粘附和分化。骨桥蛋白可调节细胞迁移、分化，在牙骨质的生物矿化中起调节作用。牙骨质中还有纤维粘连蛋白、腱蛋白（tenascin）、牙骨质粘附蛋白（cementum adhesion protein）和上皮根鞘因子。与牙骨质矿化有关的蛋白质还有骨钙素。除此之外牙骨质中还有一些促生长和分化的因子如转化生长因子 β、牙骨质生长因子（cementum growth factor，也称胰岛素样生长因子Ⅰ）、骨形成蛋白等。牙骨质中大多数非胶原有机物也存在于骨组织中，其中牙骨质粘附蛋白和牙骨质生长因子可能是牙骨质中的特异因子。

二、牙骨质的分类及结构

牙骨质的分类较复杂。分类的根据是牙骨质中有无细胞、牙骨质中有机基质的性质和来源以及将上述二者结合起来进行分类。

(一)根据牙骨质中有无细胞的分类(classification based on the presence or absence of cells)

根据牙骨质中有无细胞可将牙骨质分为无细胞牙骨质和细胞牙骨质。

无细胞牙骨质（acellular cementum）顾名思义，无细胞牙骨质指不含牙骨质细胞的、由细胞外基质构成的牙骨质。多数情况下分布于自牙颈部到近根尖 1/3 处（图 6－1）。无细胞牙骨质在发育上先形成，可称为原发性牙骨质，后形成的细胞性牙骨质称为继发性牙骨质。无细胞牙骨质主要由牙骨质层板构成，相对呈无结构样。在牙根部的牙本质外层可见 Tomes 颗粒层，再向外为透明层。透明层和无细胞牙骨质之间有暗的线，可能与斑块状的无纤维牙骨质有关。

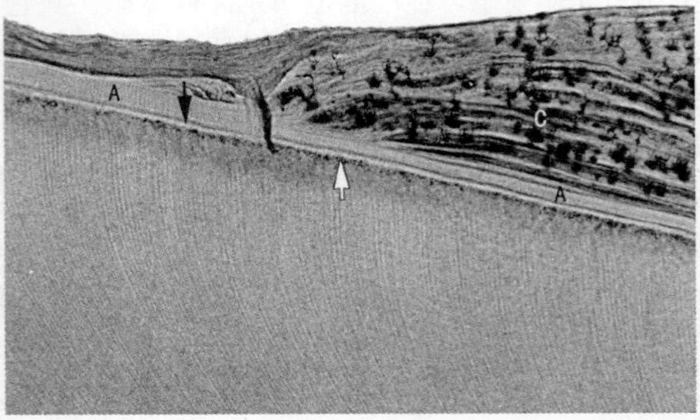

图 6－1　无细胞牙骨质的分布（“A”区所示）
黑箭头示透明层，白箭头示 Tomes 粒层；C：细胞性牙骨质

细胞牙骨质（cellular cementum）常位于无细胞牙骨质的表面，或者细胞牙骨质和无细胞牙骨质交替排列（图 6－1）。但在根尖部1/3可以全部为细胞牙骨质。牙骨质表面有一层刚形成尚未钙化的牙骨质即类牙骨质（cementoid）。细胞牙骨质与无细胞牙骨质的许多区别可能与细胞牙骨质形成速度较快有关。细胞牙骨质发育时，成牙骨质细胞被埋在组织中称为牙骨质细胞（图 6－2）。在脱钙切片上可较清楚地显示牙骨质分层的生长线（图 6－3）。

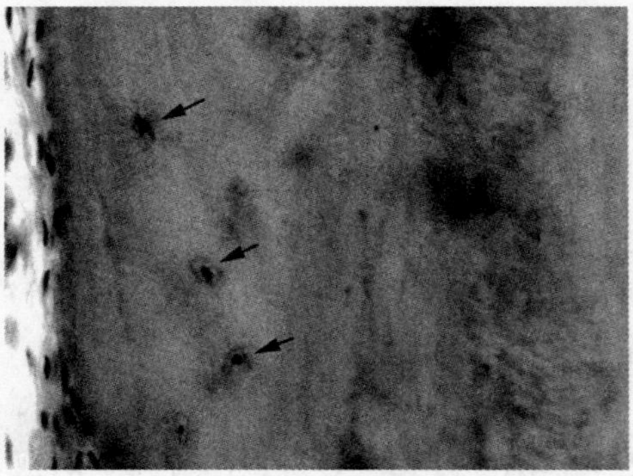
图 6－2　牙骨质切片中的牙骨质细胞
（注意朝向牙周韧带的细胞突起）

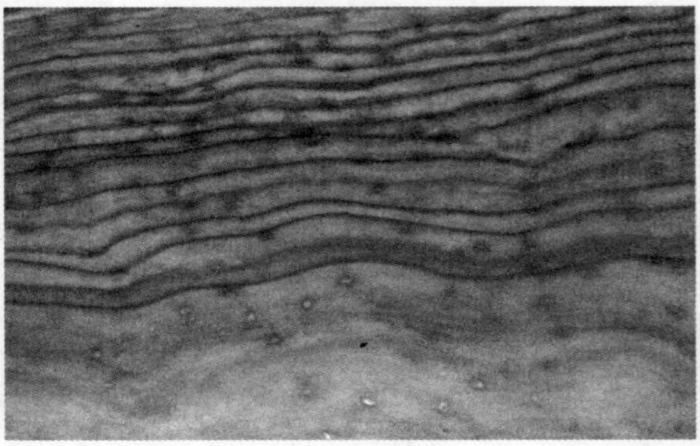
图 6－3　牙骨质生长线

细胞牙骨质中的牙骨质细胞占据的空间称为陷窝（lacunae），牙骨质细胞的突起延伸的管道称小管（canaliculi），邻近的小管常常是相通的，牙骨质细胞突起之间有缝隙连接。磨片下细胞消失，空气进入使之呈黑色（图 6－4）。在较厚的细胞牙骨质层，许多陷窝内可能不含活的牙骨质细胞。与骨细胞相比，牙骨质细胞的分布更广泛、更随机，它们的小管倾向于指向牙周韧带，即它们的营养来源。与骨不同的还有，牙骨质中不含骨单位（osteon）。脱矿切片中，牙骨质陷窝内含细胞，常呈皱缩样表现。电镜下牙骨质细胞的超微结构显示其

为相对不活跃的细胞。核、质比例低，可见细胞器较稀疏，内质网可扩张，线粒体稀少（图6—5）。在陷窝周间隙（perilacunar space）中可见一些未矿化基质，突起延伸的长度可达细胞体的数倍。更深部的细胞则因营养吸收困难而明显变性或细胞消失，陷窝也可变空（图6—3）。

牙骨质细胞间质内的纤维主要由成牙骨质细胞和牙周膜成纤维细胞产生的胶原纤维所构成。前者纤维排列与牙根表面平行，后者又称为穿通纤维（perforating fiber）或沙比纤维（Sharpey's fiber），与牙根表面垂直并穿插于其中（图6—6，6—7）。

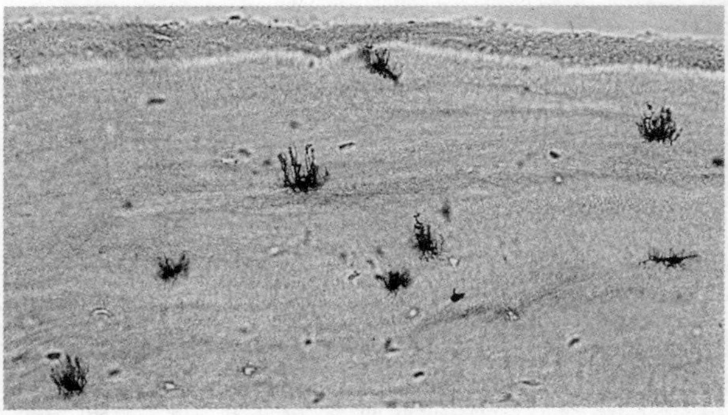

图6—4　牙磨片中的牙骨质陷窝及小管（注意小管的方向）

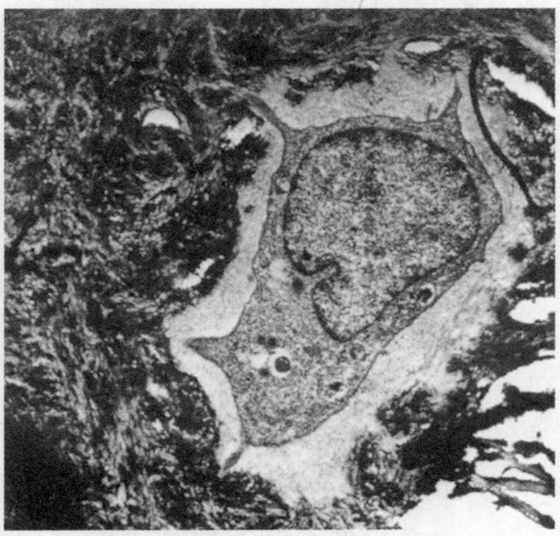

图6—5　牙骨质细胞的电镜下所见

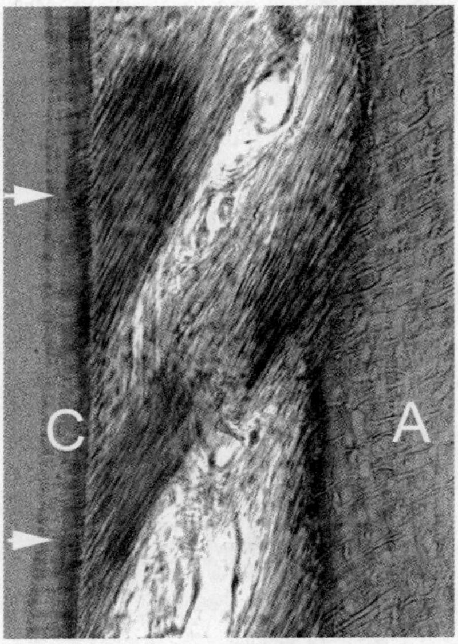

图6—6　示牙周韧带中的纤维埋入牙骨质（箭头所示）
C：牙骨质　A：牙槽骨

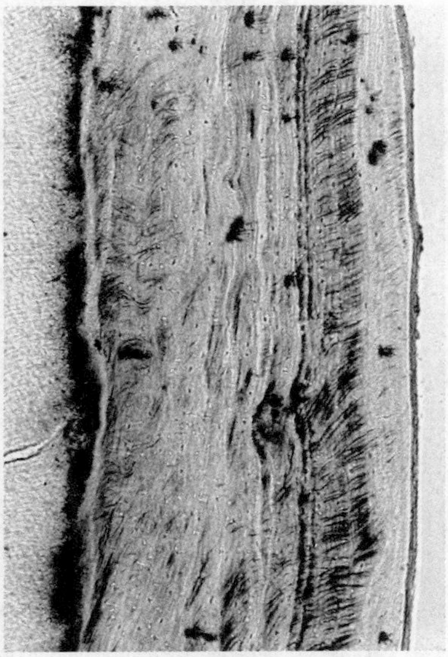

图6—7　牙骨质中的穿通纤维

牙骨质沉积的节律不规则，所以其生长线分布也不规则，不具备像釉质和牙本质那样的周期性。无细胞牙骨质的生长线排列较密、较细，也比较规律；细胞牙骨质的生长线间距离较远，生长线较宽，排列不规律。生长线的出现主要是因为矿化程度不同，同时也反应了基质成分的不同。表 6－1 总结了无细胞牙骨质与细胞牙骨质的不同。

表 6－1　无细胞牙骨质与细胞牙骨质的区别

无细胞牙骨质	细胞牙骨质
无细胞	有含细胞的陷窝、小管
与牙本质的界限不明显	与牙本质交界清楚
发育速度相对较慢	发育速度相对较快
增生线距离近	增生线距离远
一般无类牙骨质	有类牙骨质

（二）根据有机基质的性质及来源分类（classification based on the nature and origin of the organic matrix）

牙骨质基质纤维有两种来源：牙周韧带插入的纤维和成牙骨质细胞分泌的纤维。来自牙周韧带的纤维称为外源性纤维（extrinsic fibers）。这些纤维的方向与牙周韧带纤维一致，与牙面垂直或倾斜；来自于成牙骨质细胞的纤维称内源性纤维（intrinsic fibers），与根面平行排列，与外源性纤维垂直。当外源性和内源性纤维均存在时称为混合性纤维牙骨质（mixed fiber cementum）。来自于外源性和内源性的纤维容易区别。内源性纤维走行于外源性纤维之间，并且方向不同于外源性纤维。内源性越少，外源性纤维排列越紧密。外源性纤维为圆形或椭圆形纤维束，直径约 5～7μm，内源性纤维直径约 1～2μm。

（三）根据有无细胞及有机基质的性质和来源分类（classification based on the presence or absence of cells and on the nature and origin of the organic matrix）

此种分类正在逐渐被广泛接受。可有许多类型的牙骨质，对人来讲，有主要的两种：无细胞外源性纤维牙骨质（acellular extrinsic fiber cementum，AEFC）和有细胞内源性纤维牙骨质（cellular intrinsic fiber cementum，CIFC），也有人称为有细胞固有纤维牙骨质。另外还有一种称为无细胞无纤维牙骨质（acellular afibrillar cementum，AAC）。

1. AEFC 主要位于根部近牙颈部的 1/2～2/3，是最先形成的牙骨质，厚度约为 15μm。其中主要的纤维来自于牙周韧带的 Sharpey 纤维，基质由成牙骨质细胞形成，相当于原发性无细胞牙骨质。此种牙骨质形成缓慢，表面较平滑，纤维矿化良好。但在磨片中可见外源性纤维可有未矿化的核心（图 6—8）。在磨片制备过程中，核心部分丧失后，由空气或碎屑替代，在光学显微镜下形成反射，为细的黑线。此种牙骨质的基质中含小的胶原纤维束。其长度和密度随发育不断增加。最终纤维互相平行并发生矿化，随矿化的进展，纤维不断增长，与主纤维相连接（图 6—9）。

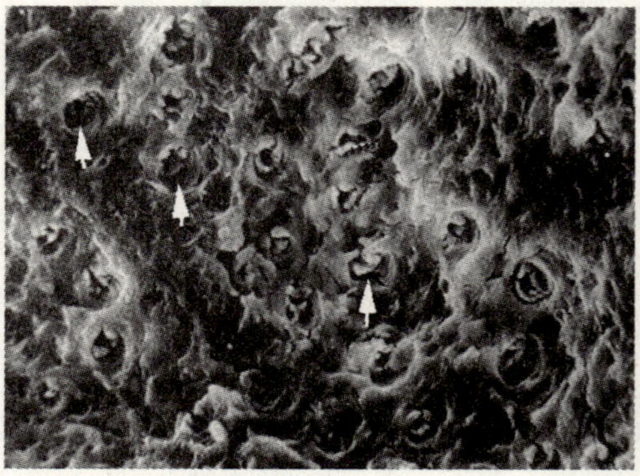

图 6—8　牙骨质扫描电镜下见穿通纤维中央有未矿化的核心

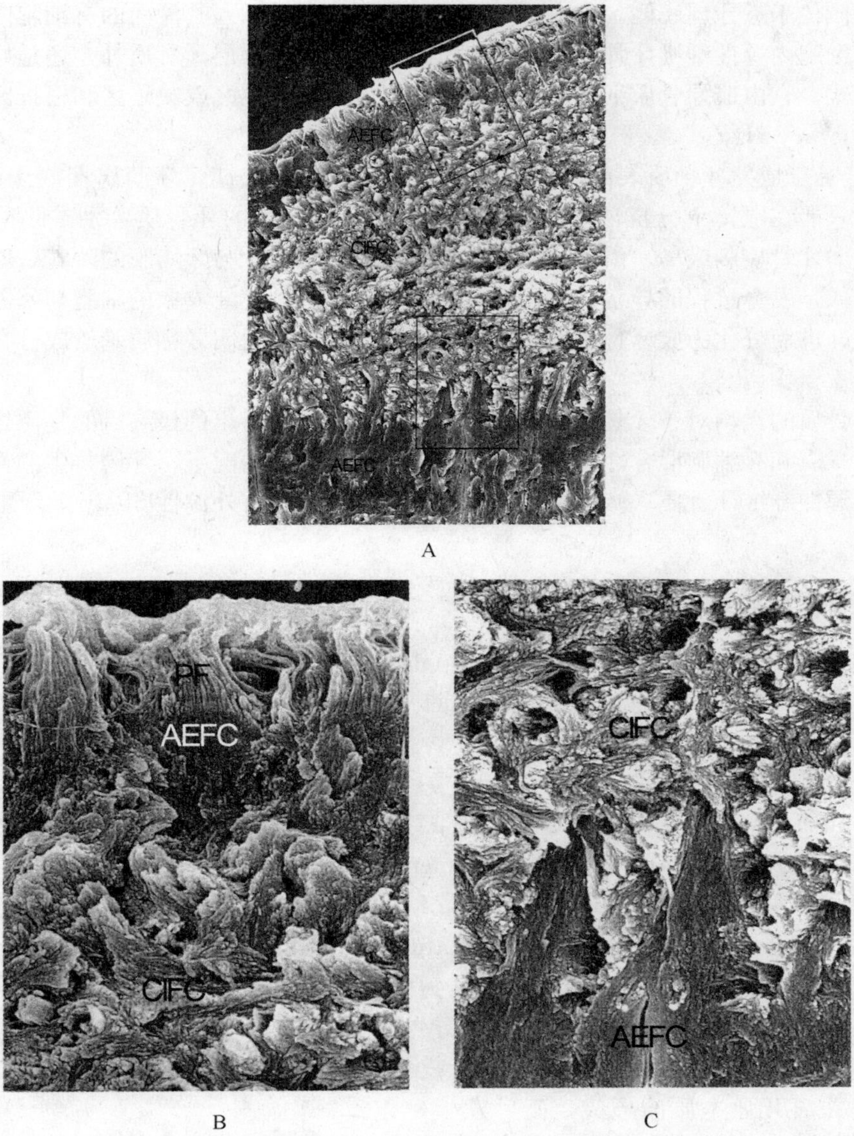

图 6－9　AEFC 和 CIFC 的分布

A：低倍下所见　B：图 A 中上部方框中结构的高倍　C：图 A 中下部方框中结构的高倍

2. CIFC 中的内源性纤维平行于根面排列（图 6－9）。其中无 Sharpey 纤维说明其无牙附着功能。可能是一种暂时现象，以后有外源性纤维附着，也可能长期无附着纤维。一般为继发性牙骨质，位于根尖区 1/3 和多根牙的根分歧处。虽然内源性纤维一般形成速度快，含有细胞，但有时形成的速度较慢，无细胞埋入，可称为无细胞内源性纤维牙骨质（acellular intrinsic fiber cementum，AIFC）。

在根尖区 1/3 和多根牙的根分歧处，无细胞外源性纤维牙骨质和有细胞内源性纤维牙骨质常呈交替的层状，称为有细胞混合性分层牙骨质（cellular mixed stratified cementum，CMSC；图 6－9A）。最靠近牙本质的区域为有细胞内源性纤维牙骨质，其纤维与牙本质纤维呈交错混合排列，起附着作用。在此基础上发生的矿化增强了此种附着作用；无细胞外源性纤维牙骨质位于近牙周膜侧，含大量穿通纤维，这些纤维插入其深面的有细胞内源性纤维牙骨质。有细胞内源性纤维牙骨质除参与构成有细胞混合性分层牙骨质外，还是修复性牙骨质的一种形式。它由成牙骨质细胞形成，常常修复牙骨质吸收区或缺陷区和根折区。其中不含插入的 Sharpey 纤维。

3. AAC 见于成熟牙釉质表面。可能形成于牙体组织形成期、牙萌出期或牙萌出之后。其形态特点只能在电镜下分辨。光镜下不能与其它含有纤维的牙骨质鉴别。此种牙骨质少见，常表现为牙骨质刺或岛。由于其中无纤维插入且不参与牙与牙周膜的附着，所以无功能意义。它更像是发育过程的异常，由于缩余釉上皮的断裂，使牙囊中的细胞与暴露的牙釉质基质相接触，进而分化为成牙骨质细胞，形成牙骨质。同时说明牙釉质基质成分在诱导牙骨质形成中有重要作用。

鉴别牙骨质的类型对于牙骨质的再生有重要意义。因为再生的最终目的是诱导无细胞外源性纤维牙骨质和有细胞混合性纤维牙骨质的形成。在很多情况下，牙周再生的尝试的结果是有细胞内源性纤维牙骨质（修复性牙骨质）的形成，并没有外源性 Sharpey 纤维牙骨质的功能。

三、牙骨质牙本质界

牙骨质牙本质界也可称牙本质牙骨质界（dentino-cemental junction），是在两种同时发育的、性质非常不同的矿化组织间形成的界面。在临床上修复病变根面，维持牙的功能方面，此界面显得十分重要。

一些研究报道，牙骨质和牙本质之间有一个中间层（intermediate layer），参与固定牙周韧带纤维。同义词还有：最内层牙骨质（innermost cementum layer）、根部牙本质表层（superficial layer of root dentine）、中间牙骨质（intermediate cementum），有时牙本质透明层也用来描述此层。有人认为中间层是一层无结构的、不含胶原及细胞的薄层牙骨质。它类似于上皮性来源的无釉柱牙釉质，由上皮根鞘细胞在裂解并离开牙本质前形成，而后发生矿化。其矿化程度较邻近的牙本质和牙骨质高。功能是封闭敏感的根部牙本质。但关于此层的来源还存在争议。在很多人牙，AEFC 层的胶原与牙本质基质交错，无此中间层存在。

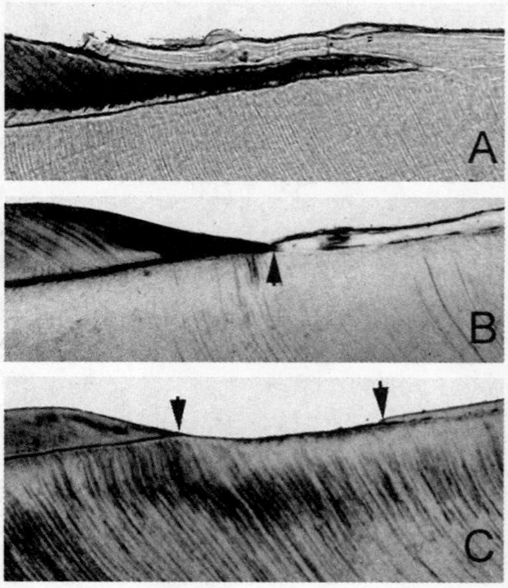

图 6－10　牙骨质与釉质的连接方式

A：牙骨质覆盖釉质　B：牙骨质与釉质端端相接

C：牙骨质与釉质分离

四、釉质牙骨质界

釉质牙骨质界也称釉牙骨质界。釉质和牙骨质在牙颈部相接，其相接处有三种不同情况：约有 60％是牙骨质少许覆盖在釉质表面；约 30％是釉质和牙骨质端端相接；还有 10％左右是二者不相接（图 6－10），该处牙本质暴露，而为牙龈所覆盖。在后一种情况下，一旦牙龈萎缩，暴露的牙本质易发生过敏。

五、牙骨质的增龄变化和临床意义

牙骨质的增龄性变化：随年龄增长，牙骨质表面变得不规则，可见刺状突起突入牙周膜。一般有较多的牙骨质沉积在根尖区。附着的纤维束减少。仅在近牙周膜处的牙骨质细胞有活性，其它的陷窝空虚。可见附着的牙骨质小体。在生理情况下，牙骨质一直在缓慢形成，可保证牙周韧带纤维不断地附着，适应牙周韧带的更新。牙骨质的理化特性相似于骨，但牙骨质无血管分布，也较少有吸收，此特性对于正畸性牙移动很重要，是临床正畸治疗时牙移动的基础。当牙的切缘和咬合面受到磨损时，也可通过根尖部继发性牙骨质的

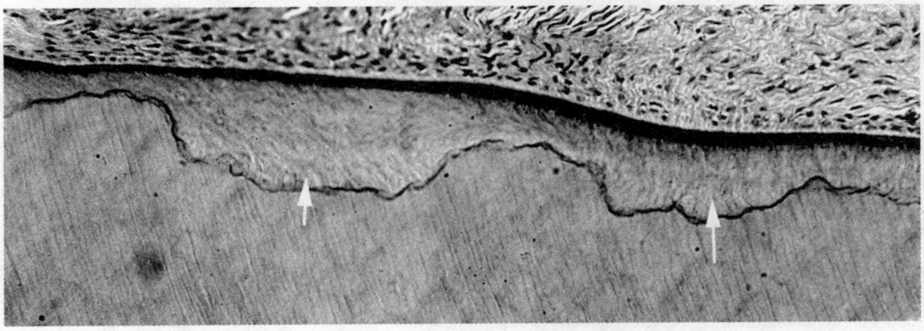

图 6－11　牙骨质修复牙本质缺损

形成而得到一定的补偿。在牙髓和根尖周病治疗后，牙骨质能新生并覆盖根尖孔，重建牙体与牙周的连接关系。牙骨质还可以修复牙本质的缺损（图 6－11）。在病理等特殊情况下，如乳恒牙交替，或根尖有炎症和创伤时，则可导致牙骨质的吸收，这种吸收甚至还可波及到牙本质。牙骨质的吸收由多核破骨样细胞完成。吸收也可以由新生的牙骨质充填修复，在新形成的牙骨质与原有吸收区的牙骨质之间有一深染的分界线称反转线。修复性牙骨质相似于有细胞牙骨质，结构上与正常牙骨质相似，但表面的类牙骨质较厚，矿化程度低，晶体较小，矿化不均匀，可有钙球出现。局部炎症时，常有明显的牙骨质增生（图 6－12），甚至与牙槽骨融合，导致拔牙困难。骨 Paget 病时可有全口的牙骨质增生。

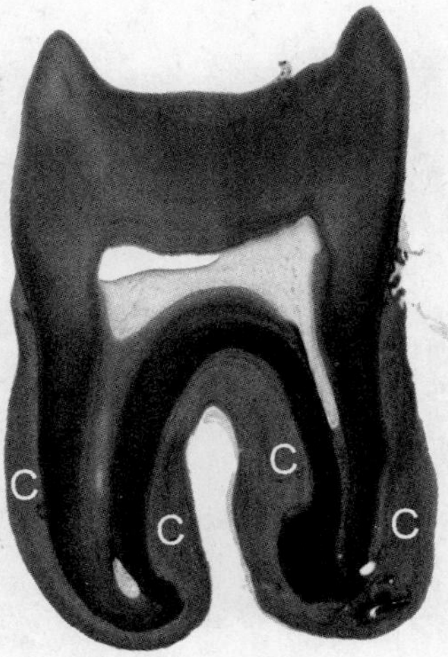

图 6－12　牙骨质增生

Summary

Cementum is the thin layer of calcified tissue covering the dentine of the root. Cementum is continuous with the periodontal ligament on its outer surface and is firmly adherent to dentine on its deep surface. Its prime function is to give attachment to collagen fibers of the periodontal ligament. It therefore is a highly responsive mineralized tissue, maintaining the integrity of the root, helping to maintain the tooth repair and regeneration. Cementum is slowly formed throughout life and this allows for continual reattachment of the periodontal ligament fibers. Developmentally, cementum is derived from the investing layer of the dental follicle. Similar in chemical composition and physical properties to bone, cementum is, however, avascular and has no innervation. It is also less readily resorbed, a feature that is important for permitting orthodontic tooth movement.

Acellular cementum often covers the root adjacent to the dentin and is sometimes termed primary cementum. Cellular cementum is found mainly in the apical area and overlying the acellular cementum. The main difference between cellular and acellular cementum is that, as cellular cementum develops, the formative cells (the cementoblast) become embedded in the tissue as cementocytes. The different rates of cementum formation are also reflected in the presence of a precementum (cementoid) layer and in the more widely spaced incremental lines in cellular cementum. Based on the presence or absence of cells and on the nature and origin of the organic matrix cementum can be classified three main types: acellular extrinsic fiber cementum, cellular intrinsic fiber cementum and acellular afibrillar cementum. The extrinsic fibers are Sharpey fibers from periodontal ligament fibers bundles. Derived from these fibers there are cellular mixed stratified cementum, acellular intrinsic fiber cementum.

(高　岩)

第七章　牙周韧带

牙周韧带也称牙周膜，是位于牙根和牙槽骨之间的牙周间隙中的致密纤维结缔组织（图7—1）。胚胎学上来自于牙囊。牙周韧带与牙槽嵴表面的牙龈组织延续，在牙根尖孔与牙髓相连。与牙龈的延续是牙龈炎进展至牙周炎的基础；与牙髓的延续可解释牙髓炎症为何常扩散至牙周韧带及其它根尖周组织。牙周韧带、牙槽骨、牙龈统称牙周组织（periodontal tissues）或牙支持组织（在功能上也可包括牙骨质）。

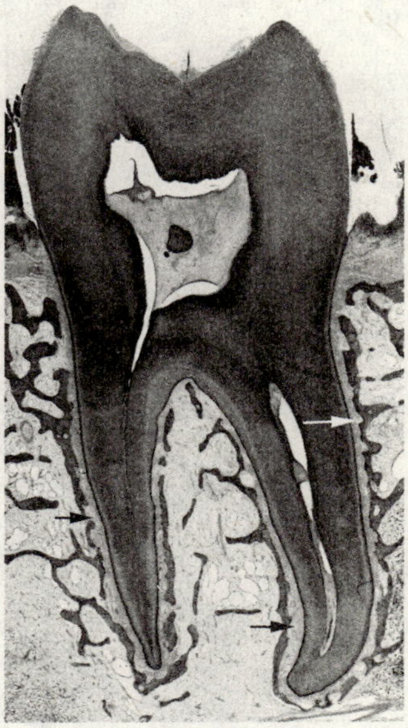

图7—1　牙周韧带的分布

（箭头所示）

牙周韧带的宽度在0.15～0.38mm，平均约0.2mm，在不同的牙及同一牙的不同部位、不同的年龄有很大的变异。在根中部的牙周韧带最窄，此处相当于牙冠承受压力时，牙运动的支点。牙周韧带的宽度还和牙周组织的功能状态有关，在非功能性牙和未萌出牙较窄，在咬合力大者增宽。随年龄的增长，牙周韧带有轻度变窄。乳牙的牙周间隙较恒牙宽。

牙周韧带主要由纤维、基质、细胞构成，有丰富的血管供应和神经支配。

一、牙周韧带的纤维

牙周韧带中90%的纤维为胶原。也有少量的耐酸纤维（oxytalan）和网状纤维。

（一）胶原纤维（collagen fibers）

牙周韧带中主要为Ⅰ型和Ⅲ型胶原，其中Ⅰ型胶原占70%以上，是结缔组织的主要蛋白成分。Ⅰ型胶原由2条相同的α_1Ⅰ链和1条α_2链构成，羟赖氨酸和糖化羟赖氨酸含量低。牙周韧带中的Ⅲ型胶原含量相对较高（约20%），含3条相同的α_1Ⅲ链，羟脯氨酸含量高，羟赖氨酸含量低并且含有半胱氨酸，相似于身体其它Ⅲ型胶原含量高的快速更新组织如肉芽组织和胎儿结缔组织。Ⅲ型胶原以共价键形式与Ⅰ型胶原结合，常见于Sharpey纤维的周围。在牙周韧带中的作用目前还不清楚。

牙周韧带中还有少量Ⅴ型和Ⅵ胶原以及少量与上皮剩余和血管相关的Ⅳ型和Ⅶ胶原。最近有人提出Ⅻ型胶原的表达与牙周韧带结构调整有关，通过与其它的胶原结合发挥作用，此胶原只出现在处于充分功能状态的牙周韧带中。

牙周韧带中的成纤维细胞分泌原胶原蛋白，在细胞外聚合成微纤维后形成胶原原纤维，直径约50nm，胶原原纤维再形成胶原纤维。牙周韧带中的胶原纤维多数形成直径约5μm的束，称为主纤维（principal fibers）束，一端埋入牙骨质，另一端埋入牙槽骨。埋在牙骨质和牙槽骨中的纤维即穿通纤维或Sharpey纤维。进入牙骨质的主纤维较进入牙槽骨者多而小。不同部位的主纤维束有不同的方向和功能，可将其分为以下几组：

1. 牙槽嵴组（alveolar crest group）　纤维自牙槽嵴顶，呈放射状向牙冠方向走行，止于牙颈部牙骨质。分布在唇（颊）、舌（腭）侧，在牙的邻面无此纤维。功能是将牙向牙槽窝内牵引，对抗侧方力，保持牙直立（图7－2）。

2. 水平组（horizontal group） 位于牙槽嵴组的根方，呈水平方向分布，是维持牙直立的主要力量，并与牙槽嵴纤维共同对抗侧方力，防止牙侧方移动（图7－2）。

3. 斜行组（oblique group） 是牙周膜中数量最多、力量最强的一组纤维。分布于牙颈部和根尖区以外的全部牙周间隙。纤维方向向根方倾斜约45°，埋入牙槽骨的一端近牙颈部，附着牙骨质一端近根尖部。据认为此组纤维具有悬韧带的作用，可将咀嚼压力转变为牵引力，均匀地分散到牙槽骨上。在水平切面上，斜纤维的排列呈交织状，而不是直的放射状，这可限制牙的转动（图7－2，7－3）。

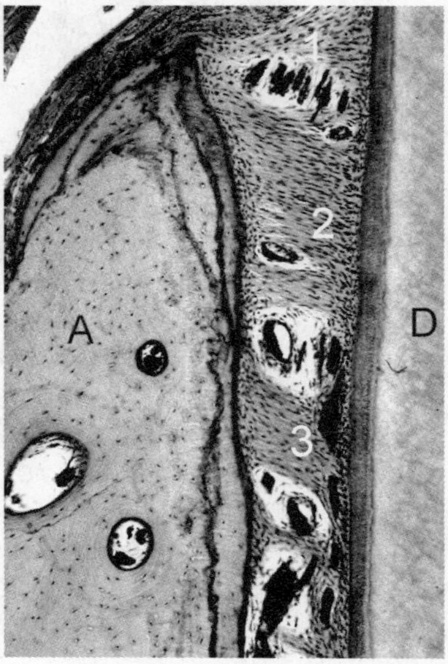

图7－2 牙周韧带中的部分主纤维束
1：牙槽嵴组 2：水平组 3：斜行组
A：牙槽骨 D：牙本质

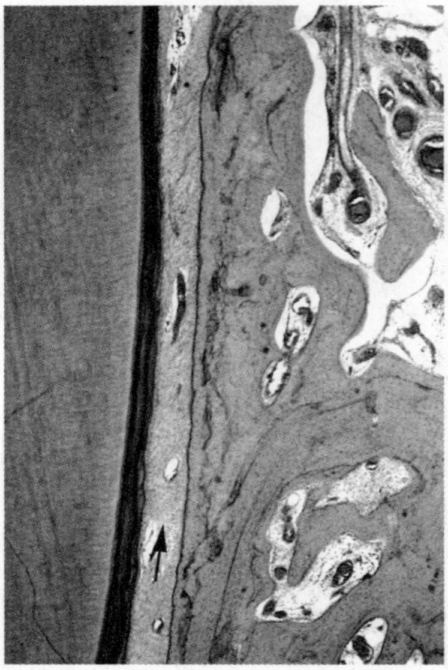

图7－3 牙周韧带主纤维的斜行组（箭头所示）

4. 根尖组（apical group） 起于根尖区牙骨质，呈放射状止于根尖周围的牙槽骨，具有固定牙根尖的作用，保护进出根尖孔的血管和神经（图7－4）。

5. 根间组（interradicular group） 只存在于多根牙，起于根分叉处的牙根间骨隔顶，止于根分叉区牙骨质，有防止牙根向冠方移动的作用（图7－5）。

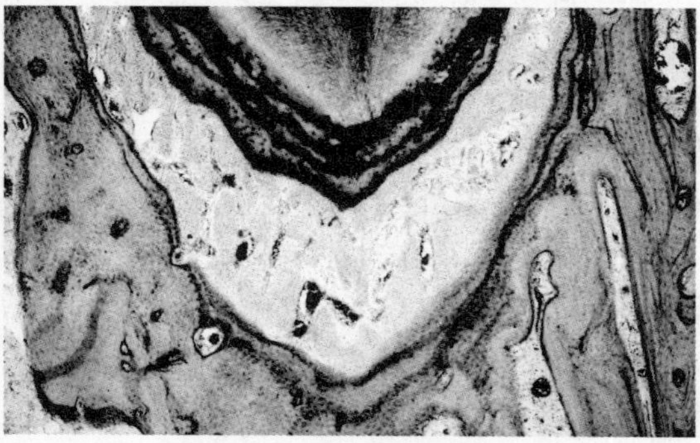

图7－4 牙周韧带主纤维的根尖组

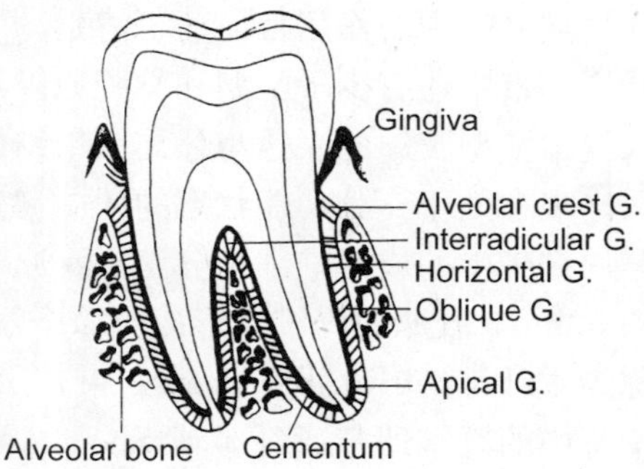

图7－5 牙周韧带主纤维分布示意图

在主纤维束之间和周围有间隙结缔组织，其中有相互交叉的胶原纤维束分布。牙周韧带的血管、淋巴管和神经走行于其中。

关于单个胶原纤维在牙周韧带中走行的长度尚有争论。以前曾认为牙周韧带中有牙相关（tooth-related）和骨相关（bone-related）纤维，它们在牙周韧带的中间丛（intermediate plexus）相交叉。最近的研究证据表明，胶原纤维跨越牙周间隙的整个宽度，并且在走行中发出分支相互吻合形成复杂的三维网架。也有人认为牙周韧带中存在萌出期的重塑区（zone of shear)，可能位于牙周韧带的中部，此区的血管较多。但也有人认为重塑区的位置靠近牙根面。牙周韧带的纤维在牙骨质和牙槽骨间走行中有一定的弯曲，在偏光显微镜下可观察到。在牙周韧带受到牵拉时将伸展变直。

（二）耐酸纤维（oxytalan）

人的牙周韧带无成熟的弹性纤维，但含两种不成熟的弹性纤维即 oxytalan 和 eluanin 纤维。占牙周韧带纤维成分的 3%以下，在牙周韧带中广泛分布。Oxytalan 为耐酸水解纤维，切片经强氧化，再经过组织化学染色后，可在光学显微镜下观察，其直径约 0.25～0.5μm（图7－6)。Oxytalan 附着于牙槽骨上，以不同方向进入牙周韧带。在牙颈部走行方向与牙龈纤维及越隔纤维一致；在深部牙周韧带纵向排列，常附着于血管和神经。

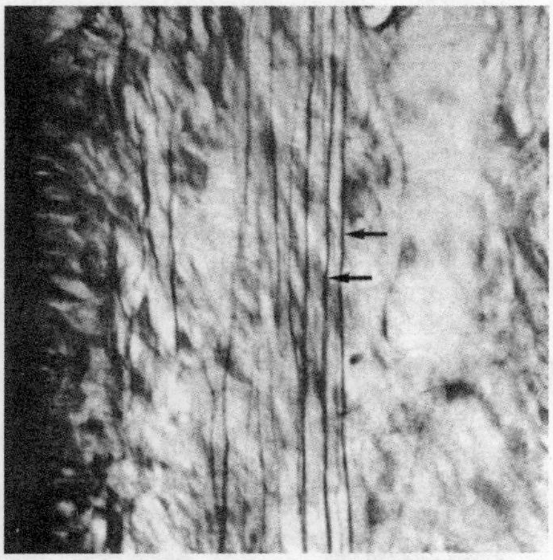

图 7－6　牙周韧带中的 oxytalan 纤维（箭头所示）

电镜下 oxytalan 无周期性横纹，原纤维直径约15nm，内含无定形物，横断面为椭圆形。

Oxytalan 的功能不详。可能具有调节血流及支持功能。Oxytalan 的微纤维超微结构相似于纤维粘连蛋白，而且对于纤维粘连蛋白的免疫组织化学染色呈强阳性反应。因为纤维粘连蛋白对于成纤维细胞的迁移和粘附非常重要，所以 oxytalan 纤维可能有助于牙周韧带中成纤维细胞的迁移。

除上述的纤维类型外，存在一些与主纤维相关的细胞原纤维网络，可能起支持主纤维的作用，称一般纤维丛（indifferent fiber plexus)。

二、牙周韧带的基质

牙周韧带中含大量的基质，充填于纤维和细胞之间，主要由糖胺聚糖透明质酸、蛋白多糖、糖蛋白及水构成。牙周韧带中有两种蛋白聚糖，一种是硫酸蛋白皮肤素（proteodermatan sulphate)，另一种是含硫酸皮肤素和硫酸软骨素混合体的蛋白聚糖，称为 PG1。这些基质可能都由成纤维细胞分泌。

基质有许多重要功能，如结合、交换离子和水，控制胶原原纤维的形成和定位等。其液体压力高于大气压 10mmHg。组织液可能与牙的支持及萌出机制有关。自牙囊发育至牙周韧带的过程中，透明质酸的含量有明显的变化。牙萌出期间蛋白聚糖的数量有明显增加。

糖蛋白纤维粘连蛋白广泛分布于牙周韧带，位于胶原表面或胶原之间。由于它可以启动细胞与基质的附着，与细胞迁移及定位有关，它的存在可能对于更新速率快的牙周韧带来说有重要意义。在许多结缔组织的终末成熟过程中纤维粘连蛋白都会消失，它在牙周韧带中持续存在，提示其牙周韧带维持一种不成熟状态。

三、牙周韧带的细胞

牙周韧带中具有合成功能的细胞如成纤维细胞、成骨细胞和成牙骨质细胞，来自于间充质；具有吸收功能的细胞如破骨细胞和破牙骨质细胞，可能来自于血液中的单核巨噬细胞系统。牙周韧带中还有未分化间充质细胞、防御细胞和上皮细胞。

（一）成纤维细胞（fibroblast）

成纤维细胞是牙周膜中最常见，也是最重要的细胞。呈卵圆形或梭形，与纤维束的长轴平行排列。细胞外形似扁盘状。细胞核较大，含 1～2 个核仁，胞质嗜碱性。电镜下细胞有丰富的蛋白质合成和分泌相关的细胞器如粗面内质网、核糖体和高尔基复合体（图 7－7）。还有许多伪足样胞质突起，相邻的胞质突起间有简化桥粒（simplified desmosome）连接（图 7－8）和缝隙连接。其中简化桥粒较多。体外培养证实该细胞具有运动和收缩的潜能。

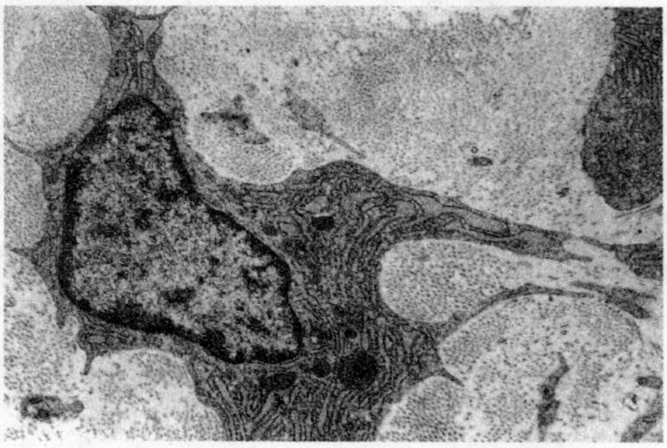

图 7－7　电镜下牙周韧带中的成纤维细胞　周围有许多胶原纤维

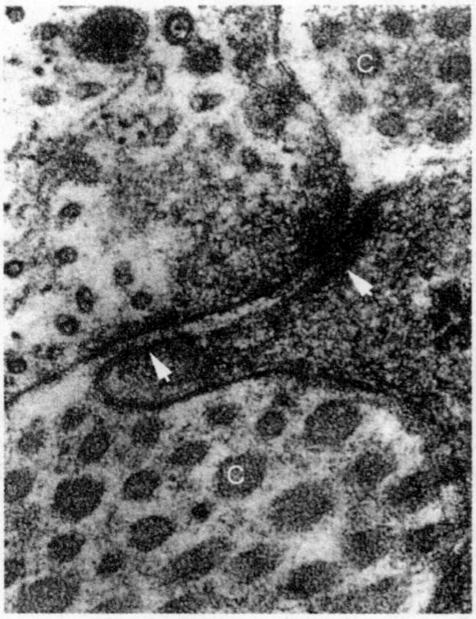

图 7－8　牙周韧带中成纤维细胞间的简单桥粒连接（箭头所示）
C：主纤维

成纤维细胞遍布于牙周韧带中，与主纤维的关系十分密切。电镜下常见到成纤维细胞分布在主纤维之间，其突起围绕或包绕纤维束，并且与其它邻近的细胞突形成细胞连接，形成主纤维间的细胞网络。一些成纤维细胞内还含有胶原碎片的小泡。

成纤维细胞的功能是合成胶原，同时也具有对旧胶原的吞噬、降解功能。牙周韧带中胶原的降解可发生在细胞内和细胞外。成纤维细胞内含胶原原纤维小泡，说明细胞内的降解作用。电镜下，被吞噬的原纤维最初外围以低密度区，然后转变为电子致密区围绕，再与溶酶体融合成吞噬体，失去周期性纹即被降解。此过程约为 30 分钟。牙周韧带成纤维细胞可分泌基质金属蛋白酶（MMP-1）和基质金属蛋白酶的组织抑制因子（TIMPs）。前列腺素 E2、IL-1 或凝集素 A 可以使 MMP-1 上调，使胶原在细胞外降解。因此成纤维细胞通过合成、降解胶原维持牙周韧带的稳定，并且在牙对外力的适应性反应中起重要作用。成纤维细胞的细胞骨架能使细胞移动和形状发生变化，以适应功能的需要。

牙周韧带的成纤维细胞还具有纤毛，不同于一般组织细胞的纤毛，不含9+2的微管特征。意义不清。纤毛及细胞间的连接在其它结缔组织少见，后者是胚胎性结缔组织的特征。

（二）成牙骨质细胞（cementoblasts）

成牙骨质细胞是位于牙骨质表面的牙骨质形成细胞。形态上接近立方状。胞质丰富，细胞核呈泡状，含一个或多个核仁。与成纤维细胞相似，有蛋白质合成和分泌的细胞器。其形态取决于细胞的活性状态。在活跃合成无细胞牙骨质时无明显胞质突起；合成有细胞牙骨质时有丰富的嗜碱性胞质和突起，细胞核不规则且有皱褶（图7—9）。

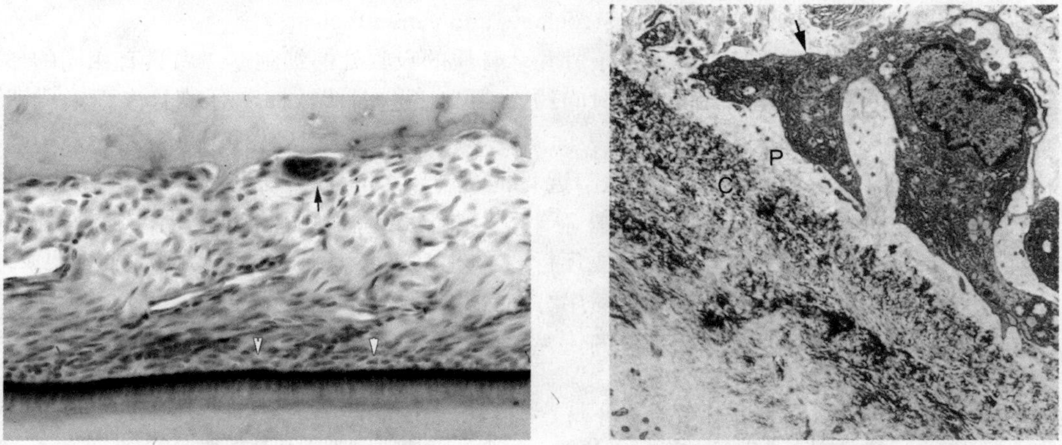

A　　B

图7—9　牙周韧带中的成牙骨质细胞

A：光学显微镜下所见（白箭头所示）　B：电镜下所见（箭头所示，“P”为类牙骨质、“C”为矿化牙骨质）

（三）成骨细胞（osteoblasts）

成骨细胞是衬覆于牙槽窝表面的骨形成细胞，来源于间充质，与成牙骨质细胞很相似。只有在活跃的骨形成区才有明显的成层排列的成骨细胞，位于骨的表面，如骨的内、外表面、哈弗管的表面及骨小梁的表面（图7—10）。活跃的成骨细胞为立方形，胞质嗜碱性，核旁的苍白区为高尔基体所在位置。电镜下，含许多粗面内质网、线粒体和小泡，高尔基体较局限但较大。在分泌面细胞膜附近有许多微丝，近骨面的胞质有许多细小的突起，与骨细胞有紧密连接。当骨不形成时，表面有一层扁平的静止细胞即骨衬细胞。

成骨细胞间有缝隙连接和紧密连接，它们又与微丝及细胞内第二信使系统相关的酶连接。这种方式提供细胞间的粘附和细胞间的通讯，有助于成骨细胞层完全覆盖于骨表面及保持功能的协调。

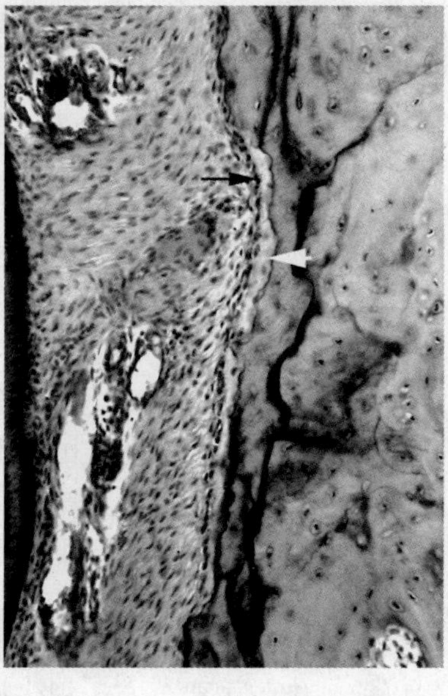

图7—10　牙周韧带中的成骨细胞

黑箭头示成骨细胞，白箭头示类骨质

成骨细胞分泌骨基质，表现为骨表面的未矿化层即类骨质，约5～10μm厚。内源性胶原平行于骨面。邻近牙周韧带处，外源性Sharpey纤维呈较垂直的方向进入类骨质。约15%的成骨细胞被埋在有机基质中成为骨细胞。成骨细胞分泌的基质成分中，有些是成骨细胞特异性的产物，也是成骨细胞表型的重要标志，它们包括骨钙素和成骨细胞转录因子（osteoblast transcription factor α）。碱性磷酸酶虽然对骨不具特异性，但容易鉴定，是成骨细胞分化的可靠标志。

除参与骨形成外，成骨细胞在活化骨吸收细胞即破骨细胞方面起控制作用。它能分泌破骨细胞活化过程中的相关因子，如集落刺激因子（csf）、前列腺素和骨保护因子配体（osteoprotegerin ligand）。成骨细胞有甲状旁腺激素受体，调节该激素的破骨细胞反应，而破骨细胞本身无此受体。

（四）破骨细胞和破牙骨质细胞（osteoclasts and cementoclasts）

破骨细胞和破牙骨质细胞是分别位于骨和牙骨质的吸收处的细胞。二者具有相同的形态表现。培养时有高度的运动能力。生命时间约 10～14 天。骨吸收时，牙槽骨表面形成凹陷称 Howship 陷窝，破骨细胞衬覆于陷窝表面（图 7－11）。破骨细胞的形态、大小有相当的变异，从小的单核细胞至大的多核细胞。近骨面部分有纹状表现，称刷毛缘（brush border），由许多紧密排列的微绒毛构成（图 7－12）。刷毛缘周围的细胞膜平滑，其内的胞质致密，含许多可收缩的肌动蛋白丝，形成环行的封闭区（也称透明带），以限制水解酶扩散，形成骨吸收所需的微环境。破骨细胞胞质中分布许多线粒体。粗面内质网不明显，高尔基体显著。胞质中还含有不同的泡，其中的一些含溶酶体酶如酸性磷酸酶和半胱氨酸蛋白酶。

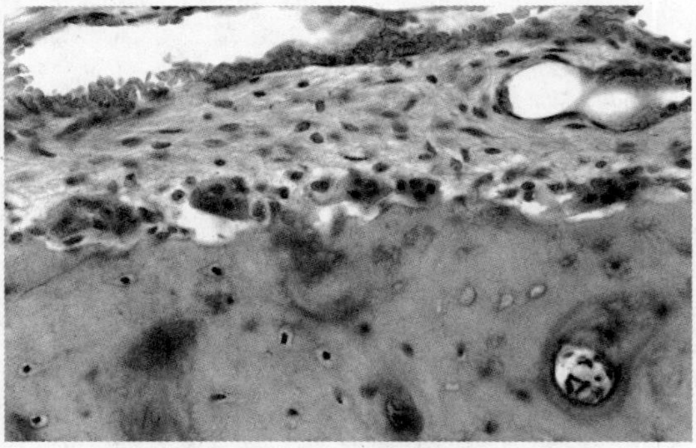

图 7－11　牙周韧带中的破骨细胞

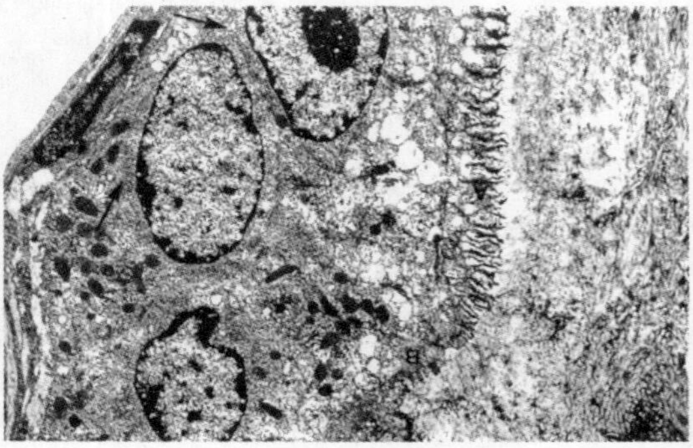

图 7－12　破骨细胞的电镜下所见

破骨细胞有特异的降钙素受体，用降钙素可阻止破骨细胞粘附的肌动蛋白封闭区形成，抑制骨吸收。破骨细胞的胞膜在封闭区与骨基质的粘附是通过膜蛋白整合素（integrin），特别是 αvβ3 整合素。它们与骨基质中特异性的氨基酸序列如 Arg-Gly-Asp（RGD）发生特异性结合。干扰整合素的形成或用竞争性合成肽也可抑制骨吸收。

破骨细胞通过 ATP 依赖型质子泵和碳酸酐酶Ⅱ分泌质子。碳酸酐酶Ⅱ通过催化二氧化碳和水的反应形成碳酸，酸性微环境使骨矿化晶体溶解，暴露有机基质。有机基质再由中性基质金属蛋白酶和半胱氨酸蛋白酶溶解。

（五）Malassez 上皮剩余（epithelial rest of Malassez）

Malassez 上皮剩余是牙发育期间上皮根鞘破裂后的残余。常规切片中为条索状或小团状细胞（图 7－13）。细胞排列紧密，胞质少，核圆形，染色深。距离牙骨质约 25μm。在 20 岁以前，细胞主要分布于根尖区，30 岁以上位于近牙颈部。电镜下，上皮剩余细胞团有明显的基板。细胞核常有凹沟，胞质少，内含张力丝，线粒体散在，粗面内质网和高尔基体发育不良。细胞间为桥粒连接和紧密连接，与基板间为半桥粒连接。

组织化学、电镜研究显示上皮剩余细胞不活跃，代谢慢。但当受到刺激时，这些细胞可增生，参与形成根尖囊肿及根侧囊肿。也可以形成牙源性肿瘤。

（六）防御细胞（defense cells）

防御细胞包括淋巴细胞、巨噬细胞、肥大细胞和嗜酸性细胞。其中巨噬细胞占牙周韧带中细胞的 4%，来自于血单核细胞，可吞噬颗粒物质及微生物。巨噬细胞可合成一系列重要分子如干扰素、前列腺素和促成纤维细胞及内皮细胞生长的因子。肥大细胞位于血管周，胞质内含单位膜包绕的致密颗粒。嗜酸性细胞偶见于牙周韧带，含由一个或多个晶体样结构组成的颗粒。嗜酸性细胞具有噬菌作用。

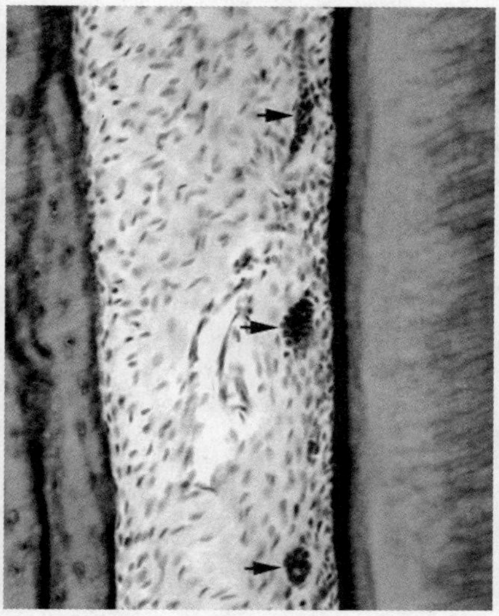

图 7—13　牙周韧带中的上皮剩余（箭头所示）

（七）原始细胞（progenitor cells）

原始细胞位于近牙槽骨面的血管附近和骨内膜间隙中。血管附近的细胞具有干细胞的特点：体积小，细胞更新慢，对刺激因子发生反应，能形成多种类型的细胞。这些细胞是牙周韧带新生细胞的来源。当存在适当刺激时，位于血管处的细胞分裂，然后向牙槽骨或牙骨质方向移动，可分化为成纤维细胞、成骨细胞和成牙骨质细胞。

牙周韧带是处于不断更新的组织，更新细胞与凋亡细胞及移出细胞间维持平衡。牙周韧带中有细胞的新生，也有细胞凋亡。

牙周韧带中还可见圆形矿化小体，称为牙骨质小体（cementicle）。镜下呈同心圆状，可游离于牙周韧带中或附着在牙骨质表面（图 7—14）。

四、牙周韧带的血管和神经

（一）牙周韧带的血液供应（blood supply of the periodontal ligament）

牙周膜血液供应丰富，来自牙槽动脉的分支，主要有三方面来源：①来自牙龈的血管；②来自通过筛状板进入牙周膜的牙槽动脉分支；③来自牙槽动脉进入根尖孔前的分支。牙周韧带主要的血管位于纤维束间，靠近牙槽骨，平均直径 20μm。血管走行方向与牙根的长径一致（图 7—15）。血管分支吻合成血管丛围绕牙根，体积相当大。

在牙颈区，牙周膜毛细血管袢形成缝丛（crevicular plexus），这些毛细血管有大量的孔（fenestration），位于牙龈沟的下方，围绕牙根。每个血管袢由 1～2 条直径 8～10μm 的毛细血管，1～2 条毛细血管后静脉构成。缝丛与表面牙龈毛细血管袢相吻合。此血管结构可能与牙一牙龈封闭（dentogingival seal）有关。有孔毛细血管在牙周韧带较多，使毛细血管床的扩散和滤过能力大大增强，可适应于牙周韧带高更新速率的需要。

牙周韧带的静脉不伴随动脉，而是直接进入牙槽骨孔，与骨内的静脉汇合。有些与牙龈的静脉汇合。

淋巴管在牙周膜中呈网状分布，与血管相伴，行至于根尖部，与来自牙龈、牙髓的淋巴管吻合，注入颌下和颏下淋巴结。当牙周膜发生炎症时可引起上述淋巴结肿大。

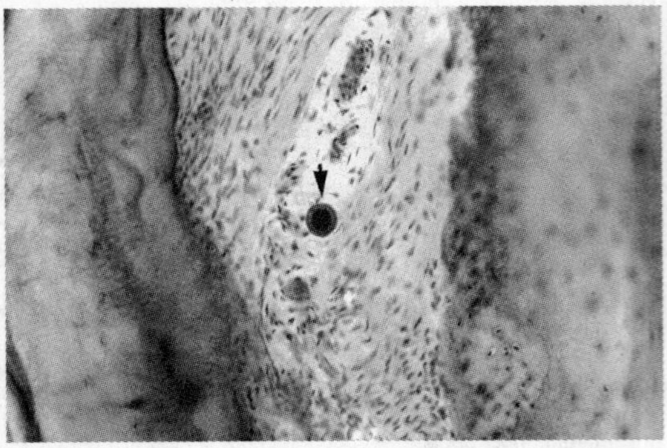

图 7－14　牙周韧带中的牙骨质小体（箭头所示，呈同心圆状）

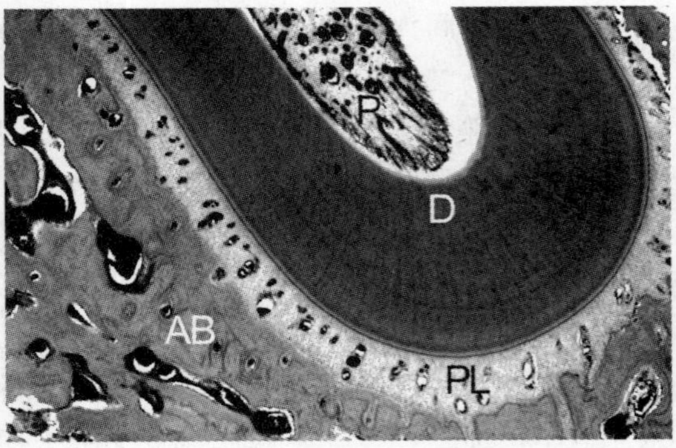

图 7－15　牙周韧带中的血管分布特点（血管灌注的水平切面，注意血管走行方向）
D：牙本质　PL：牙周韧带　AB：牙槽骨

（二）牙周韧带的神经分布（innervation of the periodontal ligament）

牙周韧带的神经纤维在功能上分为感觉神经和自主神经两种。前者主要为伤害感受器和机械感受器；而后者与牙周韧带的血管有关。与普通的致密结缔组织相比，牙周韧带的神经分布很丰富。因此牙周韧带有敏感的定位感觉和触觉。

牙周韧带的神经有两个来源。有些神经束从根尖区上行进入牙周韧带，其它的神经束来自于牙槽骨孔，分布于牙周韧带中部及牙颈部。

牙周韧带的神经分有髓神经和无髓神经。有髓神经的直径平均为 5μm，有些可达 15μm，属感觉纤维；无髓神经的直径平均为 0.5μm，属感觉纤维或自主神经纤维。

牙周韧带的机械感受神经属 Aβ 组纤维，其神经末梢为非包绕的 Ruffini 样，其反应的快或慢取决于末梢相对于所施加的力的位置。还有些去髓鞘的有髓神经末梢，内含大量的线粒体，周围有施万细胞突围绕（图 7－16）。偶尔可见更为复杂的末梢结构，特征是大量环状排列的细胞突，围绕一个中心含有微丝、微管和线粒体的结构。这些也可能是机械感受神经末梢。约 75％的机械感受器的神经元胞体位于三叉神经节，25％位于中脑核。

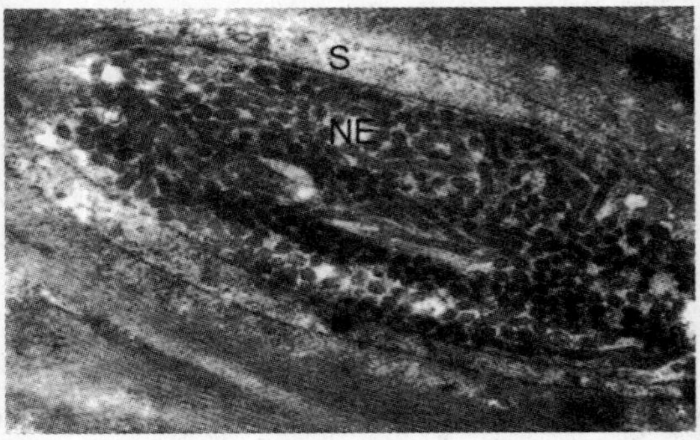

图 7－16　牙周韧带中的神经末梢　含大量线粒体
S：施万细胞

关于牙周韧带中的痛觉感受器了解较少。可能与身体它处一样，为纤细的无髓游离神经末梢。自主神经分布于血管，对于控制局部血流很重要。

五、牙周韧带的功能

牙周韧带有支持和保护、形成、感觉、营养等功能。

（一）支持和保护功能

牙周韧带的支持和保护功能体现在以下几个方面：

1. 它是牙和牙槽骨的附着组织，将牙附着在牙槽窝内。

2. 牙周韧带形成软组织框（casing）抵抗各种外力包括咬合力的冲击，保护血管、神经以及牙体组织特别是根尖免受机械力的伤害。

3. 将咬合力传导至颌骨。

4. 维持牙龈组织与牙齿的关系。

目前关于牙周韧带对牙支持的机制有两种理论：张力理论和粘弹性系统理论。张力理论（tensional theory）认为，牙周韧带主纤维在牙支持中起主要作用，将力传导至骨。当力施加至牙冠时，主纤维首先伸展、拉直，然后将力传导给牙槽骨，引起牙槽窝的弹性形变（elastic deformation）。最后，当牙槽骨形变达到其限度时，再将力传导至基底部的颌骨。但是此理论不能充分解释许多实验证据。

粘弹性系统理论（viscoelastic system theory）主张，牙的位移在很大程度上受液体运动的控制，纤维的作用是第二位的。当力施加至牙时，牙周韧带的细胞外液通过筛状板进入骨髓。连接牙周韧带和松质骨的筛状板的孔在近牙颈部 1/3 较牙根中部和根尖多。液体移出后，纤维束承受牙周韧带的松弛和紧张，导致血管的狭窄。动脉的回压引起血管充盈，血液通过超滤过进入组织中，补充组织液。

牙周韧带的组织学和生物化学方面的特点说明，牙周韧带即有承受张力的特点，也有承受压力的特点，以承受压力为主（表 7—1）。因此牙支持机制可能不是单因素的，应作为整体考虑。

表 7—1　牙周韧带超微结构与机械特性的关系

与张力相关的特点	与压力相关的特点
Sharpey 纤维结构（结节，矿化与纤维长轴呈直角）	胶原原纤维直径小
扁盘状成纤维细胞	胶原大小及分布一致
基质中富含硫酸皮肤素	Sharpey 纤维分布于牙槽窝
	成纤维细胞膜表面平滑
	基质含量高

（二）形成功能（formative functions）

牙周韧带始终处于改建状态。旧的细胞和纤维发生凋亡或降解并且由新的代替。这些可以通过成纤维细胞分裂及合成新的胶原，降解旧的胶原来完成。牙周韧带的未分化间充质细胞可以分化成为成骨细胞及成牙骨质细胞形成骨及牙骨质。这一方面能使正常情况下的牙周组织的改建得以完成，如新生的牙周韧带纤维被埋在新形成的骨和牙骨质中，保证牙和牙周韧带的正常附着联系；另一方面在病理情况下可以对组织缺损的骨、牙槽骨进行修复。

（三）感觉功能和营养功能（sensory and nutritional functions）

牙周韧带具有丰富的神经支配，可以感受触觉、压力和疼痛。通过神经系统的传导和反射，调整颌骨、肌肉和关节的运动，因此牙周韧带具有调节和缓冲咀嚼力的功能。在某种程度上，感觉功能具有保护性作用。

牙周韧带的血管为牙槽骨、牙骨质和牙龈提供营养和淋巴引流。

六、牙周韧带的增龄性变化及临床意义

（一）牙周韧带的增龄性变化（aging of the periodontal ligament）

随着年龄的增长，牙周韧带中胶原纤维增多，直径增大，细胞成分减少，成纤维细胞形态不规则，基质形成减少。

牙周韧带厚度的改变是重要的增龄变化。随着年龄的增长，牙周韧带变薄。如在青年人

(11～16 岁）中牙周韧带厚约为 0.21mm，在成人（32～52 岁）厚为 0.18mm，到老年时（51～67 岁），厚度减少到 0.15mm。这种变化可能由咀嚼功能降低引起。

正常时，结合上皮附着在牙骨质与釉质结合处。随着年龄增加和炎症的刺激，结合上皮附着的位置缓慢向根方移动（又称为被动萌出），常达到根部牙骨质表面。此时，除牙龈、牙槽骨外，也包括牙周韧带的萎缩。

（二）临床意义（clinical considerations）

牙周韧带与牙的功能特别是牙的支持和萌出机制密切相关。由于临床方面的原因，关于牙周韧带的结构、功能和构成成分是研究的热点。牙周韧带常受炎症性牙周病的累及，此病后的牙周韧带再附着也是人们感兴趣的课题。

牙周病的一个主要特点是牙龈及牙周韧带的炎症性破坏，形成深牙周袋，是牙丧失的主要原因。治疗原则首先要去除当前的病变，其次是使尚存的组织再生、修复和再附着。可能最好的修复来自于牙周韧带组织，但牙龈的附着上皮及结缔组织的增生会影响再附着，所以采取一些技术防止牙龈组织接触伤口的深部，以获得所谓的引导性组织再生。

生物活性分子如生长因子和细胞因子可对牙周的细胞发生诱导作用，在伤口中放置含生物活性分子如 BMP 的物质，有助于牙周组织的再生。釉蛋白在牙骨质发生的早期过程有重要作用，应用至根面时有助于牙骨质的增生，促进再附着。

胶原纤维粗细、大小及密度分布一致，Ⅲ型胶原及基质中蛋白多糖、腱蛋白和纤维粘连蛋白含量较高，存在不成熟弹性纤维、细胞含量高以及更新速度快等特点提示牙周韧带属于一种胎儿样结缔组织。这可能有助于对炎症性牙周病的理解。首先胎儿性结缔组织的创伤愈合过程不同于成熟结缔组织，因此牙周再附着治疗时考虑到胎儿结缔组织修复特点会更有利；组织移植可用来矫正牙周病导致的缺损。目前，用成熟结缔组织移植的成功率不稳定，可能用胎儿样结缔组织移植更合适。

正畸力使牙周韧带发生明显的变化。在受牵拉侧，牙周间隙增宽，纤维束伸展，牙槽骨被拉向同一方向。结缔组织中细胞数量增多，特别是在牙槽窝侧壁附近。成纤维细胞呈梭形，接近骨壁者较圆。血管扩张，骨组织一般沿纤维厚的区域沉积。同时新的胶原纤维参与形成新的 Sharpey 纤维和主纤维。在受压侧，牙周间隙变窄，牙槽骨轻度变形，相当于牙移动方向的牙槽骨吸收。血管活动下降，白细胞和巨噬细胞少见。受压侧大概可分为直接吸收和透明样变两种。压力相对轻者发生破骨细胞性直接吸收；压力大者无破骨细胞出现，有牙周韧带水肿、血管闭塞、成纤维细胞变性等。

Summary

The periodontal ligament is the dense fibrous connective tissue that occupies the periodontal space between the root of tooth and the alveolus. In common with other dense fibrous connective tissues, the periodontal ligament consists of a stroma of fibers and ground substance containing cells, blood vessels and nerves.

Over 90% of the periodontal ligament fibers are collagen. The main types of collagen are type I and III. Small amounts of type Ⅴ, Ⅵ, Ⅳ, Ⅶ, collagen and oxytalan have been found in the periodontal ligament. Most of the collagen is gathered together to form bundles termed the principal fibers. They comprise: dentoalveolar crest fibers, horizontal fibers, oblique fibers, apical fibers and interradicular fibers. Each fiber group has a specific function. The periodontal ligament "turns over" collagen rapidly and has an active population of fibroblasts that both form and destroy collagen.

The ground substance of the periodontal ligament consists mainly of hyaluronate glycosaminoglycans, proteoglycans, including proteodermatan sulphate and PG1, and glycoproteins such as fibronectin and tenascin. The ground substance is thought to have important functions.

Although the predominant connective cell within the periodontal ligament is the fibroblast, the tissue presents a heterogeneous population. Formative cells covering the surface of both cementum and alveolar bone (i. e. cementoblasts and osteoblasts) are considered part of the ligament and have a similar mesenchymal origin. Resorbing cells on the surface of bone and cementum are osteoclasts and cementoclasts; these are derived from a monocyte/macrophage lineage from the blood. In addition, the periodontal ligament contains undifferentiated mesenchymal cells, defense cells and epithelial cells (rests of Malassez).

The periodontal ligament is highly vascularized by vessels in the interstitial space. Nerves transmit through these spaces, and several types of terminals respond to touch, pain, and the pressures of mastication.

The functions of the periodontal ligament are supportive, protective, formative, nutritional and sensory.

(高 岩)

第八章　牙　槽　骨

上、下颌骨支持和保护牙的部分称牙槽骨（alveolar bone）。牙槽骨的组织学结构与其它部位的骨基本相似，其特殊之处在于通过埋入的牙周韧带纤维将牙固定在颌骨上，以发挥其功能。除了其有明显的强度外，牙槽骨的结构还受牙齿功能状态的影响，因牙的动度而常发生自身的改建。牙槽骨的存在取决于牙的存在。先天性缺牙部位的牙槽骨往往发育不良；牙脱落后，牙槽骨也将发生萎缩。

从发育的角度，可将骨分为软骨内骨（endochondral bone）和膜内骨（intramembraneous bone），前者是在形成软骨雏形的基础上，再发生骨化；后者直接形成自血管性纤维膜的化骨，牙槽骨属后者。在组织结构上，骨可分为密质骨或皮质骨（compact or cortical bone）、松质骨或海绵样骨（cancellous or spongy bone）。前者由致密排列的骨板构成，如固有牙槽骨；后者为疏松排列的、围绕软组织的骨小梁及骨髓构成。编织骨（woven bone）指新形成的骨，其内的胶原纤维的直径、排列方向不一，含较多的细胞成分，常见于骨折修复及愈合中的牙槽窝。

一、牙槽骨的大体形态

牙槽骨是颌骨包绕牙根的部分（图8－1），也称牙槽突（alveolar process），由内、外板密质骨和中央的松质骨构成。牙槽骨含许多容纳牙根的牙槽窝（sockets），牙槽窝之间可见骨隔，每个牙之间的骨隔称牙间隔（interdental septa）；多根牙牙根之间的骨隔称根间隔（interradicular septa）。

牙槽骨的内板即牙槽窝内壁，为密质骨，称为固有牙槽骨（alveolar bone proper），厚度约0.1～0.5mm。固有牙槽骨还有一些其它的同义词。从固有牙槽骨的表面观察，可见有许多小孔，像筛子一样，所以又称为筛状板（cribriform plate）。在筛状板的孔内走行的为含血管（Volkmann's canals）的结缔组织。牙周韧带中的主纤维束埋在固有牙槽骨中，在组织学切片中可观察到埋入的纤维束，因此固有牙槽骨又称束骨（bundle bone）。在X线片上，固有牙槽骨表现为线状阻射的骨板，称为硬骨板（lamina dura），但是并不代表其矿化程度高，实际上是由于射线投射方向所致（图8－2）。

除固有牙槽骨外，其余的牙槽骨部分称支持性骨（supporting bone）。外板是牙槽骨外表面的密质骨，与固有牙槽骨、颌骨相延续。厚度为0.5～3mm。牙槽骨咬合面方向的游离缘称牙槽嵴（alveolar crest），约在釉牙骨质界下1～1.5mm的水平。在牙偏向于唇侧或舌侧时，该侧的牙槽骨会很薄，甚至牙根有部分露出。根尖区域露出时称牙槽骨窗（fenestration），冠方露出称牙槽骨裂（dehiscence）。牙槽骨内、外板间有松质骨，含骨髓，有些部位只有密质骨，不含松质骨。

二、牙槽骨的化学特性

牙槽骨的化学特性相似于一般骨。湿重情况下，骨的60％为无机物，25％为有机物，15％为水。无机物占骨体积约36％，有机物占约36％，水占约28％。无机物主要为碳磷灰

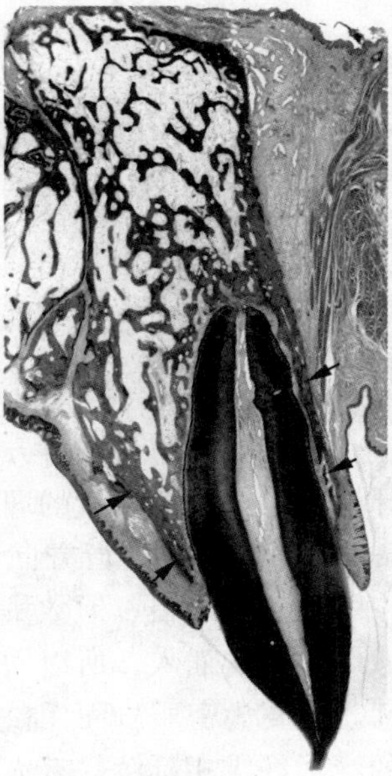

图 8—1　上颌切牙牙槽骨的分布
大体形态（箭头所示）

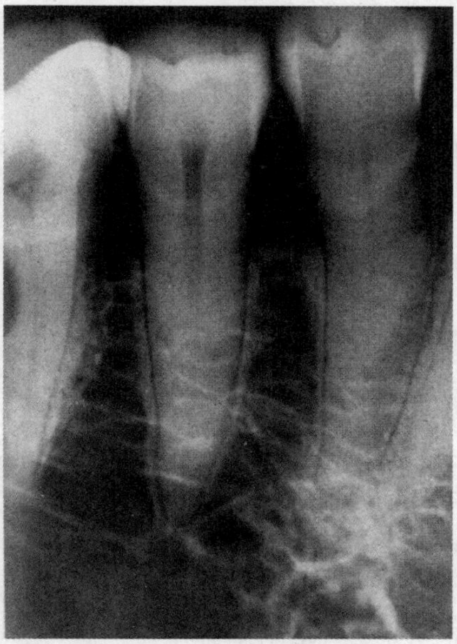

图 8—2　固有牙槽骨的 X 线所见

石晶体，约 50nm 宽、8nm 厚，长度不一，分布于胶原纤维之间或胶原纤维表面。骨中的细胞占骨重量极小，但在维持基质稳定上起重要作用。

骨中有机物的 90%为胶原，主要为Ⅰ型胶原，也有少许Ⅲ型胶原，特别是在未成熟骨或愈合骨。多数胶原是成骨细胞分泌的内源性（intrinsic）胶原，除此之外还有由成纤维细胞分泌的外源性（extrinsic）胶原。Ⅰ型胶原的 3 条螺旋结构肽的突变有重要的临床意义，可能产生骨形成不全和牙本质形成不全的遗传病。

骨中的非胶原蛋白（non-collagenous proteins）约有 200 种，占骨基质成分的 10%左右，其中大多数由成骨细胞、骨细胞产生。也有少数外源性蛋白如白蛋白，在骨形成时掺入骨中。主要的非胶原蛋白有蛋白多糖，其糖胺聚糖成分有硫酸软骨素、硫酸肝素等。蛋白多糖的主要形式为核心蛋白聚糖（decorin）和双糖链蛋白聚糖（biglycan）。有代表性的糖蛋白有骨连接蛋白（osteonectin）、骨桥蛋白（osteopontin，也称骨涎蛋白）、骨涎蛋白Ⅱ、血小板结合蛋白（thrombospondin）、骨钙素（osteocalcin）和纤维连接蛋白。上述各种糖蛋白的生物学功能有待澄清。有些可能与骨形成、骨吸收有关。由于蛋白多糖与胶原结合，可能有助于调节胶原原纤维的直径并在矿化中起作用。例如骨连接蛋白可结合钙，可能与矿化有关；骨桥蛋白、骨连接蛋白和纤维连接蛋白称为 RGD 蛋白，因其分子中含特殊的氨基酸序列（精氨酸、氨基乙酸和天冬氨酸），此序列对于细胞附着在骨基质很重要；骨钙素（也称 gla 蛋白）是钙结合蛋白，只由成骨细胞和成牙本质细胞分泌，提示骨钙素在识别两种细胞中有作用。

骨基质中的外源性蛋白富含细胞因子（白细胞介素-1、TNF 和 CSF）和生长因子（TGF、FGF、PDGF 和 IGF），这些因子在骨细胞生命周期中有重要作用。它们在骨组织中处于非活性状态，但在骨吸收时可转变为活性状态，影响骨的活动。骨中的骨形成蛋白 BMPs 可诱导骨形成。

三、牙槽骨的组织结构

与其它骨组织一样，牙槽骨由矿化的骨基质和骨细胞构成，与骨组织的新生和吸收有关的成骨细胞和破骨细胞则位于骨组织的边缘而不存在于骨组织中。牙槽骨在结构上分为密质骨和松质骨。

（一）密质骨（compact bone）

密质骨包括内板，即固有牙槽骨及其与牙槽嵴相连的外板。

1. 固有牙槽骨　固有牙槽骨即牙槽骨内板（inner alveolar plates），为衬覆牙槽窝部分的密质骨。在组织学切片上，可见由平行排列的骨板构成，骨板一般较薄，走行方向一般与牙根表面平行。构成骨板的内源性胶原纤维较粗大。固有牙槽骨中还含有大量的埋入的外源性牙周韧带纤维，称穿通纤维（perforating fibers）或 Sharpey 纤维，其走行方向与骨表面垂直或有一定的角度。穿通纤维在牙颈部较多，较牙骨质中的穿通纤维粗，但数量较少。在穿通纤维的周围还有少许Ⅲ型胶原。由于有大量外源性胶原纤维束的插入，所以固有牙槽骨又称束骨（bundle bone；图 8－3）。在牙间隔的近牙颈部区，主要为密质骨而无松质骨，此处的穿通纤维在近、远中方向直接通过骨的全层，同邻牙的穿通纤维相延续。有人称之为穿牙槽纤维（transalveolar fibers；图 8－4）。此种纤维也见于根间隔。在颊舌向，穿牙槽纤维可与牙龈固有层骨膜胶原纤维相延续。在有松质骨的区域无穿牙槽纤维。

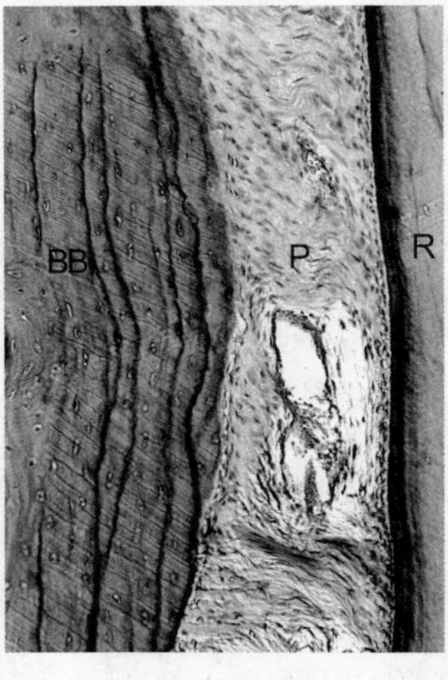

图 8－3　束骨的镜下表现
BB：束骨　P：牙周韧带　R：牙根

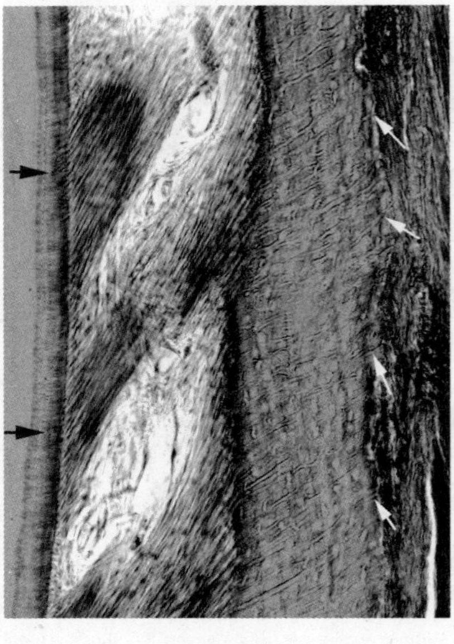

图 8－4　示穿牙槽纤维（白箭头所示，黑箭头示牙骨质中的穿通纤维）

扫描电镜观察固有牙槽骨表面时，穿通纤维的矿化程度不同。一些穿通纤维的中心仍未矿化，有机物去处后，留下空的中心；另一种穿通纤维完全发生矿化并突出于骨表面，表现为矿化的小突起。

固有牙槽骨的深部邻近骨髓，骨板由哈弗系统所构成。由于骨的形成是以节律性沉积为特点，每层骨板矿化后约有 10 天的间歇期，新、旧骨板间有染色较深的间歇线。

2. 牙槽骨外板　牙槽骨外板（outer alveolar plates）的厚度不一，上颌的唇侧，特别是前牙区很薄，血管和神经穿过的孔多，而舌侧较厚；在下颌骨，密质骨比上颌厚而致密，小孔很少，所以在施行局部麻醉时，在上颌前牙用局部浸润麻醉的效果比下颌好。通常下颌舌侧的密质骨骨板比颊侧厚，但在磨牙区由于担负较大的咀嚼力，磨牙颊侧骨板也增厚。

骨外板的表面为平行排列的骨板，称周围板（circumferential lamellae）。其深层骨板围绕血管性软组织同心圆状排列。血管与骨板合称哈弗系统（Haversian's system）或骨单位（osteon）。骨单位中央的管称哈弗管（Haversian's canal）。每个哈弗系统约含4～10个同心圆骨板（图8—5）。骨板的数量受中心血管的营养扩散至最外层骨板中的骨细胞能力的限制。哈弗系统一般呈垂直走行，哈弗管之间有横行的血管相连。在成熟骨，由于重建的原因，哈弗系统间可见以前的哈弗系统的片段，称中间板（interstitial lamellae）。

（二）松质骨（cancellous bone）

前牙区松质骨少，有时无松质骨，甚至在唇面有骨部分缺失而形成裂隙。后牙松质骨量多。

松质骨由骨小梁及骨髓构成。骨小梁由相互叠加的骨板构成，厚约50μm。偶见内有哈弗系统。骨小梁的粗细、数量和排列方向与所承担的咀嚼力密切相关。承受较大咀嚼力的区域，骨小梁粗大致密，骨髓间隙小；承担较小咀嚼力者，骨小梁细小，骨髓间隙大。骨小梁的排列方向一般与咬合力相适应，以最有效地排列来抵抗外来的压力。两牙间的骨小梁呈水平排列（图8—6），根尖周围的骨小梁为放射状排列。无功能牙周围的骨小梁排列无规律。小梁间为营养小梁的骨髓。年轻时的红骨髓含造血干细胞（产生破骨细胞），有造血能力。红骨髓还含有成纤维细胞/间质细胞的干细胞，可分化为成纤维细胞、成骨细胞、脂肪细胞、成软骨细胞和髓母细胞。成年时脂肪细胞多，为黄骨髓。

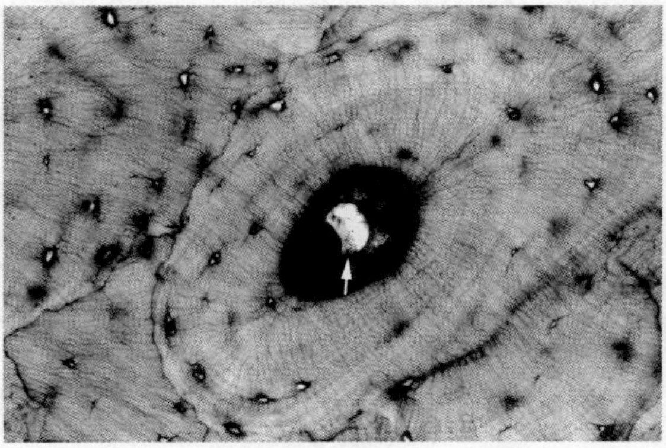

图8—5　牙槽骨外板的骨单位　箭头示骨单位中央的血管

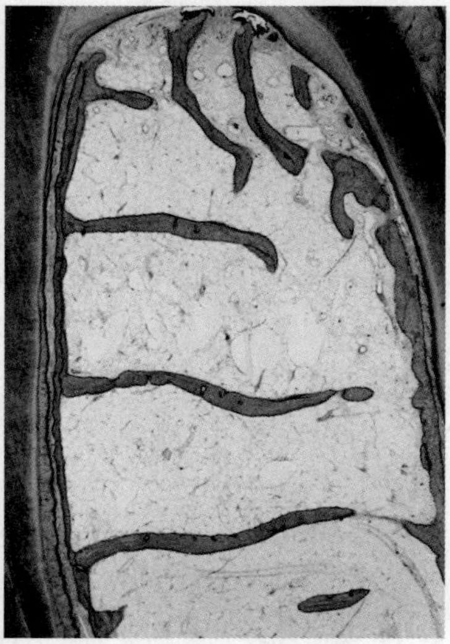

图8—6　磨牙根分歧区的骨小梁分布

（三）骨的细胞

1. 骨细胞（osteocytes）位于骨陷窝内，来自于埋入骨组织的成骨细胞。每立方毫米骨组织中约有25000个骨细胞。在脱矿切片中，骨细胞圆形，细胞核深染，胞质不很清楚。实际上，骨细胞有许多细长的突起，位于围绕骨陷窝呈放射状分布的骨小管中。骨细胞在骨组织中分布均匀，细胞间通过骨小管相互联系，可能具有发现及感受外力的机械感受器作用。

骨细胞来自于成骨细胞，因此表达与成骨细胞相似的抗原，如骨桥蛋白、骨钙素、骨连接蛋白、纤维连接蛋白等。

骨细胞在电镜下的表现与其位置有关，刚埋入的似成骨细胞，深在者不活跃，胞质沿细胞核分布，细胞器很少。有许多细胞突起进入骨小管，细胞突起间有缝隙连接，有助于细胞间通讯及协同活动。骨细胞与骨陷窝的骨之间有小的间隙，含一些非矿化基质和胶原原纤维。近表面的骨细胞与成骨细胞有交通。

2. 骨衬细胞（bone-lining cells） 骨表面无新生骨形成、也无吸收时，其表面由一层称为骨衬细胞的扁平细胞衬覆。这些细胞相对静止，细胞器较少，几乎无合成活性，被认为是增殖后的成骨细胞。这些细胞对骨形成保护层，必要时可重新成为成骨细胞（图 8－7）。

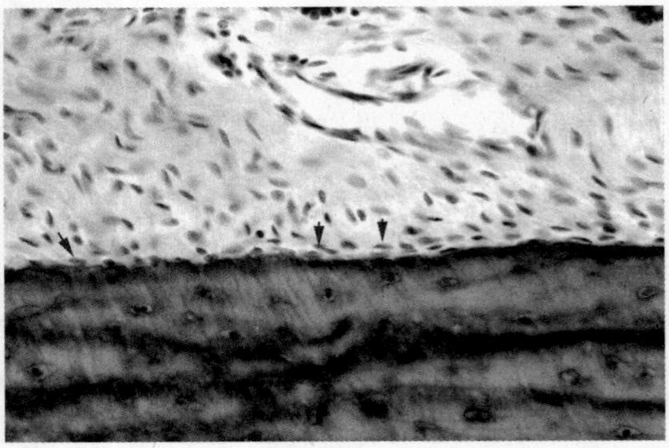

图 8－7 骨衬细胞（箭头所示）

3. 骨前体细胞（osteoprogenitor cells） 在牙槽骨区，能分化为成骨细胞的、具有自我更新能力的干细胞称骨前体细胞，是牙周韧带或骨髓中成骨细胞层外侧的一层细胞。最初它们分化为成纤维细胞样细胞，经过 8 次核分裂后成为成骨细胞。在分裂过程中，通过有秩序的增加基因的表达，逐步获得成骨样细胞的特征。

4. 成骨细胞和破骨细胞（见牙周韧带）

（四）牙槽骨的形成及吸收（formation and resorption of alveolar bone）

牙槽骨为适应内、外环境的变化，在一生中不断发生改建。改建是通过骨的形成和吸收完成的，骨的形成及吸收与上述骨的细胞有关。实际上牙槽骨的改建在牙冠发育完成、牙开始萌出时就开始了。在成熟牙槽骨常规切片中，经常见到骨的形成及吸收的改建活动。一般骨在受压的情况下发生吸收（图 8－8），在受到牵拉时新生（图 8－9）。牙骨质在使骨吸收的压力下不易吸收，因此可允许牙在正畸治疗中进行移动。牙生理性近中移动时，牙根远中面的固有牙槽骨受到牙周膜传递的力的牵引而有骨形成，而近中面的固有牙槽骨因受到压力而吸收，导致牙连同牙槽窝一起逐渐向近中移动。

任何正在形成的骨表面都有一层新沉积的、尚未矿化的骨基质，称为类骨质（osteoid；图 8－10），与前期牙本质相似。光镜下，类骨质位于骨表面，染色浅，与深部的矿化骨不同。在类骨质的表面可见一层成骨细胞排列。因此类骨质及其表面排列的成骨细胞是骨形成的组织学依据。类骨质由成骨细胞分泌，其厚度达到 5～10μm 后发生矿化。矿化前沿在光镜下呈线性，与牙本质矿化前沿的球形不同。类骨质与矿化骨在常规染色上的不同提示类骨质需发生生物化学变化达到矿化。

在骨吸收区，骨表面有蚕食状或坑状凹陷，称 Howship 陷窝或吸收陷窝，凹陷处可见多核巨细胞即破骨细胞（图 8－8，8－10）。在相对静止的吸收区，只见吸收陷窝而无破骨细胞存在。骨吸收由破骨细胞完成，成骨细胞也参与此过程（见牙周韧带）。骨吸收后可由新生骨修复，在原来吸收区及新骨交界处的骨间歇线称反转线，呈扇贝样外形，反映了 Howship 陷窝的位置（图 8－11）。

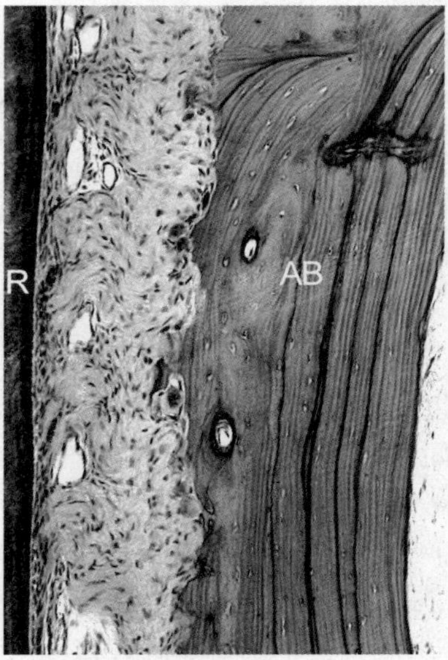

图 8－8　受压侧牙槽骨吸收可见
吸收陷窝及破骨细胞
AB：牙槽骨　R：牙根

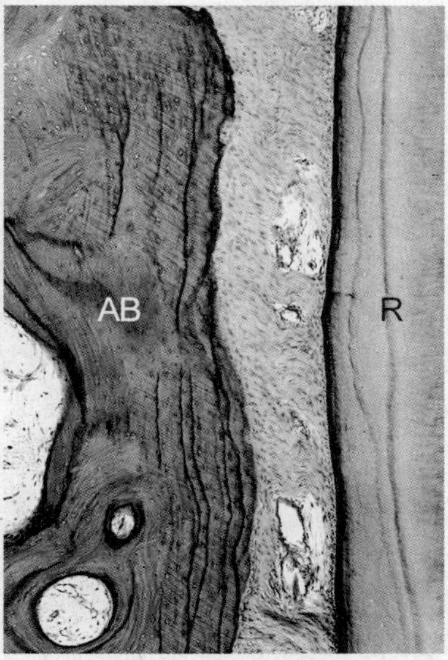

图 8－9　受牵拉侧骨沉积
可见较多沉积线
AB：牙槽骨　R：牙根

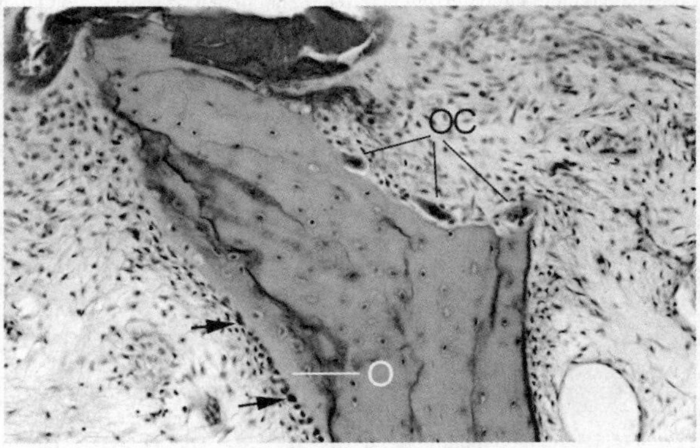

图 8－10　骨的新生和吸收
箭头示成骨细胞，O：类骨质　OC：破骨细胞

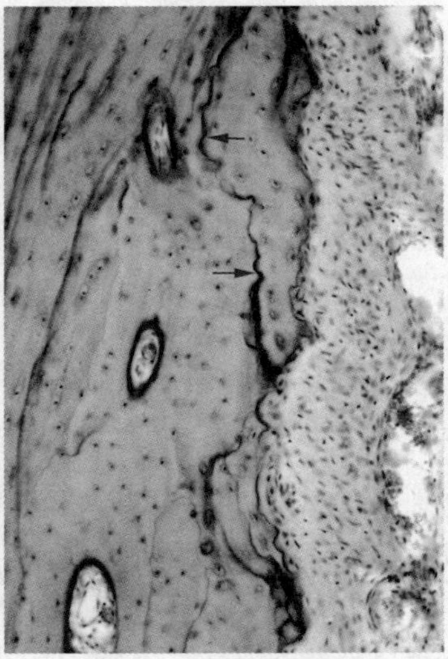

图 8－11　吸收陷窝由新生骨
充填所形成的反转线（箭头所示）

四、临床意义

牙槽骨的存在取决于适当的功能刺激，失去功能刺激时将发生萎缩。因此牙拔除后，剩下的牙槽骨如果不承重将被吸收，即使有义齿放置在剩余牙槽嵴上也只能延缓骨吸收。

面部骨折以颌骨为多见。对于骨折愈合原理的理解对临床工作非常重要。同样，拔牙后遗留的牙槽窝也将由新骨充填。骨创伤时，受到刺激的干细胞即骨前体细胞将分化为成骨细胞，此过程涉及到细胞与间质的相互作用。在各种细胞因子的刺激下、干细胞增值、分化、迁移及粘附。首先形成编织骨，编织骨经过改建成为成熟骨。骨折愈合速度随年龄增高而下降，其机制不清，可能是由于老年人干细胞的数量减少。加速老年人骨折愈合的可能途径是：分离、培养干细胞，增加其数量，将干细胞及适当的支架置于骨折部位。

炎症情况下牙槽骨会发生吸收，常见于牙周病及根尖脓肿。其中最重要的与骨吸收过程有关的因子是细胞因子及前列腺素。

除炎症外，也存在骨形成吸收间不平衡的情况。例如，骨硬化症是一种异质性破骨细胞功能不全的疾病，其中的一种类型的原因是Ⅱ型碳酸酐酶的缺陷。虽然有骨形成，但破骨细胞不能吸收骨，导致骨不断形成、增厚。一个类似的情况发生在啮齿类动物，由于牙表面的骨吸收缺陷，牙不能萌出，原因是 CSF 缺失。

骨生物学知识对于口腔种植学领域也非常重要。一般插入骨组织的异己物质会由纤维包绕，但有些物质可与骨直接结合。插入颌骨作为牙、义齿或矫正器具基础的种植体与邻近的骨组织的结合称骨整合（osseointegration）。骨与种植体之间有 20～40nm 的交界面，含有非胶原骨基质蛋白如骨桥蛋白和骨涎蛋白。种植体成功地长期在骨中保存取决于种植体相关因素、宿主反应及外科技术。种植体相关因素有：种植体的形状、局部解剖、结构及表面化学特性；外科技术方面要保证创口小、种植体微动度小；骨整合的宿主反应首先是血凝块的形成，血凝块中含骨形成的必要因子如细胞因子、生长因子、骨前体细胞等。最初，靠近种植体的骨（约 1mm）会发生坏死，然后由新骨取代。骨与种植体界面的建立约需 17 周的时间。根据骨的生物学特性，将种植体表面包被一层物质如细胞粘附分子及羟磷灰石晶体可能有利于骨整合。

Summary

Alveolar bone (process) is the bone in maxilla and mandible that supports the roots of the teeth. It is composed of the alveolar bone proper, which lines the sockets and attaches the ligament fibers to the bone. The remainder of the alveolar bone is made up of supporting bone, the compact (cortical) bone, and the cancellous (spongy) bone situated between the cortical plate and alveolar bone proper. Apart from its obvious strength, one of the most important biological properties of the alveolar bone is its "plasticity", allowing it to remodel according to the functional demands upon it. Alveolar bone is dependent on the presence of teeth for its development and maintenance. Histologically, alveolar bone proper is a modification of compact bone, as it contains perforating (Sharpey's) fibers. These collagen fibers pierce the alveolar bone proper at right angles or oblique to the surface of the long axis of the teeth. Because the bone is regularly penetrated by collagen bundles, it has been appropriately named bundle bone or alveolar bone proper. The compact supporting bone is like that found elsewhere in the human body, containing Haversian systems, radiating lamellae with lacunae, and canaliculi. The osteocytes are in the lacunae with their process in the canaliculi. The cancellous bone of the alveolar process is composed of bone trabeculae and bone marrow. The surface where active bone formation is occurring will be covered by a layer of newly deposited unmineralized bone matrix called osteoid. A cuboidal layer of osteoblasts is prominent on the surface of the unmineralized bone. In the region of bone undergoing resorption there are some large multinucleated osteoclasts lying against resorptive lacunae (Howships lacunae).

（高　岩）

第九章　口腔粘膜

皮肤为体表提供干性被覆，粘膜则为消化道表面提供湿性衬覆组织。粘膜一般指与外界相通的体腔表面衬覆的组织。有腺体的分泌保持其湿性。口腔粘膜（oral mucosa 或 oral mucous membrane）覆盖于口腔表面。涎腺分泌的唾液使口腔粘膜经常保持湿润。上皮和固有层是口腔粘膜的基本结构。部位及功能的不同又使其结构特点有所不同。口腔粘膜前借唇红与唇部皮肤相连；后与咽部粘膜相延续。组织发生学上，口腔粘膜大部分来自于外胚层，少部分来自于内胚层。

第一节　口腔粘膜的基本组织结构

口腔粘膜由上皮和固有层构成，其中上皮相当于皮肤的表皮；固有层相当于皮肤的真皮，但口腔粘膜无皮肤附属器。部分粘膜深部还有粘膜下层（图 9－1）。

一、上皮

（一）口腔上皮的分层（stratification of the oral epithelium）

口腔粘膜上皮属复层鳞状上皮。主要由角质形成细胞和少数非角质形成细胞组成。根据所在部位及功能的不同，可为角化或非角化复层鳞状上皮。典型的口腔上皮由四层细胞构成，从深层至表面依次为：

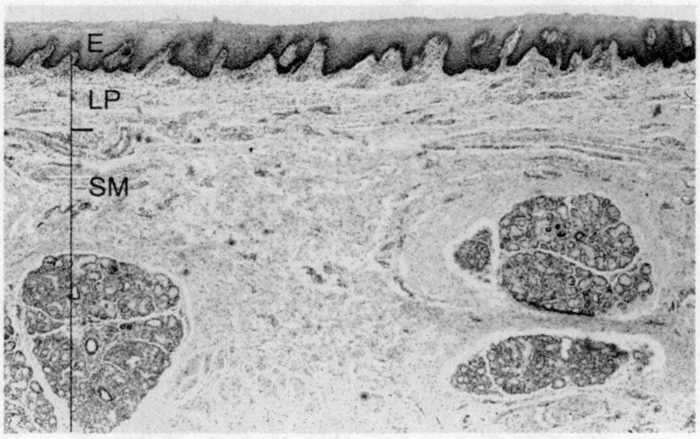

图 9－1　口腔粘膜的一般结构
E：上皮　LP：固有层，SM：粘膜下层（含小涎腺）

基底层（stratum basale，stratum germinativum，basal layer）

棘层（stratum spinosum，prickle layer）

颗粒层（stratum granulosum，granular layer）

角化层（stratum corneum，keratinised or cornified layer）

口腔上皮处于不断更新的状态，基底层细胞不断地分裂、向上皮表面迁移，迁移过程中形态发生一系列变化即分化或成熟。因此不同的层代表细胞处于不同成熟阶段。角化层细胞为终末分化细胞，将脱落至口腔中。不同部位的上皮有不同的更新速度，结合上皮、龈沟上皮更新最快，约 5 天；其它被覆粘膜上皮约 10 天；咀嚼粘膜更新更慢些。正常情况下脱落的细胞数量与新生的细胞数量保持平衡，如此平衡被打破，将产生上皮增生或萎缩性病变。

1. 基底层（stratum basale）：位于上皮的最深面，其中的细胞称基底细胞，在上皮中分化最低，是一层立方形或矮柱状细胞，借基底膜与固有层结缔组织相连（图 9－2）。电镜下基底细胞与结缔组织相连接处形成半桥粒，附着在基板上。细胞器有线粒体、核糖体、高尔基体、张力细丝等。光镜下见胞核圆形，染色深，胞质相对较少。

基底细胞和邻近的棘层细胞有增殖能力（图 9—3），因此称为生发层（stratum germinativum）。基底层含干细胞，但是否全部基底层细胞都是干细胞尚不清楚。一般认为干细胞位于深入至固有层结缔组织的上皮嵴中。多肽类生长因子如 EGF、TGF 可能在启动增殖和分化中起作用，但分化的启动机制还不清楚。

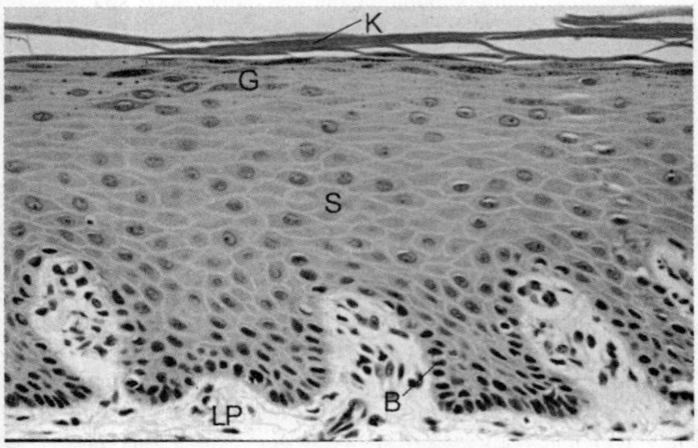

图 9—2　口腔粘膜上皮的结构
B：基底层　S：棘层　G：颗粒层　K：角化层
LP：固有层

2. 棘层（stratum spinosum）：位于基底层浅层，由多层体积较大的多边形细胞组成。在上皮中层次最多。基本形态是胞核圆形或卵圆形，位于细胞中央，含 1～2 个核仁。胞质常伸出多而小的棘刺状突起与相邻的细胞相接，此突起称为细胞间桥（图 9—4）。细胞间桥之间为迂回的细胞间腔隙，此腔隙在牙龈和硬腭上皮更大些，所以细胞间桥更明显。电镜下见细胞间桥即细胞间的桥粒连接。此处细胞膜内有致密物质组成的附着斑（attachment plaque），其中有张力细丝附着并折返回胞质。构成桥粒的蛋白质主要有两组，第一组为桥粒钙依赖性粘附蛋白，有桥粒芯蛋白（desmogleins）和桥粒胶蛋白（desmocollins）。它们是一组跨膜蛋白，在粘膜上皮细胞间的粘附中起重要作用，像“胶水”一样将上皮细胞粘结

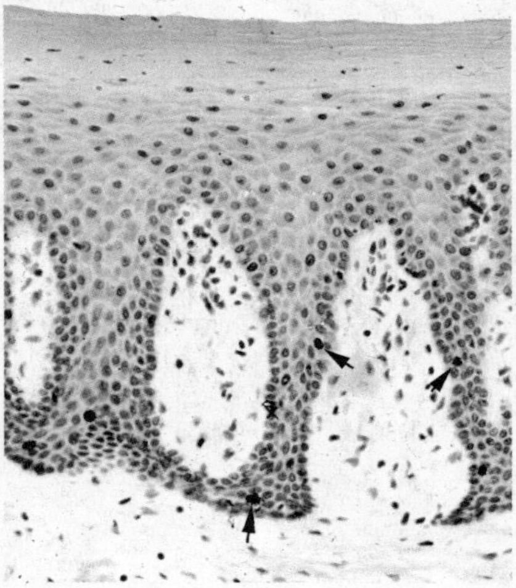
图 9—3　口腔粘膜上皮中的 DNA 合成细胞
（箭头所示，^{3}H-TDR 标记放射自显影法）

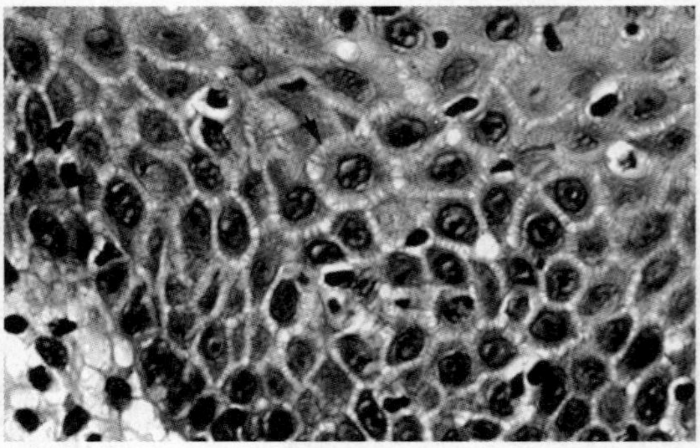
图 9—4　口腔上皮中的细胞间桥

在一起；另一组蛋白是位于细胞膜内侧的构成附着斑的蛋白质，属于连接蛋白，功能是连接桥粒钙依赖性粘附蛋白和角蛋白丝即张力细丝。它们主要有桥粒斑珠蛋白（plakoglobin）和桥粒斑蛋白（desmoplakins），此外还有 plakophilins，envoplakin，periplakin 等（图 9—5）。桥粒对于维持上皮的完整性有重要作用，在某些疾病如寻常性天疱疮，钙依赖性桥粒蛋白、桥粒芯蛋白 3 成为自身抗原，诱发产生自身抗体，桥粒的结构受到破坏，形成疱性病变。

棘层细胞较基底细胞成熟、体积大。从基底层至转化为棘层的特征是细胞内出现新的角蛋白类型（后述），它们参与形成较粗的、更明显的张力细丝（图 9—6）。角化层的前体物质总苞蛋白（involucrin）出现。随着向表层移动，细胞的合成能力逐渐下降。在棘层细

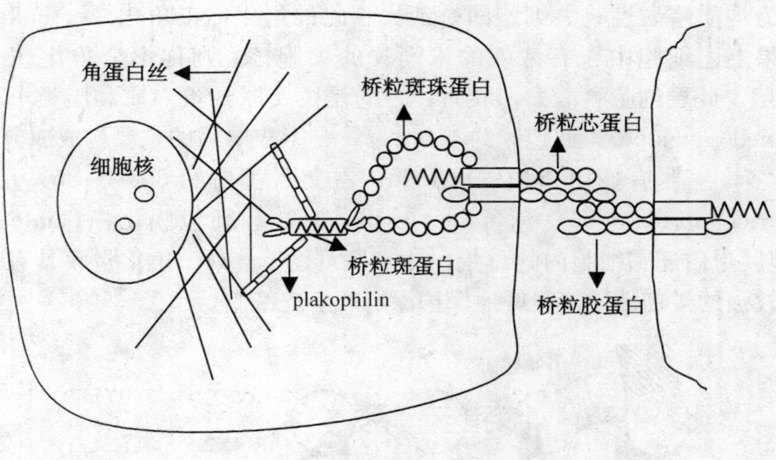

图 9－5　桥粒结构的示意图

胞中，出现一种小的膜包绕的颗粒称膜被颗粒（membrane-coating granules or Odland bodies）富含磷脂，约 0.25μm 大小。在角化上皮中的膜被颗粒由平行排列的板层构成。接近上皮表面的细胞中，这些颗粒接近细胞膜，有的见于细胞外间隙；非角化口腔上皮中的膜被颗粒不呈层板状（图 9－7）。棘层细胞的桥粒较基底层数量多且明显。在组织处理过程中，细胞发生轻度的收缩，导致细胞在不含桥粒的部位彼此分开，使细胞具有棘刺样外观。

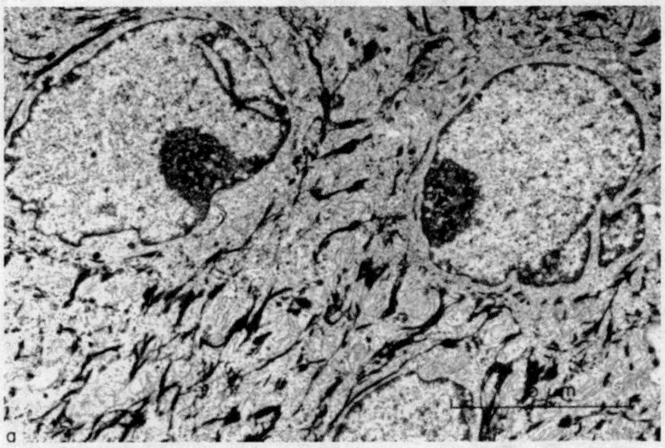

图 9－6　咀嚼粘膜上皮细胞内含较多的张力细丝束

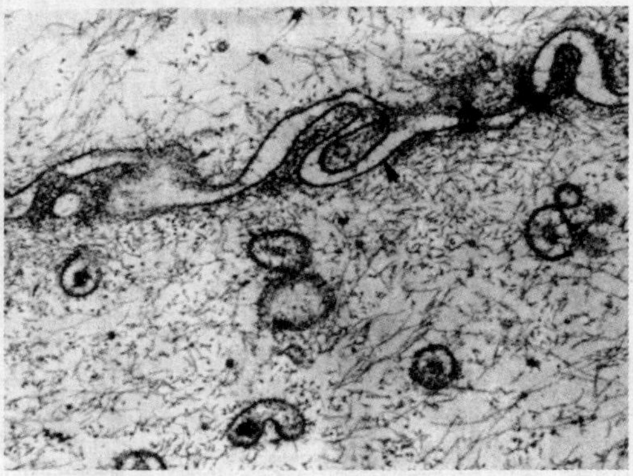

图 9－7　非角化口腔上皮中的圆形膜被颗粒（箭头示细胞间隙）

与基底层紧挨的棘层细胞可称为副基底（“parabasal”）层细胞。具有生发层细胞的增殖能力。

3. 颗粒层（stratum granulosum）：与棘层相比，细胞更成熟。位于角化层深面，一般由 2～3 层细胞组成。胞质内含嗜碱性透明角质颗粒，染色深。胞核浓缩。其表面为正角化时，此层明显；表面为不全角化时，此层可不明显。电镜下见近角化层的粒层细胞内张力细丝（tonofilament）致密并且与透明角质颗粒关系密切。透明角质颗粒约 0.5～1μm，主要成分是纤丝聚集蛋白原（profilagrin），是在棘细胞层形成的蛋白质，形成包埋张力细丝的基质，有利于细胞内钙的贮存。膜被颗粒位于细胞外，成为限制细胞外物质运动的屏障。

4. 角化层（stratum corneum）：是上皮成熟的最后阶段。位于上皮最表层，由数层排列紧密的细胞构成。此层细胞扁平，体积大。细胞器及细胞核消失，胞质内充满角蛋白。苏木素—伊红染色为均质嗜酸性物。细胞间桥消失。此种角化称正角化（orthokeratinization），如在硬腭；如果上述细胞中含有浓缩的未消失的细胞核，则称不全角化（parakeratinization），如在牙龈。此层细胞膜消失，取而代之的是由交联的蛋白质和脂类形成的所谓的角化包膜（cornified envelope）。此包膜约15nm厚，是上皮屏障的主要构成成分。构成此包膜的蛋白质有很多，主要有兜甲蛋白（loricrin，占交联蛋白的65％～85％）、小富脯蛋白（small proline-rich proteins）、总苞蛋白（involucrin）和晚包膜蛋白（late envelope proteins）。角化包膜蛋白还和细胞内的角蛋白相交联（图9—8）。角化包膜具有高度的抗溶解性，同时具有较强的柔韧性，能很好地保护深层的上皮细胞。

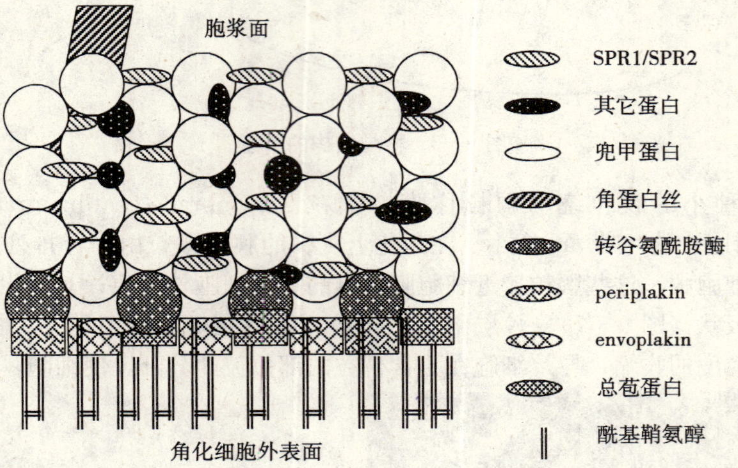

图9—8　角化胞膜结构示意图

非角化上皮由基底层、棘层、中间层和表层构成。基底层细胞形态同角化上皮；棘层细胞体积大，细胞间桥不明显，胞质中张力细丝分散而不成束；表层细胞扁平，有细胞核，胞质含糖原，染色浅，细胞器少。中间层为棘层和表层的过渡。非角化上皮无颗粒层和角化层（图9—9）。

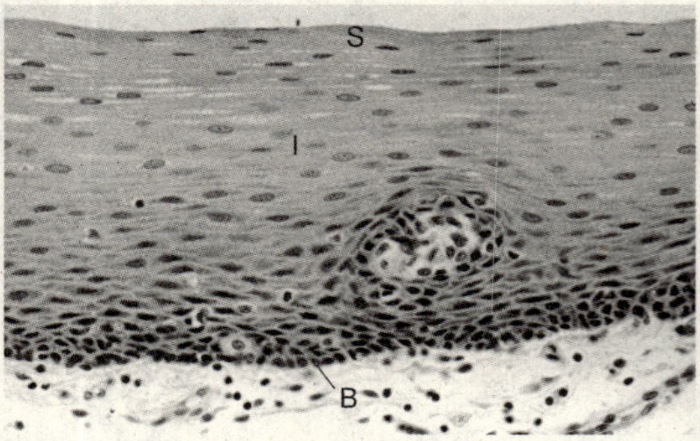

图9—9　非角化口腔上皮结构
B：基底层　I：中间层　S：表层

（二）口腔上皮的细胞角蛋白（cytokeratins of the oral epithelium）

在细胞从基底层向表面移动过程中，细胞内不断合成蛋白质，其中很重要的一种是中间丝角蛋白，也称细胞角蛋白，是主要的细胞骨架蛋白，相当于电镜下所见的张力细丝。对维持细胞的形态很重要。目前已得到证实的角蛋白有20多种。它们分为碱性和酸性两型。碱性为Ⅱ型（角蛋白1～8，分子量53～67kD）；酸性为Ⅰ型（角蛋白9～20，分子量40～55kD）。在上皮中角蛋白都是碱性和酸性成对表达。角化口腔上皮中，基底层表达角蛋白5和14；棘层中表达角蛋白1，10和6，16，近颗粒层表达角蛋白2（图9—10A）。在非角化口腔上皮，基底层表达角蛋白5，14和19；棘层表达角蛋白4，13（图9—10B）。正常状态下基底层细胞中角蛋白的分子量小，越靠近上皮表面角蛋白的分子量越大。病理状态下的口腔上皮常常有角蛋白类型的改变，如在白色海绵状斑痣，角蛋白 4 和 13 的基因发生突变，棘层细胞内角蛋白丝断裂并在细胞核周围聚集。

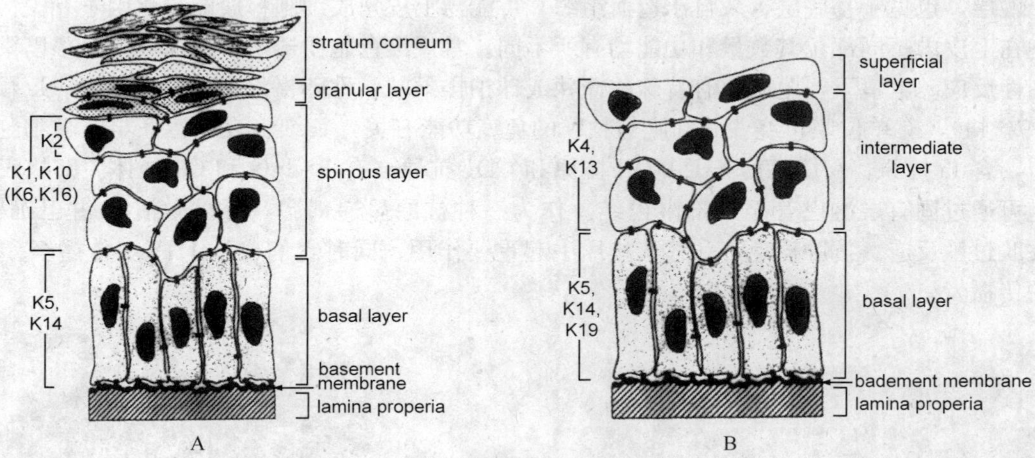

图 9－10　角蛋白在口腔上皮中的表达特点示意图

A：角化口腔上皮　B：非角化口腔上皮

（三）口腔上皮的非角质形成细胞（non-keratinocytes of the oral epithelium）

口腔粘膜上皮内还分布一些非角质细胞，约占上皮中细胞的 10%。包括黑色素细胞、郎格汉斯细胞和梅克尔细胞。除梅克尔细胞外，这些细胞无张力细丝和桥粒。在普通切片下，它们的胞质不着色，因此称为透明细胞。

1. 黑色素细胞（melanocyte）：位于口腔粘膜上皮的基底层（图 9－11）。在胚胎第 8 周由神经嵴细胞迁移而来，并在此自身复制，体外培养可分裂。光镜下胞质透明，胞核圆形或卵圆形。特殊染色见胞质有树枝状突起伸入基底细胞或棘细胞之间。电镜下除含线粒体、内质网外，胞质内含黑色素小体（9－12）。每个黑色素细胞约和 30～40 个角质细胞接触。角质细胞释放的许多因子对黑色素细胞的正常活动很重要。酪氨酸酶活性可促进黑色素细胞成熟，使细胞内黑色素增多。通过角质细胞对黑色素细胞突起尖端的吞噬，黑色素进入角质细胞内。黑色素细胞对银染色、多巴染色、S－100 蛋白染色呈阳性反应。

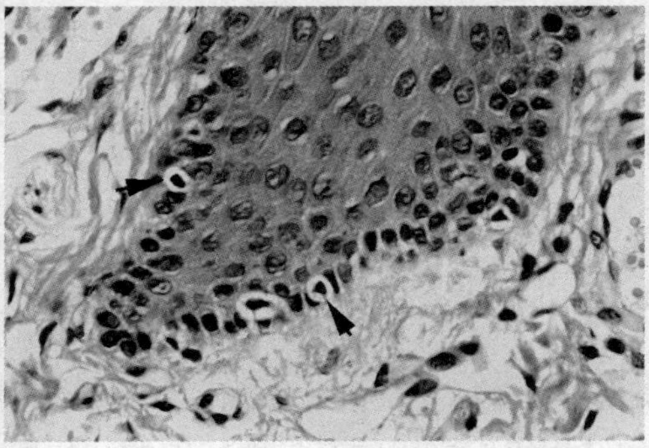

图 9－11　光学显微镜下的黑色素细胞
（箭头所示）

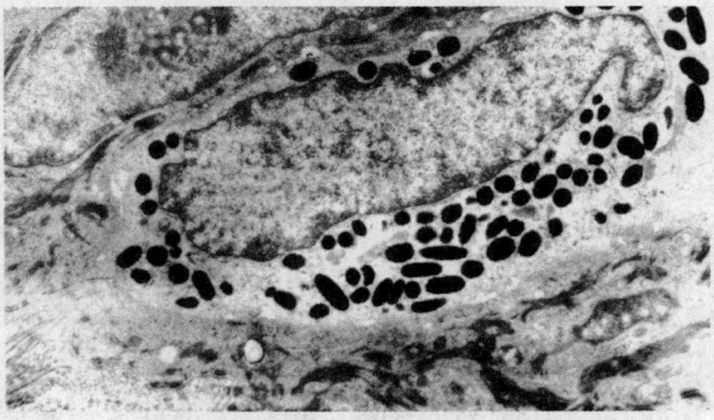

图 9－12　电镜下的黑色素细胞
胞质内见许多黑色素颗粒

黑色素细胞的数量在不同的部位不同。种族差别不在于细胞的绝对数量，而是与细胞的体积、突起的分支程度、黑色素小体的大小和数量、在细胞内聚集的程度和降解率有关。临床上，牙龈、硬腭、颊和舌常见黑色素沉着。因此这些部位也是黑色素性病变的好发部位。

2. 郎格汉斯细胞（Langerhans cell）：也是一种有树枝状突起的细胞（图 9－13）。主要位于棘层，也见于基底层，来自于造血组织。可能与上皮角质细胞释放的趋化因子有关。该细胞在上皮内不同部位其数量和功能均有所不同。常规染色胞质透明，核深染。对多巴染色呈阴性反应。电镜下，胞质内有特殊的棒状或球拍样颗粒，称郎格汉斯颗粒或 Birbeck 颗粒（图 9－14），有单位膜包绕。此细胞与粘膜的免疫功能有关，其细胞表面特征与巨噬细胞很类似，含 Ia 抗原、ATP 酶、HLA-DR 抗原和 CD1 抗原，有 Fc-IgG 和 C3 受体。郎格汉斯细胞可通过固有层淋巴管至局部淋巴结。作为一种抗原呈递细胞，可以激活 T 淋巴细胞。在皮肤过敏反应、抗肿瘤免疫和移植排斥中起重要作用；同时它们也是 HIV-1 传播至 T 细胞的传播者。

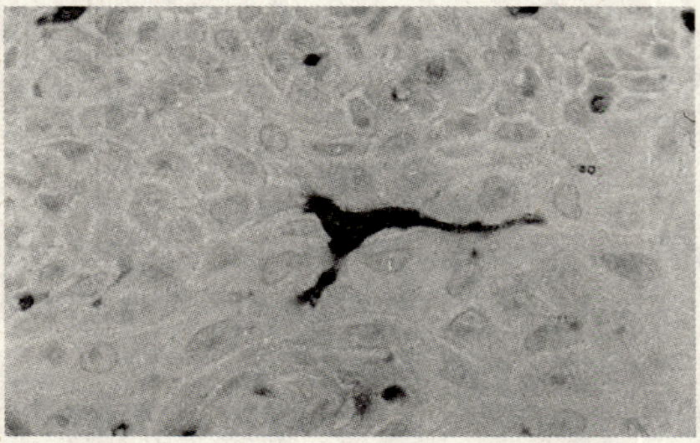

图 9－13　光学显微镜下的郎格汉斯细胞

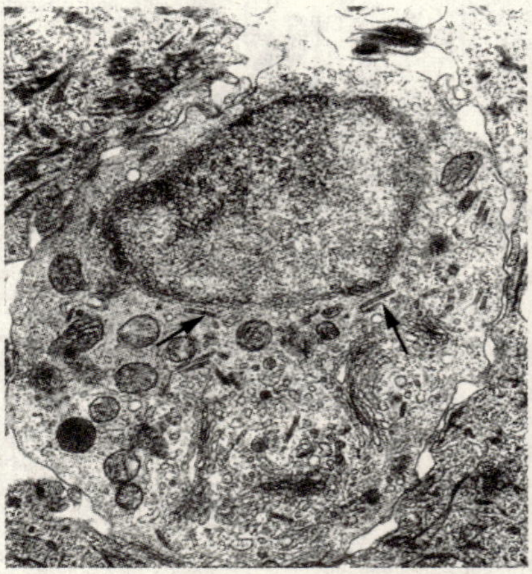

图 9－14　电镜下的郎格汉斯细胞胞质内见郎格汉斯颗粒（箭头所示）

3. 梅克尔细胞（Merkel cell）：此细胞来自于神经嵴，位于基底层，常成群分布，在咀嚼粘膜上皮中较多。H-E 染色切片中，染色较角质细胞浅，含角蛋白 8/18 和角蛋白 20。电镜下一般无树枝状突起，细胞内有少量张力细丝，偶见借桥粒与邻近角质形成细胞形成细胞连接。电镜下，细胞核有内陷，胞质内可见发达的高尔基体和小而圆的电子致密性膜被小泡，内含神经递质（图 9－15）。在邻近与神经末梢形成的突触样连接的胞质中，常见此种小泡，可释放神经递质，引发冲动。此种细胞是一种压力或触觉感受细胞。

（四）上皮与结缔组织交界——基底膜区（basement membrane zone）

口腔粘膜上皮与其深面的固有层结缔组织紧密结合。它们之间的交界面并不是一条直线，而是固有层结缔组织形成许多乳头状突起，上皮深面形成许多上皮嵴（epithelial ridges），二者紧密镶嵌在一起。常规切片中与固有层乳头交错的上皮嵴称上皮钉突（epithelial rete peg；图 9－2）。

光镜下可见上皮和固有层之间有一膜状结构，称基底膜（basement membrane），厚约 1～4μm，PAS 染色阳性。电镜下可见上皮基底细胞和结缔组织之间的交界由特殊的结构即半桥粒和基膜以及深部的部分纤维构成。半桥粒不仅见于上皮和结缔组织的结合，也是牙龈上皮和牙表面结合的重要结构。半桥粒的结构特点是在基底细胞的胞膜内侧可见电子致密的附着斑，细胞内的角蛋白丝插入该附着斑内。位于上皮和结缔组织之间的基底膜由以下 3 个部分构成（图 9－16）：

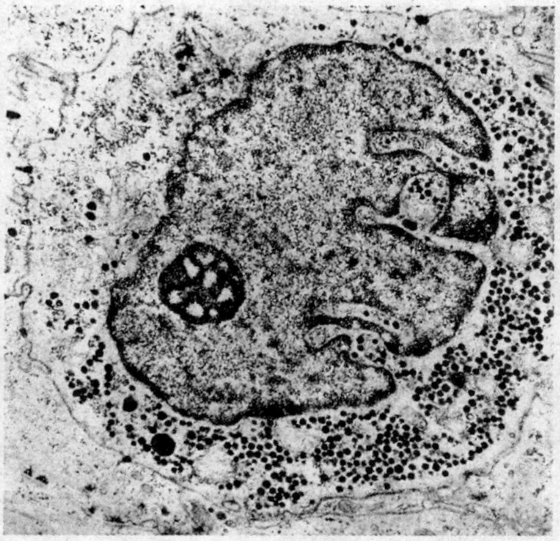

图 9－15　电镜下的梅克尔细胞

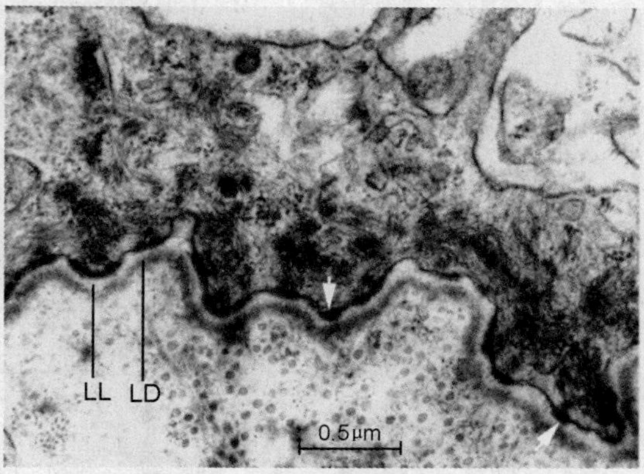

图 9－16　口腔上皮与结缔组织交界的结构
LL：透明板　LD：密板，箭头示半桥粒

1. 透明板（lamina lucida）：厚约 45nm，紧邻上皮基底细胞，为电子密度小的板状结构。在与基底细胞半桥粒相对应的区域电子密度较高。

2. 密板（lamina densa）：厚约 50nm，位于透明板深面，为颗粒状或细丝状物质。电子密度较高。透明板和密板统称基板，来自于上皮基底细胞。

3. 网板（lamina reticularis）：较透明板和密板厚。紧邻固有层，电子密度较密板低。由相对纤细的半环形纤维构成，半环形纤维的两端埋入密板中。此纤维称锚纤维（anchoring fibril，即Ⅶ型胶原）。固有层的胶原纤维穿过锚纤维形成的环状空隙与密板紧密连接。

目前所说的基底膜区，通常包括半桥粒和基底膜。半桥粒的主要成分是 BP230（BP 为大疱性类天疱疮的英文缩写，BP230 和 BP180 为分子量 230kD 和 180kD 的蛋白质，在大疱性类天疱疮中，成为自身抗原）、网蛋白（plectin）、BP180、整合素 α6，β4。其中 BP230、网蛋白是半桥粒附着斑蛋白，起连接角蛋白丝的作用；BP180（也称 XVⅡ型胶原）、整合素 α6，β4 是跨膜蛋白，与基底细胞和基底膜的粘附有关。整合素 α6，β4 在基底细胞和细胞外基质的信号转导中起重要作用，可调节细胞骨架的结构、细胞增殖、分化和凋亡。透明板和密板的主要成分有层粘连蛋白和Ⅳ型胶原以及起连接作用的多种糖蛋白如巢蛋白（nidogen）、基底膜聚糖（perlecan）和 fibulins。其中最重要的是层粘连蛋白 5，它与基底细胞跨膜蛋白整合素 α6，β4 及网板的Ⅶ型胶原关系密切，对维护基底膜的稳定非常重要。网板主要成分是Ⅶ型胶原，连接密板与下方的结缔组织（图 9－17）。某些疾病时如在大疱性类天疱疮，BP230 和 BP180 成为自身抗体攻击的目标，上皮和结缔组织在透明板处分离而形成上皮下疱；在部分类天疱疮型扁平苔藓，BP180 为自身抗原；在非角蛋白性大疱性表皮松解症（一种遗传性疾病）中的半桥粒型表现为半桥粒蛋白的突变，在结合型（junctional type）为层粘连蛋白 5 基因的突变，在发育不良型为Ⅶ型胶原的突变。它们都形成疱性病变。在癌前病变时，基底膜中的Ⅳ型胶原等成分也会发生改变，有利于癌变细胞向结缔组织中浸润。

二、固有层

固有层（lamina propria）由致密的结缔组织组成。其中伸入上皮部分的乳头称为乳头层，其余部分称网状层。乳头层胶原纤维较细，排列疏松；乳头的长短依所在部位有所不

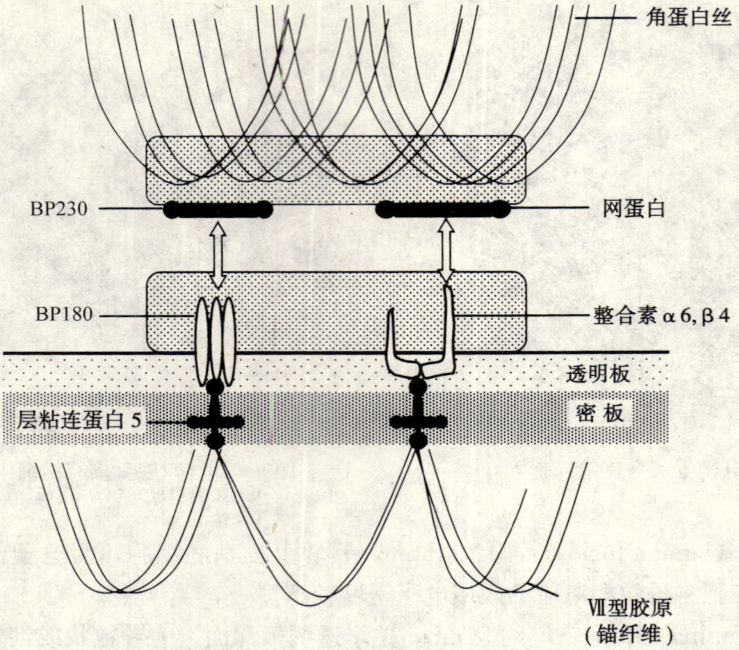

图 9—17　基底膜区结构的示意图

同，在咀嚼粘膜较长，在被覆粘膜网状层较发达。血管和神经纤维通过网状层进入乳头层，形成毛细血管网和神经末梢，部分神经末梢可进入上皮内。固有层深面可有与之过度的粘膜下层，或直接附着在骨膜上。

固有层的基本细胞成分是成纤维细胞，有合成和更新纤维及基质的功能。除此之外还有组织细胞、未分化的间充质细胞、肥大细胞等。固有层细胞外间质主要是胶原纤维，其中Ⅰ型胶原纤维占 90%，Ⅲ型胶原占 8%，还有少量非纤维性胶原。此外还有弹力纤维及耐酸纤维（oxytalan）。基质为无定型物，主要成分是透明质酸、蛋白多糖、糖蛋白和血清蛋白等。固有层对上皮细胞的分化具有调控作用。

三、粘膜下层

粘膜下层（submucosa）为疏松结缔组织，内含小涎腺、较大的血管、淋巴管、神经及脂肪组织。其功能主要是为固有层提供营养及支持。粘膜下层主要分布在被覆粘膜，在牙龈、硬腭的大部分区域及舌背无粘膜下层，固有层与其深部的骨或肌肉直接紧密相连。

第二节　口腔粘膜结构的区域性差别

不同部位的口腔粘膜具有不同的功能，因此它们的结构也有所不同。主要的差别是上皮的厚度、有无角化、结缔组织和上皮交界处的交叉程度、固有层的构成及有无粘膜下层等。硬腭和牙龈粘膜在咀嚼过程中经常受摩擦，所以有角化层；与味觉感受和咀嚼有关的舌背粘膜具特殊的结构味蕾及乳头；其它部位粘膜主要起衬覆作用，结构疏松，无角化。口腔粘膜根据所在的部位和功能可分为三类，即咀嚼粘膜、被覆粘膜和特殊粘膜。

一、咀嚼粘膜

咀嚼粘膜（masticatory mucosa）包括牙龈和硬腭粘膜，在咀嚼时承受压力和摩擦。咀嚼粘膜的上皮有角化，正角化时有明显的粒层；不全角化时粒层不明显。棘层细胞间桥明显。固有层厚，乳头多而长，与上皮嵴呈指状镶嵌，形成良好的机械附着；胶原纤维束粗大并排列紧密。固有层深部或直接附着在骨膜上，形成粘骨膜；或借粘膜下层与骨膜相连。咀嚼粘膜与深部组织附着牢固，不能移动。

（一）硬腭（hard palate）

腭的前2/3为硬腭，后1/3为软腭。硬腭粘膜呈浅粉红色。表面角化层较厚，以正角化为主。固有层结缔组织致密。根据有无粘膜下层可将其分为牙龈区、中间区、脂肪区和腺区四部分（图9－18）。牙龈区和中间区无粘膜下层，固有层与骨膜紧密相连；脂肪区和腺区有粘膜下层，胶原纤维将脂肪和腺体分成若干大小不一，形状各异的小隔。腺区内的腺体与软腭的腺体连为一体，为纯粘液腺（图9－19）。

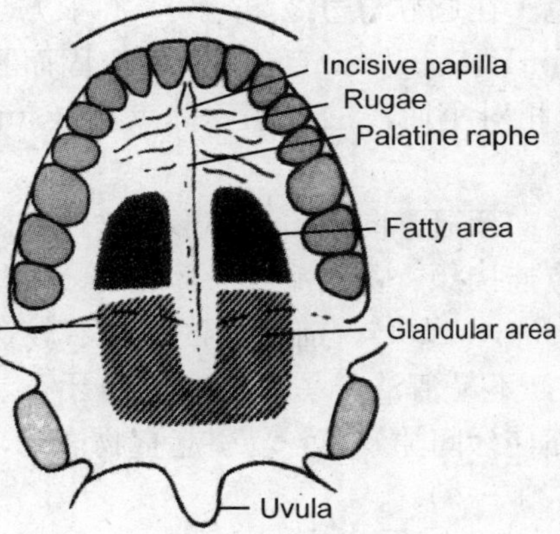

图9－18　腭部的分区

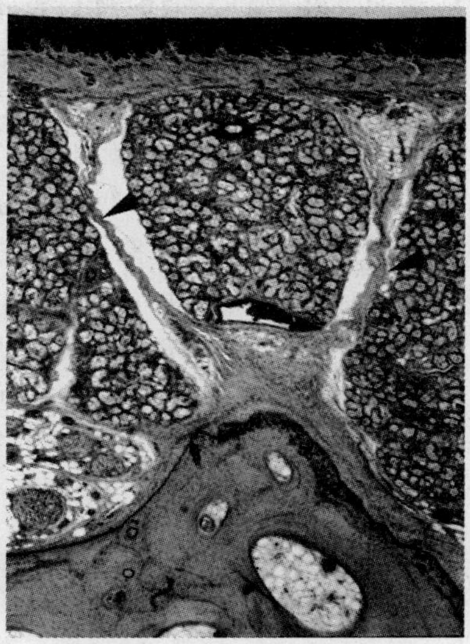

图9－19　硬腭的腺区
可见纤维间隔（箭头所示）

硬腭前方正中有切牙乳头。乳头的上皮下为致密的结缔组织，其中有退化的鼻腭管的口腔部分。这是一条盲管，长度不定，内衬假复层柱状上皮。上皮内还有许多杯状细胞，并有粘液腺体开口至此管腔内。硬腭前方侧部有粘膜皱襞，称腭皱襞，其隆起部分由固有层致密的结缔组织组成。在中间区即腭中缝的固有层内有时可见上皮珠，在切牙乳头处更常见，细胞呈同心圆状排列，中央常发生角化，是腭突胚胎融合时留下的上皮残余。

硬腭粘膜与软腭粘膜相延续，二者有明显的分界。软腭粘膜无角化，固有层乳头少而短，粘膜下层疏松，含腭腺。

（二）牙龈

牙龈（gingiva）是口腔粘膜围绕并附着于牙颈部及牙槽骨的部分，与牙槽粘膜相延续。上颌腭侧无牙槽粘膜，牙龈与腭粘膜无明显界限。

1. 牙龈的表面解剖　牙龈在解剖学上可分为边缘龈或游离龈（marginal gingiva or free gingiva）、附着龈（attached gingiva）和龈乳头或牙间乳头（gingival papilla or interdental

papilla）三部分（图 9—20）。

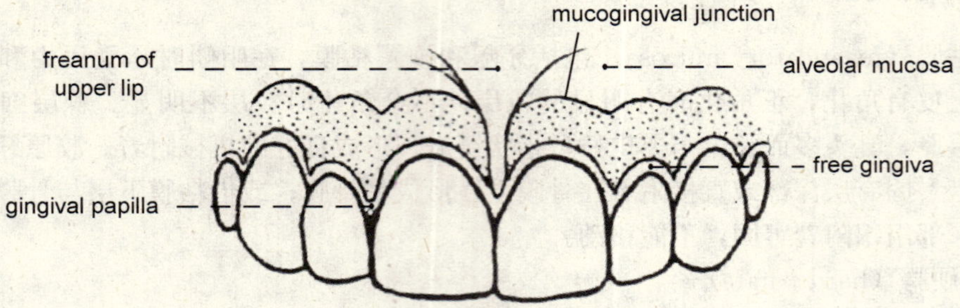

图 9—20　牙龈表面解剖示意图

（1）边缘龈：顾名思义，边缘龈是牙龈袖口样围绕牙颈部的游离可动的部分，约 1mm 宽。与附着龈之间有游离龈沟为界且颜色较红。游离龈沟出现的频率在 40%～50%，其位置与釉牙骨质界相对应。在游离龈和牙表面之间有浅的间隙，称牙龈沟（gingival sulcus）或龈沟，在健康人平均约 1.8mm（不同的测量样本有不同的结果）。无菌饲养的动物，在无菌斑的情况下无游离龈即无牙龈沟。龈沟内含有类似血清的多种成分，对于牙龈组织即有抗菌和增强免疫的能力，同时又是微生物的培养基，有利于菌斑和牙石形成。

（2）附着龈：占牙龈组织的大部分，呈粉红色。在冠方与边缘龈延续，在根方与深红色牙槽粘膜延续，其交界明显，称膜龈联合（mucogingival junction）。附着龈牢固而紧密地附着于深部的牙槽骨骨膜。健康的牙龈表面可见有相对小而浅的凹陷，称点彩（stippling）。牙龈炎症时，点彩往往消失。

（3）龈乳头：充填于相邻牙之间间隙的牙龈并向牙冠方向突出，外形呈锥体样。此突出的部分称龈乳头，位于牙的接触点下方。同一部位连接颊、舌侧龈乳头部分的牙龈组织的位置较龈乳头低，向根方凹下似低谷样，称龈谷（gingival col）。前磨牙区的龈谷较深，后牙区较低平（图 9—21）。龈谷是牙周组织的薄弱区，不易清洁，易形成菌斑和牙石，导致牙龈炎症。在老年和疾病情况下，由于牙间乳头退缩使牙间隙暴露，易引起食物嵌塞，导致牙周炎。

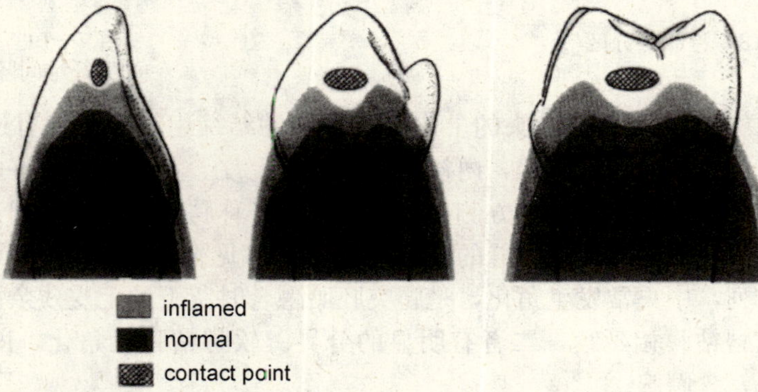

图 9—21　龈谷形态示意图

2. 牙龈上皮的组织学特点　牙龈上皮可分为沟上皮（sulcular epithelium）、结合上皮（junctional epithelium）和口腔龈上皮（oral gingival epithelium）即附着龈上皮（图 9—22）。

（1）沟上皮：也可称口腔沟上皮（oral sulcular epithelium），是被覆牙龈沟内壁的牙龈上皮。上皮薄，无角化、无钉突。在沟的底部与结合上皮连接。沟上皮表达角蛋白 4，13 和 19。正常时无 Merkel 细胞。实验表明，改变沟上皮的环境如将其暴露于口腔，或完全消除牙龈沟的细菌后，沟上皮仍可角化。沟上皮可作为半透膜允许组织液进入牙龈沟，有害的细菌产物也可以通过它进入牙龈组织中，因此上皮下的固有层中常见炎症细胞浸润。由于沟上皮无角化，机械抗性小，也是牙龈组织的薄弱环节。

（2）结合上皮：是牙龈上皮附着于牙表面的部分，呈领口样包绕牙颈部。自龈沟底部向根方延伸约 2mm，上皮的厚度约 15～30 层细胞，根方的游离端约 1～3 层（图 9－23）。是无角化，无上皮钉突的上皮。此上皮由较立方的基底层细胞和扁平的棘层细胞构成，无颗粒层及角化层。上皮更新的速度快（5～6 天），迁移细胞自上皮的表面即龈沟的底部脱落。结合上皮最初来自于缩余釉上皮，可以解释此上皮细胞角蛋白的表达特点。它表达角蛋白 5，14 和 19，与牙源性的缩余釉上皮相似，而不同于一般口腔上皮。

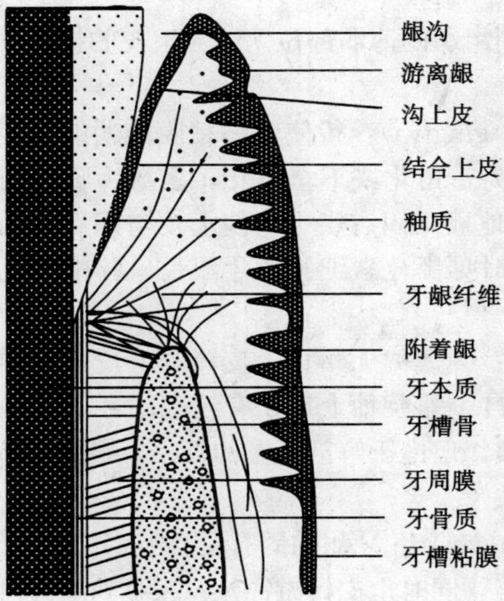

图 9－22　牙龈上皮示意图

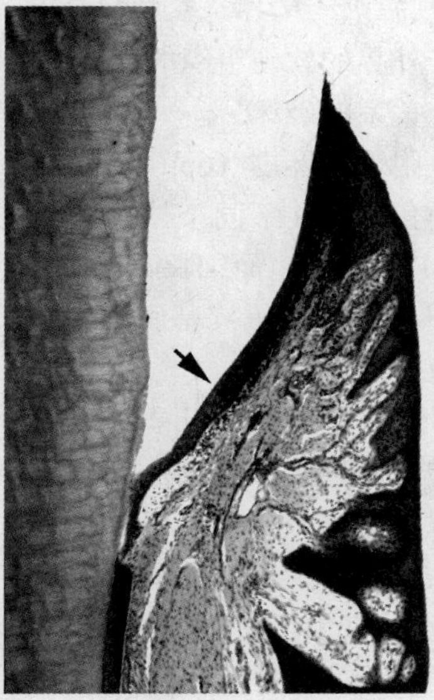

图 9－23　H-E 切片示结合上皮（箭头所示）

结合上皮棘层细胞含有许多游离的核糖体、显著的高尔基体，粗面内质网、线粒体和胞质小泡，可能是吞噬泡。也可见溶酶体样小体。无 Odland body，这有利于上皮的渗透性。胞质中张力细丝较少，与细胞表面平行排列。细胞间的桥粒和紧密连接较牙龈其他区域上皮细胞少，细胞外间隙大。牙龈结缔组织中的炎细胞、单核细胞、大分子量的物质可移动到龈沟中。在龈沟底部的细胞含溶酶体较多，显示较强的磷酸酶活性。

电镜下，结合上皮与牙面之间形成基板，称内基板（internal basal lamina）；与牙龈固有层之间的基板称外基板（external basal lamina）。所以结合上皮有两个基板。内基板与普通口腔上皮的基板基本相似，不同的是无Ⅳ胶原和锚纤维。与内基板相对的结合上皮基底细胞以半桥粒形式与牙面结合（图 9－24，9－25）。内基板的更新速度也较快。结合上皮的位置与牙的萌出状态有关。年轻时结合上皮附着在釉质上，随年龄增长而向根方移动，中年以后多在牙骨质表面。

结合上皮与牙的结合可称龈牙结合（dentogingival junction）。此结合方式是机体唯一

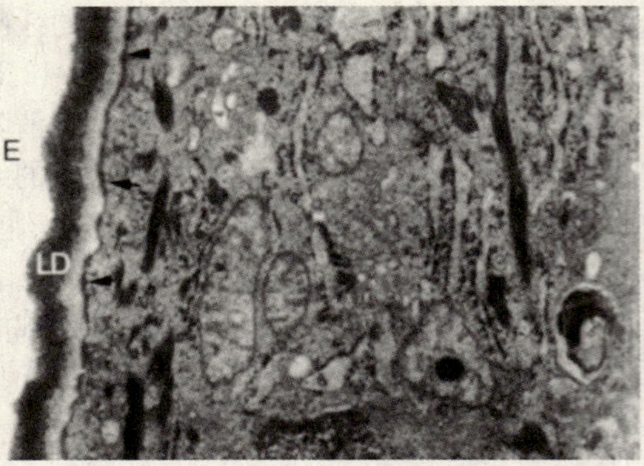

图 9－24　结合上皮与牙附着的电镜结构
（箭头示半桥粒）
E：釉质　LD：密板及釉小皮

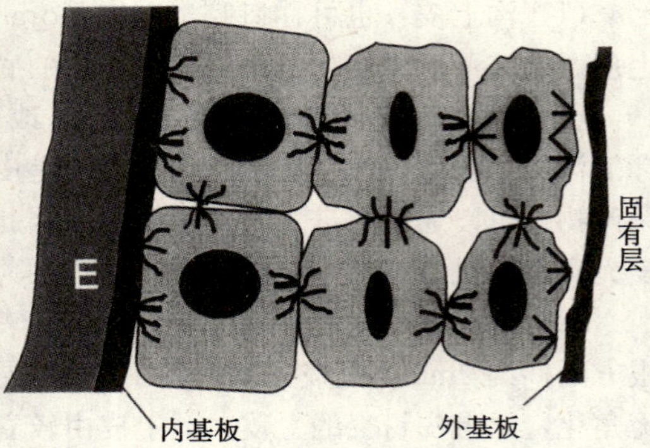

图 9－25　内、外基板示意图
E：釉质

的暴露于外界的软硬组织的结合。同时也是牙周组织的薄弱部位。结合上皮的损伤，易造成龈牙结合关系的破坏。

（3）附着龈上皮（epithelium of attachment gingiva）：行使咀嚼粘膜的功能，表面有角化，其角化程度在不同个体有较大的差异。可为正角化或不全角化，多数为不全角化（约75％）。上皮钉突多而细长，有时呈网状，较深地插入固有层中，使上皮与固有层的连接更牢固（图 9－26）。上皮基底细胞生长活跃，有时见黑色素细胞。牙龈是口腔中黑色素瘤的多发部位。

（4）龈谷上皮（epithelium of gingival col）：为薄的无角化上皮，有上皮钉突伸入到结缔组织中，固有层常见炎症细胞。龈谷上皮来自于缩余釉上皮。有缝隙的牙（邻面接触不良）一般无龈谷，牙龈较平直，由角化上皮被覆。但由于解剖形态的关系，龈谷区易使细菌和菌斑集聚而发生牙龈炎，与牙周炎的发生有关。

3. 牙龈的固有层（lamina propria of the gingiva）　牙龈的固有层含致密的胶原纤维束，将牙龈附着于牙及牙槽骨；支持牙龈与牙的结合，同时也支持游离龈。根据这些纤维的方向及附着部位，可分为一些主要的组（虽然确切的分组尚存争议），主要的功能是为牙龈与牙、牙槽骨的附着提供支持，抵抗咀嚼力。

（1）龈牙纤维（dentogingival fibers）：起自牙槽嵴上方的根面，呈放射状插入牙龈固有层。最表面的纤维位于龈沟上皮下，中间的纤维走行几乎呈水平状，最深的延伸至牙槽骨外侧，走行于牙龈与牙槽骨之间（图 9－27）。

（2）纵行纤维（longitudinal fibers）：在牙龈中呈水平方向走行。有些纤维可能达到整个牙弓的长度。

（3）环行纤维（circular fibers）：走行于边缘龈和龈乳头中，环绕每个牙。其中有些与牙骨质，有些与牙槽骨附着。还有些穿过牙间乳头与邻牙的纤维连接。

（4）牙槽龈纤维（alveologingival fibers）：从牙槽嵴顶端及牙间隔的顶端呈放射状进入牙龈固有层。

（5）牙骨膜纤维（dentoperiosteal fibers）：起自牙骨质，越过牙槽嵴插入牙槽嵴外侧的骨膜中。此纤维只存在于唇（颊）舌侧。

（6）越隔纤维（transseptal fibers）：起自牙间隔水平以上的牙骨质，越过牙间隔，进

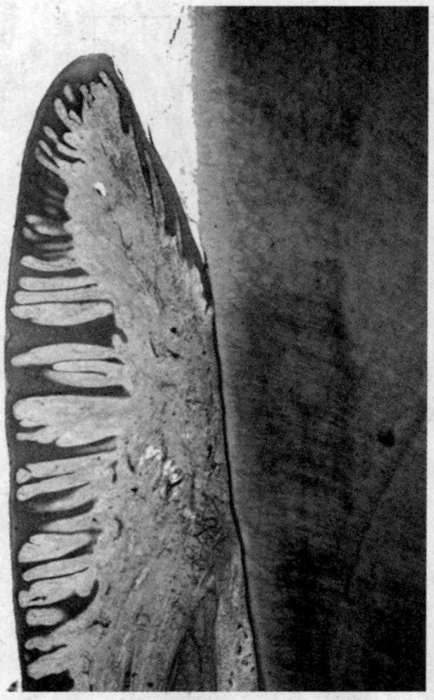

图 9－26　附着龈上皮具有较长的钉突（箭头所示）

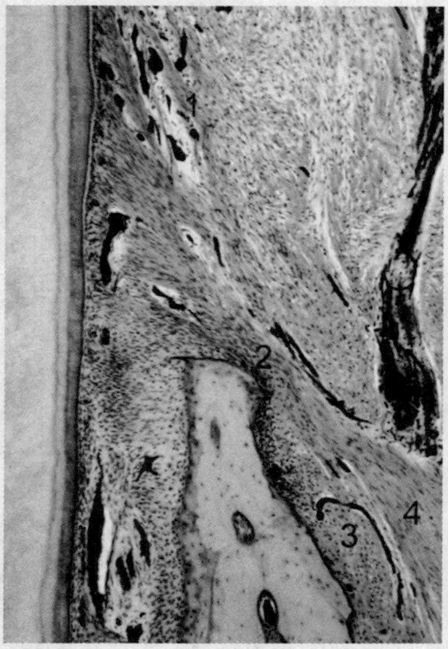

图 9－27　牙龈固有层的纤维
1：龈牙纤维　2：牙骨膜纤维
3：纵行纤维　4：垂直纤维

入相邻牙的牙骨质（图 9－28）。此纤维不存在于唇（颊）舌侧。此组纤维提供了直接连接牙弓上所有牙的解剖学基础，与牙的近中移位机制有关。

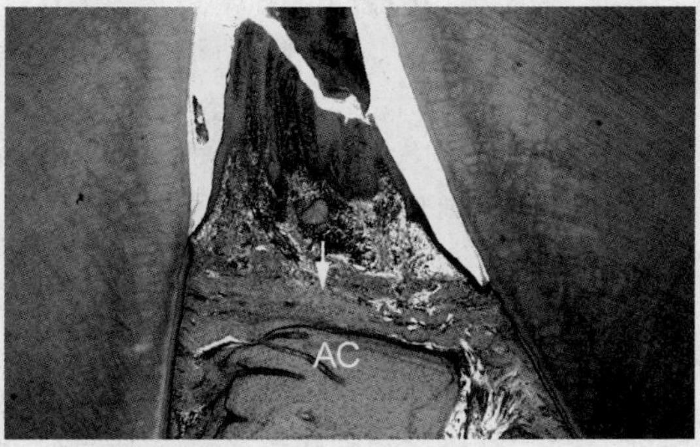

图 9－28　越隔纤维（箭头所示）
AC：牙槽嵴

（7）半环纤维（semicircular fibers）：起自于近釉牙骨质界的牙骨质，穿过边缘龈固有层，止于同牙对侧的同一部位（图 9－29）。

（8）越龈纤维（transgingival fibers）：起自近釉牙骨质界的牙骨质，走行至邻牙边缘龈固有层中与邻牙的环行纤维汇合，对环行纤维和半环纤维起加强作用。

（9）牙间纤维（interdental fibers）：颊舌向通过牙间乳头的固有层，连接颊、舌牙间乳头。

（10）垂直纤维（vertical fibers）：起自牙槽粘膜或附着龈，向边缘龈和牙间乳头走行。

牙龈与深部的牙周韧带相延续，虽然都属于致密结缔组织，但牙龈的固有层与牙周韧带有明显的不同。与牙周韧带相比，首先是牙龈的成纤维细胞不表达碱性磷酸酶，细胞的收缩蛋白含量少，在组胺的刺激下能释放更多的前列腺素。其次是牙龈的固有层基质及Ⅲ型胶原含量较少，透明质酸更丰富。最后牙龈固有层的更新速率低。这些因素对牙周组织再生有影响。

牙龈的血管来自牙槽动脉分支，它们来自分布在牙槽骨颊舌侧的骨膜上动脉，牙周膜的血管分支和牙槽中隔动脉。牙龈固有层的血管非常丰富。主要有两个血管丛，一个位于附着龈上皮下方，另一个位于沟上皮下方。这些丛可使牙龈组织对刺激作出迅速反应。附着龈每个的固有层乳头中都有一个上升动脉袢和一个下降的静脉袢，二者之间为毛细血管袢。结

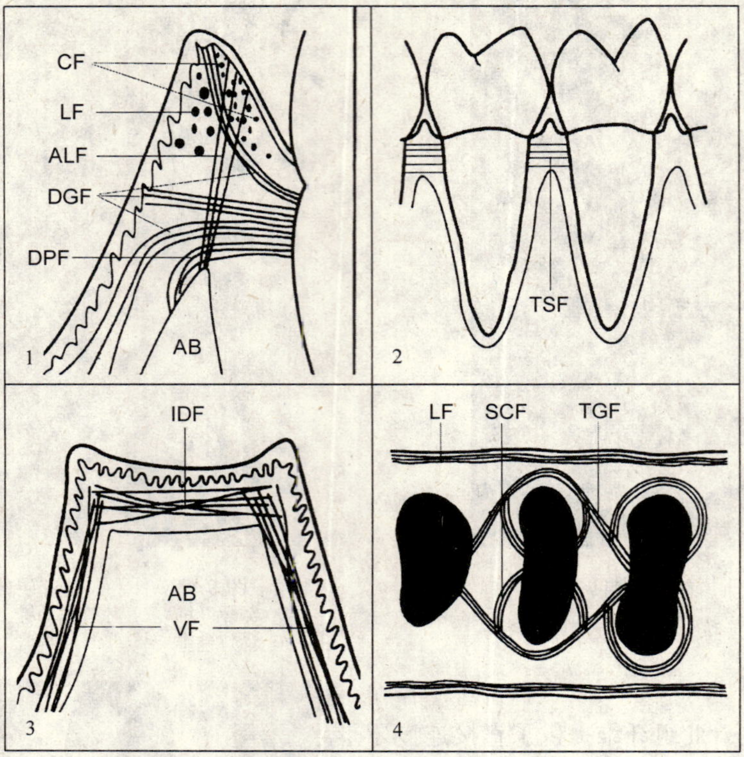

图 9—29　牙龈纤维的示意图

CF：环行纤维　LF：纵行纤维　ALF：牙槽龈纤维　DGF：龈牙纤维　DPF：牙骨膜纤维　AB：牙槽骨　TSF：越隔纤维　IDF：牙间纤维　VF：垂直纤维　LF：纵行纤维　SCF：半环纤维　TGF：越龈纤维

合上皮下方为由毛细血管后静脉形成的复杂的血管丛，龈沟液即来自于此（图 9—30）。这种特殊的结构也允许细胞和分子快速通过结合上皮。

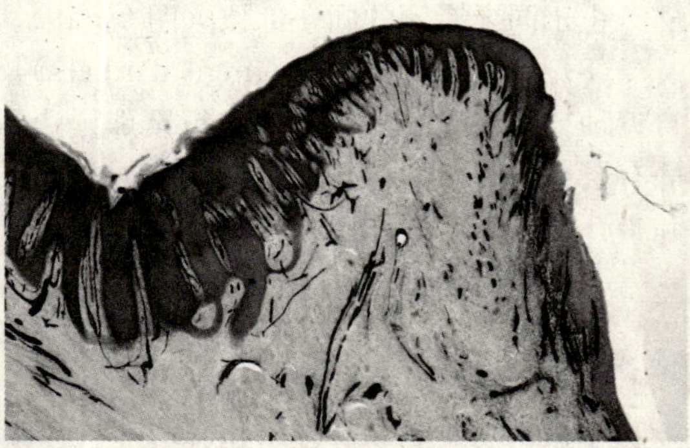

图 9—30　牙龈中的血管（血管灌注）

二、被覆粘膜

口腔粘膜中除咀嚼粘膜和舌背粘膜以外者均为被覆粘膜（lining mucosa）。其表面平滑，粉红色，无角化。固有层含胶原纤维、弹力纤维和网状纤维。胶原纤维束不如咀嚼粘膜者粗大，上皮与结缔组织交界比较平坦，结缔组织乳头较短粗。有较疏松的粘膜下层。被覆粘膜富有弹性，有一定的活动度。

1. 唇：唇的内侧为唇粘膜，外侧为皮肤，二者之间是唇红（图 9—31）。

唇粘膜上皮为较厚的复层鳞状上皮，中间层较厚，固有层为致密的结缔组织。乳头短而不规则。粘膜下层与固有层无明显界限，含小涎腺、脂肪，深部附着于口轮匝肌。唇红的上皮有角化，细胞中含较多的角母蛋白，透明度较高；固有层乳头狭长，几乎达上皮表面，乳头中含许多毛细血管袢（图 9—32），血色可透过表面上皮使唇部呈朱红色。当贫血或缺氧时，唇红表现为苍白或发绀。唇红部粘膜下层无小涎腺及皮脂腺，故易干裂，但偶尔可见移位的皮脂腺。

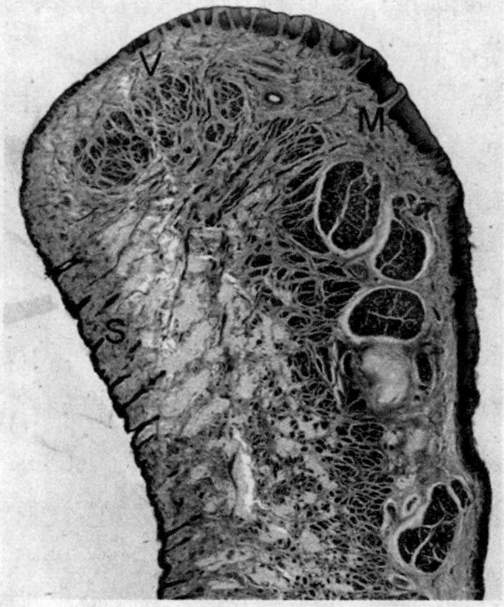

图 9—31　唇的大体结构
S：皮肤区　V：唇红区　M：粘膜区

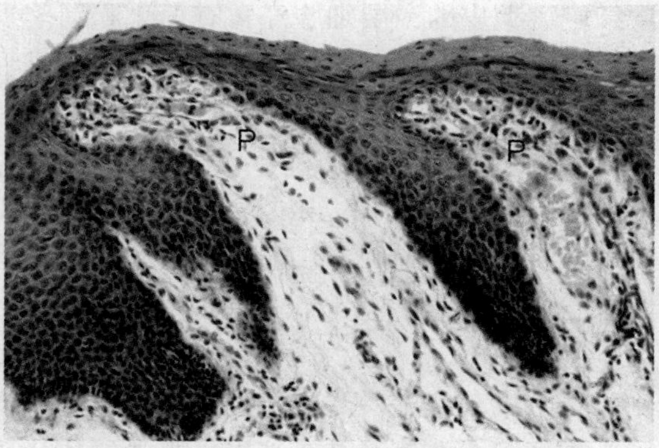

图 9—32　唇红区的结构特点固有层乳头高（“P”表示），内含血管

唇红部向外与唇部皮肤相延续。表皮有角化且明显较唇红上皮薄，真皮和皮下组织有皮肤附属器。

2. 颊粘膜：颊粘膜的组织结构与唇粘膜相似。固有层结缔组织较致密，粘膜下层较厚，脂肪较多，有较多的小涎腺称颊腺，其前方与唇腺、后方与磨牙后腺相邻。颊粘膜借粘膜下层附着于颊肌上，有一定张力，在咀嚼活动中不出现皱褶。在口角后方的咬合线区，有时可出现成簇的粟粒状淡黄色小颗粒，为异位的皮脂腺，称福代斯斑（Fordyce spot）。

3. 口底和舌腹粘膜：口底粘膜较薄，松弛地附着于深层组织上。固有层乳头短，粘膜下层含脂肪组织。在舌下皱襞处有舌下腺。口底粘膜与下颌舌侧牙龈相连，二者有明显的界限；向后与舌腹粘膜相延续。

舌腹粘膜光滑而薄，结缔组织乳头多而短。粘膜下层不明显，粘膜紧接舌肌束周围的结缔组织。

4. 软腭粘膜：软腭粘膜与硬腭粘膜相延续，色较硬腭深。固有层血管较多，固有层与粘膜下层之间有弹力纤维分隔。粘膜下层含粘液腺。

三、特殊粘膜

特殊粘膜（specialized mucosa）即舌背粘膜。舌背粘膜表面有许多乳头。粘膜上皮内还有味觉感受器即味蕾。组织学结构和功能上，舌背前 2/3 可认为是咀嚼粘膜。

舌主要由纵横和垂直交错的肌群组成，表面被覆以粘膜。舌的前 2/3 为舌体，后 1/3 为舌根，二者以人字形浅沟（界沟）为界。界沟以前为舌体，界沟以后为舌根。舌背中线有一不太明显的正中沟，沟的后端与界沟的顶点相汇合，其后方有一明显的凹陷，称舌盲孔，为胚胎时期甲状舌管始端的遗迹。

舌背粘膜上皮为复层鳞状上皮，无粘膜下层，有许多舌肌纤维分布于固有层，故舌背粘膜牢固地附着在舌肌而不易滑动。舌背前 1/3 粘膜表面有许多小突起，称舌乳头。根据其形态、大小和分布位置可分为丝状乳头、菌状乳头、轮廓乳头和叶状乳头。每一个乳头内部都有一个由固有层形成的轴心，称初级乳头。初级乳头的固有层继续向上皮伸入，形成许多大小不等、数目不定的更小的突起，称次级乳头。固有层内有丰富的血管、胶原纤维和弹力纤维。

1. 丝状乳头（filiform papilla）：数目最多，遍布于舌背，舌尖部最多。体积较小，高约 1～3mm，尖端多向后方倾斜，末端具有毛刷样突起（图 9－33）。乳头表面有透明角化上皮细胞。上皮的浅层细胞经常有角化和剥落现象。如角化上皮剥落延迟，同时与食物残渣、唾液、细菌等混杂，附着于乳头表面即形成舌苔。舌苔的变化可反映一些全身状况的改变，临床上是中医辨证施治的重要依据。除舌苔外，当丝状乳头萎缩时，舌面光秃。如在舌苔剥脱使舌背呈地图样时称地图舌。丝状乳头在青年时期最发达，至老年渐变平滑。

2. 菌状乳头（fungiform papilla）：数目较少，分散于丝状乳头之间，位于舌尖和舌侧缘，色泽较红，呈圆形头大颈细的突起状，直径约 0.5～1.0mm，上皮较薄，表层无角化，固有层血管丰富，因而呈红色（图 9－34）。约 40％的乳头的凸面上皮中含味蕾，其中的一半有 1～3 个，其余的有 4 个以上。由于菌状乳头稍高于周围的丝状乳头，所以容易感受味觉。当多个菌状乳头增生、肿胀、充血时，舌表面似草莓状，称草莓舌。当菌状乳头、丝状乳头均萎缩，致使舌乳头消失呈光滑的片状、平如镜面时，称光滑舌或镜面舌。

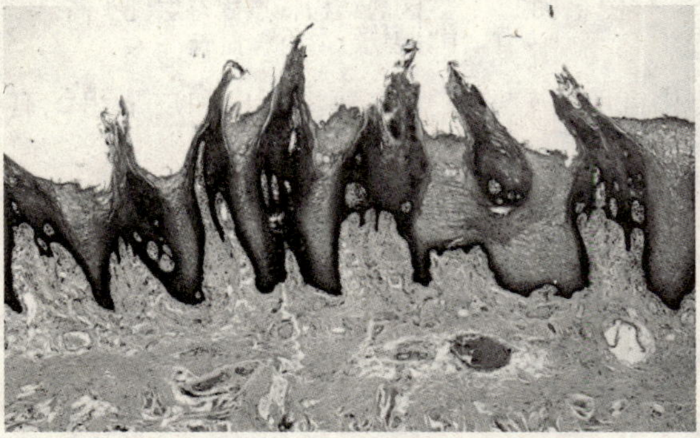

图 9－33　丝状乳头

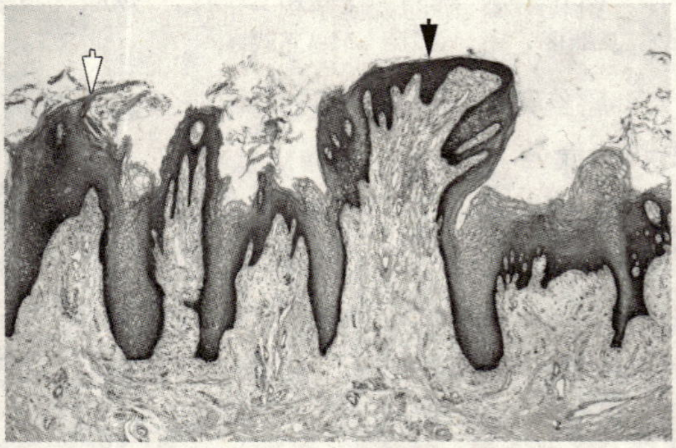

图 9－34　菌状乳头（黑箭头所示）
白箭头示丝状乳头

3. 轮廓乳头（vallate papilla）：在舌乳头中体积最大，约 8～12 个，沿界沟前方排成一列。该乳头呈矮柱状，高约 1～1.5mm，直径约 1～3mm，每个乳头的四周均有深沟（轮廓沟）环绕，轮廓沟外的舌粘膜稍隆起，形成乳头的轮廓结构（图 9－35）。此乳头表面上皮有角化，但乳头的侧壁即轮廓沟壁上皮无角化，其上皮内有许多染色浅的卵圆形小体，称味蕾。每个乳头的侧壁上含约 250 个味蕾，因此该区域约有 2500 个味蕾。乳头的舌背面无味蕾。在轮廓沟底附近的舌肌纤维束间有较多纯浆液腺，即味腺或称埃伯纳腺（Ebner gland）。味腺导管开口于轮廓沟底，其分泌物的冲洗可清除食物残屑，溶解食物，有助于味觉感受器发挥味觉感受作用。

4. 叶状乳头（foliate papilla）：位于舌侧缘后部，在人类此乳头为退化器官，呈 5～8 条平行排列的皱襞。此处的味蕾与轮廓乳头者相似，也位于沟的侧壁。每个乳头中味蕾的数量约 2500 个。对酸、咸、苦最敏感。沟的底部也有浆液腺导管的开口。正常时此乳头不明显，炎症时往往肿大，且伴疼痛。

5. 味蕾（taste bud）：是味觉感受器，为位于上皮内的卵圆形小体，长约 80μm，厚约 40μm。成人舌约有 10000 个味蕾，软腭约 2500 个，会厌 900 个，咽喉区 600 个，口咽部多于 250 个。舌的味蕾位于舌背、舌侧缘的舌乳头上，包括菌状乳头、轮廓乳头和叶状乳头。

味蕾是上皮分化成的特殊器官（图 9－36）。其基底部位于基底膜之上，表面由角质形成细胞覆盖，中央形成圆孔即味孔通于口腔。光镜下，构成味蕾的细胞有两种，即亮细胞和暗细胞。它们表达细胞角蛋白 7、8、19，少许细胞还表达角蛋白 18。亮细胞较粗大；暗细胞较细长。细胞长轴与上皮表面垂直。近味孔处的细胞顶部有指状细胞质突起称味毛。电镜下味蕾由 4 种细胞构成。Ⅰ型为暗细胞，胞质电子密度大，顶端胞质含致密颗粒，约占味蕾细胞的 60％。胞质顶端有 30～40 个微绒毛；Ⅱ型细胞为亮胞质细胞，微绒毛少，顶端胞质终止在味孔内，占味蕾细胞的 30％左右；Ⅲ型细胞约占味蕾细胞的 7％，形态似Ⅱ型细胞，但无微绒毛。细胞顶端钝圆，近味孔；Ⅳ型细胞位于味蕾基底部，称基底细胞，占味蕾细胞的 3％左右。神经末梢从味蕾基底部进入味蕾，可一直分布到近味孔处，与Ⅲ型细胞有化学突触形成，与其它细胞无化学突触形成，因此Ⅲ型细胞可能是味细胞。味蕾细胞与周围上皮细胞之间有连接复合体封闭。

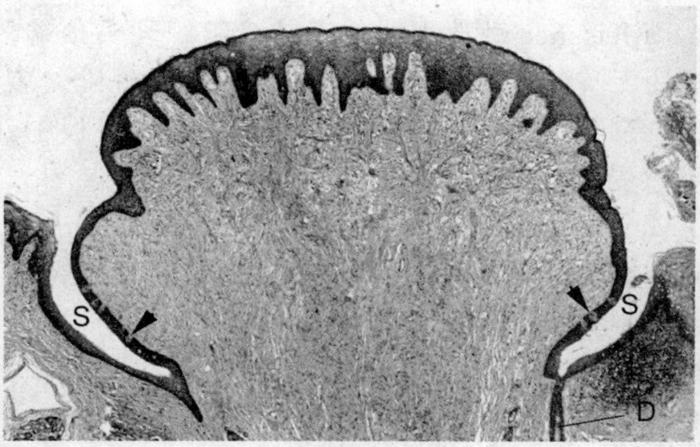

图 9－35　轮廓乳头
箭头示味蕾　S：轮廓沟　D：味腺导管

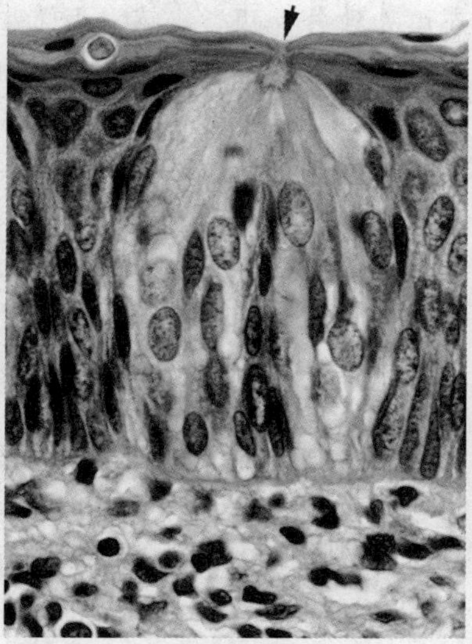

图 9－36　味蕾的结构　箭头示味孔

味蕾的功能是感受味觉。其中舌体的菌状乳头主要感受甜、咸味；叶状乳头处味蕾主要感受酸味；轮廓乳头、软腭及会厌处味蕾主要感受苦味。

在舌背的 V 形沟后方即舌根粘膜表面被覆非角化鳞状上皮。粘膜表面可见圆形或卵圆形小突起，称舌滤泡（lingual follicle）。镜下见每个滤泡含 1 个或 1 个以上的淋巴小结，可含生发中心。多数舌滤泡的中心都有 1 个小凹陷，称舌隐窝（lingual crypt），隐窝内衬复层鳞状上皮，含小涎腺的开口。舌根部的舌滤泡统称舌扁桃体。与腭扁桃体和咽扁桃体一起构成口咽部的淋巴环（图 9－37）。

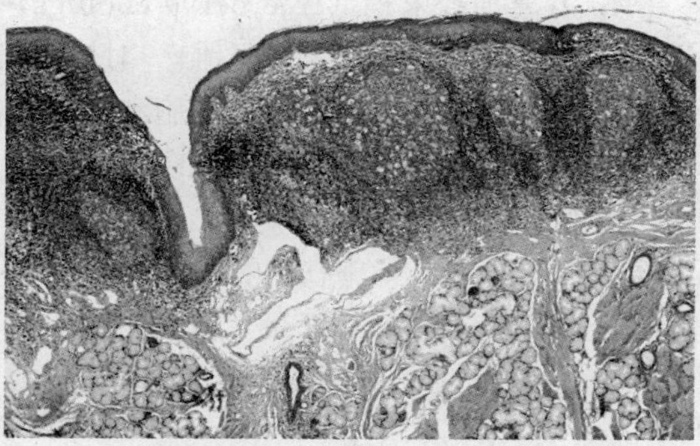

图 9－37　舌根部的淋巴组织即舌扁桃体

第三节　口腔粘膜的外周感觉神经分布

口腔粘膜分布着丰富的外周感觉神经末梢。其中含位于上皮下方固有层的表浅神经丛和粘膜下层的深神经丛。深神经丛含大的神经纤维，向表面发出小的分支。表浅神经丛含大的和中等大小的纤维，内含丰富的自主神经纤维。表浅神经丛可使不同的神经冲动集中到一个主要的神经干，因此小的神经损伤并不导致表浅组织感觉的丧失。此种构造也有利于对刺激的精确定位并区分其强度。

一、口腔粘膜的一般感觉感受器

机械感受器包括触觉、压力、位置、摆动和振动感受器，可分为快速和慢速两种。本体感受器是一种感受运动和位置的机械感受器。感觉感受器的分类尚未统一，根据超微结构形态可大致分为两类：感觉小体和游离神经末梢。

感觉小体（corpuscular sensory receptors）的特点是轴突末梢与特殊的类型的细胞相伴随。Meissner 小体位于结缔组织乳头顶端区，Merkel 小体位于上皮钉突的末端，简单卷曲的小体位于结缔组织乳头的基底或乳头下固有层内。口腔粘膜分布的感觉小体如下：

1. 麦斯纳小体（Meissner's corpuscles）　Meissner 触觉小体位于结缔组织乳头顶端，与表面上皮很近。小体由扁的成纤维细胞形成的无基板的被囊围绕，含有一些弹性纤维。多数小体分布有 2 个或更多的有髓轴突。这些轴突进入被囊后去髓鞘，分布在胞质层板中。Meissner 小体在电生理学上属快速传导的机械感受器，功能是区分两点触觉。

2. 美克耳小体（Merkel's corpuscles）　Merkel 细胞及其相关的轴突末梢即 Merkel 小体，是特殊的上皮内复合体，单个或成簇存在，位于上皮钉突的末端区。Merkel 细胞旁常见空泡区，此苍白区是轴突的位置。Merkel 细胞与神经轴突连接部位有细胞膜的增厚。Merkel 小体有直径 2～4μm 的有髓神经纤维分布。当这些纤维进入上皮钉突时失去髓鞘，无髓鞘时直径为 0.5～1μm。Merkel 小体的电生理特性是慢性机械感受器，功能是位置感受。Merkel 细胞质内耐高渗的颗粒含有神经递质，但尚未得到鉴定。

3. 单纯卷曲小体（simple coiled corpuscles）　结构相似于 Meissner 小体，见于结缔组织乳头基底部，也常见于固有层深部。有许多不同的名称。与 Meissner 小体相比较小，呈椭圆形，无真正的被囊。轴突在缠绕层板细胞时形成疏松的卷曲。其确切的功能尚不清楚。

4. 游离神经末梢（free nerve endings）　分布数量多。可以是粗或细的有髓轴突，末端呈树枝状，但多数是无髓纤维。口腔中游离神经末梢可进入上皮内，或在固有层，达基板附近。在上皮内，可见于基底细胞和棘细胞间。固有层的游离神经末梢轴浆中有丰富的线粒体，由不完全的施万细胞胞质包绕。一般认为，此神经末梢不止有一种感觉形式。它们存在于所有组织中，感受痛觉，是见于牙髓的唯一神经末梢。此外，它可能与热感受有关。

疼痛神经末梢集中在唇和口腔粘膜后区；热、冷神经末梢在唇分布最多。热感受器集中在唇部，冷感受器主要分布于软腭、舌尖、唇和舌腹。舌尖和唇分布的触觉感受器最多（表 9—1）。

表 9-1　口腔感觉水平分区（唇和口腔粘膜感觉的灵敏性）

感觉	最大	中等	最小
痛	唇、咽、舌根、牙	舌前区、牙龈	颊
热	唇	前牙	舌腹、腭
冷	唇、软腭	舌根、舌腹	舌背、颊
触觉	唇、舌尖、腭前区	牙龈	舌根、颊

二、味觉和味觉感受器

口腔粘膜特殊感觉感受器主要是针对味觉。味的感受是通过大量的味觉感受器即味蕾及与其相连接的神经末梢完成的，它们分布在舌、咽、会厌和软腭。特化的上皮细胞感受味的刺激并将其传导至与其相连接的神经，再将冲动传至中枢。

舌前 2/3 的味觉感受（菌状乳头）由面神经（鼓索纤维）传导。轮廓乳头、叶状乳头和舌后 1/3 由第九脑神经（舌咽神经）分布。软腭的味蕾由第七脑神经的分支岩大神经分布。咽部和会厌的味觉冲动由第十脑神经（迷走神经）传导。这 3 对脑神经的所有味觉纤维集中至脑干孤束。味觉神经对 4 种基本的味敏感，但在敏感性水平上有不同。舌体侧缘有第七脑神经的敏感区，其前部对甜和咸、后部对酸敏感。

至味蕾细胞的神经纤维来自于上皮下结缔组织神经丛，通过基底孔进入味蕾。一个神经纤维可能分布在 4～5 个乳头，或者有许多神经分布在一个乳头。这可以解释不同味的敏感性有重叠。一个味蕾中神经纤维的数量远远超过进入一个味蕾的神经的数量，意味着进入味蕾的神经有许多的分支。有些轴突在基底部与Ⅰ型细胞接触，而其它的轴突螺旋状达味蕾的顶端。神经纤维与Ⅰ、Ⅱ型细胞无典型的突触形成，这称为播散关系（diffuse relationship）。神经轴突与Ⅲ型细胞有化学突触形成，称为直接关系。神经末端内含神经递质，说明Ⅲ型细胞可能是味觉感受细胞，或者有两种类型的传导：一种是直接突触；另一种是播散形式（如在Ⅰ、Ⅱ型细胞）传导。

神经对于味细胞功能的维持很重要。实验动物中切除味蕾的神经将导致味细胞的变性和消失。此过程发生很快，2 天后即可见变性，多数味蕾在 7 天后消失。少数味细胞可持续至 14 天。当神经重建以后，味细胞重新出现并且恢复功能。新的味细胞来自味蕾的侧缘。

经典的味觉有 4 种：甜、咸、酸、苦，在某种程度上被感受于舌及口咽的不同区域。味的浓度可能是一个因素，如舌前部对低水平的苦味的阈值较低；高水平时的苦味刺激对舌的后部更明显。水味的感受可能是一个适应的过程，电的感受可来自于舌体接触两种不同的金属。尚未发现有特定的味蕾感受特定的味觉或水和电的感觉。

4 种味的形式不能完全解释我们对味的感受。一些因素如温度和气味也涉及味觉的确定。所有的味蕾似乎都可能精确地体验到味，如柠檬酸和醋酸的不同或乳糖和果糖的不同。这说明味蕾细胞的分辨力，它们能鉴别混合在一起的味。味蕾具有广泛的酶活性，当味物质接触微绒毛膜时，它们可能使这些细胞去极化，使与其接触的神经纤维产生动作电位。

第四节 口腔粘膜的功能和增龄变化

一、口腔粘膜的功能

口腔粘膜具有的保护性功能主要体现在抵抗机械刺激和限制微生物和毒性物质的侵入。咀嚼期间口腔粘膜常常承受压力、切力、牵拉力和摩擦力，粘膜的结构适应承受这些力。例如硬腭和附着龈粘膜有角化层以抵抗摩擦，并且紧密附着于其下方的骨组织以抵抗切力和压力；颊粘膜易于活动并富有弹性利于组织的扩展，从而可缓解牵拉力。口腔内有大量的微生物以及它们的毒性产物和其它潜在的有害物质，口腔粘膜上皮是限制它们进入机体的主要屏障。

口腔粘膜还有感觉功能，可对疼痛、触动和温度做出反应，还有特殊的感觉系统即味觉。在某些方面，感觉功能具有保护性，因为口腔粘膜的感受器能启动吞咽、恶心和流涎等反射。此外口腔粘膜还与唾液的分泌以及某些药物的渗透性吸收有关。

二、口腔粘膜的增龄变化

口腔粘膜组织结构的增龄性变化比较明显。首先是上皮萎缩变薄，上皮细胞及胞核的体积均发生变化。由于上皮钉突变短，使上皮与结缔组织的接触面变平。此外舌背粘膜丝状乳头数量减少，叶状乳头可增生。此时饮食中如缺乏维生素 B 等营养成分，上述变化则更明显。

随年龄的增长，机体代谢活动降低。固有层结缔组织总量减少，成纤维细胞收缩，胞核变长，胞质减少，胶原纤维裂解，出现玻璃样变，弹力纤维增多。血管变化也较明显。唇及颊可出现血管痣，舌腹可出现静脉曲张性小结，此种改变与患者心血管状态无明显关系。神经末梢的密度降低，味蕾数量减少。粘膜感觉功能下降。上皮和结缔组织的细胞增殖活动和组织更新仍较活跃。粘膜各处的小涎腺发生明显萎缩，被增生的纤维组织取代。所以在老年患者中，特别是绝经后的女性往往出现口干、粘膜烧灼感及味觉异常等。

Summary

Oral mucosa consists of the epithelium and lamina propria lining all the surfaces of the oral cavity. The epithelium can be divided into 4 layers：basal layer，prickle cell layer，granular layer and keratinised layer. Different layers of the oral epithelium represent a progressive maturation process. Cells from the most superficial layer are continuously being shed and replaced from below.

Oral mucosa may be classified into 3 types：masticatory，lining and specialized mucosa. The masticatory mucosa is a keratinized epithelium found on the gingival and covering hard palate. The specialized mucosa covers the dorsal surface of the tongue. The lining mucosa covers the remainder of the oral cavity and is a nonkeratinized epithelium.

The epithelium comprising keratinocytes express different cytokeratins. The masticatory epithelium expresses cytokeratins 5，14，1，10 and 6，16；cytokeratins 5，14，19 and 4，13 are expressed in the lining epithelium. As many as 10% of the cells in the oral epithelium are nonkeratinocytes. They are melanocytes, Merkel cells and Langerhans cells, each of them has their own functions.

The lamina propria varies extensively in the different areas of the mouth and may be tightly bound to underling bone or freely movable as in the lips, vestibule, and cheeks. A complex arrangement, basement membrane or basal lamina, links epithelial and connective tissue components of the oral mucosa. Ultrastructurally, the basal lamina is found to consist of lamina lucida and lamina densa. The basal lamina consists mainly of laminin and type IV collagen. The cell side of basal lamina consists of hemidesmosomes.

Gingival is attached to the necks of the teeth by means of an epithelial attachment. The epithelium attached to the teeth surfaces by basal lamina and hemidesmosome is called junctional epithelium. These attachment sites are mobile, which allows the attachment to be maintained as the epithelial cells migrate incisally into the sulcus. The col is a valley between two interdental papillae. Its epithelium is thin and usually inflamed. There are 10 groups of collagen fiber bundles in the lamina propria of gingival.

The oral mucosa is richly innervated with sensory nerve endings and receptors that provide a significant role in the perception of pain, temperature, and touch. Mechanoreceptors for touch and pressure include Messner's corpuscles, Merkel's corpuscles, and simple coiled corpuscles. Free nerve endings are characterized as thermoreceptors and nociceptors.

Taste buds are located in fungiform, foliate, and circumvallate papillae and function in tasting sweet, salt, sour, and bitter tastes. Taste buds are goblet-shaped clusters of four types of cells. Type 1 (dark) cells represent the majority of the taste cells. Type 3 cells represent about 7% of the taste cells and exhibit chemical synapses with the nerve endings. Nerves are important in the maintenance of the taste cells.

（高　岩）

第十章　涎　　腺

涎腺（salivary glands）是导管开口于口腔粘膜的管泡状、局泌性、复合性外分泌腺。管泡状（tubuloacinar）指分泌细胞的形态；局泌性指分泌时只有细胞的分泌物释放；复合性指有一个以上的导管进入主导管；外分泌性指腺体将液体分泌至游离面。

唾液由涎腺分泌。唾液分泌是唾液中枢在传入刺激下发出的功能反射，传入刺激如味觉或咀嚼涉及高级中枢的复杂的相互作用。唾液的许多重要功能常常不被重视，只有在唾液的产生和分泌障碍时，它的重要性才被认识。

第一节　涎腺的一般结构

涎腺由腺实质（parenchyma）和间质（stroma）构成。实质即腺体的上皮成分形成较大的腺叶（lobes），腺叶中含许多腺小叶（lobules），腺小叶中含许多分泌单位即腺泡。腺泡是形成唾液的基本单位，形成的唾液进入闰管、再排入分泌管。闰管和分泌管位于腺小叶内，对腺泡分泌的原始唾液进行加工后，由分泌管排入排泄管，排泄管主要位于小叶间结缔组织中，将唾液排入涎腺主导管。涎腺间质形成涎腺的包膜，自包膜向涎腺实质中将其分成腺叶及腺小叶，构成叶间及小叶间结缔组织，内含血管、神经，以及浆细胞、脂肪细胞等（图 10—1）。

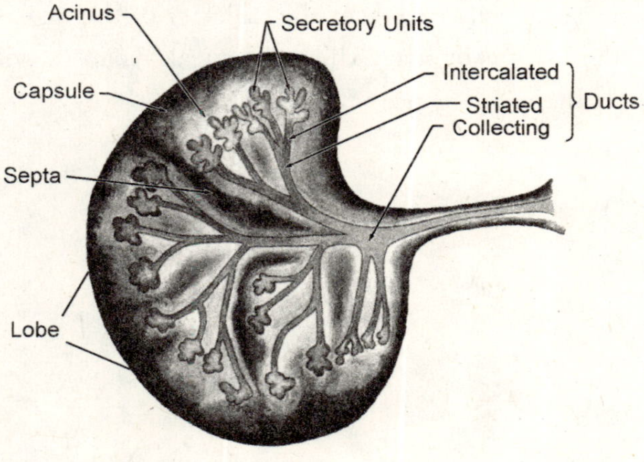

图 10—1　涎腺的基本结构

一、涎腺的基本分泌单位——腺泡

腺泡是由数个腺泡细胞围成的球形和管球形结构。中央形成腺泡腔，开口与闰管相连。腺泡的外面有带突起的肌上皮细胞分布，再向外有薄层基底膜包绕（图 10—2）。基底膜是涎腺发育时上皮细胞分泌的，也包绕导管上皮细胞。其成分有糖胺聚糖、胶原和糖蛋白，构成腺泡的结构框架。涎腺腺泡有浆液性细胞构成的腺泡、粘液性细胞构成的腺泡和上述两种细胞混合构成的腺泡。

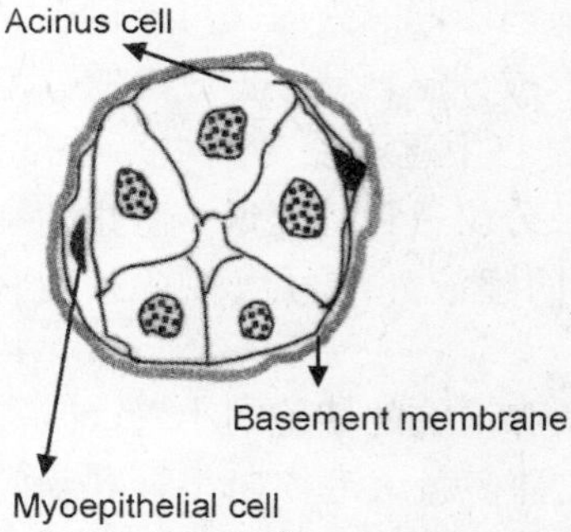

1

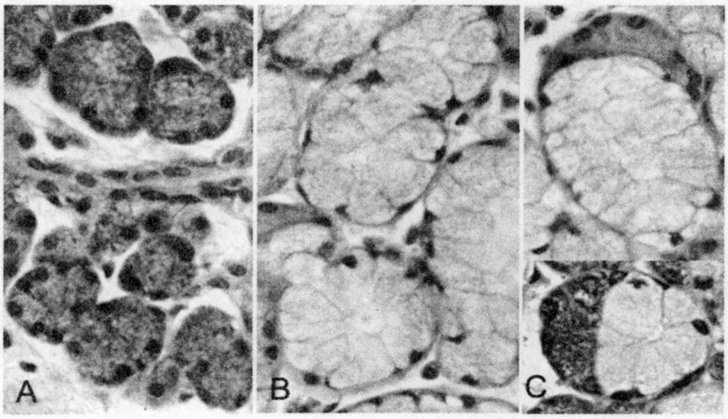

2

图 10—2　腺泡的基本结构和类型

1：腺泡的基本结构　2：腺泡的类型（A：浆液性腺泡、B：粘液性腺泡、C：混合性腺泡）

（一）浆液性腺泡

由浆液性细胞构成。光学显微镜观察见浆液性腺泡（serous acinus）多为圆形，可能由于腺泡腔较小及组织处理的缘故，常见不到明显的腺腔。浆液性细胞多为锥形，尖端朝向腺腔。胞质弱嗜碱性，内含多少不等的 PAS 阳性的分泌颗粒（图 10—3）。胞核圆形，染色较深，位于细胞的基底区 1/3，靠近基底膜。

电镜下，浆液性细胞的排列具有明显的极性。细胞核靠近基板，在近腔面的胞质中，分布蛋白质合成相关的细胞器，如粗面内质网，高尔基体及线粒体等（图10—4）。蛋白质合

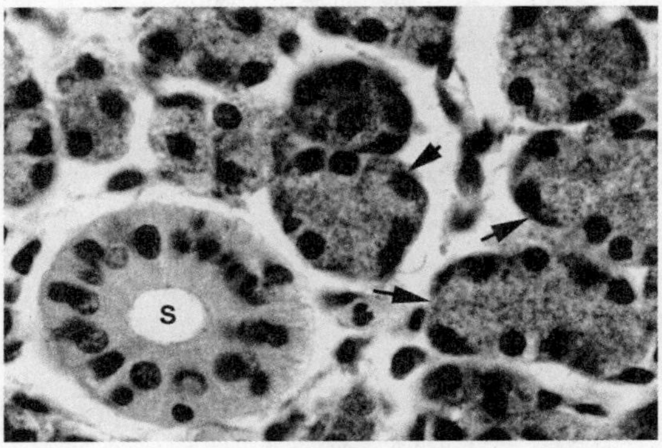

图 10—3　浆液性腺泡的光学显微镜下所见

箭头示分泌颗粒，S：分泌管

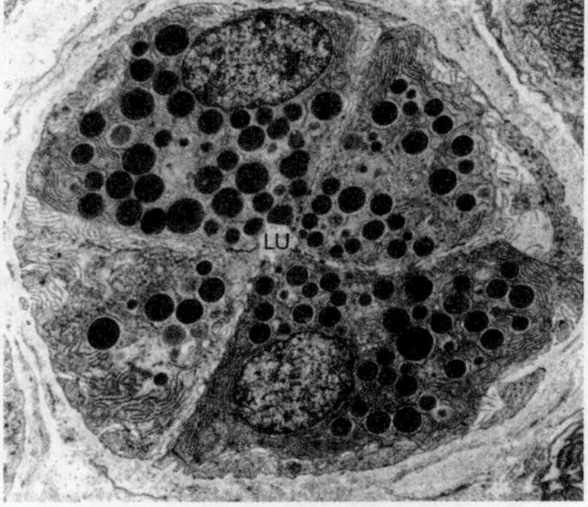

图 10—4　浆液性腺泡的电镜下所见

LU：腺泡腔

成在粗面内质网的核糖体处，进入内质网的囊内，再转运至高尔基体进行糖基化，进入小泡中形成分泌颗粒。不成熟的分泌颗粒电子密度低，向腺泡腔移动过程中逐渐变为高电子密度，再分泌至腺腔。线粒体提供合成及分泌过程的能量。静止的细胞含大量的分泌颗粒，进食引起的唾液外流可使颗粒急剧减少。

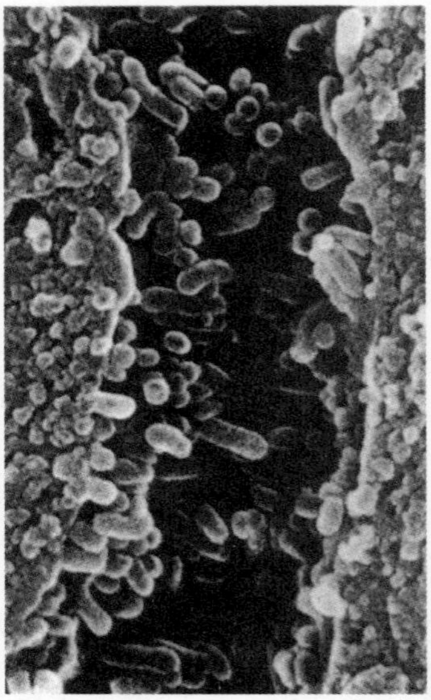

图 10－5　腺泡细胞间间隙见许多微绒毛结构

在浆液性细胞之间可见有通向腺泡腔的细胞间小管（canaliculi），浆液性细胞的细胞膜形成许多微绒毛伸向小管和腺腔（图 10－5）。细胞之间的连接有桥粒、缝隙连接及紧密连接。腺泡细胞的外侧可见结缔组织形成的基板及与基板贴得很近的毛细血管。

浆液性细泡的分泌物稀薄，含唾液淀粉酶和少量粘液，可称之为浆粘液细胞。

（二）粘液性腺泡

粘液性腺泡（mucous acinus）是由粘液性细胞构成的管状腺。常规切片、光学显微镜下观察染色明显浅于浆液性腺泡，易于识别，原因是粘液不容易被常规染料所染色，或者是在切片制备过程中，粘原颗粒破坏、粘液丧失所致。胞质常呈絮状，弱嗜碱性。细胞核多因受压呈扁梭形，位于细胞基底部（图 10－6）。胞质 PAS 及阿辛蓝（Alcian blue）染色阳性。

电镜下粘液性细胞容易与浆液性细胞区别。在分泌颗粒形成早期，细胞内见大量粗面内质网及少许粘液滴。与浆液性细胞相比，高尔基体更发达，主要是由于有更多的碳水化合物要加至分泌蛋白上（图 10－7）。最近研究表明，快速冷冻替代法较常规组织固定所造成的细胞变形小，可见分泌周期的后期有许多圆形彼此分离的分泌颗粒。细胞核圆形，靠近基底部。常规方法制备的切片见粘液颗粒膨胀，限制性膜不连续，颗粒融合而变得大小不规则；细胞核变扁位于基底部。

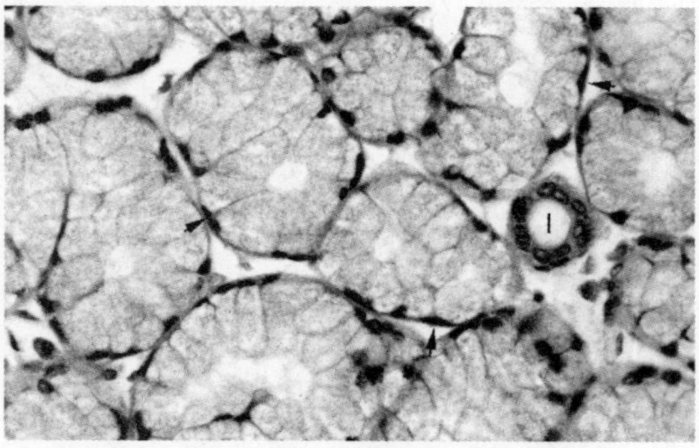

图 10－6　粘液性腺泡的光学显微镜下所见
箭头示肌上皮细胞，I：闰管

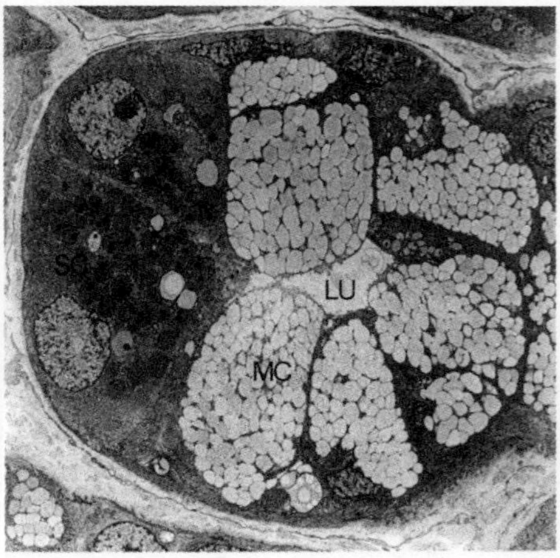

图 10－7　混合性腺泡的电镜下所见
SC：浆液性腺泡细胞，MC：粘液性腺泡细胞，LU：腺泡腔

与浆液性细胞相同，粘液性细胞以胞吐作用将粘原颗粒分泌至腺泡腔。分泌物为蛋白质与碳水化合物结合形成的粘液，较粘稠。

（三）混合性腺泡

混合性腺泡(mixed acinus)由粘液性细胞和浆液性细胞共同构成,以粘液性细胞为主,是由数个排列呈新月状的浆液性细胞覆盖在粘液性腺泡的盲端而形成的。浆液性细胞形成的新月样结构称半月或半月板(demilune),一般认为其分泌物通过细胞间小管排入腺泡腔(图 10－8)。

关于半月板的位置及电镜下的表现得到了广泛的认同，但最近的研究显示半月板的形成是制片过程中的人工假象。用快速冷冻和冷冻替代（freeze-substitution）使固定造成的变形和二维变化减至最小后，证明所有浆液性细胞都与粘液性细胞排列成一排，围绕一个共同的腺腔，观察不到半月的结构（图 10－9）；而常规的固定使粘液细胞膨胀，使浆液性细胞向腺泡的基底部移位而形成半月。此种假象已得到三维重建的证明。除此之外，粘液颗粒的膨胀也使细胞核变扁并移至细胞基底部。

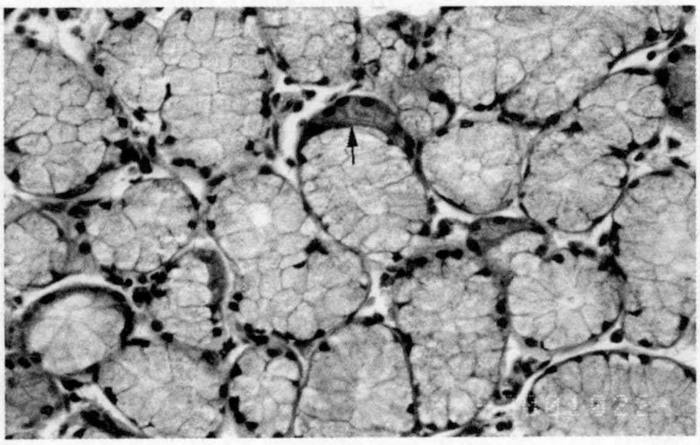

图 10－8　半月板（箭头所示）

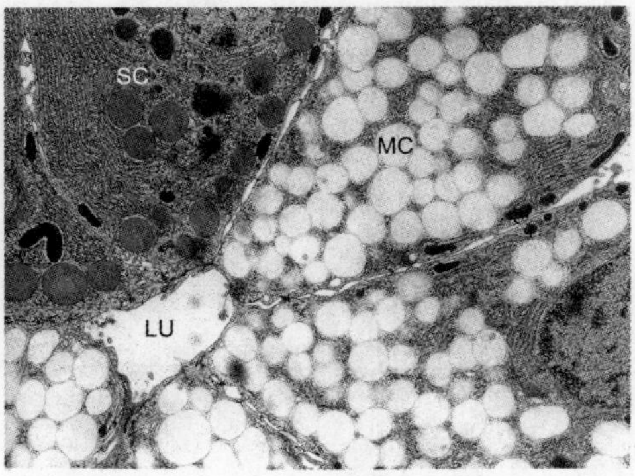

图 10－9　快速冷冻和冷冻替代法制备的电镜标本显示的混合性腺泡　浆液性细胞直接与腺泡腔接触

二、肌上皮细胞

肌上皮细胞（myoepithelial cells）是带突起的树枝状细胞，位于腺泡细胞、闰管细胞与基板之间。由于肌上皮细胞有许多突起包绕腺泡，所以也称篮细胞（basket cell）。常规切片光学显微镜下观察，此细胞仅见扁的细胞核，且不易观察。可用肌上皮细胞抗原标记物如肌动蛋白、钙调理蛋白（calponin）和角蛋白 14 进行免疫组织化学染色观察（图 10－10）。一些种属的肌上皮细胞含碱性磷酸酶，但在人为阴性。

在腺泡周围，肌上皮细胞的突起位于细胞表面的沟内，腺泡的外形仍为平滑的。围绕闰管的肌上皮细胞细长，纵向沿导管走行，突起较短，位于细胞表面。电镜下，细胞器不多，胞质及突起中有许多直径 4～8nm 的可收缩的肌动蛋白微丝。肌上皮细胞与腺上皮之间有桥粒连接，与基板有半桥粒和缝隙连接，提示它的某些活动经基板传导。在靠近基板处还可见吞饮泡和致密附着区（图 10－11）。

肌上皮细胞收缩受副交感神经和交感神经的协同控制。肌上皮细胞的确切功能尚待阐明，目前已明确的是肌上皮细胞兴奋对涎腺可产生以下影响：

1. 加速唾液初始性外流（初始部位指腺泡、闰管处）

2. 减小腺泡腔体积

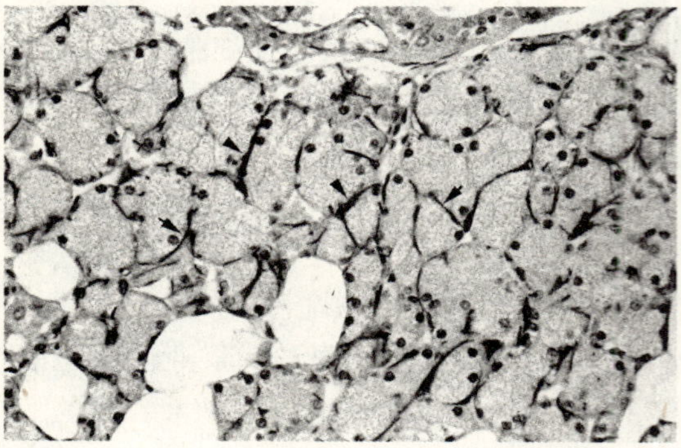

图 10－10　calponin 免疫组织化学染色显示的肌上皮细胞（箭头所示）

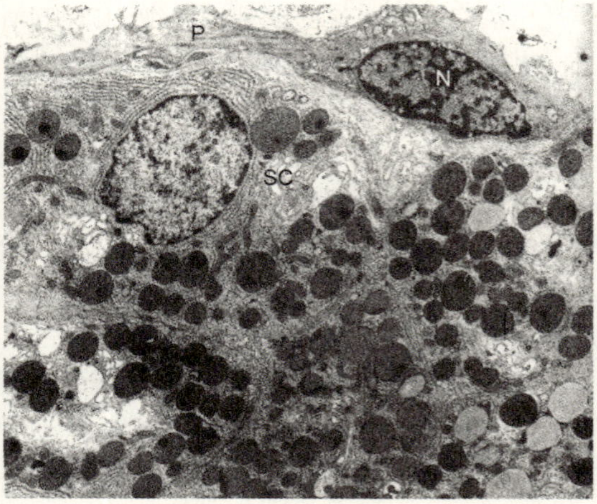

图 10－11　电镜下的肌上皮细胞

P：肌上皮细胞的突起　N：肌上皮细胞的细胞核　SC：浆液性腺泡细胞

3. 增强分泌压力

4. 支持腺实质，减少液体回渗

三、导管系统

导管系统由闰管、分泌管和排泄管构成。闰管直接与腺泡连接，再导入分泌管，闰管和分泌管位于腺小叶内，分泌管的下一级导管为排泄管，走行于小叶间结缔组织，最后汇入总导管（图 10－12）。

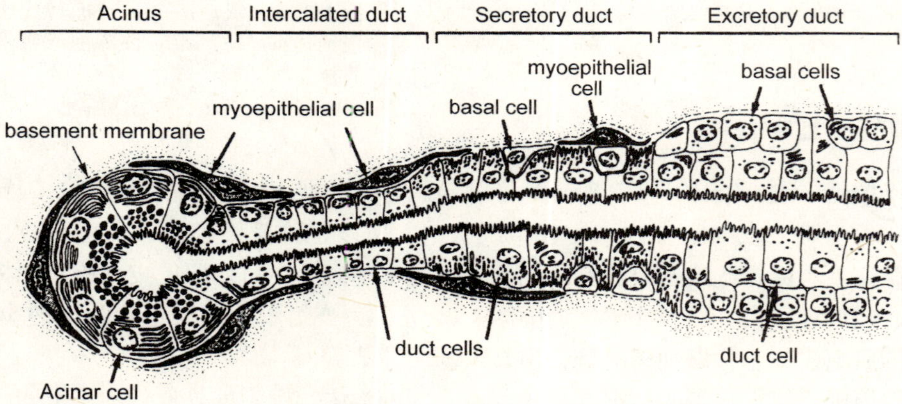

图 10－12　涎腺导管的示意图

闰管（intercalated duct）直径最小，是由 4～6 个立方状细胞围成的单层管。常位于拥挤的腺泡间。光学显微镜下见闰管细胞体积小，胞质少，弱嗜碱性（图 10－13）。细胞核位于细胞中央。电镜下闰管细胞形态一致，细胞间有桥粒连接。细胞内见少量与蛋白质合成相关的细胞器。粗面内质网位于细胞基底部，高尔基体位于朝腔面的胞质中，偶有分泌颗粒。导管细胞的外围可见肌上皮细胞（图 10－14）。闰管细胞可视为干细胞，在需要时，可分化为腺泡细胞、肌上皮细胞及分泌管上皮细胞。腮腺中的闰管较长，可见分支，比较容易观察。粘液性腺中的闰管很短或无闰管。

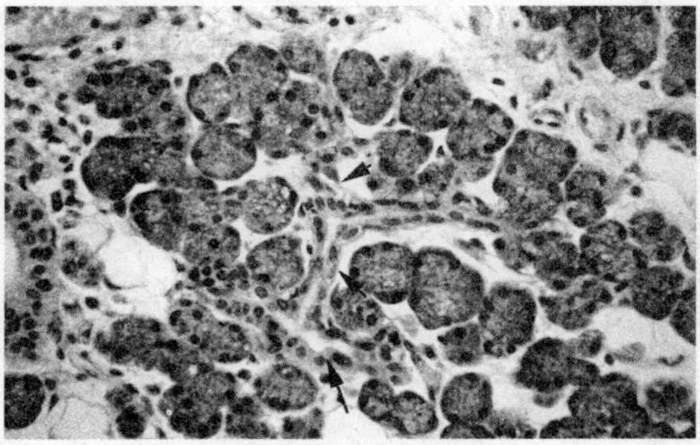

图 10—13　闰管的光学显微镜下所见（箭头所示）

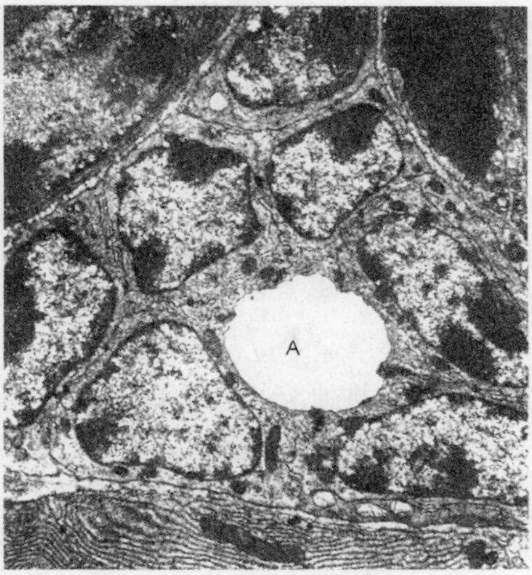

图 10—14　闰管的电镜下所见
A：导管腔

分泌管（secretory duct）与闰管相连，管径较粗，也较长。在常规切片中很容易观察。由单层导管细胞构成。胞质丰富，强嗜酸性。胞核圆形，位于细胞中央。在近基底部的胞质中，可见与基底膜垂直排列的纵纹（图 10—15），因此也称纹管（striated duct）。电镜下，见近基板处的细胞膜反复向细胞内折返，形成平行排列的与基板垂直的皱褶，皱褶内胞质中含大量垂直排列的线粒体。此结构特点构成了光学显微镜下的纵纹（图 10—16）。近腔面胞质中含滑面内质网、游离核糖体、溶酶体等；胞核周围见高尔基体和粗面内质网。腔面处胞质形成微绒毛。细胞间有桥粒连接。分泌管的结构特点说明其具有转运电解质和水的功能。当腺泡的分泌物流经分泌管时，细胞可对其电解质进行重吸收（钠和氯）。此重吸收是逆浓度的，所以需要高能量。同时也向其中分泌电解质（钾、碳水化合物），结果是腔内的等渗液体转为低渗性。因此，分泌管在结构和功能上相似于肾远曲小管细胞。

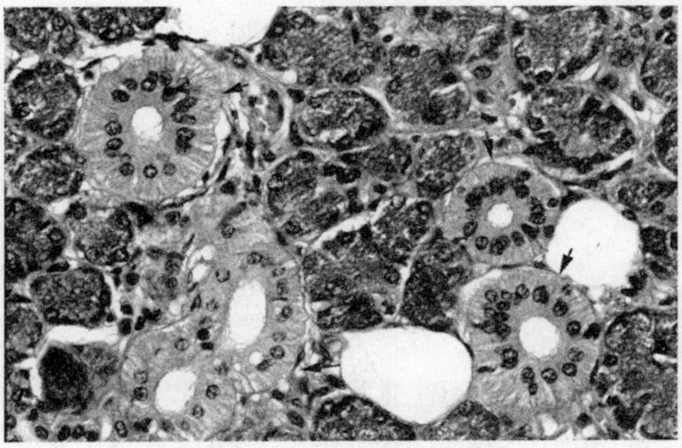

图 10—15　分泌管的光学显微镜下所见（箭头所示）

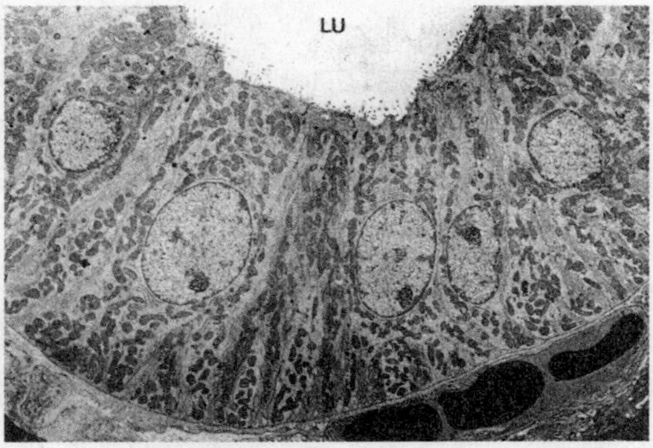

图 10—16　分泌管的电镜下所见（主要细胞基底部大量的线粒体）

分泌管细胞中有小的分泌颗粒，含表皮生长因子和血管舒缓素。此颗粒在人少于其他种属，在腮腺少于颌下腺。分泌管细胞表达细胞角蛋白 8、18、19。

排泄管（excretory duct）也称集合管（collecting duct），与分泌管相连，起始于小叶内，再进入小叶间结缔组织，称小叶间导管。导管的直径较大，构成导管的细胞有两层（图

10－17）。近管腔面的细胞为柱状，排列较整齐，胞质染色较浅。近基底膜处为基底细胞，体积小，排列较稀疏，有人称之为储备细胞，具有干细胞的作用。小叶间的排泄管最后汇总为总排泄管，导管细胞在近口腔粘膜处转变为复层鳞状上皮，与口腔上皮融合后形成开口。导管上皮转变为复层鳞状上皮时，原来的单纯上皮的细胞角蛋白中间丝也发生转变。排泄管也参与唾液的离子转运、由等渗转为低渗的过程。

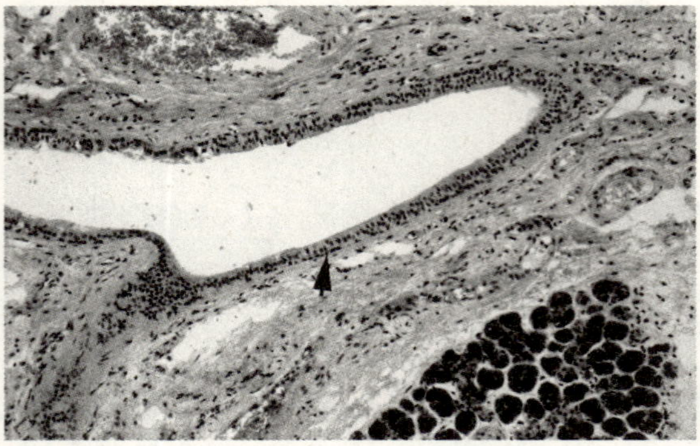

图 10－17　涎腺的排泄管（箭头所示）

四、结缔组织

结缔组织形成涎腺被膜、叶间及小叶间隔并围绕涎腺导管和腺泡，内有支配腺体的神经及血管。结缔组织中还含有浆细胞、成纤维细胞、巨噬细胞和淋巴细胞。涎腺的结缔组织不仅对腺体构成结构上的支持，而且有助于维持口腔内环境的稳定。在病理状态下特别是炎症过程中也起重要作用。

五、唾液的分泌方式

唾液分泌的方式有两种。

1. 主要方式：细胞合成并储存蛋白质，接受信号后通过胞吐作用将蛋白质分泌至腺腔。从合成至分泌至少需 3.5 小时。此过程涉及 mRNA 的转译、然后在粗面内质网的核糖体上合成蛋白质并进入粗面内质网内，再通过转运泡运至高尔基体，对蛋白质进行加工（如糖化）后，以分泌泡的形式达近腔面的细胞膜，分泌泡的膜与细胞膜融合，进而蛋白质排入腺腔。

2. 其它方式：证据表明，不管是否受到刺激，一些蛋白质如血管舒缓素可在合成后半小时内分泌。这提示存在另一种分泌途径。此时的细胞并不储存蛋白质，而是通过泡机制连续分泌蛋白质，即合成的蛋白质自高尔基体直接从小泡中转移至腺腔处细胞膜。而有些小泡可以从相反的方向，进入结缔组织间质，再进入血液。这虽然不是一般概念下的内分泌，但这些蛋白质只要是有活性的，就可以发挥作用。此种分泌方式称为结构性（constitutive）分泌，含义是某些蛋白质在合成后即被分泌。

还有一种分泌方式称转细胞作用（transcytosis）。一些物质如 IgA，存在于间质中，通过腺泡细胞基底部细胞膜进入细胞，再被分泌至腺腔。IgA 由邻近腺泡的间质中的浆细胞合成，两个 IgA 与一个称为 J 链的免疫球蛋白片段结合成二聚体，此二聚体与腺泡细胞膜多聚 Ig 受体（polymeric Ig-receptor）结合后，通过胞饮作用进入腺泡细胞，形成有膜包绕的分泌复合体，转运至近腔面细胞膜处，分泌至腺腔。部分多聚 Ig 受体与 IgA 一同释放入腺腔。多聚 Ig 受体作为 IgA 的携带者，可保护 IgA 不被降解。这个过程也发生在导管细胞，特别是周围有结缔组织的小叶间导管（图 10－18）。

六、涎腺的神经分布

涎腺分泌主要受交感神经和副交感神经的调节。前者的神经递质为肾上腺素，后者为乙酰胆碱。一般来说，β 肾上腺素刺激导致有机物的分泌（如通过胞吐作用），而副交感神经刺激主要导致高含水性物质的分泌。交感神经纤维来自于脊髓的胸腰区，在颈上区形成突触（交换神经元），伴随血管进入腺体。这些纤维有两种类型：血管型（主要是血管收缩）和分泌型。副交感神经纤维起源于脑干的上涎核及下涎核，在腺体附近的神经节形成突触（交换神经元）。在腮腺，来自下涎核的节前纤维与舌咽神经并行至耳神经节，节后纤维与耳颞神经并行进入腺体。颌下腺与舌下腺的副交感神经分布来自于上涎核。节前纤维与面神经并行经鼓索至颌下神经节，形成突触后，节后纤维进入腺体。单个腺泡细胞、肌上皮细胞和导管细胞都可能有二元自主神经分布（即交感及副交感神经分布）。除肾上腺素和乙酰胆碱外，每个神经轴突中都含有一系列神经肽如血管活性肠肽、降钙素基因相关肽等。有些神经末梢直接在基板下与细胞膜接触，称膜下型（hypolemmal）神经末梢。有些在基板外形成末梢，称膜外型（epilemmal）。电镜下，神经递质存在于小泡中，而神经肽存在于较大的、有致密核的泡中。

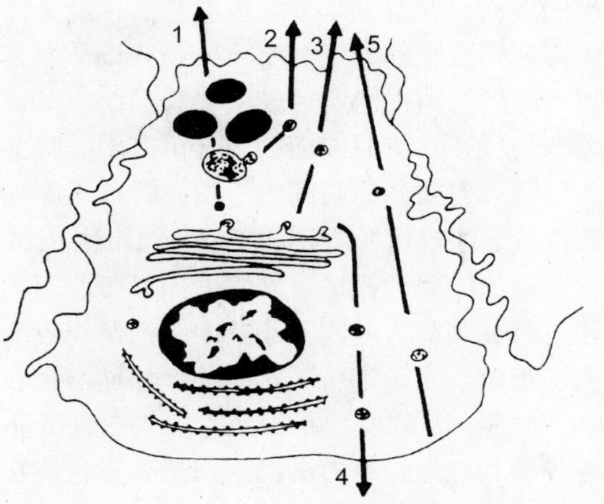

图 10－18　涎腺分泌方式示意图

1：主要方式　2、3、4：结构性分泌　5：转细胞作用

腺泡细胞通过胞吐作用释放分泌颗粒的主要动力是腺体交感神经节后纤维释放的去甲肾上腺素。去甲肾上腺素与腺泡细胞基底面的特异性肾上腺素受体结合，使细胞内 cAMP 水平升高，cAMP 的增加可导致蛋白质合成水平提高。副交感神经刺激主要通过提高细胞内钙 $[Ca^{2+}]_i$ 调节液体分泌。$[Ca^{2+}]_i$ 的提高刺激 AQP（aquaporin）移向近腔面胞膜引发快速水运动。副交感神经刺激可间接增加蛋白质合成及分泌，该分泌机制也似乎涉及非储存性颗粒泡的分泌。交感神经和副交感神经也控制涎腺的血流，这是调节唾液流速的主要因素。副交感神经使血管扩张，增加唾液生成。交感神经的影响依交感神经活动性的有所不同。也有证据表明，血管活性肠肽也通过控制血流调节涎腺的功能。

舌下腺和小涎腺为自发性（spontaneously）分泌，但其中的大部分受神经的调节。腮腺、颌下腺无自发性分泌，它们的分泌完全受神经调节，因此麻醉时唾液的分泌几乎完全停止。

第二节　涎腺的分类及组织学特点

涎腺的分类可根据腺体的大小（大涎腺、小涎腺）、腺泡的类型（浆液腺、粘液腺、混合性腺）和部位（腮腺、颌下腺、舌下腺等）进行。涎腺都是根据其所在部位命名的（偶有例外，如味腺）。大涎腺（major salivary glands）有腮腺、颌下腺及舌下腺，成对分布，位于口腔外，借较长的导管与口腔相通。小涎腺（minor salivary glands）位于口腔内，如唇腺、颊腺、腭腺、舌腺、舌腭腺等。

一、大涎腺

（一）腮腺

腮腺（parotid）是最大的涎腺，位于外耳道及乳突前、颧弓下方，下颌升支的侧后方、咬肌表面。在解剖学上，腮腺与面神经、颈外动脉、颞浅静脉、上颌静脉及许多颈部淋巴结关系密切。腮腺导管（Stensen's duct）从腺体侧面前行，跨过咬肌和颊脂垫，在咬肌前缘以较大的弯曲向内穿过颊脂垫和颊肌，开口于和上颌第二磨牙相对的颊粘膜乳头处。沿导管走行途径，在咬肌表面的附近可有副腮腺存在。导管上皮与口腔粘膜上皮相延续。

腮腺有明确的结缔组织被膜，称腮腺被膜（parotid capsule）。腮腺的腺泡是纯的浆液性腺泡，属浆液性腺（图 10－19）。新生儿的腮腺可含少许粘液性腺泡。偶见皮质腺样细胞分化。腺泡的染色较深。腮腺的闰管细长且有分支，分泌管较多，在 H-E 切片上较腺泡染色浅，容易观察。叶间及小叶间结缔组织较疏松，含血管、神经及排泄管。结缔组织内含许多脂肪细胞，脂肪细胞随年龄的增长而增多。

腮腺内还可见小的淋巴结，约 5～10 个，位置通常近腮腺表面。淋巴结的髓质区常见涎腺导管和腺泡。有时淋巴组织呈壳样包绕在腺小叶外围。与腮腺距离较近，但明确与涎腺分开的颈上区淋巴结的髓质内同样可含有涎腺组织。可能同胚胎期涎腺围绕颈静脉淋巴囊发育有关。这也是涎腺发生良性淋巴上皮病变、腺淋巴瘤以至恶性淋巴瘤的组织学基础（图 10－20）。

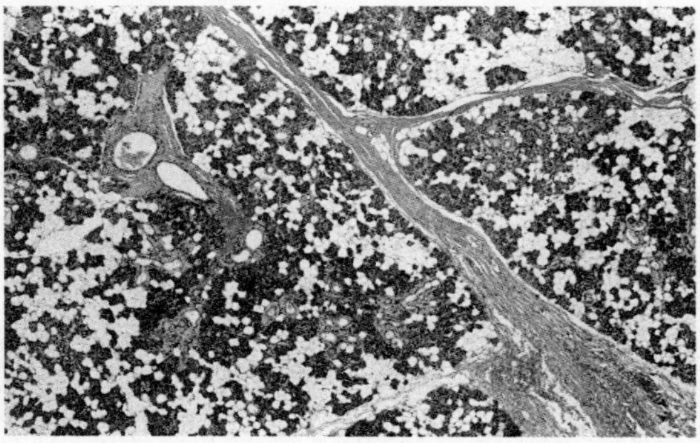

图 10－19　腮腺的镜下所见　显示数个腺小叶

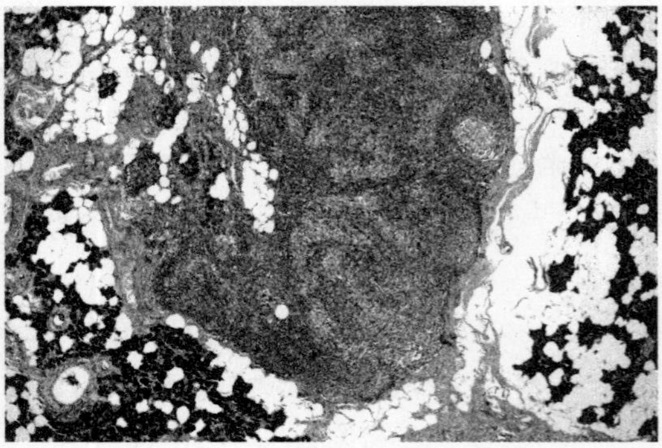

图 10－20　腮腺内的淋巴结

（二）颌下腺

颌下腺（submandibular gland）是第二大涎腺，有明确的被膜。位于口底和颈部的舌骨上区，下颌骨内侧，部分由下颌骨覆盖。腺体与下颌舌骨肌、翼内肌、颌下淋巴结、面动脉和面静脉关系密切。颌下腺的主导管（Wharton's duct）沿口底前行开口于舌系带两侧的乳头处。

颌下腺是以浆液性腺泡为主的混合性腺，浆液性腺泡与粘液性腺泡的比值约为 7：3。导管系统相似于腮腺，但其闰管较少，分泌管多。腺泡多数为纯的浆液性，还有少数为以较多的粘液性细胞和较少的浆液性细胞构成的混合性腺泡，浆液性细胞形成明显的半月板（图 10－21）。导管周围可见弥散的淋巴组织，但无淋巴结。有些种属的颌下腺的分泌管细胞在结构上有改变，称颗粒性曲管细胞（granular convoluted tubule cells）。在啮齿类动物，这些特化的导管储存和分泌激素和其它活性物质，如神经生长因子（NGF），肾素和表皮生长因子（EGF）。在人则无颗粒曲管。

（三）舌下腺

舌下腺（sublingual gland）在大涎腺中最小，位于口底粘膜下。与腮腺、颌下腺相比，舌下腺无明确的结缔组织被膜，由一个大的腺体和多个小腺体（8～30 个）构成，其主导管

(Bartholin's duct）可汇入颌下腺导管或独自开口于舌下区粘膜。其它小腺体的许多小导管或开口于舌下腺导管或独自开口于口底粘膜。

舌下腺是以粘液性腺泡为主的混合性腺。大多数腺泡是粘液性的，纯的浆液性腺泡很少（图 10—22）。有少许带半月板的混合性腺泡。腺体导管发育不良，无闰管。小叶内形成导管的柱状细胞虽然含丰富的线粒体，但无分泌管样的纵纹，说明舌下腺导管系统缺乏重吸收机制。因此，舌下腺的唾液中钠的含量高于其它大涎腺。

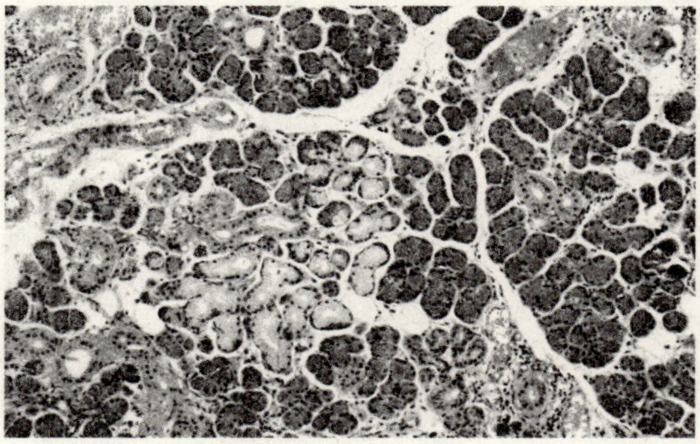

图 10—21　颌下腺的镜下所见　可见浆液性腺泡、粘液性腺泡及混合性腺泡

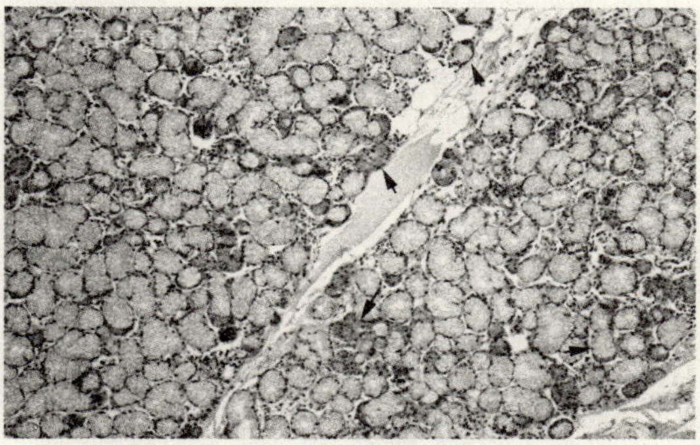

图 10—22　舌下腺的镜下所见　为以粘液性腺泡为主的混合性腺（箭头示浆液性及混合性腺泡）

二、小涎腺

小涎腺遍布于各处口腔粘膜的粘膜下层。无被膜包绕。小涎腺有粘液性、浆液性和混合性腺（表 10—1）。

表 10—1　小涎腺分布及腺泡构成

名称	部位	腺泡性质
唇腺	上下唇	混合性，粘液性为主
颊腺	颊粘膜固有层，颊肌间	混合性，粘液性为主
舌腭腺	咽前柱舌腭皱襞处	纯粘液性
腭腺	硬腭、软腭、悬雍垂	纯粘液性
舌腺	前部：埋于近舌腹面舌肌中，开口近舌系带	混合性，粘液性为主
	后部：舌根，舌缘	纯粘液性
	轮廓乳头区（Von Ebner's 腺或味腺）	纯浆液性

小涎腺的产物相似于大涎腺，有酶及粘液。但是它们的分泌活动似乎是持续的，而不是对特异性刺激的反应。产生的唾液占总唾液量的 10%左右，其中 70%为粘液。与大涎腺不同，小涎腺通过许多导管将其分泌物排入口腔。小涎腺的导管特别是唇部的导管容易形成粘液囊肿。

第三节　涎腺的功能、增龄性变化及临床意义

一、涎腺的功能

涎腺的功能是形成唾液。唾液平时维持低水平分泌，进食时明显增加（来自大涎腺）。

分泌速度平均在 0.3ml/min，日均 500～750ml。唾液对于正常的语言、味觉感受、咀嚼、吞咽及消化非常重要。除此之外，唾液还通过其抗菌、清洁、润滑和缓冲功能发挥维持口腔健康的作用。

唾液的 99%是水，其次有很少量的无机和有机物如蛋白质、糖蛋白及酶，发挥重要功能。其中的糖蛋白（粘蛋白）在咀嚼、吞咽和语言中起润滑作用。唾液中粘蛋白和富脯蛋白形成的粘液膜可保护口腔粘膜并维持其湿润。唾液中含有与味觉感受相关的物质如味觉素（gustin），有助于味觉感受。唾液中至少有 4 种物质可抑制细菌生长或细菌分泌过氧化物酶。其中硫氰酸盐和碘具有杀菌作用；溶菌酶可以溶解细胞壁；唾液 IgA 可抑制微生物在口腔粘膜的粘附。唾液中的矿物质具有缓冲作用，有利于维持釉质的完整性。颌下腺产生的 EGF 与创伤的愈合有关，与粘蛋白一起维护口腔粘膜、食道及胃粘膜上皮的完整性。唾液中的淀粉酶作用于食物中的碳水化合物，产生葡萄糖和麦芽糖；舌下腺产生的一种脂溶性酶可将甘油三酯水解为甘油二酯和脂肪酸，因此在一定限度上讲，消化是在口腔中开始的。唾液中还存在 kellikrein 及血型物质。

二、涎腺的增龄性变化

增龄可导致涎腺结构的改变。一般随年龄的增长，唾液的量降低。腮腺、颌下腺及小涎腺可能出现的组织学变化有：与纤维化相伴随的腺泡萎缩，腺泡被脂肪组织取代，导管的变化包括导管内出现沉积物，腺上皮细胞的嗜酸性变，出现分泌活性下降、体积增大、细胞核固缩的细胞，而这些变化与疾病过程无关。

三、涎腺结构的临床意义

口干症（xerostomia）是由于唾液量减少所致，与一些结缔组织病如风湿性关节炎、系统性红斑狼疮和舍格伦综合征有关。口干症也可由一些药物如利尿剂、抗组胺药或抗抑郁剂引起。头颈部肿瘤放射治疗后也常发生口干症。口干症患者可有许多不适的症状如吞咽及常时间说话困难、口腔烧灼感、好发龋及口腔念珠菌感染。目前的治疗多为对症，水通道蛋白（APQs）的基因治疗有望形成正常的唾液流量，最终治愈口干症。

囊性纤维化（cystic fibrosis，CF）是高加索儿童常见的遗传性疾病，特征是唾液腺和其它外分泌腺的功能紊乱，最终导致肺、消化系统的功能异常及营养障碍。CF 患儿涎腺最明显的改变是腺泡细胞及导管细胞内糖蛋白性物质的蓄积，最终导致导管的阻塞。CF 的病因是编码 CF 跨膜传导调节因子的基因的突变。该调节因子是 cAMP 调节的氯通道，是向唾液中分泌氯和二氧化碳的关键因子（在肺和胃肠道相同）。

涎腺结缔组织易受一些疾病如风湿性关节炎、系统性红斑狼疮以及舍格伦综合征的影响。舍格伦综合征可以是原发的，又可以继发于其它的风湿病。特点是广泛的 T 和 B 淋巴细胞的浸润。在 T 辅助细胞的参与下，B 淋巴细胞产生高滴度自身抗体，T 辅助细胞也协助 B 淋巴细胞分化为浆细胞和记忆 B 细胞。随着病变的进展、涎腺组织破坏，涎腺功能下降，唾液及泪液减少，患者产生口干症及眼干等症状。

内分泌疾病如糖尿病可导致非炎症、非肿瘤性涎腺病变即涎腺症（sialadenosis），酒精中毒可导致涎腺炎。它们都会使唾液流速下降。自主神经系统疾病也可以改变唾液的流速。而唾液流速与龋的发生有关。唾液因素也影响牙石的形成及牙周病的发生。

Summary

The human salivary glands are important organs of the oral cavity that produce saliva, an essential fluid required for normal speech, taste, mastication, swallowing, and digestion. In addition to this function in digestion, saliva maintains oral health through its antimicrobial, cleansing, lubricating, and buffering functions.

Salivary glands are classified as: 1) Exocrine (having a duct system); 2) Compound tubuloacinar (a branch duct system with both tubular and acinar end pieces); 3) Merocrine (repeatedly functional) since cytoplasmic contents and cell membrane are conserved during secretion.

The secretory portions of the glands are called acini and contain serous or mucous cells, or both. serous cells primarily secrete salivary amylase. The mucous cells secrete mucins. Myoepithelial cells, which appear to be epithelial origin, wrap around the acinus and serve a contractile function, squeezing secretory material from the acinar cells, but also maintaining the cytoarchitecture of the acinus during secretion.

The intercalated ducts are longest in the parotid gland, and the striated ducts are longest in the submandibular gland. The secretory ducts empty into the interlobular (excretory ducts); these ultimately unite to form the main excretory duct, which subsequently opens into the oral cavity.

The salivary glands are classified as major and minor with serous, mucous, and mixed types of secretion. Three pairs of major salivary glands secrete into the oral cavity: parotid, submandibular, and sublingual glands. The major salivary glands produce most of the saliva, although the minor glands contribute their secretion to the 0.5 to 0.75L of saliva produced daily. The parotid ("around the ear") glands are the largest salivary glands and in humans secrete primarily an enzyme-rich serous secretion. The submandibular ("under the mandible") glands are mixed glands, mostly serous, that are located beneath the angle of the mandible. The sublingual ("under the tongue") glands are located beneath the floor of the oral cavity and are of the mixed type, albeit primarily mucous secretion.

The salivary glands receive an elaborated autonomic innervation from both sympathetic and parasympathetic nerves and they are sensitive to autonomic pharmacologic agents. β-adrenergic stimulation of the salivary glands results in an organic secretion (ie. via exocytosis), while parasympathetic stimulation is largely watery. As well as having other normal functions, the salivary glands function in digestion and immune responses. These important organs of the oral cavity are affected in a number of pathologic conditions, such as Sjögren's syndrome, salivary calculi, mucoceles, and CF, and are significantly altered during the normal aging process.

（高　岩）

第十一章　颞下颌关节

颞下颌关节（temporomandibular joint，TMJ）也称下颌关节（mandibular articulation），是位于下颌髁突和颞骨关节隆起及关节窝之间的动关节。TMJ 可进行相当大幅度的铰链及滑行运动。有充满滑液的关节腔，分泌滑液的滑膜衬覆于关节囊内表面。

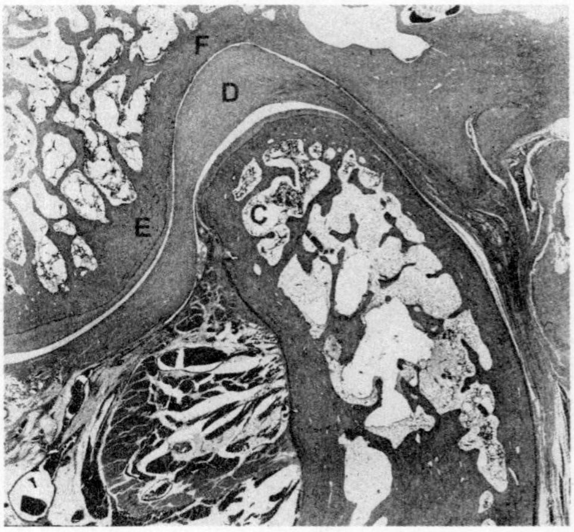

图 11－1　颞下颌关节的大体结构
C：髁突　D：关节盘　F：关节窝　E：关节结节

颞下颌关节由下颌骨髁突、颞骨关节面、关节盘及关节囊构成（图 11－1）。与大多数滑膜关节不同的是，TMJ 有关节盘将髁突与颞骨分开，因此关节盘将关节分为上下 2 部分即关节上腔和下腔。关节盘为椭圆形纤维组织板，周围与关节囊融合。除此之外，关节面不是由透明软骨而是纤维组织构成，这反映了关节膜内发育的特点。关节囊疏松，上方附着于关节结节、鳞鼓裂及下颌窝的边缘；下方附着于下颌颈，所以下颌的后部分位于关节囊内。

一、颞下颌关节的关节面

成人髁突（condyles）的关节面由表及里有 4 层结构：

1. 纤维性关节表面带（fibrous articular surface zone）：由纤维组织构成，主要为 I 型胶原，也有少许弹性纤维。在关节最表面，胶原平行于表面排列。偏光显微镜观察见交替的明、暗带，说明纤维有弯曲。深层的纤维走向更垂直些。成纤维细胞和纤维细胞稀疏分布。

2. 多细胞带（cellular rich zone）：此层细胞丰富，为核深染的梭形细胞。这些细胞可增生，为邻近的细胞层提供细胞来源。此带是髁突软骨生长的中心。

3. 纤维软骨带（fibrocartilaginous zone）：此层可有不同的表现。有许多类似软骨细胞的圆形细胞。有人称之为纤维软骨层（fibrocartilaging layer）。

4. 钙化软骨带（zone of calcified cartilage）：为覆盖深部骨组织的薄层钙化软骨，H-E 染色与骨不同（图 11－2）。

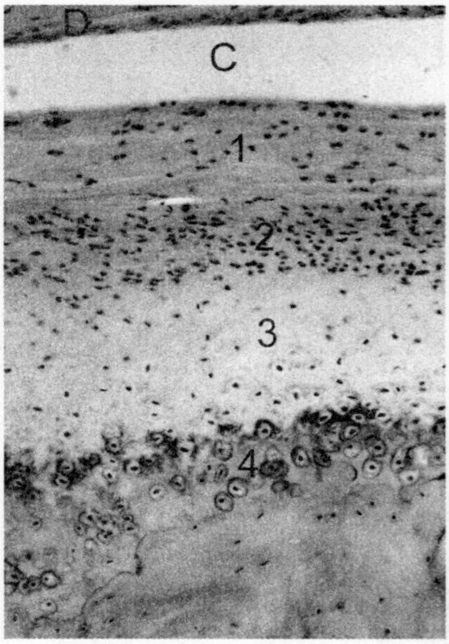

图 11－2　髁突关节面的 4 层结构
1：纤维性关节表面带　2：多细胞带　3：纤维软骨带　4：钙化软骨带

关节面深部与钙化软骨带过度的为骨组织。表面为皮质骨，深部为松质骨及骨髓。

颞下颌关节窝（temporomandibular fossa or Glenoid fossa）由一个前部的关节结节和一个后部颞骨下面的凹陷

构成。位于颧弓的中后端。与髁突的侧径较大相适应，关节窝的侧向也较大。成人时关节结节明显，光滑且边缘圆钝。在下颌运动时，髁突沿其后斜面滑动。在关节窝后表面，岩鼓裂将颞骨分为靠前的鳞部和后方的岩部。此处为关节盘唯一有弹性纤维的部位，可能是锤前韧带的残余。覆盖颞骨关节窝的组织与髁突表面组织相似，但一般较薄，在关节结节处变厚。表面的胶原纤维也有卷曲。

下颌髁突的组织学在不同的年龄有所不同，主要是由于继发性软骨的出现。此骨约在胚胎第十周出现，为增生的软骨带，持续至 15～20 岁。此时关节面的第二层（未分化增生层）增生活性强，先分化出成纤维细胞样细胞，再分化为软骨细胞，形成继发软骨，再发生软骨内骨化。主要过程涉及软骨基质矿化和软骨细胞变性，部分矿化软骨被破骨细胞吸收，然后由成骨细胞在钙化软骨模板上形成编织骨，最后经过重塑形成成熟骨，使髁突生长。此生长过程类似于长骨的生长。但在长骨，软骨细胞在骨和软骨交界处排成长列，而髁突的软骨细胞为散在的，不排成列。儿童的髁突表面没有明确的密质骨层（图 11－3）。

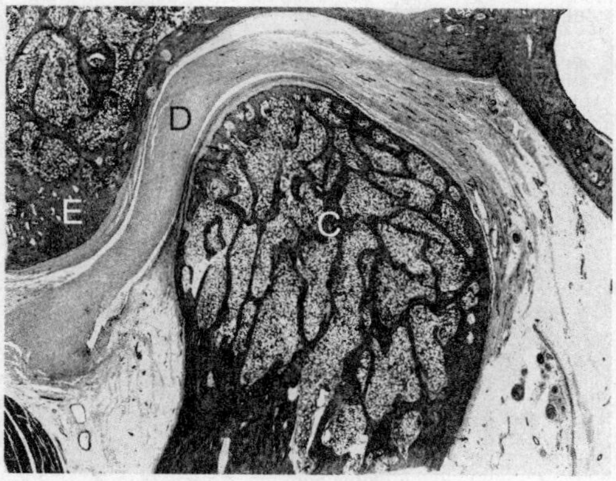

图 11－3　儿童颞下颌关节髁突表面没有明确的密质骨层

二、关节盘

关节盘（the intra-articular disc）位于关节窝和髁突之间，呈椭圆形。在上方覆盖关节结节前斜面；在下方覆盖髁突。观察其矢状切面时，关节盘的上、下面都有凹陷。关节盘可分为前、中、后 3 个区。中间区最薄，是与髁突关节面的接触区。

关节盘由致密的胶原纤维组织构成。其纤维的走向复杂。在薄的中央区，纤维走行呈前后向（图 11－4）；关节盘的前、后部分较厚，除前、后向纤维外，还有横向及上下走行的纤维。关节盘的外周纤维呈圆周形走行。偏光显微镜下，关节盘的胶原呈明、暗交替的带，说明胶原存在弯曲或卷曲。用干涉光显微镜可直接观察到纤维的卷曲，其周期约 15～20μm。关节盘内纤维的卷曲可能对于 TMJ 的功能很重要，说明关节盘承受张力性负荷。电镜观察见关节盘胶原原纤维直径小（45nm）且单一，提示属于承受压力的结缔组织。

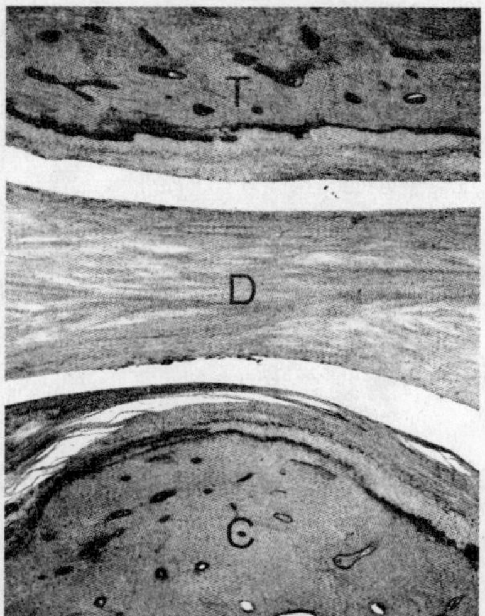

图 11－4　关节盘中央区的纤维走行方向
T：颞骨关节面，D：关节盘，C：髁突

关节盘干重的 80%为Ⅰ型胶原，少量Ⅲ型胶原。局部纤维软骨的出现也提示含Ⅱ型胶原。弹性纤维随年龄增长而减少。非胶原基质成分占关节盘干重的 5%左右。2/3 的糖胺聚糖是硫酸软骨素，1/3 为硫酸皮肤素，还有少量透明质酸和硫酸肝素。硫酸软骨素也是软骨中的主要成分，因此提示关节盘为承受压力的组织。

成人关节盘内散在分布扁的或圆形细胞，有中等数量的粗面内质网，提示其有活跃合成蛋白质的能力。细胞内也有相当数量的微丝。这些细胞可能属成纤维细胞（图 11－5）。

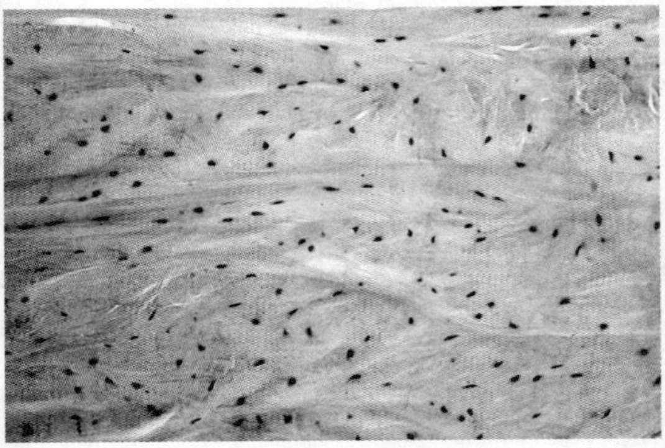

图 11－5　关节盘中的成纤维细胞样细胞

关节盘中有时有软骨样细胞出现，此现象可能与年龄有关。在一些动物如大鼠和绒（非洲小型长尾猴）的关节盘已证实有真正的软骨细胞存在。在人的关节盘中是否有真正的软骨细胞尚待证实。有人认为关节盘内软骨细胞的出现是一种病理变化。

关节盘的大部分无血管，其营养来自于滑液。血管分布于关节盘的周围。在关节盘后方的双板区的上板区，有许多血管腔隙。开颌时关节盘及髁突前移，血流进入关节盘充盈髁突前移留下的空隙，此时这部分组织的体积可增大至原来的 4～5 倍，闭口时血液离开关节盘后部组织。双板区下板相对无血管、无弹性。

三、滑膜

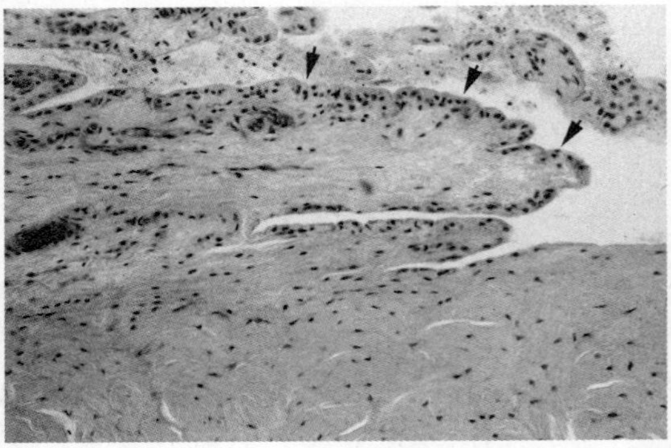

图 11－6　关节囊内表面的滑膜皱褶及滑膜细胞（箭头所示）

滑膜（synovial membrane）衬覆整个关节囊，包括上下腔及关节盘，不包括关节面。滑膜细胞为连续的一层，之间混有结缔组织纤维和脂肪细胞，因此滑膜并不是一个真正的膜。在关节后方，表面可形成滑膜皱褶。皱褶内滑膜细胞较多，可突入腔内（图 11－6）。一些皱褶为无血管的，而有些有相关的结缔组织或含有脂肪细胞。超微结构显示，有两种滑膜细胞（A 及 B 型或亮及暗细胞）。A 型细胞含较多的线粒体和溶酶体，粗面内质网较少，细胞可形成伪足，见吞饮小泡，具有吞噬功能，可能分泌透明质酸；B 型细胞含较多的粗面内质网，产生富于蛋白的分泌物。滑膜的基质含胶原纤维，无横纹纤维及无定型电子致密物。滑膜代谢活跃，再生能力较强。

滑膜的血供丰富。毛细血管网不仅位于滑膜下，也邻近于滑膜细胞。滑膜血管有 3 型：连续的、有孔的及不连续的。有孔毛细血管见于滑膜间质。淋巴管距滑膜表面较近，引流至关节囊集合淋巴管。

滑膜分泌滑液入关节上下腔，下腔约 1ml，上腔稍多。滑液除润滑关节外，还有营养功能。滑液含透明质酸，为血液的浸出液（如组织液）。透明质酸有高度的粘性，滑液的润滑功能来自于此。

四、关节囊

关节囊（articulating capsule）前上方附着于关节结节，下方附着于髁突颈；后上方至外耳道及后下方至髁突后面。由于髁突沿关节面滑行，关节囊疏松，由一个中间韧带（蝶下颌韧带）、一个侧方韧带（颞下颌韧带）和一个后方韧带（茎突下颌韧带）支持。

五、血管和神经

1. 血管供应（vascular supply）：TMJ 的血液供应来自于颞浅动脉（superficial temporal）、关节深动脉（deep auricular）、鼓前动脉（anterior tympanic）和咽升动脉（ascending pharyngeal）的分支。这些分支集中至关节囊。小动脉、细动脉和毛细血管进入关节盘外周 1/3，所以关节盘的外周区 1/3 有广泛的血管分布。关节盘后方的双板区中的血管与翼静脉丛相通。关节盘的较薄的区域无血管。

2. 神经支配（neural supply）：来自三叉神经下颌支，同一分支也支配咀嚼肌。此神经分支为颞颌关节支、咀嚼肌支及颞深支。神经含有髓及无髓纤维进入关节囊及关节盘，支配关节的前、后、中间及侧方区。神经末梢为痛觉感受器，以及特殊的温度、触觉和深部压力感受器，分布于关节盘的周围区和滑膜皱褶。游离的神经末梢只见于关节盘周围区，司痛觉。关节盘薄的中央部分无神经分布。滑膜皱褶的中轴结缔组织中分布有髓神经及无髓神经纤维。一些神经末梢为各种包囊样如盘绕状或球状，包埋在关节盘或关节囊结缔组织中。在髁突区，有髓神经经肌组织进入关节囊结缔组织。这些神经末梢成为无髓游离的或盘绕状，似 Ruffini 小体。

六、TMJ 的增龄变化

TMJ 的增龄变化似其他咀嚼结构，髁突外形变扁。老年人髁突存在软骨残余并不少见。髁突表面的关节纤维组织在老年时变厚，有时可见软骨样变。髁突深部的骨组织发生骨质疏松是老年人常见的变化。骨丧失在 60 岁以上妇女比男性更明显。严重时下颌升支和髁突似薄的皮质骨壳。

关节盘变薄、透明性变及软骨样变（似髁突表面的改变）。此外还可出现小的无细胞的破裂区。关节囊也有上述类似变化。

滑膜皱褶呈纤维化改变，基底膜变厚，血管壁增厚，关节囊及关节盘神经数量减少。

上述变化常导致老年人关节功能紊乱。关节囊和关节盘结缔组织的变化可导致关节的延展性下降，引起运动受限。关节结节、关节盘及髁突的软骨样变降低咀嚼时的弹性。滑膜皱褶的改变可导致滑液形成减少，上下关节腔润滑性下降。

七、TMJ 结构的临床意义

痛感和压迫感是 TMJ 紊乱症的重要症状。这些感觉经关节传导的性质还不清楚。按关节的神经分布特点，疼痛和压迫感可能与下列功能错乱有关：①各种原因所致的咬合变化可以产生髁突一关节盘至关节盘一关节窝位置关系的改变，刺激关节盘周围区的神经末梢。关节盘的错位可导致变性改变，以后可出现形态改变，最后关节盘可发生穿孔，关节面也发生变性；②炎症和相关的滑液增加对滑膜皱褶内的特殊神经末梢产生压力和刺激；③肌张力对神经的作用（包括肌本身及骨膜结缔组织中的末梢）。

TMJ 的紊乱有些与其他关节者相似。但由于其特殊的解剖学和功能特点，TMJ 为下颌骨联合的双侧关节，其关节面被覆关节纤维组织而不是透明软骨。TMJ 与牙列、牙周组织、咀嚼肌之间有功能联系。其中一部分的病变将影响其他部分。因此，TMJ 易受口腔的功能变化的影响。

与其他滑膜关节一样，TMJ 也易于发生炎症和变性，如类风湿和骨关节病。

Summary

Temporomandibular joint (TMJ) consists of the condylar head of the mandible, the articular surfaces of the temporal bone, the articular disc and the articular capsule. Four distinct layers have been described covering the bony head of the condyle: fibrous articular surface zone, cellular rich zone, fibrocartilaginous zone and zone of calcified cartilage. The articular disc is characterized by collagen fibers with a few fibroblasts. The central portion of he disc is very thin. The articulating surface of he glenoid fossa also is fibrous in nature. Synovial membrane and villi are found lining the capsule. The TMJ is well vascularized. A rich vascular plexus appears from the superficial temporal, anterior tympanic, and ascending pharyngeal arteries to terminate in the articular capsule. There are no blood vessels in the thin portion of the disc. Capillary networks are found in the capsular synovia and villi. The capillaries are adjacent to the synovial membrane, and their position are important for the production of synovial fluid. Nerves originating from the auriculotemporal, masseteric, and deep temporal areas can be traced into the capsule, disc, and synovial villi. Nerve fibers end in the capsule as free nerve endings and encapsulated endings. There no nerves in the central portion of the disc. Changes to the TMJ by aging include chondroid changes to the articular surface of the glenoid fossa and condyle as well as to that of the disc. In addition, there is thinning or absence of the cartilaginous degrees of osteoporosis of the bony portion of the condyle, ramus of the mandible, and temporal bone.

（高　岩）

第三篇　口腔病理学

第十二章　口腔粘膜病

口腔粘膜病是指发生在口腔粘膜软组织中的疾病。主要为局部性疾患，也有一些是全身疾病在口腔中的表征。口腔粘膜病的种类繁多，其中有些是常见病。本章主要对粘膜病的基本病理变化作了介绍；同时也列举一些常见的口腔粘膜病的临床病理以及与自身免疫相关的粘膜病的病理与免疫病理，作为认识粘膜病的基础。但是对粘膜病的诊治不仅需要病理与临床密切结合，还需要局部与全身结合。所以，需要通过专业临床实践，才能不断加深对口腔粘膜病的认识、了解。

第一节　口腔粘膜白色病变

一、口腔白斑

白斑（leukoplakia）是指发生在粘膜表面的白色斑块，不能被擦掉，也不能诊断为其它任何疾病者。白斑是一个临床病名，不包括组织学含义。是口腔中最常见的一种白色病变。根据国内口腔粘膜白斑防治科研协作组普查报告（1980），其患病率为10.47％（包括烟斑及摩擦性过角化）。多年来，已证实白斑属于癌前病变，但其癌变者甚少，约为3％～5％，特别是在临床表现为硬结、疣状、溃疡或红斑样者，则更应提高警惕，应进行活体组织病理检查，以确定有无癌变。

【病因】　白斑的发病与局部的长期刺激有关。吸烟是白斑最为常见的原因，据调查统计，白斑伴有吸烟习惯者约占80％～90％，且发病部位与烟的刺激部位相一致。此外，咀嚼槟榔、局部的机械性刺激（如破碎的牙冠或不良的修复体等）都可能引起白色病变。根据世界卫生组织（WHO）以及有关白斑专门的国际研讨会的建议，将白斑的病因分为两类：一为不明原因的（特发性的）与烟草相关的白斑；另为有明确局部原因（如磨耗、不良修复体、咬颊等）的白色病损，此类可临时地诊断为口腔白斑，确定性诊断要在排除可疑诱因之后，经组织病理学检查后确诊。

【临床表现】　白斑可发生在口腔各部位粘膜，以颊、舌粘膜最为多见。男性较为多发，男与女之比为13.5∶1。白斑为灰白色或乳白色斑块，边界清楚，与粘膜平齐或略为高起，舌舔时有粗涩感。根据临床表现可分为均质型和非均质型两类。均质型可发生于口腔粘膜的各个部位，病损为白色，表面平坦、起皱、呈细纹状或浮石状。非均质型白斑亦见于口腔各部位粘膜，其表现为白色病损中夹杂有疣状、结节、溃疡或红斑样成分。一般情况下，非均质型白斑较均质型白斑的恶变危险性高。白斑的发病部位也与恶变有重要关系，特别是发生在口底。舌腹部以及舌侧缘部位的白斑，被认为是高危险区，其癌变率比其它部位的口腔粘膜白斑都高，应提高警惕，并进行定期的追踪观察。

【病理】 白斑的主要病理改变为上皮增生，有过度正角化或过度不全角化，或两者同时出现为混合角化。上皮单纯性增生为良性病变，主要表现为上皮过度正角化，角化之细胞核消失，形成均质性、嗜伊红的角化物，上皮粒层明显和棘层增生，没有非典型细胞。上皮钉突可伸长且变粗，但仍整齐且基底膜清晰。固有层和粘膜下层有淋巴细胞、浆细胞浸润。(图 12－1，图 12－2)

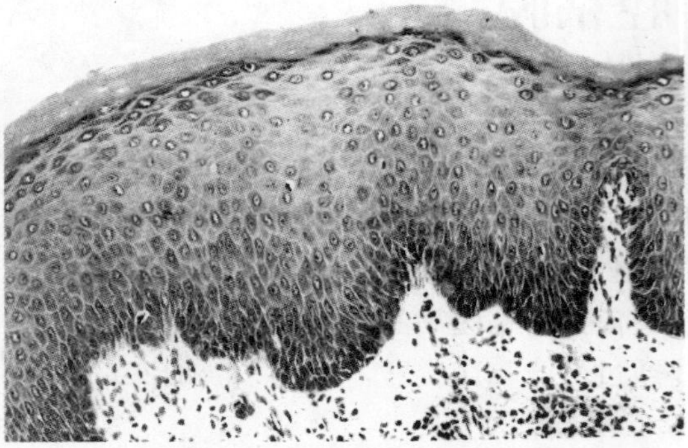

图 12－1 白斑——过度正角化
上皮单纯性增生，角化层增厚，细胞核消失

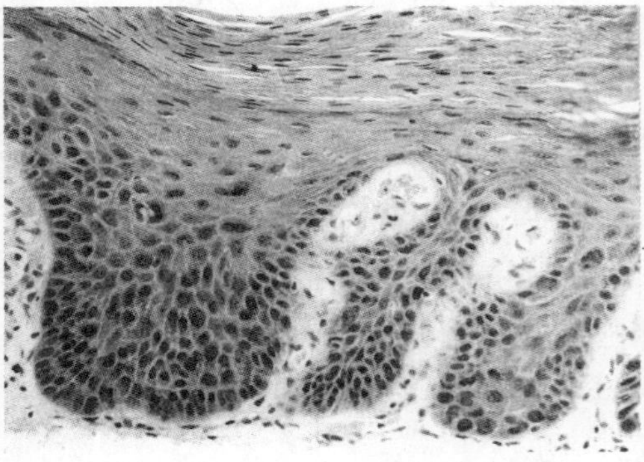

图 12－2 白斑——过度不全角化
角化层增厚，细胞核未消失，粒层不明显

上皮疣状增生见于疣状白斑，上皮表面高低不平呈刺状或乳头状增生，表层有过度角化，粒层明显，棘层增生。上皮下结缔组织内可有慢性炎症细胞浸润。(图 12－3)

白斑伴有上皮异常增生时，其恶变潜能随上皮异常增生程度的增加而增大。所谓“异常增生”是指上皮整体的紊乱，其特征为细胞的不典型增生，丧失正常细胞成熟及分层过程，但较原位癌轻微（图 12－4，图 12－5）。

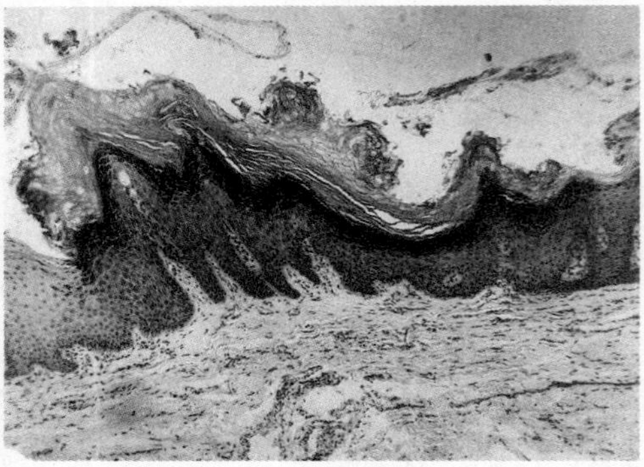

图 12－3 疣状白斑
上皮疣状增生、表面高低不平呈乳头状

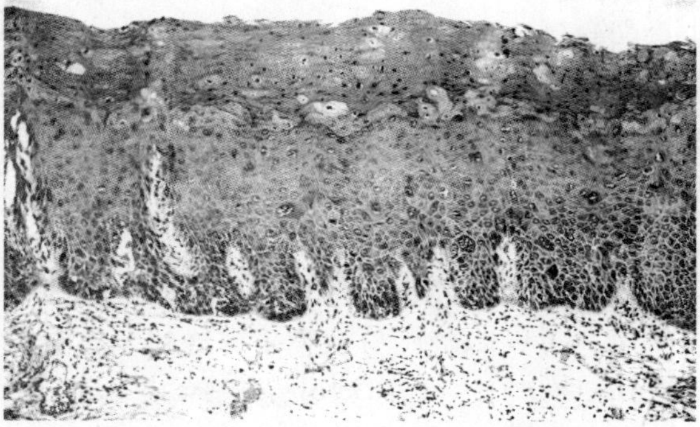

图 12－4 白斑上皮异常增生
上皮过度不全角化，细胞不典型增生

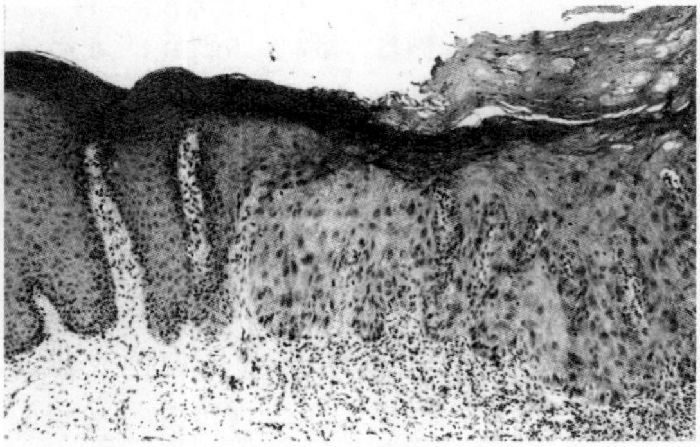

图 12－5 白斑上皮单纯增生与异常增生交界

WHO对口腔粘膜癌及癌前病变组织学分类进行了重新修订（1996），有关上皮异常增生的组织学变化基本同前所述。通常将上皮异常增生分为轻、中、重度三级，任何程度的异常增生都意味着癌变的潜在性增加（图12—6，图12—7）。

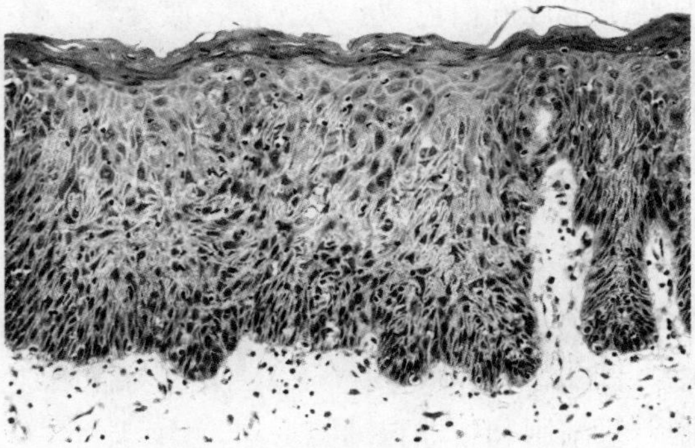

图12—6　白斑上皮中度异常增生
上皮层次紊乱，轻度胞核深染，细胞极性丧失

重度异常增生实际上就是原位癌，其上皮层内细胞发生恶变，但基底膜尚完整，未侵犯结缔组织。亦常可见到异常增生与浸润癌同时存在。此外，从组织学上观察表明，当白斑癌变时，其上皮表层的角化呈现为过度不全角化层，角化层中细胞核未消失，粒层增厚不明显。过度不全角化病损通常较过度正角化病损的上皮要厚。非均质型白斑常与上皮异常增生、原位癌或鳞状细胞癌相关。（图12—8，图12—9）

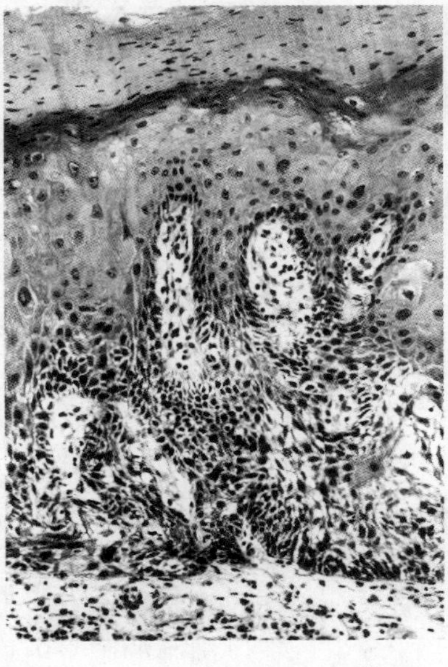

图12—7　白斑上皮中度异常增生
上皮过度不全角化，细胞间隙增宽，具有异形性

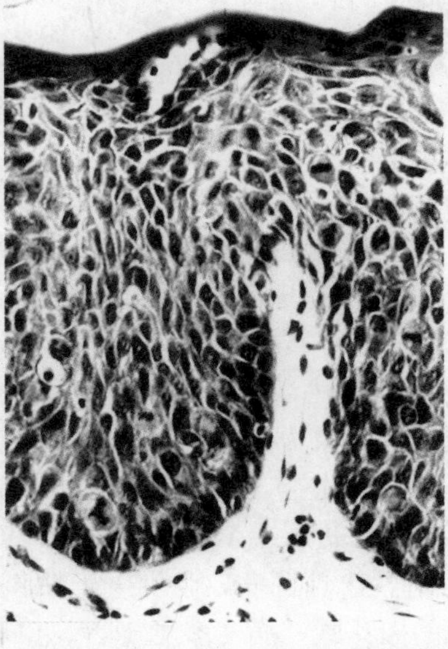

图12—8　口腔粘膜重度上皮异常增生
上皮细胞出现明显异形性，重度核浓染为原位癌

二、念珠菌病

念珠菌病（candidiasis）由白色念珠状菌（candida albicans）感染，此菌可寄生于正常人的皮肤和粘膜。当婴、幼儿营养不良，全身重度消耗性疾病（如糖尿病、血液病、肿瘤等），或长期大量使用广谱抗生素、皮质激素、免疫抑制剂等，皆可诱发念珠菌感染。好发于新生儿和老年人，为皮肤粘膜病，偶能引起内脏感染。皮肤出现边缘清楚的红斑及丘疹，互相融合成不规则的片状，发红，轻度浮肿，如发生水疱及脓疱，则可形成湿疹样改变。艾滋病也可引起口腔念珠菌病。

念珠菌病临床可分为：（1）急性假膜性念珠菌病又称雪口，其特征为颊、舌、腭及口角

粘膜上形成乳白色绒状斑膜，状似凝乳，略为凸起。白色斑膜不易撕掉，强行撕下则成为出血面，且不久又为新的斑膜所覆盖。(2) 慢性增生性念珠菌病又称白斑型念珠菌病，口腔粘膜有硬而白的斑块，可存在多年，有时伴有皮肤念珠菌病。(3) 慢性萎缩性念珠菌病即托牙性口炎，为假牙承压区有弥漫的炎症，常伴有口角炎症。

【病理】 粘膜病变一般为亚急性或慢性炎症。念珠菌侵入组织，引起上皮表层水肿，角化层内有中性粒细胞浸润，常形成微小脓肿。上皮棘层增生，上皮钉突呈圆形，基底膜部分被炎症破坏。在角化层或上皮的外 1/3 处可见菌丝，菌丝与上皮表面多呈垂直型或呈一定角度，HE 染色不甚清晰，PAS 染色为强阳性。结缔组织中有充血的毛细血管及大量淋巴细胞、浆细胞和中性粒细胞浸润。(图 12－10)

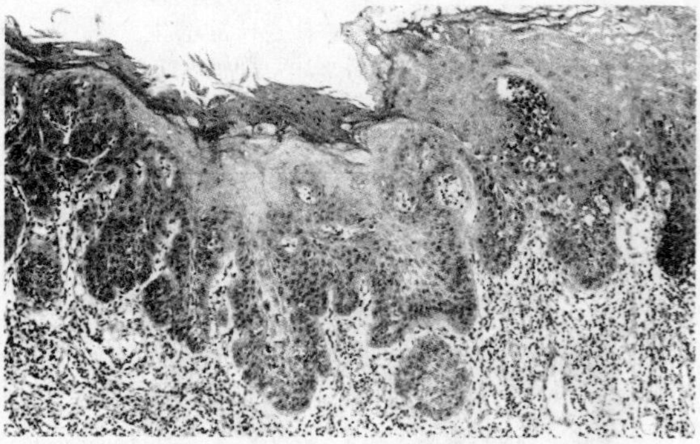

图 12－9 白斑癌变——早期浸润癌
上皮表层为不全角化，上皮细胞重度异常增生，向结缔组织浸润生长

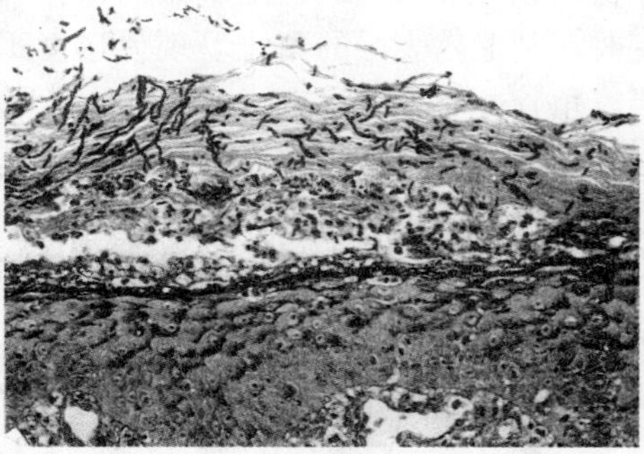

图 12－10 白色念珠菌病
上皮角化层可见大量菌丝，多数与上皮表面垂直

急性假膜性念珠菌病的白色斑膜：镜下见上皮变性坏死，并有大量念珠菌的菌丝及孢子。孢子的直径约 4μm，有清楚的荚膜，革兰染色为阳性。菌丝和孢子含有大量多糖类，PAS 染色为强阳性，呈玫瑰红色。孢子聚集成团，菌丝为细长杆形，呈串珠状或分节状。

病变处可做涂片检查，方法为轻轻刮白色斑膜的表层，放置于清洁的载玻片上，滴加 10%～15%氢氧化钾（或氢氧化钠）溶液，再加盖玻片，放于光学显微镜下观察菌丝及孢子。也可将涂片进行 PAS 染色，观察其菌丝及孢子。

肉芽肿性念珠菌病，为发生于粘膜的特异性肉芽肿性反应，主要在粘膜固有层形成含有巨细胞的肉芽肿，病变多见于舌、口唇及软腭粘膜，PAS 染色在巨细胞的胞浆内可见吞噬的芽孢，呈阳性反应。

三、白色水肿

白色水肿（leukoedema）多发生于颊粘膜，为白色边界不清的斑块，颇似白斑，但较白斑软，有时出现皱褶。本病原因不明，与吸烟、嚼槟榔等因素有关。本病比白色海绵状斑痣多见，临床常误诊为白斑。未发现此病有上皮异常增生或恶变。

【病理】 上皮增厚，棘细胞层可见轻度增生，上皮细胞内水肿，胞核固缩或消失，出现空泡性变，上皮下结缔组织变化不明显（图 12－11)。

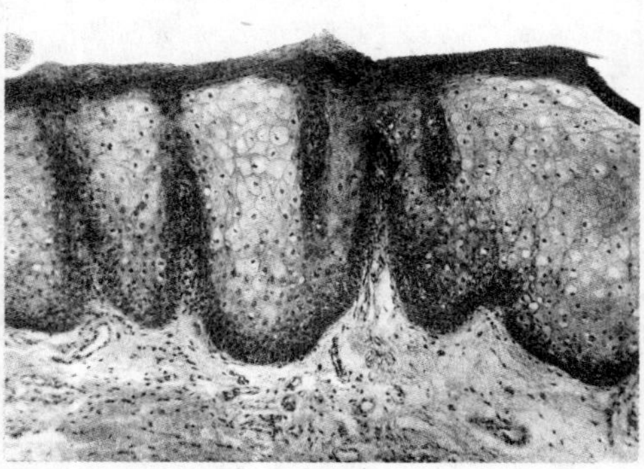

图 12－11 白色水肿
上皮细胞内水肿，胞核固缩或消失

四、白色海绵状斑痣

白色海绵状斑痣（white sponge nevus）也称白皱褶病（white folded disease）。本病较为少见，为常染色体显性遗传病。近年研究表明，K4 及 K13 基因发生突变，导致上皮（或表皮）棘层细胞内角蛋白丝断裂，并聚集在细胞核周围，从而引起本病的发生。

本病好发于颊、口底及舌腹粘膜，腭、龈粘膜也可发病。患者无自觉症状，粘膜为珍珠样白色，有皱褶，触诊质软似海绵，不似白斑表面发硬粗糙。病变从婴幼儿期即可出现，到青春期达到高峰，以后不再发展。除口腔病变外，阴唇、阴道、肛门及直肠等处粘膜也可发生同样病变。本病不是癌前病变，不发生恶性变。

【病理】 上皮明显增厚，基底细胞增多，但细胞分化较好。棘层变化明显，细胞增大，层次增多。有些棘细胞核周围有一透亮的环，这些细胞经 PAS 染色及电镜证实富含糖原。有些棘细胞有空泡性变，胞核固缩或消失；电镜见细胞器大部消失，张力细丝变性溶解，胞核变性，核仁消失。表层为增厚的、未脱落的不全角化细胞，上皮表面高低不平；电镜见胞核有变性，细胞间隙增大，上皮钉突增宽且有时相互融合。结缔组织中胶原纤维水肿、断裂，有少量炎症细胞浸润。近年研究表明，角蛋白 CK4 及 CK13 基因突变，导致棘层细胞内角蛋白丝断裂，并在细胞核周围聚集。（图 12－12）

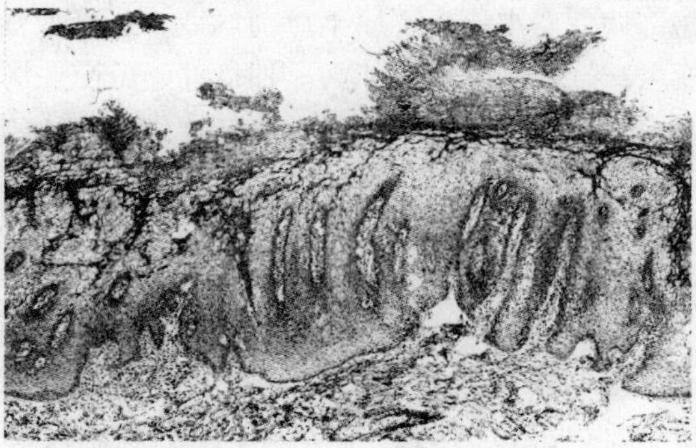

图 12－12　白色海绵状斑痣

上皮增厚，棘细胞空泡变性，胞核固缩或消失

五、口腔粘膜下纤维变性

口腔粘膜下纤维变性（oral submucous fibrosis）为癌前状态（premalignant condition），又称癌前条件，是指癌症发生风险明显增加的癌前状态。主要发生于印度，也见于越南、泰国等地，我国湖南湘潭也是本病的高发地区。本病的病因不明，与食辣椒、嚼槟榔有关，B 族维生素和蛋白质缺乏也与发病有关。

本病好发于 20～40 岁者，男女性别差异不大，易发于颊、软腭、唇、舌、口底、咽等部位。早期无症状，以后口腔有烧灼感，尤其在食刺激性食物时更为明显。大多早期出现疱，破溃后形成溃疡。有的有自发痛、口干、味觉减退。后期开口困难，不能吹口哨及吹灭蜡烛，语言及吞咽困难。口腔粘膜变白、轻度不透明、触诊发硬、可发现纤维条索。舌病变时舌乳头萎缩，运动受限。（见第二十一章　口腔粘膜癌）

【病理】 主要变化为结缔组织发生纤维变性，可分为四个阶段：①最早期，出现一些细小的胶原纤维，并有明显水肿，血管有时扩张充血，有中性粒细胞浸润；②早期，紧接上皮下方有一条胶原纤维玻璃样变带，再下方胶原纤维间水肿，有淋巴细胞浸润；③中期，胶原纤维中度玻璃样变，轻度水肿，有淋巴细胞、浆细胞浸润；④晚期，胶原纤维全部玻璃样变，血管狭窄或闭塞（图 12－13）。上皮萎缩、上皮钉突变短或消失，有的上皮增生、钉突肥大，上皮细胞内有空泡，上皮有时出现异常增生。在张口度严重受损的患者，则可见大量肌纤维坏死。

电镜下可见上皮细胞间隙增宽，有大量游离桥粒或细胞碎片，线粒体数量明显减少，部分线粒体肿胀。胶原纤维大量增生，呈束状分布，有的胶原纤维排列杂乱。病变严重者，胶原纤维变性，周期横纹消失，甚至呈灶性崩解。

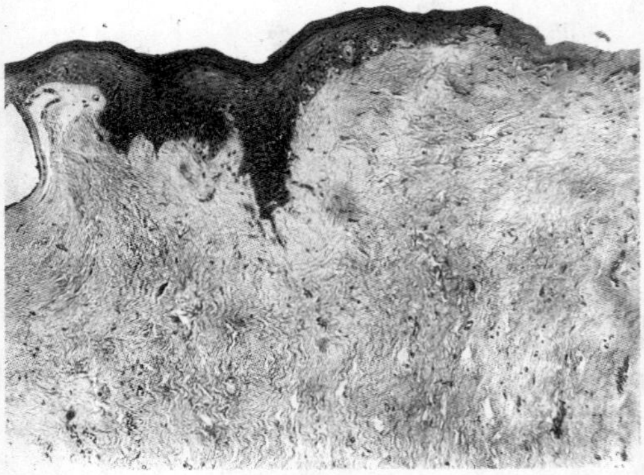

图 12—13　口腔粘膜下纤维化
胶原纤维变性，细胞与血管减少

六、腭尼古丁白角化症

腭尼古丁白角化症（leukokeratosis nicotina palati）又称腭烟斑（nicotina palati）或称良性角化病（benign hyperkeratosis）。发生于大量吸烟者的腭部病变。本疾患不属于癌前病变，患者戒烟后病变可减轻或恢复健康，为一种良性、可逆性病损。

【病因】 烟草中特有的物质生物碱（即烟碱）又称尼古丁（nicotina），其分子式是 $C_{10}H_{14}N_2$，烟叶中含有尼古丁约 0.8%～5%，它的毒性很大，是形成烟瘾的物质，又是吸烟致病的主要物质之一。吸烟时尼古丁通过消化道和呼吸道粘膜进入人体，并可直接损伤上皮细胞及其组织。

【临床】 大量吸烟者主要表现在腭部出现许多灰白色丘疹样隆起，在隆起的中央部位可见一红色凹陷，这一中央凹陷为腭腺导管的开口。患者可有粗涩感。腭粘膜普遍呈灰白色，有时可出现粘膜皱褶。一般义齿覆盖部位不出现上述病变。

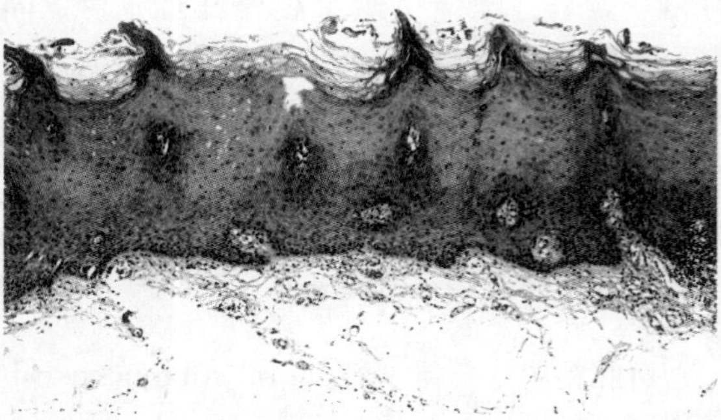

图 12—14　腭烟斑
上皮表面角化层疏松呈雪松样表现

【病理】 腭烟斑的主要病理改变为腭粘膜上皮的增生性变化。上皮表层有不同程度的过度正角化或过度不全角化，其角化层常呈雪松样疏松或呈套袖样改变（图 12—14）。棘层细胞增生，上皮明显增厚，细胞未见非典型性及异形性变化。上皮钉突可见明显肥大或伸长。唾液腺导管上皮增殖，导管管腔狭窄，可发生鳞状化生，鳞状上皮团其横断面表现为中央有一小腔的鳞状上皮团块，形成具有特征性的镜下变化。（图 12—14）

第二节　口腔粘膜红色病变

一、口腔粘膜红斑

红斑（erythroplakia）也称为增殖性红斑（erythroplasia），红色增殖性病变（erythroplastic lesion），是 1911 年凯腊（Queyrat）所提出，因此也称为凯腊增殖性红斑（erythroplasia of Queyrat）。红斑的命名为当前国际统一的命名，是指口腔粘膜上出现的鲜红色、天鹅绒样斑块，在临床上及病理上不能诊断为其他疾病者。因此红斑这个含义不包括局部感染性炎症，如结核及霉菌感染等，而是指癌和癌前病变的红斑。

红斑发病情况男性稍多见，最多见于41～50岁者。以舌缘、龈、龈颊沟、口底及舌腹较多见，有时出现多发病变。红斑边界清楚，范围固定，临床有不同表现：①均质型红斑（homogenous erythroplakia），病变较软，鲜红色，边界明确，表面光滑，不高出粘膜面；②间杂型红斑（interspersed erythroplakia），红白间杂，红斑的基底上有散在的白色斑点，红斑区可以是不规则形态；③颗粒型红斑（granular erythroplakia），边缘不规则，稍高于粘膜面，表面不平整，有颗粒样微小的结节似桑葚状或似颗粒肉芽状表面，微小结节为红色或白色，此型并不少见，往往是原位癌或早期鳞癌的表现。

【病理】 口腔粘膜的红斑虽然不如白斑多见，但在组织学上其恶性者所占的比例却很高。均质型红斑在镜下有的表现为上皮萎缩，有的为上皮异常增生或原位癌。颗粒型红斑大多为原位癌或已经突破基底膜的早期浸润癌，只有少数为上皮异常增生，这种类型的癌可以面积较大，也有的表现为多中心性生长。颗粒型形成的机理，就是上皮钉突增大处的表面形成凹陷，而高突的结缔组织乳头形成红色颗粒。红斑的表面上皮由不全角化层所覆盖，钉突之间的上皮萎缩变薄，结缔组织中血管增生且扩张充血，因此临床表现为红斑。（图12—15）

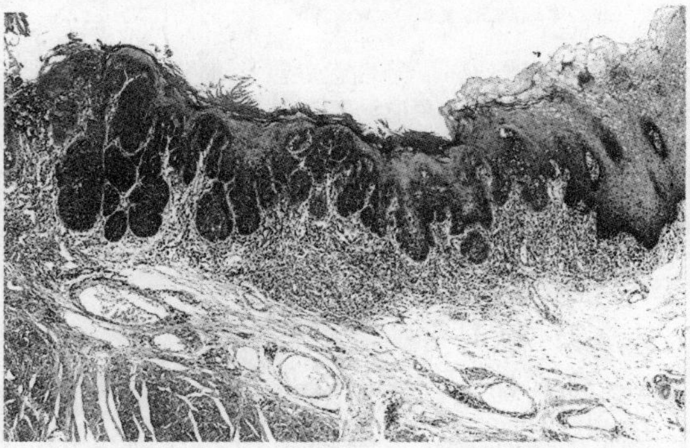

图12—15 红斑——早期浸润癌
上皮异常增生，突破基底膜向结缔组织浸润生长

二、慢性盘状红斑狼疮

慢性盘状红斑狼疮（chronic discoid lupus erythematosus）为结缔组织病的一种，在临床上可分为6个亚型：盘状红斑狼疮（DLE）、深在性红斑狼疮（LEP）、亚急性皮肤型红斑狼疮（SCLE）、系统性红斑狼疮（SLE）、红斑狼疮综合征（LES）、新生儿红斑狼疮（NLE）。其中发生在口腔颌面部的是慢性盘状红斑狼疮，是狼疮病中最轻的一个亚型，为皮肤粘膜病，很少累及内脏器官，预后良好。其中约5%的患者可能发展为SLE或SCLE。

【病因】 本病为自身免疫性疾患。系统性红斑狼疮或其它亚型在病变活动期时，都可检测出自身循环抗体（如抗核抗体等）。属于非器官特异性自身免疫病。

【临床表现】 慢性盘状红斑狼疮主要发生于口颊部的皮肤与粘膜，多无全身性损害。先发生于皮肤的外露部位，面部的鼻梁两侧皮肤呈鲜红色斑，其上覆盖白色鳞屑，称之为蝴蝶斑。还可发生于面部其它部位或手背等处，为圆形红斑，当揭去其上面的鳞屑，可见扩大的毛囊，在鳞屑的内面，可见呈棘状突起的角质栓塞。口腔部位多发生于唇颊粘膜，其特征为红斑样病损。可有糜烂、出血，在唇红部可出现结痂。陈旧性病变可有萎缩、角化，病损周围可见白色放射状条纹。

【病理】 上皮表面有过度角化或不全角化，粒层明显，角化层可有剥脱，有时可见角质栓塞（图12—16）；上皮棘层变薄，有时可见上皮钉突增生、伸长；偶有上皮呈假上皮瘤样增生；基底细胞发生液化、变性，上皮与固有层之间可形成裂隙和小水疱，基底膜不清晰（图12—17）；上皮下结缔组织内有淋巴细胞浸润，主要为T细胞；毛细血管扩张、管腔不整，血管内可见玻璃样血栓，血管周围有类纤维蛋白沉积，PAS染色阳性，管周有淋巴细

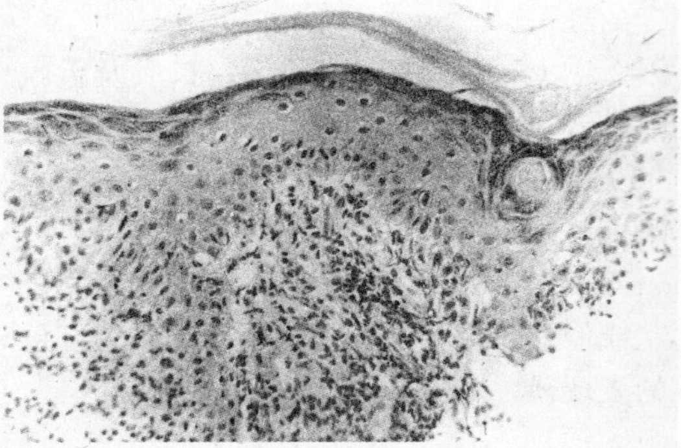

图 12—16 慢性盘状红斑狼疮

上皮过度角化，角质栓塞形成，基底膜不清

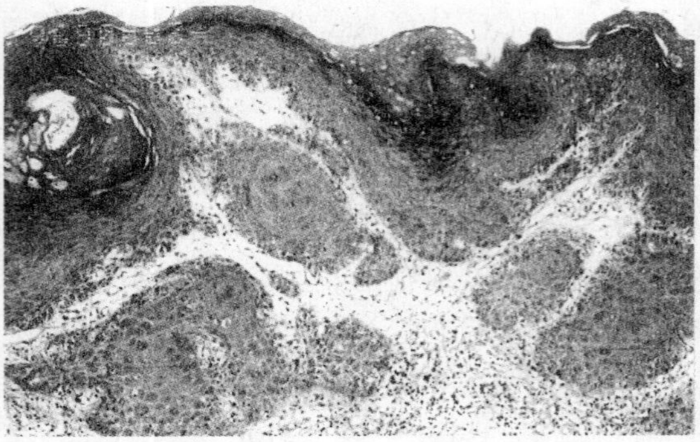

图 12—17 慢性盘状红斑狼疮

上皮呈假上皮瘤样增生呈团块状，细胞分化良好

胞浸润（图 12—18）；胶原纤维发生类纤维蛋白变性，纤维水肿、断裂；基底膜增厚，PAS 反应阳性。上述各种病理变化不一定同时存在，但这些变化对诊断本病具有一定意义。

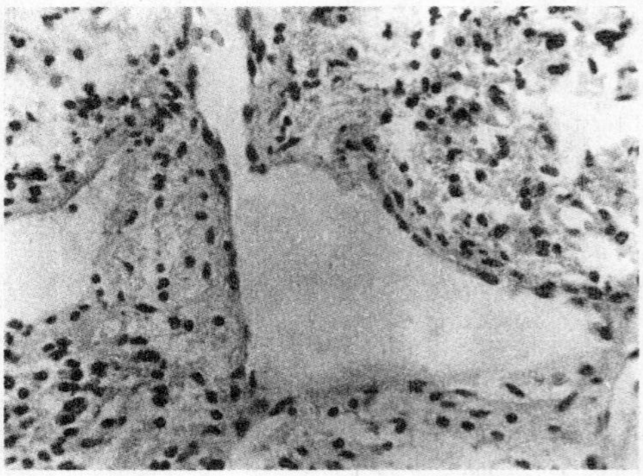

图 12—18 慢性盘状红斑狼疮

毛细血管扩张，管腔不整，血管周围有淋巴细胞浸润

免疫病理：直接免疫荧光技术可检测病损部位上皮基底膜区域有免疫球蛋白、补体沉积，形成一条翠绿色的荧光带，又称之为狼疮带（lupus band）。狼疮带在病损组织中的存在与否，对该病的诊断、判断治疗效果及其预后的监测都具有重要的临床意义。（彩图 12—19，彩图 12—20）

此外，采用间接免疫荧光技术，可以检测患者自身循环抗体存在的情况及其滴度的改变。目前多数病变活动期的患者都可检测出抗核抗体（antinuclear antibody，ANA）以及抗天然 DNA 抗体，在病情缓解期，患者的自身循环抗体一般皆为阴性。

三、扁平苔藓

扁平苔藓（lichen planus，LP）是较为常见的一种皮肤粘膜病。Wilson（1869）首先报道了此病。据统计大约有 44%的皮肤扁平苔藓患者伴发有口腔粘膜病变。口腔单独出现病变者不少。

【病因】 本病的病因目前仍不明了。据大量研究资料提示，本病的病因与发病是多因素的，其中有可能与局部的慢性机械损伤、药物刺激、牙科材料、口腔内的电流刺激以及精神紧张、全身性疾患和遗传因素等有关。还可能与某些细菌、病毒感染相关。近年研究表明，免疫调节异常与本病的发生密切相关。特别是 T 细胞介导的免疫反应对本病的发病起了重要作用，研究发现，随着疾病的进展，不仅辅助性 T 细胞增多，而且抑制性 T 细胞也增多，但 B 细胞与自然杀伤细胞很少出现。这表明由于 T 细胞被激活，产生了多种细胞因子（如 IL-4、IL-6、TNF-α 等），促进了 T 细胞介导的免疫反应过程。因此，T 细胞功能缺陷或降低，是本病的一项客观检测标志。

【临床表现】 本病好发于 40～49 岁的女性，患病率为 0.5%左右，发病部位多见于颊、

舌、唇及牙龈等粘膜，病变常为对称性分布，尤以颊粘膜最为多见。典型病损是在粘膜上出现白色或灰白色的条纹，条纹之间的粘膜发红，这些条纹可呈网状、线状、环状或树枝状。发生在舌粘膜的扁平苔藓一般为灰白色斑块状，似粘膜表面滴了一滴牛奶，比白斑色浅，且不似白斑高起、粗糙。本病在临床常分为6型：网状型、丘疹型、斑状型、萎缩型、溃疡型及疱型。以网纹型最为多见。皮肤病变的特征为圆形或多角型扁平丘疹，中心有凹陷，开始为鲜红色或紫红色，以后逐渐变浅成为褐色斑。

【病理】 在粘膜的白色条纹处，上皮为不全角化层，在粘膜发红部位，则上皮表层无角化，且结缔组织内血管可有扩张充血。一般棘层增生较多，也有少数棘层萎缩。上皮钉突显示不规则延长，少数上皮钉突下端变尖呈锯齿状。基底细胞层液化、变性，因此，基底细胞排列紊乱，基底膜界限不清，基底细胞液化明显者可形成上皮下疱。粘膜固有层有密集的淋巴细胞浸润带，其浸润范围一般不达到粘膜下层（图12－21）。研究证实这些浸润的淋巴细胞主要是T细胞。在上皮的棘层、基底层或粘膜固有层可见圆形或卵圆形的胶样小体（colloid body）或称Civatte小体，为上皮细胞变性而成，其直径平均为10μm左右，为均质性嗜酸性，PAS染色阳性呈玫瑰红色。（彩图12－22）直接免疫荧光呈黄绿色、圆形或椭圆形小体（彩图12－23）。这种小体是细胞凋亡（apoptosis）的一种产物。

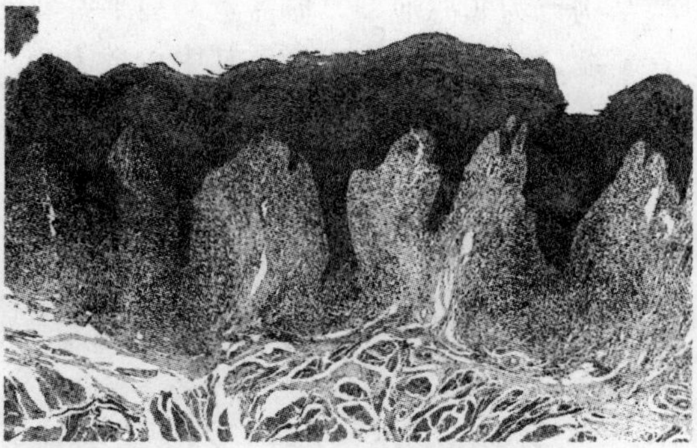

图12－21 扁平苔藓

上皮钉突呈锯齿状，固有层见密集淋巴细胞浸润带

电镜观察可见基底细胞内线粒体和粗面内质网肿胀，胞浆内出现空泡，严重者空泡多而大，结构消失。基底细胞和基膜间半桥粒数量减少，可见基膜增殖、断裂和脱位。在上皮内可见白细胞移出，且有变性现象。

口腔扁平苔藓长期以来被认为是一种良性病变。近年来有关其癌变的报告渐多，且众说纷纭：一种认为是癌前病变；另一种认为是癌前状态，不是癌前病变；第三种认为此病确使癌发生的危险增加，具有癌变潜能。总之，综上所述口腔扁平苔藓确实存在潜在的恶性，且有组织病理学的形态变化，如上皮可出现不同程度的异常增生，因而并不是一种状态。对此病还应提高警惕，特别是对糜烂型、溃疡型以及萎缩型更应注意追踪观察。

四、粘膜良性淋巴组织增生病

粘膜良性淋巴组织增生病（benign lymphadenosis of mucosa）是一种反应性增生病变，是口腔中较为常见的一种淋巴组织增生性疾患。本病的病因尚不明了。大部病例皆为良性病变，据统计约10％的病例可发展为癌，故认为本病应属于癌前病变。

【临床表现】 本病好发于21～40岁，男性比女性多见。主要好发于唇、颊、腭、舌及龈沟等处粘膜，也有的可为多个部位发病。下唇病变与慢性唇炎类似，又称之为淋巴滤泡性唇炎。本病可反复发作，致使唇部肿胀、发红、干裂、出血，也可出现糜烂、脱皮、渗出及结痂，病变区可自觉发痒。在唇颊粘膜也可表现发红、糜烂，并可见角化条纹，则与慢性盘状红斑狼疮或糜烂型扁平苔藓难以区别。另一种表现为在潮红的粘膜表面上有多发的结节状突起，较软且无破溃及糜烂。可同时伴有皮肤病变，多发于面部、头部及耳部，为单发或多发的小结节，表面光滑、柔软，可为正常颜色或红褐色，一般多无自觉症状，但也可发痒。

【病理】 组织学上一般分为两型，一型为滤泡型，另一型为非滤泡的弥散型。本病的特征大多在粘膜固有层或粘膜下层有淋巴滤泡形成，滤泡周围是淋巴细胞，中心为组织细胞，在组织细胞的胞浆内可见圆形大小不一、数量不等的多色体，HE染色为嗜双色性。淋巴滤泡间可见大量的淋巴细胞与浆细胞。血管扩张、充血。有的血管内可见玻璃样血栓。还有一型淋巴滤泡不明显，可在大量淋巴细胞浸润中见到密集的淋巴细胞呈灶性聚集，呈淋巴小结状结构，为非滤泡型，应注意与扁平苔藓及盘状红斑狼疮等病相区别。此外，病损处上皮可有萎缩、增生或形成溃疡，其中少数上皮细胞可出现异常增生甚至发生癌变。（图12－24）（图12－25）

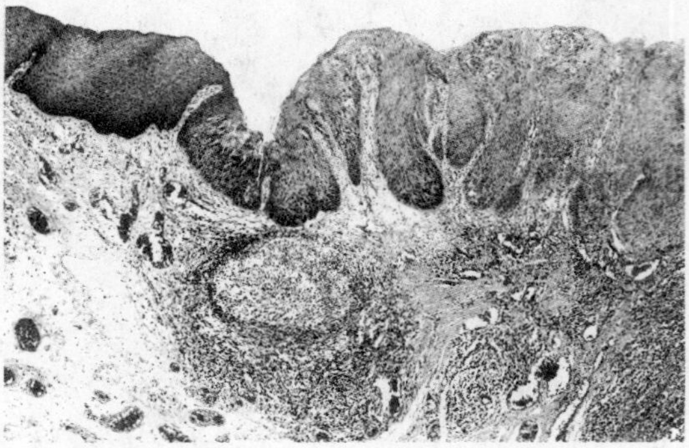

图12－24 粘膜良性淋巴组织增生病
上皮下结缔组织内见淋巴细胞呈灶性浸润，并见淋巴滤泡形成

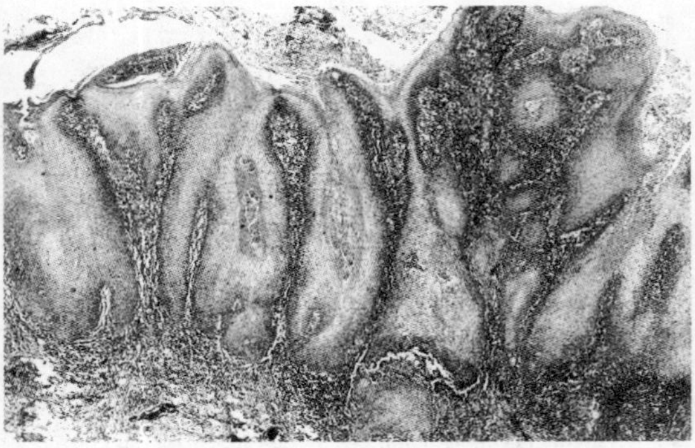

图12－25 粘膜良性淋巴组织增生病癌变
上皮向结缔组织增殖呈团块状、条索状

五、游走性舌炎

良性游走性舌炎（benign migratory glossitis）也称地图舌（geographic tongue）或区域剥脱性舌炎（glossitis areata exfoliativa）。原因不明，有家族性聚集倾向，与遗传因素、神经性障碍、维生素B缺乏有关。

本病儿童较成人多见，女比男多，好发于体弱儿。特征为舌背上有不规则圆形红斑，边缘稍隆起，为灰白色或黄白色。由于丝状乳头剥脱，而形成红色脱皮区。红斑区初起成小点状，逐渐增大，病变一面发展，一面修复，因此形态及位置变换为其特点。主观症状不明显，无痛，但有时发痒，大约50％伴有沟纹舌，病变一般2～10日自愈，也可间歇性发作。

【病理】 本病是一种浅层慢性剥脱性舌炎。红斑处丝状乳头消失，上皮表层剥脱，棘层可变薄，上皮有明显的白细胞移出，接近表层处有微小脓肿形成。结缔组织中血管扩张充血，有炎症细胞浸润。病变边缘，上皮棘层增生，有过度不全角化，上皮细胞水肿，有时上皮中形成微小脓肿（图12－26）。

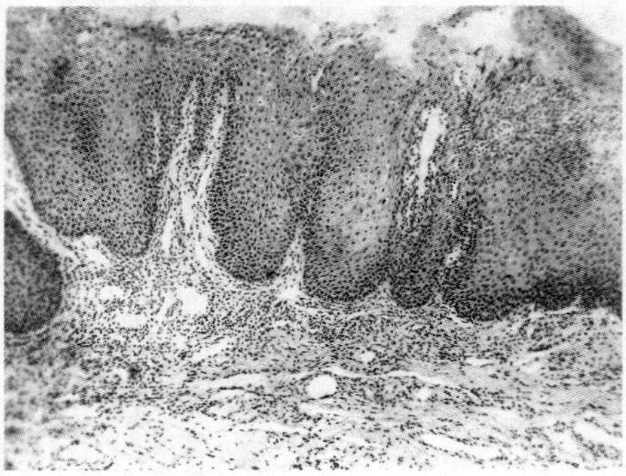

图12－26 良性游走性舌炎
上皮表层剥脱，上皮内白细胞移出，结缔组织中血管扩张、淋巴细胞浸润

六、遗传性出血性毛细血管扩张症

遗传性出血性毛细血管扩张症（hereditary hemorrhagic telangiectasia）的同义名有Osler病（Osler disease）、Osler-Weber-Rendu病（Osler-Weber-rendu disease）。本病为常染色体显性遗传所引起的血管发育畸形疾患，患者的血液无任何异常改变。

【临床】 大多数患者为8～10岁，可反复发生鼻出血，青春期后皮肤及粘膜出现病损。口腔粘膜好发部位为舌尖、舌背、腭、颊等处。病损为结节状、颗粒状或红色斑点，直径大约为1～3mm，主要由扩张的毛细血管组成的小血管瘤样病变。

【病理】 主要病理变化为毛细血管及小静脉的扩张，管壁变薄。电镜观察可见血管内皮细胞由于内在因素，导致内皮细胞剥脱、缺如，以及血管周围缺乏支持组织而致使血管脆弱，并见出血明显，还可见动静脉吻合后呈结节性增生变化。

第三节　口腔粘膜黑色病变

一、口腔黑斑

口腔黑斑（oral melanoplakia）是指在临床上观察到的口腔粘膜出现的黑色斑点或蓝黑色、棕黑色斑块，一般不高出于粘膜表面。

【病因】 黑斑一般多由于黑色素沉积所致。黑色素是由黑素细胞产生。黑素细胞来源于神经嵴，胚胎期这种细胞迁入上皮基底层附近。黑素细胞内含有合成黑色素的酪氨酸酶，可以将酪氨酸氧化为黑色素。在正常情况下，上皮组织中的黑素细胞与角质细胞及朗格汉斯细胞三者相互调控上皮组织的代谢平衡。一旦出现某种障碍，均可导致黑素细胞产生黑色素过多或减少、缺如。生理性黑斑多为黑素细胞功能亢进所致。

【临床】 黑斑多为单一的、范围清楚的灰黑色、蓝黑色或棕黑色斑，直径约为0.1～2.0cm，大多数黑斑在0.1～0.6cm之间。一般无自觉症状。其好发部位依次为：唇红部、龈、颊唇、腭部粘膜，舌及口底粘膜很少见。

【病理】 口腔粘膜上皮基底层及固有层上方黑素细胞增多，并见于基底膜附近有多量的色素颗粒，周围有较多的嗜黑色素细胞浸润。一部黑素细胞还可散在分布于上皮下结缔组织中。当固有层深部组织出现大量含黑色素细胞时，应注意除外恶性黑色素瘤的可能性，后者免疫组织化学染色S－100蛋白呈阳性反应。（图12－27）

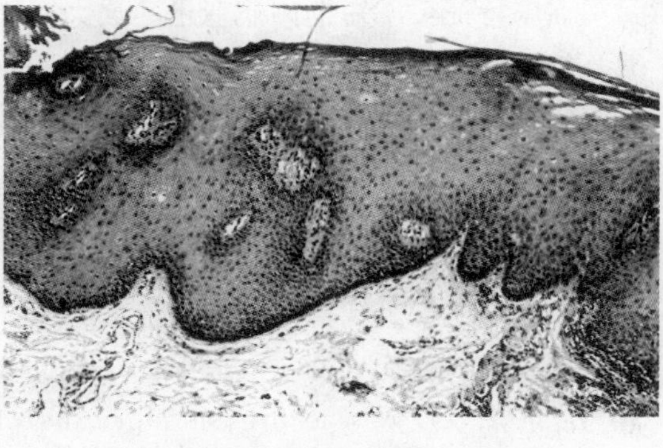

图12－27　口腔黑斑

上皮基底层黑素细胞增多，沿基底膜带见多量黑色之色素颗粒

二、色素痣

色素痣（pigmented naevus）又名痣细胞痣（nevocytic nevus）、黑素细胞痣（melanocytic nevus）。色素痣中的痣细胞是由神经嵴前体细胞发展而来，这种痣细胞可以产生色素。

口腔的色素痣通常分为四型：交界痣、粘膜内痣、复合痣及蓝痣。

【临床】 色素痣一般呈黑色、黄褐色或蓝色，还有少数是无色的色素痣（如粘膜内痣）。临床上表现可为平坦的病变，如交界痣。也可表现为呈稍隆起的病变，如粘膜内痣、复合痣。蓝痣多发生于硬腭，其次为唇，直径约在1cm以内，多为单一的，表面光滑或稍隆起，大多为良性，切除后不复发。蓝痣在临床上表现为黑蓝色或呈灰蓝色。

【病理】 根据痣细胞在上皮中的部位，分别叙述如下：

(1) 交界痣（junctional naevus）：痣细胞巢局限于上皮层或进入上皮下固有层浅层结缔组织中，又称之为“滴落”（droping off）现象，为交界痣。如仅见于上皮基底膜上方，可见黑色素细胞增多，一般未形成痣细胞巢，则称之为单纯雀斑样痣。如在上皮与结缔组织浅部的固有层交界处且聚集成巢状，具有交界活动性，则可能有恶变前期病变性质，应提高警惕。

(2) 粘膜内痣（intramucous naevus）：上皮层正常，痣细胞巢在上皮下结缔组织内。发生于口腔粘膜的色素痣约半数以上为粘膜内痣。其痣细胞形态多种多样，为类似上皮样细胞的痣细胞，也有类似成纤维样细胞或施万细胞样痣细胞，胞浆内含有多量色素颗粒（图12—28）。

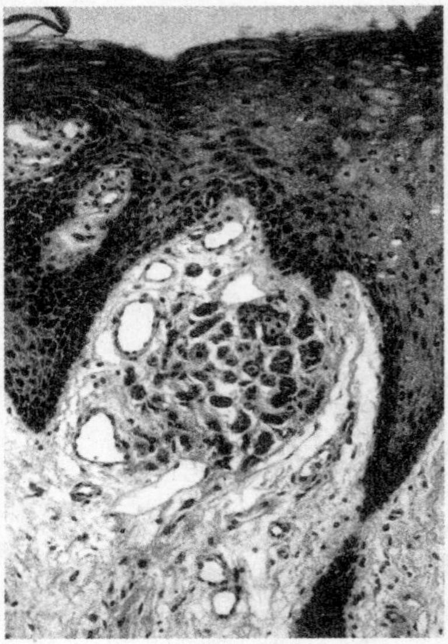

图12—28　色素痣——粘膜内痣

痣细胞见于上皮下结缔组织内

(3) 复合痣（compound naevus）：为交界痣与粘膜内痣共同存在，称为复合痣或混合痣。如果痣细胞巢出现在结缔组织内，而上皮基底层仅见黑色素细胞增多，未见痣细胞巢，则仍应诊断为粘膜内痣。必须在上皮基底层交界处有痣细胞巢出现，才能诊断为复合痣。

(4) 蓝痣（blue nevus）：主要多发生于皮肤，偶尔可发生于口腔粘膜。口腔蓝痣皆为普通型蓝痣。其病变主要部位是在上皮下固有层的中部或深部，黑素细胞呈梭形或星形，胞浆有长的树枝状突起，胞核多为椭圆形，胞浆内充满黑素颗粒。黑素细胞高度密集呈灶性聚集为其特征性改变。偶有恶性移行。恶性蓝痣的预后比恶性黑色素瘤为好。

色素痣恶变的临床病理特征：

临床特征：①短期内病变迅速增大；②颜色深浅不均；③色素痣出现硬结或溃烂；④周围有炎症性红晕；⑤出现疼痛等症状。

病理特征：①黑素细胞增多且胞浆内黑素量增多；②上皮基底层痣细胞紊乱并增生，呈滴落状进入固有层为交界活动性。③结缔组织内炎症反应明显，呈带状浸润。恶性黑色素瘤主要由交界痣或复合痣发展而致。粘膜内痣没有交界活动性，故一般不恶变。

三、口腔黑棘皮病

口腔黑棘皮病（oral melanoacanthosis）又称为口腔黑棘皮瘤（oral melanoacanthoma），常与皮肤黑棘皮病（acanthosis nigricans）同时存在，只有口腔表征而无皮征者甚少。

【临床】 口腔病变主要侵犯唇、颊粘膜及舌、腭等部位。病变局部增厚或呈乳头状增生，一部粘膜表面似绒状或小颗粒状突起，致使粘膜表面失去光滑感，多为单发呈灰褐色或黑褐色粗糙病损。近年发现本病常与以下因素有关：①内分泌疾患；②遗传因素；③肥胖症及全身性疾患（如恶性肿瘤等）。

【病理】 上皮呈乳头瘤样增生，上皮表层过度角化，棘层增厚，基底层细胞胞浆内可有黑素沉积，上皮下固有层可见树枝状黑素细胞。有的病例也可观察不到黑素沉着及黑素细胞。上皮下结缔组织内可见血管扩张及胶原纤维水肿，并可见嗜酸性细胞浸润。应注意结合临床与交界痣区别。（图 12—29）

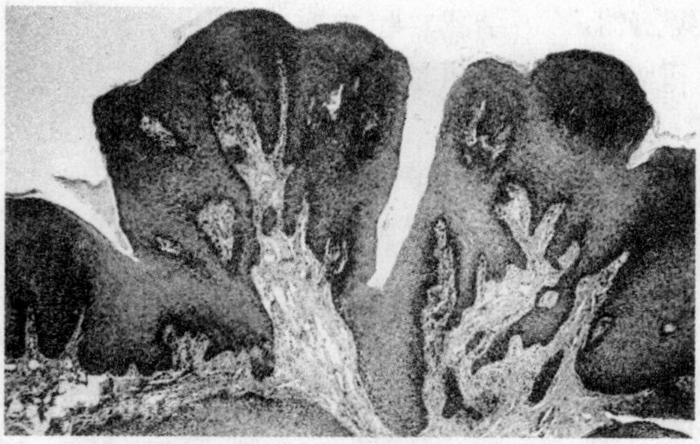

图 12—29 口腔黑棘皮瘤
上皮呈乳头瘤样增生，基底层细胞内可见黑素颗粒沉着

四、口腔粘膜外源性色素沉着

口腔粘膜外源性色素沉着（exogenous melanosis of oral mucosa）主要为金属盐或药物等被吸收所引起的色素在局部组织中沉着所致。其中较为多见的为银汞、铅等在牙龈组织中沉着，形成汞线或铅线。某些药物长期使用如氯己定等也可导致舌粘膜外源性着色呈棕黑色改变。以下着重概述银汞在口腔粘膜中沉着，通常称之为银汞着色（amalgam pigmentation），其同义名又叫银汞纹身（amalgam tattoo）；局限性银沉着病（localized argyrosis）等。

【临床】 口腔科常用的充填银汞合金，可在充填牙的同时进入牙周组织中，或因拔牙时银汞碎裂崩落到拔牙窝内而引起局部粘膜发生黑色病变。临床表现类似黑斑，也有的病变稍稍隆起于粘膜表面类似色素痣。病变部位大多发生于牙龈粘膜及牙槽部粘膜。

【病理】 银汞进入组织内常呈颗粒状及团块状两种形状。银汞颗粒直径约为 0.5～1.0μm，主要分布在上皮下固有层或粘膜下层，上皮层内不存在银汞。银汞颗粒多与基底膜平行，沿胶原纤维排列，还可环绕小血管周围，有时也可见于巨噬细胞的胞浆内。银汞颗粒大量聚集时可呈团块样结构。当团块周围出现慢性炎症反应，并有较多的异物巨细胞，则形成了异物巨细胞型肉芽肿，特称之为银汞肉芽肿（amalgam granuloma）（图 12—30）。

五、色素沉着肠道息肉综合征

色素沉着肠道息肉综合征（intestinal polyposis with melanin pigmentation）、其同义名为普杰综合征（Peutz—Jegher's syndrome）、遗传性肠道息肉综合征（hereditary intestinal polyposis syndrome）。是一种常染色体显性遗传性疾病。其特征为肠道息肉、口腔粘膜与口周皮肤及手指、足趾出现黑色素斑。

【临床】 发病年龄可从出生起至成年人，多见于儿童及青少年。口腔色素斑好发于唇红、口周皮肤及颊、龈与硬腭粘膜，舌粘膜较为少见。面部色素斑好发于口周、眼周及鼻孔周围皮肤，下唇的唇红部也是最为常见的发病部位。手指、足趾等全身其他部位的皮肤粘膜也可偶有出现。此外，肠道息肉也是本病的又一重要特点，消化道息肉多

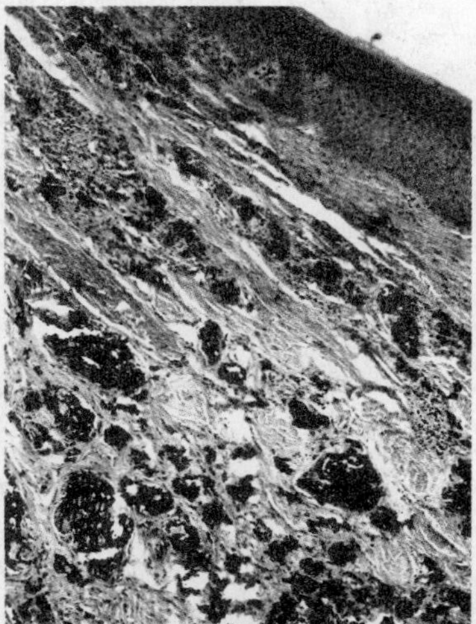

图 12—30 口腔粘膜外源性色素沉着
银汞颗粒沉着于上皮下固有层及粘膜下层

见于小肠、结肠，也可发生于胃及十二指肠，部分患者可出现周期性腹痛、腹泄等症状，严重者可有肠梗阻及肠套叠等并发症。

【病理】 上皮基底层部位黑色素细胞数量增多。一部病例在上皮与结缔组织交界处出现痣细胞巢。上皮下结缔组织内也可见程度不等的黑色素细胞，其胞浆内黑色素颗粒增多。肠道息肉呈错构瘤样表现，可见粘膜肌层增生，并见非特异性腺管增生改变。

第四节 口腔粘膜疱性病变

一、天疱疮

天疱疮（pemphigus）是一种少见而严重的皮肤粘膜疱性疾病。一般分为四型，即寻常性、增殖性、落叶性及红斑性天疱疮。发生在口腔中的主要为寻常性天疱疮。在疾病的发展过程中约有90%的患者累及口腔粘膜。多数患者在口腔粘膜部位首先发病，然后才波及皮肤发生松弛性大疱，此起彼伏，病情严重，预后极差。

【病因】 本病为自身免疫性疾患，上皮细胞间的桥粒蛋白（属于细胞之间的粘连蛋白）为本病的抗原。机体对自身上皮棘细胞间物质产生抗体。大约40%以上的患者在病变活动期都可检测出自身循环抗体，主要为抗上皮细胞间桥粒蛋白抗体，其抗体滴度多随病情的进展和恶化而增高。近年研究表明，构成桥粒的蛋白质主要有两组，第一组为桥粒钙依赖性粘附蛋白，包括桥粒芯糖蛋白（desmogleins）和桥粒芯胶粘蛋白（desmocollins），它们是一组跨膜蛋白，在粘膜上皮细胞间的粘附上起重要作用，像“胶水”一样将上皮细胞粘结在一起。另一组蛋白是位于细胞膜内侧构成附着斑的蛋白，功能是连接桥粒钙依赖性粘附蛋白和角蛋白丝。桥粒对于维持上皮的完整性有重要作用，研究表明寻常性天疱疮的桥粒钙依赖性粘附蛋白中的桥粒芯糖蛋白3成为自身抗原，导致桥粒结构受到破坏，因而形成疱性病变。

【临床表现】 口腔粘膜的天疱疮可广泛发生于多个部位，以软腭、颊及龈粘膜最为多见。患者以中年人居多，其中女性稍多见。疱壁很薄易破裂形成糜烂面，如发生在唇红部病变，疱破裂后形成结痂。糜烂的粘膜面远比疱的面积为大，采用探针沿疱底向周围外观上似健康的粘膜上皮轻微挑拨，如出现剥离，说明有周缘扩展现象，周缘扩展是天疱疮的主要临床特征。

此外，从表面看似乎为正常的皮肤或粘膜，如加压刺激或摩擦后易形成疱或脱皮，这种特点称为Nikolsky征阳性。口腔粘膜由于糜烂或继发感染，通常疼痛明显。由于疱液破裂后大量体液蛋白丢失，致使全身衰竭，死亡率较高。

【病理】 本病的病理特征为棘层松解和上皮内疱形成。由于疱壁薄且脆弱易破，以及有周缘扩展现象，很难切取到完整的疱，但镜下仍然见到松解的棘细胞，这种上皮细胞没有细胞间桥，细胞肿胀呈圆形，核染色深，常有胞浆晕环绕着核周围，这种游离为单个或数个成团的细胞，称之为天疱疮细胞（Tzanck cell）（图12—31）。如疱顶破裂脱落，依然可见到上皮的基底细胞附着于结

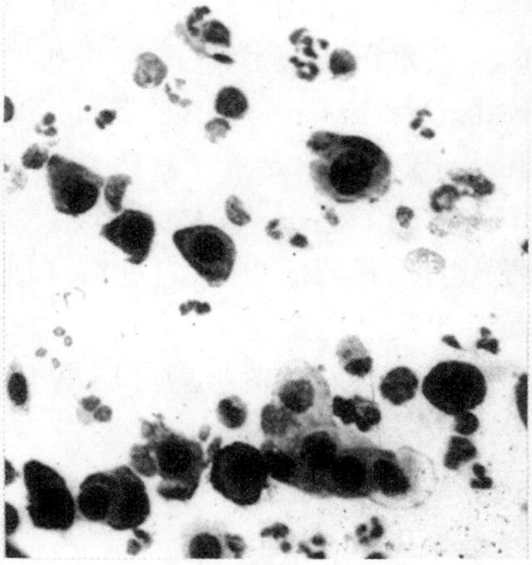

图12—31 寻常性天疱疮涂片
疱液涂片姬姆萨染色可见松解的棘细胞

缔组织的上方，往往在疱底可见不规则的乳头向上突起呈绒毛状，这些乳头表面均排列着单层的基底细胞（图 12－32）。如将早期新鲜的大疱剪去疱顶，刮取疱底组织进行涂片，用姬姆萨或苏木精-伊红染色，可观察到上述的天疱疮细胞。在上皮下粘膜固有层可见中等程度的炎症细胞浸润，主要为淋巴细胞及少量嗜酸性粒细胞。

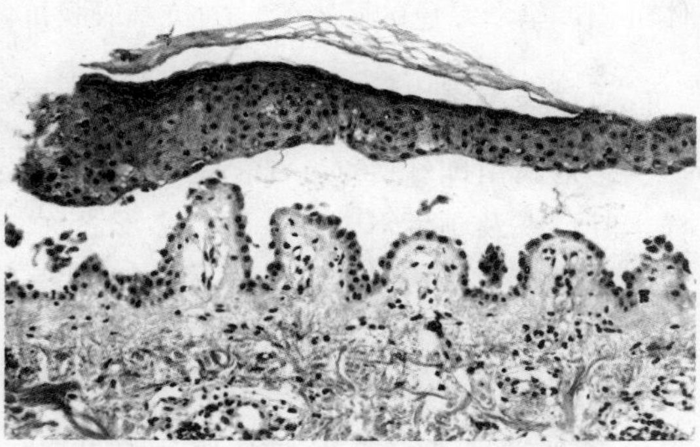

图 12－32　寻常性天疱疮

上皮内疱之基底细胞附着于结缔组织乳头层上方，呈乳头状突向疱内侧

免疫病理：采用直接免疫荧光技术染色，可见病变部位及其相邻部位的上皮棘细胞层呈翠绿色的网状荧光图形，主要为 IgG 或 IgA 以及 IgM 免疫球蛋白在棘细胞间的沉积。松解的棘细胞膜周围亦可见翠绿色的荧光环，为异硫氰荧光抗体染色（彩图 12－33）。涂片法检查加直接免疫荧光染色，同样可以观察到松解棘细胞周围的翠绿色荧光（彩图 12－34）。此法对于临床难以取活检的患者，乃为一种简便易行的特异性检测手段。

二、良性粘膜类天疱疮

良性粘膜类天疱疮（benign mucous membrane pemphigoid）又称为疤痕性类天疱疮。本病除了发生于口腔粘膜以外，还可发生在眼、尿道、外阴及肛门等处，部分病例在皮肤上可出现少量皮疹。眼部病变先是单纯性结膜炎，有水疱形成，水疱破后形成瘢痕，引起睑球结膜粘连，角膜溃疡，可引起失明。口腔粘膜病损治愈后很少形成瘢痕。

【病因】　本病为预后较好的慢性自身免疫性疾患。机体产生抗上皮基底膜抗体，致使上皮的基底层下疱形成。近年研究表明，上皮的基底膜复合体半桥粒蛋白为本病的抗原。病变活动期常可检测出自身循环抗体，主要为抗基底膜抗体以及抗核抗体等，其抗体滴度一般与疾病的活动情况相关，且抗体滴度较寻常性天疱疮为低，虽然病程较长，但不危及生命，可反复发作达数年或数十年。

【临床表现】　本病主要好发于 50 岁以上的老人，口腔粘膜中最易发生于牙龈，此外腭、颊、舌等部位粘膜也可受累。发生于牙龈时其表现为发红、水肿，类似于剥脱性龈炎。也可形成疱性病损，一般疱壁较厚，色灰白，无周缘扩展现象，破溃后形成的溃疡面不扩大。类天疱疮一般不侵犯口唇。

【病理】　形成上皮基底层下疱，基底细胞变性，病损部位的上皮全层剥脱，结缔组织表面光滑，胶原纤维水肿，其中有大量淋巴细胞浸润。晚期粘膜固有层纤维结缔组织增生。根据上皮剥脱后结缔组织表面无残留的基底细胞层，且上皮层内无棘层松解，可与寻常性天疱疮进行区别（图 12－35）。

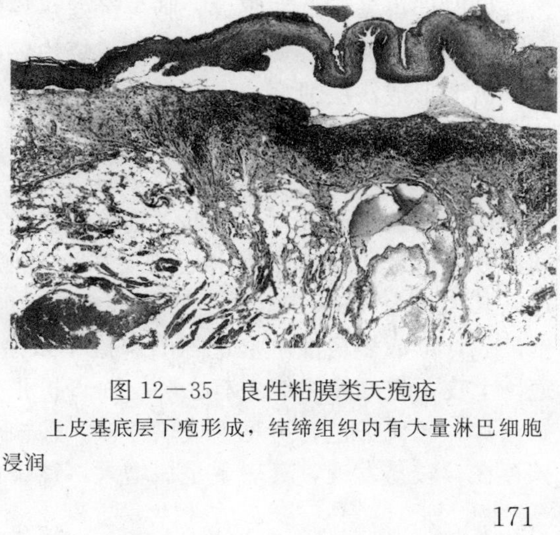

图 12－35　良性粘膜类天疱疮

上皮基底层下疱形成，结缔组织内有大量淋巴细胞浸润

免疫病理：直接免疫荧光技术检查，可见病损组织的上皮基底膜区域有免疫球蛋白及补

体沉积，呈翠绿色的荧光带，为抗基底膜抗体阳性，是本病的特异性诊断标志（彩图12—36)。

三、多形渗出性红斑

多形渗出性红斑（erythema multiforme exsudativum）也称多形红斑。由于病变多种多样，其形态及颜色不一致，故有多形之称。为皮肤、粘膜的急性渗出性炎症，男性多见，好发于青年人。发病时有全身症状，如高热、头痛、咽痛、关节痛及疲倦等。皮损常突然发生红斑、丘疹、结节、水疱及大疱。典型病变可有虹膜样损害，即中央为一大疱，周围为荨麻疹样水肿区，再外有红斑环绕。病变多见于手背、足背、四肢伸侧，面、颈、躯干也可发生，多为对称性。生殖器及眼结膜也可发病。病程约为1～4周，本病的重症型又称Stevens-Johnson综合征。其病因可能与抗原-抗体引起的变态反应有关连。

口腔粘膜病变为充血的红斑，继而形成水疱、脱皮、渗出、结痂、糜烂及溃疡等多形变化。好发于舌、腭、颊、唇及牙龈。一般水疱1～2日破裂，形成溃疡，表面可形成坏死性渗出物或伪膜。

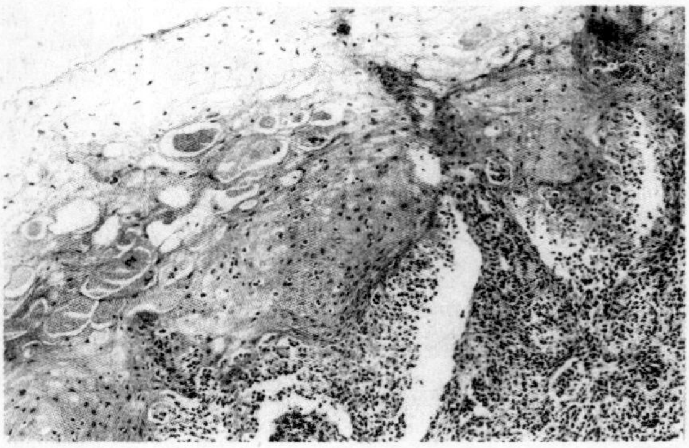

图12—37　多形渗出性红斑

上皮细胞内及细胞间水肿，并见上皮内疱，无棘细胞松解

【病理】　上皮细胞内和细胞间水肿，上皮内可有疱或裂形成，也可在上皮下形成大疱。本病无棘细胞松解，可与寻常性天疱疮鉴别。结缔组织有水肿，且有炎症细胞浸润，早期为嗜酸性粒细胞多见，逐渐中性粒细胞居多。血管扩张，血管内皮细胞肿胀及管壁增厚，血管周围主要为淋巴细胞浸润，其中也掺杂中性粒细胞和嗜酸性粒细胞，有时血管周围有红细胞移出（图12—37)。

四、疱疹性口炎

疱疹性口炎（herpetic stomatitis）也称为单纯性疱疹（herpes simplex)，是由单纯疱疹病毒Ⅰ型所引起。受此感染者较广泛，幼年时受感染后，机体内即具有抗体，但缺乏终身免疫。病毒潜伏在正常粘膜、血液、泪液以及神经节细胞，主要在三叉神经节中。当机体抵抗力降低时即可发病，如感冒、肺炎等发热疾患常并发本病。

本病早期症状表现为痒、刺痛或烧灼感，继之粘膜充血水肿，出现成簇的小水疱，水疱极易破溃形成浅层溃疡，彼此融合，表面有黄白色假膜覆盖。发生于唇部的成簇水疱称为唇疱疹，破后结黄痂。

【病理】　上皮内形成疱，疱是由于上皮细胞发生气球变性和网状液化所引起。气球变性的上皮细胞显著肿胀，呈圆形，胞核为一个或多个，或无细胞核。因气球状细胞失去了细胞间桥，所以彼此分离形成水疱。气球状细胞的胞核内有嗜伊红性病毒小体，也叫病毒包涵体，其大小为3～8μm，此种细胞多在水疱的底部，网状液化是上皮细胞内水肿，最后细胞壁破裂，形成多房性水疱，陈旧水疱中残余的细胞壁完全消失，多房水疱则变为单房性水疱。上皮下方结缔组织中有水肿、血管扩张充血和炎症细胞浸润。刮取早期水疱的底部细胞做涂片，巴氏染色，可见毛玻璃样核、多核合胞体及核内包涵体三种变化。有大量毛玻璃样核存在，较易发现，其表现是核增大，核染色混浊暗淡，但均匀一致，胞浆及胞膜不清。

五、三叉神经带状疱疹

三叉神经带状疱疹（trigeminal nerve herpes zoster）是由水痘一带状疱疹病毒感染所致。该病毒沿着三叉神经的第二支及第三支侵袭分布，病损局限于一侧，呈单侧性剧烈疼痛。病毒单独侵犯三叉神经第一支而发病者极少见。

【临床】 水疱一疱疹病毒多侵犯免疫功能低下者（主要为儿童），可引起水痘；在成年人潜伏于机体内的病毒可引起带状疱疹。三叉神经带状疱疹常沿颌面部一侧皮肤及粘膜分布，一般不超过中线，病损区出现成群聚集的疱疹及水疱，自觉疼痛明显，老年人尤甚。有时可被误诊为牙痛。急性期一般持续约一周，但疼痛可持续到病损结痂前后。发病前可出现前驱症状，如发热、头痛及恶心等。

【病理】 可见上皮内疱，多位于上皮层的上部，且水疱上方仍可见层数不等的上皮细胞或表皮细胞。由于细胞内水肿致使一部上皮细胞呈网状变性。并可见一部上皮细胞呈气球样变性。早期病损处直接涂片，可观察到被病毒感染的上皮细胞内嗜伊红的包涵体。疱的深部还可见多核巨细胞。上皮下结缔组织内及血管周围可见不同程度的炎症细胞浸润。晚期病毒侵犯上皮全层，一部上皮破坏形成糜烂或浅溃疡。

抗病毒抗体检测：2～3 周达到高峰，其抗体检测阳性为该病诊断提供了特异性的诊断指征。

六、其他疱性疾患

（一）类天疱疮样扁平苔藓

类天疱疮样扁平苔藓（lichen planus pemphigoides，LPP）是一种少见的自身免疫性、大疱性皮肤粘膜病，其在临床、组织病理学及免疫学等检查具有扁平苔藓和大疱性类天疱疮（bullous pemphigoid，BP）的共同特点，因而列为一种独立的自身免疫性皮肤粘膜病。

【病因】 本病为自身免疫病。患者的自身循环抗体是针对一种独特的抗原分子，即上皮基底细胞损伤致使隐藏的抗原暴露，引起自身抗体的形成。其发病机制目前尚不明了。

【临床表现】 本病通常见于成年人，但也有发生在儿童的报道。口腔病损临床常与网状型或糜烂型扁平苔藓表现一致，在粘膜出现水疱的周围，可见网状细小的白色条纹。水疱散在分布，破溃后形成溃疡。本病全身症状较轻，预后良好。

【病理】 病损区的组织像为典型的扁平苔藓特征，主要为上皮基底细胞空泡变性，固有层密集的淋巴细胞浸润带形成。并可见胶样小体。同时还可见上皮下疱形成，疱腔顶部基底细胞完整，无液化变性表现。疱破后可见密集的炎症细胞浸润所形成的溃疡。（图 12－38）

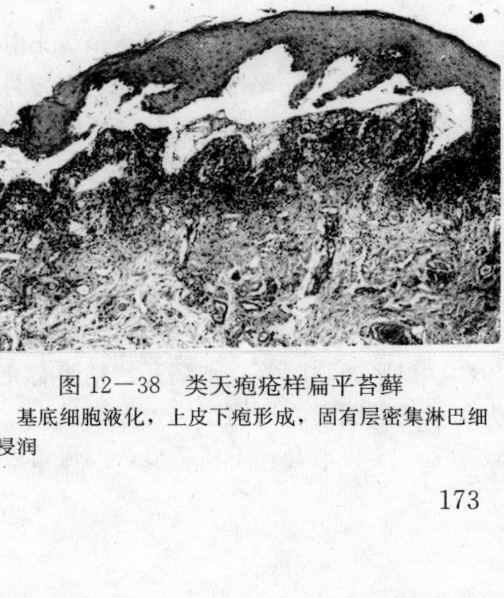

图 12－38 类天疱疮样扁平苔藓

基底细胞液化，上皮下疱形成，固有层密集淋巴细胞浸润

【免疫病理】 免疫病理学检查具有重要的临床诊断意义。

直接免疫荧光（DIF）：上皮基底膜带以及形成水疱的上皮侧基底膜处，可见免疫球蛋白及补体沉积，呈线状翠绿色的荧光带。

间接免疫荧光（IIF）：约半数以上的患者

可检测出自身循环抗体，即抗基底膜抗体阳性，以及抗核抗体阳性。

免疫学检查有无基底膜荧光带形成是鉴别本病及疱性扁平苔藓的特异性诊断方法，后者无基底膜荧光带形成。

（二）副肿瘤性天疱疮

副肿瘤性天疱疮（paraneoplastic pemphigus PNP）由 Anhalt 等人（1990）首先报道，为一特殊类型天疱疮，它与肿瘤伴发，该患者血清中存在一种特殊的自身抗体，目前被认为是一种自身免疫性疱性疾病，研究表明，该病的发病是由于肿瘤中的特异性 B 细胞，对自身皮肤、粘膜中的特异性抗原产生的抗体而引发的疾病。好发于患恶性肿瘤的老年人，当肿瘤患者的粘膜或皮肤出现天疱疮样病损时，即称之为副肿瘤性天疱疮（PNP）。肿瘤可以是良性的或恶性的，若为良性，肿瘤切除后，疱性病损可逐渐消退。

【临床】 患者一般均有较重的粘膜病损。口腔粘膜则可累及口唇、颊、牙龈等部位；还可侵犯眼结膜及外阴部粘膜。上皮出现多形性水疱，破溃后形成糜烂及溃疡。可有上皮的周缘扩展阳性表现。患者还可出现明显的口腔疼痛及吞咽困难。皮肤也可同时受侵，全身情况一般较差。如为恶性肿瘤则患者病情常为进行性发展、恶化。

【病理】 其病理特征类似于天疱疮的组织变化。可见上皮内疱及基底层上部的棘细胞呈灶性松解。基底细胞可出现空泡变性或苔藓样改变。基底膜附近及上皮下结缔组织内常可见嗜伊红的凋亡小体（apoptosis body），为上皮细胞凋亡产物，又称之为胶样小体（colloid body）。结缔组织及血管周围可见大量淋巴细胞浸润。

直接免疫荧光检测：可观察到病损处上皮棘细胞的细胞膜周围的细胞间隙可有 IgG、IgM、C_3 呈线样或颗粒状沉积，似渔网状荧光图形；上皮基底膜处也可见补体 C3 呈带状荧光图形。

间接免疫荧光检测：采取患者末梢血做抗原抗体检查，在上皮棘细胞周围呈渔网状荧光阳性，表明患者血清中存在自身循环抗体。近年研究证明这种抗体为桥斑蛋白Ⅰ（desmoplakinⅠ），是桥粒的组成部分。

第五节　口腔粘膜溃疡及坏死

一、复发性阿弗他溃疡

复发性阿弗他溃疡（recurrent aphthous ulcer，RAU）也叫复发性阿弗他口炎（recurrent aphthous stomatitis，RAS）、复发性口腔溃疡。本病为口腔粘膜病中发病率最高者。

【病因】 其病因较为复杂，还不甚明了。大量研究表明，本病与下列因素相关：遗传、免疫失调、病毒或细菌感染、自身免疫、胃肠道疾病、贫血、内分泌失调、营养缺乏以及精神紧张等。据统计资料表明，约 40%～50%的患者有家族史，且症状比无家族史者更为严重。有些学者在该病的病损组织中发现有幽门螺旋体、变形链球菌或病毒，但是均未在血清中发现其相应的抗体产生。也未发现成熟的病毒小体，这些诱因还有待进一步证实。

【临床表现】 本病多发于女性，发病年龄多在 10～30 岁之间，好发于唇、舌、颊以及牙龈、口底、软腭等。本病开始粘膜有充血的红斑，中央部位形成溃疡，逐渐向周围扩展，为圆形或椭圆形的浅层溃疡，直径约为 0.5cm，通常为单发，也有时可多发，疼痛明显。一般在 7～14 日愈合，不留瘢痕，但可再发。

【病理】 早期粘膜上皮水肿，细胞内及细胞间均可发生水肿，上皮细胞间有白细胞移出，以后上皮溶解、破溃、脱落，形成非特异性溃疡。也有在上皮下方形成疱，然后上皮脱落而成溃疡。溃疡表面可有纤维素性渗出物所形成的假膜，有时表面为坏死组织所覆盖。溃疡部位为密集的炎症细胞浸润，以中性粒细胞及淋巴细胞为主。

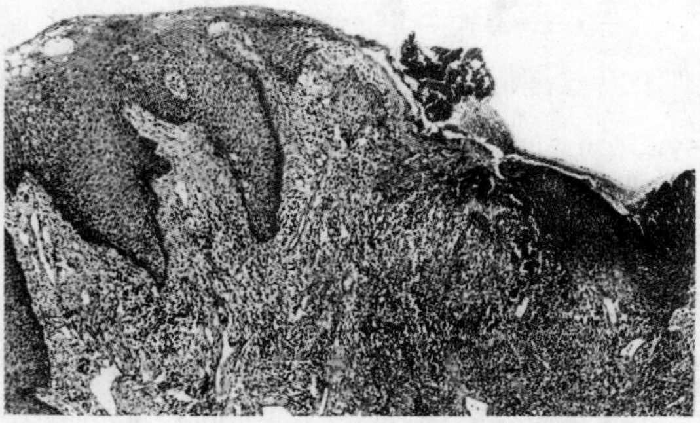

图 12—39 复发性阿弗他溃疡

上皮细胞水肿，一部分上皮糜烂、溃疡，结缔组织中有大量炎症细胞浸润

粘膜固有层中胶原纤维水肿、玻璃样变性。结缔组织纤维弯曲紊乱、断裂，严重时胶原纤维破坏消失。炎症明显，大多为淋巴细胞，其次为浆细胞及中性粒细胞与嗜酸粒细胞，溃疡底部炎症仍密集且多在血管周围（图 12—39）。毛细血管扩张、充血，血管内皮细胞肿胀，管腔肿胀甚至闭塞。

病变组织周围上皮基底膜区可有免疫球蛋白和补体沉积。血清中可检测出抗口腔粘膜上皮抗体。唾液中的 SIgA 含量在发病期升高，缓解期降低。

二、复发性坏死性粘膜腺周围炎

复发性坏死性粘膜腺周围炎（periadenitis mucosa necrotica recurrens，PMNR）又称腺周口疮、复发性瘢痕性阿弗他口炎、口腔神经性溃疡。本病是复发性口腔溃疡的严重型，其特征为溃疡深大并有瘢痕形成的倾向。本病可能与自身免疫相关。

【临床表现】 一般男女均可发病，年龄以 20～50 岁居多。好发部位为舌、软腭、咽部、颊、唇等有腺体的松软粘膜部位。溃疡较大而深，直径常为 5mm 以上，周围高起，深可达粘膜下层，波及腺体，有时侵及肌层。溃疡大多为单发，有时可为二、三个，边缘不整。病程较长，一般约 1～2 个月，少数可持续 1 年不愈，此起彼伏，愈合后遗留瘢痕。

【病理】 与复发性口腔溃疡相似。病变深在，侵犯至粘膜下层，腺泡组织被炎症破坏，腺管扩张，腺管上皮增生。严重时腺小叶结构消失。被密集的淋巴细胞所取代，也可形成滤泡样结构，炎症组织中还可见浆细胞及嗜酸粒细胞。发生于舌部的深溃疡可侵犯至肌层，肌束之间水肿且有较多的炎性细胞浸润。溃疡表面覆有纤维素性渗出物，其下方的结缔组织胶原纤维水肿、断裂，毛细血管可见扩张、充血（图 12—40）。

本病的患者血清中存在自身循环抗体，包括抗核抗体、抗口腔粘膜抗体、抗胃壁细胞抗体等均为阳性，并在血清中发现有免疫复合物。同时患者血清中纤维蛋白原增高，优球蛋白溶解时间延长。本病患者易发生静脉血栓。

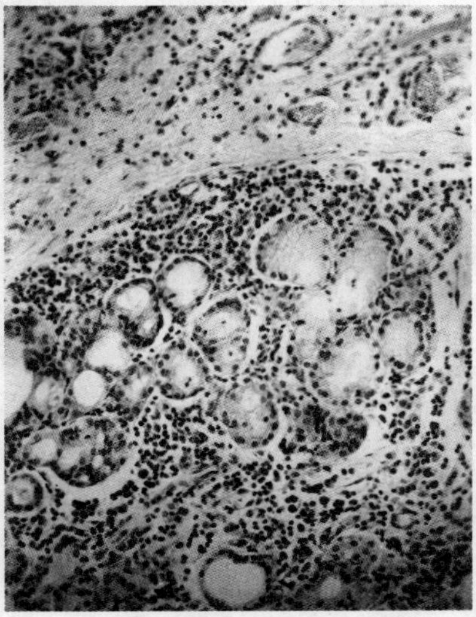

图 12—40 复发性坏死性粘膜腺周围炎

腺泡被炎症细胞破坏，大部分消失

三、白塞综合征

白塞综合征（Behcet syndrome）又称眼、口、生殖器三联综合征（oculo-oral-genital syndrome），Behcet（1937）首先报告了三联征，即口腔与生殖器溃疡及眼部虹膜炎。具有其中二征者为不全型。随着对此病认识的不断深入。白塞综合征还包括血管炎、胃肠病变、皮肤病变、滑膜炎以及脑膜炎等症状。

【病因】 现已明确本病为自身免疫性疾患。研究资料表明，本病患者血清中存在自身循环抗体，包括抗核抗体、抗口腔粘膜抗体、抗胃壁细胞抗体等均为阳性，还发现血清中存在有免疫复合物，纤维蛋白原增高，优球蛋白溶解时间延长，血小板聚集功能亢进。细菌、病毒等感染可能为其发病的诱因；遗传因素及免疫反应失调为本病发病的内因基础。

【临床表现】 多发生于青年人及成人。主要口腔表现为反复发病的口腔溃疡。眼征为程度不同的单纯结膜炎到色素层炎、角膜炎、虹膜睫状体炎以及视网膜炎等，严重者前房积脓以至失明。生殖器病变为发生于睾丸、阴茎及阴唇的圆形表浅性溃疡。皮肤表现为丘疹、脓疱、毛囊炎。结节红斑、多形红斑以及脓疱病等。患者常有周期性发热、头痛、关节痛、肝脾肿大及神经系统症状，心肺也可受累，病程较长，易反复发作。

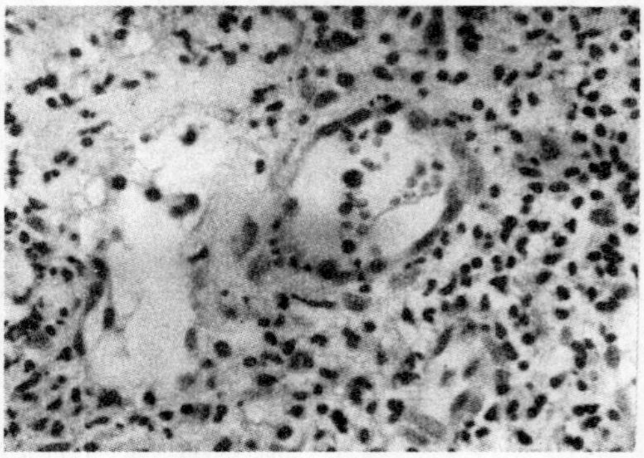

图 12－41　白塞综合征

血管扩张，白细胞从血管壁移出，血管周有类纤维蛋白沉积，并有大量炎症细胞浸润

【病理】 病理变化与复发性阿弗他溃疡相似。本病血管变化较为明显，大多数血管内有玻璃样血栓，管周有类纤维蛋白沉积，一部血管内皮细胞肿胀且失去完整性，血管嗜银膜断裂，白细胞从血管壁移出，小动脉中膜均质化，小动脉及小静脉壁有炎症细胞。胶原纤维水肿变性，结缔组织内有大量淋巴细胞及浆细胞浸润（图 12—41）。

四、创伤性溃疡

创伤性溃疡（traumatic ulcer）又称之为褥疮性溃疡（decubital ulcer）是由于机械性刺激因素引起的口腔粘膜损伤。其发生部位与刺激相对应。通常由牙的残冠、残根刺激引起。

【临床】 创伤性溃疡多发生于颊粘膜及舌侧缘，溃疡一般较深，边缘隆起充血，底部多呈淡黄色，溃疡周围无硬结浸润，可有触痛。当去除刺激后 7～10 日左右，一般溃疡可痊愈，如仍不愈合，应做活体组织检查，排除癌变及其他可能性。此外，还有以下几种特殊类型的创伤性溃疡：

1. 贝德纳溃疡（Bednar ulcer）为婴幼儿软硬腭交界处呈对称性的溃疡，与人工哺乳（橡皮奶头过硬）或有吸吮拇指等习惯所造成的摩擦损伤。

2. Riga-Fede 病：为婴幼儿舌系带处的糜烂或溃疡。与过短的舌系带及新萌出的下前牙刺激相关。

3. 习惯性咬唇症（morsicatio labiorum）及习惯性咬颊症（morsicatio buccarum）好发下唇及两颊粘膜溃疡。

【病理】 创伤性溃疡的主要特征为非特异性糜烂（erosion）及溃疡（ulcer）。一部表现为上皮浅层破坏，未侵犯上皮全层，形成糜烂面。另一部由于创伤刺激较重，致使上皮层全层破坏形成浅层溃疡，愈合后不留瘢痕；当溃疡深达上皮下固有层或粘膜下层而形成深层溃疡，痊愈后留有瘢痕。溃疡表面由于炎症性渗出的纤维素形成网架，将变性、坏死的上皮细胞与炎症渗出细胞聚集形成一层灰白色假膜。溃疡周围上皮常呈明显增生，上皮钉突肥厚、伸长，结缔组织内有大量密集炎症细胞浸润（图 12—42）。

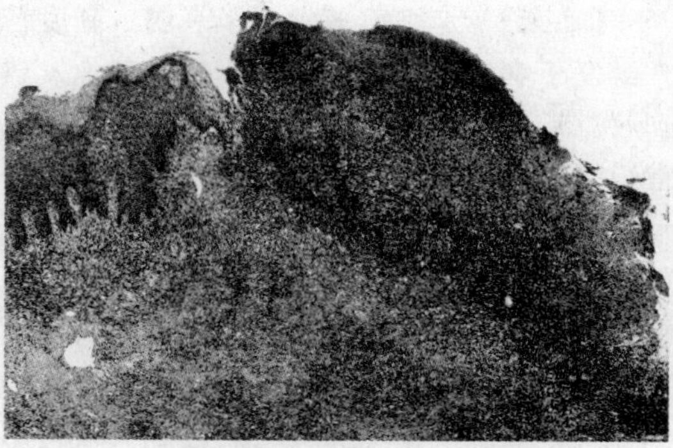

图 12—42　创伤性溃疡

一部上皮全层破坏，形成深层溃疡，大量密集的炎症细胞浸润

五、放射性口炎

放射性口炎（radiation stomatitis）又称为放射性粘膜炎（radiation mucositis）是由于放射性电离辐射引发的口腔粘膜炎症及溃疡。放射线包括 X 线、镭射线、中子射线及放射性核素射线等。其高能辐射可引起机体的组织、细胞及各种器官的病理损伤。

【临床】 多见于口腔颌面部及头颈部恶性肿瘤患者，以及长期从事放射线而防护不良的相关职业人群。口腔病损主要见于颊、腭、口底、舌、龈以及咽部等部位粘膜，可见粘膜水肿、充血、红斑、疼痛、味觉障碍、牙龈出血、口腔粘膜干燥、放射性龋及乏力、恶心、头晕、失眠等全身症状。严重者口腔粘膜发生溃疡、坏死。

【病理】 放射性损伤的早期反应为粘膜水肿，可见上皮细胞内水肿，棘细胞体积增大、色浅。也可见上皮细胞间水肿，由于水肿液聚积，细胞间隙加宽，类似海绵形成（spongiosis formation）样结构。上皮下结缔组织内毛细血管增生、扩张、充血，并见大量炎症细胞浸润以及炎症性渗出形成的假膜。逐渐上皮的连续性破坏，一部上皮或全部上皮变性、坏死、脱落，形成糜烂及溃疡。上皮下深层结缔组织萎缩，小涎腺组织也见萎缩，一部腺泡被炎症细胞取代，残留的腺泡周围导管可见扩张。（图 12—43）

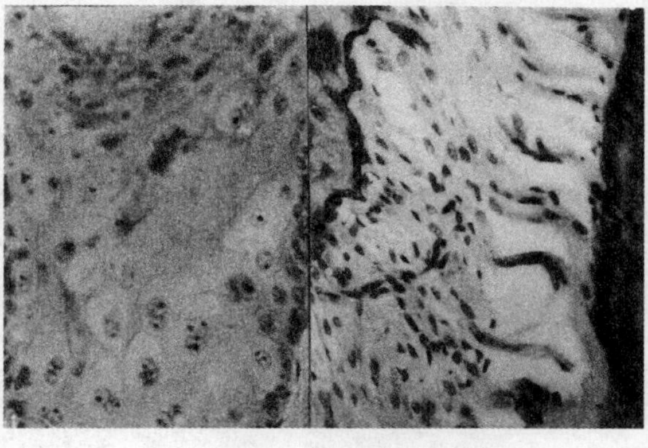

图 12—43　放射性口炎

大鼠实验性放射口炎：左侧牙龈上皮细胞水肿；右侧为牙周膜纤维水肿、变性

六、坏疽性口炎

坏疽性口炎（gangrenous stomatitis）的同义名为走马疳（noma）。本病是发生在口面部的突发性、急性、进行性病变。其病原菌主要是梭形杆菌和螺旋体，有时还可检测出产黑色素拟杆菌及溶血性链球菌等。本病多发生于严重营养不良及免疫功能低下的重症传染病患者。

【临床】 走马疳多发生于衰弱、高度营养不良及患有重症传染病的儿童，成人极少见。常继发于麻疹、猩红热、黑热病及其他发热疾病之后。病变通常由牙龈溃疡开始，迅速扩展到唇、颊粘膜。颊部皮肤可出现局限的发红硬结，逐渐变为黑紫色，硬结部软化，形成与正常组织之间界限清楚的腐肉，从硬结到腐肉脱落大约2～3日，颊部软组织穿通，可露出颌骨及死骨，口水外流。全身伴有发热，患儿可死于败血症、脑炎及腹泻等并发症。

【病理】 本病病理特点主要以组织坏死（necrosis）为主。其特征为细胞核和细胞质溶解，开始为细胞核固缩（karyopyknosis），以后为核碎裂（karyorrhexis），最后发生溶解。HE染色可见坏死组织呈现为一片均质性无结构的淡红色或呈颗粒状区域。

病变局部细菌学涂片可观察到大量梭形杆菌及文森螺旋体等微生物。

七、结核性溃疡

结核性溃疡（tuberculated ulcer）是由结核杆菌被感染所引起的疾患。主要由人型结核杆菌（mycobacterium tuberculosis）引起，病原菌可直接通过皮肤粘膜感染而发病，也可通过血行或邻近组织病灶直接播散而致病。口腔病变并不多见，其病变表现可为：结核溃疡、结核性淋巴结炎、结核性骨髓炎及冷脓肿（颌骨结核化脓、破骨至皮下形成）等。

【临床】 结核性溃疡可发生于口腔粘膜各部位，包括牙龈、颊、唇、舌及腭等处。发病初期为硬的结节，逐渐破溃而形成溃疡。一般溃疡边缘不整，出现倒凹，溃疡表面为粟粒状小结节，呈颗粒肉芽状创面。溃疡的边缘和基底一般无浸润的硬块，此点可与癌性溃疡鉴别。舌背处溃疡常呈裂沟状。一般有倒凹的深溃疡为结核性溃疡的一个重要临床特征。

【病理】 结核性溃疡表层上皮全层破坏缺失，与溃疡的组织学表现一致。其最主要特征性变化为结缔组织中形成多个结节，结节的中心为无结构的干酪样物质，环绕着许多上皮样细胞和朗汉斯多核巨细胞，结节最外层为大量淋巴细胞。结核结节之间可见增生的成纤维细胞。老化的结节细胞成分减少，逐渐瘢痕化。结节中心的干酪样物质一般不能被吸收，可逐渐发生钙化。抗酸染色可检测出结核杆菌。（图12－44）（图12－45）

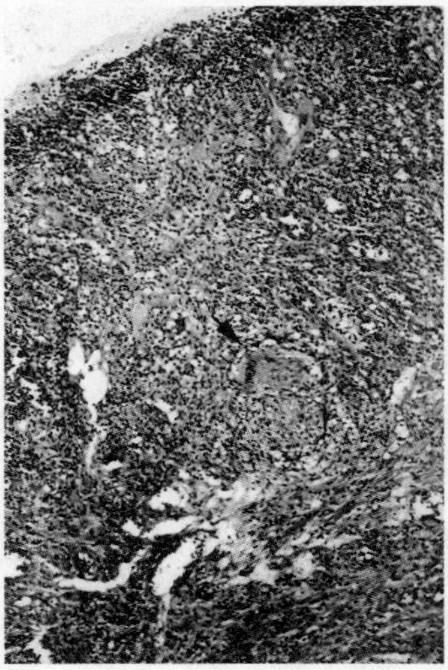

图12－44 结核性溃疡（低倍）

表层上皮全层破坏、缺失，中心部位可见朗罕多核巨细胞

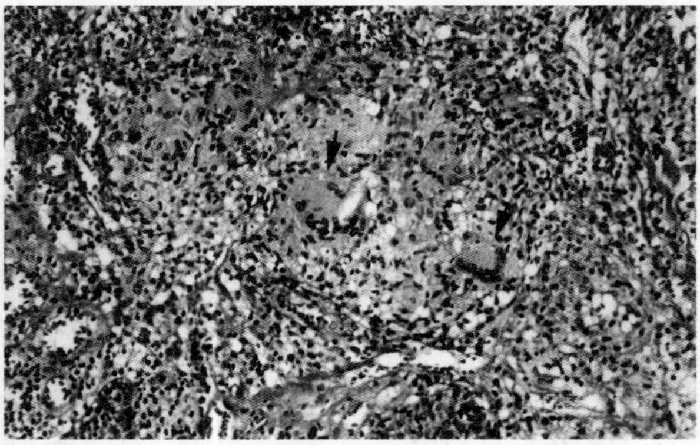

图12－45 结核性溃疡（高倍）

结核结节中心可见许多上皮样细胞、朗罕巨细胞及大量淋巴细胞

结核菌素试验早期为阴性，3～6 周后可转变为阳性。

第六节　艾滋病的口腔表征

艾滋病又称获得性免疫缺陷综合征（acquired immunodeficiency syndrome，简称 AIDS），由人免疫缺陷病毒（human immunodeficiency virus，简称 HIV）感染所致。HIV 为 C 型 RNA 病毒（1983）逆转录病毒，被称为人类嗜 T 细胞病毒Ⅲ号（HTLV－Ⅲ）及淋巴结相关病毒（LAN），国际病毒分类委员会（ICTV）统一命名（1986）。HIV 生物学特征是嗜 TH 淋巴细胞（T4），其双链 DNA 可与宿主细胞的 DNA 结合，致使感染永不消失，机体免疫系统无法清除该病毒。T4 淋巴细胞在感染病毒后，还能感染其他细胞如单核细胞、巨噬细胞及 B 淋巴细胞等。HIV 逐步破坏 T4 致使机体免疫功能下降直到丧失，导致多种感染与某些肿瘤的易感性增高，最终衰竭死亡。此病为致命性疾患，患者一旦染上 HIV 后，约 3 个月内机体可产生相应的抗体，到出现明显症状约 3～5 年左右。其死亡率几乎可达百分之百。约半数患者其存活期仅一年半左右，至今尚无理想的治疗方法。

WHO 国际合作中心召开的会议（1990），列举了 30 种与 HIV 感染有关的口腔症状，并建议一个改进的分类方法，总共分为三组，第一组包括与 HIV 感染密切相关的病变；第二组与 HIV 感染较少相关；第三组与 HIV 感染可能相关。现将第一组与 HIV 感染密切相关的病变分类列举如下：

（一）口腔念珠菌病（oral candidiasis）

（二）口腔毛状白斑（oral hairy leukoplakia，OHL）

（三）HIV 牙龈炎（HIV-gingivitis）

（四）HIV 坏死性龈炎（HIV-necrotizing gingivitis）

（五）HIV 牙周炎（HIV-periodontitis）

（六）口腔 Kaposi 肉瘤（oral Kaposi sarcoma）

（七）口腔非霍奇金淋巴瘤（oral non-Hodgkin lymphoma）

以下分别叙述与 HIV 感染密切相关的六种口腔病变（将 HIV 牙龈炎与 HIV 坏死性龈炎合并介绍），其化验检查 HIV 阳性。

一、口腔念珠菌病

口腔念珠菌病（oral candidiasis）是 HIV 感染后的最初期表现，一般先于咽部及食道粘膜念珠菌病的发生。其临床分为四型：红斑型、增生型、假膜型及口角炎型。红斑型多发生于上腭、舌背及颊粘膜，为红色斑块。增生型最常见于颊粘膜，为不能除去的致密白色斑块。假膜型好发于上腭以及颊、唇粘膜，为黄白色可以除去的伪膜。口角炎型为出现在口角部位的鲜红色皲裂。

【病理】　与非 HIV 感染的口腔粘膜念珠菌病之病理改变相似，主要为粘膜的亚急性或慢性炎症。可见上皮角化层水肿，内有中性粒细胞浸润，常形成微小脓肿。上皮棘层增生，基底膜常被炎症破坏。上皮外 1/3 处可见念珠菌丝，PAS 染色呈强阳性，为玫瑰红色。菌丝与上皮表面呈垂直角度。

二、口腔毛状白斑

口腔毛状白斑（oral hairy leukoplakia，OHL）为发生于口腔粘膜的白色绒毛状病变。Greenspan（1984）首次报告。最初仅见于男性同性恋者，以后也有女性患者的报告。关于本病的发病机理目前尚不明确。病毒学及超微结构研究表明，在 OHL 上皮浅层有疱疹类病毒出现，经原位杂交等技术证实为 EB 病毒（Epstein－Barr Virus），又是非洲淋巴瘤病毒，是一种疱疹病毒。近年来发现 90％AIDS 患者口腔分泌物中有 EB 病毒的检出。因而认为 EB 病毒是 OHL 的直接原因，特别是对免疫缺陷患者，EB 病毒成为致病原，对上皮组织有特殊的侵袭性。此外，还发现病变区郎格汉斯细胞明显减少或消失。且 T 淋巴细胞功能也降低或消失，从而导致病毒的入侵和发病。

本病通常发生于舌的外侧缘，一般多为双侧（80％左右），其次见于颊、口底、软腭及鼻咽粘膜，牙龈及扁桃体也可发生。肉眼观察为白色绒毛状表现，不易被擦掉，有时可有溃疡形成。患者一般无明显症状，有时可有烧灼感、疼痛或味觉障碍。

【病理】 口腔粘膜的上皮钉突肥厚并伸长，棘层明显增生，表面为厚薄不均的不全角化，呈粗糙的皱褶或绒毛状。多为过度不全角化形成的刺状突起，有时可有脱屑。靠近表层 1/3 的棘细胞层常可见肿大的气球样细胞，可为单个或成簇状排列，胞浆浅染，一部分细胞空泡变性或在胞核周围呈现环状透明区。电镜观察在上皮靠近表层部位的细胞之间以及细胞的胞浆内，可见大量病毒颗粒，这种颗粒可呈六角形或多边形，也可出现于细胞核中，其直径长短不一。

上皮下结缔组织内的炎症不明显，有时由于真菌感染，在菌丝周围可见单核细胞，常呈灶性浸润。

三、HIV 牙龈炎

HIV 牙龈炎（HIV－gingivitis）一般可有两种表现，一种为局限于牙龈的炎症，多见于牙龈缘部位呈现一条火红色带或附着龈部位点状红斑，常有自发性出血及局限性肿胀。另一种为局限于牙龈或牙龈乳头部位的溃疡形成，常伴有纤维蛋白性坏死，导致牙龈乳头破坏消失，可有疼痛及出血，又称之为坏死性龈炎（HIV－necrotizing gingivitis）。

【病理】 为典型的牙龈炎症表现，上皮下结缔组织中可见明显的毛细血管增生、扩张及充血，并见大量炎症细胞浸润，严重者则表现为牙龈组织的糜烂、溃疡及变性坏死，可导致牙龈软组织局部脱落、形成缺损。

四、HIV 牙周炎

HIV 牙周炎（HIV－periodontitis）为牙龈病变迅速波及深部牙周组织，导致牙周软组织破坏及牙槽骨组织的不规则性吸收、破坏。重症者牙松动、脱落。患者常有明显疼痛、出血及口腔恶臭等症状及表征。

【病理】 具有 HIV 龈炎的各种表现。同时深部牙周组织受侵，呈现出牙周炎的病理改变。其中破骨细胞性骨吸收明显，重症者牙周软组织及牙槽骨组织均出现不同程度的变性、坏死像。

五、口腔卡波西肉瘤

口腔卡波西肉瘤（oral Kaposi sarcoma，KS）是最常见的与AIDS相关的肿瘤。该肿瘤是Kaposi（1872）首先报告。其后，1981年发现AIDS患者也易发生Kaposi肉瘤，并且是AIDS的主要病损之一。据统计资料表明，约20％的AIDS患者可在疾病的早期出现KS，其中半数以上的患者皆表现为口腔的损害。

本病在口腔最好发于软硬腭部粘膜，其次为咽部粘膜，还可见于颜面部及口角部位的皮肤。早期病损略为隆起呈红色或紫色，晚期则隆起呈肿块状，一般无明显疼痛及触痛。约半数以上可同时合并白念珠菌感染。约90％患者全身其它部位的肿瘤与口腔部位肿瘤同时存在。

【病理】 病理变化主要局限于上皮固有层，由有轻度异形性的梭形细胞密集在许多管腔不整的血管腔隙周围，可见红细胞渗出，并见含铁血黄素沉积。其中不典型的血管样腔隙可被增殖的梭形细胞挤压而消失。血管内皮细胞及周围的梭形细胞在晚期可出现有丝分裂像，异形性细胞增多。炎症细胞主要为浆细胞。并可见嗜酸小体，PAS染色呈阳性，具有一定的辅助性病理诊断意义。

六、非霍奇金淋巴瘤

艾滋病患者发生于口腔的淋巴瘤为非霍奇金淋巴瘤（non-Hodgkin lymphoma），主要见于牙龈、腭粘膜、扁桃体及腮腺等部位。表现为软组织肿大，高出于粘膜面，有时可出现溃疡。

【病理】 艾滋病患者口腔淋巴瘤的组织像与口腔以外的淋巴瘤相似。主要为B淋巴细胞为主型，常有EB病毒感染，可检测出EB病毒DNA片段。有时可呈现出Burkitt淋巴瘤的组织像，由于瘤细胞迅速死亡，其细胞碎片导致吞噬细胞反应，吞噬细胞的胞浆色淡，均匀分布在瘤细胞之间，而形成所谓的“满天星”图像。

Summary

Diseases of the oral mucosa is an important part of the clinical stomatology, including many kinds of diseases. Many lesions are commonly seen in stomatological field; some are manifestations of systemic diseases expressed on oral mucosa; some systemic diseases express their first sign on oral mucosa, for instance, a majority of patients suffering from pemphigus manifest their first lesions on the oral mucosa. In such instances, early diagnosis and treatment will play an important role to safe the life of the patients.

In diagnosis and treatment of oral mucosal diseases , combination pathologically and clinically is not only necessary, but also the combination of local and systemic conditions is imperative. For biopsy, the incision should be elliptical not smaller than 0. 6cm long and 0. 2cm wide, and down to submucous layer to include epithelium and submucous tissues. An oblique or transverse incision should be avoid. Otherwise the diagnosis is difficult.

（于世凤）

第十三章 口腔肉芽肿性疾患

第一节 口腔肉芽肿性疾患

一、肉芽肿性唇炎

肉芽肿性唇炎（granulomatosa cheilitis）又称肥大性唇炎（hypertrophic cheilitis）。以口唇肿胀、肥厚为特征，是梅－罗综合征（Melkersson-Rosenthal's syndrome）以及克罗恩病（Crohn disease）的表征之一。故又有米舍尔综合征（Miescher's syndrome ）之称。

【病因】 病因不明。有免疫失调、变态反应或异物反应之说。如对含硅物质以及某些变性组织的超敏反应，形成一种局限性的类肉瘤样变化。此病一般无明显全身改变。

【临床】 病损多发生于上唇，也可上、下唇同时受累。口唇呈弥漫性肿胀、增厚，柔软似海绵样感，但无可凹性水肿，口唇周围皮肤发红，反复发作后皮肤呈暗红色。病变迁延、持久，可形成巨唇。

【病理】 病变可有两种表现类型：一种为以上皮样细胞肉芽肿为主的病理改变，在慢性炎症中可见以上皮样细胞为主的肉芽肿，还可见多核巨细胞及淋巴细胞组成的结节样聚集，结节中可见毛细血管，一般无干酪样坏死形成；另一表现为主要是结缔组织间质水肿，伴有血管炎及淋巴细胞浸润，而上皮样细胞很少观察到，为慢性炎症组织像。（图 13—1）（图 13—2）

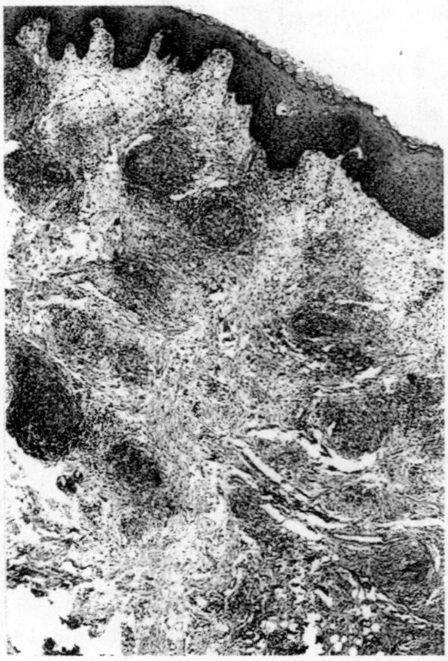

图 13－1 肉芽肿性唇炎
上皮下结缔组织中及血管周围见上皮样细胞、淋巴细胞及浆细胞呈结节样聚集

肉芽肿性唇炎可以单独发生，成为单独一种局限性疾病。根据有无全身其他症状，应与结节病、梅－罗综合征及克罗恩病进行鉴别诊断。

二、腺性唇炎

腺性唇炎（cheilitis glandularis）是以唇腺增生、肥大为特征的一种炎症性病变。Volkmann（1870）曾描述过本病，认为是由于下唇粘液腺肿大所引起的特殊类型唇炎。

【病因】 不明。统计研究分析表明以下各因素与本病有一定的关联：

1. 遗传因素；
2. 局部病灶（龈炎、牙周炎等）及慢性刺激（日光、吸烟等）；
3. 有报告提出本病为克罗恩病的一种局部表征；
4. 有学者认为本病与癌症相关，可增加对恶性肿瘤的易感性。

【临床】 本病为少见病。多发生于成年男性，主要发生于下唇，唇外翻肿大，可触及散在、多个粟粒样小结节，多为无痛性肿胀，当继发感染时可有脓性分泌物及肿痛感。长期反复发作的少数患者可发生鳞状细胞癌。

【病理】 为小涎腺的慢性炎症。唇腺属于粘液性小涎腺，炎症感染可见导管扩张，腺泡呈不同程度的萎缩或消失，可出现粘液池，并见大量炎症细胞浸润。继发感染可形成化脓性腺性唇炎，可见脓肿及排脓的窦道。结缔组织胶原纤维可出现嗜碱性变性。表面上皮有时可见糜烂、溃疡或结痂。(图 13—3)(图 13—4)

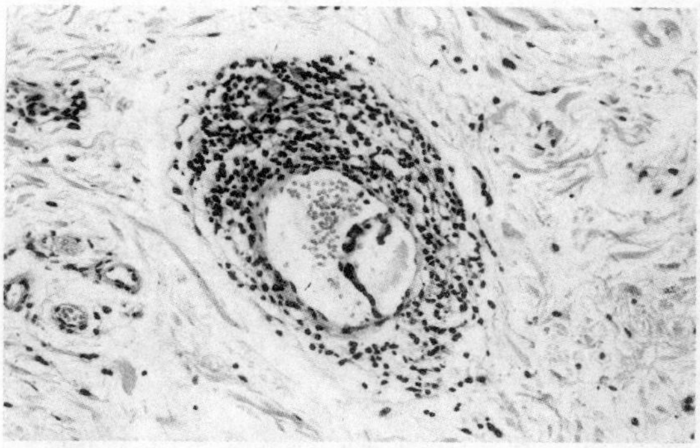

图 13—2 肉芽肿性唇炎
肉芽肿内血管周围可见许多淋巴细胞浸润

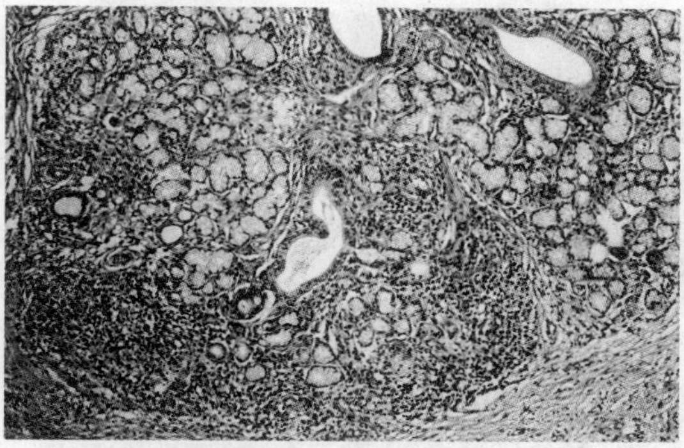

图 13—3 腺性唇炎
粘液性小涎腺之腺泡萎缩，见大量炎症细胞浸润

三、结节病

结节病又称为类肉瘤病（sarcoidosis），是全身性、多脏器的肉芽肿性疾患。

口腔颌面部常可见唇、颊等部位的局限性类肉瘤反应。本疾患的主要特点为：①全身性肉芽肿疾患；②淋巴结肿大；③结核菌素（OT）反应阳性；④Kveim 试验反应阳性，形成以上皮样细胞为主的结节。

【病因】 病因尚不明了。近年研究表明，本病属于免疫缺陷病，即机体受体内、外多种因素的影响，导致免疫功能和免疫应答低下所致。特别是细胞免疫功能低下、吞噬细胞功能缺乏等引发的机体组织产生慢性肉芽肿性病变。患者还可能有先天性基因缺陷等遗传因素存在。

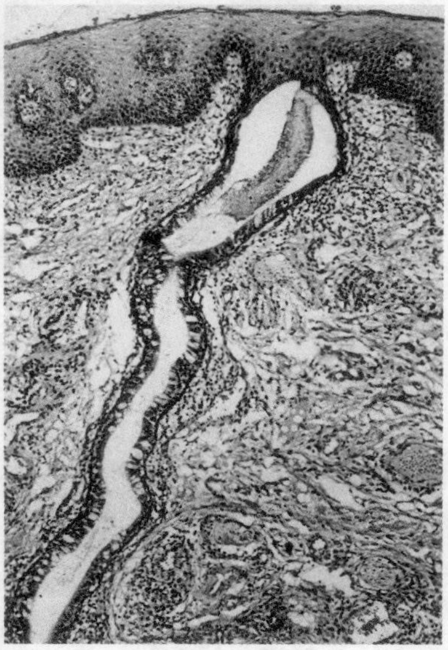

图 13—4 腺性唇炎
小涎腺之涎腺导管明显扩张

【临床】 本病女性多见，以 20～40 岁较为多发。肺部是常见受侵部位，两肺门淋巴结肿大。口腔颌面部多发生于唇颊部粘膜下组织，为暗红色、无痛性肿胀、增厚，触诊呈多个粟粒状结节或砂砾样感。腮腺病变多为对称性的肿块，可伴有口干。神经受侵可出现面神经麻痹。牙槽骨被侵犯时 X 线可表现为多囊性破坏阴影。

【病理】 病理特征以上皮样细胞为主组成的结节，结节内可见多核巨细胞及淋巴细胞，偶见浆细胞，还可见血管，一般无干酪样坏死。巨细胞内可见包涵体，又称为肖曼小体（Schaumann's bodies），为圆形、卵圆形或呈层板样结构，呈嗜伊红染色，约 10～100μm，也可游离于巨细胞的胞浆之外。有时，这种小体周围可发生钙化而呈蓝染。病变晚期上皮样细胞变性，结节可缩小，结缔组织纤维可发生纤维化现象。

结节病的组织像与结核相类似，其主要区别在于结节病的结节内有大量上皮样细胞，淋巴细胞较少，掺杂排列；结核病的结节中央为上皮样细胞，周围有较为明显的淋巴细胞浸润，而且结节内一般无血管，因而常可见明显的干酪样坏死发生。(图 13－5)

免疫病理：病损组织直接免疫荧光检测可在上皮下结缔组织间质成分及血管周围有免疫球蛋白或补体沉积（主要为 IgG、IgM、及 C3）。由于免疫缺损患者常常合并自身免疫性疾患，间接免疫荧光实验常可检测出自身循环抗体阳性，如抗核抗体阳性。(图 13－6)

Kveim 试验：是将已诊断为结节病患者的病损组织，切取后制成消毒的混悬液，再注入被检者的皮下，经 6～8 周后取注射部位组织活检，镜下可见以上皮样细胞为主的结节形成。其检测阳性率可达 80％以上。本试验又称为 Kveim-Siltzbach 试验，具有诊断意义。

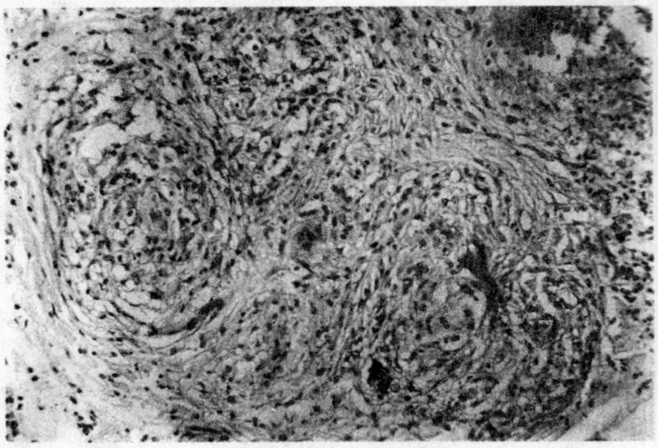

图 13－5　结节病

由上皮样细胞、多核巨细胞及淋巴细胞组成的结节

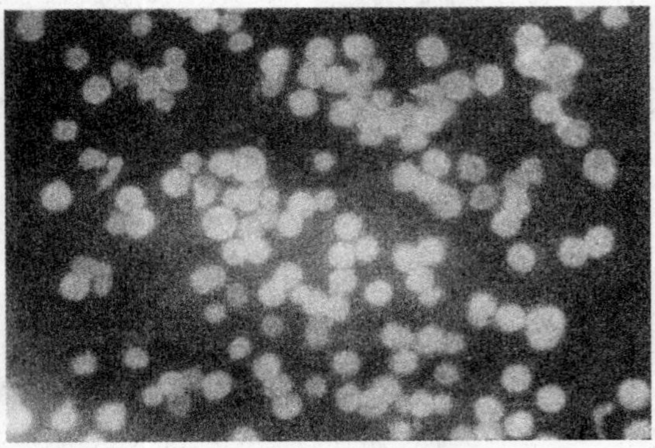

图 13－6　结节病抗核抗体阳性（间接免疫荧光 IgG）

四、梅一罗综合征

梅一罗综合征（Melkersson-Rosenthal's syndrome，MRS）由 Melkersson（1928）以及 Rosenthal（1931）报告而命名。其面部出现神经血管性水肿，并伴有面瘫和沟纹舌，故称之为梅一罗综合征。其典型综合征具有三个特征：①颌面部反复发作的肿胀而形成的肉芽肿性病变；②反复发作的面神经麻痹；③沟纹舌（fissured tongue）或称之皱褶舌（rugae tongue)。本病病因不明，可能与过敏反应、细胞免疫功能缺陷等有关连。

【临床】 本病好发于青少年，无明显性别差异。主要症状为唇面部复发性肿胀，上唇较为明显，呈非凹性水肿，逐渐形成肉芽肿性唇炎病损，为本病的主要必有的特征。有时还可出现肉芽肿性龈肿胀病变。其他两症状不一定都出现，三征同时出现者较为少见。通常多为单侧病变。

【病理】 可见病变为非干酪样、由上皮样细胞组成的肉芽肿，其中主要为淋巴细胞浸润，还可见浆细胞及组织细胞，多聚集在血管周围。有时可见多核的朗格汉斯巨细胞。结缔组织中的胶原纤维常见水肿。组织学特点主要分为两个类型：一是由上皮样细胞、淋巴细胞及血管组成的结节样结构；另一为以胶原纤维水肿及血管增生为主的间质水肿型。一般在病变的早期常为纤维及血管水肿性变化，逐渐发展为肉芽肿性结节样改变。其组织像与结节病相类似。长期病变可发生纤维化。

化验检查：患者血清血管紧张肽酶增高。

五、嗜酸粒细胞增生性淋巴肉芽肿

嗜酸粒细胞增生性淋巴肉芽肿（eosinophilic lymphoid granuloma）又有木村病（Kimura's disease）之称。我国金显宅等首先报告（1937）。是一种发生于皮下组织及淋巴结的肉芽肿性病变。

【临床】 本病主要发生于颌面部皮肤、涎腺及淋巴结的肉芽肿性肿块，可侵犯腮腺与泪腺，常呈对称性肿胀。亚洲发病较高。可发生于老少，其中以中年男性多见。主要发病部位为腮腺区以及颊部与颌下区。半数以上可为多发性病变。肿块柔软、无痛，一般不损伤涎腺组织、神经及骨组织。半数患者局部皮肤可有瘙痒，表浅淋巴结常有肿大。

病因不明。化验检查，血清 IgE 明显升高，故有过敏反应之说。预后一般良好。

【病理】 可见嗜酸粒细胞及淋巴细胞大量增生，呈灶性聚集或弥散性浸润，并有淋巴滤泡形成。还可见组织细胞，多为胞浆透明的泡沫样细胞散在其中。肉芽肿的主要特征为：密集的嗜酸粒细胞浸润及灶性淋巴细胞内形成淋巴滤泡；毛细血管增生、扩张、充血，晚期管壁水肿、变性、狭窄，甚至闭塞，胶原纤维水肿、变性（图 13－7）（图 13－8）。

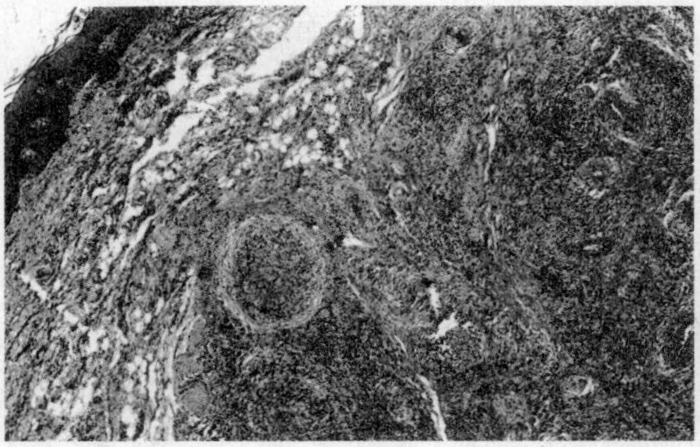

图 13－7　嗜酸粒细胞增生性淋巴肉芽肿
嗜酸粒细胞及淋巴细胞大量增生呈灶性聚集，并形成淋巴滤泡

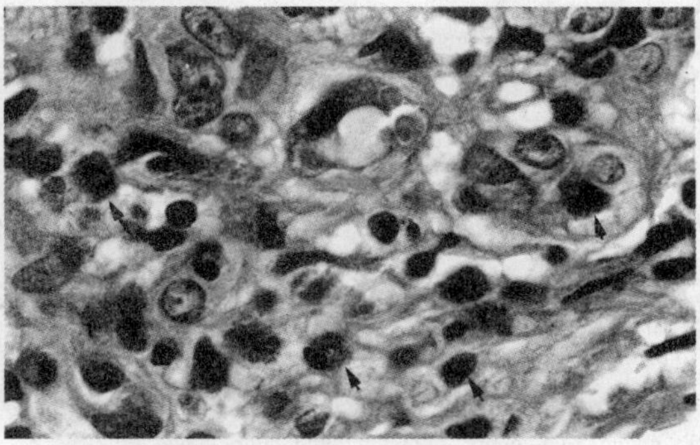

图 13－8　嗜酸粒细胞增生性淋巴肉芽肿
淋巴肉芽肿中可见嗜酸粒细胞、淋巴细胞及组织细胞

六、浆细胞肉芽肿

浆细胞肉芽肿（plasm cell granuloma）为良性、炎症性、肉芽肿性病变。主要发生于口腔的牙龈组织及口腔各部位的软组织。但是未见侵犯牙槽粘膜。偶见多发性病变，老、中、少均可发生，无性别差异。病损可呈肿物状，或伴有粘膜糜烂、出血。一般起病急，可有发冷、发热等症状。

【病理】 镜下主要为肉芽肿性病变，其中大量密集的炎症细胞以浆细胞为主，还有少量淋巴细胞，并可见蜕变的浆细胞呈圆形、均质性的嗜伊红小体（Russell 小体）散在其中。周围可见增生、扩张、充血的毛细血管及成纤维细胞。本病应注意与软组织的浆细胞瘤区别，后者为恶性肿瘤，常伴有口腔局部出血等症状，尿本周蛋白（Bence-Jones）阳性，镜下可偶见异常浆细胞，并有明显的全身症状。浆细胞肉芽肿为预后较好的局部性病变。（图 13－9）

七、韦格内肉芽肿

韦格内肉芽肿（Wegener granulomatosis）是由 Wegener 首先报告（1936）故命名。其特征为：坏死性肉芽肿，血管炎及肾脏病变组成的综合征。患者常迅速死于肾衰竭。本病也称韦格内肉芽肿性脉管炎（granulomatous vasculitis of Wegener），又有系统性血管炎综合征（systemic vasculitis syndrome）之称。病因不明，可能与过敏反应、细胞免疫功能异常有关连。

【临床】 本病好发于30～50岁，男性比女性略为多见。全身症状可有发热、出血、皮疹、全身性血管炎、肾小球肾炎等，晚期可有肾功能衰竭导致的尿毒症。局部特征为口腔坏死性肉芽肿，此外还好发于鼻、鼻窦及肺等部位。口腔病变除软腭为坏死性肉芽肿外，还可侵犯舌、龈、咽等处，表现为龈炎、龈脓肿、溃疡性口炎、牙槽骨吸收导致的牙松动、拔牙创口不愈合等，病变处出现疼痛。化验检查可有贫血、血沉快、高球蛋白血症、血尿、蛋白尿等。

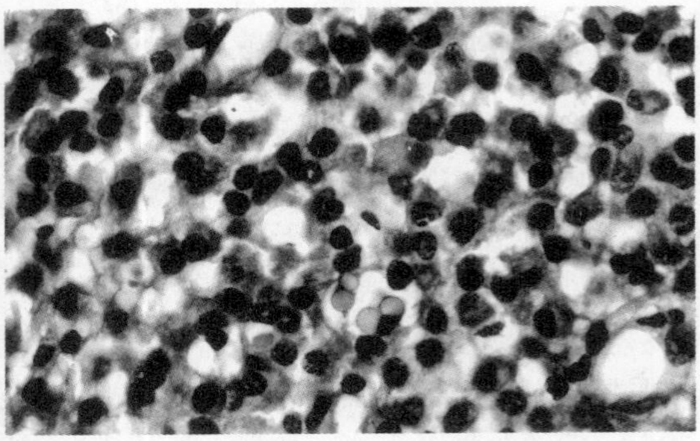

图13－9 浆细胞肉芽肿

肉芽肿内大量炎症细胞密集，以浆细胞为主，中心部位可见圆形、均质性Russell小体

【病理】 镜下为坏死性肉芽肿性病变。在坏死区周围的血管壁可见有类纤维蛋白变性，管腔内可见玻璃样血栓。管壁呈均质性、嗜伊红染色，血管周围有大量炎症细胞浸润，主要为淋巴细胞及单核细胞，也可见中性多形核白细胞。重者可见坏死性血管炎，血管内膜肿胀、变性或梗死。偶见多核巨细胞（图13－10）（图13－11）

免疫学检查，病损组织中可见免疫球蛋白及补体沉积。

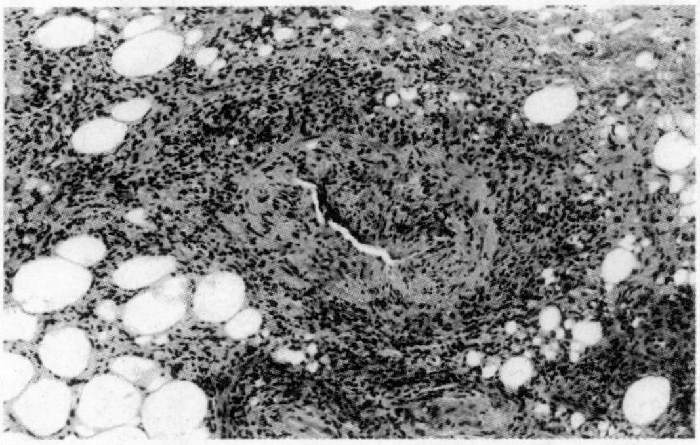

图13－10 韦格内肉芽肿

肉芽肿内血管内膜肿胀增厚，管腔闭塞，并见大量密集炎症细胞浸润

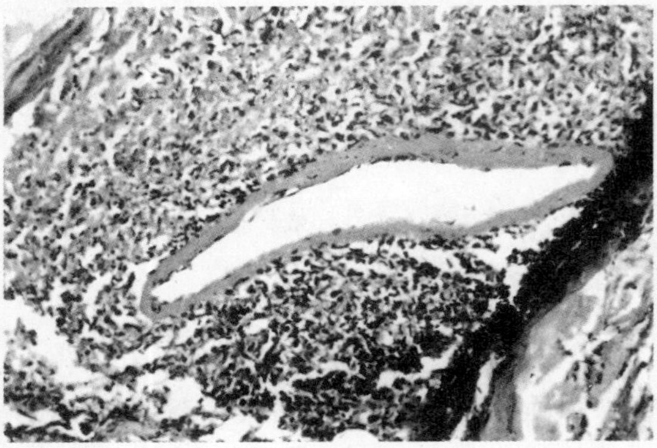

图13－11 韦格内肉芽肿

血管周围有类纤维蛋白变性呈均质性结构，周围有大量密集炎症细胞浸润

八、周缘性巨细胞肉芽肿

周缘性巨细胞肉芽肿（peripheral giant cell granuloma）也称巨细胞性龈瘤（giant cell epulis）。本病不是真性肿瘤。其病因可能与创伤、慢性炎症、义齿刺激等因素有关。患者女性多见，主要发生于中年人。好发部位为牙龈及牙槽嵴粘膜，病变呈暗紫色肿块，约为0.5～1.5cm大小。X线：肉芽肿下方的浅层骨面可观察到骨吸收的透影区。

【病理】 肉芽组织由增生的胶原纤维及毛细血管组成，其中可见较多的多核巨细胞散在其中或呈灶性聚集，巨细胞灶之间有纤维间隔。并见出血灶与陈旧性出血。结缔组织中还可见不同程度炎症细胞浸润。近年研究表明，组织中的多核巨细胞具有破骨细胞性质，因而周

围可见骨吸收现象，其下方可见骨样组织及新骨形成。（图 13－12）（图 13－13）

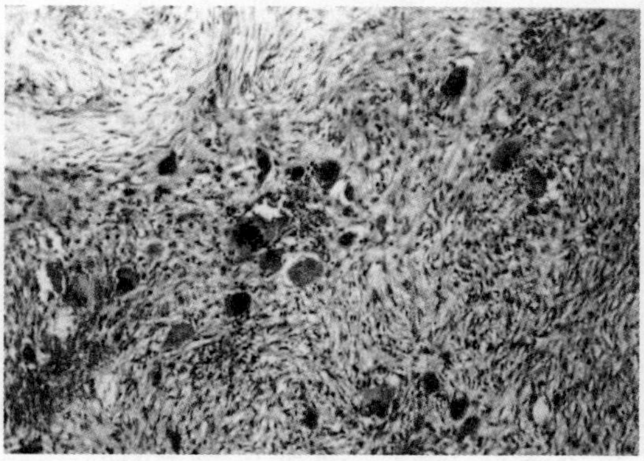

图 13－12　周缘性巨细胞肉芽肿

多核巨细胞围绕出血灶，成纤维细胞之间有淋巴细胞浸润

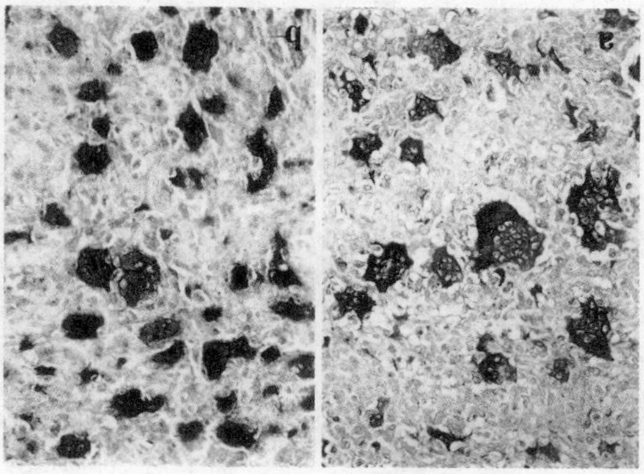

图 13－13　周缘性巨细胞肉芽肿

多核巨细胞具有破骨细胞特异性酶——抗酒石酸酸性磷酸酶阳性

九、妊娠性肉芽肿

妊娠性肉芽肿（pregnancy granuloma）又称为妊娠性龈瘤（pregnancy epulis）。少数妇女在怀孕期间龈炎加重而形成的龈瘤。其主要发生于牙龈的龈缘部位，也有发生于舌或其他处粘膜者。一般生长快，易出血，切除后易复发。分娩后可自行退缩或完全消退。本病病因为女性内分泌的改变，可加重龈炎或形成瘤样增生。

【病理】　组织像为化脓性肉芽肿改变。牙龈表现为肉芽性龈瘤或血管性龈瘤特点。上皮棘细胞明显增生、水肿，固有层毛细血管增生、扩张、充血，一般结缔组织纤维增生不明显，可有不同程度的炎症细胞浸润。偶见上皮表层有糜烂或溃疡形成。

十、恶性肉芽肿

恶性肉芽肿（malignant granuloma）又称致死性中线肉芽肿（lethal midline granuloma）。本病不是一种独立性疾患，是一组具有恶性肿瘤性质的致死性疾患。其病因不明，可能为对未知抗原的过敏反应或免疫功能失调所致。

【临床】　男性中青年居多。原发部位常发生在软腭后方及面部中线鼻腔的部位，包括鼻、咽、腭、鼻窦等上呼吸道，为进行性、溃疡性、坏死性病损。晚期患者出现恶液质。主要由以下几类疾病引起：①感染：包括多种细菌、真菌及寄生虫感染等。②自身免疫性血管炎（如 Wegener 肉芽肿等）。③肿瘤性疾病：特别是肿瘤性淋巴增生性疾患最为常见，包括非霍奇金淋巴瘤（non-Hodgkin lymphoma）、中线恶性组织细胞增生症（midline malignant histocytosis，MMH）及淋巴瘤样肉芽肿病（lymphomatoid granulomatosis，LYG）。④特发性中线破坏性疾患（idiopathic medline destructive disorders，IMDD）是一种无确切病原微生物感染证据，又未观察到病损组织中有肿瘤细胞与异常的淋巴样细胞浸润。患者全身症状可有高热或不规则低热，肝、脾及淋巴结肿大。晚期出现贫血及衰竭等症状。

【病理】　活检组织为广泛坏死的炎症性肉芽组织，并无特征性改变，炎症性肉芽肿及变性、坏死组织为非特异性炎症，其镜下所见与临床表现常常不一致，往往临床过程非常严重，但病理活检诊断经多次检查仍为炎症性肉芽肿。临床诊断为恶性肉芽肿是由于多种不同疾患的综合征候。当病理上排出了特殊感染及恶性肿瘤之后，主要有两种诊断：一为“中线致死性肉芽肿（恶性肉芽肿）”，另为“韦格内肉芽肿”。前者为局部病变，后者为全身性血管炎。两者均无明显恶性的镜下表现（见前）。因而，恶性肉芽肿主要是以临床综合表征为主的一种命名，而不是根据镜下表现的病理诊断。

这一组病变组织镜下主要表现为变性、坏死，组织周围的血管出现明显的炎症变化，血管壁呈类纤维蛋白样坏死，管周可见密集的炎症细胞浸润，主要为淋巴细胞及浆细胞。偶见核分裂及异形细胞。

第二节　其他病变

一、舌乳头炎

舌乳头炎（lingual papillitis）主要表现为舌乳头萎缩、肿胀及炎症性变化。舌背有四种乳头，其中丝状乳头（filiform papilla）数目最多。舌乳头的变化还可反映全身状况的改变，系统病可在口腔及舌背有不同表征。

（1）丝状乳头炎（filiform papillitis）多见于感染（如猩红热）及维生素 B_2 缺乏等导致丝状乳头萎缩，继而菌状乳头水肿呈“草莓舌”样表现。当患有严重贫血或恶性贫血等疾患时，则逐渐舌乳头全部萎缩而呈现“镜面舌”表征，可伴有唇炎及口角炎。还可出现眼部球结膜炎及阴囊炎、腹泻、皮炎等全身症状。舌背面常见充血发红及肿胀等外观。严重者舌呈火红色、发亮，疼痛明显。

镜下可见舌乳头上皮萎缩，毛细血管增生、扩张、充血，结缔组织纤维水肿明显。

（2）菌状乳头炎（fungiform papillitis）菌状乳头分散于丝状乳头之间，主要位于舌侧缘及舌尖部，由于富于痛觉感受器，发炎时可出现红肿、疼痛或灼痛等症状。贫血、维生素缺乏及局部刺激等因素均可引发炎症。用放大镜观察，舌背部呈散在的红点状。

镜下可见上皮下结缔组织内毛细血管明显增生、扩张、充血，其间有大量炎症细胞浸润。严重者菌状乳头表面上皮缺乏而形成溃疡，其下方为密集的炎症细胞浸润及变性的胶原纤维。

（3）叶状乳头炎（foliate papillitis）叶状乳头位于舌侧缘的后部，在人类此乳头一般已退化为 5～8 条平行排列的皱襞，因而肉眼观察不明显。上呼吸道炎症或局部刺激等因素引起发炎，可发生红肿、疼痛甚至破溃，一般多发生于中年以上成人。如发生溃疡且长期不愈时，应排除癌变的可能。

镜下可见叶状乳头富于淋巴组织，炎症时可见增生、扩张、充血的毛细血管，结缔组织水肿并见大量炎症细胞浸润，周围可见淋巴样组织增生。并见上皮变薄或发生溃疡。应注意两侧上皮细胞有无异常增生及癌变情况。

（4）轮廓乳头炎（vallate papillitis）轮廓乳头位于舌根部横向排列，约 8～10 个，一般很少发炎。一旦有炎症时，局部可有充血或疼痛，常伴有味觉障碍，大多为无症状的肥大。应排除癌症以消除患者的疑虑。炎症时病理改变基本同上。

二、舌淀粉样变性

【概述】 舌淀粉样变性（lingual amyloidosis）其同义名为舌淀粉瘤（amyloid tumor of tongue），是一种少见的疾病。为机体内一些组织中有特殊的蛋白物质沉积，这种特殊的蛋白物质是球蛋白和多糖的复合体，其中含 γ 球蛋白、补体及纤维蛋白等成分。由于这种物质对碘的化学反应与淀粉相似，称之为淀粉样变性，实际上并非碳水化合物的淀粉。

【病因】 尚不明了。淀粉样变性分为原发性和继发性两类。通常原发性淀粉样变性可能与遗传有关，一部分患者可有家族性聚集倾向。此外，反复机械刺激、外伤、药物、日晒等可为其诱因。有学者认为在某种抗原刺激下浆细胞产生免疫球蛋白，或成纤维细胞产生胶原蛋白可引发该病。继发性淀粉样变性可见于感染（如慢性化脓性疾患、长期慢性骨髓炎、结核等）、自身免疫性疾患以及浆细胞骨髓瘤、霍奇金病等疾病，都可继发本病。

【临床】 淀粉样变性最常侵犯的器官依次为肾、肝、舌、心脏。肾的病变最为严重，可出现蛋白尿、血尿及管型，继而发生肾病综合征，最后可导致肾功能衰竭而死亡。心脏受损可出现心肌肥厚、心脏增大、心律不齐等，最终可引起心力衰竭。肝脏受侵后可引起肝脏肿大、肝功能异常。皮肤淀粉样变性可出现由于淀粉样浸润而形成的丘疹、结节、斑块及色素沉着，患者可有剧痒。局限型仅侵及皮肤，系统性则皮肤及内脏均可受侵。

口腔的淀粉样变性主要发生在舌体及口底部位。表现为舌体增大，可为正常的两倍左右。口底增厚。两侧为对称性肿大，舌侧缘有齿痕。舌背表面正常，可形成硬结。如为舌的局部性肿大可形成结节状肿块，又称之为淀粉样瘤。舌底与口底同时增厚，则显示颏下区膨隆。由于形成巨舌可引起语言不清，甚至影响进食及吞咽。仰卧因舌后坠而发出鼾声。牙龈粘膜也常见有淀粉样浸润，因而龈活检在诊断全身性淀粉样变性有较高的阳性率。还可见牙龈糜烂、溃疡及唇颊粘膜肥厚等表征。

【病理】 活检组织 HE 染色见淀粉样物质呈粉红染的均质样、片状物质；采用刚果红染色呈砖红色；PAS 染色为阳性反应呈玫瑰红色；硫磺素 T（thioflavine T）染色可发黄色荧光；甲基紫（或结晶紫）染色呈紫红色；偏光显微镜观察为绿色光亮的双折射物质。淀粉样物质的团块或条索的边缘部一般着色模糊、淡染，其内部则着色深浅不一。结缔组织的玻璃样变在边缘部轮廓清晰，界限分明，且着色一致。（图 13－14）

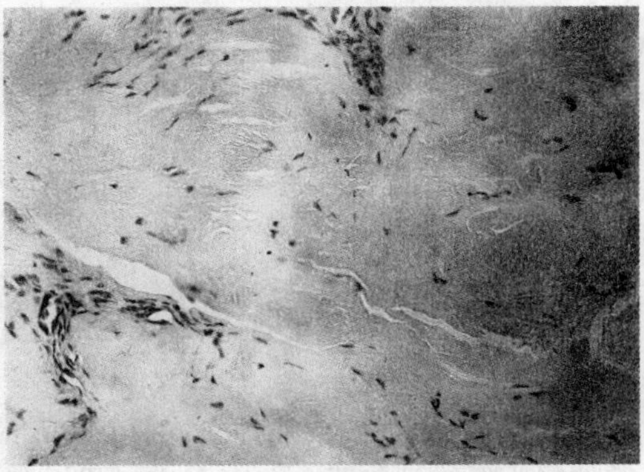

图 13－14　淀粉样变性

上皮下结缔组织中淀粉样物质呈均质样结构，内部着色深浅不一

淀粉样物质沉积于粘膜的结缔组织乳头层及血管周围。在舌部还可在舌肌及间质中有淀粉样物质浸润。如沉积在血管壁上则 HE 染色可见管壁呈粉红染、均质化结构。

电子显微镜观察：淀粉样物质为片状、密集的原纤维组成。纤维有两种结构，一种直径约为 7.5nm 的无分支纤维，具有交叉 β 蛋白质性质，其数量较多，和免疫球蛋白轻链结构相似；另一种为直径较粗，约 150nm 短杆状纤维，似成堆的环状物质聚集呈片状，是由 α－球蛋白组成。

三、变态反应性唇炎

变态反应性唇炎（allergic cheilitis）是由于接触某些致敏原而引起的唇部变态反应性炎症。其同义名有唇血管神经性水肿（angioneuroic edema）、接触性唇炎（contact cheilitis）。为过敏性疾患。

【病因】 尚不十分明确。主要致敏原为某些食物、食物添加剂、药物、病灶感染及肠道寄生虫等；创伤、寒冷、紧张等精神刺激因素也可诱发此病。此外，还有一种为先天性的遗传性血管神经性水肿，为常染色体显性遗传，有家族史，一般很少见，发病急，病情严重且常有复发，此病由 Quincke（1882）首先描述，又称为昆克水肿（Quincke edema），前一疾患的致敏原及诱发因素也可诱发本病的发生。

【临床】 病变主要发生在上唇，表面光亮，病损范围弥漫广泛，可波及颊、鼻翼、眼睑等部位。口腔内舌、咽部、软腭等部位以及食道、气管粘膜均可波及，一般无可凹性水肿，可反复发作。

【病理】 唇部血管神经性水肿主要表现为上皮及上皮下结缔组织有明显水肿表现。水肿的形成主要多为致敏原引发大量细胞因子及组胺等物质的释放，引发毛细血管增生、扩张、充血，并见血管周围有血细胞外渗现象。结缔组织中可见淋巴细胞浸润，有时可见嗜伊红白细胞散在其中。一般无中性多形核白细胞浸润。神经末梢纤维也可观察到水肿变化。

四、囊虫病

囊虫病（cysticercosis）又名囊尾蚴病（cysticercus）。是有钩绦虫的幼虫寄生于人体各组织内所引发的疾病。人体内的囊虫病几乎都是有钩绦虫的囊尾蚴（即猪囊尾蚴）经口感染所致。主要感染途径是吞食了有钩绦虫的虫卵污染的食物，也可以经有钩绦虫患者的手沾染虫卵后又接触食物进入口腔。虫卵主要存在于粪便中，排出时已成熟，有较厚的外壳，人吞食后在十二指肠内孵化后钻入肠壁，沿肠系膜静脉及淋巴组织循环到全身，并在各组织内发育为幼虫。自吞食虫卵至形成囊虫病约为 3 个月时间。

【临床】 人体囊虫病好发于皮下组织及脑、心、肝、肺、眼球、肌肉等部位。口腔可发生于舌、颊粘膜、腮腺、腭部、颈部及耳翼等处。在口腔粘膜可表现为豆样结节状或呈小包块样，直径约为 1cm 大小，可单发或多发，很像粘液囊肿或纤维瘤。一般无症状，与周围组织无粘连。脑囊虫病主要临床症状为头痛、癫痫、颅内压增高等。口腔内可出现过敏性炎症、粘膜水肿及糜烂、溃疡等。

【病理】 活检应切取完整的结节或小包块。囊性肿物的外层为纤维性包膜，并有上皮衬里。包膜的纤维结缔组织中有大量炎症细胞浸润，还可见异物巨细胞。囊腔内为有钩绦虫的幼虫。可观察到幼虫的头节、节片及吸盘结构。囊虫死亡后可发生钙化。如合并感染则可见中性多形核白细胞、嗜伊红细胞，还可见上皮样细胞及浆细胞浸润。（图 13—15）

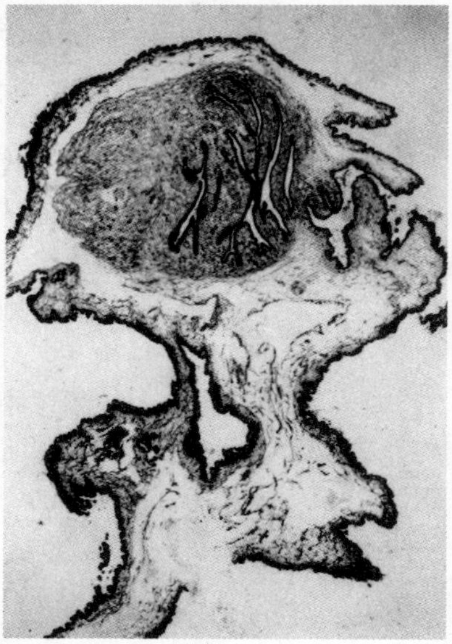

图 13—15 囊虫病

外层为纤维性包膜，囊腔内可见幼虫的头节及节片

五、放线菌病

放线菌病（actinomycosis）是由放线菌（actinobacillus）感染引发的慢性、化脓性、肉芽肿性炎症。多累及颌面部及颈部组织，还可发生在胸、肺及腹部组织。

【病因】 放线菌是一种非抗酸性、无芽胞的革兰阳性丝状分枝杆菌（actinomycetes），属于厌氧性或微需氧的兼性厌氧菌。口腔可以分离出五种类型常驻放线菌。目前认为以色列放线菌（actinomyces israelii）和牛型放线菌（actinomyces bovis）为本病的致病菌。放线菌常驻于龋洞、牙周袋、冠周炎、扁桃体、拔牙创以及皮肤粘膜的创伤部位的组织中，并通过这些常驻部位侵入颌面部、颈部或颌骨内引起感染。

【临床】 本病约半数以上患者好发于面颈部，男性多见。发病年龄多在20～45岁之间。早期软组织出现无痛性硬结或肿块，皮肤及粘膜呈暗紫红色，开口困难或牙关紧闭。后期大约经过1～2个月，病变局部红肿软化，患部形成多发性脓肿或瘘管，排出脓液中可找到“硫磺颗粒”。病变愈合后可留下紫红色、萎缩性瘢痕。

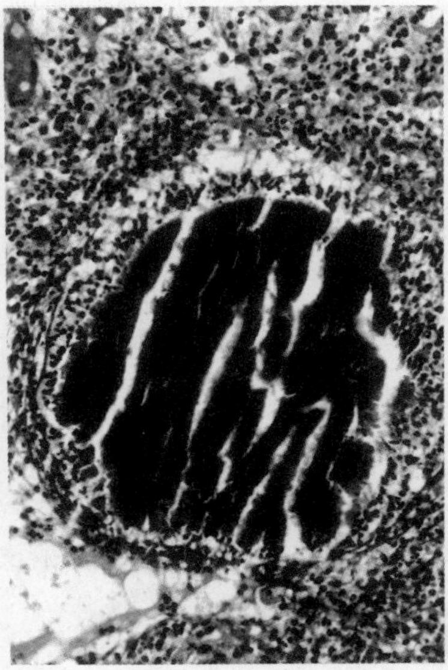

图13－16　放线菌病

肉芽组织中可见“硫磺颗粒”，呈嗜碱性团块状

【病理】 病变主要为炎症及脓肿。炎症可为增生性、肉芽性炎症组织，其中可见大量炎症细胞及泡沫细胞。肉芽组织和脓肿中可见“硫磺颗粒”，呈圆形或分叶状团块，直径可达数百微米，HE染色呈嗜碱性，中央部位色浅呈均一性，边缘部有放射状菌丝，菌丝顶部有胶样的鞘膜，形成玻璃样的杵状体结构，其周围可见大量中性粒细胞环绕。硫磺颗粒及放线菌组成的菌团周围可观察到上皮样细胞、巨细胞、嗜酸粒细胞、浆细胞及致密的纤维结缔组织。（图13－16）

临床及病理观察到的硫磺颗粒及其菌丝结构为本病的特征。

六、梅毒

梅毒（syphilis）是由梅毒螺旋体主要通过性器官直接接触引起的一种慢性、系统性传染病。其次是通过“胎传”感染，少数人通过输血而传染。

【病因】 梅毒的病原体为苍白螺旋体（treponeme pallidum，TP），通常在干燥条件下易失活，在厌氧及潮湿环境下可生存较长时间。人类是TP的唯一感染源。其传染途径有三种：先天梅毒是孕妇通过胎盘传染给胎儿；后天梅毒主要通过性器官直接接触而感染；少数患者可通过哺乳、输血以及接触患者污染的生活用具、医疗器械被感染。后者通过间接感染者极少见。

【临床】（1）后天梅毒可分为三期：一期为硬下疳（hard chancre），主要发生在生殖器，其次为口腔。口腔病变多在唇部、舌尖以及龈与硬腭，为硬的结节，可有糜烂或溃疡；二期全身播散，可发生皮炎及粘膜斑；三期约在感染后3年左右，在皮肤粘膜表现为结节性梅毒疹及树胶样肿块。口腔表征明显，主要在腭部中央的树胶肿或溃疡性病损。晚期梅毒主要为骨的病变，还可波及全身器官受损。

（2）先天梅毒又称胎传梅毒，一般无明显症状，直至13～15岁才开始发现。主要侵犯眼、耳、口腔、骨骼、神经及皮肤等部位。半月形牙亦称哈欣森牙（Hutchinson tooth）及桑葚磨牙（mulberry molar），为牙病变的主要特征，由于梅毒螺旋体感染牙胚所致。

【病理】 病理学特征为非特异性炎症肉芽组织。血管变化明显，毛细血管及小动脉增生，血管壁增厚，常可见闭塞性血管炎，为动脉与静脉周围炎，管周可见大量浆细胞浸润，

并可见少量淋巴细胞及朗格汉斯巨细胞。(图 13—17)(图 13—18)

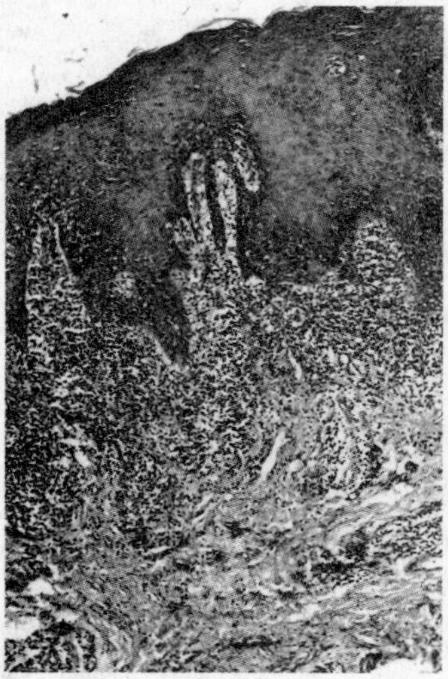

图 13—17 口腔梅毒(低倍)
上皮下结缔组织内有大量浆细胞浸润,并见增生的血管

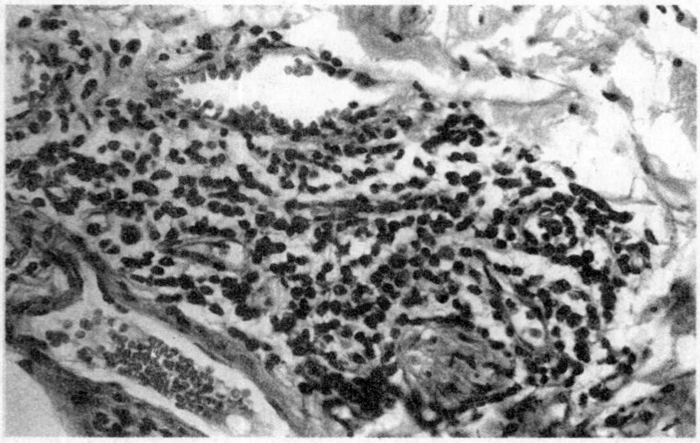

图 13—18 口腔梅毒(高倍)
血管周围见大量偏核的浆细胞浸润

免疫病理:间接免疫荧光技术检测:血清中抗梅毒螺旋体抗体呈阳性。此检查方法敏感性及特异性强。

此外,梅毒血清反应(康瓦反应)在初期为阴性,7～8 周可能变为阳性。

七、麻风病

麻风病(leprosy)是一种慢性、传染性、肉芽肿性疾病。病原体是由麻风分枝杆菌(Mycobacterium leprae)感染引起,此菌与结核杆菌(tubercle bacillus)相似,具有抗酸性。主要侵犯皮肤及末梢神经。

【临床】 潜伏期平均为 2～5 年,进展缓慢。本病主要分为三型:即结核样型麻风、瘤型麻风及中间型。早期浸润常从耳部开始至面颊部,呈对称性的结节或斑块,逐渐形成"狮面样外观",整个面部增厚、变形,眉毛脱落。侵犯神经可导致感觉障碍甚至消失。晚期可发生肢体畸形。

【病理】 根据临床分型,病损主要有以下两方面改变:

1. 结核样型麻风:主要形成上皮样细胞肉芽肿,血管及其内皮细胞增生,管壁增厚,血管周围及结缔组织中有大量淋巴细胞浸润,还可见许多组织细胞。末梢神经纤维变性,神经鞘膜增厚。抗酸染色一般检查不到麻风杆菌。麻风菌素试验阳性。此型为少菌型麻风。

2. 瘤型麻风:主要形成泡沫细胞肉芽肿,其特点一为上皮下形成"无细胞浸润带"区;另一特征即在无浸润带区下方可见许多散在的泡沫细胞,被称之为"麻风细胞"。抗酸染色在泡沫细胞内显示有大量麻风杆菌,传染性较强,此型属于多菌型麻风。病损涂片常可检查出多量麻风杆菌及菌团。

八、克罗恩病

克罗恩病(Crohn's disease)由 Crohn(1932)首先报告一种发生于消化道粘膜的慢性、

复发性、肉芽肿性炎症。故命名之。又称之为局限性肠炎或节段性回肠炎。

【病因】 病因不清，有以下学说：

1. 病源微生物感染；

2. 过敏反应以及自身免疫反应引发的炎性病变；

3. 精神、神经刺激因素；

4. 遗传因素，具有家族性聚集，HLA－B8 呈高频率分布。

【临床】 好发于中、青年，为反复发作的腹部胀痛、腹泻、脓血便、乏力及贫血等症状。还可形成多数肠息肉。

口腔粘膜形成线状溃疡或肉芽肿、小结节及龈增生。好发部位依次为颊、唇、龈、腭、咽等处。还可呈线状增生或结节样增生。口唇可为弥漫性的肿胀及硬结；牙龈发红，呈颗粒状增生。

【病理】 主要表现是肉芽肿性病变，为非干酪化的上皮细胞肉芽肿。可见淋巴细胞、浆细胞及朗格汉斯细胞浸润。结缔组织纤维可有水肿、变性。本病病理改变与类肉瘤（sarcoidosis）梅一罗综合征（Melkersson -Rosenthal syndrome）的病变基本相似。如病损处发生溃疡，则表现为上皮部分或全部缺失，其下方为密集的炎症细胞浸润，结缔组织纤维可出现变性及坏死。其肠道病变为肠粘膜水肿、肌层增厚及肉芽肿形成，可引起肠道狭窄。

Summary

The granulomatous lesions of the oral cavity manifest mainly as local mass without demarcation, may be single or multiple infiltrations. The surface may be covered with intact mucosal epithelium, may be erosive, ulcerative or necrotic, sometimes deep ulcer or crater-like destruction could be present. A few granulomatous diseases, for example, malignant granuloma and Wegener's granuloma are very severe and may cause death. Exact differential diagnosis is necessary. The histological features of granulomatous lesions are hyperplastic inflammation. Some are simple inflammatory granulomatous tissues; some are composed of special cells such as eosinophilic granuloma, plasma cell granuloma, giant cell granuloma, etc; some are composed of epithelioid cells, such as sarcoidosis, Melkersson-Rosenthal syndrome, and so on.

In short, the histopathological manifestations of granulomatous lesions are very various. To make a definitive diagnosis, several biopsies are sometimes needed, and combined with immunohistochemistry, special staining and clinical laboratory examination.

（于世凤）

第十四章　牙周组织病

牙周组织病是指发生在牙的支持组织（牙周组织）的疾病，又称之为牙周病（Periodontal diseases）。牙周病就广义说，包括牙龈病（gingival diseases）和牙周炎（periodontitis）。狭义上说，牙周病专指发生在牙周组织的炎症性、破坏性疾病，即通常所说的牙周炎，不包括牙龈病。牙龈病是指局限于牙龈组织的一组疾病，不侵犯深部牙周组织，其中以牙龈炎最为多见，此外，还有龈增生、溃疡、坏死等病理改变。牙周炎的病变从牙龈波及到深部牙周组织的牙周膜、牙槽骨及牙骨质，可导致牙松动、脱落，甚至丧失咀嚼功能。牙龈炎与牙周炎是人类口腔中多发病，牙菌斑是其发病的主要病源因子，菌斑微生物是牙周病发生的始动因子，是引发牙周组织炎症及破坏的必要因素。

发生于牙周组织的病理改变包括：炎症（inflammation）、营养不良（dystrophy）、萎缩（atrophy）及肿瘤（neoplasia）。营养不良变化可由于变性（degeneration）和创伤（trauma）引起。临床所说的牙周病专指由牙菌斑诱发的牙周组织的炎症性疾病，即口腔两大主要疾病之一（龋病与牙周病）。关于牙周病的分类问题是一个极为复杂的难题，自上个世纪20年代以来曾有过一些分类，但均不够完善，在其病因及发病机制尚未准确明了之前，被公认、完善的分类是困难的。20世纪80年代以来随着对牙周病本质的深入认识，曾对该病分类有了不少改进。近年，牙周疾病又有了新的分类（美国牙周病分类国际研讨会，1999），得到与会者共识。增加了牙龈病的分类；将牙周炎分为慢性牙周炎和侵袭性牙周炎两大类；及患有全身性疾病时伴发的牙周炎；将坏死性、溃疡性牙龈炎和坏死性牙周病合并称之为坏死性牙周病；并对牙龈病进行了分类。和以往的分类比较（1989、1993），在新分类中对成人与青少年牙周炎的命名采用了“慢性牙周炎”代替“成人牙周炎”，用“侵袭性牙周炎”代替“早发性牙周炎”（包括青春前期牙周炎、青少年牙周炎及快速进展性牙周炎）。不再单独列入“快速进展性牙周炎”及“顽固性牙周炎”。本分类虽然仍有不够完善之处，但要求今后在国际杂志及会议上均要使用该分类名词。

以下简要概述这一新分类中的八大类，其中每一大类又有亚类及分支类别，在此均不详述：

1. 牙龈病（gingival diseases）
2. 慢性牙周炎（chronic periodontitis）
3. 侵袭性牙周炎（aggressive periodontitis）
4. 反应全身疾病的牙周炎（periodontitis as a manifestation of systemic diseases）
5. 坏死性牙周病（necrotizing periodontal diseases）
6. 牙周脓肿（abscess of the periodontium）
7. 伴有牙髓病变的牙周炎（periodontitis associated with endodontic lesions）
8. 发育性或获得性异常及其状况（developmental or acquired deformities and conditions）

本章将牙周组织病作为广义名词着重介绍牙龈病及牙周炎，同时，对发生在牙周组织中的变性、创伤及萎缩等也做一简述。发生在牙周组织的肿瘤在口腔肿瘤章内叙述。人免疫缺损病毒（HIV）感染导致艾滋病所引发的牙周组织病变，将在口腔粘膜病章节内叙述。新的牙周疾病分类所涉及的重点内容，今后将在相关的口腔临床专业讲述。本章分别叙述如下：

牙龈病：

1. 牙菌斑性牙龈病

2. 非菌斑性牙龈病损

牙周炎：

发生在牙周组织的其它病理改变：

1. 牙周变性

2. 牙周创伤

3. 牙周萎缩

第一节　牙龈病

牙龈病分为两类，即牙菌斑性牙龈病（dental plaque-induced gingival disease）和非菌斑性牙龈病损（non－plaque－induced gingival lesions），最为多见的一种为慢性龈炎，主要是由口腔内菌斑引起牙龈组织的非特异性炎症，无深部牙周组织的破坏。牙菌斑性牙龈病的临床表现可受以下因素影响①全身性因素如内分泌紊乱等。②药物性因素。③营养不良等因素。还有一类与菌斑无关的非菌斑性龈病损，大多数不是一种独立性疾病，而是许多疾病出现在牙龈上的一种表征，如剥脱性龈病损等疾患。本节主要结合临床特点着重对牙龈病的病理改变叙述如下：

牙菌斑性牙龈病

1. 慢性龈炎

2. 龈增生

3. 维生素C缺乏性龈炎

4. 伴白血病性龈炎

非菌斑性牙龈病损

1. 急性坏死溃疡性龈炎

2. 遗传性牙龈纤维瘤病

3. 浆细胞龈炎

4. 剥脱性龈病损

一、牙菌斑性牙龈病

1. 慢性龈炎

牙龈的炎症虽有急性、亚急性与慢性之分，但实际上急性与亚急性龈炎较少见，而慢性龈炎（chronic gingivitis）最为普遍，主要局限于牙龈组织的边缘部位，又称之为边缘性龈炎（marginal gingivitis），当炎症主要局限于牙龈乳头时，则称为牙龈乳头炎（papillary gingivitis）。

慢性龈炎可以长期单独存在，其中一部分也可能发展为牙周炎。目前还无法区别单纯性龈炎以及将要发展为牙周炎的龈炎，而且在临床、X线及组织病理学上两者也无明确的鉴别诊断标准。慢性龈炎与牙周炎二者之间并不一定存在因果关系。仅一少部分慢性龈炎可能发展为牙周炎。

【病因】 主要是口腔细菌及其毒性产物引发的牙龈组织的慢性非特异性炎症。近年研究发现牙龈炎的可疑致病菌有：粘性放线菌（Actinomyces viscosus，Av）、牙龈二氧化碳嗜纤维菌（Cap no gingivalis）等。口腔不洁导致的软垢、牙石形成，食物嵌塞、不良习惯，以及不良修复体等局部刺激等因素，也都会促进和加重龈炎的发生、发展。

【临床表现】 主要见于儿童或青少年时口腔卫生不良者，以及无刷牙习惯的成年人。主要分为两种类型：一种为炎症水肿型，表现为龈缘红肿、光亮、松软、易出血；另一种为纤维增生型，一般病程较长，龈缘肿胀、坚实，呈炎症性增生，亦称增生性龈炎。

【病理】 主要在牙龈的龈沟壁处有炎症细胞浸润，在沟内上皮的下方可见中性粒细胞浸润，再下方为大量的淋巴细胞（主要为T淋巴细胞）。炎症细胞浸润区域的胶原纤维大多变性或丧失。（图14—1）（图14—2）

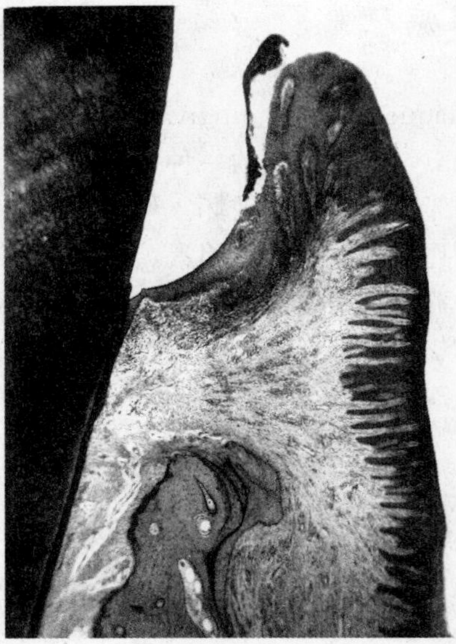

图14—1　边缘性龈炎

牙龈沟底炎症细胞浸润范围局限，牙槽骨及牙周膜尚未受侵

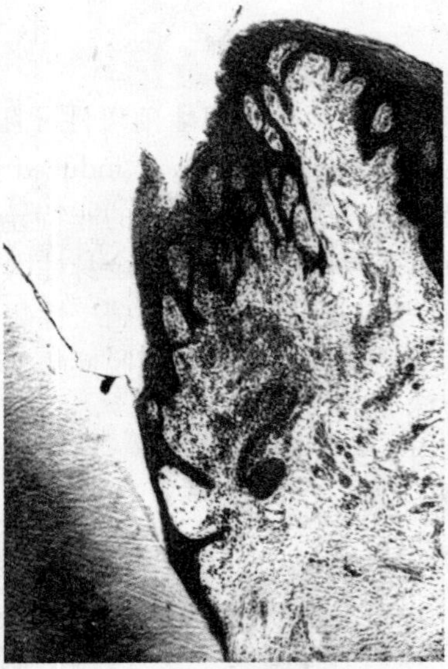

图14—2　边缘性龈炎

牙龈沟内上皮表层糜烂，上皮向结缔组织增生呈网眼状，其周围见炎症细胞浸润

根据慢性龈炎的病理变化又可分为以下两型：

炎症水肿型：牙龈的纤维结缔组织水肿明显，其间有大量淋巴细胞、中性粒细胞浸润，还可见少量浆细胞，毛细血管增生、扩张、充血。

纤维增生型：上皮下纤维结缔组织增生成束，束间可见淋巴细胞及浆细胞浸润，毛细血管增生不明显，其炎症成分比水肿型为少。

以上两型炎症均只局限于牙龈组织内，其深部的牙周膜与牙槽骨均未见明显变化。炎症水肿型类似于炎症肉芽组织；纤维增生型类似于瘢痕组织。

2. 龈增生

龈增生（gingival hyperplasia）主要指由多种原因引发的以纤维结缔组织增生为主要病理改变的一组疾病，又称增生性龈炎。

【病因】 主要由全身性因素引起（包括月经期、青春期、妊娠性及苯妥英性药物性龈炎），常常合并有局部菌斑感染，而呈现为炎症性的增生。如女性内分泌因素引起的牙龈增生，可见于青春期龈炎（pubertal gingivitis）、妊娠期龈炎（pregnancy gingivitis），又称之为激素性龈炎（steroid hormone-influenced gingivitis）；还有药物性龈炎（medication-influenced gingivitis），主要是由于服用某种药物引起的龈增生，如服用抗癫痫药物苯妥英钠或使用某些免疫抑制剂；蛋白质、叶酸、维生素 C 以及微量元素锌等缺乏、及某些血液病等等，也会引起牙龈增生。

【临床表现】 与内分泌相关的龈增生，多与女性经期、妊娠等密切相关，一旦青春期过后或月经结束、妊娠终了，则病变会逐渐恢复、消退；药物性龈增生，一旦停药也可逆转。苯妥英龈增生多发生于前牙唇侧，龈乳头增大，有时可见龈表面呈颗粒结节样改变。

【病理】 龈增生其主要组织病理学变化为纤维结缔组织增生，粗大的胶原纤维束类似瘢痕组织结构；还可出现胶原纤维水肿、变性及毛细血管增生、扩张、充血等变化。一般炎症不明显。上述龈增生合并口腔菌斑感染时，则与慢性龈炎并存，其病理学变化也出现炎症反应的一系列改变。(图 14—3)

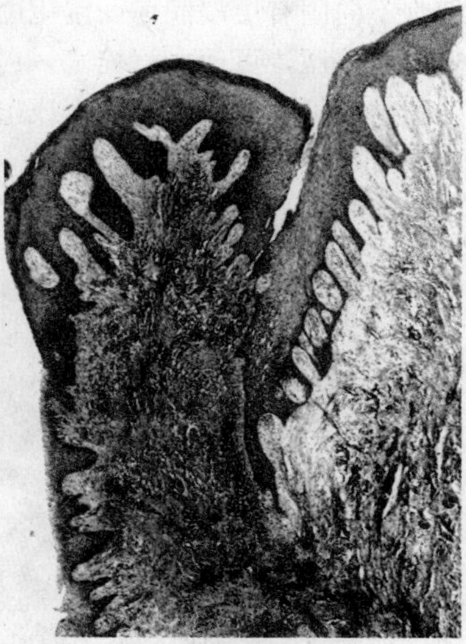

图 14—3 增生性龈炎
牙龈上皮增生呈乳头状，并见增生的纤维结缔组织中有大量炎症细胞浸润

3. 维生素 C 缺乏性龈炎

维生素 C 缺乏性龈炎（Vitamin C deficient gingivitis）主要是由维生素 C 缺乏引起的牙龈组织炎症性病变。具有特征改变，牙龈呈紫红色炎症性增生。而维生素 C 缺乏所引起的口腔表征，在临床较为多见，特别是口腔卫生不良者，常因合并牙龈炎局部出血而就诊。严重维生素 C 缺乏可引起坏血病，近年已较为少见。

【临床表现】 口腔牙龈极易出血，特别是在刷牙或咀嚼触之出血明显。牙龈呈紫红色，质地松软，肿胀、增生之牙龈可覆盖一部分牙冠表面。长时间维生素 C 缺乏，可引起牙周膜纤维水肿而导致牙松动。口腔粘膜可出现由于出血引起的瘀斑。皮肤也可出现瘀斑，关节腔血肿可引起疼痛等症状。

【病理】 牙龈组织水肿、出血为主要病理特点。上皮下结缔组织中陈旧性出血灶周围可见大量含铁血黄素颗粒，并见淋巴细胞及浆细胞浸润。胶原纤维明显减少，牙龈及牙周膜纤维水肿，毛细血管增生、扩张、充血及出血明显。动物实验研究表明，缺乏维生素 C 的动物，其形成胶原能力受阻，降低细胞间质的产生。因此，维生素 C 对创伤愈合、骨和软骨的修复性再生具有重要的作用。维生素 C 在体内参与糖代谢及氧化还原过程，增强机体抗感染能力，可增强机体免疫系统的防御功能。

4. 伴白血病性龈炎

伴白血病性龈炎（gingivitis with leukemia）又称白血病性龈增大（gingival enlargement associated with leukemia）。各型白血病都可引起牙龈增大，增大肥厚的牙龈并不是龈组织本身的细胞成分，而是由大量未成熟的幼稚白细胞浸润，取代了牙龈组织，形成了不规则的增大。

【临床表现】 各型白血病在口腔的表征，主要为颌骨及牙槽骨出现疏松，骨小梁纤细，口腔粘膜可出现瘀斑，颌下淋巴结肿大。牙龈增大最为明显。有些白血病患者在疾病的早期，以龈增大为其首发的病征，肿大的牙龈形状不同于一般的炎症性增生性牙龈，伴白血病的龈增大外形不整，龈表面不平，常呈结节状突起或似山的峰谷样外形，颜色不均匀，还可合并龈缘糜烂、坏死表现。

【病理】 牙龈组织中可见大量不成熟的幼稚白细胞，主要在粘膜下层呈密集浸润。上皮下浅部的结缔组织与基底膜之间为一正常固有层带，类似肿瘤周围的包膜样结构，幼稚的白细胞不向固有层浸润，而侵犯固有层下方深层的结缔组织。结缔组织中的大量幼稚白细胞的聚集、挤压，可使血管栓塞。白细胞坏死致使牙龈形成坏死性溃疡。浸润的肿瘤细胞周围及间隙中可见血管扩张、充血或出血。一般组织中的炎症不明显。若合并菌斑感染，可并发有牙龈炎的各种病理变化。（图 14－4）（图 14－5）

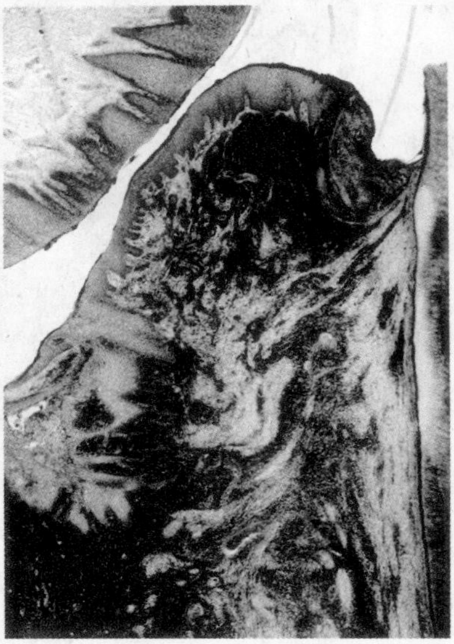

图 14－4 伴白血病性龈炎（低倍）
牙龈组织中见大量幼稚的白细胞浸润

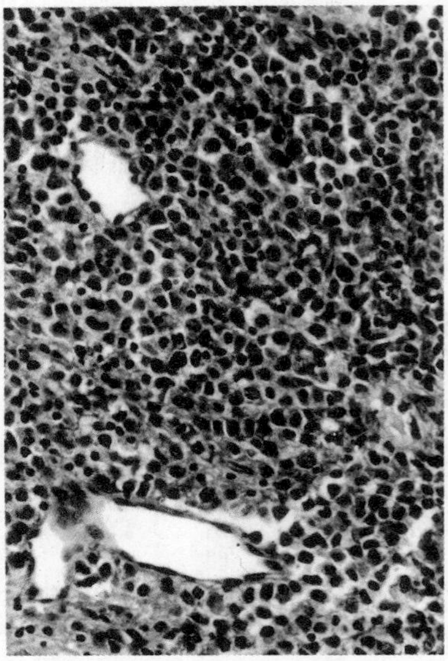

图 14－5 伴白血病性龈炎（高倍）
粘膜下层幼稚的白细胞密集，挤压周围血管

二、非菌斑性牙龈病损

1. 急性坏死溃疡性龈炎

急性坏死性溃疡性龈炎（acute necrotizing ulcerative gingivitis）的同义名有急性坏死性龈炎（acute necrotizing gingivitis）、奋森龈炎（Vincent gingivitis）、梭螺菌龈炎（fusospirochetal gingivitis）、战壕口炎（trench mouth）等。其重症型从牙龈溃疡可发展到走马疳，死亡率极高，约为 80%。WHO 将走马疳列为："一种发生于儿童早期的疾病"，如果未经治疗，大多患者死于败血症，因此应早期发现，早期防治。在牙周疾病的新分类中将坏死性、溃疡性牙龈炎单独列在坏死性牙周病中。

【病因】 主要发生于营养不良及口腔不洁的儿童。梭形杆菌及奋森螺旋体为本病的主要病原菌，其存在于牙龈沟或牙周袋的深部，主要为厌氧菌，发病时数量增多，毒性增强。此外，中间型产黑色素拟杆菌（bacteroides melaninogenicus）也与本病发病相关。宿主抵抗力低下是本病发病的重要内因，营养不良而极度虚弱或各种传染病之后的儿童易发病。"战壕口”一词也说明本病在战壕中的恶劣环境下极易发病流行，是一种极度贫穷引起的疾病，为多因素联合作用的结果。

【临床表现】 本病特征为牙龈的龈缘及龈乳头坏死，牙龈边缘呈蚕食状破坏缺失，表面覆以灰白色假膜。坏死组织成为腐肉，脱落后形成龈缘区的缺损。有严重的腐败性口臭，患部极易出血。病变可为孤立或扩展为广泛的龈缘坏死。常突然发病，局部病损区可有灼痛及麻木、肿胀感，可伴有颌下淋巴结肿大、发烧等体征。本病易复发，还可并发口炎，表现为粘膜的假膜性溃疡。坏疽性口炎（又称走马疽）常为本病的重症型。走马疽可造成严重的面颊缺损，且死亡率较高。本病与走马疽二者常在同一时期发病，但两者又是分别独立性疾病。

【病理】 为非特异性的炎症变化。病变表面有纤维素性渗出及组织变性、坏死形成的污秽假膜，结缔组织纤维水肿，内有大量中性粒细胞浸润，为密集的炎症及组织坏死区。病变的最表层为细菌螺旋体。龈沟液涂片可见大量的梭形杆菌及奋森螺旋体等微生物。（图 14－6）

2．遗传性牙龈纤维瘤病

遗传性牙龈纤维瘤病（hereditary gingival fibromatosis）其同义名为：先天性家族性纤维瘤病（congenital familial fibromatosis）、遗传性龈增生（hereditary gingival hyperplasia）以及特发性龈增生（idiopathic gingival hyperplasia）等。本病为常染色体显性遗传，全身可有多毛症、巨乳症及智力低下等表现构成遗传性综合征。

【临床】 口腔主要表现为牙龈呈弥漫性增生，可覆盖牙的一部分或全部。龈增生若出现在牙萌出之前，则牙萌出受阻，可埋没一部分或多数牙，严重者呈现无牙症；若发生在牙萌出之后，则出现牙移位或错𬌗畸形。过度增大的牙龈沿着牙槽嵴部位呈特征性肥厚，还可导致口唇向前突出并外翻。增生的牙龈呈粉红色，质地坚韧，其表面可呈结节状。

【病理】 上皮下牙龈纤维过度增生，大部分胶原纤维由成熟、致密的胶原组成。胶原纤维大多缺乏细胞成分，似瘢痕组织，其中血管极少见。炎症细胞少见或缺如，偶见慢性炎症细胞散在结缔组织中。上皮一部分增厚，可见上皮钉突伸长或形成上皮网。（图 14－7）

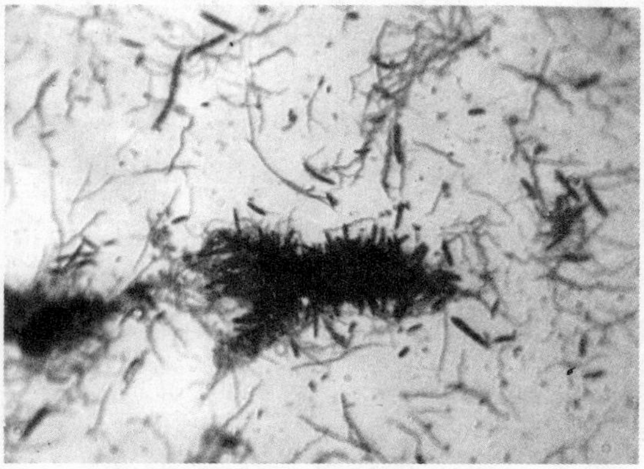

图 14－6　急性坏死溃疡性龈炎的细菌涂片
有大量梭形杆菌及奋森螺旋体聚集

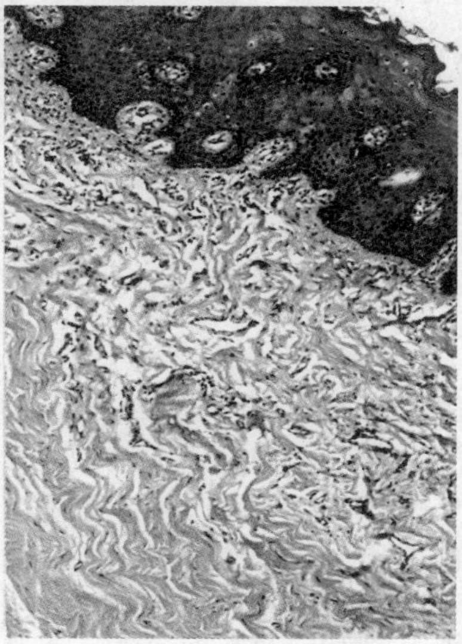

图 14－7　遗传性牙龈纤维瘤病
牙龈胶原纤维过度增生，细胞成分少见似瘢痕组织

3. 浆细胞龈炎

浆细胞龈炎（plasma cell gingivitis）的同义名又称浆细胞龈口炎或变态反应性龈炎。一般所谓的特发性浆细胞龈口炎（idiopathic plasma-cell gingivostomatitis）是指弥漫性龈炎、舌炎及唇炎同时出现，为浆细胞浸润综合征。本病是发生于牙龈或口腔粘膜其它部位的浆细胞浸润性疾患。

【病因】 本病为一种过敏反应性疾患。其过敏原多种多样，如牙膏、口香糖等，其中某些成分可诱发牙龈组织发生变态反应，一旦除去及停止与过敏原的接触，则病变可逐渐恢复、自愈。还有认为本病与口腔的霉菌感染相关，白色念珠菌也可诱发本病。

【临床表现】 病变多发生于年轻女性。牙龈病变部位红肿、光亮，可发生于边缘龈或附着龈。也可发生于唇、舌、腭及口底部位粘膜。发生于唇粘膜者可出现鳞状脱屑；发生于舌粘膜者可呈现舌背红肿、光亮；发生于口角部位则出现口角炎。浆细胞龈口炎的病变处也可呈现为小结节或颗粒肉芽状结构。患者一般状况良好，化验检查一般未发现明显异常改变。

【病理】 口腔内的病变部位以浆细胞密集浸润为本病特征。在上皮下粘膜固有层的结缔织内为密集的浆细胞弥漫浸润，呈片状或呈灶性聚集。表面上皮多为完整，有时出现糜烂或溃疡。炎症细胞也可浸润到固有层下方的粘膜下结缔组织中。

本病镜下应与发生于牙龈的浆细胞肉芽肿相区别，该病主要表现为肉芽组织结构为其特征，而炎症不仅是单纯的浆细胞浸润，还可伴有少量的淋巴细胞。（图 14—8）（图 14—9）

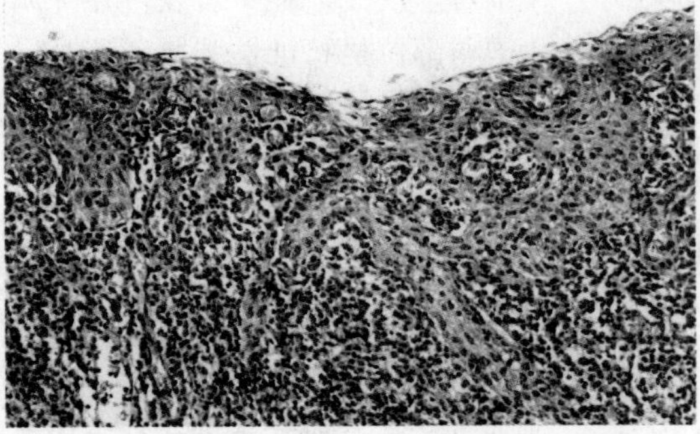

图 14—8 浆细胞龈炎（低倍）
牙龈上皮表层糜烂，上皮向结缔组织内增生呈条索状，周围见密集单核细胞浸润

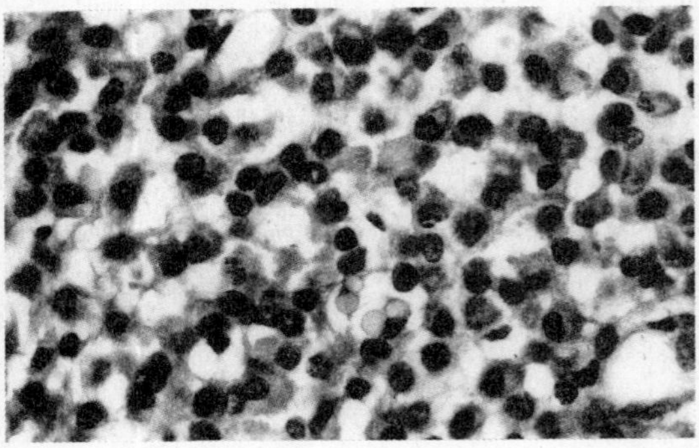

图 14—9 浆细胞龈炎（高倍）
上皮下结缔组织中见大量浆细胞弥漫浸润

4. 剥脱性龈病损

剥脱性龈病损（desquamative lesion of gingiva）是局限于牙龈的发红及脱屑样病变。Prinz（1932）首先使用“慢性弥漫性剥脱性龈炎”这一名称。近年来许多研究表明，所谓的剥脱性龈炎并不是一种独立性的疾病，而是多种疾患在牙龈的表征，其中包括类天疱疮、扁平苔藓、天疱疮、红斑狼疮或其它大疱性疾病。真正的或特发性剥脱性龈炎者为数甚少，仅指那些不能诊断为其它疾病的剥脱性龈病损而言。

【临床表现】 本病损多见于女性，特别是绝经期的女性，男性亦可发病，较少见。主要表现为牙龈鲜红、光亮及上皮表层剥脱，呈现牙龈表面粗糙并红亮。上皮分离后未脱落，而形成灰白色假膜。创面对各种刺激极为敏感，患者自觉有烧灼感等不适，如脱皮面积较大时，则可出现极度疼痛等症状。除了寻常性天疱疮之外，本病损一般病程较长，可自行缓解，也可为慢性迁延、反复发作。

【病理】 剥脱性龈病损其镜下可分为疱型与苔藓型。疱型为上皮与结缔组织间形成基底下疱，结缔组织内有大量炎症细胞浸润，病变同良性粘膜类天疱疮；如在上皮层内形成上皮内疱，则病变同天疱疮。苔藓型者，上皮萎缩、棘层变薄，基底细胞水肿、液化，常可观察到胶样小体（colloid body）。固有层可见密集的淋巴细胞浸润，病变多符合于类天疱疮样扁平苔藓或萎缩型扁平苔藓。

第二节　牙周炎

牙周炎（periodontitis）是发生在牙支持组织上的炎症性疾患。牙周炎是一种多因素性疾病。口腔细菌为其发病的始动因子。始发部位是从牙龈的边缘需之牙龈沟处开始，逐渐向深部发展，可破坏牙周膜、牙槽骨及牙骨质。牙周炎是口腔领域中两大多发病（龋病与牙周炎）之一，是破坏人类咀嚼器官的最主要疾病。世界卫生组织已将牙周健康状况列为人类保健水平的一项重要指标。

牙周炎的发生、发展过程，是细菌微生物与宿主之间相互作用的结果。牙周组织破坏是由于口腔细菌感染引发的一系列炎症性变化及免疫学反应。30 多年来，明确了牙周炎是一种细菌感染性疾患，这是口腔医学领域中的一件大事，也是多年来对牙周炎研究过程中的一个重要里程碑。人类口腔是一个复杂的生态环境，牙及牙龈沟等部位也是有利于口腔细菌固着、滋生、繁殖的良好环境。口腔细菌对牙周组织的破坏作用大于宿主的防御机制，则牙周炎症进一步扩大及恶化，导致牙的松动、脱落。近年来随着口腔卫生学的发展，已把口腔菌斑、软垢及牙石作为主要的防治对象；对牙周炎的病因及其破坏机理的探讨，在国内、外也已成为口腔医学中最主要的研究课题之一。

【病因】

1. 牙菌斑为牙周炎发病的始动因子

现已明确口腔细菌为牙周炎的主要病原因子。菌斑及其毒性产物是引发牙周炎的始动因子。牙菌斑为粘聚在牙面上的细菌斑块，是一种细菌性生物膜（dental plaque biofilm）其特性是能够聚集多种多样的菌属并生存在其中。这种生物膜是细菌微生物赖以生存的多糖复合物基质，成为口腔微生物生存的生态群体。口腔环境为口腔微生物的生存提供了适宜的温度（平均温度约为 37℃）、湿度、酸碱度（pH5～8）、营养及其生存的基质等先决条件。牙面上形成的唾液薄膜又为细菌的粘附、共聚、生长发育和繁殖提供了生存环境。口腔微生物在这种微环境中与宿主之间相互适应，形成一种动态的生态平衡，这与宿主的防御功能及细菌的种类及其毒性等密切相关，此外，还受局部与全身因素的影响。口腔细菌与宿主之间存在共生、拮抗及相互制约的特殊关系，一旦这种关系失调，牙菌斑可启动牙周的初期炎症过程。如果宿主防御机能旺盛并得到适当治疗，则牙周病变可静止或修复，临床表现为牙周修复期的各种表征。当宿主的防御功能与修复能力低下，无法抵御细菌微生物的侵袭时，则牙周病变无法逆转而致使牙周炎症的进一步扩大及恶化，呈现为临床活动期牙周炎的各种表征。总之，牙菌斑为牙周炎的主要致病因素，由于特异性致病菌数量的增多，细菌及其毒性产物通过结合上皮进入牙周组织，诱发了初期的炎症反应。菌斑中细菌及其毒性产物可直接侵入破坏牙周组织，还可通过宿主的防御系统引发了免疫反应，间接损害牙周组织。菌斑在病因中起了基础的作用，因此，对牙周炎的治疗针对其病因，抗菌仍为基本疗法。

2. 牙菌斑的形成及固着

牙菌斑是口腔细菌粘聚在牙表面或其他修复体表面、且不能被含漱掉或用水冲去的菌团。由于细菌性菌团中细菌组成的复杂性及其生态系的多样性，现又称之为牙菌斑生物膜，这种膜附着在口腔软、硬组织上，包括牙釉质、牙骨质以及口腔粘膜上皮表面，其中包含数百种以上的细菌微生物，是龋病、牙周病发生的主要病源因子。其形成过程如下：唾液粘蛋白（mucin）所形成的薄膜是菌斑形成的基础。首先在牙面上有一层来自唾液糖蛋白的后天获得性薄膜（1～10μm），口腔细菌逐渐粘附于薄膜上，唾液薄膜是口腔细菌附着牙面所必需的基质条件，唾液薄膜与细菌微生物之间相互存在高度的选择性，即薄膜中的唾液分子与细菌表面分子相互特异性的选择及粘附（adhesion）。通过细菌的粘附、聚集（aggregation 同种细菌之间的吸附）、共聚（coaggregation 不同类型细菌的聚集）及繁殖，形成了多种类的复杂菌群。一般情况下，牙面清洁后 4～8 小时即有细菌进入，10～12 小时牙面上形成的菌斑即可用染色剂着色；5～6 天菌斑趋于成熟；10～30 天菌斑成熟达到高峰。菌斑涂片检测表明，每克牙菌斑内约有 2×10^{11} 细菌数。

3. 牙菌斑的组成

牙菌斑生物膜的构成主要包括细菌微生物、菌体蛋白质、基质多糖、脂肪及钙与磷等无机物。其中，水分约占 80%。牙菌斑生物膜的基质中有通道相连，可以进行代谢、营养、氧气交换以及废物和酶的运输。大量菌群被唾液薄膜包绕构成一种复杂的微生物生态群体，这种生态群体与宿主之间是不断相互制约、拮抗、协调的适应过程，构成了菌斑生态群与宿主之间的生态平衡，一旦失衡则引发一系列的病理反应过程。

口腔细菌种类繁多，不同种属细菌可多达数十种以上。其中大多数为口腔正常菌群，对人无害。仅有一小部分毒性极强的细菌具有致病性。究竟哪种细菌是牙周炎发病的特异性致病菌，至今尚无定论。各种类型的牙周炎其致病菌也不一致，而且也不完全都是单一菌种引起，有的类型可能是多种微生物联合作用的结果。近年研究表明，牙周炎的致病菌很多。Moore（1987）曾在牙龈沟内发现了 325 种不同的细菌，主要为 G 厌氧菌。还有学者近年从口腔粘膜表面分离出 500 多种细菌。牙龈卟啉单胞菌（Porphyromonas gingivalis，Pg）常可从牙周炎病损部位分离出来，此菌能产生多种致使牙周组织发生破坏的因子，从而作为牙周炎的一个重要致病菌，已引起广泛的关注和重视。Pg 过去称为牙龈类杆菌，为产黑色素球杆菌属的一种，是牙周炎的主要致病菌。目前对 Pg 抗原性的研究已经比较深入，旨在为今后对牙周炎的免疫学防治奠定理论基础。Pg 表面的菌毛（fimbriae）结构，对本菌首先粘附在牙周组织中起了重要的作用，进而才导致牙周组织的破坏及牙槽骨的吸收。当今已对 Pg 的菌毛抗原作为 Pg 的有效抗原成分进行制备单克隆抗体和克隆基因，现还正在研制、探索之中。

此外，与牙周炎发病相关的致病菌还有放线共生放线杆菌（Actinobacillus actinomycetemcomitans，Aa），是一种 G 厌氧球杆菌，其表面亦有菌毛等结构，有利于该菌种对牙周组织的粘附及固着。Aa 具有很强的毒性及致病力，可通过杀伤中性粒细胞与单核细胞，降低宿主的防御能力，还可产生多种组织破坏因子，致使牙周组织的胶原降解，结合上皮的附着丧失，牙周袋形成。除 Pg 及 Aa 以外，近年来又发现了新的可疑致病菌种，如福赛斯类杆菌（Bacteroides forsythus，Bf）以及密螺旋体属（Treponema）的新种——嗜麦芽糖密螺旋体（T. maltophilum）、中间密螺旋体（T. medium）等。作为牙周炎的主要致病菌多为 G^- 厌氧菌，并多有菌毛，这对口腔细菌的粘附、聚集、共聚及固着起重要作用。近年研究证实，福赛斯类杆菌、牙龈卟啉单胞菌和放线共生放线杆菌等特异性菌斑是大多数牙周感染的首要致病菌。

【发病机制】 关于牙周炎的破坏机制，是一个极其复杂和有待进一步深入研究探讨的课题。近30多年来，明确了口腔细菌为其主要致病因子，是对牙周炎研究的一个重要转折点。现在可以认为在上一个世纪的70年代以前，人们对牙周炎的病损组织破坏机制一无所知。对牙周组织破坏的病理特征不甚明了，对牙周结缔组织的降解、破坏及牙槽骨吸收过程仍很不清楚。过去很长一段时间认为，浸润牙周组织中的密集炎症细胞（特别是淋巴细胞、巨噬细胞等），是机体抵御外界病原微生物入侵的防御细胞，是抵御细菌挑战的一道防线。但是对于宿主的这些防御细胞，在抵御外界病原微生物的同时，参加了组织的破坏过程，还未被认识。除了仅仅知道浆细胞可以产生抗体，中性粒细胞及巨噬细胞具有吞噬和杀伤作用以外，这些细胞的真正作用及其彼此之间的相互关联，还很不明了。对牙周炎研究过程中的一个重要转折点是，Ivanyi与Iehner（1970）发现了牙周炎患者末梢血中培养的单核细胞，以其致病牙周炎的菌斑进行诱导，可以导致单核细胞发生淋巴母细胞转化，从而提出了细胞介导的超敏反应，在牙周炎的发病机制中起了重要作用。这一概念统治了整个70年代。此后的大量研究中，还发现了由牙周炎菌斑激活的单核细胞培养液中，存在引起骨吸收的因子；PMN可以释放溶酶体酶；牙周炎病损组织中浸润的单核细胞，是牙周组织破坏的参与者；菌斑可以激活宿主细胞（如巨噬细胞等），释放多种蛋白酶，致使牙周组织破坏；被激活的宿主细胞，释放多种细胞因子即炎症介质，导致牙周组织的降解与破坏；牙周炎过程中存在对菌斑的免疫应答反应（如细胞免疫及体液免疫）等等。

对牙周炎破坏机制的探索中，不可忽视的重要一点是，宿主本身存在的先天易感性问题。个体对外界病原微生物反应的差异性很大，而免疫应答反应的强弱是宿主对微生物反应差异性的根源。此外，体内的激素水平的改变，也影响机体对菌斑的反应，如青春期龈炎及妊娠性龈炎，都说明激素水平的变化与其龈炎的发生密切相关；再如胰岛素依赖型糖尿病患者极易发生牙周炎也说明这一点。遗传基因的控制，与人类对牙周炎的易感性及其发生、发展，也是不容忽视的宿主内在重要因素。

以下对菌斑及其毒性产物引发的初期炎症，和宿主防御屏障以及被菌斑激活的宿主防御细胞所释放的炎症介质及细胞因子等，其对牙周组织的破坏进行简要的概述：

1. 牙菌斑的作用

牙菌斑的致病性，主要是通过菌体内毒素、细菌酶及其释放的外毒素与细胞因子和代谢产物等直接破坏牙周组织；并通过细菌抗原成分活化了宿主的多种防御细胞，释放大量炎症介质，引发了局部的免疫反应，导致牙周组织的继发性损伤。在细菌的菌膜上都含有脂多糖（lipopolysaccharide，LPS），主要由脂质和多糖组成的一种细菌内毒素，多在细菌死亡或裂解后释放出来，对牙周组织具有很强的毒性作用，主要损伤细胞成分，它首先与细胞膜上的蛋白质结合，致使其营养代谢障碍，可抑制成纤维细胞的生长、繁殖；还能活化破骨细胞，促进骨的吸收、破坏；并可增强吞噬细胞释放溶酶体酶，引起组织损伤，促进炎症反应。现已把LPS作为检测牙周炎病损组织中细菌作用的一项重要标志。

细菌酶是多糖与类脂的复合体，对组织具有强力的毒性作用，是加水分解酶的一种。主要破坏牙周组织的基质成分及细胞之间的间质，如蛋白酶（proteinases）、胶原酶（collagenase）、硫酸软骨素酶A、B、C（chondrosulphatase A、B、C）、透明质酸酶（hyaluronidase）等。可通过结合上皮，破坏上皮的细胞间质，致使细胞间隙扩大，通透性增强，为细菌微生物及其毒性产物的侵入开辟了通道，并进一步破坏结缔组织中的胶原与基质成分，引起牙周组织的变性及降解，促进牙周袋加深，增强骨的吸收。由于细菌不断产生有害物质，最终导致牙松动脱落。

细菌对牙周组织的直接入侵也是其致病机制之一。近年研究证实，口腔细菌可通过牙龈沟内上皮细胞穿过基底膜进入上皮下结缔组织中，还可侵入到牙槽骨及牙骨质，导致牙周组织的破坏。关于细菌本身的致病机制还有待进一步明确。

2. 中性多形核白细胞的作用

中性多形核白细胞（polymorphonuclear leukocytes，PMN）是宿主抵御外界病源微生物的第一道防线。口腔细菌及其产物，可激活 PMN 及单核细胞、巨噬细胞等，促使其从血循中进入牙周组织内。并通过菌斑的化学趋化作用，再从被破坏的结缔组织进入龈沟或牙周袋内，并在抗体及补体的协助下发挥其吞噬细菌的作用。PMN 上有 Fc 受体，能结合抗体抵御和吞噬细菌。PMN 数目或功能的降低，可加速牙周组织的破坏过程。此外，PMN 在龈沟内聚集的同时，还释放多种酶，又对组织具有破坏作用，PMN 产生的胶原酶（collagenase），可破坏牙周组织中的Ⅰ型、Ⅱ型及Ⅲ型胶原，引起基质降解。因此，测量龈沟液中胶原酶的浓度，可反映进入沟内的 PMN 的数量。由此可见，在牙周炎的发生、发展过程中，作为宿主的一道防御屏障，PMN 发挥了第一线抗牙周炎病原菌的防御作用。PMN 发生质或量的缺陷，都可加速牙周炎的发生、发展。

在牙周组织中，牙龈与龈沟上皮以及结合上皮的细胞表面有一组糖蛋白，是细胞之间和细胞与基质之间粘附的重要组成，又称之为细胞粘附分子（cellular adhesion molecules，CAM），研究表明 CAM 参与了牙周炎的发生、发展，主要通过参与细胞信息传导、炎症反应、免疫反应以及创伤愈合等发挥其作用。结合上皮内的特异性 CAM 可协助 PMN 进入龈沟或牙周袋内，发挥其杀菌及抗菌作用。CAMs 水平增高，其炎症程度也随之加重，因而定量检测 CAM 是判断牙周炎的炎症程度的一项客观标志，当炎症消失则 CAM 的表达也消失。如能人为的阻断 CAMs，则可有效的抑制炎症反应。近年研究表明，侵袭性牙周炎患者具有明显的 PMN 功能缺陷，主要表现为 PMN 趋化功能降低，粘附功能升高。

综上所述，PMN 在牙周炎的病理发生中不仅是第一道防线，而且起了中心的作用。由菌斑诱发的牙周组织的初期炎症，是引发免疫过程的开始。由 PMN 引发的组织损伤，可能是表浅的，而免疫反应所导致的组织损伤，可能更加严重、持久和扩大。

3. 细胞因子的作用

菌斑及其毒性产物引发并驱动了炎症反应，同时激活了宿主的防御细胞（包括 T 细胞 B 细胞、巨噬细胞、成纤维细胞、血管内皮细胞、角质细胞、中性多形核白细胞及各种结缔组织细胞等），产生并释放了多种细胞因子（cytokine），这些内源因子即炎症介质又导致了组织的继发性损伤。

由细胞分泌的细胞因子是一种信使因子，可将信息传递给其它细胞，并具有多种作用，包括引起及维持免疫反应及炎症反应，调节细胞的生长、分化等。其中白细胞介素（interleukins，IL）是主要的一组因子，与白细胞及其它细胞在免疫与炎症反应过程中的相互沟通密切相关。细胞因子种类甚多，功能与作用不同，互相关联，功能可有重叠，形成活动网络，调控宿主的反应。许多细胞因子又可再作用于分泌它们的细胞，进行自我刺激，又可产生其它细胞因子。现就与牙周炎密切相关的主要细胞因子简介如下：

（1）白细胞介素

白细胞介素（interleukins，IL）1α、1β、4、6、8 是牙周炎及其牙槽骨吸收的重要致炎因子，IL-1 具有促炎作用，还可分解、代谢、诱导 PGE_2 合成、活化破骨细胞，促进骨吸收的作用。IL-1 可诱导结缔组织内的间质细胞产生金属蛋白酶（metalloproteinases），促进基质中的胶原降解、破坏，同时能降解Ⅰ-Ⅴ型及Ⅶ型胶原、明胶、粘蛋白及纤维蛋白。研究表明牙周炎病损组织中的IL-1升高，且IL-1β比IL-1α水平升高的更为明显，IL-1β为牙周组织中的主要破坏因子。IL-1α主要由牙周袋上皮细胞产生，IL-1β主要为组织源性。牙周炎患者牙周袋中的IL-1的浓度，随治疗的成功而降低，目前可望将IL-1β的测定作为牙周炎活动期的诊断指标之一。

IL-4是活化的T细胞和肥大细胞合成分泌的一种细胞因子，可调节糖蛋白代谢，是B细胞的生长因子，又可调节巨噬细胞及骨髓干细胞的生长、分化，还可抑制破骨细胞的形成，从而抑制牙槽骨吸收。

IL-6是一种多功能的细胞因子，特别是在介导破骨细胞性骨吸收中起了重要作用，具有明显的促进骨吸收的功能。IL-6的抗体可阻断骨吸收。与牙周炎的牙槽骨吸收密切相关。

IL-8是一种强力的趋化因子，在炎症反应中对白细胞特别是PMN以及淋巴细胞、巨噬细胞具有强力的趋化功能，对牙周组织炎症的发生、发展起了至关重要的作用。

（2）肿瘤坏死因子-α

肿瘤坏死因子-α（tumor necrosis factor-α，TNF-α）主要由被G细菌（LPS）激活的巨噬细胞产生，对白细胞、血管内皮细胞及结缔组织中的各种细胞具有广泛的生物学效应；并可激活前破骨细胞成熟为破骨细胞，促进骨吸收；还可增强血管的通透性，具有促炎作用。

（3）前列腺素E_2

前列腺素E_2（Prostglandin E_2，PGE_2）是强力促进骨吸收的介质，存在于牙周炎的炎症组织中，在牙周炎的活动期其水平明显增高。对牙周炎的成功治疗，可使PGE_2明显降低。检测PGE_2水平可作为牙周炎的炎症程度及判断疗效的一项客观标志。

（4）基质金属蛋白酶

存在于牙周炎组织中的中性粒细胞、成纤维细胞、上皮细胞以及被激活的巨噬细胞都可合成分泌大量的基质金属蛋白酶（matrix metalloprotinases，MP），包括胶原酶、弹力酶及酸性蛋白酶等，它们既可直接破坏、降解Ⅰ-Ⅴ型及Ⅶ型胶原以及明胶、粘蛋白、纤维蛋白与层粘连蛋白，还可通过产生细胞因子，增进结缔组织的降解，并使其降解持续和延长，是牙周组织破坏的最主要侵袭者。在活动期牙周炎金属蛋白酶浓度明显增高，且牙周袋深处比浅处更高。在健康的牙周组织之龈沟液中金属蛋白酶的抑制剂（tissue inhibitors of metalloproteinase，TIMP）明显增高。MP也是判断牙周炎的活动期或静止期的客观检测指标之一。

（5）骨保护因子及破骨细胞分化因子

骨保护因子（Osteoprotegerin，OPG）是近年发现的肿瘤坏死因子受体超家族成员中的一员（1997），在体内、外均可阻断破骨细胞（osteoclast，OC）的形成，OPG分泌增加可增高骨量。OPG过度表达的小鼠可引发石骨症；OPG基因缺陷小鼠可发生骨质疏松。破骨细胞分化因子（osteoclast differentiation factor，ODF）又称RANKL，存在于成骨细胞（osteoblast. OB）表面，可刺激OC分化成熟，RANKL分泌增加可促进骨吸收、降低骨量，RANKL过度表达可引发骨质疏松症，敲除小鼠RANKL基因，可发生石骨症。此外，存在于OC前体细胞表面，介导OC生成的信号受体RANK，通过与RANKL结合，启动了信号传导而促进OC的成熟与活化，RANK是OC前体细胞表面唯一的靶信号受体。这一发现证明了OC的发育与OB密不可分。OPG/RANKL/RANK是调节骨代谢终极效应的核心因子。研究表明，牙周组织中可表达OPG及RANKL，两者与维持牙槽骨代谢平衡密切相关，RAMKL分泌增高可促进牙槽骨吸收亢进。全身多种细胞因子及激素等由于在OC表面缺乏相应的受体，从而影响其对骨代谢调控的最终效应。因而，OPG/RANKL/RANK系统是调节OC分化的终极通路，也是调控骨代谢的核心因子。OPG可望成为治疗牙槽骨吸收及全身各种骨吸收亢进的理想药物。

4. 全身性易感因素

（1）遗传诱因　某些遗传因素可增加牙周炎的易感性。如侵袭性牙周炎多与遗传因素密切相关，其家族易感性明显增高，有家族性聚集倾向。白细胞数目、功能及粘附缺陷与异常，皆可增加牙周炎的易感性。一些遗传疾病（如掌跖角化－牙周破坏综合征等）都伴有牙周组织的广泛破坏。人类白细胞抗原（human leucocyte antigen，HLA）又称组织相溶性抗原，属于人类的共同抗原，与遗传密切相关，人种间有遗传距离。HLA的表型与牙周炎易感性有关连，主要是与HLA的Ⅰ类抗原分布相关。研究统计资料提示：HLA-A9、A28、HLA-BW15及HLA-DR4等在某些类型牙周炎患者中呈高频率分布。这表明遗传基因的控制是不容忽视的宿主内在重要因素，但是先天性的宿主易感因素是否与炎症反应、免疫反应中的缺陷之间有关连还尚不清楚。目前尚无证据说明单纯遗传因素可引起牙周炎的论点。

（2）全身性疾病　糖尿病、骨质疏松症以及艾滋病等都可促进和加重牙周炎的发展。某些全身性疾病的控制情况与牙周炎发病的严重程度呈正相关关系，如牙周炎与糖尿病之间的相互影响，当糖尿病得到很好控制时，牙周炎的治疗，会取得相应疗效；而牙周炎的感染能及时控制，则糖尿病治疗可显示出明显效果。糖尿病是牙周炎的危险因素之一，目前已得到公认。此外，研究资料表明，骨质疏松症患者其颌骨骨质也疏松，并可促进牙周炎的发展及扩大。

（3）其他　内分泌功能紊乱、吸烟、口腔卫生不良、营养障碍以及高度紧张造成的精神压力等，都可降低免疫系统的防御功能，促进多种炎症介质细胞因子及激素等的释放，是促进牙周炎发展的危险因素。近年，关于吸烟与牙周炎关系的研究报道日趋增多，烟草中有数千种毒素及致癌物质，吸烟可增加牙周附着的丧失，并可抑制成纤维细胞的生长及胶原纤维与牙面的附着，加重牙槽骨的吸收、破坏。调查资料表明，吸烟者牙周炎患病率明显增高，吸烟是牙周炎发展、加重的高危因素，宣教牙周炎患者戒烟势在必行。

5. 宿主防御机制的双重性

（1）唾液（saliva）是由口腔涎腺（oral salivary glands）分泌产生，其一天的分泌量约为1000～1500ml，含有多种无机盐、糖蛋白、溶菌酶及各种免疫球蛋白补体等成分。具有消化、润滑、缓冲、抗菌及修复等功能，是宿主口腔防御系统的重要组成部分。同时，由于唾液中富含多种唾液蛋白，极易在牙面上形成唾液薄膜，为口腔细菌的粘附、生长、繁殖提供了良好的基质环境，是牙菌斑形成的物质基础。唾液还参与了菌斑的矿化，形成牙石。牙菌斑被唾液薄膜包围，形成复杂的生态群体，这些细菌微生物及其毒性产物可直接或间接破坏牙体牙周组织，成为口腔龋病及牙周炎发病的始动因子。

（2）牙龈沟及龈沟液：牙龈沟（gingival sulcus）是牙龈的游离龈上皮转向牙面侧形成龈沟壁，其龈沟底部以结合上皮为界，与牙面之间有一环状狭小的间隙，正常约为0.5～2mm，其内含有龈沟液（gingival crevicular fluid，GCF）富含电解质、氨基酸、免疫球蛋白、补体及溶菌酶等，具有消除异物及抗菌等功能，是机体上皮性防御屏障的一个组成部分；龈沟液中的免疫球蛋白还具有抗特异性致病菌的功能，其产生的特异性抗体可阻止细菌附着并杀伤及吞噬细菌微生物；龈沟液中的白细胞是抵御病源微生物的主要防线。牙龈沟及其沟内的多种活性成分，是口腔局部防御机制的重要组成部分。同时，由于牙龈沟及龈沟液的存在，又为口腔细菌的固着、生长、滋生、繁殖提供了适宜的温度、湿度、酸碱度及营养等优良环境，有利于细菌微生物的定着与生存，成为口腔细菌生活聚集的生态群体基地。其既有防御功能，又有致炎和促炎的双重作用。

(3) 结合上皮 (junctional epithelium) 为牙龈组织通过上皮附着 (epithelial attachment) 与牙连接的部位。结合上皮封闭了牙体、牙周组织软硬组织交界通道，起保护下方结缔组织的机械性上皮屏障作用，结合上皮的代谢更新速度快，为牙龈上皮的1倍，还具有抵御病原微生物、参与免疫应答、信号传导、协助识别抗原等功能。结合上皮的组织学特点为无角化、无粒层、无上皮钉突，通过半桥粒与牙体连接，其通透性比口腔其他部位上皮高，因而又是口腔菌斑及其毒性产物入侵牙周组织深部的一个薄弱环节，成为外界病原微生物侵入的微小通道。

(4) 龈谷 (gingival col) 存在于两个邻牙接触点下方内外侧龈乳头相互连接部位，位于唇舌侧或颊腭侧，呈低平、凹下的"山谷状"结构，故称之为龈谷。是机体上皮屏障的一个组成部分，保护下方结缔组织免受外界病原微生物的直接侵袭。同时，龈谷表面为薄层无角化上皮，是牙龈上皮在两邻牙之间的薄弱区，由于其解剖部位是在两邻牙间隙之中，极不易清洁，是菌斑及牙石容易形成且不易清除的"危险区"，成为口腔细菌微生物聚集、滋生、入侵牙周组织的一道脆弱屏障。

(5) 防御细胞：宿主的防御细胞包括上皮细胞、间质细胞、中性多形核粒细胞、T淋巴细胞、B淋巴细胞以及单核—巨噬细胞等。其中中性多形核白细胞 (PMN) 是宿主抵御病原微生物的第一道防线，具有杀灭细菌的功能；单核—巨噬细胞是宿主防御系统的重要组成部分，特别是在呈递抗原信息、加工处理抗原、参与免疫应答反应中起了至关重要的作用。但是，宿主的这些防御细胞在抵御外界病原微生物的同时，释放大量炎症介质、细胞因子，在介导致炎、促炎过程中，引发了组织的继发性损伤，致使炎症过程的扩大与恶化起了极其重要的作用。

综上所述，牙周炎的破坏过程，是口腔菌斑与宿主之间通过复杂的分子机制相互作用的结果。宿主的防御过程可分为两类：一是非特异性的炎症反应；另一种为特异性的免疫应答反应，其中包括体液免疫与细胞免疫及补体系统。菌斑在牙周炎的病因中起主要的基础及决定性作用，诱发了初期的炎症过程；宿主的遗传因素决定其易感性。关于牙周炎的遗传方式及其相关基因位点等宿主因素，还有待进一步研究明确。宿主的防御屏障以及防御细胞在抵御外界病原微生物的同时，释放大量的细胞因子，参与了牙周组织的继发性损伤，并在介导炎症过程的扩大与持续中起了至关重要的作用。

【临床表现】 近年，牙周病的新分类中采用"慢性牙周炎"代替以往命名的"成人牙周炎"。用"侵袭性牙周炎"代替"早发性牙周炎"。慢性牙周炎最常见于成年人，但少数也可见于儿童和青少年。其临床又分为局限型与广泛型两种，与多种细菌类型有关，可伴有局部或全身因素。侵袭性牙周炎的特点通常是身体其他方面健康，但牙周附着快速丧失及牙槽骨吸收、破坏，并有家族性聚集，主要见于青少年，也分为局限型与广泛型两种。

牙周炎的主要临床特征为牙周溢脓、牙松动。在牙周炎的初期一般症状不明显，疾病的发展过程中可逐渐出现咀嚼无力、牙龈肿胀、出血、牙周袋溢脓、口臭、牙松动以及牙伸长、倾斜、移位等，严重者可发生牙脱落。

X线表现，牙槽嵴顶消失，牙槽骨的硬骨板可出现不同程度的吸收，显示牙周膜间隙增宽。严重者牙槽嵴部分或全部吸收、破坏、消失。

【病理】 菌斑的刺激致使牙龈的沟内上皮与结合上皮产生炎症介质，引起炎症反应。根据菌斑形成及聚集的时间，引发的牙周炎症有一个发展过程；宿主的防御能力以及治疗时间与措施，又直接影响牙周炎的发展过程，因而牙周炎病变又可分为活动性的进展期与静止性的修复期变化。以下从两方面叙述牙周炎的发展过程及其病理变化：

（一）牙周炎的发展过程

牙周炎的发展是一个连续过程，现将菌斑诱发的炎症过程人为的将其分为始发期、早期、病损确立期及进展期四个阶段，各个阶段既相互联系、过渡，又各自相对独立。其病变可以缓解或停止，呈现出修复现象的静止态；也可以持续发展到进行性的晚期阶段，直至牙松动、脱落。

1. 始发期

始发期（initial stage）龈沟区的沟内上皮与结合上皮周围表现为急性渗出性炎症反应。毛细血管扩张充血，通透性增加。上皮及其下方结缔组织内有大量中性粒细胞浸润，其下方可见少量淋巴细胞及巨噬细胞。PMN与单核细胞从血管内游出并进入龈沟内，龈沟液渗出增多。此时临床出现短暂的急性渗出性炎症表征。一般持续2～4天左右。

2. 早期病变

早期病变（early lesion）在结合上皮周围除了增多的中性粒细胞以外，上皮下结缔组织内出现大量的淋巴细胞浸润，主要为T淋巴细胞，还可见少量的浆细胞及巨噬细胞，炎症渗出物继续增多，大量的PMN移入龈沟内，胶原变性、破坏，结合上皮开始增生。此期仍为急性期的范围，临床出现典型龈炎的表现。此期可持续3周或更长时间。

3. 病损确立期

病损确立期（established lesion）结合上皮及沟内上皮仍有较多的中性粒细胞，上皮下可见大量的淋巴细胞浸润，除了T淋巴细胞以外，B淋巴细胞不断增多，可见多数浆细胞。龈沟液内出现了各种免疫球蛋白、补体以及PMN释放的多种酶等。结合上皮继续向根方增殖，形成较浅的牙周袋。此时炎症仅限于软组织中，尚未见明显的牙槽骨吸收。此期主要为慢性龈炎表现，如宿主防御功能旺盛且治疗及时，则炎症可被抑制或逆转。此期大部病损还可处于静止状态，其中一部将继续发展为难以逆转的牙周炎，即进一步发展为进展期的牙周炎各种病理变化。

4. 进展期

进展期（advanced lesion）结合上皮继续增生，形成深牙周袋，上皮下结缔组织的基质及胶原纤维变性、溶解，大部丧失。破骨细胞活跃，牙槽骨吸收、破坏明显。炎症浸润向深部蔓延、扩展，浆细胞增多。牙周袋内的炎性渗出物、抗体及补体成分增多。此期在临床出现明显的牙周溢脓、牙松动等典型的牙周炎症状。这一期如不能控制使其破坏停止，则最终导致牙松动、脱落。

（二）牙周炎的病理变化

1. 活动期牙周炎的病理变化

活动期牙周炎是指已经出现牙周袋及牙槽骨吸收时的牙周组织的各种病理改变（图14－10）。

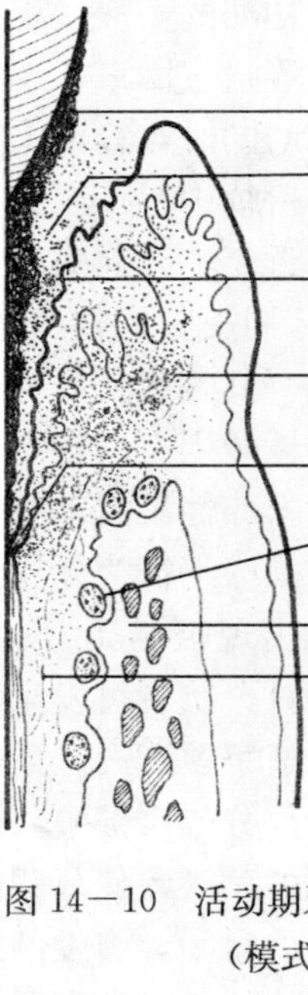

图14－10 活动期牙周炎的病理变化
（模式图）

（1）牙面上可见不同程度的菌斑、软垢及牙石堆积（图14－11）。

（2）牙周袋内有大量炎性渗出物、免疫球蛋白及补体等成分。

（3）沟内上皮出现糜烂或溃疡，一部分上皮向结缔组织内增生呈条索状或网眼状，有大量炎症细胞浸润，并见一部分炎性细胞及渗出物移出至牙周袋内。

（4）结合上皮向根方增殖、延伸，形成深牙周袋，其周围有密集的炎症细胞浸润。

（5）沟内上皮及结合上皮下方的胶原纤维水肿、变性、丧失，大部分已被炎症细胞取代，牙槽嵴顶骨吸收明显（图 14－12）。

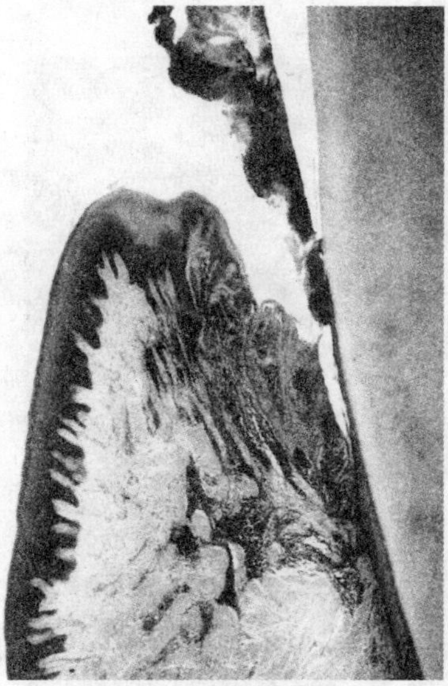

图 14－11　牙周炎之牙周袋沟内上皮

沟内上皮糜烂大量炎症细胞浸润，牙面上见菌斑、软垢及牙石

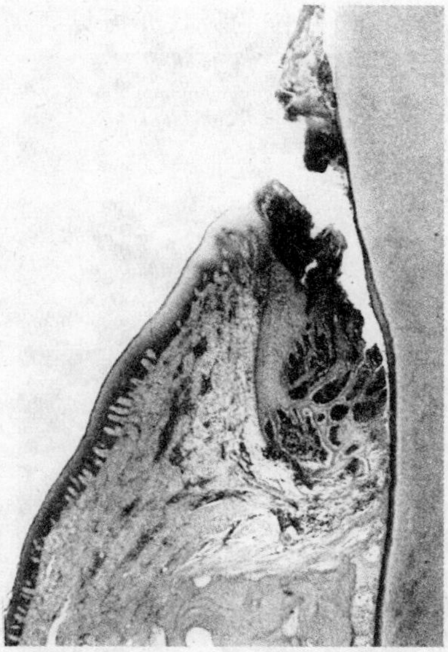

图 14－12　牙槽嵴顶骨吸收

牙周袋下方牙槽嵴顶部呈水平方向骨吸收

（6）牙槽骨出现活跃的破骨细胞性骨吸收陷窝（图 14－13）。牙槽嵴顶及固有牙槽骨吸收、破坏。

（7）牙周膜的基质及胶原变性、降解，由于骨的吸收、破坏，导致牙周膜间隙增宽。

（8）深牙周袋致使根面的牙骨质暴露，可见牙石与牙骨质牢固的附着（图 14－14）。

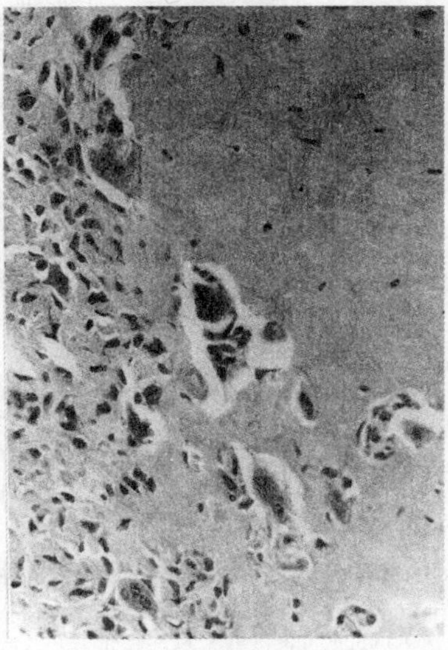

图 14－13　牙周炎牙槽骨吸收

固有牙槽骨见活跃的破骨细胞性骨吸收

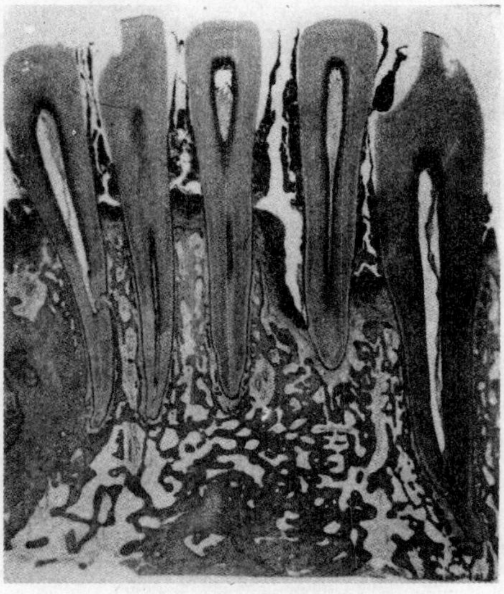

图 14－14　活动期牙周炎

可见大量牙石附着在根面牙骨质上，牙槽骨呈不同程度的吸收破坏

2. 静止期牙周炎（修复期）的病理变化

（1）沟内或袋壁上皮及结合上皮周围的炎症明显减少，在牙周袋与牙槽骨之间可见大量新生的纤维结缔组织，或见粗大的胶原纤维束增生，其间可见少量的慢性炎症细胞浸润，还可见一部新生的毛细血管。（图 14－15）

（2）牙槽骨的吸收呈静止态，一般看不到破骨细胞。常可见原有的吸收陷窝区有新的类骨质形成。牙槽嵴部位的吸收亦可见有类骨质或新骨形成（图 14－16）。

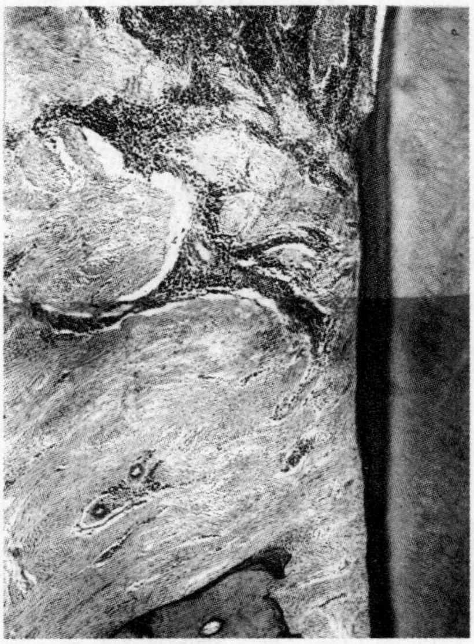

图 14－15　修复期牙周炎
袋壁及沟底处炎症减少，可见大量新生的纤维组织

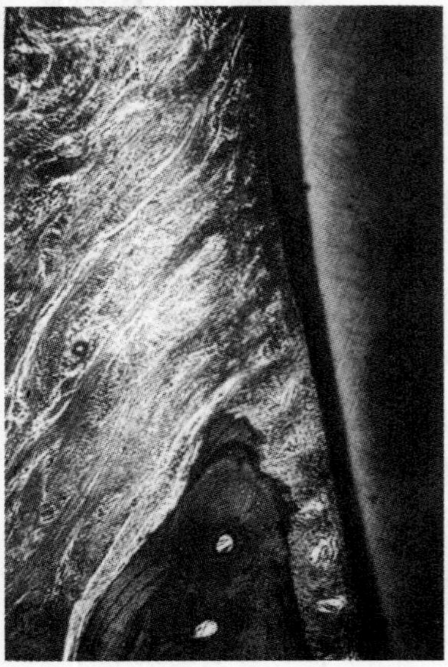

图 14－16　修复期牙周炎
牙槽嵴顶上方可见粗大的胶原纤维束增生，牙槽嵴顶有新骨形成

（3）牙根面被吸收的牙骨质也出现新生现象。增生的粗大胶原纤维束附着在根面的牙骨质上，常呈棘状增生像，被吸收的牙骨质也见类骨质或新形成的牙骨质。

此外，牙槽骨吸收与牙周袋形成在临床病理上可分为三种情况（图 14－17）：

1. 龈袋（gingival pocket）：又称假性牙周袋。是牙槽骨尚无明显的吸收，牙槽骨的高度并未丧失，仅仅是牙龈组织由于炎症性增生、肿大，导致龈缘覆盖牙冠面形成的龈袋。

2. 骨上袋（suprabony pocket）：牙周袋底在牙槽嵴顶的上方，由于牙槽嵴为水平型骨吸收，其高度明显降低，导致骨上袋形成。

3. 骨内袋（intrabony pocket）：牙周袋位于牙槽嵴顶下方，牙槽骨在袋的侧方，牙周袋处于牙根面与牙槽骨之间。主要由于牙槽骨发生垂直型骨吸收所致。此时牙槽骨的高度变化轻微，但牙根周围的固有牙槽骨吸收、破坏显著。X 线表现，骨内袋的牙槽骨呈垂直性吸收，牙周膜间隙明显增宽。

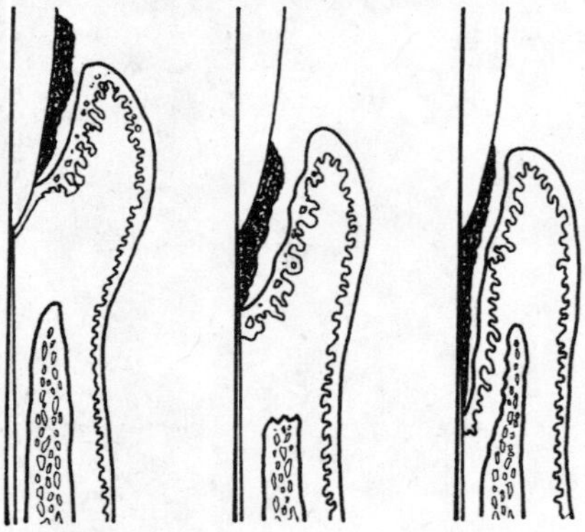

图 14－17　牙周袋的类型及牙槽骨吸收
A　龈袋　牙槽骨高度未丧失
B　牙周袋（骨上袋）牙槽骨水平吸收
C　骨内袋　牙槽骨垂直吸收

第三节 发生在牙周组织的其他病理改变

发生在牙支持组织上的其他病理改变，包括牙周组织的变性、创伤和萎缩。这些病变一旦合并菌斑感染，则会出现牙周炎的各种变化与表征。同时，变性、创伤和萎缩还会加重与促进牙周炎的发生、发展。

一、牙周变性

牙周变性是指牙周组织的非炎症性（noninflammatory）、营养不良性（dystrophic）变化。变性（degeneration）是病理学名词，它与退行性变、变质、退化等词是同义语。过去习惯上将牙周症（periodontosis）与牙周变性（periodontal degeneration）作为同义语。

牙周组织变性改变包括水样变性、粘液变性、玻璃样变等。这些病变往往是全身系统性病变的一部分，并不是一种临床上的疾病。这种病变发生在牙周组织中，如合并局部菌斑感染，则可促进牙周炎的发生、发展。

严重的系统性疾病引起牙周组织变性，早已有报告。Gottlieb（1923）报告了一例男性死于肺炎的患者，其牙槽骨发生广泛吸收，牙周膜间隙增宽、疏松及主纤维束消失，乃命名为牙槽骨弥漫性萎缩（diffuse atrophy of alveolar bone）。此外，Orban 与 Weinmann（1942）也描述了牙周症的牙周组织变性病理变化。其后，Goldman（1947）报告了一例死于痢疾的蛛猴，其牙周组织中有类似于人类变性的改变。沈国祚等（1957）报告了全身播散性红斑狼疮病例的牙周组织变性改变。郑麟蕃等（1963，1979）观察 45 例因严重系统病死亡者牙颌切片，观察到牙周组织中出现各种退行性变，并观察到一例因高血压长期卧床死于痢疾的患者，同时合并有严重的牙周炎病损。

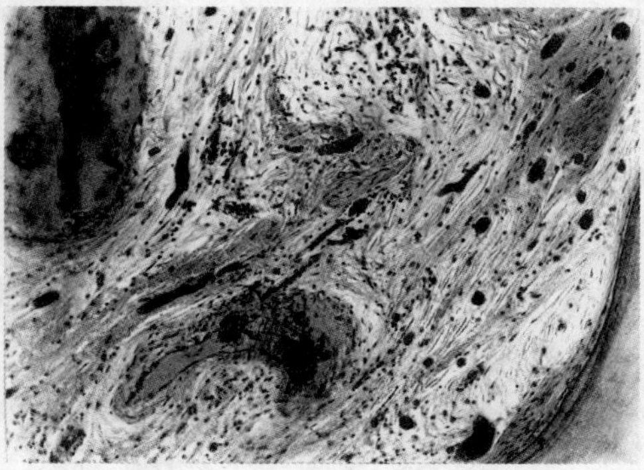

图 14－18 牙周变性
牙周膜腔隙增宽，主纤维束消失，形成疏松、水肿的变性组织

牙周变性合并菌斑感染后，其临床表现除了与一般牙周炎症状类似以外，常伴有全身性疾患，并可促进和加重牙周炎的发展。

牙周组织变性的病理改变包括牙周膜主纤维束消失并发生水样变性、玻璃样变、病理性钙化、局灶性坏死（图 14－18）；牙槽骨及颌骨形成障碍、发生广泛的骨吸收、骨的沉积线紊乱等病理性成骨；牙骨质形成障碍，发生颗粒样钙化等病理性沉积。牙周膜内的血管也发生各种变化，如血管增生、扩张，管壁增厚，管腔狭窄甚至闭塞等改变。（图 14－19）

二、牙周创伤

牙周组织的创伤有多种来源，包括咬合创伤、外科创伤、牙髓治疗创伤等，其中咬合创伤（occlusal trauma）可以加重牙周炎的发生、发展。它是一种致伤性咬合关系引起了牙周组织的病理性改变，这种咬合关系称之为创伤性𬌗（traumatic occlusion）。1999 年的新分类中，将咬合创伤纳入到第八大类“发育性或获得性异常及其状况”之中。

长期以来，许多动物实验模拟人类的咬合创伤，最常用的方法是在牙之间加以楔力，

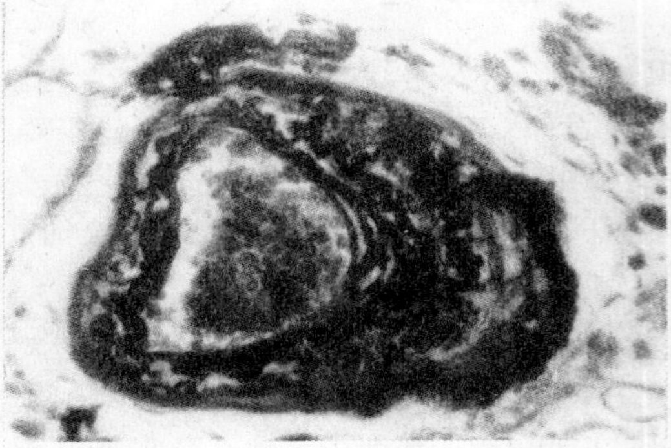

A

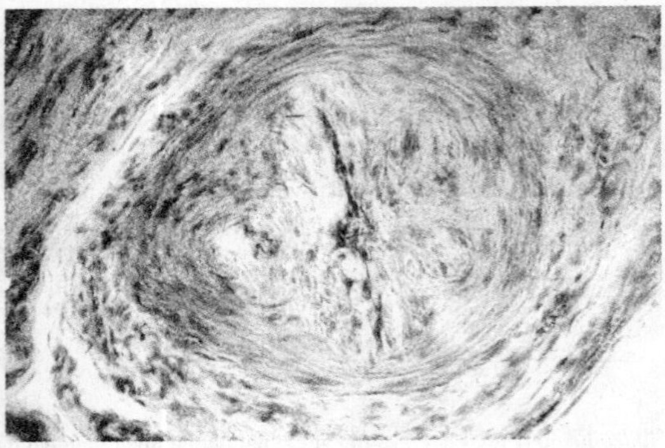

B

图 14－19　牙周变性组织中血管变化

A　牙槽骨骨髓腔中细动脉弹力膜增生、紊乱　B　附着龈内小动脉管壁增厚、管腔闭塞

使牙受到持续的侧方压力，则可在牙周膜内产生张力侧（tension side）和压迫侧（pressure side）。在组织学上侧方力比垂直力对牙周组织的损伤更加严重。张力侧受牵引的牙周膜纤维被拉紧，牙周膜间隙增宽，主纤维束附着处的牙槽骨及牙骨质出现骨质新生；受压侧的牙周膜纤维松弛，牙周膜变窄，牙槽骨发生吸收，牙周间隙由于暂时受压变窄，而后由于牙槽骨吸收而变宽（图 14－20）。

实验研究表明，加到牙的摇晃力，可使牙周膜间隙增宽，牙槽骨吸收、破坏。但是，单纯的咬合创伤，虽然可以引起牙周组织发生病理改变，并不能引起龈炎或牙周炎。一旦除去引起创伤的病因之后，则牙周组织中的创伤性病理变化是可以恢复的。如果咬合创伤同时合并有局部菌斑感染，则可加重炎症的发生与发展。特别是在牙周炎的晚期，由于牙槽嵴的高度降低，轻微的咬合力即可造成严重的咬合创伤，这种由于牙周炎引起的创伤叫做继发性咬合创伤（secondary occlusal trauma），它可加重牙周炎的发展，并促进牙松动、脱落。

牙周创伤的病理改变为：牙槽骨的硬骨板消失，骨小梁改建，改建后的骨小梁，其分布与受力的分布方向一致，牙根面也可发生吸收（图 14－21）。牙周膜间隙增宽，固有牙槽骨

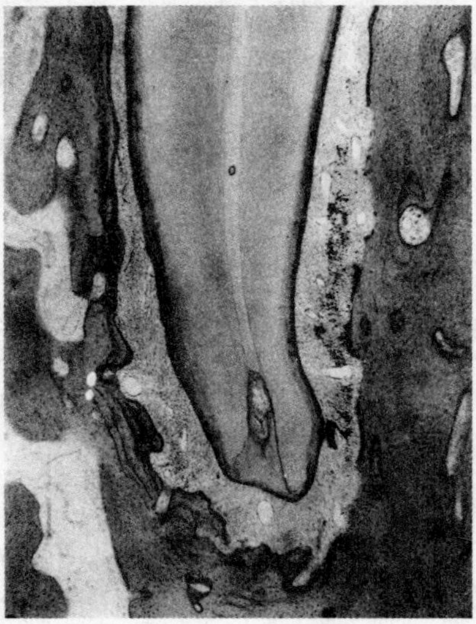

图 14－20　牙周创伤

创伤侧靠根尖牙周膜组织内出现坏死、钙化及骨吸收，另侧骨新生

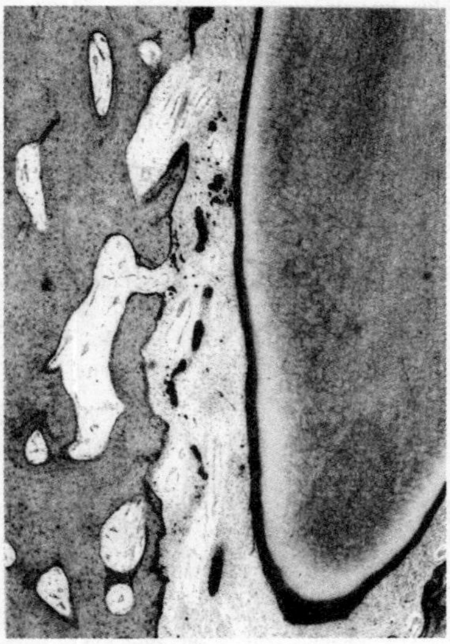

图 14－21　牙周创伤

创伤侧牙槽骨吸收，牙周膜出血、变性及钙化

吸收，张力侧受牵引的硬骨板出现成层的增生，受压侧的牙周膜组织可有变性、坏死及钙化发生（图 14－22）。牙周炎晚期，继发性咬合创伤加重，其组织病理改变也明显加重，出现牙周组织局部坏死、脱落（图 14－23）。

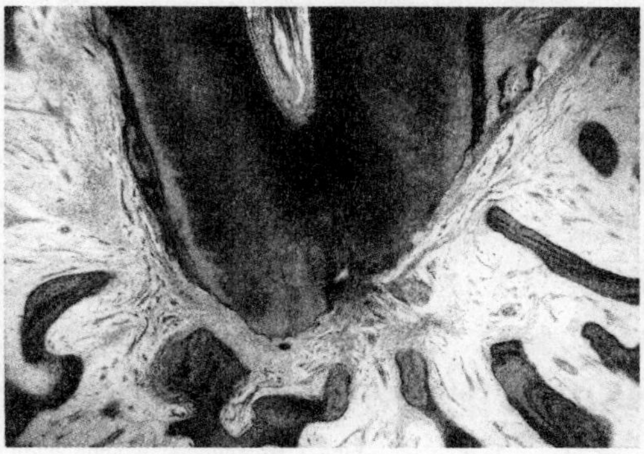

图 14－22　牙周创伤——继发性咬合创伤

牙周炎晚期，牙槽骨硬骨板消失，根面吸收，骨小梁与受力的牙根面呈垂直方向

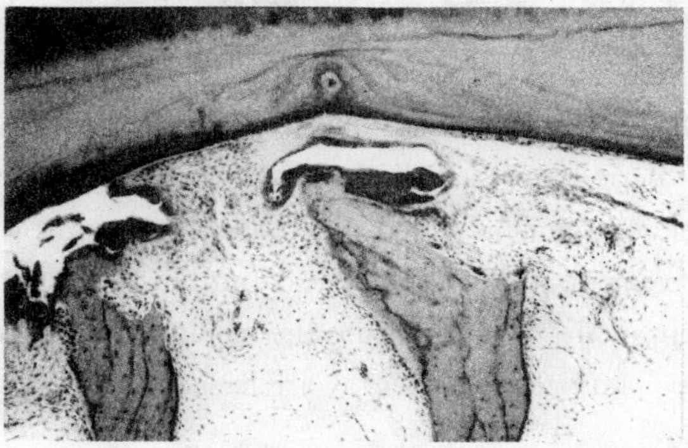

图 14－23　牙周创伤

牙槽骨根分歧处骨组织吸收，牙周膜变性、坏死、钙化

三、牙周萎缩

牙周萎缩在临床上主要指的是牙龈退缩（gingival recession）而言。一般先有牙槽骨嵴的吸收，即先有骨的退缩、牙槽骨高度变低，后出现龈退缩。最常见的牙龈退缩是消炎后的组织萎缩。牙周炎时组织水肿，待炎症消退后组织发生萎缩。如果宿主的防御能力旺盛，牙周炎得到及时治疗，牙周组织处于修复状态的静止期，则退缩后的牙周袋不深，且炎症亦不明显。

此外，增龄也可引起牙周萎缩，又称之为老年性萎缩（senile atrophy）。由于增龄引起的牙龈退缩以及生理性牙继续萌出，致使牙颈部暴露，则易发生牙颈部过敏及根面的龋病。未到高龄的牙龈退缩又称之为早老性萎缩（presenile atrophy），可能是由于某些内分泌代谢紊乱，影响了牙周组织的修复再生功能。

局部因素也可引起局限性的牙周萎缩，如食物嵌塞、不良的修复体等局部刺激，一旦去除这些局部因素的刺激，则局限性的牙龈萎缩还可逐渐恢复。过去 stillman 认为创伤性咬合可引起龈裂故称之为 Stillman'S cleft，近年研究认为主要是由于局部因素引起牙龈糜烂、溃疡，而导致龈裂（gingival cleft），主要发生于唇颊侧龈缘部位呈倒“V”字形的缺损，也属于牙周萎缩范畴之内。

牙周萎缩的组织病理学变化并不明显，因为萎缩是器官或细胞成分在达到正常成熟之后，又出现缩小或量的减少所致，组织学主要表现为上皮细胞各层次减少，致使上皮变薄，结缔组织成分减少，可见毛细血管扩张。

Summary

Periodontal diseases are the diseases of the periodontal structures, including two big categories, the gingival diseases and periodontitis. Periodontitis is classified into chronic periodontitis and invasive periodontitis . Based on histopathological manifestations , the pathological changes include inflammation, degeneration, atrophy, injury and neoplasm. Gingivitis and periodontitis are common in humans. The main etiological factor is dental plaque which is initiative. The process of arising and development is the result of interactions in between the microorganism and host. The defensive process of the host can be divided into nonspecific inflammatory reaction and specific immunologic response. The hereditary factor of the host decides host's susceptibility. However, the dental plaque is the decisive factor in the etiology of periodontitis. When the defensive cells of the host resist against the external etiological microorganisms, plenty of cytokines and inflammatory mediators are released causing secondary injuries to the periodontium and play an important role in the expansion and persistent of the disease during the mediation of the inflammation. So, to remove dental plaque and give antibacterial therapy are basic measures in the prevention and treatment of periodontitis.

（于世凤）

第十五章　牙体硬组织疾病

牙体组织在发育过程中或发育完成后，都可能会因受到内、外环境致病因子的作用或不利因素的影响，导致其形态、结构、数目、位置或萌出等的异常，伴或不伴有功能异常的出现，形成牙体软硬组织的疾病。本章主要介绍牙体硬组织非龋性疾病、龋病、牙髓病和根尖周病。

第一节　牙体硬组织非龋性疾病

【概述】 牙的发育异常（disorders of development of teeth）可来自于牙板（dental lamina）或牙胚（tooth germs）的异常分化，形成牙的数目、大小和外形异常—形态分化异常（abnormalities of morphodifferentiation），或牙硬组织形成异常，导致牙的结构异常—组织分化异常（abnormalities of histodifferentiation）。其中，组织分化异常的发生时期往往晚于形态分化异常，有些疾病可发生于牙分化的各个时期。

【病因】 牙发育异常可能形成于出生前，或形成于出生后，可能为遗传性或后天获得性，后天获得性者常与全身性疾病如代谢性疾病或内分泌异常或环境因素的作用有关。一些病原微生物可以通过胎盘进入胎儿体内引起牙不同发育时期的异常，如梅毒螺旋体等；有些理化因子如酸蚀、色素沉积或过度磨损等也可导致牙形成后天性非龋性病变。

一、牙萌出和脱落异常

牙的生理性萌出（teeth eruption）有比较恒定的时间、位置和顺序规律。某些全身或局部的致病因素常常可以影响牙的萌出和替换。牙萌出异常是指乳、恒牙的萌出时间、位置或乳牙的脱落时间与生理规律相比明显异常或不能正常萌出者。

（一）牙早萌（premature eruption）

包括乳牙早萌和恒牙早萌。乳牙萌出过早多见于下颌乳切牙，多于出生时或出生后不久即萌出，称其为胎生牙或诞生牙（natal tooth）和新生牙（neonatal tooth），二者统称为先天牙（congenital tooth）。它可见于正常牙列，或为多生牙。这种过早萌出的牙往往牙根尚未发育完成，缺乏牙槽骨的支持，故易松动、脱落。恒牙萌出过早多为乳牙过早脱落，致使个别恒牙过早萌出。偶见多数或全部恒牙早萌，这往往与垂体、甲状腺和生殖腺功能亢进有一定关系。

（二）牙迟萌（retarded eruption）

包括乳牙迟萌和恒牙迟萌，并有个别牙迟萌和全口牙迟萌。个别乳牙迟萌少见，多与局部创伤和感染有关；个别恒牙迟萌往往与乳牙滞留有关，也有因局部乳牙早失，致使长期用牙龈咀嚼出现局部角化增厚、变韧而萌出困难者，如上颌乳切牙脱落过早等；全口牙迟萌往往与系统性疾病、维生素缺乏或遗传因素有关。

（三）牙萌出位置异常或萌出困难

发育完成的牙已过牙生理萌出时间仍埋伏在颌骨内者称埋伏牙（impacted tooth）；若因

牙胚发育方向、位置异常或局部受阻等因素导致牙萌出方向异常，不能萌出到正常牙列的位置上者称阻生牙（impaction of tooth）。有时牙胚发生的位置异常也可导致牙埋伏或异位萌出（彩图 15－1）。埋伏牙和阻生牙都可根据其萌出情况分为完全性埋伏牙（或阻生牙）和部分埋伏牙（或阻生牙）。

【病因】 个别埋伏牙或阻生牙多因牙列拥挤或位置不正常，缺乏萌出位置而形成。若乳磨牙根尖周炎累及牙周膜致局部破坏，周围形成纤维性修复或成骨性粘连，也可阻碍继承恒牙萌出，导致萌出异常。此外，乳牙过早脱落使长期用牙龈咀嚼形成增厚的角化层或广泛的牙龈纤维瘤病等都可阻碍恒牙的萌出，形成埋伏牙。多数牙出现埋伏状况往往与内分泌或遗传因素有关。现代人远中磨牙阻生出现率增高可能与人类咀嚼器官进化、颌骨缩小致牙萌出位置不足有关。

【临床病理】 埋伏牙和阻生牙多见于恒牙列。个别埋伏牙多见于下颌磨牙、前磨牙和尖牙；个别阻生牙多见于第三磨牙，也有的见于尖牙。磨牙阻生中以近中倾斜阻生最多见，其次，有水平阻生、远中倾斜阻生、水平阻生和倒置阻生等。偶见额外牙埋伏或阻生者。

个别埋伏牙或阻生牙组织学上周边往往有牙囊包绕，多无炎症反应。部分不完全埋伏或阻生牙易因邻牙阻力造成萌出部分牙周组织内创伤、细菌滞留，也可并发感染形成智齿冠周炎。

（四）乳牙滞留（persistence of the deciduous teeth）

【概述】 乳牙已过脱落期却仍然长期残留不脱落者称乳牙滞留。临床上乳牙滞留可分为个别乳牙滞留和多数或全口乳牙滞留两种情况。

【病因】 个别乳牙滞留往往与局部恒牙牙胚未发育或发育不良有关。全口乳牙滞留多与维生素 D 缺乏、内分泌障碍或遗传因素有关。

【临床病理】 个别乳牙滞留多见于乳磨牙或尖牙，有时乳切牙也可滞留。滞留的乳牙牙根可伴有不同程度的吸收，有的滞留乳牙可保留到二、三十岁，但表面往往呈一定程度的磨损。牙根因吸收和颌骨支持不足常有一定松动度。

（五）牙的过早脱落（premature loss of teeth）

包括乳牙过早脱落和恒牙过早脱落。牙的过早脱落通常与严重的龋病及其并发症、外伤、慢性牙周炎以及颌骨恶性肿瘤、囊肿等局部病变有关，也可能与某些全身特殊疾病有关，如掌趾角化综合征、组织细胞增生症 X、一些酶类代谢异常病（如过氧化氢酶缺乏、磷酸酶缺乏症等）、免疫功能低下、中毒等。

二、牙数目异常

牙数目异常（disturbances in number of teeth）是指牙的数目比正常牙列的牙增多或减少的情况。包括：

（一）额外牙或多生牙（supernumerary tooth or hyperdontia）

【概述】 正常乳牙列或恒牙列之外的多余牙叫额外牙或多生牙。额外牙的发生有时常与其它缺陷相伴随，如锁骨颅骨发育不全（cleidocranial dysplasia）、腭裂（cleft palate）、嘉德纳综合征（Gardners syndrome）等。这些多生牙可以阻止正常牙的萌出或形成邻牙的吸收、异位，有时未萌出者还可形成其含牙囊肿（dentigerous cysts）。

【临床病理】 临床上女性多见，多生牙大多为单个牙，恒牙列比乳牙列多见，有报告其发生率约为1%～3%。最常见的部位是上颌的前牙区和磨牙区，其次是下颌的前磨牙区。

在形态上有的似正常牙，有的呈短小的形态。

发生在不同部位的多生牙有不同的命名，如：正中额外牙（mesiodens）是指发生在上颌中切牙之间的额外牙，也是最常见的额外牙（彩图 15－2）。它多呈锥形牙冠，牙根短小。副磨牙（paramolar）是指上颌磨牙旁口腔粘膜处长出的牙，多位于近中颊侧。而远中磨牙（distomolar）是指发生在第三磨牙远中的额外牙，也有称其为第四磨牙者。附加牙（supplemental teeth）是一种形态与正常牙相似，但体积可能较小的一种多生牙。此外，偶有正常牙列以外已经发育形成，但埋伏在颌骨内未萌出的阻生牙叫埋伏额外牙。

（二）缺额牙（hypodontia）

因牙胚未发育或未发生而形成的牙数目不足叫少牙或缺额牙，如果全口或单颌牙先天未发生形成的全牙列无牙称为先天性无牙症（congenital anodontia）。

【病因】 个别缺额牙有人认为是人类系统发生退化的结果，如第三磨牙缺额。部分个别牙缺额存在种族差异，如日本和瑞典人中下颌恒中切牙缺失比例较高。多数缺额牙往往与先天性外胚叶发育不全、锁骨颅骨发育不全、Down 综合征、母亲及婴儿严重营养不良等有关。唇腭裂患者患侧的切牙或尖牙也常有缺失。先天性无牙症罕见，多伴其它全身系统性发育异常，如因先天性外胚层结构缺失而导致的少汗性外胚层发育异常等，常为 X 染色体隐性遗传，偶见常染色体隐性遗传。

【临床病理】 个别缺额牙多见于恒牙列，除第三磨牙外，其发病率约为 3%～7%，女性多见。缺额的牙可以是对称性的，也可以随机地累及不同部位。临床上主要见于第三磨牙、上颌侧切牙、下颌第二前磨牙缺额等。如果乳牙缺额，常可导致其继承恒牙也不能很好地发育。先天性无牙症患者常表现为皮肤光滑、干燥，少发，部分或全身性汗腺缺如，导致少汗。有的患者有少数牙，但常萌出迟缓、畸形，牙冠呈锥形。女性基因携带者通常症状比较轻微，仅有侧切牙等少数牙缺额。

三、牙形态异常

【概述】 牙的形态异常（disturbances in form of teeth）可以包括牙冠形态异常、牙根形态异常或二者都异常，牙冠的异常可以是尖、突、嵴的异常，也可以是凹、沟的异常，或者是大小的改变；牙根的数目、分叉方向和形态的变异在临床上也不少见。有些病变根和冠都被累及。

（一）牙过大（巨牙）和牙过小（小牙）

【概述】 牙的大小因种族和性别不同具有一定差异，牙与颌骨的大小具有一定比例，通常由遗传因素决定。如果牙相对于颌骨体积比正常明显过大则称牙过大或巨牙（macrodontia）；如果牙相对于颌骨比正常明显小，则称其为牙过小或小牙（microdontia）。牙过大或过小不包括牙实际测量值正常但因位于异常增大或缩小的颌骨中形成的相对牙过大或过小（relative macrodontia or relative microdontia）。事实上，评价牙的大小并无绝对明确的界限。

1. 牙过大或巨牙（macrodontia、megalodontia、megadontia）

【病因】 巨牙可以分为全牙列广泛巨牙和个别巨牙或部分巨牙。个别巨牙或部分巨牙可能与遗传因素有关，常伴有其它发育异常，如 Down 综合征和先天性心脏病等，临床上还可见到一种罕见的半侧颜面肥大症（hemifacial hyperplasia），患侧多个牙呈现巨牙改变，且可伴有单侧牙过早萌出。全牙列广泛巨牙往往和垂体功能亢进的巨人症（pituitary gigantism）、松果体增生症（pineal hyperplasia）及高胰岛素血症（hyperinsulinism）等有关。

【临床病理】 巨牙牙冠和牙根往往都增大，且由于其体积的增大，颌骨位置相对不足，尤其全口广泛性巨牙，导致邻牙拥挤、异位、排列不齐，甚至萌出异常，成为拔牙的原因之一。个别巨牙少见，多位于上颌中切牙、下颌第三磨牙等。巨牙常与多生牙伴发，且男性患者常见。

2. 小牙（microdontia）

【病因】 小牙也可以分为全牙列小牙和个别小牙或部分小牙。弥漫性小牙常见于垂体功能低下的侏儒症、Down 综合征或其它一些遗传病。部分小牙或个别小牙常伴一定的常染色体显性遗传（autosomal-dominan inheritance）。

【临床病理】 侏儒性全口小牙很少见，表现为牙体积较小，牙间具有一定间隙。个别小牙也不多见，常见的部位是上颌侧切牙（彩图 15—3），临床上表现为牙冠呈圆锥形或钉形，而牙根正常，近远中径减小，邻面向切缘聚合，有报道其患病率约为 0.8%～8.4%，呈不完全性常染色体显性遗传。有时，个别小牙常常累及第三磨牙。有趣的是第三磨牙和上颌侧切牙也是临床上易缺失的牙。一旦出现钉形牙，其余恒牙往往表现为轻度近远中径的减小。个别小牙还可见于额外牙。有时小牙也易与少牙畸形伴发，且女性多见。

（二）牙弯曲或弯曲牙（Dilaceration）

牙弯曲是指牙的一种异常成角、弯曲状态，可见于牙冠，也可见于牙根，但以牙根弯曲多见。

【病因】 多数弯曲牙的形成与机械损伤有关，如乳牙的外伤干扰了下方正在发育矿化的恒牙胚，使牙冠或牙根的矿化与已经形成的牙部分产生了角度的改变，向舌侧或唇侧弯曲。少数弯曲牙可继发于囊肿或肿瘤旁，或位于已萌出牙的根尖炎症附近。某些病例病因不清，也与局部损伤无关，可能为发育异常所致。

有研究认为弯曲牙形成的年龄、牙胚受力的程度或方向都决定牙根弯曲的程度和方向。

【临床病理】 任何牙都可被累及。尤其恒牙列的上颌切牙和下颌切牙，偶尔可累及乳牙列。好发年龄一般在 4 岁以前。弯曲牙一般在牙根近颈部呈不同程度的弯曲，也可在近牙冠处弯曲（彩图 15—4）。这类牙常难以正常萌出，或即便萌出，也往往因萌出方向的改变，而位于颊侧或舌侧。

（三）融合牙、结合牙与双生牙

【概述】 临床上有时可以见到一类表现为双牙畸形的牙发育异常，即：

1. 融合牙（fused teeth）：是指两个或更多相邻的牙胚在发育过程中靠牙本质和牙釉质结合到一起形成的一个体积较大或形成两冠一根的牙（图 15—5a 和彩图 15—5b）。

2. 结合牙（concrescence）：是指相邻两个或更多已经发育完成的牙由于压力的作用使它们的牙根靠牙骨质连接在一起的牙（彩图 15—6a、b）。它可能是牙发育完成后由于获得性外力作用的结果。

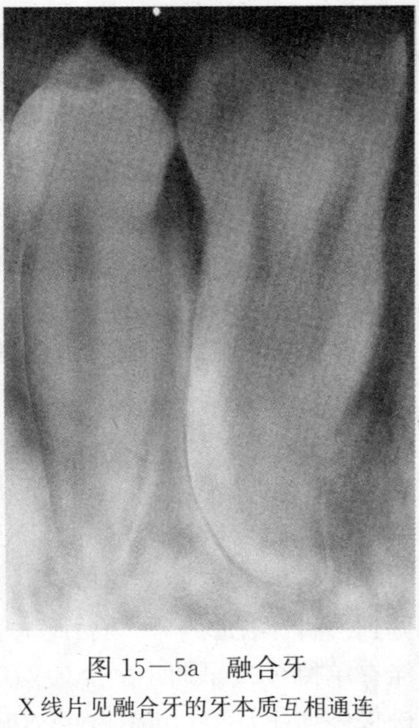

图 15—5a 融合牙

X 线片见融合牙的牙本质互相通连

上述两种情况都可以是正常牙列中的邻牙相互融合或结合而形成，因此存在牙列中牙数减少的现象；也可以是正常牙列中的牙与额外牙的融合或结合，此种情况牙数并不减少。

3. 双生牙（gemination）：是指牙发育时一个牙胚不完全分裂成两个完全或不完全性牙冠，但共用一个牙根和根管的牙发育畸形（彩图 15－7a 和彩图 15－7b）。它是牙发育早期一个牙胚不完全分裂的结果。

【病因】 有人将融合牙和双生牙看成是发育性的双牙畸形，称作 Double teeth 或 connated teeth，而结合牙是发育或感染导致的邻牙间牙骨质的结合或粘连。另有观点将上述三种情况统称为 Twinning，或指两个分离的牙的发育，或指一个牙胚完全分裂形成的两个牙的发育畸形。

【临床病理】 双生牙和结合牙在乳、恒牙牙列均可见到，乳牙比恒牙更多见。好发部位为上颌，且前牙区多见。有报道在乳牙列的发病率为 0.5%～1.5%，而恒牙列为 0.1%～0.2%，也有报告认为在乳牙列发病率占 0.5%，恒牙列占 0.1%。双侧发生者很少，约占 0.02%。而结合牙多见于恒牙列，以上颌后牙区多见，尤其第三磨牙牙根紧邻第二磨牙牙根。常因第二磨牙严重龋致根尖周围感染，骨吸收后牙根部牙骨质沉积，与第三磨牙形成牙骨质性结合。

双生牙多为双冠、单根和单根管，或分叉冠、单根管；而融合牙可表现为分叉冠、单根牙或双根共用一个联合牙冠，或双冠双根牙，也可以是联合冠和单根牙。双生牙虽无牙列上的牙数目异常，但常可导致牙拥挤，发生在前牙区常影响美观。

（四）副牙尖（accessory cusps）

【概述】 牙尖形态的变化在不同人群间有较小的变化范围。副牙尖是一类临床常见且易累及前磨牙（又称 Leung's premolars）的牙发育畸形，临床上表现为双侧的、位于牙表面的、正常牙尖以外的局部外凸的小结节或小牙尖。目前报道多数只在亚洲人、美洲的爱斯基摩人和本土的美国人发生。该类畸形主要包括三大类：①卡拉贝利尖（cusp of Carabelli）；②鹰爪尖（Talon cusp）；③牙外凸或畸形中央尖（dens evaginatus or central cusp deformity）。

【临床病理】

1. 卡拉贝利尖（cusp of Carabelli）：是指一种局限在上颌磨牙近中腭侧牙尖的腭侧面的额外牙尖或称副牙尖，又叫上颌磨牙腭侧尖（彩图 15－8）。卡拉贝利尖可见于恒牙列或乳牙列，多见于第一磨牙，第二、三磨牙少见。如果恒牙列有此副牙尖存在，往往口内其他恒牙的近远中径也增大，但乳牙无此现象。卡拉贝利尖在不同人群中的发病率略有变化，有报告 90%见于白种人，而亚洲人很少。临床上，此类副牙尖偶尔也见于下颌恒磨牙或乳磨牙的近中颊尖侧，此种副牙尖被称为 Protostylid。

2. 畸形舌侧尖（lingual evaginatus anterior teeth）：是一种发生于前牙牙面的轮廓清晰的一种副牙尖，又叫鹰爪尖（Talon cusp），在前牙面从釉牙骨质界到切缘其凸径至少增长 1/2（彩图 15－9）。临床报道的 3/4 见于恒牙列，其中恒上侧切牙占 55%，中切牙占 33%，很少累及下颌，下颌中切牙约占 6%，下颌尖牙占 4%。乳牙列少见，且以乳中切牙受累为主。男女均可发病。临床表现上几乎所有病例的外凸都位于舌侧面，形成一类似鹰爪的三形副牙尖。牙尖和牙融合之间形成一深的发育沟，部分可以含有伸入的牙髓。X 线片见此种副牙尖常与其他牙的发育异常相关，如额外牙、阻生牙性牙瘤、钉形侧切牙、后牙外凸、牙内陷等，也可见于 Mohr Rubinstein Taybi 和 Sturge-Weber 综合征。曾有报告在双胞胎中见到了完全相同的畸形舌侧尖畸形，故个别病例似乎有遗传倾向。

3. 牙外凸或称畸形中央尖（dens evaginatus or central cusp deformity）：也叫中央结节（central tubercle），是好发于前磨牙、磨牙颊尖舌侧缘或中央沟的一种局限性牙尖样凸起（彩图 15－10）。临床上多见于下颌，且往往双侧对称性发生。通常此副尖内含釉质、牙本质和牙髓腔，亚洲人发病率较高，约占 15%，白人少见。

该牙萌出后由于对秴牙牙尖的早接触，使该牙尖不久即被磨掉，暴露牙本质，临床见此牙中央有异色小点。过早暴露牙本质，刺激不断传向牙髓，牙髓常常发生慢性炎症或坏死，导致该牙牙根不能很好地发育，形成喇叭口状根间孔，同时磨损牙尖相对应的髓腔内壁上有不等量的修复性牙本质形成。畸形中央尖常与牙冠解剖的其他变异相关，如铲形（shove-shaped）切牙，即受累切牙形成明显的侧缘和中空的铲形（the scoop of a shovel）舌侧面，典型增厚的边缘嵴汇集于舌面隆突。此连接处并不常见深沟、裂隙或牙内陷。美国土族和阿拉斯加人几乎 100%都可见到此种牙发育畸形。X 线片见咬合面呈结节样凸，下方有牙髓突入。铲形牙多见于上颌中、侧切牙、下颌切牙，尖牙少见报道。

由于咬合磨损，小结节易很快磨掉，早期使伸入小结节的牙髓角外露，导致年轻人患牙呈无龋性根尖周病理改变。同时，由于其常常在牙根发育完成之前和根端封闭之前形成，使该牙的根管充填增加了难度。应早期谨慎调磨对秴牙尖或多余小结节。

（五）牙内陷（dens invaginatus）

【概述】 牙内陷是指发生于牙冠或牙根的深的凹陷，内衬一层釉质。

【临床病理】 牙内陷的发生率约为 0.04%～10%，好发部位依次为恒侧切牙、中切牙、前磨牙、尖牙、磨牙，且以上颌为多见。

牙内陷程度从舌隆突凹陷的轻度加深，到深的内陷延伸至根尖顶点不等。因此有根据牙内陷累及的部位将其分为牙冠内陷和牙根内陷。也有将牙冠内陷根据累及的深度不同分为三型，即：Ⅰ型：凹陷仅局限在冠内；Ⅱ型：内陷伸至釉牙骨质界，与深部牙髓相通或不相通，大的内陷底部可含发育不良的釉质；Ⅲ型：内陷延至根部，可达根尖区或根尖侧区，但并不与牙髓相通（图 15－11a、彩图 15－11b）。通常，内陷表面衬有釉质，或在近根尖孔区完全被牙骨质所取代。有的牙内陷严重者形成一个牙好像含在另外的牙中的结构，称牙中牙（dens in dente）。有的牙内陷严重膨胀，干扰牙结构的形成，导致牙的畸形发育，形成膨胀性牙瘤，可累及单个牙、多个牙或双侧牙。

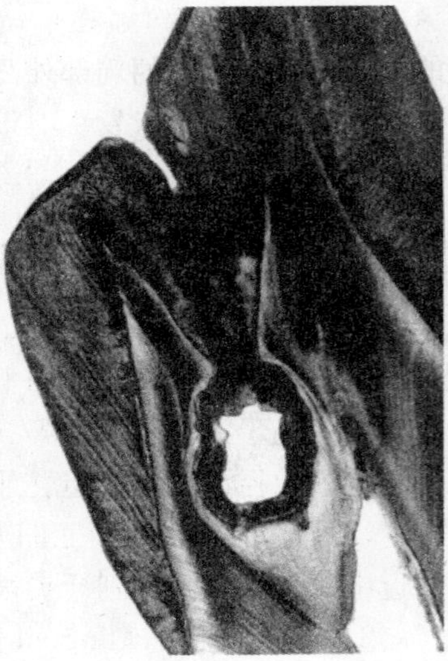

图 15－11a 牙内陷（磨片）

牙根内陷较罕见，为上皮根鞘增生而致。临床上常在根面上形成带状釉质，其分布类似于釉珠（enamel pearl），只是不突出，而是内陷附在牙乳头表面。由于牙内陷的盲袋内不可避免地易积存食物残渣、软垢和细菌等，加之内陷底部的釉质很薄弱，故常易继发早期牙髓炎症。提倡尽早预防性封闭。

（六）异位釉质（ectopic enamel）

【概述】 异位釉质是指在正常无釉质的部位异常地出现了釉质的异常发育情况，分为釉珠和颈部釉质延伸两种情况。

【病因】 有学者认为，异位釉质是由于发育中成牙本质细胞层局部膨大，使 Hertwig's

上皮根鞘和发育中的牙本质间的接触时间过长，诱发釉质过度形成而致。

【临床病理】

1. 釉珠（enamel pearl）：是最常见的异位釉质，为一种半球形的局部膨出性结构（彩图 15－12）。可以全由釉质构成，也可包含牙本质及牙髓组织。临床上较多见于上颌磨牙，其次见于下颌磨牙，很少累及上颌前磨牙和切牙，但乳磨牙并不罕见。在种族方面，亚洲人最多见，占所有病人的 1.1%～9.7%，多数患者为单个的釉珠，偶有一个牙上出现 4 个釉珠的报告。部位上主要发生在磨牙根分叉或近釉牙本质界处。X 线片见釉珠沿牙根表面呈现一界限清楚的阻射小结节，成熟的釉珠为界限清楚的圆形阻射区从釉牙本质界进入牙冠下。

2. 颈部釉质延伸（cervical enamel extensions）：是指位于磨牙颊侧的、从釉牙本质界沿根面延伸至磨牙根分叉的三角形釉质延伸，三角形的底与冠部釉质相延续，尖朝向根分叉，也有人称之为颈部釉质外凸（cervical enamel projections）（彩图 15－13）。颈部釉质延伸多见于下颌磨牙颊侧，上颌不如下颌多见。种族上多见于亚洲人。有报告发病率为 8.6%～32.6%，易被累及的牙依次为第一磨牙、第二磨牙和第三磨牙。

在病理上，釉珠表面的釉质阻止了牙周组织与深部结缔组织的附着和半桥粒的形成，加之其外部形态有利于菌斑的滞留和不利于清洁，使其间的连接缺乏对外界破坏的抵抗力，形成牙周组织的薄弱区域。某些病例中颈部釉质延伸还常与炎症性囊肿的发育有关，由于这种囊肿的发育沿着颊侧面超过了根分叉，因此将其称之为颊侧根分叉囊肿（buccal bifurcation cysts）。

（七）长冠牙（俗称牛牙样牙）（taurodontism）

这是指多根牙的牙体和髓室的高度增大，使髓室底和根分叉向根尖位移，但釉牙骨质界位置无明显改变的一种牙发育畸形。这种磨牙形态与牛等反刍类动物磨牙的整体形态相似，故又称牛牙样牙。

【病因】 其形成被认为是牙根形成时 Hertwig's 上皮根鞘在一定水平线上的内折失败所致。有调查表明，长冠牙可以在大量不同的遗传个体中出现，但其并非是特征性遗传异常的结果。有学者提出可能是染色体异常破坏了牙形态的发育。

【临床病理】 长冠牙可以单侧或双侧发生，恒牙比乳牙多见，无明显性别差异。因为有不同的诊断标准和种族差异，所以报道的发病率为 0.5%～46%不等。长冠牙可以累及所有磨牙，通常第二、三磨牙受累较重，第一磨牙若被累及，程度比较轻微。

长冠牙可以与唇裂、腭裂或其他颌面发育异常的多种综合征相伴发。

长冠牙的形态倾向于受累牙髓室明显增大呈矩形，伴有明显增高的牙尖和根分叉接近根尖。按照髓室底的根尖位移程度可以将其分为三度：轻度长冠牙（hypotaurodontism）、中度长冠牙（mesotaurodontism）和重度长冠牙（hypertaurodontism）（彩图 15－14）。

四、牙变色（discoloration of teeth）

【概述】 是指由于内源性或外源性因素导致牙的颜色异常。内源性因素包括牙硬组织结构或厚度的改变、全身代谢异常、创伤、内服药物等使色素在牙形成过程中掺入到牙硬组织中；外源性因素包括表面沉积物和外用药物、离子、烟草及细菌等产生的色素在牙形成后，从表面扩散到牙硬组织中。

（一）内源性着色：是指牙在形成过程中，由于循环物质沉积在牙体硬组织中导致的牙着色，如众所周知的四环素牙等；或由于发育异常引起牙体硬组织结构、矿化程度或厚度的改变形成的牙颜色异常，如釉质形成缺陷、牙本质形成缺陷、氟牙症等；也可为牙髓中一些物质渗入牙硬组织中导致的牙颜色异常。常染色体隐性疾患——先天性血卟啉症（congenital erythropoietic porphyria）也可因卟啉代谢失调导致卟啉和前体合成及分泌增加，形成牙弥漫性淡红棕色色素沉着；常染色体隐性遗传的代谢失调病变—黑尿症（alkaptonuria）牙呈蓝黑色，又称赭黄病（ochronosis）；牙发育期患高胆红素血症也可使乳牙沉积色素。

四环素牙（tetracyclin stained teeth）：是牙发育期间由于服用了四环素族药物，药物沉积在牙硬组织中，引起的牙以变色改变为主的病变。其实，四环素族药物也可在骨、指甲等处沉积，只不过由于代谢其中的色素可以移去，其变色是暂时的。受累牙最初呈黄色，紫外光照射后呈明亮的黄色荧光，以后颜色逐渐加深呈棕褐色或深灰色。由于牙本质的无机晶体明显小于釉质者，使牙本质中沉积的四环素是釉质中的 4 倍，故四环素主要在牙本质中沉积，通常在釉质中弥散分布，不形成条带。临床上四环素牙变色的程度，取决于服用四环素的剂型（如缩水四环素、去甲金霉素、盐酸四环素、二甲胺四环素等比土霉素、金霉素作用明显）、剂量以及用药时间的早晚等。若牙发育的早期即用药，色素接近釉牙本质界，色素易透过釉质；用药时间长，牙本质中色素沉积带宽，颜色也深，尤其短期大剂量应用四环素；如果在牙冠形成后服药，那么四环素只会在牙根沉积，临床上见不到牙变色。其实其它组织中也可有四环素沉积，只不过软组织、甚至骨组织中者可以逐渐消退，但牙中的色素却一直存在。由于四环素可以通过胎盘屏障，因此妊娠 29 周至出生后 12 个月服药，婴儿的乳牙可以受累。为了避免乳、恒牙受累，最好 4 个月至 8 岁期间避免服用四环素类药物。

外伤后可使牙出现暂时性变色，粉红色或黄色表明局部血管损伤，黑灰色与重度牙髓损伤有关，可能存在牙髓变性或坏死。某些尚生存的麻风患者上颌切牙可见相似的粉色或红色，认为是感染导致牙髓坏死及大量血管损伤，血红蛋白进入牙本质小管所致。

【病理特点】

先天性血卟啉症的卟啉色素弥漫地沉积于乳牙的釉质和牙本质及恒牙的牙本质，可在紫外光下呈现红色荧光。

黑尿症的蓝黑色色素主要沉积于牙、结缔组织、肌腱和软骨等处。

高胆红素血症患者的高胆红素可以进入血液，并到达肠液、粘膜、绒毛膜和皮肤等。牙受影响的程度与其发病病程有关，多数只累及发育中的乳牙，偶尔也可累及第一恒磨牙的牙尖部。受累及的牙呈现釉质发育不全和绿色色素沉着。患牙常显现明显的分界线，一侧为绿色（形成于高胆红素血症期间），另一侧为正常颜色（形成于胆红素水平正常后）。

四环素色素在牙本质中沿牙本质生长线沉积，釉质中少量弥散沉积，故磨片观察牙本质可见棕黄色色素沿生长线分布，横磨片上色素沉着线似树的年轮，呈同心环状。

（三）外源性着色：是指外源性因素使色素沉积于牙表面上，也称牙环境性着色。

【病因】 发色的细菌可使暴露的釉质、牙本质和牙骨质表面着色。广泛使用烟草类物质、茶叶或咖啡可导致釉质表面明显色素沉着。含丰富叶绿素的食物可在牙的釉质表面广泛沉着绿色。牙科修复材料如银汞合金等也可使牙呈现黑灰色色素沉积，这种着色常见于有牙本质小管开放的年轻患者。此外，大量使用碘、铁等治疗也可产生黑色色素沉着；暴露于硫化物、硝酸银或锰中也可使牙产生从灰色、棕色到黑色等一系列变化，铜或镍也可形成绿色着色，牙面黄到金棕色的颜色变化可能与镉的应用有关。

最近有报道氟化亚锡（stannous fluoride）和洗必泰（chlorhexidine）可引起牙黑色色素沉着，它可能继发于锡离子与细菌性硫化物作用。还有许多杀菌剂 Listerline 和血根碱（sanguinarine）也可产生相似的色素沉着。

【临床病理】 发色的细菌可导致绿色、黑褐色或橘黄色着色。着色多见于儿童，且以上颌前牙唇侧面先着色。其着色不同于菌斑，即不是由于细菌作用，而是继发于唾液或龈沟液中细菌性硫化氢和铁作用的结果。烟草易溶于唾液，易渗透进釉质表面的窝沟点隙中，且易在下颌切牙舌侧面沉积，但使用无烟的烟草者往往色素沉积在放置烟草的部位。饮料也常累及切牙舌侧面，但着色较为广泛且色淡。氟化亚锡和洗必泰多导致的牙着色发生于口腔卫生差的人群中患早期龋的牙、前牙唇面和后牙𬌗面，牙从淡黄色到棕色不等。

五、牙结构的发育异常

牙硬组织的发育包括釉质的发育、牙本质的发育和牙骨质的发育。一些遗传因素或环境因素异常地作用于发育中的牙胚，都可引起牙各种软、硬组织不同程度的先天或后天性发育异常。本节主要叙述牙硬组织发育中临床常见的几种主要结构异常。

（一）釉质结构异常（alterations in the structure of enamel）

【概述】 釉质是全身唯一一种原始组织发育形成后不能再重建的组织结构，所以釉质的发育异常会终生存在。正如前面所述，釉质的形成包括三个方面：釉基质的形成、釉质的矿化和釉质的成熟。而釉质形成阶段分为两个过程，第一阶段为釉基质的分泌和初次矿化期，成釉细胞分泌釉原蛋白、非釉原蛋白、蛋白酶及脂类等有机基质后，经过初次矿化使之含有30%的无机盐；第二阶段为釉质矿化的成熟期，矿物盐进一步由外向内、再由内向外逐层扩散，使无机物含量达到釉质重量的96%～97%，同时为牙萌出做准备，水及有机成分不断移去。釉质形成中，发育中的成釉细胞对外界环境非常敏感，许多内、外界因素都可通过对成釉细胞不同时期功能和结构的损伤引起釉质的形成不全，或影响矿化和成熟过程形成釉质的矿化不全，进而导致釉质结构异常。因此，釉质结构异常可以分为：

环境性釉质形成异常：Turner 牙
先天性梅毒牙
四环素牙
氟斑牙
釉质浑浊症

遗传性釉质结构异常（又称釉质形成缺陷症）：
釉质形成障碍—釉质形成不全
釉质矿化障碍—釉质矿化不全
釉质成熟障碍—釉质成熟不全

【病因】 任何作用于牙发育过程中的局部或全身性不良因素都可导致牙釉质结构的异常发育，因此形成牙结构异常的原因是多方面的，主要有：

1. 局部因素：感染、创伤、放射治疗以及一些特发性疾病都可影响正在发育的牙胚，尤其成釉细胞的结构和功能。

2. 全身因素：包括全身因素或系统性疾病及遗传性因素两方面。前者，无论先天性因素（如病毒感染、母亲疾病等）、新生儿异常（如低钙血症、新生儿溶血、早产等），或出生后一些急、慢性疾病、氟离子的影响等；后者，包括一些导致局部牙发育异常或伴有全身异常的基因突变、染色体易位等，这些都可成为导致牙釉质结构发育异常的致病因素。

当然，成釉细胞损伤的时间与釉质缺损的表现和位置密切相关，损伤的原因并不重要，因为不同的位置和各种刺激都可导致相似的临床表现。

【临床病理】 釉质形成缺陷症因地域、诊断标准的不同其发病率有很大差异，有报告为1：718～1：14000不等。环境性釉质形成障碍可以导致釉质形成缺陷，或形成釉质的广泛或部分矿化不良，前者，由于不能产生正常量的釉质基质，但形成的釉质可以正常矿化，故临床上可见釉质表面形成窝、沟状凹陷，或釉质的厚度减少；后者，虽然可以正常分泌釉基质，但因为矿化异常，故形成的釉质透光度减低，或有色素沉积，或明显地硬度较低，釉质易被磨损，甚至剥落。各种不同原因导致的形成异常易累及的牙、部位及年龄、性别各有不同。

1. Turner牙（Turner teeth）：是指由于乳牙的感染或创伤引起其继承恒牙成釉细胞的损伤，进而导致该继承恒牙产生的釉质发育不全。对恒牙损害的程度取决于其上方牙的感染情况、感染持续的时间、病原微生物的致病力、宿主抗感染的能力以及牙发育阶段、乳牙外伤的时期和程度等。

【临床病理】 多见于上、下颌的恒前磨牙，切牙相对较少受累。临床表现依据受累时间、炎症程度等不同而不同。感染所致的釉质损害从局部白色、黄色、棕色变色到出现不规则凹陷，甚至形成广泛发育不足，后者可能累及全牙冠。外伤所致者可表现为牙一定部位的局部颜色改变或表面凹陷等。某些损伤还可导致已经形成了部分牙体硬组织的牙的根部移位，形成弯曲牙（dilaceration）。严重者不仅可以累及牙冠，后期的损伤还可波及牙根，导致牙根形成障碍。如果影响早期发育中的牙蕾，可以使牙发育紊乱，形成混合性牙瘤（complex odontoma）。

2. 先天性梅毒牙（congenital syphilis）：是指通过母体先天性感染梅毒螺旋体，导致牙胚受侵犯所形成的牙釉质发育不良。目前，先天性梅毒牙已不多见。

【临床病理】 梅毒螺旋体侵犯机体最严重的时期主要是胚胎后期和出生一个月左右，故受累最明显的牙主要是恒牙列的切牙和第一磨牙，分别形成特征性的赫钦森切牙（Hutchinson's incisors）和桑葚磨牙（蕾状牙）（mulberry molars）形态。即：

（1）赫钦森切牙（Hutchinson's incisors）：牙冠形似直刃螺丝刀样外观，冠中1/3径宽大，近切缘处缩窄，切缘中央有一发育不良的凹陷切迹（彩图15－15a）。

（2）桑葚磨牙（mulberry molars）：磨牙牙冠咬合面直径比颈部直径缩窄，似花蕾，又名蕾状牙。咬合面和近咬合面釉质有许多颗粒状的小球，外观呈桑葚状凸凹不平（彩图15－15b）。

组织学上釉质薄或缺如，牙本质发育不良，球间牙本质增多，生长线和新生线明显，局部形成细胞性牙本质，前期牙本质增宽。

3. 氟牙症（dental fluorosis）：又称氟斑牙或氟斑釉（mottled enamel），为牙发育时期摄入了过多的氟所导致的釉质形成缺陷症。

有研究表明，牙硬组织中结合适量的氟离子（fluoride ions）可以增强釉质的抗酸、抗龋能力，但是，牙发育时期，过量地摄入氟可能会导致釉质矿化不全或形成不全。通常，饮用水中氟含量超过1ppm浓度时，就有引起氟牙症的可能。

【临床病理】 氟牙症主要见于恒牙列，但严重者或严重高氟地区者也可累及到乳牙列。临床最多见于前磨牙、上颌切牙和第二磨牙，其次是尖牙、第一磨牙和下颌切牙，这些表现往往是对称性的。临床表现依病变轻重程度不同而各异。有的仅在釉质表面出现不同大小的不透明白色斑纹；有的呈黄色、棕黄色或黑灰色改变，伴有一定的粗糙不平；严重者牙面上出现多少不等的凹陷、缺损，甚至形成牙表面形态异常（彩图 15－16）。

应当明确指出，仅从组织学和临床上氟牙症难以同其他类型的釉质形成缺陷相区分，重要的是要依靠对称性分布的临床特点、牙发育时期具有过度摄入氟的继往史，以及身体其他组织中高氟的存在等参考诊断。

4. 釉质浑浊症（enamel opacities）：是一种特发性的釉质局部矿化不全，又称非氟性釉质浑浊症（non-fluoride enamel opacities）。病因不清，可能与局部因素有关。

【临床病理】 乳、恒牙均可累及，儿童稍多见。临床上经常可以见到。表现在一个或多个牙表面的不规则形局限性斑块，表面不透光、浑浊，呈白垩色或棕黄色外观。组织学上无明显釉质厚度的减少。

5. 釉质形成缺陷症（amelogenesis imperfecta）：釉质形成缺陷症是一组复杂的遗传性疾病。由于其病因、临床表现及遗传特性各不相同，关于其分类尚存很多混乱，至今尚无理想的分类系统建立。依据异常的原因可以将釉质形成缺陷分为釉质矿化缺陷（矿化不全型）（enamel hypomineralized type）和基质形成缺陷（发育不全型）（enamel hypoplasia type）。矿化不全型又进一步分为钙化不全（hypocalcified type）和成熟不全型（enamel hypomaturation type）。因为釉质的形成是多阶段、多种功能实现的复杂过程，因此一旦障碍可以出现在各个不同时期，如有机基质的形成、矿化或成熟时期等，其釉质形成的遗传缺陷也有很多按此分类，分为釉质形成不全型、矿化不全型、釉质成熟不全型以及复合型（如 hypomaturation-hypoplastic type 或 hypoplastic-hypomaturation type）四大类。按此分类目前它至少包括 15 个遗传亚型，如表 15－1。

表 15－1 遗传性釉质形成缺陷症的亚型分类

类型		亚型	临床特点	遗传特征
Ⅰ型	形成不全型	A	普遍性凹陷	常染色体显性遗传
		B	局限性凹陷	常染色体显性遗传
		C	局限性凹陷	常染色体隐性遗传
		D	弥漫性光滑	常染色体显性遗传
		E	弥漫性光滑	X 性连锁显性遗传
		F	弥漫性粗糙	常染色体显性遗传
		G	釉质不形成	常染色体隐性遗传
Ⅱ型	成熟不全型	A	弥漫性色素沉着	常染色体隐性遗传
		B	弥漫性	X 性连锁隐性遗传
		C	雪帽样	X 性连锁隐性遗传
		D	雪帽样	常染色体显性遗传
Ⅲ型	矿化不全型	A	弥漫性	常染色体显性遗传
		B	弥漫性	常染色体隐性遗传
Ⅳ型	成熟不全—形成不全型	A	伴长冠牙表现	常染色体显性遗传
	形成不全—成熟不全型	B	伴长冠牙表现	常染色体显性遗传

但电子显微镜和显微放射图像研究表明，所有类型的釉质形成缺陷都既有基质形成缺陷又有钙化障碍，即广义上的釉质形成障碍。釉质形成缺陷可以是常染色体显性、常染色体隐性或X性连锁遗传型，但都与临床症状或表型（phenotype）无关，临床表现可以是矿化不全、形成不全或两者同时存在。有报道一个釉质形成相关基因位于X染色体短臂，它可能是X连锁釉质形成不全的突变位点，它可以导致釉蛋白合成缺陷，且在不同个体中其表达类型不同。近来有研究证实一个常染色体显性的釉质形成缺陷被定位于染色体4q，但其相关的生化缺陷尚不清楚。各种牙形成缺陷多数乳、恒牙列都可累及，且所有牙的大部分釉质都会受影响。以下简述各种不同类型的遗传性釉质缺陷症的主要临床病理表现。

【临床病理】

（1）形成不良型釉质形成缺陷症（hypoplastic amelogenesis imperfecta）：釉质基质沉积不足，但矿化基本正常。X线检查见形成的釉质与深部的牙本质对比清晰。包括：

普遍凹陷型（generalized pattern）：可见弥漫的针头大小凹陷散布于牙面，颊面受累重，凹陷成排或呈柱状排列，内可见着色，凹陷之间的釉质厚度、硬度、颜色正常。

局限凹陷型（localized pattern）：受累牙表面呈水平线状凹陷，周围有钙化不全的带围绕。典型的病变常位于牙颊面中1/3处，但并不累及切缘和咬合面（彩图15－17）。乳、恒牙列都可被累及，也可只见于乳牙列，受累的牙可以是少数牙或所有牙。若为常染色体隐性遗传者往往病变很重，两种牙列的所有牙都被累及。

常染色体显性光滑型（autosomal dominant smooth）：釉质厚度正常，但牙冠似被预备过一样小，失去接触点，牙颜色呈白垩色到棕色半透明，前牙开（牙合）罕见。X线检查釉质外周有薄的阻射轮廓线。未萌牙经常吸收。

伴X性连锁显性平滑型（X-linked dominant smooth pattern）：胚胎第16天时，所有个体均有2个X染色体，其中一条在所有个体中都是失活的。女性X染色体是由来自父系和母系近等比例混合的嵌合体。若其中一条X染色体直接形成了缺损的釉质，另外一条形成了正常釉质，则形成正常－异常混合的釉质带，临床表现为牙冠釉质形成发育不全的垂直薄沟，其间有正常厚度的带相隔。男性者，乳、恒牙列都表现为弥漫性薄釉质，表面平滑、有光泽，其牙冠常似预备过一样小，接触点丧失，色泽从棕色到黄棕色不等，X线见釉质周边有阻射的轮廓，未萌出牙可见吸收。此外，几乎所有男性患者和少数女性患者均可见开（牙合）。

粗糙型（rough pattern）：釉质薄，粗糙，表面坚硬，似光滑型，牙冠锥形，越向切缘、（牙合）面越缩窄，接触点丧失，颜色呈白色到黄白色，釉质比平滑型致密，牙不易磨耗，X线检查可见釉质周边有薄的阻射轮廓线。未萌牙常有吸收。前牙常见开（牙合）。

釉质缺如（enamel agenesis）：是指釉质完全不能形成，牙的形状、颜色均是牙本质的形状、颜色，呈黄棕色，无接触点，牙冠锥形，越向切缘和（牙合）面越细。牙本质表面粗糙，前牙常开（牙合）。X线检查牙本质表面无釉质覆盖。常见未萌出的多个牙吸收。

（2）成熟不良型釉质形成缺陷症（hypomaturation amelogenesis imperfecta）：釉基质沉积正常，并开始钙化，但釉质晶体结构在形成中有缺陷。受累的牙形状正常，但表现为不透光的白—棕—黄色相间的斑状表面。釉质比正常软，密度似牙本质，易从牙本质表面剥脱。

色素沉积型（pigment pattern）：表面釉质呈斑状、琼脂样棕色，釉质软，可用探针刺入，易从牙本质表面剥离，严重者似脱过钙。有些病例表面有牙石广泛沉积。常见前牙开（牙合）及未萌出牙的吸收。

X 性连锁型（X-linked pattern）：X 染色体失活不如 X 染色体发育不足型那么明显。在男性，乳、恒牙受累表现各不相同，乳牙呈白垩色，掺杂些半透明的斑片；恒牙呈不透光的黄白色，随年龄增大颜色逐渐变深，用探针可刺入，釉质易剥脱或缺失，但不如矿化不良者重，棕色病灶区与白垩色相间存在。X 线检查见釉牙本质界对比度降低。在女性，乳恒牙受累表现相似，牙面呈白垩色与正常相间的垂直带状，此带是随机的、不对称的，常规光线下不明显，需用透射光检查。X 光下此带看不到。釉牙本质界无明显分界。

雪帽型（snow-capped pattern）：在牙冠的切缘或𬌗面 1/4～1/3 处可见釉质呈白垩色的带状区域，受累牙从前牙向后牙分布，就像浸在白漆中一样（仅累及前牙或从前牙向后到前磨牙或前牙向后到磨牙）。乳、恒牙均可受累。大多证明是 X 性连锁遗传，也可能是常染色体显性遗传。

（3）钙化不全型釉质形成缺陷症（hypocalcified amelogenesis imperfecta）：分为常染色体显性和常染色体隐性两种亚型。此两型均表现为釉基质沉积正常，但不矿化。牙萌出时釉质形状正常，但质地很软，易随功能性年龄的增加因磨耗而丢失，使牙尖磨掉，𬌗面变得不规则，但由于颈部钙化较好，故只在颈部遗留少量釉质。这种牙萌出时釉质呈棕黄色到橙色，但常因色素沉着而变成棕色到黑色，并很快有结石沉积。临床上常伴牙未萌出和前牙开𬌗。通常常染色体隐性型比常染色体显性者更严重。X 线检查釉质与牙本质密度相似。

（4）成熟不全/形成不全型釉质形成缺陷症（hypomaturation/hypoplastic amelogenesis imperfecta）：为釉质形成不全伴釉质成熟不全的一种复杂的釉质发育异常，可见于某些系统病，如 Trichodento-osseous syndrome。乳牙和恒牙都可被累及。因为缺陷的主要方面不同、临床表现的釉质厚度、牙大小不同又分为两种亚型：

成熟不全—形成不全型（hypomaturation-hypoplastic pattern）：优势的缺陷是釉质成熟不良。表现为黄白色－黄棕色斑块状，颊面常见凹陷。X 线见密度似牙本质，单根牙的髓腔可以很大，且有不同程度的长冠牙。

形成不全—成熟不全型（hypoplastic-hypomaturation pattern）：主要的缺陷是釉质形成不良。此种牙釉质薄，也存在釉质成熟不良。除釉质厚度减低外，X 光检查与釉质形成不良相似。

（二）牙本质结构异常（alterations in the structure of dentin）

牙本质是最先形成的牙硬组织结构。其结构异常大多数是遗传性的，但也有一些环境性和系统性因素如影响钙代谢或钙化的系统性疾病也可能导致异常牙本质形成。表 15－2 列出部分牙本质发育异常的种类，有些是比较罕见的。

表 15－2　牙本质发育异常

局部因素：

创伤性—如 Turner 牙、放射治疗

全身因素：

牙本质形成缺陷（dentinogenesis imperfecta）：

Ⅰ型—骨形成缺陷相关性

Ⅱ型—只累及牙（包括壳状牙）

Ⅲ型—孤立的白兰地酒鬼型（Brandywine isolate）

续表

牙本质发育不良型（dentin dysplasia）：
Ⅰ型—根部牙本质发育不良（无根牙）
Ⅱ型—冠部牙本质发育不良
环境性/系统性因素：
维生素D依赖性佝偻病
维生素D拮抗性佝偻病（低磷酸盐血症）（hypophosphatemia）
低磷酸酯酶血症（hypophosphatasia）
青少年性甲状旁腺功能减退
其他矿物质缺乏
药物性，如化疗制剂

与牙本质形成缺陷症Ⅱ型相似的变化也可见于骨的相关遗传性疾病中，称为骨形成缺陷症（osteogenesis imperfecta）。牙本质形成缺陷伴骨系统病变者，应命名为伴乳光牙的骨形成缺陷症（osteogenesis imperfecta-with opalescent teeth）。但牙本质形成缺陷是一种与骨形成缺陷有明显区别的疾病。以下主要的简述牙本质形成缺陷症Ⅱ型。

牙本质形成缺陷症Ⅱ型（dentinogenesis imperfecta Ⅱ）

【概述】 又称遗传性乳光牙本质（hereditary opalescent dentin）或Capdepont's teeth，这是一种主要累及牙本质的、变化各异的常染色体显性遗传性疾病，无其他全身异常表现。染色体异常也定位于4q，与常染色体显性遗传的釉质形成缺陷症的异常基因定位相同。近年，我国科学家通过进一步研究，证明其染色体异常定位于4q21，而且发现此病变与牙本质涎蛋白（dentin sialoprotein，DSP）、GATA62A11等连锁，同时发现在DSP、牙本质基质蛋白1（dentin matrix protein 1，DSP1）上有无意义突变，这从基因水平探讨了该病的本质，添补了国际上的空白。

【临床特点】 多见于白种人，有报告发病率约为1∶8000。乳、恒牙列的所有牙均可被累及。病变程度依牙发育年龄而不同，乳牙受累最重，其次是恒切牙和第一磨牙，第二、三磨牙最少被累及。牙本质形成缺陷与伴乳光牙的骨形成缺陷在临床、X光表现和组织病理学上都基本相同。刚刚萌出的牙形态正常，但颜色呈蓝色到棕色改变，或呈乳光色、琥珀色，常伴明显的半透明。釉质很容易从牙本质表面分离下来，牙本质一经暴露便加速磨耗（彩图15－18）。X光见病变牙呈球形牙冠，颈部紧缩，根细。由于异常牙本质的过度沉积，根管和髓室较早关闭，但偶尔受累牙可见正常牙髓腔或牙髓腔明显增大，形成牙本质壁薄的壳状牙（shell teeth）。有时，该患者还可伴有釉质发育不良的临床表现。

壳状牙（shell teeth）：釉质的厚度正常，但牙本质很薄，髓腔很大。薄的牙本质可见于全牙或仅在牙根部见到。这种少见的异常多见于乳牙的牙本质形成缺陷症。如果两种牙列中孤立地出现了壳状牙（shell teeth），牙的颜色和形状都正常，且无阳性家族史的话，则可能与牙本质形成缺陷症无关。这种孤立性病变进展缓慢，但常可导致渐进性的牙根吸收。这种牙髓腔增大发现于居住在大马里兰的白兰地酒鬼的孤立人群（Maryland Brandywine isolate）中而得名，被认为是新的变异型—牙本质形成缺陷Ⅲ型（dentinogenesis imperfecta Ⅲ）或称孤立的白兰地酒鬼型（Brandywine isolate）。现在证明它并无基因表达的变化。

【病理变化】 表现为除罩牙本质外的牙本质的结构异常，包括牙本质小管少而不规则，走行于颗粒状的牙本质基质中，球间牙本质增多，有时存在无牙本质小管的区域。牙髓腔表面可见少数不规则的成牙本质细胞，有时细胞或牙髓残余被包埋于结构紊乱的牙本质中。生化分析表明这种牙本质水分增多而矿物质减少，硬度减低，易磨损，但却不易患龋，可能与其小管少、结构紊乱，细菌入侵途径减少有关。釉牙本质界成为平直的线，失去了正常时的凸凹曲线形态，加之牙本质物理性质的改变，使牙本质失去承受扭转力的能力，表现为釉质很容易失去。该牙的釉质基本正常，只有1/3可伴有釉质发育不全。受累的乳牙髓腔往往不闭锁，而且形成菲薄的牙本质（如上述的“壳状牙”）。

（三）牙本质发育不良（dentin dysplasia）

【概述】 是一种罕见的常染色体显性遗传性疾病，与系统性疾病及牙本质形成缺陷性牙本质发育不良（Ⅱ型）密切相关。

【临床特点】

1. Ⅰ型牙本质发育不良（dentin dysplasia Ⅰ）或根部牙本质发育不良（radicular dentin dysplasia），也叫做无根牙（rootless teeth）：是一种临床表现为冠部釉质和牙本质基本正常，但根部牙本质组织丧失，牙根短缩的牙发育异常。乳、恒牙都可发生。人群中的发病率为1∶100000。由于病变可发生于牙根的不同发育时期，受累牙的牙根形态也各不相同，即若发生在牙根发育的早期，牙根几乎缺如；如果发生在其晚期，可以形成小根的各种畸形（彩图15—19）。临床上患牙常早期就出现松动，即便很小的创伤也可引起患牙的脱落。并且由于根部牙本质的强度减低，拔牙时容易发生根折。

X光检查发现，乳牙受累严重，只有很小、不易被见到的牙髓腔，牙根明显缩短或缺如；恒牙依病变程度不同牙根改变也不同。病变出现得早者无牙髓，根短或缺如；病变晚者髓腔呈新月形或人字形，包在短根内，无根管；再晚期者可见正常牙髓和牙根，内有大的髓石。

需要鉴别的是一种牙本质的纤维性发育不良（fibrous dysplasia of dentin）。其牙在临床、X光表现上都正常，但髓室和根管都充满了高密度影，牙髓中可见小的透光性病灶，这不同于牙本质形成缺陷；无新月形髓腔，无牙根长度的减少，这不同于Ⅰ型牙本质发育不良。其X线阻射的牙髓内物质为纤维性牙本质构成。

2. Ⅱ型牙本质发育不良（dentin dysplasia Ⅱ）或冠部牙本质发育不良（coronal dentin dysplasia）：许多特征似牙本质形成缺陷，因此，Vitkop建议将其视为牙本质形成缺陷的一种类型。乳、恒牙均可受累，且牙根长度正常。受累的乳牙表现极似牙本质形成缺陷，呈蓝色、琥珀色或棕色半透明色。X光见球形牙冠、颈部缩窄、根管细，牙髓腔早期关闭。恒牙颜色正常，但X光见髓腔明显扩大，并向根尖延伸，这种牙髓在解剖上称作蓟管状或火焰状，髓腔内可见髓石。

需要鉴别的是牙髓发育不良（pulpal dysplasia）。其临床上牙发育过程正常，只是乳、恒牙都出现火焰状髓腔，内可见髓石。

【病理特点】

Ⅰ型牙本质发育不良：冠部牙本质和釉质结构正常，病变的牙根部中央形成漩涡状的钙化球状体和非典型的骨样牙本质，即牙本质小管呈漩涡状或不规则，而外周牙本质结构正常，形成特征性的“溪流绕圆石（stream following around boulders）”的根部牙本质结构。根短，髓腔内可有髓石形成。髓腔在髓石处扩张，根尖至髓石处根管被堵塞。这些无根管牙经常发生无诱因的根尖周炎，可能为龋继发而来或残存在病变牙本质中的纤细牙髓自发性暴露后继发炎症的结果。

Ⅱ型牙本质发育不良：乳牙似牙本质形成缺陷；恒牙的冠部釉质和牙本质正常，近髓腔处形成大量球间牙本质，根部牙本质无小管，呈非均质性增生，髓腔内可见髓石。

3. 区域性牙发育不良（regional odontodysplasia）：又称鬼影牙（ghost teeth）这是一种原因不明的、非遗传性的、可广泛累及釉质、牙本质、牙骨质和牙囊的牙发育不良。但也有伴发于各种综合征、生长发育异常或神经、血管畸形患者的报告。有的观点认为血液供应改变可能与其形成有关。

【临床病理】 该病临床不常见。无种族差异，男女发病比例约为 1∶1.4。乳、恒牙都可被累及，但受累的牙数在四个象限的数目不同。好发年龄有两个高峰，即乳牙为 2～4 岁，恒牙为 7～11 岁。临床上波及的牙呈典型的区域性特点，即可同时有数目不等的牙受累，通常上颌牙较多，前牙易被波及，可以为同侧上、下颌牙或同一颌骨双侧同时发生，偶尔也有未被累及的牙被夹在多个受累牙之间，但超过两个象限同时受累者较少见。受累牙周围常表现为颌骨密度减低。

受累牙常常萌出困难，已萌出者牙冠短小，形态不规则，釉质表面粗糙，棕或黄色色素沉着；X 光见牙本质薄，根粗，髓腔大，内可有髓石，根尖孔开放，牙周膜内有异常钙化。由于釉质和牙本质阻射程度均降低，极薄的釉质、牙本质环绕在透光性增大的髓腔周围，使牙呈暗淡、缥缈模糊的影像，故名鬼影牙。临床上釉质可早期片状脱落，或釉质呈形成缺陷畸形，牙龈非炎性肿胀。

组织学见薄层釉质表现为发育不全或矿化不全，晶体结构紊乱，缺乏层板样结构，有局灶性嗜碱性钙化形成，称釉质样密集体（enamel conglomerates），牙本质中有裂隙，球间牙本质增多，该区缺乏牙本质小管，且有散在细胞分布其中。

六、牙骨质发育异常

因病变多为病理性因素导致的牙骨质异常增殖所致，详见骨与牙骨质病变相应章节。

七、牙发育完成后的结构缺损或非细菌性牙结构缺损

【概述】 牙发育完成后，多种非细菌性因素都可能导致牙体硬组织的局部缺损，形成龋和损伤之外的牙结构丢失。釉质表面的丢失（enamel surface loss）或称牙磨损（tooth wear），包括狭义的磨损（abrasion）、磨耗（attrition）、腐损或酸蚀症（erosion）及片状剥落（abfraction）等；牙本质和牙骨质的丢失往往来自牙体的内、外吸收。

【病因】 广义的牙磨损是一种增龄性的正常生理过程，但是当导致功能性、美学性或牙过敏出现时应被视为病理过程。狭义的磨损（abrasion）、磨耗（attrition）、腐损或酸蚀症（erosion）及片状剥落（abfraction）均可作为独立性疾病存在，但临床上牙结构丢失的原因多数是复合因素作用的结果。

【临床病理】

（一）磨损（abrasion）：由于发生原因不同磨损有不同表现。最常见的原因是刷牙方法不当，如横向刷牙时由于牙膏和压力水平联合作用的结果，使牙面形成水平向的磨痕。其他与牙磨损有关的原因如习惯性地咬铅笔、牙签等可导致磨耗的形成。牙刷所致的磨耗典型者为颈部呈水平缺损（彩图 15－20a）。多见于已暴露根部牙骨质和牙本质的颊面，边界清楚、

光滑，表面坚硬；若同时有酸的影响，其缺损更圆而浅，且常见于尖牙、前磨牙、邻近无牙区的牙及优势手的对侧牙面；咬线、使用烟斗（pipes）、或使用发夹（bobby pins）等常可在前牙切缘形成“V”形缺损（彩图15－20b）；不正确使用牙线或牙签常导致相邻牙根间牙骨质和牙本质的缺失。少数可见露髓或牙本质过敏。

（二）磨耗（attrition）：或称咀嚼磨耗。是指牙与牙的摩擦导致的牙表面结构的丢失，一部分是牙结构的病理性丧失，或继发于外界因素的作用所导致的继发性损害。一定程度的磨耗是生理性的，而且随着年龄的增加，这一过程会更加明显。当牙结构广泛丢失时才影响美学形成牙表面形态和功能的病理变化。某些情况可以加速牙的磨耗，如：牙质量差，或缺乏釉质，如氟斑牙、环境或遗传性釉质形成缺陷等；牙成熟前的过早接触，如边—边咬合；口内的磨损、酸蚀、磨牙习惯（grinding habits）（彩图15－21）。

可见于乳牙和恒牙列。主要发生于有对 牙接触的牙表面。最常见于切缘和 面。牙面出现的大而扁平的光滑面常与咬合的类型相一致。在功能期邻面接触点由于牙的垂直运动也常被累及。随着时间的推移，这种邻面的缺失可以导致牙弓长度的缩短。牙髓的暴露和牙过敏少见，这是由于磨耗使牙体组织呈慢性缺失，相应髓腔侧修复牙本质在髓腔侧已经形成。

（三）酸蚀症（erosion）：或称腐损。是牙由于化学反应超出了细菌和牙的相互作用所导致的牙结构的丢失。

【病因】 牙暴露于酸中是其致病的主要因素。酸性环境往往源于食品、饮料以及某些药品如阿司匹林、维生素嚼片等。此外，慢性非随意性反胃（如裂孔疝、食管炎、慢性酒精中毒、妊娠等）、随意性反胃（如某些生理性问题、贪吃等）和工业性环境酸暴露等。暴露到消化内分泌中的酸蚀症称之为牙冠硬组织破坏（perimolysis）。有人认为酸蚀很少作为一种独立因素破坏牙结构，但也有人提出酸蚀症是加剧牙磨耗的主要因素。

【临床病理】 患者牙体缺损常与功能性磨耗类型或典型的磨损无关。与磨损相似，常累及上颌前牙唇面，在冠的颈部呈浅匙形。后牙常表现为 面广泛缺损，金属修复体的边缘常暴露于牙水平以上。牙尖釉质丧失后下方的牙本质比剩余的釉质破坏得更快，常导致牙本质凹形缺损，周边形成突起的釉质边缘，偶尔可见整个颊侧尖从舌面牙尖到颊侧釉牙骨质界延伸呈雪橇样斜形缺损。当腭侧面受累时，暴露的牙本质呈现凹形，釉质边缘形成白色线状。有活性的腐损表面常清洁、无色素沉着；无活性者表面污秽、脱色。

酸蚀牙缺损的位置常反映发病原因，如局限于上颌前牙的唇面酸蚀者，常与喜食酸性饮食有关；牙结构缺失仅限于上下颌前牙区时，多考虑与环境因素有关；若上下颌牙 面和上颌前牙腭侧被波及时，常考虑胃分泌物的反流等。但有时也有例外。少数快速出现的腐损可导致牙本质过敏或露髓出现。

（四）片状剥脱（abfraction）：是指由于咬合应力反复引起的牙弯曲作用所导致的牙结构的缺损。由于牙本质比釉质有更丰富的有机成分，因此也具有比釉质更强的抵抗张应力特点。当咬合力偏心地作用于一颗牙时，张应力集中在牙颈部支点处，导致牙弯曲，使釉质晶体的化学键产生崩裂。一旦有了损伤，晶体断裂的釉质便可能丧失，或通过酸蚀、磨耗而局部结构缺损。

【临床病理】 主要见于抵抗咬合应力能力较弱的牙颈部呈现结构缺损，与颈部的磨损和酸蚀相似。通常病变仅影响牙唇面，下颌多见。临床不常见到。

（五）牙体吸收（resorption of teeth）

【概述】 除了始于暴露的牙冠表面的牙结构缺失外，牙的缺损还可由于吸收引起。吸收是由牙髓细胞（即内吸收）或牙周膜内的细胞（即外吸收）作用引起。内吸收相对少见，多数病例是由牙髓组织损伤而引起的，如物理化学、外伤或龋病引起的牙髓炎等。只要活髓存在，吸收就可持续下去，最终导致牙髓和牙周膜的相通。

相反，外吸收非常常见，如果仔细检查几乎所有人都可能有一或更多牙根的外吸收。大多数吸收程度较轻，无临床意义。只有10%患者可见较重的外吸收，其吸收程度取决于受刺激后机体对吸收的易感性。某些吸收原因不明，称之为特发性吸收（idiopathic resorption）。临床治疗前如果发现X线片显示有超过正常范围的牙吸收时，临床医生在设计使用可增加牙外吸收的相关治疗如正畸时应意识到其潜在的危险性。

【临床特点】 牙本质或牙骨质吸收常发生于与有活力的软组织接触的部位。牙体吸收分为内吸收和外吸收（彩图15－22）。

1. 内吸收（internal resorption）：通常无症状，只有常规X线片才能发现。当伴有明显牙髓炎症时常可出现疼痛。往往有外伤或最近进行正畸或牙周手术病史。有两种主要类型：炎症性吸收与替代性或组织变异型吸收。(1) 炎症性吸收（inflammatory resorption）：吸收的牙本质为肉芽组织所替代，多见于颈部，其他部位也可见到。具有只要活髓存在吸收就不断进行的特点。临床上常出现冠髓坏死而根髓存活，牙髓活力测试结果不定。X线片见这种吸收表现为均一、边界清楚、对称的透光区，位于髓室或根管。当影响冠髓时，由于血管性肉芽组织接近牙髓使牙冠呈粉红色；发生于牙根时，牙根的原来外形消失，可见气球样的放射扩大区。多数病例进行性发展，也有呈暂时性发展的病例。(2) 替代性或组织变异型吸收（replacement or metaplastic resorption）：为牙髓侧牙本质壁吸收后，被骨组织或牙骨质样骨所替代。X光检查见根管部分阻塞，与炎症吸收性者相比轮廓不清。

2. 外吸收（external resorption）：典型的外吸收呈虫蚀状牙缺损。X线片表现为边界不清、密度不一的透光区。多数病例累及根尖或根中部。若发生于萌出前，外吸收可导致冠部的缺损，这易被误诊为萌出前龋，或被认为是由于成釉器上皮缺陷导致结缔组织直接接触釉质所致。偶尔，外吸收可见于牙颈部，进展往往较快，故被称之浸润性颈部吸收（invasive cervical resorption）。有些病例可原因不明地出现多个牙同时受累，称多发性特发性根吸收（multiple idiopathic root resorption）。

【病理改变】

炎症性牙内吸收：位于吸收处的牙髓富含血管，细胞及胶原增多。近牙本质壁处有大量组织学和功能上类似于破骨细胞的多核破牙本质细胞存在，并可见淋巴细胞、组织细胞和中性粒细胞等炎症细胞浸润。

替代型牙内吸收：牙髓被编织状骨所取代，且其编织状骨与邻近的牙本质相融合。

外吸收：吸收区可见多核破牙本质细胞出现。陈旧性吸收区常可通过骨样牙本质沉积修复，大的缺损区有炎症性肉芽组织和编织状骨形成。广泛性骨替代可导致骨硬化（ankylosis）。

第二节　龋　　病

龋病（dental caries）是指细菌等多因素作用于已经萌出的牙后，使之硬组织脱矿、有机物分解，进而使牙体硬组织产生慢性进行性破坏的感染性疾病。

【概述】 龋病是一种相当常见的牙体疾病，它可广泛见于世界各地、各不同种族、不同年龄、不同性别和不同职业者。由于其较高的发病率和进行性的破坏可导致人类咀嚼功能的逐渐丧失，故世界卫生组织已将其列为危害人类健康的三大疾病之一。

人类对于龋病的认识具有非常悠久的历史。我国的古代医学早在三千多年前就有过对龋的记录，以后先后对其症状、治疗有过不同描述，如唐朝曾记载过用银膏补牙的方法，此银膏就与当今的银汞合金相似；国外也在公元前2500～3000年前的人头颅上发现有龋洞。

龋病的流行和严重程度因人群不同而不同。流行病学评价龋病的一个重要指标是龋患病率（prevalence）即龋病存在或流行的频率。随着人类对龋病认识的不断进步，龋患病率也不断变化。最初工业化发达国家由于精细食物多所致龋患病率高，发展中的国家粗糙食品多、自洁作用强则龋患病率低；但近年来发达国家由于保健水平的提高和氟制剂防龋的开展使龋患病率降低，而发展中国家精细食物增多、预防保健跟不上，使龋患病率逐渐提高。此外，龋病流行病学调查显示，国际发达国家在本世纪前半时期龋患病率急剧增加，但70年代早期开始，儿童龋病的流行呈稳定的下降趋势，且一直持续到成人时期；但发展中国家龋患病率依然在增加。近年我国龋患病率有青少年上升的趋势，尤其农村，成年人根面龋有增加的趋势。这些都提示，对于龋病的防治研究，尤其我国的防龋工作依然是口腔医学工作者的一项长期而艰巨的任务。

【病因和发病机制】 龋病是一种多因素疾病，形成龋病的原因包括细菌性因素、食物性因素、牙本身的结构状况、牙周围的环境影响及时间因素等，而且，其发生是一复杂、动态变化的过程，如细菌与宿主防御机制的生物学过程、离子穿越牙体及与外环境临界面间移动的物理化学过程等。

关于龋病的病因及发病机制，一直存在着多方面的争议。

一、龋病的病因学

龋病是牙受多因素复杂作用、动态变化的结果。20世纪60年代初，Keyes在总结以往龋病研究成绩的基础上，提出“三联因素”学说，指出宿主利用摄入的食物，经过细菌的产酸作用，使牙硬组织逐渐脱矿形成龋坏，即细菌、食物、宿主构成致龋的根本三要素。

1. 细菌因素：早期大量的实验研究使人们逐渐看到，细菌在龋病发生中具有重要作用。Orland在20世纪50年代中期进行的龋病动物实验研究中证明，无菌环境下的牙不会患龋；细菌可使离体牙产生龋样病变。但是，并非所有细菌都能致龋。60年代以后，Leyes等成功地分离并证实了变形链球菌（S. mutans group）与龋病发生有关。近年的研究表明，细菌能够利用糖类食物的产酸能力、耐酸能力是致龋的重要条件。但是由于口腔中同时存在强大的唾液缓冲体系，唾液的分泌和流动还具有一定的机械冲洗作用，一般的游离有机酸很难使牙达到致龋程度，只有长时间紧密附着在牙面的菌斑（bacterial plaque）才可使牙局部硬组织pH环境下降到临界值以下，导致无机物脱矿，形成龋。所以细菌的粘附能力、代谢能力等也和致龋性密切相关。目前已经基本明确的致龋菌主要有：链球菌属的变形链球菌（streptococcus mutans）、血链球菌（streptococcus sanguis）、轻链球菌（S. mitis）等；乳杆菌属的干酪乳杆菌（L. casei）、嗜酸乳杆菌（L. acidophilus）、发酵乳杆菌（L. fermentus）等；放线菌属的粘性放线菌（A. viscosus）、内氏放线菌（A. naeslundii）等。

菌斑（bacterial plaque）是细菌在牙面存在的一种形式，是由细菌和唾液糖蛋白及细菌胞外多糖等基质构成的薄膜状的细菌斑块，它附着在牙或牙龈表面。菌斑中含有大量有机物和无机离子，其中60%～70%（体积比）为细菌等有机成分；按重量比计算80%是水，只有20%为固体物质。从成分上看，蛋白质占40%～50%，为细菌及唾液糖蛋白；碳水化合物占13%～18%，为葡萄糖及细胞内外多糖；脂肪占10%～14%，主要是磷脂类物质；无机盐占5%～10%，如钙、磷、氟等。这些成分为细菌生存提供了良好的生长、发育、繁殖和代谢环境。因此，菌斑是龋病和牙周病（Periodontal disease）的重要致病源。菌斑的组织学结构由基底层（无结构的唾液糖蛋白即唾液薄膜）、中间层（致密的微生物层和菌斑体构成，后者由丝状菌垂直于牙面构成栅栏状网格，内部网罗大量球菌、杆菌，电镜下形成谷穗状结构）和表层（松散的各种细菌、残渣和脱落的上皮等）构成。菌斑的形成过程包括唾液薄膜的形成、细菌的粘附和聚集、菌斑的成熟等复杂阶段。即清洁的牙面20分钟左右就可有唾液糖蛋白形成的唾液薄膜（salivary pellicle）或称获得性薄膜（acquired pellicle）形成，厚约30～60μm；几分钟或几小时后，细菌在上面附着，首先为丝状菌垂直附着，以后有球菌、杆菌在菌丝之间附着；成熟期时，各种细菌、微生物增多，致密菌斑形成。通常同一成熟的菌斑中多以一种细菌为主。大量实验证明，变形链球菌致龋力最强。

关于菌斑致龋的原理大多认为，食物中的糖可被菌斑中的细菌所利用而分解产酸，加之细菌代谢可以产生一些酸，使局部pH值下降。实验证明pH值只有降到临界值5.5以下才可以使羟基磷灰石晶体脱矿；随着酸的消耗和唾液缓冲作用的调节，pH值缓慢回升，至接近中性时，釉质中游离的无机离子沉积在表面，发生釉质的再矿化；随着菌斑中pH的反复改变，菌斑下釉质内不断发生脱矿与再矿化，使釉质表面形成一层高度矿化的透光层。只有当脱矿明显大于再矿化时，釉质进行性脱矿，破坏了脱矿与再矿化的生理平衡，便使龋病开始发生。

2. 食物因素：与龋病相关的食物因素主要是含糖的精致的碳水化合物。其对龋形成的影响主要取决于两方面，即：食物的化学组成和物理性状。

食物的化学组成：实验表明食物中随着精致碳水化合物的增多，人群中龋的患病率也增加。因为碳水化合物既可以为细菌的生长提供营养，其代谢产物——酸又是致龋的必要条件。细菌可以利用蔗糖发酵，转变成胞内聚合物，还可被其葡糖基转移酶变为可溶性细胞外葡聚糖，作为细菌生活能源贮存起来；还可形成不溶性细胞外葡聚糖，提供细菌粘附和聚集的有利环境。相对来说，单糖、双糖类比多糖类易被细菌利用而产生酸，其中蔗糖最容易被利用，因此与龋病的关系也更加密切。其次，食物中的蛋白质也由于影响牙的发育间接地与龋病发生相关。有人证明脂肪可以防止龋病的发生。此外，矿物质也通过影响牙结构的发育和细菌代谢而影响龋病的发生。如钙、磷可以通过影响牙的矿化而影响龋病的形成；适当氟离子可以增强釉质抗酸能力，因而有利于减少龋病的发生；钼、锶、钡、钒等微量元素可以减少龋病的发生，硒可以促进龋病的发生。

食物的物理性状：粗糙或纤维性食物在咀嚼时有自洁作用，可以减少龋病的发生；而粘稠性食物易于粘附于牙面，停留时间长，被细菌利用，引起细菌增生，故易产生龋病。

3. 宿主因素：作为宿主影响龋病形成的因素有多方面，如牙的结构、表面形态、口腔唾液环境、机体的免疫功能和敏感性以及遗传因素等。

牙体组织的组成及其矿化程度、结构和牙表面形态都决定对龋的易感性。唾液的流速、缓冲能力、粘稠度以及成分都与龋病形成关系密切。机体的免疫状态、遗传因素和易感性也使龋病在不同个体有所不同。

二、龋病的发病机制学说

关于龋病的发病机制长期争论不一，曾经有过多种不同学说，如内源性理论（如体液学说、活体学说、磷酸酶学说等）、外源性理论（如化学酸学说、化学细菌学说、蛋白溶解学说、蛋白溶解螯合学说等）等。这些学说虽然各有不同的片面性，但对龋病形成理论的认识和发展起到了重要作用。这里只简要介绍经典的龋病发病机制学说。

1. 化学细菌学说（chemico-bacterial theory）：又称化学寄生学说（chemico-parasitic theory）、酸源学说（acidogenic theory）。1889 年由美国牙医师 WD. Miller 提出。其主要内容是：①口腔微生物通过分泌酶或自身代谢产物产生酸（如乳酸、丁酸、乙酸等）；②牙面的碳水化合物是细菌代谢的主要底物，淀粉性食物更易被利用；③釉质被细菌代谢产生的酸溶解，牙本质无机物被分解后有机质被细菌分泌的蛋白溶解酶溶解，最终形成龋洞。

化学细菌学说第一次提出了致龋的三要素：产酸和分解蛋白质的口腔微生物——产酸——牙硬组织。但是，它有局限性：未指出致龋的特异性微生物；未阐明微生物在牙面的存在方式。

2. 蛋白溶解学说（proteolytic theory）：由 Gottlieb、Frisbie（1947）及 Pincus（1950）等提出。其内容是：在偏碱性环境中，口腔内细菌首先通过产生蛋白溶解酶破坏有机物多的部位如釉板等，然后产酸性细菌产酸溶解无机物形成龋病。

蛋白溶解学说注意到有机物多的部位易发生龋，阐述了有机物分解机制，也承认细菌产酸脱矿的存在。其局限性在于：它强调有机物分解在前，然后才是无机物分解。但一些实验并不支持这一观点，证明只有先用酸处理的牙，才可使有机物分解；反之，仅有酶处理，不会使牙脱矿，也不会致龋。

3. 蛋白溶解－螯合学说（proteolysis-chelation theory）：由 Schatz、Martin（1955）等提出。所谓螯合是指金属离子与螯合剂通过配位键的形式结合形成高度稳定的化合物的过程。其中心内容是：龋病导致的牙破坏是由于细菌产生蛋白溶解酶分解硬组织中的有机成分，同时形成具有螯合作用的有机酸如枸橼酸、乳酸、马来酸和甘氨酸等，它与牙中的钙盐形成可溶性的螯合物，导致无机物脱矿，形成龋病。

它中和了酸源学说和蛋白溶解学说的观点，提出有机物先分解，并螯合无机离子，使之共同破坏。提出了重要的蛋白溶解螯合这一生物学现象。但该学说的局限性在于：釉质中仅有不足 1%的有机物，如何通过其产生的螯合作用启动 96%的无机物分解？这些尚无支持的证据。

4. 关于龋病的病因学说：Keyes 的“三联因素”学说，明确指出细菌、食物和宿主缺一不可，这构成了当代龋病发病理论的基本框架，这一理论一直流行了半个世纪。然而，随着人们对龋病认识的深入，人们知道龋病的形成是一个慢性长期的过程，故时间概念是形成龋病的必要条件。因此，20 世纪 70 年代，又有四联因素学说产生，即细菌、食物、宿主、时间共同决定龋病形成（图 15－23）。目前这一观点已被人们广泛接受，并在进一步探索和完善之中。

【临床特点】 龋病在临床上最多见于易于食物滞留、菌斑易于附着且不易清除的部位，如殆面窝沟点隙，其次邻接面接触点下方多见，再其次唇颊面近龈缘的牙颈部和磨牙颊侧点隙等。

患龋病初期时，由于釉质表面脱矿，局部透明度下降，釉质呈白垩色。继之色素沉着，

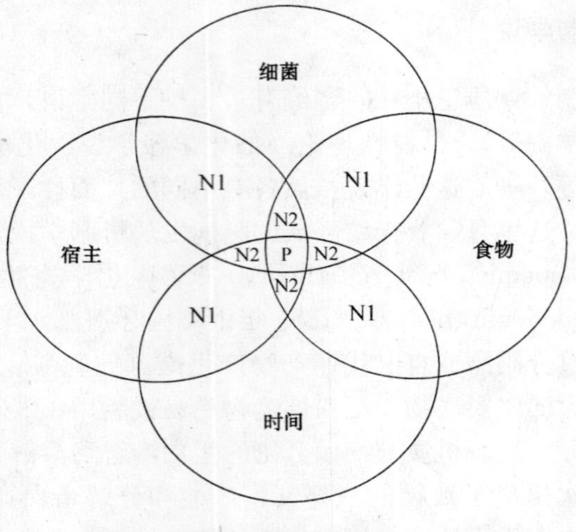

图 15－23　龋病的四联因素学说（示意图）

细菌、宿主、食物及时间等单一因素不能致龋，N1、N2—两联因素、三联因素也不能致龋，只有 P—四联因素同时具备才可以致龋

呈黄色、褐色，甚至棕褐色。以后由于釉质的进一步脱矿和有机物分解，硬组织开始出现崩解、缺损——龋洞形成。一旦病变累及到牙本质，根据患者的敏感程度和病变进展的快慢，出现不同程度的牙髓受累症状，如牙过敏、疼痛等。当然随着病变的进一步扩展，可以引起牙髓、根尖周甚至颌骨的一定症状。

临床上由于不同龋病其特点不同，故提出其简单分类：

根据发生的部位不同，可将龋病分为平滑面龋、窝沟龋、牙颈部龋和根面龋。

根据病变进展的速度，可将龋病分为急性龋（包括猖獗龋）、慢性龋和静止龋。

根据病变侵犯的深度，可将龋病分为浅龋、中龋和深龋。

根据龋病形成的病因，可将其分为原发性龋和继发性龋。

急性龋（acute caries）：又称猖獗龋或猛性龋（rampant caries）。是指临床进展快，短时间内就可形成全口多数牙或全部牙的快速龋坏者。龋坏组织质软而湿润，可用挖匙剔除，色淡呈浅黄色或浅棕色，同时由于进展迅速，修复性牙本质来不及形成，迅速累及牙髓出现相应症状。此种情况多见于青少年的年轻恒牙、某些系统性疾病（如 Sjögren syndrome 等）或头颈部放疗后涎腺严重破坏、唾液减少、局部抵抗力明显低下者。

慢性龋（chronic caries）：病变进展缓慢，病变组织相对较硬，颜色较深，呈棕褐或黑棕色。成年或老年人多数属于此类。由于病变进展慢，修复性牙本质形成明显，临床上牙髓反应轻。

静止龋（arrested caries）：是指龋在发展过程中，由于周围环境的改变，使病变速度减慢，最终不再进展呈静止状态者。静止龋往往是由于龋损邻区发生变化，使病变牙面暴露，或咬合面窝沟的悬突被磨掉，或咀嚼习惯发生改变，使病变局部变得易于自洁，唾液易于接触，起到清洗和再矿化作用所致。静止龋的外形呈浅碟状，色深而坚硬。病变相对应的髓腔壁上有明显的修复性牙本质形成，镜下还可见到龋洞牙本质小管呈整齐的断面，表面有再矿化现象。

三、龋病的病理变化

【病理】 组织学上根据龋病累及牙组织的情况分为釉质龋、牙本质龋和牙骨质龋。

（一）釉质龋（enamel caries）：是指发生在釉质中的龋病变。冠部龋一般都是由釉质龋开始的，故研究其组织病理学变化具有重要意义。由于釉质具有独特的组织学结构和化学组成，是高度矿化的硬组织，因此研究其组织结构多用磨片，通过透射光显微镜、偏振光显微镜、显微放射摄影、扫描、透射电子显微镜及氩离子减薄等技术进行观察。

釉质龋发生在牙邻接面接触点下方、唇颊舌面龈缘上方牙颈部者为平滑面龋；始发于窝沟点隙者称为窝沟龋。釉质的龋损在显微镜下改变基本呈现相同的组织学规律，但是，由于窝沟和平滑面的本身结构和矿化差别不同，其形成的龋损各有不同特征。

1. 平滑面龋（smooth surface caries）：多见于牙邻接面接触点下方、唇颊舌面龈缘上方牙颈部。早期釉质龋尚未出现龋洞时，光学显微镜下观察磨片可见釉柱横纹和生长线明显。以后逐渐有色素沉着。继续发展，釉质深层受累，损害呈三角形，其尖端朝向釉牙本质界，代表着龋损的前沿和活跃部；三角形的底位于釉质表面，龋损的边缘色素沉着明显（图 15—24a）。三角形的损害形态与釉柱的走行相符合。

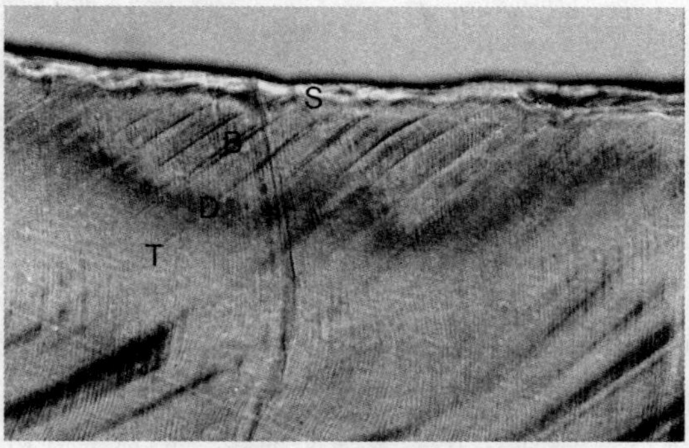

图 15—24a 釉质平滑面龋（磨片，光镜观）
S-表层 B-病损体部 D-暗层 T-透明层

偏光显微镜检查是将牙磨片经不同介质浸渍后通过观察釉质的颜色变化或透光性是否有改变，以判断釉质脱矿是否存在以及脱矿程度的方法。为了观察釉质矿化的改变程度，采用折光率与釉质羟基磷灰石（折光率 1.62）相同或相近的加拿大树胶（折光率 1.52）或喹啉（折光率 1.62）作为介质封片进行偏光显微镜观察。正常釉质由紧密排列的羟基磷灰石晶体构成，晶体大小约为 35～40nm，其中仅含有约占釉质总体积 0.1%左右的小孔容积存在，且小孔的大小同水分子大小；正常釉质偏光下呈负双折射。但发生龋病时，釉质由于脱矿，其中孔隙大小和容积均发生了改变，偏光显微镜下表现为正双折射，晶体大小也有变化，使损害程度不同的部位呈现了不同的变化。由深层向表层可分为四层改变：透明层、暗层、病损体部和表层（彩图 15—24b）。

1）透明层（translucent zone）：是紧邻深部正常釉质的前沿区域，因为磨片下结构透明而得名。此层釉质已经脱矿，晶体间的小孔增多，孔隙容积占 1%。偏光显微镜下呈负双折射。晶体间增加的小孔孔径恰好可使加拿大树胶或喹啉等大分子物质进入，故封片时它们间的折光率无明显差异，在透射光下呈透明状。显微放射摄影显示，此层比正常釉质透射率高；化学分析显示，此层的晶体体积略小于正常釉质体积，都表明透明层存在着脱矿现象。该层大约在 50%的病例中可以见到。

电镜下，羟基磷灰石晶体从釉柱边缘和釉柱中心开始溶解，使釉柱间区孔隙增大，釉质中小孔容积增加。高分辨率扫描电镜可见羟基磷灰石晶体比正常晶体减小，约为 25～30nm 大，提示晶体边缘有溶解，也可见到晶体中心溶解现象。有化学分析结果表明，透明层的晶体表面镁和碳酸盐含量下降，表明富于镁和碳酸盐的矿物质易于溶解。透明层可以在 50%左右的病例中见到。

2）暗层（dark zone）：位于透明层的表面。由于此层孔隙增多，约占釉质容积的2%～4%，且孔隙大小不等，除原有的小孔外，又多了些孔径更小的微孔，树胶或喹啉这样的大分子浸渍不进去，充满空气（折光率为1.0），折光率相差悬殊，故磨片观察时呈暗黑色。此层中大量微孔的形成有不同观点，多数认为存在两种情况，即一种为进一步脱矿使原来无孔处形成新的小孔径的微孔；另一种为原来部分小孔由于内壁再矿化使其孔径缩小变成微孔所致。其矿物盐的来源多为透明层溶解游离出来的无机离子，或为表面病变本体层大量脱矿沉积所致。说明釉质龋病变发展中多数存在着脱矿与再矿化交替进行的现象。暗层在偏振光显微镜下呈正双折射。电镜见其中的一些晶体达45～100nm大，明显大于正常釉质和深部暗层的晶体体积，也表明有釉质再矿化的形成。暗层在85%～90%的病例可以见到。

3）病损体部（body of the lesion）：是位于暗层表面到表层之间、构成釉质龋主体的广大部分，也是病变最重的部位。该层孔隙所占容积达5%～25%不等，中心部严重，孔隙容积约占25%，周边略轻，约占5%。由于孔隙直径进一步增大，大分子树胶及喹啉均能进入，故部分区域透明。但有些部位可见生长线、横纹等纹理明显。偏振光下呈正双折射。电子显微镜观察晶体体积明显减小，约为10～30nm，边缘及中心溶解更加明显，而且几乎看不到有再矿化的迹象。都表明此层脱矿严重。几乎所有病例都可出现病损体部。

4）表层（surface zone）：位于龋损的最表层，相对深部病损体部脱矿较轻，结构和理化组成接近于正常釉质，偏振光观察呈负双折射。同时，该层孔隙容积约占5%，晶体大小也趋于正常，甚至有的大于正常，约40～75nm，表明有再矿化现象。由于矿化程度比病损体部高故磨片下呈X光阻射像，但离子分析表明其仍有1%～10%的脱矿存在。

表层最易受菌斑等外界刺激作用，但是龋坏却比深部的病损体部轻，对此有不同分析观点。以往认为釉质表面结构不同于深层，矿化程度高、镁含量高、氟含量低，抗酸能力强，故损害也轻微。现在有实验证明，将正常牙置入人工龋液中，可以使其釉质表面形成坚硬的表层；将去除釉质表层的牙置入人工龋液中，同样可以在缺损表面形成一层阻射的表层。表明表层的形成存在着再矿化现象，即来自深层脱矿游离出来离子的和来自牙外周人工龋液中无机离子的沉积可以使缺损牙表面形成一层矿化程度高的表层。表层几乎在90%的病例都可见到。

总之，釉质平滑面龋是在菌斑下的酸中氢离子作用下，表层下首先晶体结构紊乱，进而脱矿与再矿化交替作用，形成不同层次变化的结果。由于再矿化的作用，透明层中逐渐有暗层形成。病变本体层中由于许多较大孔隙的存在，树胶或喹啉充入呈现透明变化，并且纹理明显。当孔隙达到一定空间比例，细菌开始进入，并产生更大的破坏。当脱矿持续进展到一定程度硬组织便形成缺损——龋洞形成。

2. 窝沟龋（pit and fissure caries）：由于窝沟处解剖形态和组织结构不同于平滑面，故其龋损性质虽然相同，但病变进展程度和方式有不同特点。通常窝沟龋起自于其侧壁，病变沿釉柱扩展呈底向下的三角形进展趋势。由于窝沟底釉质菲薄，加之往往发育不良，故一旦进展会很快发展至釉牙本质界，并沿其横向扩展，结果形成口小底大的潜行性龋损（undermining caries），并且，龋坏一旦进入牙本质，由于牙本质富于小管，矿化程度低，故病变进展会更加迅速（图15－25）。有时窝沟狭窄者未形成广泛崩坏前临床不易被发现，但其深部已经形成大面积潜行性龋坏。因此，窝沟龋比平滑面龋进展快，破坏面大。

关于釉质龋形成的病理机制：由于釉质结构中96%～97%是无机盐，有机成分不足1%，故龋的发生本质上类似于酸对羟基磷灰石晶体腐蚀的物理化学过程。釉质的晶体并非化学纯的羟基磷灰石，它含有一定量的镁、钠和碳酸根离子等。有实验表明，它们的存在，使釉质在弱酸中的溶解性增加，釉质晶体相对不稳定。这些杂质分子主要位于釉质晶体的长轴（C轴）中央和周缘，因此，龋坏时晶体的溶解破坏也首先发生于此（图15－26）。晶体中央溶解导致晶体中央穿孔、晶体部分晶格条纹发生改变；晶体周缘溶解，形成晶体间的微小间隙扩大，晶体进一步溶解，使相邻晶体间隙和穿孔区不断融合，致使晶体不断破坏，最终形成龋洞。

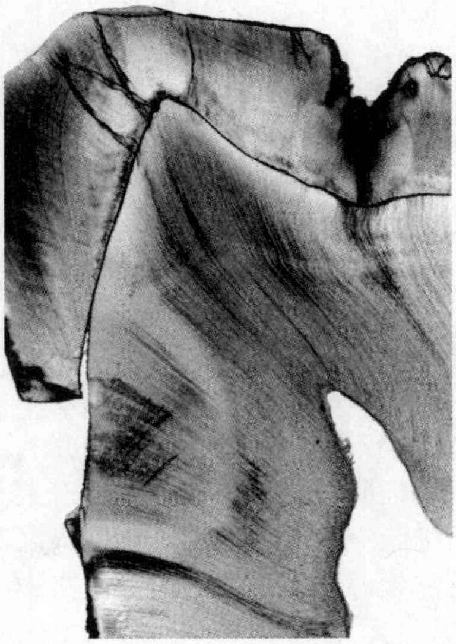

图15－25　窝沟龋，颈部龋

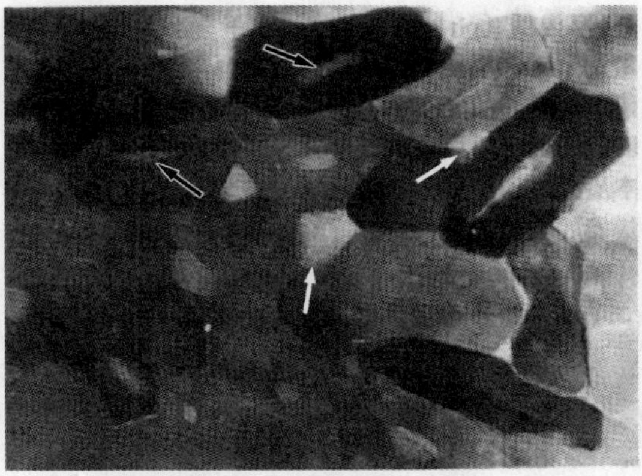

图15－26　釉质龋电镜观

电镜下见釉质龋时晶体从中心沿长轴溶解，部分也见晶体边缘溶解

龋病的形成主要是晶体的进行性溶解所致，同时也往往伴随着一定的晶体的再矿化，脱矿与再矿化随着局部微环境的pH值、钙、磷和氟离子浓度等的变化而不断转化或交替进行。其中pH值的高低直接影响晶体的这一过程：当pH＜7时晶体开始溶解，且每减低一个pH单位，羟基磷灰石溶解度就增加7倍；pH较高时，钙、磷离子达到一定浓度，晶体趋于形成和稳定。进食碳水化合物时，细菌利用其产酸，酸沿晶体间微隙扩散，使局部pH升高，溶解钙、磷离子导致局部浓度升高。但是游离的钙和磷离子由于牙面唾液薄膜和菌斑的阻遏作用、唾液的缓冲作用和电化学剃度的影响及菌斑下局部pH回升，使局部微环境中的钙、磷离子浓度达到过饱和，进而使晶体表面出现新的晶格生长和新晶体的形成，再矿化出现。这种新形成的晶体可能是磷酸氢钙或其它磷酸盐。当此处存在氟离子时，可以形成氟磷灰石或氟羟磷灰石。由于氟离子的原子半径小于羟基，氟替代羟基后可以进入磷灰石结构中的钙三角平面中，形成晶格结构更为稳定的含氟磷灰石。这也是氟防龋分子机制。此外，釉质晶体间存在一些由有机物和水构成的微孔网络状结构，是潜在的酸易侵入的通道；釉质表面也存在一些灶性孔；釉质中一些有机成分多的部位如釉板、釉梭、釉丛、釉柱横纹及釉质生长线等，都可能成为龋病容易侵入的途径，但有的尚无明确支持证据。

（二）牙本质龋（dentine caries）：为龋病通过冠部釉质龋或根部牙骨质龋，或直接经过薄弱的颈部釉牙骨质界进展到牙本质所致。由于牙本质与牙釉质的化学组成、组织学结构相比明显不同，故形成的牙本质龋具有自己独特的特点：①牙本质全层都有牙本质小管，其中有成牙本质细胞突起，故龋病一旦形成，进展迅速。②牙本质中有机成分比釉质多，约占20%。因此，龋病形成中有机物的分解破坏是重要一环。③由于牙本质与牙髓密切相关，二者形成牙髓牙本质复合体，因此，牙本质龋一旦形成，就会同时伴有牙髓反应。④由于牙本质龋来自釉质或牙骨质，病变进展到釉牙骨质界或牙本质－牙骨质界时横向扩展至广大区域，并沿牙本质小管进入，因此，形成的牙本质龋往往呈底向外、尖端向内的三角形损害（图 15—25）。

牙本质龋进展迅速。首先细菌及其代谢产物沿牙本质小管扩散，导致前沿区脱矿，结构模糊；由于脱矿层深部 pH 相对较高，脱矿游离出来的钙、磷离子和成牙本质细胞分泌的钙、磷离子沉积在深层，使牙本质小管内、管周牙本质及成牙本质细胞突起上也钙盐沉积，形成透明层；龋病进一步扩展，大量细菌进入牙本质小管中并不断繁殖、产酸，分泌酶分解蛋白质等有机物，使牙本质破坏不断扩大，最终形成龋洞。

牙本质龋的病理改变自牙本质深层到外层共有如下四层：

1. 透明层（translucent zone）：又称硬化层。是牙本质龋最深层的改变。由于该层中牙本质小管中都充满了矿物盐，管内与管外折光率接近一致而呈透明状。光镜下牙本质小管结构不明显。电镜下初期可见无机盐晶体从成牙本质细胞突起及其周围沉积开始，以后逐渐充满小管；晶体形状由针状到多边形。电子衍射证实其晶体是结构较差的白磷灰石和磷酸八钙。显微硬度分析表明此层中存在管周、管间无机盐溶解现象，证明有脱矿现象。故形态上的透明并非真正的硬化。其再矿化的原因可能来源于成牙本质细胞突起变性，在细菌侵入之前有时可见牙本质小管不清的云雾状结构是其证据。其钙盐可能来源于表层脱矿游离出来或成牙本质细胞突起分泌的矿物盐沉积所致。

2. 脱矿层（zone demineralization）：位于透明层表面，是细菌侵入之前，酸已扩散到该区所引起的脱矿改变。该区牙本质小管形态尚完整，小管内基本上无细菌侵入，但管周、管间牙本质磷灰石数目减少，胶原纤维结构基本完好，说明有脱矿的存在。但有时可见其中有比正常牙本质中大的晶体存在，证明也有再矿化的现象。在该层中，有些牙本质小管因下方透明层的形成而堵塞了小管的营养来源，使远端成牙本质细胞突起变性坏死，牙本质小管空虚，磨片下被空气充满，密度低呈黑色，称为死区（dead tract）。脱矿层色素易于沉着而呈淡黄色。但由于此层无细菌存在，故治疗时可以考虑保留之。

3. 细菌侵入层（zone of bacterial invasion）：位于脱矿层表面，有不同程度的细菌存在。此层中细菌在牙本质小管中繁殖和不断延伸，导致牙本质结构和功能上的一些变化。细菌侵入通常有一定特点，首先可能是产酸菌为主，如乳杆菌等，致使细菌产生的酸渗入牙本质晶体间，导致牙本质小管脱矿的形成；然后，产酸菌及蛋白溶解菌混合存在，共同使牙本质的脱矿进一步加剧和有机物分解。细菌在牙本质小管中的大量繁殖使牙本质小管中充满细菌；随着有机物的分解，牙本质小管被挤压变形，光镜下呈梭形扩大的蓝染病灶，内充满了坏死的基质残屑和细菌团（图 15－27a）；局部由于细菌的迅速繁殖，小管融合呈椭圆形液化坏死灶，多个坏死灶相连致使小管呈现串珠样外观；无机物失去后由于牙本质有机基质收缩，部分坏死区形成纵向或横向裂隙（图 15－27b）。后者可能与病变沿生长线扩展，或沿牙本质小管分支扩展，或相邻小管液化灶互相融合的结果。由于此层含有大量细菌，故治疗时必须除去。

4. 坏死崩解层（zone of destruction）：是牙本质龋坏的最表层，也是牙本质龋的龋洞底。此层为无结构的、牙本质完全坏死的崩解组织及细菌、食物残渣等。

总之，牙本质龋一旦形成，便会以较快的速度向深部进展。由于牙本质和牙髓形成结构、功能和发育来源都密切相关的联合复合体，故任何作用于牙本质，甚至接近牙本质的外界刺激都会引起牙髓的一定反应。如果此刺激作用缓慢、轻柔，则可通过成牙本质细胞突起刺激牙髓，使其动员成牙本质细胞和未分化的间充质细胞在受损伤的髓腔内壁上形成修复性牙本质，以阻止刺激的进一步作用；如果刺激作用强烈的话，则可引起牙髓充血、牙髓炎、牙髓变性，甚至牙髓坏死。

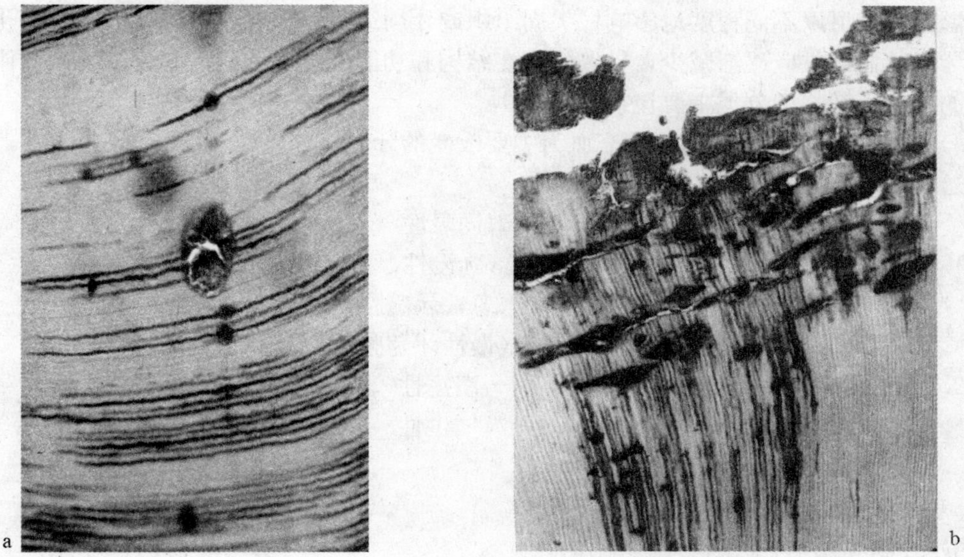

图 15－27　牙本质龋

a. 细菌侵入牙本质小管　　b. 形成裂隙和病灶

（三）牙骨质龋（cementum caries）：是指当牙根暴露后，附着在根部牙骨质表面的菌斑作用于暴露的牙骨质形成的龋，临床上多见于牙根部，又称根面龋。其实，根面龋还应包括颈部釉质龋、牙骨质龋和直接、间接累及牙本质的龋。本节只叙述发生在根面的牙骨质龋。

牙骨质龋也始于菌斑下。由于细菌产酸，pH 值降低，使牙骨质表层脱矿。脱矿游离出来的无机离子可重新沉积在牙骨质表面，加上唾液、菌斑中的矿物盐也在牙骨质表面沉积形成表层相对矿化程度较高的现象，称潜行性牙骨质龋（under-mining cementum caries）。酸和细菌可进一步通过穿通纤维侵入深层牙骨质，并沿牙骨质生长线或层板结构上下扩展，使牙骨质脱矿，有机物分解，进而牙骨质剥脱、缺损，形成龋洞。

由于牙骨质矿化程度低，且颈部牙骨质薄弱，故其龋病进展可以很快进入牙本质，然后形成与冠部牙本质龋相同的病理改变（图 15－25）。但是，由于随着年龄的增加，牙本质小管因矿物盐的沉积而管径缩小，甚至闭锁，故发生在颈部的牙本质龋往往比冠部牙本质龋进展慢。

电镜下牙骨质龋表面有许多浅凹陷，内有大量细菌。显微放射自显影可见早期表层呈 X 光阻射，表层下脱矿，以后不断进展，牙骨质磷灰石晶体出现溶解、破坏，胶原纤维断裂消失，最后结构崩解。进展缓慢的牙骨质龋其相对应的髓腔内壁可见有修复性牙本质形成。

第三节　牙　髓　病

牙髓病是指发生于牙髓组织的一大类疾病。由于牙髓是位于坚硬的牙髓腔内的疏松结缔组织，富于血管和神经，因此，对外界的刺激可以产生防御性反应，但完全的修复能力是有限的。在解剖结构上牙髓借狭窄的根尖孔与牙周组织联系，其营养血管也来自此根尖孔，因此，牙髓的反应可以不同程度地影响根尖周组织或牙周组织。随着年龄的增长，根尖孔不断缩窄，牙髓的血液供应逐渐减少，导致牙髓在结构和功能上出现退行性变化，临床上伴随出现不同的症状。其临床分类主要包括：

（一）可复性牙髓炎——以牙髓充血为主要改变的牙髓病变

（二）不可复性牙髓炎

1. 急性牙髓炎：
   - 急性浆液性牙髓炎：
     - 局限性
     - 弥漫性
   - 急性化脓性牙髓炎（急性牙髓脓肿）
2. 慢性牙髓炎：
   - 慢性闭锁性牙髓炎（慢性牙髓脓肿）
   - 慢性开放性牙髓炎：
     - 溃疡性
     - 增生性
3. 逆行性牙髓炎

（三）牙髓变性

（四）牙髓坏死

（五）牙体吸收

牙髓病变的组织病理学分类主要为：

1. 牙髓炎

（1）牙髓充血

生理性牙髓充血

病理性牙髓充血

（2）急性牙髓炎

急性浆液性牙髓炎

急性化脓性牙髓炎

（3）慢性牙髓炎

慢性闭锁性牙髓炎

慢性溃疡性牙髓炎

慢性增生性牙髓炎

2. 牙髓坏死与坏疽

3. 牙髓变性

（1）成牙本质细胞空泡变性

（2）牙髓纤维性变

（3）牙髓网状萎缩

（4）牙髓钙化

4. 牙体吸收（见牙发育异常一节）

本节按照病理学分类介绍临床常见的牙髓病变。

一、牙髓炎

牙髓炎（pulpitis）是牙髓病变中最主要的疾病。牙髓这一疏松结缔组织不同于其他结缔组织，由于周围坚硬牙本质的限制，一旦发生炎症难以引流，较高的压力压迫神经可以产生剧烈疼痛，并使感染很快在全髓腔内扩散。此外，唯一的根尖孔通道一旦受压，不仅阻止了侧支循环，限制了其清除坏死产物和炎性代谢产物的能力，还阻断了其营养来源和影响了其修复愈合能力，故很易导致牙髓急性炎症的迅速转化，形成牙髓坏死。只有在少数根尖孔宽大、血运丰富、具有一定引流能力的年轻恒牙和乳牙，炎症轻微，机体抵抗力较强，或及时加以治疗者，牙髓急性炎症可以转化为慢性炎症。但完全性修复几乎是不可能的。

【病因、发病机制】

引起牙髓炎的病因主要是细菌因素。此外，任何超过牙承受能力的不良的物理、化学刺激因素作用于牙，都可导致牙髓的炎症发生。

1. 细菌因素：细菌感染是牙髓炎的肯定致病因素。引起牙髓感染的细菌种类主要是混合细菌感染，即专性厌氧菌和兼性厌氧菌，如链球菌、卟啉菌、乳杆菌和放线菌等。感染途径主要有：①接近髓腔的深龋洞是最常见的感染途径。②经牙的隐裂、折断、楔状缺损或重度磨耗、酸蚀，以及不适当的治疗等使细菌直接或间接侵入牙髓腔。③经过深的牙周袋通过根尖孔或侧支根管等牙周途径进入牙髓。这种牙髓炎称其为逆行性牙髓炎（retrograde pulpitis）④经血源性感染，往往见于受过损伤或有病变的牙髓，临床上较少见。

G^-菌细胞壁的内毒素及其代谢产物感染牙髓组织，使其释放大量炎症性介质，如白三烯、前列腺素、神经肽、组胺、5-羟色胺、缓激肽、补体和各种细胞因子等，引起血管扩张、通透性增强，趋化中性粒细胞到达受损伤部位，中性粒细胞在局部吞噬病原微生物的同时，释放溶酶体酶，造成牙髓组织的溶解、坏死等损伤。其中，神经肽如 P 物质等参与疼痛的传递，血管舒、缩的调节及促进其他炎症介质的释放等；组胺、5-羟色胺、缓激肽等在炎症早期增加血管通透性，促进渗出；白三烯、前列腺素等不仅增加血管通透性，还可趋化白细胞，促进骨吸收，参与致痛反应，在炎症后期对促进炎症起着作用。此外，细菌内毒素等还可激活补体系统，促进炎症介质释放，增加血管通透性。此外，多种细胞因子如白介素、肿瘤坏死因子等也参与破骨细胞活化和抑制胶原合成，在组织溶解和硬组织吸收方面起着作用。一些细菌可以通过产生多种酶促进组织的破坏和感染的扩散；有些细菌酶还可中和补体和抗体，使细菌免遭杀灭。

当然，机体在特异性免疫防御反应的同时，也不可避免地通过非特异性炎症反应损伤和破坏着牙髓组织，加重了牙髓的炎症反应程度。

2. 理化因素：创伤、超过牙生理承受能力的温度变化如备洞、抛光及刺激性充填材料的应用等医源性因素、金属材料的不规范性应用导致电流产生、不适当的激光治疗等均可刺激牙髓发生炎症性变化。

（一）牙髓充血（pulp hyperemia）

牙髓充血是指牙髓以血管扩张、充血为主的病理变化。根据病因可将其分为生理性和病理性两种情况。后者又称可复性牙髓炎（reversible pulpitis）。

【病因】 生理性牙髓充血发生于牙发育期或牙根吸收期。某些全身因素如月经期、妊娠期及高空飞行作业气压下降也可引起暂时性牙髓充血。病理性牙髓充血常为牙髓炎的早期表现，深龋是引起其主要原因，其他如磨耗、磨损、楔状缺损、温度刺激等也可引起牙髓充血。创伤引起的根尖周牙周膜充血、水肿，也可波及牙髓导致牙髓充血。

【临床表现】 患牙对冷热温度刺激可产生突然的、短暂的、轻到中度疼痛，其中对冷刺激更为敏感。酸、甜刺激亦可引起疼痛。特点是刺激物除去后疼痛随即消失，无叩痛。患牙对电刺激反应阈值降低。如果刺激持续存在，炎症将继续发展，进而转变成不可复性牙髓炎。

【病理】 光镜下，病变累及的牙本质小管下方牙髓血管扩张、充血、渗出，组织水肿，慢性炎症细胞浸润，偶尔可见急性炎细胞浸润。有时在受刺激牙本质小管相应的髓腔壁上可见修复性牙本质形成。

【鉴别诊断】 需与牙髓炎鉴别。

（二）急性牙髓炎（acute pulpitis）

【病因】 主要由下面的刺激因素引起：

1. 细菌作用：深龋等可导致细菌直接侵入牙髓。也可由血循环逆行到牙髓引起炎症。

2. 机械损伤：机械性损伤包括牙外伤、磨耗、磨损、隐裂及牙外科治疗时导致的医源性损伤及大气压改变等。

3. 温度损伤：许多温度刺激可通过金属性修复体刺激牙，或在进行牙体窝洞预备、抛光及牙科材料使用发生化学损伤时产生热量，导致牙髓急性炎症。

5. 化学性刺激：牙酸蚀或在牙体病治疗时不恰当地使用酸性牙科材料等可引起牙髓炎。

【临床特征】 突发剧痛常是患者就诊的首发症状。其临床疼痛的特点有：①自发性痛；②阵发性痛；③放射性痛；④常夜间疼痛加剧；⑤疼痛不能明确定位，可沿三叉神经第 2～3 支支配的区域至同侧的上、下颌牙、邻牙及头面部，呈牵拉痛；⑥温度刺激可诱发或加重疼痛。急性牙髓炎在炎症被引流后疼痛可以缓解。若未能进行有效和及时的治疗，可导致牙髓坏死。

【病理】 急性牙髓炎早期具有浆液性炎症的特征，所以称为急性浆液性牙髓炎（acute serous pulpitis）。此时，病变局限在受刺激局部相对应的髓腔部，牙髓血管扩张，通透性增加，中性粒细胞沿血管游出，纤维蛋白渗出，成牙本质细胞变性（彩图 15－28a）。随着炎症加重渗出增加，髓腔内压力增大，导致局部微循环障碍，牙髓组织缺氧甚至坏死。受损的组织细胞和炎症细胞释放大量炎性介质和细胞因子，进一步加重炎症反应（图 15－28b）。这些炎性介质趋化更多中性粒细胞向炎症中心聚集，使自身和组织坏死、溶解，小脓肿形成，称之为牙髓脓肿（pulpabscess）。小脓肿中心坏死，周围有密集的中性粒细胞及少数淋巴细胞、浆细胞、巨噬细胞。若早期小脓肿未及时得到治疗，可迅速扩展到全部牙髓组织，形成多个小脓肿，导致髓腔局部压力极度增高，最终使牙髓发生广泛液化坏死，形成急性化脓性牙髓炎（acute suppurative pulpitis）。

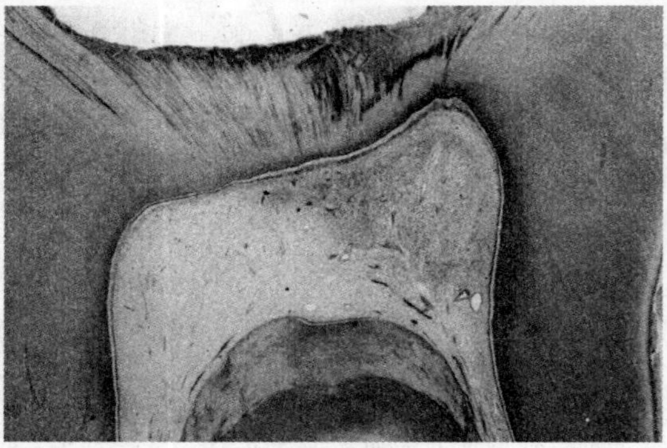

图 15－28b　急性牙髓炎
局灶性炎症明显

【鉴别诊断】 需与牙间乳头炎、三叉神经痛、干槽症、急性上颌窦炎等疾病相鉴别。

（三）慢性牙髓炎（chronic pulpitis）

慢性牙髓炎是临床上比较常见的牙髓炎。多由龋病发展而来，部分由急性牙髓炎和慢性开放性牙髓炎而来。

1. 慢性闭锁性牙髓炎（chronic closed pulpitis）：是指患牙牙髓腔尚未暴露的慢性牙髓炎。为龋损或磨损等发展至接近髓腔但尚未露髓的情况。

【临床特点】 一般无明显自发痛，常表现为钝痛或隐痛，温度刺激可引起轻微疼痛，温度测试反应迟钝，电活力测试阈值高于正常。检查可见深龋洞，无穿髓孔。一般可以明确指出患牙部位。由于炎症常累及整个牙髓和根尖周牙周膜，故患牙常轻度咬合痛或咬合不适，检查可有轻微叩痛。

【病理】 光镜下见牙髓未暴露，髓腔呈闭锁状态。炎症表现在龋损对应的牙髓处，呈现局灶性炎性肉芽组织改变，即血管扩张、充血，淋巴细胞、浆细胞、巨噬细胞及中性粒细胞浸润，伴毛细血管增生和成纤维细胞增生（图 15－29）。有的病例可见局部小范围的牙髓坏死或小脓肿形成。随着病程迁延，可见增生的胶原纤维围绕炎症周围。病程缓慢者，髓腔壁局部可见修复性牙本质形成。

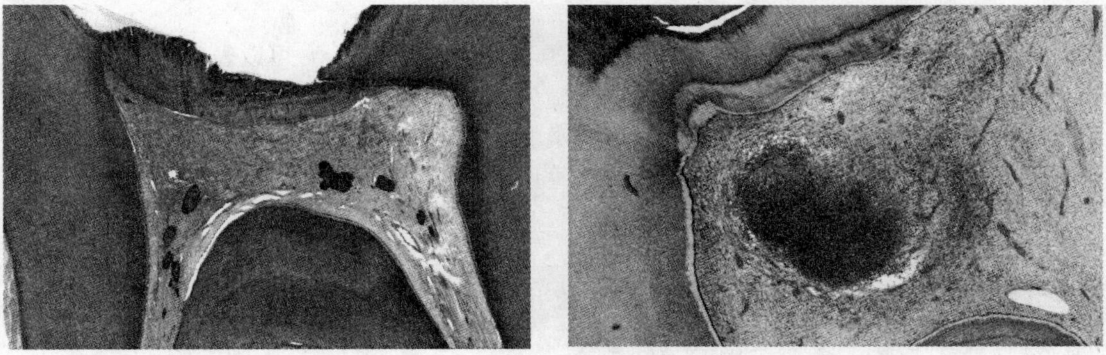

a　　　　b

图 15－29　慢性牙髓炎

a. 慢性闭锁性牙髓炎　　b. 局部化脓性牙髓炎

【鉴别诊断】 需与急性牙髓炎、牙髓坏死、深龋等鉴别。

2. 慢性溃疡性牙髓炎（chronic ulcerative pulpitis）：是指牙髓腔与外界相通、暴露的牙髓表面为溃疡改变的慢性牙髓炎。

【临床特点】 典型的临床特征是遇冷热刺激痛或食物嵌入龋洞后剧痛，刺激除去后疼痛仍可持续一段时间。有时进食酸甜食物也可引起疼痛。偶尔穿髓孔小或坏死组织多时，也可出现自发痛。若炎症累及根髓至根尖周时，患牙也可咬合不适或轻微咬合痛。

【病理】 镜下可见患牙有大的穿髓孔，表面为炎性渗出物、坏死组织及食物残渣覆盖，其下方为炎性肉芽组织和新生的胶原纤维，再深部有散在慢性炎症细胞浸润。有时溃疡表面有不规则性钙化物或修复性牙本质形成。

【鉴别诊断】 需与急性牙髓炎、深龋、慢性闭锁性牙髓炎鉴别。

3. 慢性增生性牙髓炎（chronic hyperplastic pulpitis）：为牙髓腔与外界相通、暴露的牙髓表面呈息肉状经穿髓孔突出的慢性牙髓炎，其增生物又称牙髓息肉（pulp polyp）。

【临床特点】 患牙有大而深的龋洞，内有充满整个龋洞的红色肉芽组织突向口腔为其特点。临床上质地较韧，探诊不敏感，往往无明显自发性疼痛症状，但进食时易出血或有轻微疼痛，故患牙往往长期废用，牙石堆积。该患牙多见于儿童或青少年，且多见于乳磨牙或第一恒磨牙。

【病理】 肉眼见患牙增生的红色活髓息肉呈蕈状充满龋洞（图 15－30）。根据息肉是否有上皮覆盖分为两种情况，即溃疡型和上皮型。镜下见增生的牙髓息肉为炎性肉芽组织，近表面缺乏感觉神经。溃疡型者无上皮覆盖，表面红或暗红色，探诊易出血，镜下见其表面为炎性渗出物和坏死组织，深部由富于炎细胞的新生毛细血管和成纤维细胞组成。上皮型者肉眼见表面坚实，粉红色，镜下见息肉为含散在炎细胞的肉芽组织构成，表面被覆复层鳞状上皮。其上皮来源可能为口腔粘膜上皮细胞脱落种植而来，或由龋洞邻近的牙龈上皮增生、爬行而来。

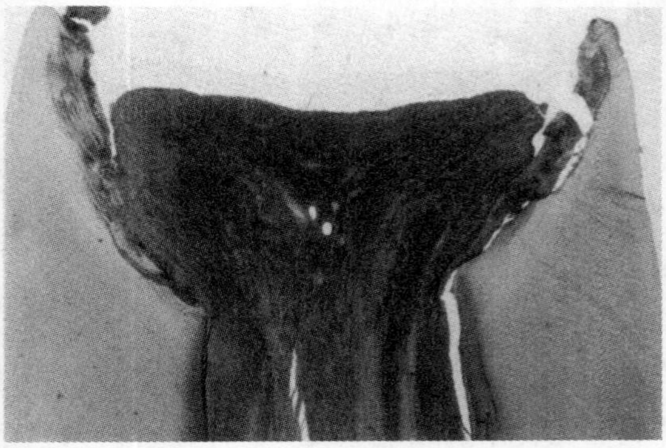
图 15－30　慢性增生性牙髓炎

【鉴别诊断】 需与牙龈息肉、牙周膜息肉等鉴别。

此外，临床上可以见到的逆行性牙髓炎（retrograde pulpitis）可以表现为急性牙髓炎或慢性牙髓炎，其临床和病理同上述表现。残髓炎（residual pulpitis）是指发生在残留于根管内的牙髓组织中的炎症。临床上除具有牙髓炎的症状外，往往由于炎症发生于残留在近根尖的牙髓内，故常伴有根尖咬合不适或咬合痛等症状。

二、牙髓变性

牙髓变性（pulp degeneration）是指牙髓组织由于血供不足，导致牙髓呈现的结构和功能的退行性变化。

【病因】 各种理化、细菌等刺激因素长期、缓慢作用于牙都可能直接或间接地使牙髓组织产生慢性退行性变化；由于创伤等因素或年长者根尖部牙骨质不断增生使根尖孔明显缩窄，导致牙髓血供不足、代谢障碍，也可形成牙髓变性。

【临床特点】 多无自觉症状，少数可有剧烈自发痛似三叉神经痛，但无扳机点。

【病理】 根据形成的组织学特征不同主要分为如下四种：

1. 成牙本质细胞层空泡性变（vacuolar degeneration of the odontoblastic layer）：指成牙本质细胞内或细胞间液体积聚形成水泡。多为细菌及其毒素、牙治疗性创伤或刺激性充填材料等刺激牙所致。镜下见成牙本质细胞内或细胞间水泡形成，挤压成牙本质细胞使之成堆，形似稻草，细胞体积缩小，严重者细胞可减少或消失（图 15－31）。

2. 牙髓钙化（pulp calcification）：是指牙髓由于营养不良性变性，钙盐不断在上面沉积形成的弥漫性或颗粒状钙盐沉积。前者称弥漫性钙化，多弥散地见于根髓内；后者称髓石，多以大块形式游离或附着于冠部的髓腔内（图 15－32）。后者 X 线片可见髓腔内有阻射影像。髓石多无症状，少数可有剧痛，沿三叉神经分布。镜下见弥漫性钙化多沿细长的玻璃样变的纤维分布；髓石剖面呈同心环状。

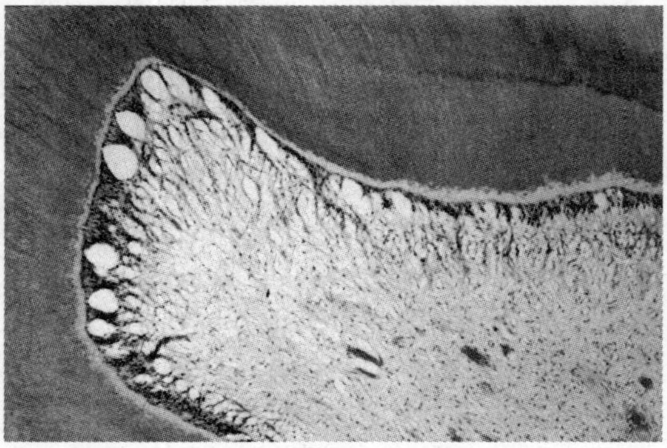
图 15－31　牙髓空泡性变性

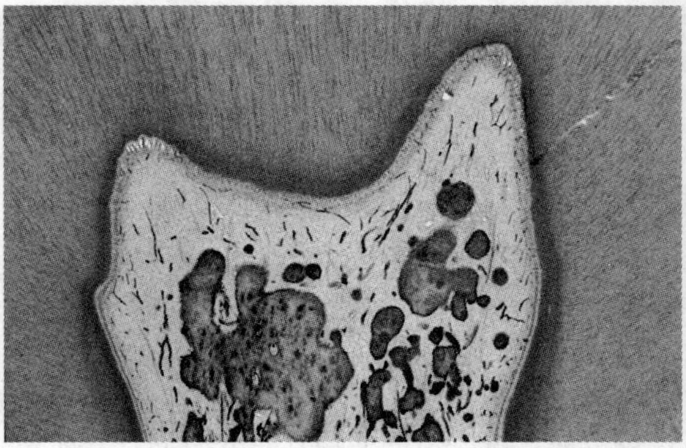

a

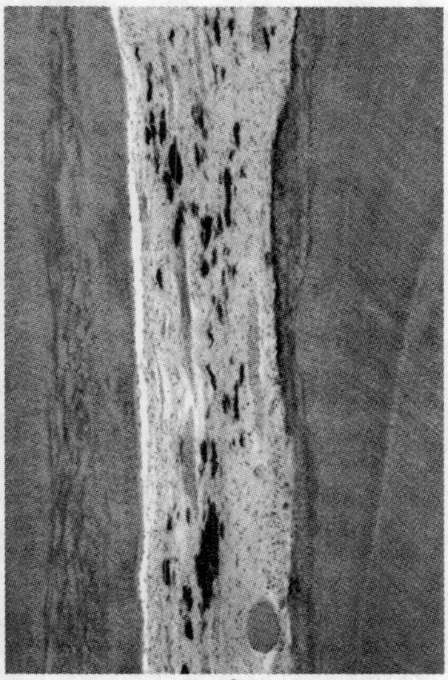

b

图 15—32　牙髓钙化

a. 髓室内游离性分布的髓石　　b. 根髓内沿玻璃样变的纤维弥漫性沉积的钙化颗粒

3. 牙髓纤维性变（pulp fibrosis）：牙髓的细胞成分和血管等明显减少，纤维成分明显增多，且常呈均匀粉染的玻璃样变性。老年人多见。

4. 牙髓网状萎缩（reticular atrophy of the pulp）：指牙髓中出现大小不等的空泡样间隙，其中充满液体，牙髓细胞减少，成牙本质细胞、血管神经都减少或消失，使整个牙髓似纤维网状结构。多见于老年人。

三、牙髓坏死

【病因】牙髓坏死（pulp necrosis）常常由未经适当治疗的牙髓炎发展而来，也可由创伤及医源性损伤如某些强化学性刺激的药物如亚砷酸、三聚甲醛、一些充填材料的刺激或微渗漏以及过度用力的正畸治疗等所致。某些严重老年性营养不良也可因牙髓营养不良导致牙髓坏死。

【临床特点】 患者一般无自觉症状，多因牙冠呈黑黄色或灰色等变色而来就诊。完全坏死的牙其牙髓活力测试无反应；部分坏死的牙可能出现牙髓炎症状。患牙往往曾经有过冷热刺激痛或牙外伤病史。

【病理】 坏死的牙髓呈无结构的红色颗粒状，细胞核固缩、核碎裂和核溶解。这是由于细胞核染色质在脱氧核糖核酸酶的作用下使 DNA 分解，核失去对碱性染料的亲和力，使染色变淡甚至完全消失，胞浆和间质崩解成颗粒状，形成无结构物。邻近坏死区为慢性炎症。液化坏死的牙髓可累及邻近的牙本质，导致前期牙本质丧失，使细菌可以进入牙本质小管。因此，在进行根管治疗时必须除去受累牙本质。若牙髓坏死伴腐败菌感染则称牙髓坏疽（pulp gangrene）。牙髓坏疽时由于腐败菌分解坏死的牙髓组织，产生的硫化氢与血红蛋白中释放出来的铁相结合，可以生成硫化铁，使牙髓变成黑色或黑绿色。同时，腐败菌分解蛋白质可产生恶臭的吲哚类物质使牙髓气味难闻。

第四节 根尖周病

根尖周病（periapical diseases）是指发生在牙根尖周围组织的各种病变。包括炎症、外伤、肿瘤、发育异常及其他病变。但因外伤同其他牙周组织外伤，在牙周病中学习；肿瘤同其他颌骨内牙源性肿瘤，放在牙源性肿瘤中学习；发育异常多数同其他牙发育异常，故在牙发育异常一节中介绍。本章主要介绍临床常见的炎症性的根尖周病。它多数是牙髓炎症进一步发展的结果，也可能是牙周炎的深牙周袋感染扩散所致。

根尖周炎（periapical periodontitis）往往以牙周膜受累为主，也常累及根尖周围牙槽骨和牙骨质，形成吸收和破坏。尽管其发生部位局限在狭窄的根尖区，但是由于牙周膜的循环、神经系统不同于牙髓，因此根尖周炎的临床特征明显不同于牙髓炎。即：牙周膜有来自牙龈的血管、进入根尖孔之前的牙髓血管和来自牙槽骨筛状骨板的众多血管的营养供应，具有良好的侧支循环系统，因此对炎症具有较强的组织修复能力；牙周膜中不仅神经丰富，而且有多种形态的神经末梢，因此炎症时感觉敏锐，且可以明确定位患牙；此外，由于牙周膜淋巴循环丰富，炎症时往往导致引流区淋巴结肿大。

根尖周炎随着感染微生物的毒力、理化刺激的强度、机体抵抗力的状况和局部治疗的情况不同而不断转化或产生不同结局（图 15－33）。

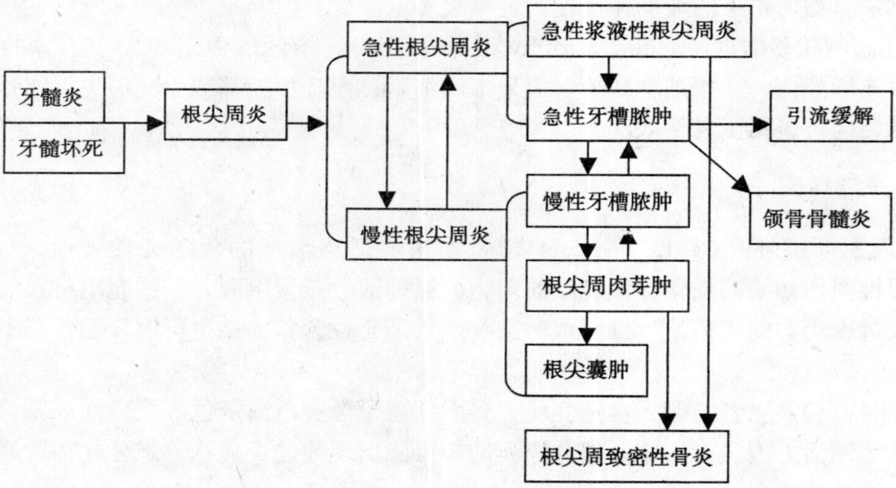

图 15－33 根尖周炎的转化结局（示意图）

【病因】 细菌因素是引起根尖周炎的主要因素。感染通常来源于牙髓炎和牙髓坏死物通过根尖孔，或通过牙周炎的深牙周袋到达根尖周组织，引起炎症。引起根尖周炎的细菌通常是混合菌感染。有研究认为，密闭根管内的细菌以专性厌氧菌为主，且以 G^- 杆菌为多，如产黑色素拟杆菌、卟啉菌、普氏菌等，而开放性根管内则以兼性厌氧菌和一些需氧菌为主。细菌通过菌体内毒素、产生各种酶类及释放的代谢产物直接或间接破坏根尖周组织，引起组织降解、吸收和破坏。

此外，理化刺激因素也可通过破坏根尖周组织或引起变态反应等引起炎症。

【分类】 病理学上根尖周炎的分类主要为：

急性根尖周炎：急性浆液性根尖周炎
急性化脓性根尖周炎
慢性根尖周炎：根尖周脓肿
根尖周肉芽肿
根尖囊肿（见口腔颌面部囊肿章）
根尖周致密性骨炎

一、急性根尖周炎

急性根尖周炎（acute periapical periodontitis）可以为牙髓炎症性病变或牙周感染进展而来，更多的为慢性根尖周炎急性发作所致。

【临床特点】 主要的临床症状为不同程度的咬合痛。初期患牙有轻度钝痛、浮出感和早接触。随着脓肿形成患牙逐渐伸长感明显，不能咬合，呈持续性自发痛，患牙疼痛定位明确，且对温度不敏感，叩诊疼痛剧烈。进一步当脓肿穿破牙槽骨达骨膜下时疼痛更加加剧，甚至搏动痛，此时全身不适，可能伴有发热，白细胞增多，局部淋巴结肿大。当脓汁穿破骨膜到达软组织或粘膜（皮肤）下时软组织肿胀，形成粘膜下或皮下脓肿——蜂窝织炎（cellulitis）。最后，脓肿破溃，脓汁排出引流，疼痛减轻，形成窦道，炎症转化成为慢性。

急性根尖周炎可能具有如下排脓途径。①穿过骨髓腔，突破骨膜、粘膜或皮肤排脓；②穿透上颌窦底排脓；③穿过鼻底粘膜排脓；④通过根尖孔经根管向龋洞内排脓；⑤通过深牙周袋向龈沟或牙周袋内排脓。X光检查见患牙根尖周间隙增大，根尖周区硬骨板可能不清。若为慢性炎症急性发作则患牙根尖周牙槽骨有吸收。

【病理】 炎症初期，仅见患牙局部血管扩张、充血，浆液和白细胞渗出，组织水肿，即急性浆液性炎（acute serous periodontitis）。炎症进展后可见大量中性粒细胞渗出，并游走到病变牙周膜的局部形成小脓肿，周边有少量淋巴细胞和浆细胞、巨噬细胞等浸润，牙周膜逐渐出现坏死、液化。炎症继续发展，病变向周围牙槽骨扩散，甚至形成牙槽突局限性骨髓炎，称急性牙槽脓肿（acute alveolar abscess）。邻区组织内血管扩张充血、炎细胞浸润。脓汁若未及时引流，则可沿阻力小的部位排出，形成不同部位的排脓窦道，也有的沿大面积破坏的龋洞排脓。

二、慢性根尖周炎

慢性根尖周炎（chronic periapical periodontitis）为根尖周急性炎症未能彻底引流或治愈、或慢性刺激长期作用于根尖周组织形成的慢性炎症反应。患者常因抵抗力状态不同，局部慢性炎症有时呈急性转化，或慢性炎症急性发作，临床上呈现反复发作表现。有时，当刺激长期缓慢作用于根尖周、机体抵抗力又很强时，可在患牙根尖周处引起牙槽骨的致密增生，而炎症轻微，称其为根尖周致密性骨炎（periapical condense osteitis）。因此，慢性根尖周炎常见的类型主要有根尖肉芽肿、慢性根尖周脓肿、根尖囊肿及与其预后密切相关的根尖周致密性骨炎等。本节只学习慢性根尖周脓肿、根尖肉芽肿，其余者见相应章节。

1. 根尖周肉芽肿（periapical granuloma）由于根尖周区病源微生物及其代谢产物的长期缓慢刺激，使根尖周组织吸收、破坏，逐渐被炎性肉芽组织所取代。

【临床特点】 患者多无自觉症状，只有少数伴咀嚼不适或轻微疼痛。检查患牙常有深龋洞，或曾咀嚼不适而长期废用，牙石沉积。X线片检查发现，患牙根尖区有界限清楚的圆形透射阴影，病变范围大小依病程长短而不同，患病时间长者根尖区牙周间隙大，否则相反。若病变处于稳定状态或进行缓慢，则病变周围可以见到阻射的硬骨缘。

【病理】 病变早期，根尖周局限性充血、水肿，炎性肉芽组织增生；病变不断扩展，炎症及肉芽组织范围进一步扩大。周围纤维组织增生（彩图 15－34）。肉芽组织中可见成簇的吞噬脂质的泡沫细胞及胆固醇结晶溶解后遗留的梭形裂隙存在，裂隙周围有多核巨细胞，局部有出血。部分根尖周肉芽肿内可见有增生的上皮团或上皮网，其来源可能为：①残存的 Malassez 上皮剩余；②上颌邻近鼻腔或上颌窦并穿孔者可能来源于呼吸上皮；③经瘘道口长入的粘膜或皮肤上皮；④经深牙周袋爬入的上皮等。

根尖周肉芽肿的结局依机体的变化状况和细菌作用的强弱而不同。①机体抵抗力若增强则纤维性修复作用增强，病变缩小；反之，病变扩大。②根尖周肉芽肿中的上皮中央液化变性，或上皮包裹炎性肉芽组织、其中心退化变性，或增生的上皮被覆脓腔等，都可使根尖周肉芽肿变成根尖囊肿；③较大的根尖周肉芽肿中心缺乏血供、液化坏死，加之细菌毒力增强，可形成根尖周脓肿，或者向周围组织穿孔引流形成窦道，或者形成周围软组织间隙感染；④部分年轻患者机体抵抗力强，在低毒力细菌长期作用下，可以使根尖周肉芽肿逐渐缩小，根尖周牙槽骨沉积，骨小梁变密，骨密度增大，纤维组织增生，少量慢性炎症细胞浸润，形成根尖周致密性骨炎（condensing osteitis），X 光下根尖周呈现致密的局灶性阻射影像。

【鉴别诊断】 需与慢性根尖周脓肿及根尖囊肿鉴别。

2. 慢性根尖周脓肿（chronic periapical abscess）：又称慢性牙槽脓肿（chronic alveolar abscess）。可直接由急性根尖周炎未治愈转化而来，或根尖肉芽肿发展所致。

【临床特点】 多无明显症状，只有少数患牙伴咀嚼不适或轻微疼痛。也有因牙龈发现小脓包而就诊者。检查患牙多对叩诊、探诊和温度无明显反应，牙髓活力降低或无反应。常可在患牙附近粘膜上或皮肤找到可挤出脓液的窦道开口。X 光检查可见患牙根尖区有不同大小的透光影像。

【病理】 患牙根尖周有污秽的脓性分泌物附着，牙周膜内有脓肿形成，中央为液化坏死的无结构物和吞噬了异物的大量中性粒细胞；周围为炎性肉芽组织，散在中性粒细胞、淋巴细胞、浆细胞及巨噬细胞浸润，可见毛细血管和纤维母细胞增生；其外周围绕有纤维性结缔组织。牙槽骨和牙骨质呈不同程度的窝状吸收，窝内富于破骨细胞。

Summary

Any inner or outer environment factor may act on developing or developed teeth and induce kinds of abnormalities or diseases in hard tissue and soft tissue of the teeth. For example：noncaries diseases in hard tissue（including congenital or acquired development disorders，such as abnormalities of eruption；disturbances in number，form and colour；nonbacteria scarcity；constructive abnormality；etc.），dental caries，pulp disease and periapical diseases.

Among disorders of development of teeth：abnormalities of eruption include abnormalities of eruption time and position；disturbances in number of teeth such as hyperdontia and hypodontia；disturbances in form of teeth such as microdontia，macrodontia，dilaceration and accessory cusps. Clinically, double teeth with two crown or combined by two adjacent tooth is easily to be seen, including: (1) fusion: two adjacent tooth fused by dentine during developing period; (2) concresence: two adjacent tooth combined by aggradation of cementum; (3) gemination: an inner concavity of a developing dental germ completely or incompletely divided forming a tooth with two crowns and single root canal. Dens invaginatus indicates a deep concavity in crown or root canal. It is divided into three kinds according its extent in the crown, in enamel-cementum junction or in root, including Ⅰ, Ⅱ, Ⅲ (dens in dente) types. Ectopic enamel includes enamel pearl and cervical enamel extensions. Taurodontism means that the body and chamber of multi-root tooth apparently enlarged. Many kinds of endogenesis and exogenous colouring matter or metabolize abnormality of teeth may cause tooth colour abnormality. The acheomycin teeth are caused by colouring matter of acheomycin aggraded in dentine. There are many kinds of structure abnormality of teeth, the reason is complex, often related with abnormality of euchromosome and sex chromosome, including alterations in the structure of enamel (divided into environment abnormality and transmissibility abnormality according to the disease reason, and divided into enamel construction abnormality and mineralizing abnormality according to abnormality mechanism), developmental alteration of dentine (dentine constructive disfigurement, hypogenesis, or caused by environment or systemic factor) and cementum development abnormality, but the latter is usually caused by cementum hyperplasia under pathological factors. In addition, developed teeth may be affected by some non-bacteria factors and result in different extent of teeth disfigurement, for example, abrasion, attrition, erosion and abfraction, internal and external resorption.

Dental caries is one of two main dental diseases. It is an infectious disease occurred in erupted teeth and caused by bacteria and other factors. Changes include demineralization of minerals followed by destruction. Incidence of dental caries is high, affecting any race, sex and age. It is often happened in pit and fissure, under adjacent contact point and cervical area. The reason of dental caries is related to bacteria, host, sugar containing food, etc. There are many opinions about the pathogenesis of dental caries , such as " three factors theory", "four factors theory", and so on. The enamel caries contains translucent zone, dark zone , body of the lesion and surface zone . Since the demineralization extent and remineralization extent is differ in different zone , the holes number , the size of crystal and change under microscope, destroy of body of the lesion is most serious, holes occupied most enamel volume and dissolve extent of crystal is different . The increased holes in dark zone and volume change of part crystal indicates that there exist apparently remineralization phenomenon ; higher mineralize extent of surface zone is related with firm constructure and remineralization of mineral ion. The dentine caries contains four zones from deep to surface including translucent zone, zone of demineralization, zone of bacterial invasion and zone of destruction. Translucent zone indicates that there exists remineralize phenomenon. There is no bacteria invasion in translucent zone and demineralization zone, preserving these two zones is possible. There are kinds of structure in zone of bacterial invasion. At meantime, since the exist of pulp-dentine complex, the reactive changes result in the formation of different reparative dentine relative to local chamber. The cementum caries contains caries in exposed root cementum, cervical enamel caries or caries directly or indirectly involving cementum. They all may enter into cementum along perforating fibers (Sharpey fibers) and enlarge along cementum line or layer structure and finally form fast extending cementum caries or dentine caries.

Clinical aspects of pulp disease have their corresponding pathology basis. The pulpitis is usually the result of deep caries. Pulp hyperemia is also called reversible pulpitis; acute pulpitis includes suppurative pulpitis and serous pulpitis; chronic pulpitis may be the result of acute pulpitis, due to reduction of bacterial virulence. Chronic pulpitis includes chronic closed pulpitis, chronic ulcerative pulpitis and chronic hyperplastic pulpitis. Pulpitis usually results in pulp necrosis or extend to periapical region. Bad Pulp blood supply may induce pulp degeneration, and result in pulp calcification, pulp fibrosis or pulp atrophy.

Periapical periodontitis includes acute periapical periodontitis and chronic periapical periodontitis. Acute periapical periodontitis contains acute serous periodontitis and acute alveolar abscess. Chronic periapical periodontitis includes alveolar abscess, periapical granuloma, periapical cyst and condensing osteitis. The characteristic distribution of periodontal ligament determines that clinical ache of periapical periodontitis differing from that of pulpitis, and the tooth can be orientated definitely.

(李翠英)

第十六章 颌骨疾病

第一节 颌骨骨髓炎

颌骨骨髓炎（osteomyelitis of jaws）是指发生于颌骨骨质和骨髓的炎症，多数为化脓性炎症，常与颌面部软组织炎症同时存在。最常见的病原菌是化脓性细菌，以金黄色葡萄球菌和溶血性链球菌为主，也可见肺炎球菌和大肠杆菌，临床上多为混合性细菌感染。少数为结核杆菌、螺旋体和放线菌等引起的特异性炎症。

一、急性化脓性骨髓炎

急性化脓性骨髓炎（acute suppurative osteomyelitis）多来自于牙源性感染，常继发急性根尖脓肿和根尖肉芽肿或根尖囊肿等慢性根尖病变，少数情况亦可由外伤后感染和血行感染引起。病原菌主要为金黄色葡萄球菌和链球菌。

【临床】 成人急性化脓性颌骨骨髓炎主要发生于下颌骨，病灶牙以第一磨牙最多见。目前已很少见的婴幼儿急性化脓性颌骨骨髓炎多发生于出生后2～3周，几乎均发生于上颌骨，又称为新生儿上颌骨骨髓炎（neonatal maxillitis），一般认为分娩过程中或哺乳时所致的腭粘膜外伤是主要感染途径。

急性化脓性颌骨骨髓炎起病急，局部和全身症状明显，严重者可并发败血症、颅内感染等。患部剧烈疼痛，可出现多个牙松动，伴区域淋巴结反应性肿大和白细胞计数增高。严重者出现发热、寒战、疲倦等全身症状。发生于上颌者，早期感染较局限，病变发展可并发上颌窦炎。发生于下颌者，炎症较弥散、广泛，可出现下唇麻木，若炎症侵犯咀嚼肌时，可引起张口受限。

【病理】 骨髓组织高度充血和炎症性水肿，并见大量的中性粒细胞浸润；且随炎症的进行，组织溶解坏死，骨髓腔以化脓性渗出物和坏死物质充满，形成脓肿；病变区骨小梁的成骨活性降低，破骨活性增高；残存于脓肿内或坏死组织内的海绵状骨小梁，由于失去血供而导致成骨细胞和骨细胞的完全消失，形成死骨（sequestrum），其周围有炎性肉芽组织。

二、慢性化脓性骨髓炎

颌骨慢性化脓性骨髓炎（chronic suppurative osteomyelitis）较多见，可由于急性期治疗不当、或毒力弱的细菌感染引起。

【临床】 下颌磨牙区好发，患部可表现不同程度的疼痛和肿胀，与急性化脓性炎症相比程度较轻。牙松动和咬合痛不常见，相应的面部有炎症浸润，瘘管流脓，可伴有不同程度的开口受限。当瘘管堵塞时可转变为急性炎症。如果死骨形成广泛，可导致病理性骨折。X线表现虫食状（moth-eaten）骨吸收，为界限不清的透射影，有局灶性阻射影，可能为死骨结构。伴有骨新生时，则有骨硬化的表现。

【病理】 其主要病理表现为伴有明显骨吸收和死骨形成的化脓性病灶。死骨主要表现为骨细胞消失、骨陷窝空虚、骨小梁周围缺乏成骨细胞。死骨周围有炎症性肉芽组织，使死骨与周围组织分离。小块死骨可从瘘管排出，大块死骨周围有纤维结缔组织围绕。病变周围有时可见成纤维细胞和毛细血管增生，伴不同程度的淋巴细胞、浆细胞、巨噬细胞和中性粒细胞浸润。死骨摘除后，纤维组织增生活跃，分化出成骨细胞，并形成反应性新骨。

三、慢性骨髓炎伴增生性骨膜炎

慢性骨髓炎伴增生性骨膜炎（chronic osteomyelitis with proliferative periostitis）又称为Garre骨髓炎（Garre's osteomyelitis）、Garre慢性非化脓性硬化性骨炎（Garre's chronic nonsuppurative sclerosing ostitis）或骨化性骨膜炎（periostitis ossificans）。是一种伴明显骨膜炎症反应的慢性骨髓炎亚型。多由于慢性根尖周炎、牙周炎或拔牙创感染的持续存在，通过密质骨刺激骨膜，导致骨膜下反应性新骨形成。

【临床】 好发于青少年，下颌骨比上颌骨多见，下颌后部为典型的好发部位。表现为无痛性颌骨肿胀，质地坚硬，表面粘膜和皮肤色泽正常。病程发展缓慢，X线表现为特征性的密质骨的肥厚，在骨密质外有不规则的骨质增生，形成双层或多层骨密质，骨髓腔内可有点状破坏。

【病理】 骨膜下反应性新骨形成为本病的特点。在密质骨的表面，新生骨小梁与骨面垂直，互相呈平行排列，周围有成骨细胞围绕。骨小梁之间由纤维结缔组织构成，伴有散在的淋巴细胞和浆细胞浸润。病变中炎症细胞较少时，需与纤维—骨性病损相鉴别。

四、慢性局灶性硬化性骨髓炎

慢性局灶性硬化性骨髓炎（chronic focal sclerosing osteomyelitis）又称为致密性骨炎（condensing osteitis）。是轻度感染导致骨的局灶性反应，多与慢性根尖周炎有关。有时也可发生于无修补的正常牙附近，提示咬合紊乱也可能有致病作用。

【临床】 可发生于任何年龄，但青年人多见。患者一般无特定症状，多在常规X线检查中偶然发现。多发生于下颌第一磨牙的根尖区，少数见于下颌第二磨牙或前磨牙的根尖区。在牙拔除后，病变可残留于颌骨内，X线表现为圆形界限清楚的阻射区，局限于一个或两个牙的根尖区，与牙根容易识别，这点可以与其它牙骨质增生性疾病相鉴别。

【病理】 病变区骨小梁比周围正常骨组织致密，主要是由编织骨和板层骨构成的不规则的骨小梁，其中含有复杂的嗜碱性线，狭小的骨髓腔含疏松的纤维结缔组织，可见少量淋巴细胞浸润。

致密性骨炎可视为一种防御性反应，与健康无害，无需治疗。但有时需与根尖周牙骨质结构不良、骨瘤、成骨细胞瘤和牙骨质增生性病变相鉴别。

五、结核性骨髓炎

颌骨的结核性骨髓炎（tuberculous osteomyelitis）较为少见，常为身体其他部位结核的继发病。结核菌侵入颌骨的途径主要有肺等其它脏器的结核病灶，其结核杆菌通过血行感染侵入颌骨，这种情况较多见；其次为牙龈等口腔粘膜的结核病灶直接侵犯颌骨；结核杆菌还可经开放性龋洞、拔牙创或在牙萌出期侵入颌骨。

【临床】 颌骨结核在全身骨骼系统结核病变中的发病率较低，一般多见于儿童，上下颌骨均可发生。常伴发一般化脓性感染，其临床表现类似于慢性化脓性骨髓炎。经血行感染的颌骨结核，可形成广泛的颌骨病变，易发生病理性骨折。骨内的结核病变波及皮肤表面，可形成冷脓肿，或破溃形成瘘管。X线表现为颌骨膨胀病变部位边缘模糊，不整齐，下颌骨可形成囊肿样腔洞，洞内可见不清晰的死骨影像。

【病理】 颌骨骨髓腔内形成结核性肉芽组织，由上皮样细胞（epithelioid cell）、朗格汉斯巨细胞（Langhans giant cell）以及散在炎症细胞聚集形成所谓上皮样细胞结节。结节中心常见干酪样坏死（caseous necrosis），周围可见增生的纤维结缔组织。有时可见死骨形成。若继发一般化脓性感染时，除淋巴细胞浸润外，还可见大量的中性粒细胞，有时可形成脓肿。

六、放射性骨髓炎

颌骨放射性骨髓炎（radiation osteomyelitis）又称为放射性骨坏死（osteoradionecrosis），是头颈部恶性肿瘤放射治疗的严重并发症，其发生率与放射量的大小有关。一般认为60Gy照射量以下不会引起骨坏死，60～70Gy之间则骨坏死发生率为1.8%，70Gy以上发生率为9%。儿童可能较成人更为敏感。

【病因】 对于放射性骨坏死的病因及发病机制目前尚存在争论，主要有三种学说：①放射、创伤和感染学说，其核心是小动脉损害理论，即小动脉在照射后发生狭窄性内膜炎和周围炎，引起局部血液循环障碍，骨细胞活力因此逐渐丧失，且骨骼内含大量钙质，在同样放射照射条件下，骨骼较周围组织多吸收30%～40%的放射能，同时因创伤而导致细菌侵入，引起骨组织的感染、坏死。②骨损害学说，照射后各种组织同时发生病理变化，骨细胞较血管损伤更为严重，认为放射线对骨细胞的直接作用导致骨坏死的发生，而血管变化引起的局部血液循环障碍，只是加重和延长了骨细胞的病理改变。③三低学说，是指照射后局部组织缺氧、细胞和血管成分明显减少，因此严重破坏了骨形成和骨代偿的微环境。总之，放射性骨坏死是由于照射导致的局部循环障碍、骨和骨髓内的各种细胞变性坏死和骨组织的修复能力低下或丧失而引起。

【临床】 本病发病过程较缓慢，多在放疗后0.5～3年之内发病，往往在拔牙或局部损伤后发生创口不愈。主要临床症状表现为局部间断性疼痛，有时出现深部组织持续性剧痛，开口受限，牙龈和周围软组织发生蜂窝织炎，有瘘管形成，口臭明显。死骨逐渐暴露，周界不清，不易分离。与一般性骨感染或外伤相比，放射性骨坏死的死骨形成过程较慢，这可能与放射线对成骨和破骨均有损害有关。全身症状可表现为衰弱、消瘦、贫血等。X线示照射区骨密度普遍降低，并伴有不规则的破坏，呈斑点状或虫蚀样边缘不整。

【病理】 病变主要是骨的变性和坏死，骨髓炎或细菌感染为继发病变，多位于骨组织暴露的部分。皮质骨的变化比松质骨变化更为明显，在照射后的早期，表现为层板骨纹理结构粗糙，着色不均匀，部分骨细胞消失，骨陷窝空虚，并可见微裂，成骨和破骨现象均不明显。随后骨破坏加重，层板骨结构消失或断裂，骨细胞大部分消失，形成死骨。松质骨变化较轻，可见骨小梁萎缩，偶见骨微裂，但骨小梁边缘仍可见骨的沉积线。骨髓组织有不同程度的纤维化和炎症细胞浸润。变性骨周围可见大量破骨细胞和成骨细胞。颌骨照射区内血管变化不突出，可见小动脉内膜、内弹力层消失，肌层纤维化，外膜增厚，偶见动脉管腔内存在脱落的内皮细胞团块，或血栓形成。电镜下显示骨细胞皱缩，细胞器消失，细胞核的染色质凝集，骨基质的胶原纤维溶解变性。

第二节　代谢性颌骨疾病

一、Paget 病

Paget 病（Paget's disease）又称为畸形性骨炎（osteitis deformans），由 Paget 于 1877 年首先报告，是一种慢性进展性骨疾患。1923 年 Moore 首先报告了颌骨病变，随后不断有病例报告。

【病因】 最初人们认为 Paget 病是一种慢性炎症，随后对其病因提出了多种推测，其中包括自身免疫性疾病、甲状腺功能亢进相关的内分泌异常、先天性结缔组织代谢异常、自主神经系统介导的血管异常、副粘液病毒（paramyxovirus）或慢病毒（slow virus）感染等。推测本病可能存在三个阶段，起始期为骨吸收期；第二期或血管期可伴有不规则的成骨性修复，患者往往在这一期因症状明显而就医；终末期又称为硬化期，可表现已沉积骨基质的矿化以及病变内细胞和血管成分的减少。

【临床】 本病一般见于 50 岁以上患者，年轻患者也可发病。男女性别之比为 3∶2。全身骨骼中最易侵犯骶骨和骨盆，其次为腰椎和股骨。颌骨受累约见于 17%的患者，常为双侧、对称性发病。上颌骨好发，约为下颌骨的 2 倍。起始症状常表现为患部骨骼的变形和疼痛，常见颌骨和头颅增大，颌骨膨大变形可导致牙移位、倾斜及咬合关系异常。无牙颌患者可因颌骨膨大而需更换义齿。颌骨增大严重时，口唇无法正常闭合而呈开口状态。颅底骨增厚，颅孔变窄可压迫神经血管，可有头痛、听力或视力障碍、面瘫和眩晕等神经症状。由于侵犯骨的血运增加，其表面皮肤温度可增高，表现皮肤潮红、肿胀，覆盖的表面粘膜也可见潮红，有多个浅在弯曲的血管。X 线检查可见早期病变为密度减低区，晚期病变骨质发生硬化，由于骨质疏松区和骨硬化区相间，其 X 线片呈棉絮状表现，颌骨病变区受累牙多见牙骨质增厚（hypercementosis），使牙根增长、根尖圆钝。

【病理】 本病的镜下特点是骨吸收和骨形成都很活跃。骨吸收活跃时，骨小梁呈窝状吸收，骨吸收区域被致密的、富含血管的结缔组织所取代；骨形成活跃时，可见较多的成骨细胞和骨基质沉积。由于病变中骨吸收和骨形成过程无一定规律，故新骨和旧骨之间形成错综迂回的嗜碱性线，骨的不断吸收与新生形成了所谓镶嵌结构（mosaic），为本病的典型组织学特点。病变晚期为硬化期，骨吸收活性降低，以骨形成为主，骨小梁粗大，骨髓腔缩小。牙根部大量牙骨质沉积为颌骨病变的特征，增生的牙骨质可环绕整个牙根，也可主要沉积于根尖部，牙骨质也可出现吸收和新生交替的镶嵌结构。

二、甲状旁腺功能亢进

甲状旁腺功能亢进（hyperparathyroidism）是指甲状旁腺素（PTH）分泌亢进而造成的全身性疾病。本病分为原发性（primary）、继发性（secondary）和遗传性（hereditary）三种类型。原发性甲状旁腺功能亢进是指甲状旁腺自身疾病引起的 PTH 分泌亢进，见于甲状旁腺肥大和良恶性肿瘤患者；继发性甲状旁腺功能亢进是由慢性肾功能不全、妊娠、维生素 D 代谢异常和低磷血症等原因，引起的甲状旁腺持续性分泌功能亢进。遗传性甲状旁腺功能亢进是一种常染色体显性遗传病，与位于染色体 1q21－q31 的内分泌肿瘤基因 HRPT2 的异常有关。

【临床】 甲状旁腺素可促进溶骨作用，被溶解的钙进入血液，可使血钙增高，而引起一系列的症状和体征。原发性甲状旁腺功能亢进可发生于任何年龄，尤其中年以上女性多见，轻者无症状，随高钙血症的加重，出现疲倦、肌力低下，如果进一步发展，则出现肾结石、骨病变、消化性溃疡和胰腺炎等。本病发展缓慢，肾、骨病及高血钙为诊断本病的重要三组表现。血清学检查，可见血清钙和血清 PTH 升高，并且常见血清磷降低、血清碱性磷酸酶升高。颌骨被侵犯时可增大，由于支持牙的骨组织很快被吸收，所以出现牙松动、移位、殆关系紊乱。X 线表现为界限清楚的局限性囊肿样的密度减低区，可单房或多房，牙槽骨的硬骨板（lamina dura）部分或全部消失。

【病理】 病变初期主要表现为骨改建亢进（high-turnover state），破骨细胞性骨吸收和成骨细胞性骨形成均处于亢进状态，在某种程度上保持着骨吸收和骨形成的平衡。随着病变进一步发展，骨小梁中可出现穿凿性吸收（tunneling resorption），吸收区被富含血管的纤维组织所取代，病变中可见较多的多核巨细胞，血管外红细胞聚集和含铁血黄素沉积，使病变呈棕褐色，因此本病又有棕色瘤（brown tumor）之称。在吸收区也可见反应性的新生骨。有时病变中的纤维组织成分可因液化、坏死而发生囊性变。

三、大块骨溶解症

大块骨溶解症（massive osteolysis）又称为幻影骨病（phantom bone disease）或消失骨病（vanishing bone disease），是一种罕见的、可导致慢性进行性骨溶解破坏的疾患。它是以增生性血管和结缔组织反应为特点的非肿瘤性疾病，受累骨可完全被纤维血管组织所取代。其病因及发病机制目前还不清楚。早年有学者认为与外伤有关，目前已不支持这种观点。本病无遗传倾向，在代谢、内分泌方面的研究也未帮助明确其病因。有学者认为本病的发生可能与血管性病变所引起的循环障碍有关，如血管扩张压迫骨小梁引起骨吸收或是血管性改变导致骨新生与骨吸收失去平衡。

【临床】 本病罕见，自 1838 年首次报告以来，至今报告病例数不超过 150 例。可以发生于任何骨骼，其中发生于颌面部者仅有 15 例报告。多发生于 39 岁以前，颌骨病变多见于下颌，上颌也可受累。起病较隐匿，临床上呈慢性进行性骨溶解过程，可长达数年，如不伴病理性骨折，疼痛不明显。下颌体大部吸收时，下颌后缩，嚼肌萎缩，面部塌陷畸形，还可导致牙松动、咀嚼困难和发音不清等症状。X 线检查可见颌骨不规则吸收，有时仅剩下颌缘（图 16－1a），可伴病理性骨折，无死骨形成及骨膜反应。

【病理】 肉眼观骨膜呈灰色，骨质软化，局部有血水样液体流出。镜下见骨组织消失，有纤维结缔组织代替，其中有较多壁薄而扩张的血管，有的血管腔相互吻合，可有少量炎症细胞浸润（图 16－1b）。偶见破骨细胞。

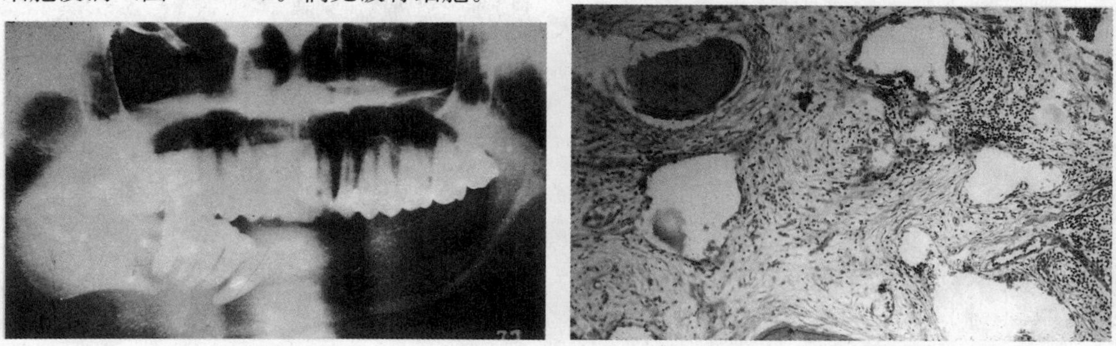

a　　　　b

图 16－1　(a) 大块骨溶解症 X 线表现　(b) 大块骨溶解症组织学表现

第三节　遗传性颌骨疾病

一、巨颌症

巨颌症（cherubism）又称家族性颌骨纤维异常增殖症（familial fibrous dysplasia of the jaws）、家族性颌骨多囊性病（familial multilocular cystic disease of jaws），是一种良性、具有自限性的疾病。本病较为少见，由 Jones 于 1933 年最先描述。常有家族倾向，目前认为是一种常染色体显性遗传性疾病。

【临床】 巨颌症仅发生于儿童，男性约为女性的 2 倍，发病年龄自 6 个月至 7 岁不等，7 岁以前病变发展较快，到青春期发展渐缓或停止进行。病变主要侵犯下颌骨，多见于下颌角区，常为颌骨对称性肿大，下颌牙槽突膨胀，使舌抬起，影响言语、咀嚼、吞咽和呼吸。上颌也可被侵犯，若侵犯眶底，可将眼球抬高，露出巩膜。上颌受累者常同时伴有下颌骨的广泛受累。颌骨表面光滑或呈不规则形，乳牙移位，牙列不整，牙间隙增大或牙缺失，恒牙也可发生移位，萌出困难。可伴颌下区和颈部的淋巴结肿大。X 线表现为颌骨对称性膨胀，有多囊性密度减低区（图 16—2），边界清楚，有少量骨间隔，早期病变仅限于下颌磨牙区或下颌角，继而可向升支及喙突发展，骨皮质变薄甚至消失。上颌结节及上颌窦也可被侵，但病变不如下颌清晰。常见多个未萌牙或移位牙位于囊性透射区。

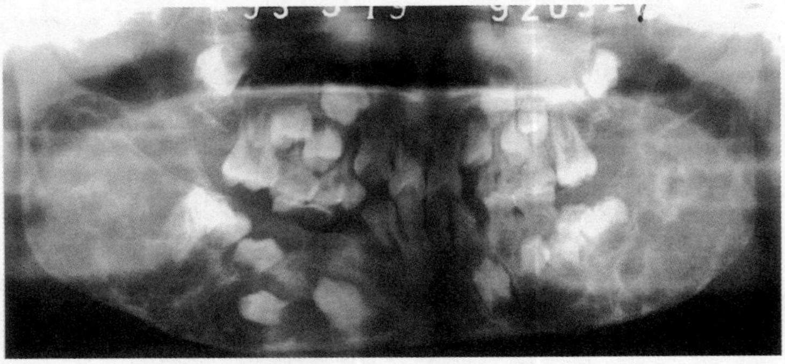

图 16—2　巨颌症 X 线表现双侧颌骨多囊性密度减低

【病理】 肉眼观病变组织呈红褐色或灰褐色，质软易碎。镜下见病变处骨组织被富于血管的纤维结缔组织代替。成纤维细胞较多，有明显的核仁，纤维纤细，排列疏松，其间有大量弥漫性或灶性分布的多核巨细胞。多核巨细胞大小不一，胞浆内含细小的嗜酸颗粒。血管丰富，壁薄，在血管周围有嗜酸性物质呈袖口状沉积，多核巨细胞常围绕或紧贴血管壁，有的在血管腔内（图 16—3）。有新旧出血及少量的炎症细胞浸润。病变后期纤维成分增多，巨细胞减少，同时可见新骨形成。

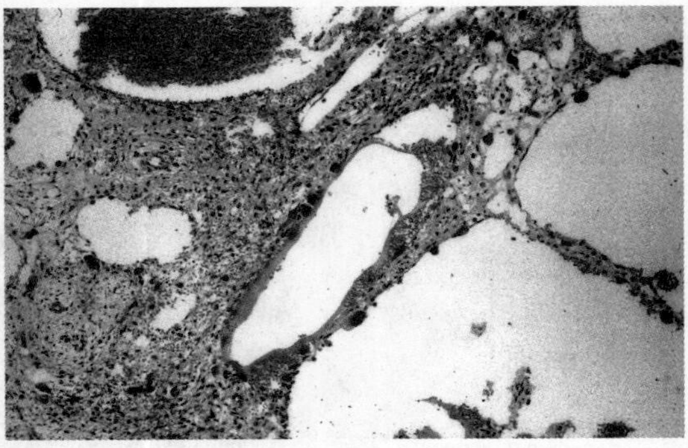

图 16—3　巨颌症组织学表现

【鉴别诊断】 一般可根据临床表现、X线特点以及家族史等方面的资料来协助巨颌症的诊断。在临床上，双侧颌骨肿胀病例应注意与甲状旁腺功能亢进、婴儿骨皮质肥厚症和多发性牙源性角化囊肿相鉴别；单侧肿胀病例的鉴别诊断应包括：纤维异常增殖症、中心性巨细胞肉芽肿、朗格汉斯细胞组织细胞增生症以及牙源性肿瘤等。

二、骨硬化病

骨硬化病（osteopetrosis）又称为大理石骨病（marble bones），1904年由Albers-Schonberg首先报告，故也称为Albers-Schonberg病。是一种少见的遗传性骨病，可分为良性常染色体显性型和恶性常染色体隐性型。主要表现为全身骨骼弥漫性骨密度增高，其发病与破骨细胞活性低下所导致的骨吸收功能缺陷有关。骨质不能按正常代谢进行破骨与成骨，骨质持续形成并逐渐替代髓腔，一直扩展至骨皮质表面，使骨质极度致密且脆弱。

【临床】 本病可分为两型。一型为恶性型或婴儿型，发生于出生前后，有些也可发生于儿童期，是最为严重的一型，起病较早者可于出生后不久即死亡。全身弥漫性的骨硬化可导致一系列症状，如：视神经萎缩、骨髓腔闭塞所致的贫血及继发肝脾肿大、发育不良、前额突出、脑水肿、垂体受压所致尿崩症、脑神经压迫症状、听力丧失以及骨质脆弱易骨折等。此型患者一般在20岁前死亡，死亡原因主要为贫血和继发感染。另一型为良性型或成人型，发病较晚，多在20岁以后才被发现。也可出现脑神经压迫症状，该型疾病最早出现的症状常常是病理性骨折。口腔症状主要包括：牙萌出迟缓、先天性牙缺失、畸形牙、釉质发育不全、牙根停止发育、牙早期脱落、牙间隙增大以及错䝤畸形等，颌骨弥漫性硬化可发生畸形，由于骨髓腔缩小，易发生骨髓炎，并广泛形成死骨。X线检查可见全身骨骼普遍硬化，骨皮质增厚，髓腔变窄或完全闭塞，颅骨变化主要在颅底，表现为密度均匀增加，增厚不明显，颅盖骨密度也可增大。颌骨皮质增厚，骨弥漫均匀硬化，骨髓腔为骨质所充填，牙槽骨硬板不明显（图16－4a）。

【病理】 主要表现全身骨骼弥漫性硬化，其中以颅骨、肋骨及管状骨最为明显，脊椎骨等次之。颌骨改变为骨质增生，骨髓纤维化，骨小梁排列紊乱。骨皮质与髓质由于硬化而不易区分（图16－4b）。骨皮质中的层板结构不规则，哈弗系统消失或不规则。骨小梁增厚且

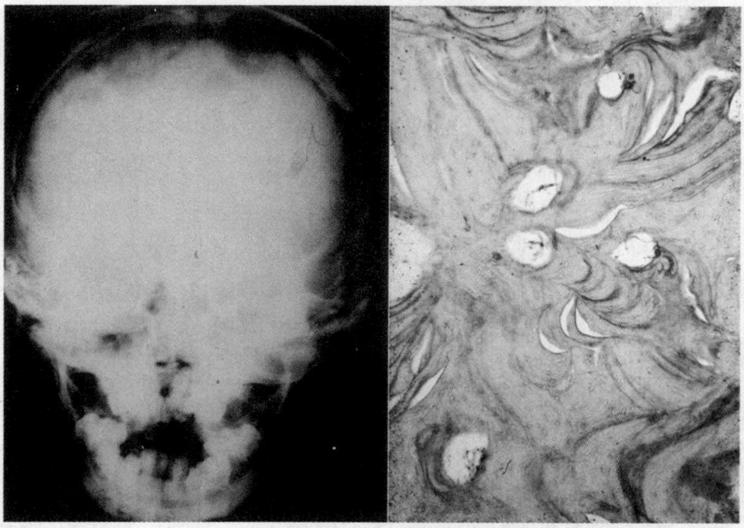
a b

图16－4 （a）骨硬化病头颅正位X线表现 （b）骨硬化病组织学表现

数目增多，骨髓腔狭窄或闭塞，髓腔内血管及脂肪逐渐减少。缺乏破骨细胞，不能破骨，成骨正常。偏光镜下可见骨质中缺乏胶原基质原纤维，因此有骨折倾向。

三、成骨不全症

成骨不全症（osteogenesis imperfecta）又称为脆骨病（brittle bone disease），是一种常染色体显性遗传性疾病，可能是由于先天性胶原代谢异常而导致的骨基质形成不全。

本病可分为先天型和迟发型两种。先天型在出生时病变已明显，骨高度脆弱，大多为死产儿或出生后不久死亡。迟发型则在出生后不同时期发病，其特征为骨脆弱、易骨折，骨折后愈合速度正常，但可形成过多的骨痂，似骨肉瘤，也有发生于骨痂的骨肉瘤的病例报告。其它症状还有蓝色巩膜，这是由于巩膜极薄，透出脉络膜的蓝色所致。有时还可出现耳硬化所致的听力受损、关节韧带松弛以及毛细血管出血等症状。口腔症状有颌骨的皮质骨变薄，牙本质和釉质发育不全，易发生釉质折裂及早期丧失，牙冠小，牙根短，牙髓腔常闭塞。其病理表现主要为：骨皮质变薄，骨小梁纤细，常有微小骨折发生。

四、婴儿骨皮质肥厚症

婴儿骨皮质肥厚症（infantile cortical hyperostosis）又称 Caffey 病（Caffey's disease），是一种具有自限性、引起骨皮质增厚的骨增生性疾患。

通常在出生后数月内发病，平均发病年龄为出生后 9 周。大多数病例具有家族史，也有散发病例。家族型病例较散发型病例起病早，可表现常染色体显性遗传特点。下颌骨是最常受累的部位，其他受累部位还有锁骨、长骨、上颌骨、肋骨和肩胛骨等。除了骨改变，覆盖于表面的软组织也常发生肿胀，如面、颈、头皮、胸及四肢深部肌肉的肿胀。有时还可出现发热、兴奋性亢进、假麻痹、吞咽困难、胸膜炎、贫血、白细胞增多、血沉加快以及碱性磷酸酶增高等。口腔常见症状包括下颌骨不对称变形，多见于下颌角及升支部。少数患者可伴严重错𬌗畸形。X 线见骨皮质增厚及硬化。

第四节　非牙源性颌骨肿瘤及瘤样病变

一、骨纤维异常增殖症

骨纤维异常增殖症（fibrous dysplasia）是一种常见的骨病，其特点是受累的骨组织逐渐被增生的纤维组织所替代，病变中含有数量不等的骨样组织或未成熟的骨小梁。

【病因】 本病的病因和发病机制尚不清楚，一般认为本病是一种非肿瘤性骨发育异常，可能与间叶细胞功能活性的紊乱或骨细胞活性调控机制的缺陷有关。近年有学者发现，骨纤维异常增殖症患者中存在编码 *Gs α* 膜相关蛋白基因的突变，这种异常可以改变成骨细胞增殖和分化的特性。有人推测本病可能与间叶组织分化成熟过程在编织状骨（woven bone）阶段发生的停滞（arrest）有关。还有人认为本病可能是骨对局部损伤的一种组织异常反应。

【临床】 本病一般无明显症状，受累骨呈缓慢性增大。可发生于单一骨骼，即单骨性（monostotic）骨纤维异常增殖症，也可发生于 2 处以上骨骼，称为多骨性（polyostotic）骨纤维异常增殖症。单骨性病例较多见，约占 80%，常累及颌骨，其它常见发病部位还有肋骨和股骨等。多骨性骨纤维异常增殖症较少见，但约一半的病例累及头颈部，表现为颅骨、面部骨或颌骨的同时受累。多骨性损害同时伴有皮肤色素沉着和女性性早熟等内分泌异常，被称为 McCune-Albright 综合征。

单骨性病例多见于年轻成人，平均年龄约为 25 岁，性别无明显差异。多骨性者则好发于 10 岁以前儿童，女性多见。本病发展缓慢，病程长，青春期后可停止生长，也可终生缓慢进展。上颌比下颌多见，一般表现为无痛性骨膨胀，引起颜面部不对称，牙移位及咬合关系改变。典型的 X 线表现为病变骨区阻射性降低，呈磨玻璃样（ground-glass appearance）改变，病变与周围正常骨的界限不明显（图 16－5）。病变区纤维成分较多时，可表现为囊性密度减低区，类似于囊肿或囊性肿瘤。病变内骨化明显时，则可见散在斑块状密度增高区。

【病理】 肉眼见病变部位骨膨胀，剖面显示骨密质变薄，与骨松质之间无明显界限，骨髓腔被灰白色结缔组织代替，有时可见出血或囊性变。

镜下见疏松的细胞性纤维组织代替了正常骨组织，纤维组织背景下可见呈均匀分布、形态不一的编织状骨（woven bone）骨小梁，这些幼稚的骨小梁彼此缺乏连接，无层板结构，纤细呈弓形或分支状，类似 O、C、V、W 等英文字母的形态。这些骨小梁的周围往往缺乏成排的成骨细胞，提示骨小梁结构可能由周围纤维组织化生而来（图 16－6）。骨小梁之间的胶原纤维排列疏松或呈漩涡状，成纤维细胞大小一致，呈梭形或星形。增生的纤维结缔组织中富于血管，有时还可见到骨样组织、软骨岛及破骨细胞。

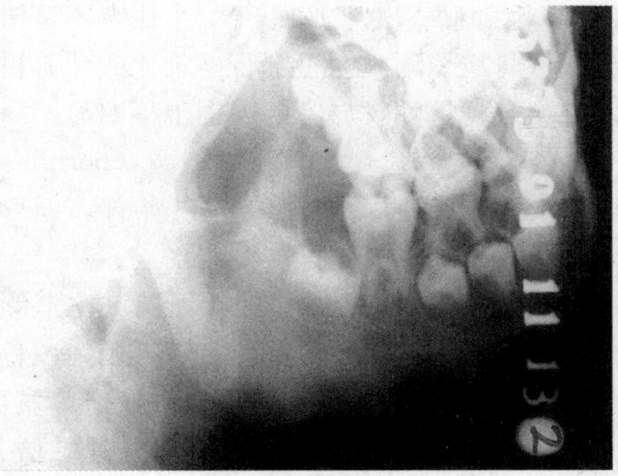

图 16－5 颌骨骨纤维异常增殖症 X 线表现

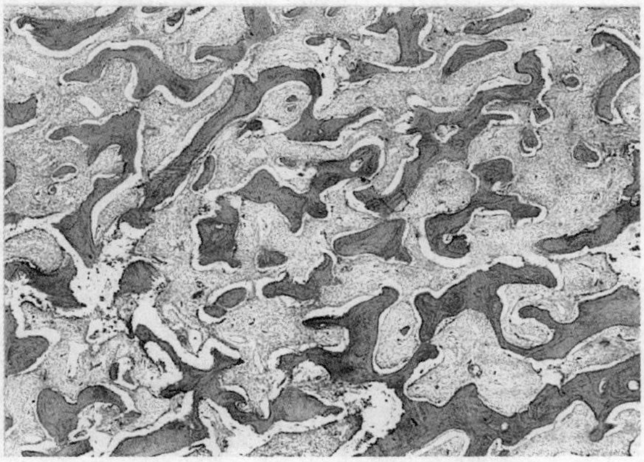

图 16－6 骨纤维异常增殖症组织学表现

【生物学行为】 骨纤维异常增殖症的生长缓慢，青春期后其生长趋于停滞。尽管目前尚无法确定是否所有病例均可在骨骼发育成熟后不再发展，在许多随访充分的病例中确实证实了这种自然停滞的现象。因此，较小的病变除做活检协助确诊和阶段性随访之外，一般不需治疗。影响颜面部外形或引起功能障碍的较大的病变，应采取手术切除，手术最好应在病变处于生长稳定期一段时间之后再进行。术后复发约见于 30％的患者，多于术后 2～3 年内，这主要是因为难以确定病变的范围。放疗严格禁忌，因为放疗有可能增加本病肉瘤变的危险性。骨纤维异常增殖症患者中约有 1％发生恶变，一般为多骨性病例。快速增大和出现疼痛可提示恶变的可能。

【鉴别诊断】 骨纤维异常增殖症主要应与骨化纤维瘤（或牙骨质－骨化纤维瘤）相鉴别，一般需综合考虑二者的临床、X 线和组织学特点，骨化纤维瘤为境界清楚的病变，而骨纤维异常增殖症则界限不清，这是二者的重要鉴别点。Paget 病可表现某些与骨纤维异常增殖症相似的特点，但 Paget 病多见于 50 岁以上的患者，且多为颌骨双侧同时受累，另外 Paget 病可导致碱性磷酸酶水平升高。

二、骨隆突和外生骨疣

骨隆突（tori）和外生骨疣（exostoses）是成熟骨组织向表面的结节状隆起，它们的命名取决于其解剖部位，为非肿瘤性发育异常。多见于 20 岁以上的成人，女性约为男性的 2 倍。其发病与种族、遗传因素以及局部刺激因素（如咬合力过大）等有关。

发生于颌骨的主要有腭隆突（torus palatinus）和下颌隆突（torus mandibularis），如果向表面局灶性增生所形成的突出物之表层以骨软骨瘤覆盖，称为骨软骨性外生骨疣（osteocartilaginous exostosis），在颌骨主要见于髁突和喙突。

腭隆突是指发生于腭部正中，呈扁平状、分叶状或结节状的骨隆起。下颌隆突是指发生于下颌双尖牙区舌侧面的骨隆起，通常为双侧性，也有多发性者。组织学上，这些病变由致密的板层骨（lamellar bone）或以密质骨围绕的松质骨构成。

骨隆突和外生骨疣一般不需治疗，多因口腔修复的要求或表面粘膜反复损伤而行外科切除，术后极少复发。

三、骨瘤

骨瘤（osteoma）是由分化成熟的骨组织构成的良性肿瘤。关于其属于真性肿瘤还是错构瘤尚有争论，它容易与外伤和炎症刺激引起的反应性骨组织增生、呈进行性骨化的牙骨质—骨化性纤维瘤以及骨软骨瘤相混淆，与骨隆突和外生骨疣等发育异常的区别也不明显。

【临床】 根据发病部位不同，骨瘤主要分为中心型（central type）和周围型（peripheral type）两种。发生于骨内者称为中心型骨瘤，周围型骨瘤发生于骨膜下，可在骨表面形成有蒂或无蒂的局灶性肿物。少数情况下，骨瘤也可发生于软组织。

此瘤可发生于任何年龄，好发于 10～49 岁。男性多见，为女性的 2 倍。下颌骨比上颌骨多见，发生于下颌骨者，多见于髁突、下颌骨体的舌侧及下颌角下缘部位。常表现为颌骨膨胀，压迫神经时可出现疼痛及局部麻木感，发生于髁突时可引起开口受限。一般为单发，也有双侧或多发性病例。颌骨和颅骨多发性骨瘤同时伴有大肠多发性息肉者、皮肤纤维瘤、表皮样囊肿、牙阻生或牙瘤者，被称为 Gardner 综合征。X 线表现为境界清楚的密度增高区。

【病理】 肉眼观周围型骨瘤呈圆形或卵圆形，表面光滑或呈结节状，有宽广的基底附着于骨面。中心型骨瘤周围有被膜，切面呈海绵状骨或致密骨。镜下由成熟的骨小梁构成，排列不规则。骨小梁间有纤维、血管和脂肪等组织，有时可见造血成分。根据骨与纤维的比例不同，骨瘤主要区分为致密性骨瘤（compact osteoma）和海绵状骨瘤（cancellous osteoma）。致密性骨瘤质地硬，主要由缺乏骨髓腔的密质骨构成，骨小梁密集和粗大，骨小梁之间多为纤维结缔组织性骨髓。海绵状骨瘤质地较软，由成熟的层板骨性骨小梁构成，骨小梁略稀疏、较细，骨小梁之间有大量纤维，可含红骨髓或黄骨髓。骨小梁周围可见成骨细胞排列。

四、骨样骨瘤

骨样骨瘤（osteoid osteoma）由 Jaffe 于 1935 年最先报道，一般认为它是真性肿瘤，也有人认为它是骨的外伤或炎症性病变。

【临床】 此瘤占骨良性肿瘤的10%，发病部位以股骨、胫骨、肋骨、腕骨、桡骨、椎骨多见，偶尔也发生于颌骨。好发于30岁以下的男性（男女之比为2：1）。该瘤直径多在1cm左右，不超过2cm。其生长缓慢，可出现疼痛。疼痛常呈间歇性钝痛，夜晚加重，可持续数周或数年，且可被阿司匹林等止痛药缓解，一般认为与肿瘤中前列腺素水平升高有关。X线表现为小的圆形或卵圆形透射影，其中可有钙化灶，周围有反应性新生骨形成的骨硬化带。

【病理】 肉眼观病变由中心区和周围区构成，中心区呈暗红色肉芽组织状，分切时有砂粒感，相当于X线密度减低的部分。周围区骨厚薄不一，相当于X线显示的骨硬化带，与中心区分界明显。镜下表现随发病阶段不同亦有变化，早期血管及结缔组织丰富，有骨样组织呈小梁状散在分布，其周围可见成骨细胞。后期病变中骨样组织增宽、致密、逐渐钙化，变为骨小梁并出现骨陷窝，间质减少，X线上表现为病变中心的钙化灶。

五、成骨细胞瘤

成骨细胞瘤（osteoblastoma）又称为巨大型骨样骨瘤（giant osteoid osteoma），其组织学表现与骨样骨瘤极其相似，只是肿瘤明显大于骨样骨瘤。成骨细胞瘤属良性肿瘤，但起病较急，且常引起疼痛，因此有时可与骨源性恶性肿瘤相混淆。

【临床】 该瘤好发于脊椎骨和长骨，累及颌骨者较少见，下颌骨为头颈部的好发部位。多见于30岁以下的青年人，男性为女性的2倍。颌骨局部膨隆和疼痛为最常见的症状，可引起邻牙松动。与骨样骨瘤不同，成骨细胞瘤所致的疼痛一般不能被阿司匹林或非类固醇类抗炎药物所缓解。X线表现为圆形透射影，透射区内有阻射灶，病变直径一般大于2cm，成骨细胞瘤中观察不到常见于骨样骨瘤的病变周围骨硬化带。

【病理】 肉眼观瘤体呈膨胀性生长，周围有薄层骨壳。壳内肿瘤组织为棕褐色，有砂粒感，血管丰富易出血，体积大者可继发囊性变。镜下见大量不规则的骨样组织构成的骨小梁，骨小梁内可见嗜碱性间歇线，骨小梁周围可见丰富的成骨细胞，这些细胞呈圆形、立方或多边形，核深染，大小一致，无异常核分裂，排列成排或灶状（图16－7）。骨小梁之间为富于血管的疏松结缔组织。可见到破骨细胞引起的骨小梁吸收。

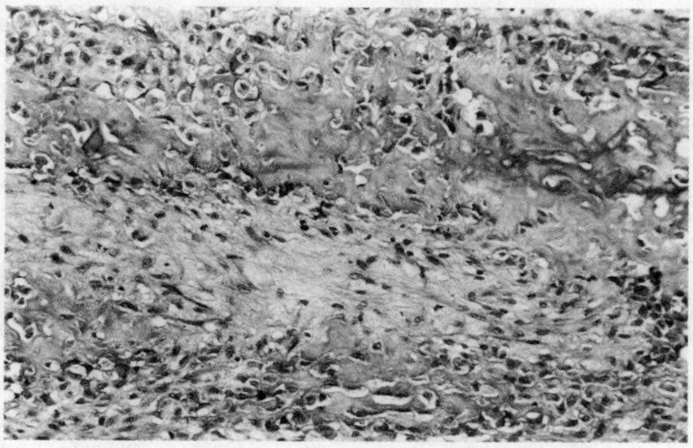

图16－7 成骨细胞瘤组织学表现

成骨细胞瘤应与多种成骨性病损相鉴别，包括骨样骨瘤、成牙骨质细胞瘤、骨纤维异常增殖症、牙骨质-骨化性纤维瘤和骨肉瘤等。治疗选择为手术切除，术后很少复发。虽然成骨细胞瘤一般不发生转移，但少数病例可呈局部浸润性生长、容易复发，故被称为侵袭性或恶性成骨细胞瘤（aggressive or malignant osteoblastoma）。

六、软骨瘤

软骨瘤（chondroma）是由成熟软骨组织构成的良性肿瘤，主要发生于软骨内成骨的骨骼，如手、足等小管状骨，发生于颌骨者非常罕见。可单发，也可多发，多发者称为多发性软骨瘤病（multiple chondromatosis）。多发性软骨瘤病合并肢体发育畸形者称为Ollier病，如果合并血管瘤则称为Maffucci综合征。少数情况下也可发生恶性转化。

【临床】 软骨瘤大多发生于50岁以前，男女性别无差异。发生于上颌骨者主要见于前牙区牙槽骨，下颌骨主要见于体部、正中联合、髁突和喙突等。软骨瘤表现为无痛性、缓慢增大的颌骨膨隆，由于骨质破坏、牙根吸收而引起牙齿松动脱落。如果发生于髁状突，可导致颌面部的非对称性变形和下颌运动障碍。临床上常表现为疼痛和肿胀。X线呈现为不规则的透射影，其中含有小的钙化斑。

【病理】 肉眼观肿瘤组织由淡蓝色、灰白色或黄色软骨组织构成，剖面显示分叶状结构。镜下见肿瘤由成熟的透明软骨组织构成，软骨细胞丰富，形态较小，圆或卵圆形，胞浆丰富，内有空泡，细胞核圆形，形态一致，无异型性，位于细胞中心，染色较深，细胞间有淡蓝色、均匀的软骨基质（图16－8），可伴钙化或软骨内成骨，有时软骨细胞呈梭形或多角形，有粘液样基质。

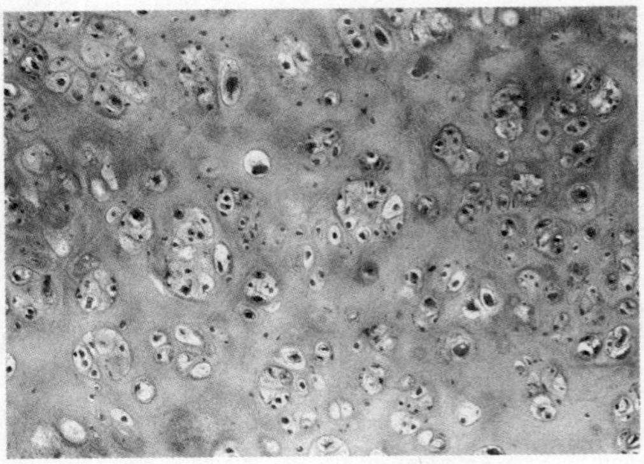

图16－8 软骨瘤组织学表现

刮治或手术切除后很少复发，恶变者偶见。

关于颌骨软骨瘤的组织发生，一般认为上颌骨者主要来源于上颌骨的软骨颅（chondrocranium）剩余和磨牙区的继发性软骨（secondary cartilage），下颌骨者主要来源于麦克尔软骨的剩余和正中联合、喙突和髁突处的继发性软骨。此外，舌和软腭等软组织也可发生软骨瘤，但更为少见。

七、巨细胞肉芽肿

上世纪50年代以前，几乎所有含多核巨细胞的颌骨病变均被考虑为骨巨细胞瘤。随着多种含多核巨细胞的特殊性颌骨疾病，如甲状旁腺功能亢进性棕色瘤、家族性巨颌症、动脉瘤性骨囊肿和骨纤维异常增殖症等被先后独立描述后，Jaffe于1953年将剩余的一组含多核巨细胞的颌骨病变命名为“巨细胞修复性肉芽肿”（giant cell reparative granuloma），认为它们与发生于长骨骺端的经典骨巨细胞瘤不同，为非肿瘤性、修复性疾患，其发展缓慢，不穿破骨皮质，单纯刮治即可治愈，很少复发。然而随后的临床病理观察发现确有一部分病例呈“侵袭性”生长，采用保守术式治疗后易复发，因此，多数学者主张应将上述名称中的“修复性”一词删去，改称为巨细胞肉芽肿（giant cell granuloma）。

【临床】 多发于20～30岁下颌骨的前牙区，女性稍多。颌骨吸收破坏，并使颌骨膨隆，但破坏达密质骨者少见。常引起牙的位置异常、松动或脱落。X线呈现为境界明显的密度减低区（图16－9），有时表现为多房性骨吸收，这种表现常需同成釉细胞瘤和粘液瘤鉴别。

【病理】 肉眼观骨质膨隆，剖面灰白或红褐色，病变较大时，可有出血、坏死和囊性变。镜下见病变由纤维结缔组织构成，其中含有多核巨细胞。血管较丰富，并常见出血，还可见少许骨样组织。多核巨细胞多在新生骨周围或围绕出血区呈灶性分布（图16－10）。类似于骨巨细胞瘤，但纤维结缔组织成熟，由梭形的成纤维细胞和胶原纤维构成；巨细胞分布不均匀，数量少，而且多核巨细胞较小，所含细胞核的数量也少。有关病变中多核巨细胞的

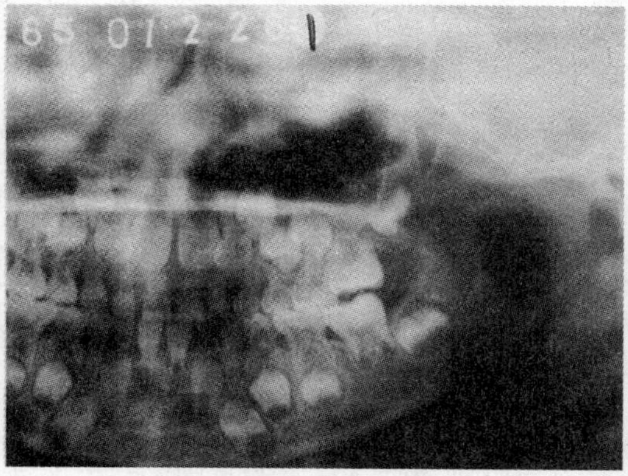

图 16－9　颌骨巨细胞肉芽肿 X 线表现

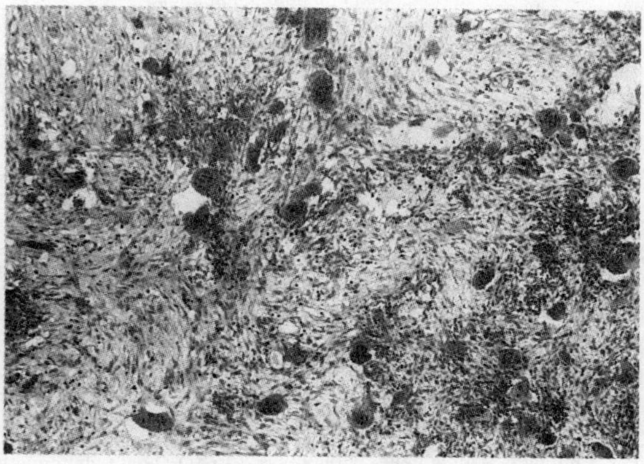

图 16－10　巨细胞肉芽肿组织学表现

性质和组织来源目前仍存在争议，最近研究证实：这些细胞不仅可表达单核－巨噬细胞相关抗原（如 α-1-抗胰蛋白酶、α-1-抗糜蛋白酶、溶菌酶、MAC-387 和 CD68 等），同时还具有破骨细胞特异性酶——抗酒石酸酸性磷酸酶的活性（图 16－11a，b），体外培养还证实这些多核巨细胞具有破骨能力，表明这些细胞同时具有单核－巨噬细胞和破骨细胞的某些特性，它们既不是成熟的巨噬细胞，也不是成熟的破骨细胞。由于目前认为：破骨细胞源于单核－巨噬系统，它与单核巨噬细胞具有相同的前体细胞，因此推测病变中的多核巨细胞可能是由处于不同分化阶段的破骨细胞前体细胞融合而成。此外，与巨细胞肉芽肿组织结构类似的病变常发生于颌骨周围的软组织，称为周围性巨细胞肉芽肿（peripheral giant cell granuloma），巨细胞性龈瘤是其中之一。

目前有关颌骨巨细胞肉芽肿的病变性质以及颌骨是否发生真性骨巨细胞瘤的问题尚无一致意见。传统观点认为二者均可发生于颌骨，巨细胞肉芽肿是对颌骨内出血灶和损伤的局部修复或反应，而骨巨细胞瘤为颌骨的真性肿瘤。然而，大量的临床病理观察发现：发生于颌骨的所谓真性骨巨细胞瘤极为少见，以往用以鉴别颌骨巨细胞肉芽肿和巨细胞瘤的组织学指

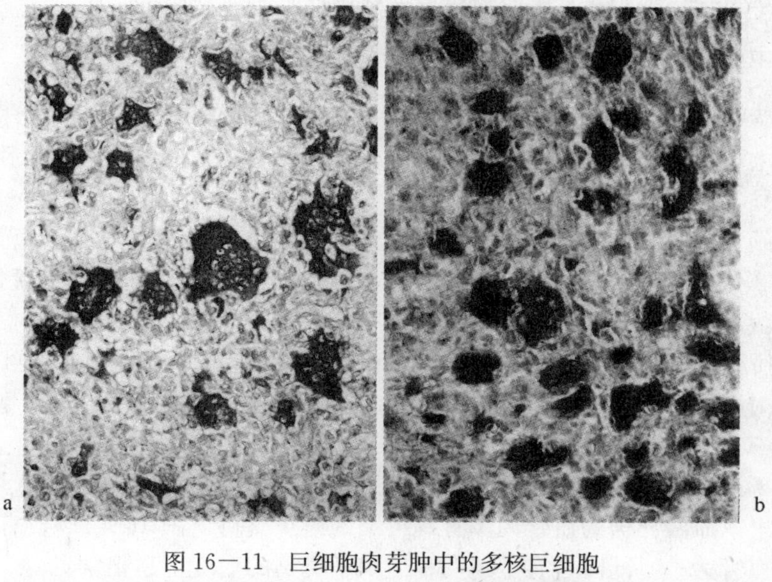

图 16－11　巨细胞肉芽肿中的多核巨细胞

（a）CD68 免疫组织化学染色阳性　（b）抗酒石酸酸性磷酸酶组织化学染色阳性

标之间存在相当的重叠，且这组病损的临床行为与病变的组织学表现往往缺乏相关性。因此，目前国外多数学者主张将二者统称为颌骨巨细胞病变（giant cell lesions of the jaws），其临床行为具有一个较宽的变化谱，可表现非侵袭性和侵袭性特点。

八、巨细胞瘤

骨巨细胞瘤（giant cell tumor of bone）是常发生于长骨的一类真性肿瘤，其生物学行为具有一个从良性到恶性的变化谱。目前有关该瘤与巨细胞肉芽肿之间的关系仍存在争议，有学者认为虽然骨巨细胞瘤极少发生于颌骨，仍应将其与巨细胞肉芽肿区分开来。也有学者认为这些病损可能代表同一病理过程的不同阶段。

【临床】 好发于长管状骨的骺端，也发生于髂骨、颅骨，颌骨者以下颌骨多见，但能确诊为颌骨骨巨细胞瘤的病例极少。好发于20～40岁的女性，常呈浸润性增殖，具有骨破坏性，穿破骨皮质、侵入软组织中。可引起颌骨的膨隆导致面部畸形，牙齿松动、移位，咬合关系紊乱。X线表现为骨的密度减低。

【病理】 肉眼观肿物由富于血管的灰红色组织构成，无包膜，剖面常有坏死、出血和囊性变。镜下见肿瘤由单核基质细胞（mononuclear stromal cell）和多核巨细胞组成。间质细胞呈梭形或椭圆形，胞核比例较大，呈卵圆形，有时可见核分裂。肿瘤间质中胶原纤维较少，但含丰富的血管。以这些间质细胞为背景，可见大量呈均匀分布的多核巨细胞，每个巨细胞含50～100个核。

关于骨巨细胞瘤的良恶性问题目前仍有争议。Jaffe曾根据骨巨细胞瘤中单核基质细胞的分化程度将其分为三级：Ⅰ级属良性，具有低度侵袭性，可局部复发和恶变；Ⅱ级属高度侵袭性或低度恶性，可复发、转移；Ⅲ级为恶性肿瘤。但这种组织学分级与生物学行为之间有时还存在不一致，如在发生远隔转移的病例中，有10%～20%可表现完全良性的形态学特点。

关于多核巨细胞的来源，有破骨细胞、血管内皮来源等多种学说，目前多倾向于来自骨髓间质细胞，这些单核细胞发生融合后可形成所谓破骨细胞性巨细胞。

九、颌骨中心性血管瘤

中心性血管瘤（central hemangioma）是由血管增生所致的骨内病变，脊椎骨和颅骨最常见，其次为上下颌骨。中心性血管瘤的病因不明，有些病变可能代表真性肿瘤，而另一些则更符合发育异常或由外伤引起。

【临床】 颌骨中心性血管瘤一半以上的病例发生于下颌骨，其中以下颌骨后份最好发。女性为男性的2倍，高发年龄为10～19岁。常表现为上下颌骨不对称性、缓慢膨大，质硬，血管瘤区域牙龈出血，受累牙松动，有时可伴感觉异常或疼痛。较大的血管瘤或伴动静脉畸形的病损，可听到杂音或扪及波动。有一部分血管瘤可不表现任何症状。X线检查大多数病变为多房性透射影像，呈典型的皂泡样表现。有时在圆形透射性病损中，可见呈放射状排列的骨小梁。

【病理】 病变由增生的血管组成，大多数骨内血管瘤属静脉型血管瘤，薄壁血管扩张，有内皮细胞衬里，血液充满的血管周围有纤维结缔组织支持（图16－12）。有时病变内增生的血管以毛细血管为主。同时含有上述两种组织学类型的病变也是很常见。

颌骨多房性血管瘤有时需与成釉细胞瘤、牙源性粘液瘤、牙源性角化囊肿、巨细胞肉芽肿和动脉瘤性骨囊肿等相鉴别，单房性血管瘤也可与发生在颌骨的囊性病损相混淆。

如果对颌骨中心性血管瘤的处治不当，可引起危及生命的情况发生。如在中心性血管瘤累及区域拔牙，有可能导致大出血。对于任何可疑为血管源性的中心性病变，在活检前采用细针穿刺检查是十分必要的。

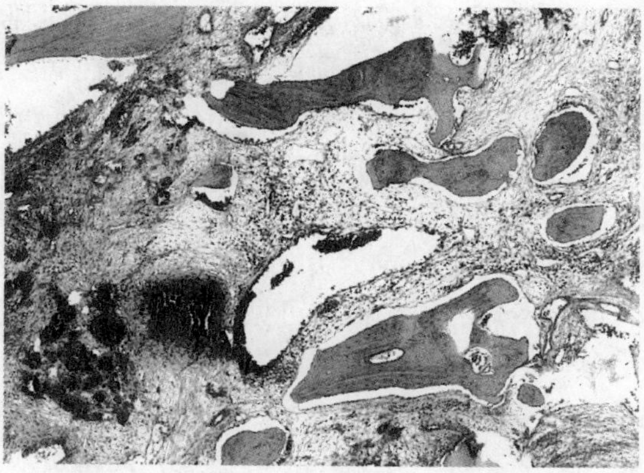

图 16－12　颌骨中心性血管瘤组织学表现

十、朗格汉斯细胞组织细胞增生症

朗格汉斯细胞组织细胞增生症（Langerhans cell histiocytosis）又称朗格汉斯细胞病（Langerhans cell disease）或组织细胞增生症X（histiocytosis X），为一组少见的、以朗格汉斯细胞增生为主的疾病。朗格汉斯细胞主要存在于皮肤和粘膜，是一种抗原呈递细胞。病变中的这些细胞在形态学上与组织细胞（histiocyte）相似，但可表达朗格汉斯细胞的细胞表面标记，在电镜下可见 Birbeck 颗粒。过去本病曾被归于类脂质代谢障碍，以后又归于单核巨噬细胞系统的疾病。近年来通过电镜及免疫组织化学研究，已证实本病是朗格汉斯细胞及其前体细胞的增生性疾病。本病的病因和发病机制尚不清楚，有人认为是反应性疾病，而非真性肿瘤。也有人认为本病是免疫系统异常所致。但有人采用 X 染色体连锁的多态性 DNA 探针，证实在 10 例女性患者的 9 例中，其病变中增生的朗格汉斯细胞属单克隆性扩增，提示为肿瘤。

【临床】 本组疾病临床表现差异较大，可表现为孤立的骨病损、局部或广泛播散性病损，甚至危及生命。通常根据疾病的严重程度，可分为以下三种类型：嗜酸性肉芽肿、汉－许-克病及勒-雪病，这些病损由于发病年龄、病变部位和朗格汉斯细胞增生的程度不同，而出现不同的症状、病程及预后。

嗜酸性肉芽肿（eosinophilic granuloma）为慢性局限型，好发于儿童及青少年，成年人也可发生，男性多见。本病多发生于骨内，病变可为孤立性或多发性，颅骨、下颌骨、肋骨是最常受侵犯的部位，个别病例可累及肺，通常多为单骨性损害。口腔病变常侵犯颌骨及牙龈，以下颌最多见，患者常因牙龈肿胀、溃疡、颌骨肿大、疼痛及牙松动而就诊。检查牙龈呈微黄色肿胀但无脓，质地松软，触之易出血，龈缘可呈虫蚀样破坏，龈乳头糜烂消失，X 线显示溶骨性破坏或穿凿性破坏（图16－13），以颌骨中心破坏为主或以牙槽骨破坏为主，

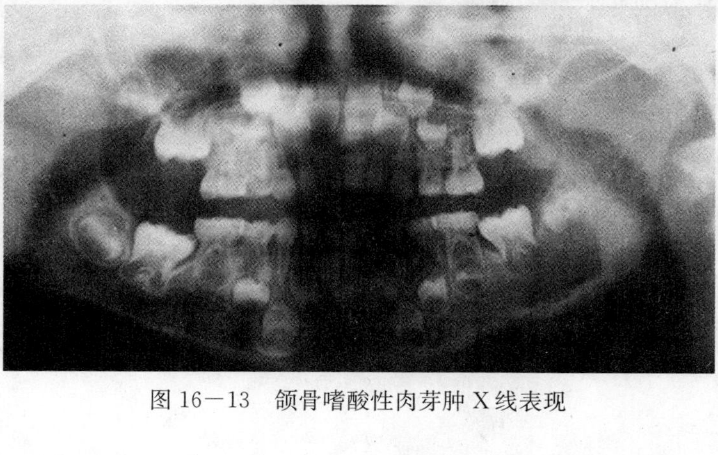

图 16－13　颌骨嗜酸性肉芽肿 X 线表现

也可发生广泛性破坏。临床易误诊为恶性肿物、坏死性龈炎、牙周病、骨髓炎、颌骨肿瘤或囊肿。单骨病变一般预后良好，多发性病变治疗后易复发。

汉-许-克病（Hand-Schuller-Christian disease）为慢性播散型，易发生于 3 岁以上的儿童，男性多见。一般发病迟缓，病程较长，常为多骨性病变及骨外病变。本病可出现三大特征：即颅骨病变、突眼和尿崩症。病变侵犯眶骨可引起眼球突出，病变位于蝶鞍时，可侵犯垂体而引起尿崩症。病变侵犯牙龈时呈现红色松软或增生状，可出现牙松动或过早脱落。患者可伴发热。X 线检查可见颅骨呈不规则的穿凿性破坏，颌骨有骨质破坏的透射区。病人可治愈，但常遗留尿崩症或发育迟缓等后遗症。一般认为发病年龄越早其预后越差。

勒-雪病（Letterer-Siwe disease）为急性播散型，发病多为 3 岁以内的婴幼儿，病程为急性或亚急性，是最严重的一型，此型可表现广泛的内脏器官受累，以皮肤、肝、脾、肺、淋巴结及骨骼等最易受累。临床上可有反复或持续高热、皮疹、贫血、肝脾淋巴结肿大、腹泻等全身症状。口腔可出现乳牙松动，舌组织被侵时形成巨舌，颈部淋巴结常肿大。X 线可见颅骨及长骨有明显的骨质破坏，颌骨可表现界限清楚的溶骨性改变，本型病情较重，进展迅速，可危及生命。

【病理】 病变主要由增生的朗格汉斯细胞以及浸润的嗜酸性粒细胞和其它炎症细胞组成。病变内还可见数目不等的泡沫细胞和多核巨细胞。朗格汉斯细胞多呈灶状、片状聚集，细胞体积较大，不具备树突状突起，胞浆丰富，弱嗜酸性，细胞核呈圆形、椭圆形或不规则的分叶状，具有特征性的核沟和凹陷，核仁明显（图 16－14）。单骨性嗜酸性肉芽肿中嗜酸性粒细胞最多见，多呈灶性或聚集在血管周围，也可弥漫散在。在汉-许-克病可见大量吞噬脂类的组织细胞称为泡沫细胞，多见于坏死区周围，而嗜酸粒细胞较少。偶见病变侵犯牙髓。在勒-雪病，朗格汉斯细胞大量增生，出现较多异形核及核分裂象，但无泡沫细胞。多核巨细胞表现为图顿巨细胞（Touton giant cell），核位于中央或周边。如表面上皮破溃，则可见炎症细胞及嗜酸性粒细胞向表面移出。CD1a 抗原、S-100 蛋白和 HLA-DR 等可作为朗格汉斯细胞的免疫组化标记物（图 16－15），其中 CD1a 的特异性最强。胞浆和胞核均为强阳性。电镜下朗格汉斯细胞的胞浆电子密度较低，又称明细胞，细胞核的核膜内陷形成缺痕，胞浆内可见特征性的朗格汉斯颗粒，又称 Birbeck 颗粒，呈杆状，有界膜，颗粒长 0.2～1μm，宽为 40nm。表面有规律间隔的横纹，一端膨大呈网球拍状。

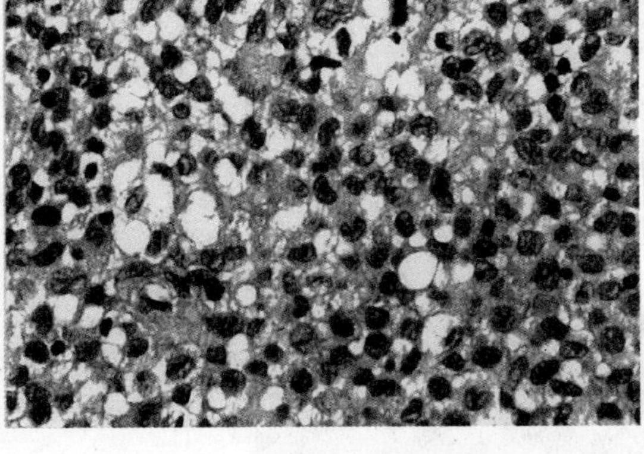

图 16－14　朗格汉斯细胞组织细胞增生症组织学表现

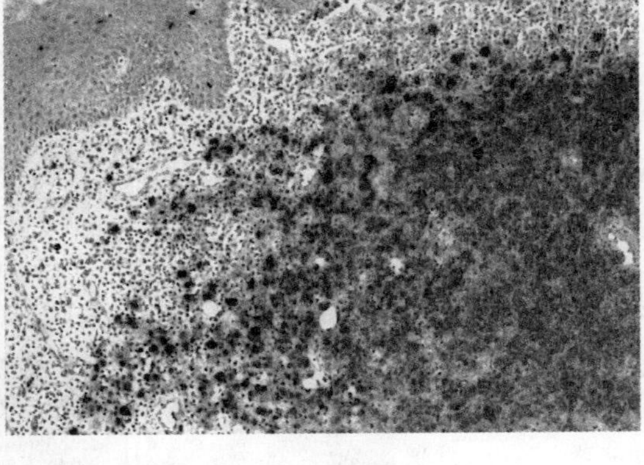

图 16－15　病变内朗格汉斯细胞呈 S-100 阳性染色

十一、骨肉瘤

骨肉瘤（osteosarcoma）是以肿瘤细胞形成骨组织或骨样组织为特征的肉瘤，约占所有肉瘤的20%，为最常见的原发性骨恶性肿瘤。约5%的骨肉瘤发生于颌骨。有时骨肉瘤可继发于先存的骨病损，如Paget病、骨纤维异常增殖症、巨细胞瘤、多发性骨软骨瘤、慢性骨髓炎以及成骨不全症等，在患者接受放射治疗之后，可导致部分病损肉瘤变。

【临床】 颌骨骨肉瘤男性较女性多发，虽然全身骨骼的骨肉瘤好发于10～20岁的青年人，颌骨骨肉瘤的高发年龄较其晚10～20年，患者平均年龄为34岁。上下颌骨受累的机会相近，下颌骨肉瘤以体部（60%）最常见，其次为下颌正中、下颌角、下颌升支等部位。上颌骨肉瘤可侵犯牙槽骨、上颌窦，少数病例可侵犯腭部。最常见的临床症状为颌骨肿胀和局部疼痛，疼痛可持续加重，呈持续性，或有麻木感。还可表现感觉异常、牙痛、牙齿松动、出血、鼻塞等症状。X线表现为溶骨性和/或硬化性病灶，溶骨性病灶即伴有骨皮质膨隆和穿孔、境界不清的X线透射区。硬化性病灶呈不规则状、边界不清的X线阻射影。大多数病例可表现混合性X线特点。病变周边的骨膜下可见放射状新生骨小梁，即所谓的“日光放射状（sun-ray）”影像（图16—16）。

【病理】 肉眼观病变区颌骨膨隆，常穿破骨皮质。剖面灰白、黄白或红褐色，中央有时可见坏死。镜下典型特点是肉瘤样间质细胞直接形成肿瘤性骨样组织。肿瘤细胞异型性明显，可呈梭形、圆形或多边形，核分裂较多见，可见到病理性核分裂（图16—17）。根据瘤细胞的形态和基质分布特点，可分为成骨细胞型、成软骨细胞型和成纤维细胞型等三型骨肉瘤，三型中均可见数量不等的多核巨细胞。颌骨骨肉瘤中常伴广泛的软骨形成，如果软骨形成明显，则需与软骨肉瘤鉴别，肿瘤性骨样组织形成（无论数量多少）是诊断骨肉瘤的主要根据。组织化学染色表明，肿瘤细胞存在碱性磷酸酶的阳性反应。

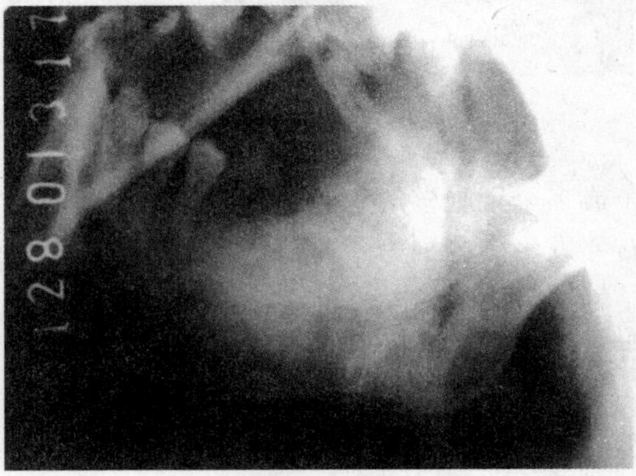

图16—16 颌骨骨肉瘤X线表现

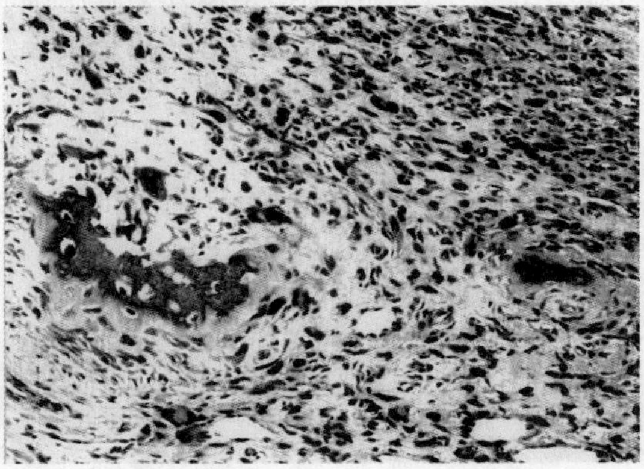

图16—17 骨肉瘤组织学表现

除发生于骨内的骨肉瘤外，还有较少见的所谓皮质旁骨肉瘤（juxtacortical osteosarcoma）的报道，主要发生于四肢骨，偶见于颌骨，其临床和组织学均呈现低度恶性。这型骨肉瘤又可分为骨旁骨肉瘤（parosteal osteosarcoma）和骨膜骨肉瘤（periosteal osteosarcoma）两种亚型。另外，原发于舌、唇和颏下等软组织的骨肉瘤又称为骨外骨肉瘤（extraosseous osteosarcoma）。

【生物学行为】 颌骨骨肉瘤呈快速、侵袭性生长，但与发生于长骨的骨肉瘤相比，较少或较晚发生肺转移，少于10%的患者发生区域淋巴结转移。但约50%的颌骨骨肉瘤在初次治疗后1年内复发。因此有学者认为颌骨骨肉瘤患者的死亡原因主要是肿瘤的局部复发和生长失控。

十二、软骨肉瘤

软骨肉瘤（chondrosarcoma）是以肿瘤细胞形成软骨组织为特征的恶性肿瘤。可分为原发性和继发性两种，所谓继发性软骨肉瘤是由良性软骨性肿瘤转变而来的。发生于颌骨的软骨肉瘤极为少见，仅占全身软骨肉瘤的1%。颌骨软骨肉瘤较骨肉瘤预后更差，有学者认为发生于颌骨的软骨性肿瘤，即使分化较好，也应考虑为潜在恶性并做相应处治。

【临床】 颌骨软骨肉瘤以上颌骨多见（60%），好发于上颌侧切牙一尖牙区，发生于下颌者常位于前磨牙一磨牙区。虽然患者平均年龄为60岁，但约一半的病例发生于20～39岁，性别差异不明显。临床上主要表现为无痛性的颌骨膨隆，导致牙松动、脱落，义齿不适。肿瘤向周围组织侵犯，可出现疼痛、视力异常、鼻腔症状和头痛等。X线可表现为单房或多房性虫食状透射影像，也可表现为弥漫性阻射性病变。许多肿瘤中可见斑点状密度增高区，相当于肿瘤中钙化或骨化的区域。

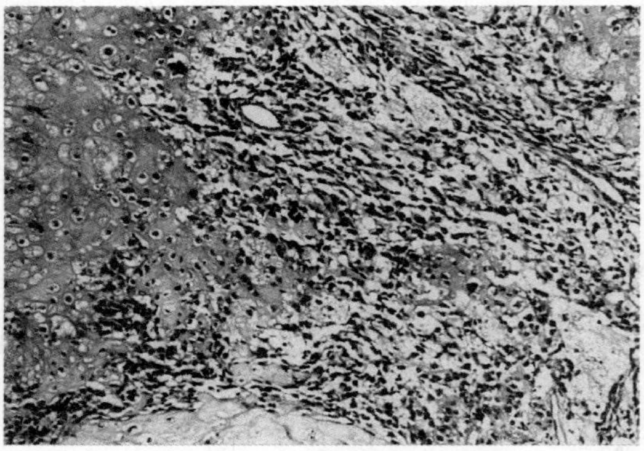
图16－18 颌骨软骨肉瘤组织学表现

【病理】 肉眼观肿瘤剖面呈蓝白色或灰白色，半透明，相似于分叶状软骨组织。软骨肉瘤的组织学特点差异较大，大多数发生于颌骨的软骨肉瘤分化较好。根据肿瘤的分化程度可分为三级。Ⅰ级：有明显分叶状结构，小叶中心有肿瘤性软骨形成，肿瘤细胞分布在软骨陷窝内及小叶边缘，细胞异型性不明显，核分裂少见。Ⅱ级：粘液样肿瘤细胞常密集于肿瘤间质中，软骨陷窝内及小叶边缘的瘤细胞有异型性，可见核分裂（图16－18）。Ⅲ级：肿瘤形成的软骨组织较少，瘤细胞密集，梭形细胞多见，细胞核大，异型性明显，核分裂多，可见2个或多个细胞核的瘤巨细胞。软骨肉瘤的上述组织学分级与预后明显相关，Ⅰ～Ⅲ级肿瘤的转移发生率分别为0%、10%和71%。血行性转移可至肺、肾、脑和其它部位的骨等，淋巴结转移偶见。

另外，主要由未分化、小型细胞增殖和散在肿瘤性软骨构成的软骨肉瘤，称为间叶型软骨肉瘤（mesenchymal chondrosarcoma），常发生于颌骨和肋骨等部位，约1/3的间叶型软骨肉瘤发生于软组织。这型软骨肉瘤为高度恶性肿瘤，治疗应采用根治性手术。

十三、尤文肉瘤

尤文肉瘤（Ewing 's sarcoma）由Ewing于1921年首先报道，是一种高度恶性的圆形细胞肉瘤。其病因和组织来源尚不明确，目前多数学者认为可能来源于神经外胚叶细胞，属于统称为原始神经外胚层肿瘤（primitive neuroectodermal tumor，PNET）的家族成员之一。

【临床】 好发年龄5～20岁，仅少数病例发生于婴儿或成人，男性多于女性。多见于长骨、骨盆、肋骨、脊椎骨等，也可发生于颌骨。临床表现为颌骨肿大、局部疼痛，可引起唇麻木，如果破坏密质骨，则广泛浸润软组织，可有粘膜溃疡形成。患者全身症状有发热、白细胞升高、贫血及血沉加快。X线主要表现为不规则溶骨性破坏，但早期病变在骨髓腔内生长，并不破坏骨小梁，故在X线片上不能显示。随着病变的进展，骨破坏明显，形成较大缺损且可破坏骨皮质。有时可见新骨形成，出现葱皮（onion-skin）状骨膜反应。

【病理】 肿瘤为灰白色，质地较软，无包膜，常见大范围坏死和出血。镜下见肿瘤细胞较小、圆形，体积形态较为一致，细胞界限不清，排列紧密，被纤维间隔分成不规则小叶。瘤细胞胞浆较少，胞核圆形，约比淋巴细胞大一倍，核仁不明显，核分裂像不多（图16－19）。肿瘤组织富于血管，有些肿瘤细胞可围绕血管生长。该瘤与神经母细胞瘤和恶性淋巴瘤鉴别比较困难，但尤文肉瘤的瘤细胞胞浆呈PAS阳性染色，表明细胞内含有糖原。对放射线照射治疗敏感，早期可经血行转移，5年生存率仅为8%～20%。

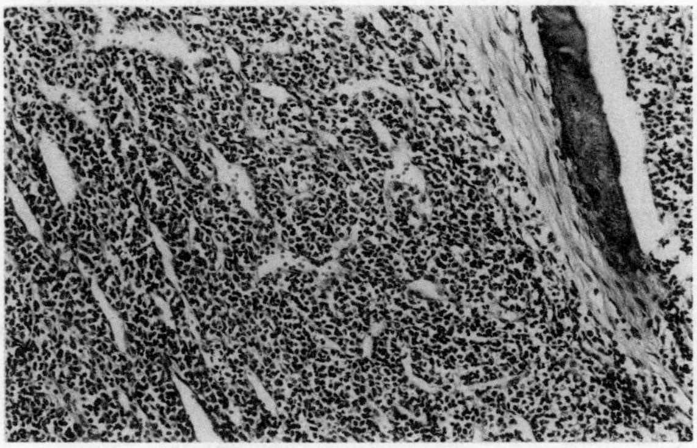

图16－19 尤文肉瘤组织学表现

十四、伯基特淋巴瘤

伯基特淋巴瘤（Burkitt's lymphoma）为一种高度恶性的非霍奇金淋巴瘤，好发于非洲儿童，易侵犯颌骨，由Burkitt于1958年最先做了系统报道。

【临床】 最常见于非洲儿童，发病年龄2～14岁，高峰在2～7岁之间，约占非洲儿童恶性肿瘤的50%。非洲以外地区也有报道，仍以儿童发病为主，但也可见于成人。非洲型病例常侵犯上下颌骨以及后腹膜、肾、肝、卵巢等腹部脏器和组织。颌骨受累的发生率与患者年龄有关，3岁以下患者中88%伴颌骨病变，而15岁以上患者中仅有25%表现颌骨受累。颌骨肿瘤多开始于牙槽突，可波及一侧颌骨，也可侵犯多处。最初症状为乳牙松动、颌骨破坏、牙不规则移位和牙脱落等。肿瘤急速增大，可导致显著的颌面部变形，肿瘤还可侵犯眶内、筛窦、蝶窦等结构。X线检查可见溶骨性改变，最初出现于牙槽突。化验检查除有轻度贫血外，无其它异常。

【病理】 肿瘤由两种细胞成分构成。一种细胞大小一致，圆形或多边形，比正常淋巴细胞大2～3倍，胞核大、圆形或卵圆形，染色质粗、深染。另一种细胞为吞噬性组织细胞，胞浆丰富透明，胞核圆形或卵圆形。本瘤的特点即在前一种未分化的中型淋巴细胞样细胞增殖的背景下，散在分布胞浆透明的组织细胞，呈所谓“满天星（starry sky）”的特征性表现（图16－20）。目前已从肿瘤细胞中分离出Epstein-Barr（EB）病毒，表明其发生与病毒感染有关。此肿瘤也见于欧美、日本等非洲以外的国家，其特点有所不同，以侵袭腹部为主，而侵袭颌骨较少见，而且EB病毒感染率也较低。

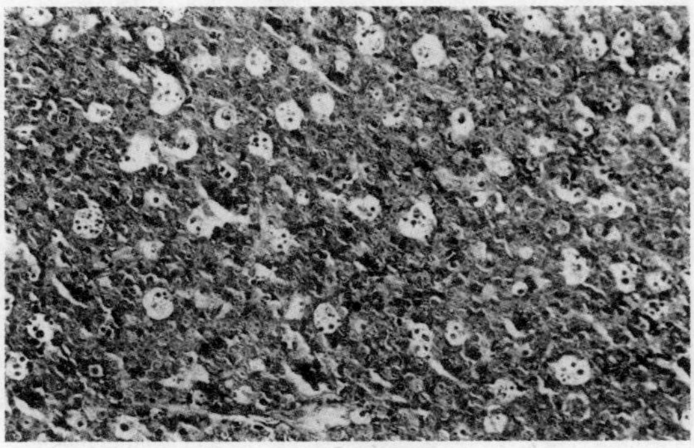

图16－20 伯基特淋巴瘤组织学表现

十五、浆细胞瘤

浆细胞瘤（plasmacytoma）也称为骨髓瘤（myeloma），是骨髓原发性肿瘤，主要特点是异常浆细胞弥漫性增殖，并侵犯骨骼及软组织。

【临床】 发病多在50～70岁之间，男性比女性多见。多发性浆细胞瘤较常见，单发者少见且可发展成为多发性病损。好发于扁骨如颅骨、椎骨、肋骨等。颌骨浆细胞瘤主要见于下颌磨牙区骨体、下颌角、下颌升支等部位。局部表现有疼痛、麻木、肿胀、牙齿松动、病理性骨折等症状。患者常有鼻及牙龈出血，主要因血小板减少和高球蛋白血症所致。还可伴有贫血和舌淀粉样变性等疾病。X线表现为境界清楚的圆形穿凿样（punched-out appearance）透射影，也可有弥漫性骨破坏。

【病理】 镜下见瘤细胞多聚集成片，其间缺乏间质，分化良好的浆细胞可类似正常浆细胞，大小形态较一致，圆形或卵圆形，胞浆丰富，胞核偏位，具有车轮状染色质，偶见怪形多核巨细胞（图16－21）。分化不良的肿瘤细胞大小不一，核异形性明显，巨细胞多见，核仁明显，核分裂像多见。浆细胞瘤内有时可见卢梭体（Russell's body），或出现浅蓝色球形小体，可呈PAS阳性反应，目前认为这些小体是细胞内的变性蛋白，与异型免疫球蛋白有关。孤立性（单发性）浆细胞瘤预后较好，但多发性浆细胞瘤预后不好。

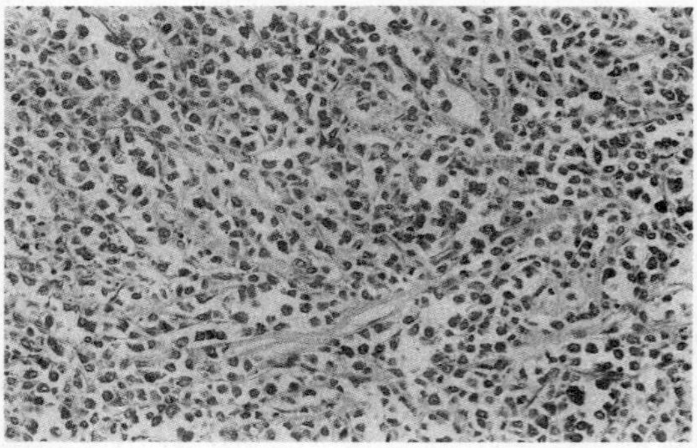

图16－21 浆细胞瘤组织学表现

十六、颌骨转移性肿瘤

口腔颌面部恶性肿瘤中，转移癌约占1%，其中转移至颌骨者比较多见，多数侵及下颌骨，尤其是下颌骨体和下颌角部位。原发性肿瘤多为乳腺癌、肺癌、肾癌等恶性肿瘤，也可是甲状腺、前列腺、结肠、胃、肝等部位发生的恶性肿瘤。由于颌骨转移，可导致疼痛、骨膨隆、牙齿松动、口唇麻木、牙龈肿胀，有时导致颌骨骨折，也有无明显症状者。转移性肿瘤引起的颌骨吸收，X线表现为境界不明显、形状不规则的密度减低区（图16－23，图16－24），乳癌、前列腺癌或甲状腺癌的转移灶因伴有骨形成而引起颌骨的密度增高。与原发

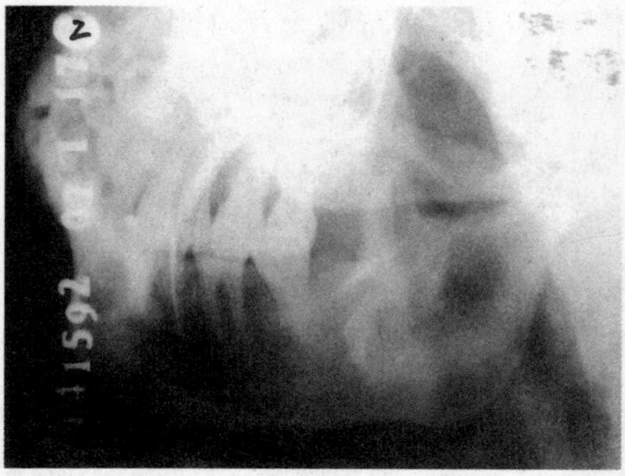

图16－22 颌骨转移性癌的X线表现

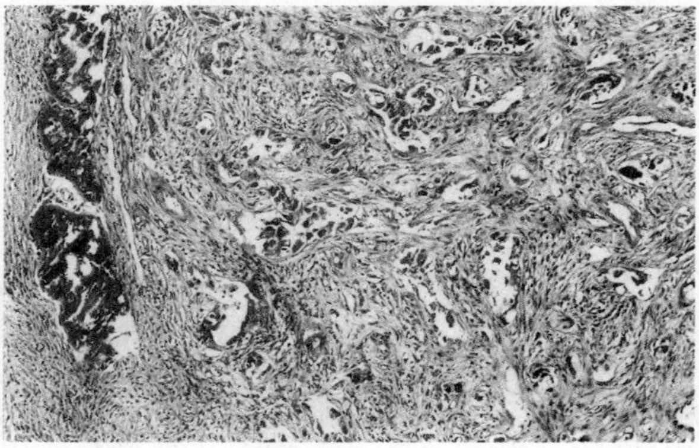

图16－23 颌骨转移性腺癌

性骨内癌等原发于颌骨的恶性肿瘤鉴别困难。诊断转移癌需要确认原发灶，转移至颌骨的癌患者一般预后不好。

Summary

Bone is a dense calcified tissue which is specifically affected by a variety of diseases that often cause it to react in a dynamic fashion. Some of these diseases involve the entire bony skeleton, while others affect only a single bone. It is characteristic for certain of these conditions to follow strict mendelian patterns of heredity, although sometimes a specific disease will be inherited in one case and apparently not in another. These diseases of bone, as a group, may arise at all ages; some characteristically are congenital and present at birth, while others develop in early childhood, young adulthood or even in later life.

The maxilla and mandible, like other bones, suffer from both the generalized and the localized forms of skeletal diseases. Although the basic reactions are the same, the peculiar anatomic arrangement of teeth embedded partially in bone, through which the bone may be subjected to an unusual variety of stresses, strains and infections, often produces a modified response of bone to the primary injury.

The diseases of bone to be considered in this chapter include inflammatory lesions, metabolic and genetic abnormalities, tumor and tumor-like lesions of nonodontogenic origin. These diseases may be restricted to the jaws, but may also be generalized skeletal conditions which frequently manifest involvement of the maxilla or mandible. Careful study of the various pathologic conditions affecting the skeleton has provided great insight into the many mysteries surrounding the normal physiology of bone. A false sense of understanding of bone metabolism arose within the past few decades, possibly because of an attempt to oversimplify one of the body's most complex tissues. Thorough investigative work on skeletal diseases coupled with intensive animal experimentation has only begun to lighten the darkness which frequently obscures scientific pursuits.

（李铁军）

第十七章　颞下颌关节病

第一节　颞下颌关节炎症性病变

颞下颌关节的炎症性病变包括范围较广泛，关节囊、关节盘、滑膜及髁状突均可发生病变及反应，可以是退行性病变、自家免疫性反应、细菌感染及外伤等均可导致病理的炎症性改变。

一、颞下颌关节紊乱病

【概述】 颞下颌关节紊乱病（temporomandibular disorders，TMD）是咀嚼肌和颞下颌关节的一组疾病之总称，可以是功能性的，也可以是器质性的。病因复杂，迄今尚不完全明确。随着对TMD的认识不断深化，在命名方面也有很大改变。

【同义名】 Costen's Syndrome为1934年美国耳鼻喉科学者提出，耳、鼻窦及关节三方面的症状为一种综合征。Schwartz（1955）提出颞下颌关节疼痛-功能紊乱综合征（pain-dysfunction syndrome of temporomandibular joint PDS）；Laskin（1969）主张采用肌筋膜疼痛—功能紊乱综合征（myofascial pain dysfunction syndrome，MPD），强调了精神因素在发病中的作用；此外还有"下颌应激综合征"（mandibular stress syndrome）；"颅下颌功能紊乱（cranio-mandibular dysfunction）及"颅下颌关节紊乱病"（cranio-mandibular disorder）等名称。1983年Bell WE在美国牙医学会提出"颞下颌关节紊乱病"这一名称，目前为国内外学者广泛采用。

国内1977全国统编教材一口腔颌面外科学称TMD为"颞下颌关节紊乱综合征"，1997年马绪臣、张震康建议更名为"颞下颌关节紊乱病"。上述名称的变化也反映了对TMD的不断认识过程。

【发病因素】 TMD的发病不是由单一因素引起。目前一般认为是多种因素与该疾病的发生有关：①局部因素，错合使关节受到不良负荷，导致关节结构的微小创伤，如后牙缺损、习惯性磨牙、咬硬物、深覆合以及某种职业引起下颌姿势不正常等均可出现颞颌关节的症状。②全身因素，遗传、内分泌、代谢、血液循环及免疫等因素均可能参与了TMD的病理过程；③精神和病理心理因素，经心理计分法检测证实，TMD患者多存在精神紧张、焦虑、肌紧张等因素。

【临床】 患者的发病年龄以青壮年多见，女性比男性的发病率高。人群的发病率为28%～88%，其中有12%～59%的人有自觉症状。临床特征：①关节区疼痛为TMD常见的临床症状，可为自发痛、开口时痛，约40%的患者有咀嚼痛，疼痛可反射到头部、颈部肌肉；②关节运动时弹响或有杂音，可为弹响音、破碎音或摩擦音，这些杂音与不同的病理改变有关；③关节运动障碍，开口运动异常，开口型偏斜或歪曲，开口度过大或受限。临床通过影像学检查技术可确定TMD的病变部位和严重程度。

【病理】 TMD的结构紊乱类及骨关节病，主要表现为关节盘和髁状突的退行性改变。

（一）关节盘的病变：

镜下见关节盘病变部位的胶原纤维玻璃样变性或溶解断裂，出现裂隙，部分胶原纤维可嗜碱性变，关节盘的前带和中带胶原纤维排列紊乱，纤维走行无定向；中带和后带出现大量软骨细胞，且软骨细胞较大，单个或成双存在（图17－1；17－2；17－3；17－4）。关节盘变薄的部位，tolidine blue染色的异染性明显降低，表明局部区域的软骨基质成分降解，后带有丰富的新生毛细血管。双板区纤维成分增多，出现纤维化，血管成分减少，可见大小不等的、形态不规则的钙化团块。并见弹力纤维断裂。

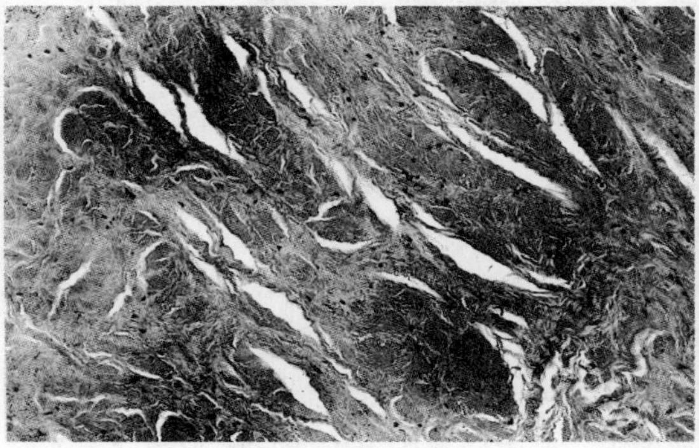

图17－1　颞下颌关节紊乱病

关节盘变性，出现裂隙

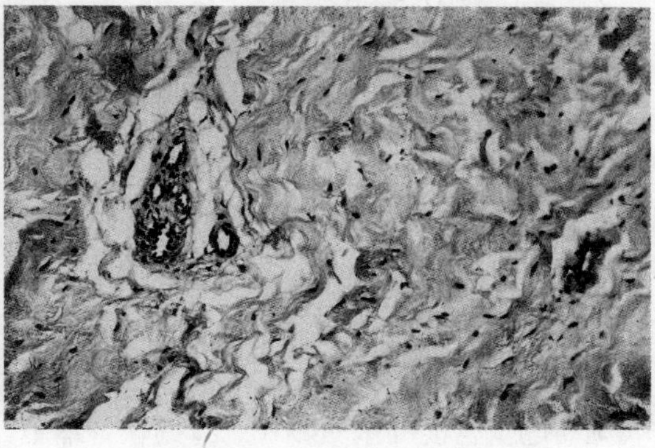

图17－2　颞下颌关节紊乱病

关节盘后带，血管长入

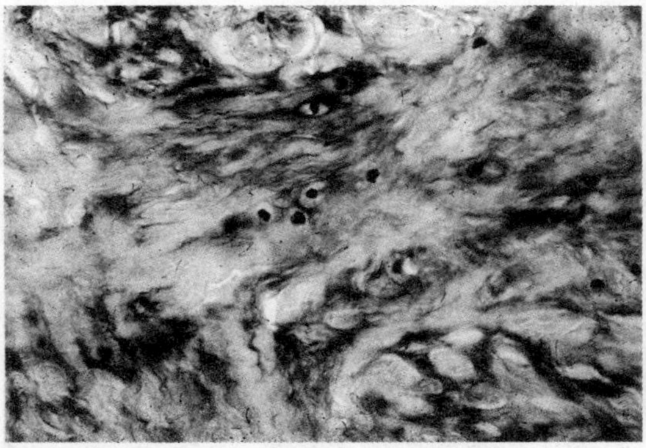

图17－3　颞下颌关节紊乱病

关节盘中带及后带出现软骨细胞

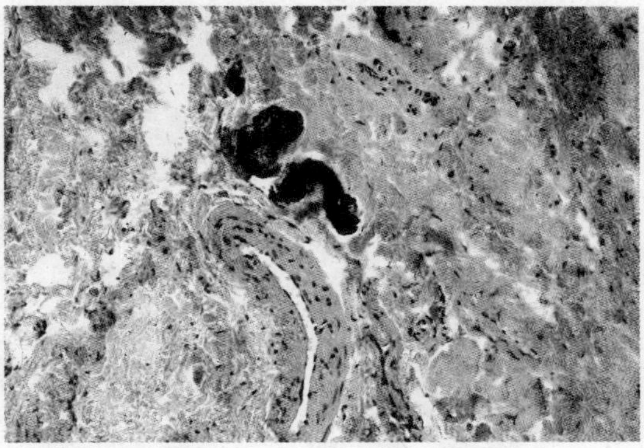

图17－4　颞下颌关节紊乱病

双板区钙化

超微结构变化：关节盘内成纤维细胞变性，线粒体肿胀，线粒体嵴变形或消失，粗面内质网扩张。有的成纤维细胞核固缩，染色质凝集，核膜消失，胞浆内细胞器减少，出现大量空泡。双板区病变较明显，可见胶原纤维排列紊乱，扭曲、断裂或不规则增粗。原纤维横纹模糊，形成大片中电子密度的均质物，并见“蚓状小体”（vermiform bodies）（图17－5）。

细胞破裂崩解，细胞膜消失，细胞间质中可见残存的细胞器，胶原原纤维溶解变性，形成片状钙化。

（二）髁状突软骨的病变：镜下见髁状突软骨变薄，表面带的胶原纤维间水肿，形成纵裂或横裂。胶原纤维可从横裂部剥离或脱落，关节表面凹凸不平。胶原纤维变性，呈现弥漫性的均质样物。增殖带消失或不明显。肥大带也可形成裂隙。髁状突软骨钙化带增宽，软骨基质变性、溶解，形成嗜碱性的颗粒状。病变严重者髁状突表面的软骨全部剥脱，髁突骨组织裸露（图 17—6；17—7）。

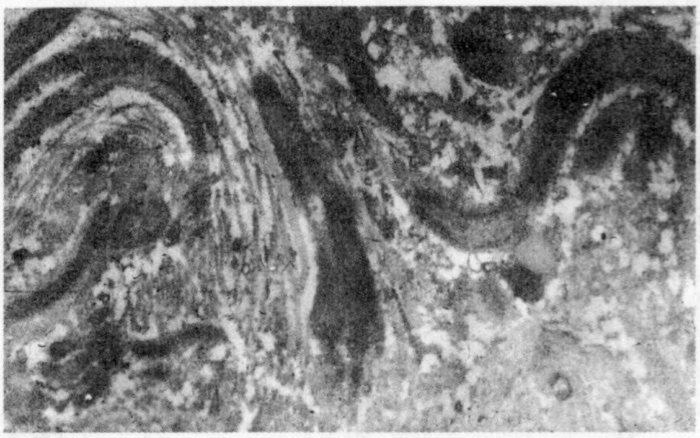

图 17—5　颞下颌关节紊乱病
透射电镜示蚓状小体

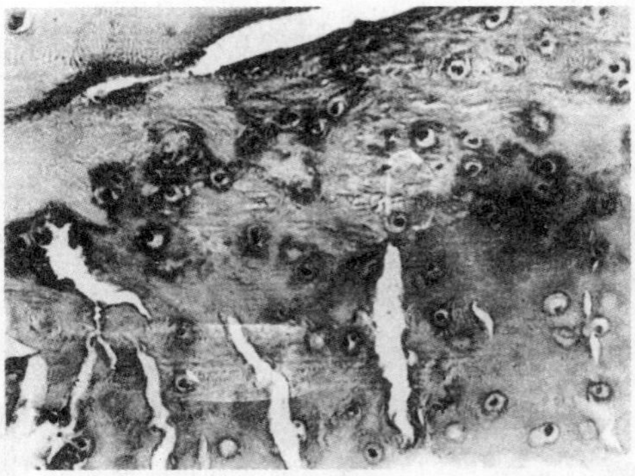

图 17—6　颞下颌关节紊乱病
髁状突软骨内纵行及横行裂隙

超微结构：扫描电镜显示髁状突表面高低不平，可见宽窄不一、深浅不等的裂隙，或形成小的缺损，表面可存在凝胶样物，呈索条状，或见排列紊乱的胶原原纤维（图 17—8）。

透射电镜见，成纤维细胞和软骨细胞的胞浆内粗面内质网扩张，线粒体肿胀变性，基质内偶见高电子密度的基质颗粒。有的软骨细胞变性或崩解，软骨陷窝内可见残存的细胞器，或软骨陷窝破坏，胶原纤维长入，软骨基质内可见小的钙化团块。表面带和深层均可见蚓状小体。

谷志远等（1988）证实，TMD 的髁状突软骨内存在免疫复合物，这些免疫复合物主要沉积于软骨细胞表面、软骨陷窝周围和胶原纤维之间。

（三）髁状突骨组织的病变：镜下见病变轻的部位骨密质和骨小梁中骨细胞的胞核固缩，或骨细胞消失，骨陷窝空虚，骨纹理明显，并出现微裂。关节面软骨破坏后，密质骨变薄或断裂，部分骨小梁被吸收，纤维组织增生，骨髓组织被肉芽组织取代（图 17—7）。骨基质成颗粒状，嗜碱性，或溶解消失，剩余的胶原纤维呈网状。断裂坏死的碎骨片脱落，形成假性囊腔（图 17—9）。遗留的骨小梁增粗，骨髓组织被纤维组织代替，密质骨增厚突出于骨面形成骨赘。

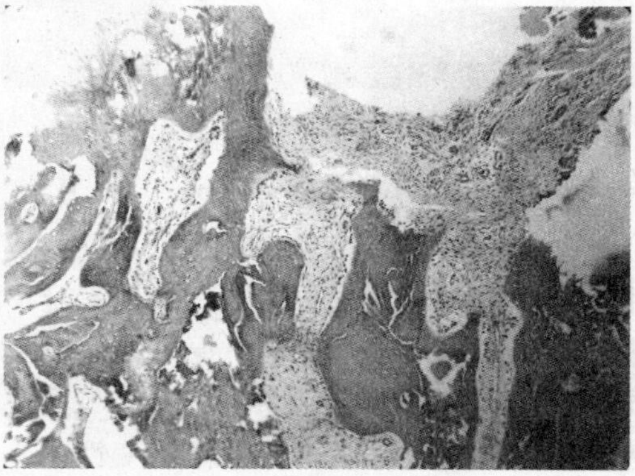

图 17—7　颞下颌关节紊乱病
髁突软骨面破坏，骨面吸收，表面肉芽组织覆盖

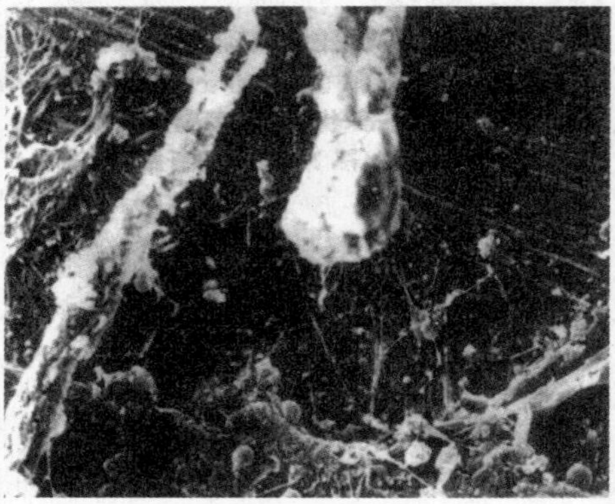

图 17—8　颞下颌关节紊乱病
扫描电镜，髁突表面凝胶样物聚集，呈索状或小球状，胶原纤维暴露

超微结构：病变已暴露的骨质表面，胶原纤维部分变性溶解，纤维束间可见无结构的斑块，其间散在无定向的纤细原纤维，纤维间的基质消失，骨细胞的胞浆突消失，细胞核固

缩，周围原纤维消失，为无结构的组织代替。

（四）滑膜的病变：滑膜的病变主要位于双板区，滑膜增厚、变薄或消失，滑膜细胞减少，结缔组织水肿、玻璃样变性，血管减少，血管壁增厚，血管腔变窄或闭锁。滑膜的绒毛可以坏死并脱落。有的部位滑膜细胞增生，血管扩张充血，并见出血、慢性炎症细胞浸润，炎症主要在结缔组织浅层（图 17－10）。有研究证实在病变部位的滑膜衬里层及滑膜细胞增生区的组织相溶抗原-DR（HLA-DR）阳性，细胞明显增多，表明 TMD 具有局部细胞因子产生过度，可能与局部免疫反应的发生有关。

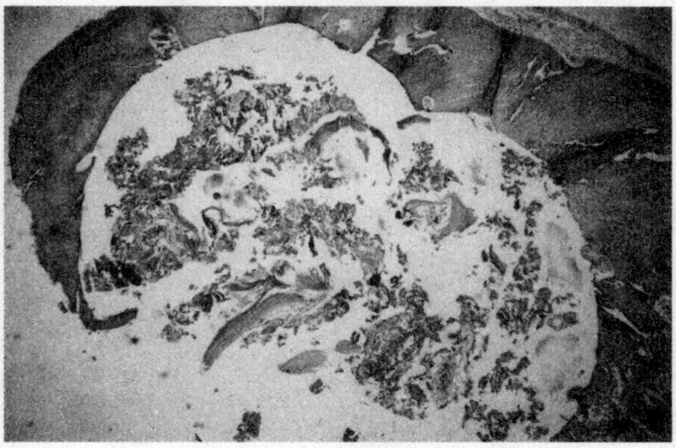

图 17－9　颞下颌关节紊乱病

髁状突骨质病变，组织坏死形成假性囊腔

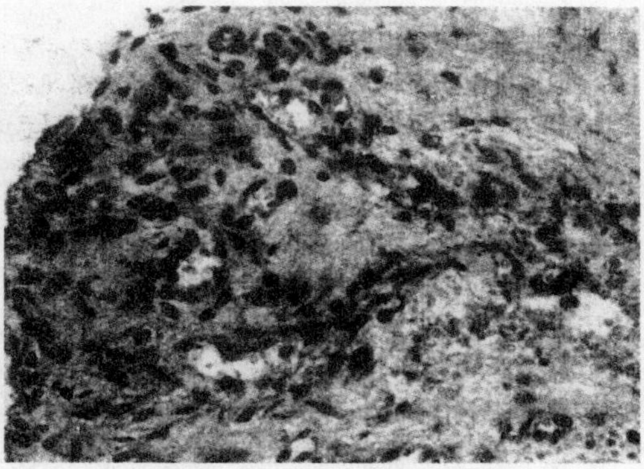

图 17－10　颞下颌关节紊乱病

滑膜细胞增生，慢性炎症细胞浸润

超微结构：滑膜表面覆盖一层中电子密度物质，表现为颗粒状或细丝状，滑膜细胞变性，纤维组织溶解。A 型细胞和 B 型细胞的胞浆内含原纤维丝，细胞器减少，线粒体水肿，细胞核固缩或消失，A 型细胞可出现于滑膜表面。滑膜细胞和胶原原纤维间可见钙化的晶体。

二、变性性关节炎

变性性关节炎（degenerative arthritis DA）是一种关节软骨和关节盘的变性，而非炎症性变化。一般可分为原发性和继发性两种。

【同义名】 变性性关节炎又名骨关节炎（osteoarthritis），退行性关节病（degenerative joint disease）、骨关节病（osteoarthrosis）及过长性关节炎（hypertrophic arthritis）。

本病多见于老年人，可能老年人关节软骨弹性能力减弱、运动时易创伤和磨损，或过度不适宜的关节运动是造成骨关节退行性变的重要因素。导致 AD 的发生可能是关节软骨发生病变的早期软骨基质被组蛋白溶酶（cathepsin B 和 D）和胶原酶溶解破坏。软骨基质内蛋白多糖（proteoglycan）质和量的改变以及胶原纤维的老化，致使关节软骨易受损伤，或关节软骨下的骨质先有病变而引起关节软骨的改变。其临床和病理变化与 TMD 基本相同。按照新的分类标准，骨关节病为 TMD 的一种类型。

三、类风湿性关节炎

类风湿性关节炎（rheumatic arthritis RA）是一种全身性自身免疫病，侵犯关节，特别是滑膜的病变更明显，本病为关节的慢性、对称性、多关节性疾病。

【病因及发病机制】 病因不明，感染可以是类风湿性关节炎的诱因，约 50%～80%类风湿病的患者近期曾患咽炎、扁桃体炎等链球菌（特别是甲型溶血性链球菌）感染的病史。此外葡萄球菌、类白喉杆菌、病毒、支原体感染，导致机体的变态反应也可能是本病的发病因素。

类风湿病可认为是一种免疫复合物病，经免疫荧光和组织培养方法证实，滑膜细胞可产生大量免疫球蛋白及各种类风湿因子。滑液中主要是 IgG 类风湿因子，类风湿因子可形成免疫复合物，沉积于血管壁并激活补体，导致血管和滑膜的炎症。类风湿病人有明显的家族史，其发病率比健康人群家族高 2～10 倍，近亲中类风湿因子阳性率比对照组高 2～5 倍，因此本病与遗传因素有关。

【临床】 类风湿性关节炎较常见，女性发病率高，女性为男性的 2～3 倍，多发生于 20～50岁，以 30 岁左右最多，前驱症状为疲倦、体重减轻、食欲不振、低烧，开始多为 1～2 个关节受累，常为游走性，以后发展为多关节炎。病变从四肢远端的小关节开始，指、趾、掌腕关节先被侵犯，以后膝、肘、肩等大关节也被波及。表现为关节肿胀、关节周围皮肤温热、潮红、疼痛，使运动受限，关节周围的肌肉出现僵硬及萎缩。最后关节僵硬、变形。

颞下颌关节受累的发病率报道差别较大，Bannatype 报告占 68%；Russel（51%）、Hatch（58%）、Worth（15%～20%）、Rangan 报告约占 5%。病变早期表现为关节区肿胀、疼痛，可有弹响及关节杂音，患者常在早晨感到开口时关节僵直不灵活，咀嚼时疼痛加重，经活动及按摩后好转。关节纤维强直期，疼痛不再是主要症状，晚期形成骨性强直，开口受限。儿童期患病可导致下颌骨发育不良或咬合异常。

实验室检查：患者可有低血红蛋白性贫血；病变活动期血沉加快；白蛋白降低、球蛋白增高；免疫蛋白电泳显示 IgG、IgA、IgM 增多；类风湿因子的滴定度增高。

类风湿关节炎的诊断：美国风湿学会制定的诊断标准为：①早晨关节僵硬不灵活；②至少一个关节运动时疼痛；③一个以上的关节肿胀，两个关节肿胀相隔不少于三个月；④对称性关节肿胀；⑤关节病变部位或附近出现皮下结节；⑥本病特有的 X 线变化；⑦类风湿因子阳性率增高（正常人不超过 5%），上述标准出现 7 项为典型的类风湿关节炎，出现其中 5 项可肯定诊断，出现 3 项为可能的诊断。

【病理】 RA 的基本病变主要是滑膜炎，早期表现滑膜充血、水肿、渗出，表面的滑膜细胞可变性、坏死、脱落，关节腔内可有渗出液。随着病变的进行，滑膜内有大量淋巴细胞、浆细胞、巨噬细胞、单核细胞浸润，并见纤维蛋白渗出。淋巴细胞多聚集在小血管周围（图 17－11）。免疫荧光检测见浆细胞内存在类风湿因子，滑膜表面可见颗粒状 IgG、IgM、C3、C4 沉着。由于炎症性肉芽组织形成，滑膜表面呈绒毛状，绒毛表面覆盖数层增生的 B 型及 A 型滑膜细胞，肥厚的绒毛末端常见淋巴滤泡形成。

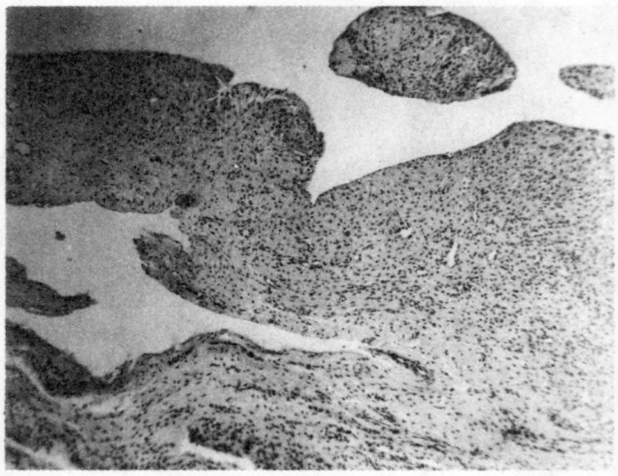

图 17－11　类风湿关节炎

滑膜增厚，滑膜绒毛肿大，血管扩张慢性炎症细胞浸润

电镜显示，滑膜细胞增生，B 型及中间型细胞比 A 型细胞丰富，胞浆内有大量中间丝（intermediate filament）形成束状，其走向与细胞长轴平行或围绕在核周围，此外见粗面内质网和多聚核糖体，细胞膜内侧可见吞饮小泡。A 型细胞的胞浆内含大量溶酶体。

病变继续进行，富有血管的肉芽组织从关节软骨边缘的滑膜开始，逐渐沿软骨面生长，最终将软骨面完全覆盖，这层肉芽组织称为血管翳（pannus）。肉芽组织中的成纤维细胞增生，隔绝了软骨从关节液内吸取营养，致使软骨细胞坏死，基质出现进行性溶解，软骨被侵蚀破坏。软骨下方的骨髓腔内形成肉芽组织，其间可见淋巴细胞和破骨细胞，使关节骨质破坏吸收，由于软骨面肉芽组织纤维化，关节腔缩小、消失，发生粘连，形成纤维性强直，最后形成骨性强直。颞颌关节及周围的其他结构：关节盘、关节韧带、肌腱筋膜等也可受到病变的侵犯。

四、银屑病性关节炎

银屑病性关节炎（psoriatic arthritis PA）又称牛皮癣性关节炎，是指PA患者的一种血清阳性的炎性关节炎。约5%～7%的PA患者合并关节炎，病变主要累及手指关节，但不对称。少数侵犯颞下颌关节。病因不明，PA为多因素疾病，可有家族史，与遗传有关，免疫病理研究证实为多种免疫因子在关节炎发病中起重要作用。

【临床】 PA为侵袭性，主要以远端指间关节受累为特征，颞下颌关节炎少见。占PA患者的0.6%～20%。PA发病年龄多在20岁以后，平均年龄为32～45岁，性别无差别。Rasmussen和Bakke（1982）复习总结出银屑性颞下颌关节炎具有以下特点：①性别无差别；②常为单侧受侵犯；③侵袭性破坏比增殖性改变多见；④常见的临床特征为疼痛、肿胀及运动受限；⑤发病年龄常始于20岁或更晚。患者同时存在银屑性皮疹，多在关节炎发病之前已有数年病史，但也有15%～20%的患者是关节炎发病在前，关节炎的严重程度可与皮肤病变平行，多数PA患者可出现指甲异常。颞下颌关节炎具有关节强直的双侧增殖性病变少见。影像学显示颞下颌关节区骨质破坏，软骨下骨表面硬化。有的也可显示软骨头表面形成突起的增殖性、不透明的斑块。

【病理】 病理表现与类风湿性关节炎相似，关节及邻近骨质破坏较明显，关节滑膜慢性炎症细胞浸润，较RA轻，但纤维化出现较早。肉芽组织侵犯软骨形成血管翳，破坏软骨及下方骨组织。周围骨质增生，骨小梁增生变粗，使关节发生骨性强直。骨质也可溶解破坏，骨皮质变薄。

五、莱特尔病性关节炎

莱特尔病性关节炎（Reiter's disease arthritis RDA）又称莱特尔综合征（Reiter's syndrome）或莱特尔病（Reiter's disease RD）。莱特尔病为1916年Leiter首先报道1例，急性痢疾8天后出现眼结膜炎、尿道炎和关节炎三联征，并命名为Reiter's综合征。RDA病因不明，可能与感染有关，可通过流行性腹泻或性接触而得病。国内约90%患者有痢疾或腹泻病史。经大便培养为福氏痢疾杆菌。曾有报告认为RDA病人的80%～90%显示有HLA-B27的存在。

【临床】 RDA的特点为多发性关节炎、非细菌性尿道炎和结膜炎三大主症，典型表现为感染后1～2周出现关节症状，可伴发漩涡状龟头炎、溢脓性皮肤角化病和粘膜溃疡。RDA患者几乎都可出现关节症状，其中约86%的患者表现为非对称性小关节炎，主要为膝、髁、肩等关节，少数包括有颞下颌关节。表现为关节部位剧痛、皮肤发红、肿胀、皮温较高、触痛明显。全身症状为发热、衰弱、大汗、体重减轻。

【病理】 早期滑膜为轻度化脓性炎症，充血水肿较明显，表层有大量中性粒细胞浸润，仅见散在的淋巴细胞和浆细胞，晚期慢性炎症细胞增多，并形成淋巴滤泡，滑膜绒毛肥大，关节软骨变薄，表面有血管翳形成。其病理表现与类风湿性关节炎非常相似。

六、感染性关节炎

颞下颌感染性关节炎（inflammatory arthritis）以化脓性者较常见，因此又称化脓性颞下颌关节炎（pyogenic tempromandibular arthritis）。常见的致病菌为金黄色葡萄球菌、溶血性链球菌、肺炎链球菌。感染途径：①血行感染，多见于新生儿菌血症或败血症；②临近骨髓炎直接蔓延；③颞颌关节的开放性创伤或医源性感染。

【临床】 颞下颌关节化脓性炎症。一般发病急，初起时全身症状较明显，患者高烧、倦怠、食欲不振等。血液检查，中性粒细胞增高。局部皮肤发红、肿胀、皮温增高及疼痛等急性炎症的表现。患者张口困难，运动时加重。化脓后，由于关节腔内充满脓液，出现明显的胀痛和跳痛，患者自觉患侧牙咬合困难。X线许勒位检查，关节间隙明显增大。晚期由于关节软骨、骨质破坏，影像学显示，髁状突、关节凹及关节结节均可有广泛破坏。以后由于纤维性粘连，形成纤维性强直；随之骨化而形成骨性强直。

【病理】 基本病理改变为滑膜炎，感染初期滑膜囊充血、水肿、增厚，中性粒细胞浸润，并有浆液渗出；若此时感染得到控制，则关节功能可以完全恢复；感染加重时，滑膜囊内浆液纤维蛋白渗出增多，粘液浑浊，滑膜被覆细胞脱落，可使关节腔发生纤维性粘连，发生纤维性强直。重度感染时滑膜囊内充满脓液，大量死亡的中性粒细胞释放蛋白溶解酶，使髁状突软骨基质溶解，胶原纤维断裂，关节软骨破坏、脱落，骨质暴露、肉芽组织形成，以至发生骨性强直。由于急性期关节囊炎症未得到控制，炎症可向周围扩展，引起软组织的蜂窝组织炎。

七、创伤性关节炎

颞下颌创伤性关节炎（traumatic arthritis）是由颌外伤导致的关节炎症。

【临床】 有急性创伤史，症状与创伤的程度有关。临床可出现下颌运动受限，开口困难，关节区疼痛，肿胀，局部明显压痛。创伤严重时常伴有髁突颈骨折，可造成关节紊乱。

慢性创伤性关节炎可出现关节弹响，有不同程度的开口运动障碍，开口时下颌偏向患侧，关节区疼痛，其症状与颞下颌关节紊乱病类似。

X线检查，急性创伤时许勒位片，可见颌关节间隙增宽，是由于关节内液体渗出增多、积血或关节盘移位所致。慢性创伤性关节炎的所见与颞下颌关节紊乱病鉴别较困难。

【病理】 急性创伤可造成关节韧带和关节囊撕裂，关节纤维软骨与骨质分离，关节盘撕裂或位移，创伤性关节炎常见的病理改变为滑膜的炎症。严重的创伤可造成髁状突关节囊内的骨折，关节囊内有血肿形成；有的患者也可形成关节强直。

第二节 颞下颌关节肿瘤及瘤样病变

一、滑膜软骨瘤病

滑膜软骨瘤病（synovial chondromatosis）是一种滑膜内软骨化生的良性、有自限性的瘤样病变。Axhauson（1933）首先报告了一例侵犯颞下颌关节的滑膜软骨瘤病。病因不明，对于本病的发生有不同的看法：①炎症导致滑膜软骨化生，但是经滑液培养，未见细菌或微生物生长；②与创伤有关，这种创伤可能是慢性的、轻微创伤，如错合、关节习惯性半脱位；③滑膜下方的结缔组织中的间充质细胞受到某种刺激后，使细胞增生，并发生软骨化生。滑膜软骨瘤病经手术切除化生的软骨灶及滑膜，摘除关节囊内游离小体，预后较好。若遗留软骨结节或增生的滑膜也可复发。极少数可发生软骨肉瘤变。

【临床】 本病极少见，全身关节均可发生，以膝关节多见，颞下颌关节极少见。多发生于30～50岁的成年人。男性多见，男女发病的比例约为2：1。临床表现为局部疼痛、肿胀、关节活动受限，开口时下颌偏向患侧，可出现捻发音，局部有压痛。X线双关节侧位体层片显示关节内和关节周围有圆形或卵圆形密度增高区，或表现关节腔增大、髁突或关节凹骨皮质不规则。CT及磁共振像可见多个软骨结节，关节囊扩张，颞下颌关节上腔和下腔均可受累。极少数患者的软骨突起可延伸至颅腔。

【病理】 肉眼见，关节囊扩张，滑膜厚薄不一，有数量不等的软骨结节状突起，一般结节较小，有光泽，白色或灰白色半透明，散在分布，结节周围有纤维包裹。结节可脱离滑膜，形成独立小体。软骨结节存在于滑膜深部时滑膜外观可表现充血或正常。

镜下见滑膜内层结缔组织中有多个软骨结节，结节内存在大量软骨细胞，细胞的分布疏密不等，有的部位细胞聚集成堆，或分散存在。一般细胞分化较好，无明显异形性(图17－12)。少数病例可见软骨细胞核深染、肥大、核形状不规则，或见双核、多核等异形核，这种细胞形态易误诊为软骨肉瘤。Fujita等（1991）通过免疫组化，DNA多聚酶-α单克隆抗体检测，此种软骨细胞反应不明显，表明不是增生活跃的细胞，这一点可与恶性肿瘤鉴别。常见病变区有钙化或骨化，钙盐的沉积是由于病变缓慢生长的结果。Milgran根据病理表现将本病分为三个阶段：①活动性滑膜内的病变；②过渡性滑膜病变，合并游离软骨小体形成；③滑膜病变静止，形成多数游离小体。

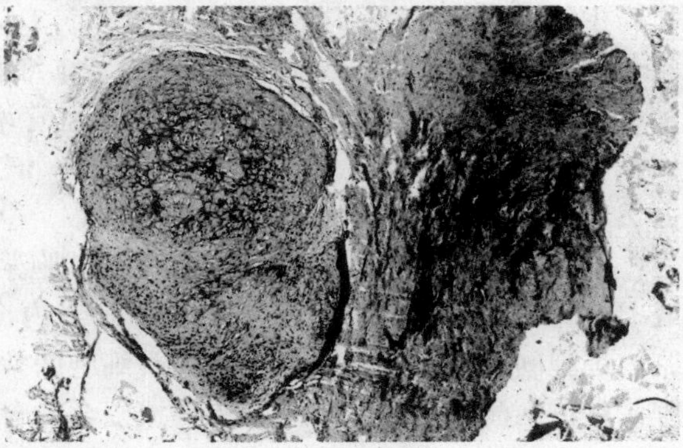

图17—12 滑膜软骨瘤病

滑膜内的软骨结节，软骨细胞聚集成堆

电镜显示：早期病变可见滑膜下层有软骨形成，软骨细胞内有发育良好的高尔基细胞器，丰富的粗面内质网，Sobranin染色，可见软骨基质沉积，表明病变中的软骨细胞分化良好，产生蛋白多糖较活跃。病变进展期，软骨灶中央的细胞变性，胞浆内糖原及微丝增多，细胞器减少并见许多空泡，基质钙化。结节周围可见巨噬细胞和多核巨细胞。

遗传学研究，通过6例膝关节滑膜软骨瘤病的分析，发现克隆性染色体存在变异。病变具有近二倍体或假二倍体核型，其中3例为单一的染色体数目改变（－X，－Y和＋5），另3例发生结构改变，表现为1P13－P22的重排。

二、结节性滑膜炎

结节性滑膜炎（nodular synovitis）可分为弥漫型和局灶型两种，二者的病理变化和临床表现有一定差别。

（一）弥漫型结节性滑膜炎（diffuse nodular synovitis）

【同义名】 色素沉着绒毛结节性滑膜炎（pigmented villo-nodular synovitis）；弥漫型腱鞘巨细胞瘤（diffuse giant cell tumor of tendon sheath）；增生性滑膜炎（proliferative synovitis）等。

【病因与预后】 病因尚不完全清楚，以往曾认为是发生于滑膜的肿瘤，但光镜和超微结构观察均不支持是肿瘤的意见。近年来多认为与关节外伤性出血及其脂质（血细胞破坏所致）导致的反应性增生性炎症有关。少数颞颌关节部位的病变可向颅底蔓延，手术切除不彻底，容易复发，对放射治疗有一定敏感性。发生于大关节的病变，曾有肺转移和恶变的报道。

【临床】 本病多见于中年人，女性稍多见，可发生于膝关节，颞下颌关节少见。临床表现，起病缓慢，骨关节区肿胀、轻度疼痛、张口受限，开口时下颌偏向患侧，局部微压痛，关节腔积液，可抽出血性液体。X线示关节腔变宽，骨质疏松或破坏。

【病理】 肉眼见滑膜弥漫性增厚，有多个实性结节状肿物，表面可见绒毛状突起，切面棕黄色或深褐色，呈海绵状。与周围无清楚界限。

镜下见，滑膜组织增生形成绒毛状，绒毛粗细不等，表面覆盖滑膜细胞，滑膜下区有大量增生的滑膜样组织细胞，细胞呈圆形或多角形，胞浆淡染，吞噬大量含铁血黄素（彩图17－13）。这种细胞常与梭形细胞或成纤维细胞移行。或形成吞噬脂质的黄色瘤细胞。病变区纤维组织增生，并玻璃样变性。毛细血管增生扩张，有数量不等的淋巴细胞、浆细胞浸润，并见多核巨细胞，该细胞的体积较小，核数量少。病变组织中常见大小不等的裂隙，表面覆盖滑膜细胞，形成假腺腔样结构。

电镜观察：滑膜表层细胞呈空泡状，胞浆水肿，细胞器明显减少，难以区分A型细胞或B型细胞，较特殊的一点是细胞的胞浆内出现大量溶酶样体，并见脂滴。偶见吞噬红细胞。细胞间有桥粒连接，滑膜表面及细胞间常见纤维素样物。滑膜下区，可见滑膜样巨噬细胞，可见溶酶体吞噬红细胞、单纯或复合的含铁小体及大的脂滴，这些细胞之间不存在桥粒连接。小血管的内皮细胞肿胀，基膜增厚。

（二）局灶型结节性滑膜炎（localized nodular synovitis），又称组织细胞性黄色肉芽肿。由于发生的部位及病理变化与色素性结节性滑膜炎存在过渡性病变，表明二者有密切关系。但局灶型结节性滑膜炎是发生于膝、足和指关节附近，而关节本身正常。病理表现是以组织样细胞为主，可吞噬含铁血黄素和脂滴常见形成胆固醇结晶裂隙。

三、髁突过长

髁突过长（condylar hyperplasia）又称髁突良性肥大（hypertrophy）通常为单侧性髁突增大，且有自限性。病因不明。髁突过长可分为先天性和后天获得性两种，先天性者可能与基因有关；获得性者可能与外伤、感染和内分泌因素有关。有人认为轻度慢性炎症刺激可导致髁突过长。

【临床】 髁突过长临床表现为髁突和髁突颈的缓慢增大，多见于青春后期，青春期以前很少发病，多为单侧髁突病变，可导致面部不对称，下颌体偏向健侧，错合（malocclusion），一般无症状，可触及增大的髁突，临床易误诊为髁突骨瘤或软骨瘤。根据病变不同，临床可分为两种类型：①患侧下颌骨垂直距离生长较显著，使磨牙、前磨牙区开合，下颌下缘向下突出，颏部移位不明显；②下颌缓慢歪斜畸形，颏部向健侧偏斜，使健侧呈反合，患侧下颌均匀增大。患侧关节功能障碍，可使运动受限，其严重程度随髁突畸形及关节凹补偿改变程度而异。影像检查见髁状突粗大而长，但骨小梁分布、形态、致密度与邻近正常骨相同，呈延续性，彼此之间无界限，这一点可区别于髁状突的良性肿瘤。髁突骨瘤是髁状突的良性肿瘤，其临床表现与髁突过长相似，但X线显示为局限性瘤体，周界清晰，其骨小梁分布、形态与正常骨不同。

【病理】 镜下见软骨和骨的形成均比较活跃。前软骨层及软骨层总的厚度明显增加，可见增生的软骨下方，较深的部位均可见软骨基质，表明前软骨结缔组织层增生活跃。

四、滑膜囊肿

滑膜囊肿（synovial cyst）又称滑囊囊肿（bursal cyst），常发生于腘窝，颞下颌关节罕见，病因不明，可能与慢性损伤有关，可继发于其他关节疾病，如骨关节病、色素性绒毛结节性滑膜炎或滑膜软骨瘤病。

【临床】 滑膜囊肿可发生于任何年龄，临床表现为局部肿块，可伴有局部疼痛，触之较柔软。

【病理】 镜下见囊肿壁为纤维结缔组织构成，纤维囊壁较致密，常发生玻璃样变性。可见软骨或骨的化生。纤维组织中有小灶性淋巴细胞、浆细胞和单核细胞浸润，偶见多核巨细胞、泡沫细胞及含铁血黄素。囊壁腔面被覆有滑膜细胞或附有纤维素性渗出物。

五、腱鞘囊肿

腱鞘囊肿（ganglion）是由于关节囊或腱鞘结缔组织的粘液变性或液化形成的囊肿。病因不明，可能与慢性损伤有关，或由于关节过度活动引起结缔组织的退行性变，或滑液外渗于结缔组织中所致。

【临床】 本病多发生于青年人，女性比男性多见，多发生于腕、指、足背等的关节附近。颞颌关节部位罕见。临床表现为囊性肿物可伴有钝痛。

【病理】 肉眼观察，囊肿多为单个，偶见多发病变，呈圆形或卵圆形，囊肿较小，有弹性，囊肿可发生于腱鞘或与关节相连。囊壁较致密，剖面单囊或多囊，囊腔内含胶胨状粘液，囊壁表面较光滑。

镜下见囊壁为粘液性的纤维结缔组织，粘液细胞为梭形或多角形，组织疏松，粘液基质嗜碱性，呈现蓝色。纤维囊壁较致密，很少见到炎症细胞。

六、髁突骨软骨瘤

一般认为髁突骨软骨瘤（condyle osteochondroma）并非真性肿瘤，因此本病又称骨软骨性外生骨疣（osteocartilaginous exostosis）。髁突骨软骨瘤是指骨表面覆盖在软骨帽上的增生物。

【病因】 骨软骨瘤的病因不明，以往在长骨肿瘤的研究方面有多种不同意见：①骨膜通过软骨化生而发生肿瘤；②骨膜发育异常形成移位的软骨巢，受到持续刺激，使软骨内骨化；③放射可能是引起肿瘤发生的因素；④可能与局部骨内血管发育异常等有关。

【临床】 骨软骨瘤好发于长管骨骺端的骨表面，以股骨、胫骨多见，也可发生于髁突和喙突。任何年龄均可发生，以20岁青年人多见，女性稍多于男性。多为单侧发生，为无症状的骨性突起，生长缓慢，可引起颜面不对称，开口受限，开口型异常及颌关系紊乱。影像学显示，髁突部有骨皮质向外突出的骨性赘生物。

【病理】 肉眼见肿物呈丘状或蒂状与密质骨相连，剖面从表面至深层可分为三层，表层为软骨膜，是由薄层的纤维结缔组织构成，下方为软骨帽，呈白色或略带蓝色，为透明软骨样，软骨帽的增生情况与软骨细胞生长的活跃程度有关。深部为肿瘤的主体，由松质骨构成，可见骨小梁和骨髓。镜下见，肿瘤表面为纤维组织覆盖，大部为胶原纤维，细胞成分较少。软骨帽由软骨细胞和基质构成，一般软骨中细胞较少，基质较多，有时软骨细胞的排列层次类似于髁突软骨。软骨帽深部的软骨细胞肥大，与钙化层参差交错，通过软骨内化骨，形成骨组织。

七、颞下颌关节的少见肿瘤

颞下颌关节的肿瘤少见，可来自髁状突软骨、骨、滑膜及关节囊。除髁突的骨软骨瘤以外，还可发生软骨瘤、骨肉瘤及软骨肉瘤，这些肿瘤临床上可影响关节功能，使咬合紊乱等关节症状，其病理表现及生物学行为与颌骨其他部位的同类肿瘤相同（见相关章节）。滑膜肉瘤非常罕见，多来自关节周围的软组织。

Summary

The most commonly seen temporomandibular joint disorders are temporomandibular disorders (TMD) and inflammatory diseases. Tumor and tumor-like lesions are seldom. Among them, the TMD is the most common one. Its etiology is complex. Clinically, pain in the TMJ area , abnormality in mandibular movement and clickings are usually present . The pathological changes of osteoarthritis include degenerations of the meniscus, condylar cartilage and bony tissues. Rheumatoid osteoarthritis is one of the local manifestation of the systemic joint disease. The synovial chondromatosis is a tumor-like lesion, true tumor lesions are rare in TMJ.

（孙开华）

第十八章 涎腺疾病

第一节 涎腺发育疾病

涎腺发育疾病比较少见，包括涎腺发育异常（development abnormality of salivary gland）和涎腺移位（displacement of salivary gland），头颈部发育畸形时常伴有涎腺发育异常。发育异常和移位在大小涎腺均可发生。

一、先天性涎腺缺失

先天性涎腺缺失（congenital absence of salivary gland）又称涎腺发育不全（aplasia of salivary gland）。任何单个腺体都可发生先天缺失，大涎腺的先天缺失罕见。病因不明，与其他部位的外胚叶发育缺陷无关，可能与遗传有关。

临床表现为口腔干燥症或口干，重者随时需含水，特别当进食时更为明显。口腔粘膜表现干燥，粘膜面光滑或表面粗涩。用口镜拨动舌、唇或颊粘膜，不易移动，有粘着感。唇及口角常发生皲裂。因缺乏唾液冲洗，龈缘部位的牙面上，常有脱落的上皮细胞和食物残渣，易发生多发的环状龋，甚至在牙萌出早期，牙冠暴露于口腔不久，已发生龋的破坏。大涎腺发育不全，其口腔表现与颊部恶性肿瘤放射治疗后的症状相似。

二、涎腺导管异常

涎腺导管异常（abnormality of ducts）是先天性导管畸形，比较少见，主要表现为涎腺导管扩张（dilatation of salivary gland ducts），导管壁可形成憩室，呈球状或圆筒状扩张，可以是慢性涎腺感染的潜在因素，多见于颌下腺导管，可在导管开口附近形成小憩室，但常不导致病理改变。腮腺导管扩张比较少见，可发生于单侧或双侧腮腺，其中以双侧腮腺导管扩张多见，有时腮腺末梢导管扩张，腮腺造影表现为点状阴影，且与导管直接相连。本病可能与遗传有关，部分患者有家族史，本病可能是腺体结构异常或免疫缺陷所致。先天性涎腺导管异常，若无继发感染，一般不易发现，多在X线造影时偶然发现。

【病理】 镜下见扩张的导管为单层或复层柱状上皮衬里，管壁和管周结缔组织中可存在炎症细胞，管腔内含嗜酸性、均质性的分泌物。

导管异常还表现为导管开口异常，副导管可位于颊、下颌下缘、上颌窦和颈部。可发生先天性涎瘘，涎瘘可为一个或多个，经常在瘘口流出涎液。涎腺导管先天性闭锁罕见，若导管闭锁时，可形成潴留囊肿，同时可发生严重的口干症。

三、涎腺异位

涎腺的异位（displacement of salivary gland）是指腺体远离正常位置。涎腺的异位或迷走并非少见，异位于下颌骨体者称之为发育的下颌舌侧涎腺陷入（developmental lingual mandibular salivary gland depression）又名下颌静止性骨缺损（static bone defect of the mandible）或静止骨腔，常与颌下腺或舌下腺相连。根据成人颌骨 X 线片统计患病率为 0.4%。多异位于下颌角或稍前方，影像学显示，颌骨内有边界清楚的椭圆形投影区，易被误认为颌骨囊肿或囊性肿物。腮腺区淋巴结内常有异位腺体，与淋巴上皮病变和 Warthin 瘤的发生有密切关系。此外还常沿嚼肌前缘或嚼肌下缘发生异位，一般无症状，于涎腺造影时偶然发现。牙龈、颈部、咽部、扁桃体窝、中耳、脑垂体及小脑桥有时可见迷走的涎腺组织，任何部位异位的涎腺组织均可发生涎瘘、继发炎症、囊肿或肿瘤。异位涎腺既无症状，也无瘘管通出皮肤或粘膜面时，临床不易发现，多为尸检中偶然发现。

四、涎腺融合

涎腺融合（fusion of salivary gland）多为舌下腺和颌下腺的融合，发生于口底时，易误诊为舌下囊肿或肿物。有的舌下腺与颌下腺之间穿过颌舌骨肌有蒂相连，故舌下腺囊肿可发生于颌舌骨肌上方或颌舌骨肌下方。

五、涎腺增生

涎腺局灶性增生或肥大（hypertrophied）为 Giansanti 等（1971）首先报告 2 例发生于腭部的涎腺增生，本病少见，多为个案报道，根据北大口腔病理室统计，628 例小涎腺肿瘤，其中有 9 例为涎腺增生。

【临床】 本病多发生于小涎腺，以腭部多见，唇、颊、磨牙后腺均可发生，性别以男性多见，发病年龄，最小 29 岁，最大 68 岁，平均年龄 50 岁。临床表现为无症状的肿瘤样结节，生长缓慢，被覆粘膜颜色正常，常被误诊为涎腺的良性肿物，发生于唇部可形成双唇或巨唇。

【病理】 镜下见粘膜下层为密集的粘液腺泡，形成小叶，偶见腺泡肥大，有的部位可见灶状粘液外溢，涎腺导管无明显变化，间质少无明显的炎症细胞，增生腺体的粘膜表面上皮正角化或不完全角化，可见棘层增厚（图 18—1）。

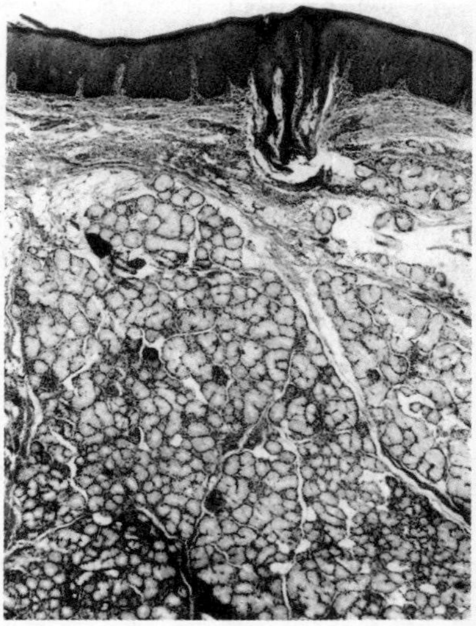

图 18—1　涎腺增生（腭）
粘膜下层粘液腺泡呈瘤样增生

六、多囊腮腺

多囊腮腺又称（polycystic parotid gland）发育异常的多囊病（dysgentic polycystic disease）本病罕见，其病变类似于身体其他器官发生的多囊性疾病，如肾、肝、胰腺及肺的先天性多发性囊肿。发生于腮腺者临床可出现腮腺无痛性反复肿胀，影像学检查，表现为腮腺点状或球状扩张。

【病理】 镜下表现，腮腺为大小不等的囊腔所代替（图 18—2），囊壁上皮衬里表现多样，可为柱状上皮细胞，细胞核呈圆形，近基底部，胞浆丰富，近管腔部可见嗜酸性

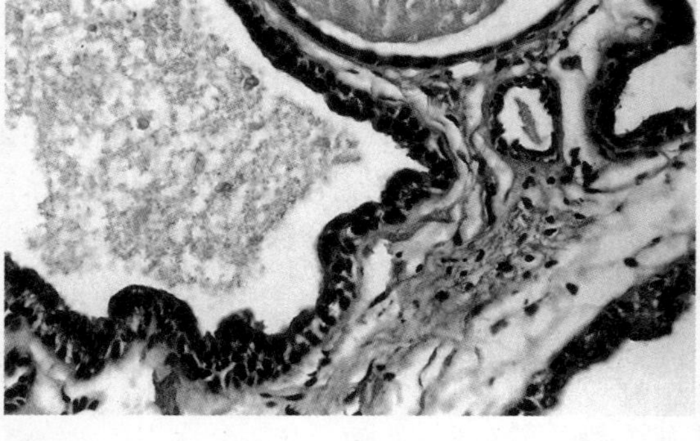

图 18—2　多囊腮腺
大小不等的囊腔，囊壁有立方状或扁平上皮衬里，囊腔内粘液样物质

分泌颗粒，类似于腮腺的纹管，囊壁也可为立方状上皮细胞，胞浆嗜酸性，核位于细胞中央，似闰管上皮，也可表现为扁平细胞上皮衬里，为单层细胞，与血管内皮相似。还可表现为胚胎发育期的上皮芽。囊腔内含粘液样沉积物或球状涎石或微小结石。囊肿之间可见残存的腺体，间质中不存在炎症改变。

第二节 涎腺炎症

涎腺炎（sialadenitis）主要发生于三对大涎腺，腮腺、颌下腺及舌下腺，小涎腺少见。炎症可局限于导管部分，称为管炎。若腺体同时发炎，则为涎腺炎。涎腺炎主要为细菌或病毒感染所致。

一、急性涎腺炎

急性涎腺炎（acute sialadenitis）少见，通常是指急性化脓性腮腺炎（acute suppurative parotitis）。

急性化脓性腮腺炎为细菌感染所致，病原菌主要是金黄色葡萄球菌、草绿色链球菌及溶血性链球菌。多为全身疾病的合并症，由于身体虚弱，免疫力降低或腹部大手术后，引起反射性腮腺功能低下，口腔卫生不良，唾液分泌量减少，口腔内致病菌经涎腺导管进入腮腺，发生逆行感染。涎腺结石或异物等使导管阻塞也是本病的发病因素之一。血源性者较少见，与败血症或脓毒血症有关，多见于新生儿的血行感染。

【临床】 多发生于一侧腮腺，有20%～25%发生于双侧，最早出现的症状为腮腺区疼痛、肿大、局部皮肤潮红、硬结，明显触痛，腮腺导管口红肿，唾液分泌量减少，可有开口困难。病变初期为浆液性炎症，当成为化脓性炎症时，挤压腮腺有脓液从导管流出。炎症扩散到腮腺周围组织，可伴发蜂窝组织炎。患者的全身中毒症状明显，表现为体温升高、呼吸脉搏加快，白细胞升高，血沉加快。唾液检查钠含量增高。急性炎症期禁忌腮腺造影。

【病理】 急性化脓性腮腺炎根据临床表现及化验检查即可诊断，一般不做病理检查。光镜特点是炎症早期涎腺导管的上皮细胞肿胀，管腔狭窄，管腔内有大量中性粒细胞及涎液潴留，导管周围及腺体间质中有密集的中性多形核白细胞浸润。后期腺导管扩张，导管上皮破坏，腺泡消失，涎腺组织坏死，形成多个化脓灶，急性炎症消退后，涎腺组织纤维化。

二、慢性涎腺炎

慢性涎腺炎（chronic sialadenitis）主要发生于腮腺及颌下腺，以往称为慢性化脓性腮腺炎（chronic suppurative parotitis）在临床上极为常见，只要患者有腮腺反复肿胀，导管排脓即可诊断此病。实际是包括腮腺的一组病，但其病因、临床过程及预后并不一致。王松林等（1995）根据291例的临床、腮腺造影、血清免疫学、核素、组织病理、超微病理及长期随访，提出新的分类。慢性化脓性腮腺炎包括：儿童复发性腮腺炎（recurrent parotitis of children）；成人复发性腮腺炎（recurrent parotitis of adult）；慢性阻塞性腮腺炎（chronic obstructive parotitis）

（一）慢性复发性腮腺炎：儿童复发性腮腺炎和成人复发性腮腺炎只是发病年龄及病理生理特点不同，后者为前者的延续。其病理变化大致相同。

【病因】 病因尚不清楚，可能与以下因素有关：①逆行感染；②与自身免疫有关，有的作者将儿童复发性腮腺炎、成人复发性腮腺炎、舍格伦综合征均归于自身免疫病，认为儿童、成人复发性腮腺炎为一种不完全的舍格伦综合征；③先天性发育异常，有末梢导管扩张；④病毒感染；⑤与内分泌有关。

【临床】 儿童复发性腮腺炎从婴幼儿至15岁均可发生，有95%患者发生于10岁以前，男性多见，半数以上患者，首次发病有流行性腮腺炎接触史，可突然发病，也可逐渐发生。腮腺反复肿胀，局部轻度水肿，皮肤潮红，挤压腺体可见导管口有脓液或胶胨状液体流出。少数有脓肿形成。随年龄增长，发作次数减少，间隔时间延长，青春期以后一般可自愈。成人复发性腮腺炎有自幼发病史，单侧或双侧腮腺肿胀，导管口有脓样或胶胨样分泌物。涎腺造影显示末梢导管点状、球状扩张。核素检查，排空功能迟缓。

【病理】 光镜下，小叶间及小叶内导管扩张，有的导管扩张呈囊状，小囊可相互融合，扩张的导管上皮为1～2层扁平或柱状细胞，导管上皮可出现鳞状化生，腺泡消失，为增生的纤维组织代替，导管周围的间充质内有淋巴细胞和浆细胞浸润，可形成淋巴滤泡，管腔内充有慢性炎症细胞、粘液及变性坏死组织（图18—3）。

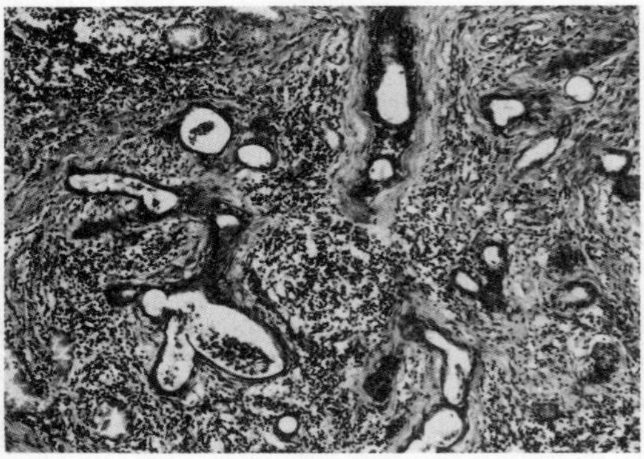

图18—3 慢性颌下腺炎

腺泡消失，导管增生扩张，腺管内及周围慢性炎症细胞浸润

电镜下，腺泡细胞排列正常，腺泡邻面之间的指状突起，彼此交叉，并可见桥粒连接，腺泡的胞浆内可见大小不等的空泡，形态不规则，互相融合，表现中电子密度或低电子密度，细胞器减少，线粒体扩张。部分细胞核固缩，小叶内导管扩张，管腔面微绒毛减少，部分细胞扁平，细胞间隙扩大。排泄管的部分细胞消失，为纤维组织代替。

【鉴别诊断】 舍格伦综合征的病理变化主要为淋巴细胞和组织细胞增生，病变由小叶中心开始，小叶的外形仍然保存，无纤维组织的修复反应。

（二）慢性阻塞性涎腺炎（chronic obstructive sialadenitis）又称管炎是由于涎腺导管结石、异物、瘢痕或肿瘤压迫使导管狭窄，而引起继发感染。也可由于逆行感染而发病。以颌下腺及腮腺多见。临床表现为涎腺肿大，有酸胀感，进食时加重，挤压患部有大量浑浊样涎液流出。腮腺造影可见主导管扩张，末梢导管呈点球状，部分腺体不显影。

【病理】 组织学可表现为病变发展的不同阶段，早期导管周围有炎症反应，结缔组织水肿，淋巴细胞、浆细胞浸润，血管扩张充血，导管系统扩张，管壁上皮细胞变性，管腔内有嗜伊红唾液沉积物。晚期纤维组织增生，且玻璃样变性导致管腔狭窄，腺泡大部破坏消失，仅存导管，涎腺为修复的纤维组织取代。

电镜显示，排泄管的部分上皮脱落，上皮细胞间的间隙增宽，桥粒断裂，小叶内导管扩张，导管上皮变性，细胞核固缩，管壁间有白细胞移出，腺泡细胞的胞浆内细胞器减少，分泌颗粒消失，细胞间有大量变性细胞和残存的细胞器。

三、慢性硬化性颌下腺炎

慢性硬化性颌下腺炎（chronic sclerosing sialadenitis of submandibular gland）又称

Küttner 肿瘤，1896 年 Küttner 首先描述，1991 年 WHO 涎腺肿瘤分类中，将本病分类为涎腺瘤样病变。临床易误诊为颌下腺肿瘤，实际本病是炎症性疾病。

【病因】 病因尚不完全清楚，其发病因素为内分泌紊乱，引起原发性阻塞性电解质异常性涎腺炎，随着病变的发展，导致颌下腺的自身免疫性组织破坏。也可能由于涎腺结石堵塞导管系统，管周淋巴细胞浸润，引起导管系统的免疫反应。据统计约有 30%的患者与涎石症有关。

【临床】 男性发病稍多于女性。任何年龄均可发生，以中青年常见。病期长短不一，患者多在 2 年内就诊，少数可长达 10 余年，临床表现为单侧颌下腺无痛性肿大，或有轻微疼痛，挤压下颌腺有粘稠的脓性分泌物从导管口流出，若伴颌下腺结石，其症状与涎石症相同。颌下腺造影显示腺泡消失，导管扩张。

【病理】 病变早期表现为导管周围局灶性淋巴细胞浸润，导管扩张，管腔内含粉染的粘液。随着病变的发展，小叶内导管周围组织纤维化，或有玻璃样变性。导管上皮可鳞状化生。腺泡细胞萎缩，为淋巴细胞取代，并可见淋巴滤泡。晚期腺小叶结构及大部分导管系统破坏，称之为“涎腺硬化症”，偶见导管上皮芽及上皮岛形成（图 18—4）。

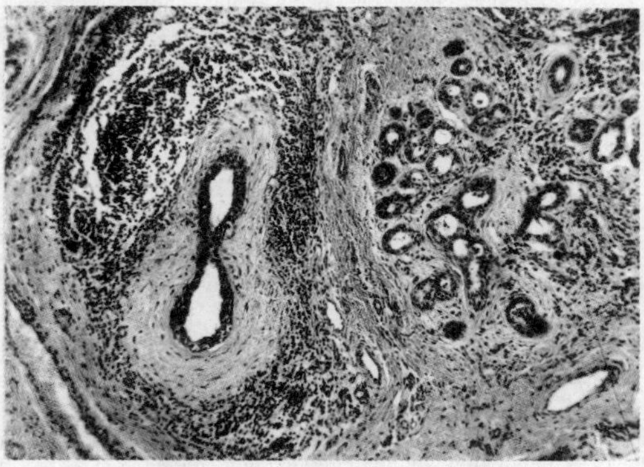

图 18—4　慢性硬化性颌下腺炎
腺泡消失，导管周围胶原纤维玻璃样变性
慢性炎症细胞浸润

四、小涎腺炎

小涎腺炎（minor sialadenitis）是口腔内粘膜下腺体的慢性炎症，多种疾病均可累及小涎腺，与自身免疫性疾病关系密切，尤其是舍格伦综合征、结节病及复发性坏死性粘膜腺周围炎等常见小涎腺受损（见相关章节）。烟斗抽烟或倒吸烟者可引起烟草性口炎，腭部粘膜导管开口处，呈现红色小点状充血或局部轻微肿胀。

【病理】 粘膜表面上皮过度角化，延伸至导管口，棘层增生，腺体肿胀，间质中慢性炎症细胞浸润，血管扩张充血。

五、流行性腮腺炎

流行性腮腺炎（epidemic parotitis or mumps）是病毒感染的一种急性传染病，患者可获得终身免疫。

【病因】 本病为一种副粘液病毒，由唾液飞沫经呼吸道传播，病毒在口腔粘膜和鼻腔粘膜大量繁殖，进入血液，发生病毒血症，经血液到达腮腺或其他器官而发病，也可直接从腮腺导管口进入腮腺，发生逆行感染。

【临床】 本病为儿童常见的流行病，成人也可发生。局部主要表现为双侧腮腺区对称性肿胀、疼痛、咀嚼和进食时疼痛加剧，腮腺导管口可红肿，唾液分泌减少。单侧腮腺发病少见，少数患者颌下腺及舌下腺可同时受侵犯。全身症状明显，可出现发热、头痛、呕吐等，血液检查，中性粒细胞不高或降低，尿淀粉酶升高可协助诊断。全身其他脏器可同时受累，如脑膜炎、睾丸炎或卵巢炎等。

【病理】 镜下表现为腺泡细胞内含空泡，可见细胞内包涵体，部分腺泡细胞坏死。导管上皮细胞水肿，血管扩张充血。淋巴细胞、浆细胞浸润，并可见巨噬细胞。

六、涎腺包涵体病

涎腺包涵体病（salivary gland inclusion disease）又名巨细胞性包涵体病（cytomegalic inclusion disease）；涎腺病毒病（salivary gland virus disease）。

【病因】 本病为巨细胞病毒感染所致，这种病毒最早是由涎腺组织中分离出来，故称为涎腺病毒。它属于疱疹类病毒，在宿主体内可长期存在，从唾液和尿中排出。感染途径可通过密切接触或通过胎盘、输血感染。

【临床】 本病多发生于新生儿及2岁以下的婴儿，成年人也可发病，多在严重疾病的基础上发生，如白血病、恶性肿瘤晚期施用大量抗代谢药物，器官移植或接受免疫抑制的治疗者均易感染，婴儿局灶性病变主要侵犯腮腺，大多无临床症状，常在尸检中发现，死产儿中有10%发现患涎腺包涵体病。临床可出现肝脾肿大、黄疸、紫癜、溶血性贫血，也可侵犯呼吸系统或神经系统。若为先天性包涵体病，可表现为小颅畸形，可引起智力发育障碍。

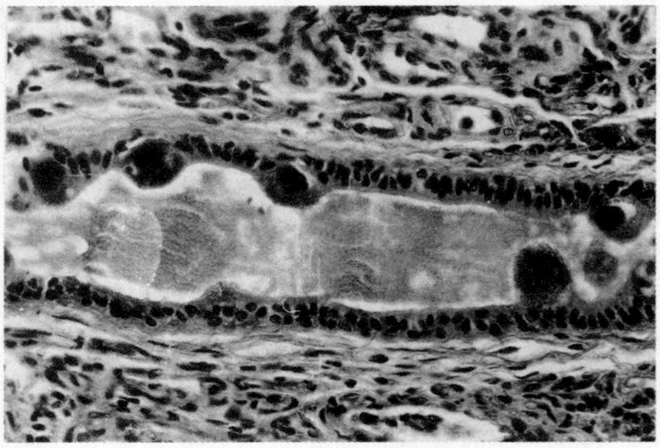

图18－5 涎腺包涵体病

腮腺导管上皮出现含包涵体的大细胞

【病理】 病变主要侵犯腮腺和颌下腺，导管上皮细胞出现包涵体，此种细胞较大，直径可达30μm左右，细胞核的直径为10～15μm，包涵体位于胞核内或胞浆内靠近管腔侧，核呈圆形或卵圆形，多嗜酸性，周围有晕环绕。含包涵体的细胞可发生变性、崩解，腺管周围有淋巴细胞、浆细胞及单核细胞浸润，血管扩张充血，并可见出血（图18－5）。

七、涎腺肉芽肿性病变

涎腺肉芽肿性病变是一组特殊感染导致的涎腺炎症性疾病。

（一）涎腺结核（tuberculosis of salivary gland）：病原菌为结核杆菌，发生于腮腺者，多为腮腺内淋巴结的结核感染累及腺实质。大涎腺结核可分为两型：①浸润传播型，来自血行感染；②局灶结节型，为经淋巴途径感染。

【临床】 涎腺结核以腮腺较多见，颌下腺次之，舌下腺及小涎腺少见。好发于青年人，女性稍多见。临床表现为涎腺区肿块，可有消长史，腮腺淋巴结核无明显症状，肿块有清楚界限，常误诊为良性肿瘤。也可有自发痛或局部压痛，弥漫性肿大，挤压腺体及导管，可有稀薄脓性分泌物流出。肿块软硬不等，有的肿块中心较柔软，触之有波动感，或与皮肤粘连，或形成经久不愈的瘘管，偶伴面瘫。涎腺造影有占位性病变，与良性肿瘤相似，结核波及腺实质，发生干酪样坏死，形成空洞，造影液可外溢，易误诊为恶性肿瘤。

【病理】 病变初期，腺泡间有孤立的结核结节，以上皮样细胞为主，偶见1～2个朗格汉斯巨细胞，周围是淋巴细胞。中期，大部分腺泡消失，为结核病变代替，可见残存的导管，但小叶外形依然存在，以纤维组织间隔。后期，小叶外形消失，为结核病变所取代，其间偶见腺管，结核结节中央可见干酪样坏死，或液化形成脓肿，脓肿壁形成结核性肉芽组织。增殖性结核，则不存在或有少量干酪样坏死。应与腮腺类肉瘤病（sarcoidosis）鉴别（见粘膜病章）。

（一）放线菌病（actinomycosis of salivary gland），病原菌为衣氏放线菌，是一种慢性化脓性肉芽肿性疾病。发生于涎腺者少见，可为原发或继发，二者之间很难鉴别。原发于腮腺的放线菌病比较少见，是经导管逆行感染所致，病变局限于腺体的一部分，继发性是由面颈部放线菌感染波及到腮腺。

【临床】 发病初期，腮腺区肿胀，皮肤发红，中度疼痛，常规消炎治疗无效。慢性阶段，皮肤呈硬结样改变，呈暗红色，边界不清，浸润块表面破溃，形成多个窦道，排出脓液，脓液内含硫磺颗粒。涎腺导管口发红，硬结。涎腺造影显示腺体和导管存在不规则充盈缺损，形成大小不等、形态不规则的囊性阴影。

【病理】 放线菌侵入组织后，引起组织坏死并形成脓肿，可见硫磺颗粒，病变由菌体和菌丝构成。镜下见嗜碱性不规则团块，中央部分均质状，边缘部有辐射状分支细丝，细丝顶端常有胶样鞘膜，形成玻璃样杆状体。菌落周围有大量中性粒细胞环绕，外围为上皮样细胞、巨细胞、嗜酸性粒细胞和浆细胞，晚期病变可见纤维组织增生。

八、眼色素层腮腺炎

眼色素层腮腺炎（uveoparotitis）又称眼色素层腮腺热或 Heerfort 综合征。Heerfort（1904）首先报道。特征为眼色素层炎，腮腺肿胀、发热、面瘫。目前认为是结节病（sarcoidosis）的一种类型。病因尚不完全清楚。

【临床】 发病年龄以青壮年多见，前驱症状为发热、全身不适、虚弱、恶心及夜间盗汗，症状可持续数日至数周。随后出现双侧腮腺无痛性肿大、变硬。多为双侧腮腺同时发病，颌下腺、舌下腺也可同时受侵。唾液分泌减少，出现口干。并可伴发颌下淋巴结和颈部淋巴结肿大，面部、软腭及声带麻痹，出现吞咽不便或声音嘶哑。眼部发病较早，多在腮腺肿大之前，症状已经很明显，一般为双眼对称性发病，可为虹膜睫状体炎和脉络膜炎，色素层炎可引发青光眼，重者导致失明。有时泪腺肿大，纵隔淋巴结也存在病变。

【病理】 病理表现与结节病相似，腮腺组织破坏消失其间出现多个结节性病变，结节由上皮样细胞、淋巴细胞和多核巨细胞组成。巨细胞内未见包涵体，有时可见 Schaumann 小体及星状小体。结节中心部可见血管，不存在干酪样坏死和钙化，病变有纤维化倾向。

九、涎结石病

涎结石病（sialolithiasis）又名涎腺结石（salivary stone）或涎腺导管结石（salivary duct stone）。

【发病因素】 涎石病比较常见，以颌下腺结石多见，可能与下列因素有关：①颌下腺分泌的唾液富含粘蛋白，比较粘稠，且含钙量高，约超出腮腺的 2 倍，钙盐容易沉积；②颌下腺导管长而不规则，分泌液易于浓缩；③导管口较大，位于口底，异物容易进入导管内。小涎腺结石患者，常伴有身体其他器官结石，可能与全身代谢有关。

【临床】 涎腺结石主要发生于青壮年，男性比女性多见，男女之比为 2∶1，任何年龄均可发病，多在 20～40 岁之间，根据大涎腺发病部位统计，颌下腺占 83%，腮腺占 10%，舌下腺占 7%。小涎腺以上唇最多见，其次为颊腺。结石可发生于导管内或腺体内，发生于导管内，可出现阻塞症状，进食时腺体肿胀，疼痛，重者疼痛可向耳颞部及颊部放射，进食后不久，肿胀消失，疼痛缓解。若结石位于导管前部，可触到坚硬的结石，局部可有压痛，而无明显自觉症状。X线平片即可显示结石的存在，但少数隐性结石则不能显示。小涎腺结石无症状，在粘膜下出现孤立的小结节，触之较硬，粘膜颜色正常。

【病理】 涎石为单个或多个，以单个多见，呈圆形或长柱形，大小不等，最小直径为0.1cm，最大可达5.5cm，有的坚硬，有的呈泥沙状。结石为淡黄色，剖面呈同心圆层板状，中央有一个或数个核心（图18－6）。结石的形成是由于脱落的上皮细胞、细菌或异物等形成核心，继之唾液中的无机盐沉积在核心的周围。

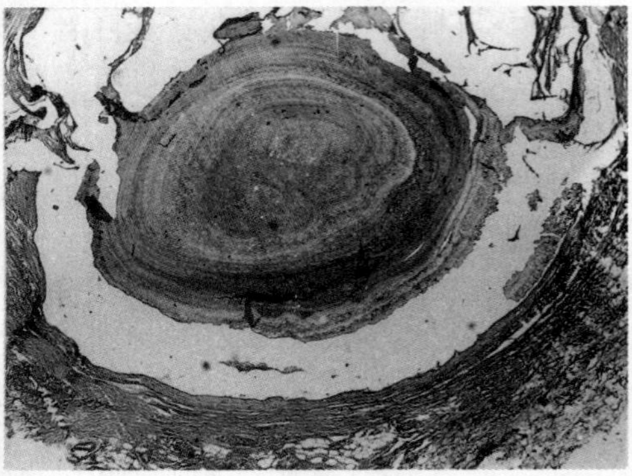

图18－6　涎腺结石
剖面呈同形圆，层板状

扫描电镜观察结石，层板的厚度为20～100μm，核心部可见各种不同形态的结晶和菊花样结构。透射电镜显示，晶体呈板状，长约50～100nm，宽度为6.5nm。电子探针及X线衍射研究结果证实，结石基质为涎液蛋白，核心可以是有机物或无机物，在结石形成过程中，Ca、P、O及少量F元素以层状方式沉积。化学分析主要是无机盐，且以磷酸钙为主，占70%～75%，碳酸钙占10%～15%，并含少量钾、钠、氯、镁及铁等盐类。有机物仅含5%，有粘多糖、胆固醇及尿酸等。

涎腺组织的病变，涎石所在部位的导管有不同程度的扩张，导管腔面糜烂或溃疡，可见导管鳞状化生，导管周围有慢性炎症细胞浸润。近腺体部导管扩张，管腔内有粘液及炎症细胞。腺泡变性、萎缩，结缔组织增生，可见大量成纤维细胞。

十、过敏性涎腺炎

过敏性涎腺炎（allergic sialadenitis）罕见，过敏源可为各种食物、药物，如氯霉素、土霉素等，各种花粉及重金属也可引起过敏性炎症。

【临床】 涎腺突然肿大，唾液及外周血中嗜酸细胞增多有助于诊断。

【病理】 涎腺的急性炎症及腺实质的变性，可见大量嗜酸性粒细胞浸润。

十一、放射性涎腺炎

放射性涎腺炎（radiant sialadenitis）又称涎腺放射性损伤（salivary radiant impair），是放射治疗时，涎腺组织在放射野内，致使涎腺组织的损伤。

【临床】 急性放射性涎腺炎表现为涎腺迅速肿大，局部皮肤发红，疼痛较重，局部压痛，1～2天内症状可自行消失。多数患者表现为慢性炎症过程，放射初期唾液反应性增多，以后逐渐减少，唾液流量比正常减少约50%，主要为唾液中蛋白含量减少。患者出现口干，口腔粘膜充血水肿，可出现瘀斑，重者，粘膜坏死，形成溃疡。颌下腺可见纤维化，形成较硬的肿块。

【病理】 涎腺的浆液性腺泡对放射反应敏感，因此腮腺反应较重，颌下腺内亦为浆液性腺泡最先出现变性。小涎腺以粘液性腺泡为主，反应较轻。光镜下表现腺泡变性、萎缩，分泌颗粒减少，导管可鳞状化生，管腔内充满粘液及变性细胞。间质中淋巴细胞、浆细胞浸润。重者腺泡全部消失，仅存少量导管，腺体纤维化。

第三节　涎腺非炎症性疾病

涎腺非炎症性病变主要表现为涎腺肿大，但是与肿瘤性增生不同，而是与年龄增长、营养不良、自家免疫性疾病等因素有密切关系。

一、涎腺的增龄性变化

涎腺随年龄的增长，在形态和功能方面均会产生一定变化。以往对唇腺、颌下腺及腮腺进行观察，组织形态明显改变是在70岁以后，虽然腺体的部位不同，但其变化大致相同。

（一）组织形态改变：腺泡细胞萎缩、变性，数量减少；腺导管增生扩张，小导管内存留沉积物，局灶性淋巴细胞浸润，上述变化，随年龄增长，有增多趋势，其中60%～80%为T淋巴细胞，主要是T辅助淋巴细胞。间充质中纤维组织及脂肪组织增多。腮腺脂肪组织增生尤为明显。大排泄管和腺小叶内出现大量嗜酸细胞。

（二）计量学分析：对腮腺的定量分析，70岁以上的老年人与40岁以前的腮腺体积比，腺实质减少了约19%，脂肪增加约50%，嗜酸细胞检出率为75%，小导管内唾液沉积物为63%，粘液细胞检出率10.7%，间充质中炎症细胞出现率为50%。腺泡的体积比减少34.3%。腺导管、脂肪和纤维间质体积比分别增加76.8%、49.7%和81.9%。颌下腺的嗜酸粒细胞检出率为97%，比腮腺高，导管增生为31.7%，比腮腺低。尸检标本的定量分析，75岁以上的老年人与14岁以下的儿童相比，颌下腺的体积平均减少1/4。

（三）电镜体视学研究，腺泡细胞的胞浆体积随年龄增高而增大，与青年人相比，增加25.4%，细胞的平均体积增加21.4%，分泌颗粒数量和大小无明显改变，腺泡细胞的体积增大，可能是代偿反应。

（四）免疫组织化学反应：半定量研究表明，腺泡细胞内的淀粉酶，随年龄增长逐渐降低。溶菌酶分布于腺泡、闰管和结缔组织中的组织细胞内，主要表现为闰管阳性，随年龄增长，溶菌酶阳性率降低。此外腺实质细胞的RNA减少，酸性磷酸酶活性增高。

二、涎腺萎缩

增龄时腺泡可发生萎缩，全身疾病、涎腺炎、涎石病及囊肿和肿瘤的压迫、放射线局部照射均可发生涎腺的萎缩。临床上会出现口干症状。

【病理】　涎腺组织中腺泡发生萎缩，以浆液性腺泡变化较明显，重者腺泡完全消失，浆液性腺泡粘液样变，导管上皮由柱状变为扁平细胞，腺导管扩张，末梢导管也可增生。腭腺的腺体在增龄性变化时腺泡可萎缩，变小，脂肪组织和结缔组织增生。

三、嗜酸细胞增生症

嗜酸细胞增生（oncocytosis）是指腺体组织中有大量嗜酸细胞增生，可能是随年龄增长，细胞代谢改变的结果。Seifert（1991）认为其原因可能是线粒体病变引起细胞内的代谢异常。嗜酸细胞增生症分为弥漫性嗜酸细胞增生（diffuse oncocytosis），多灶性嗜酸细胞腺瘤样增生（multifocal oncocytic adenomatous hyperplasia）。

（一）弥漫性嗜酸细胞增生症：多发生于70岁以上的老年人，女性多见，为单侧腮腺肿大，界限不明显，无自觉症状，触之柔软，增生物较小，直径约1cm。

【病理】 腺小叶内的腺泡和导管表现为嗜酸细胞化生，细胞肿胀，胞浆内充满细小的嗜酸颗粒，胞核较小，核仁清晰。间质中可见脂肪细胞，导管周围结缔组织中偶见淋巴细胞、浆细胞浸润。组织化学染色，氧化酶活性增高，脂蛋白染色和 PTAH 染色呈阳性，超微结构显示嗜酸细胞的胞浆内有大量肿胀的线粒体，并见晶体及电子致密颗粒。导管的嗜酸细胞的胞浆内，偶见张力细丝。肌上皮性嗜酸细胞含肌微丝。

（二）灶性嗜酸细胞腺瘤样增生：表现为嗜酸细胞呈结节状增生，比较多见，约占涎腺疾病的 0.1%，占嗜酸细胞增生症的 2/3，发病年龄多在 61～70 岁之间，大小涎腺均可发生，大涎腺可单侧，或双侧同时发生，以腮腺多见。小涎腺可见于硬腭、舌等部位。临床无症状，质地柔软，为界限清楚的结节状肿物，易误诊为良性肿瘤。在嗜酸细胞腺瘤周围的腺体组织，偶见局灶性嗜酸细胞增生，有人认为多灶性嗜酸细胞增生的融合，被纤维组织包绕，形成肿瘤包膜，而发展成嗜酸细胞腺瘤（图 18—7）。

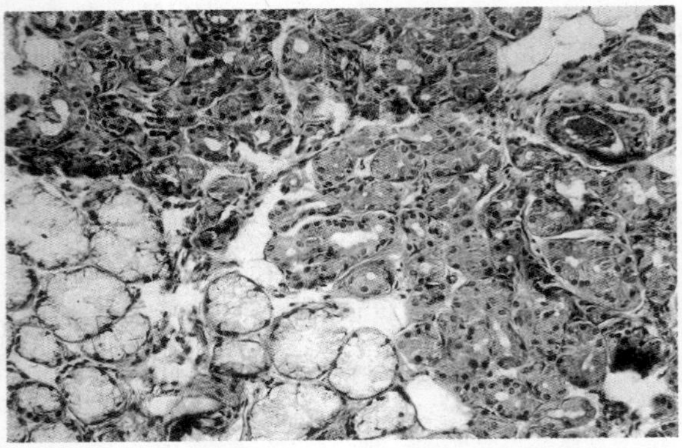

图 18—7　嗜酸细胞增生症
左下为腭腺，右上为嗜酸细胞，二者之间无纤维包膜

四、涎腺症

涎腺症（sialadenosis）是一种慢性、复发性、无痛性、双侧腮腺肿大，既非炎症也非肿瘤的疾患。本病为 Seifert（1962）首先提出。

【同义名】 变性型涎腺肿大症（degenerative sialosis）；涎腺退行性肿大（degenerative swelling of salivary gland）。

【病因】 病因尚不完全清楚，与以下因素有关：①营养不良，蛋白质、维生素缺乏，如慢性酒精中毒、肝硬化等。红体病（Kwashiorkor）是一种蛋白质严重缺乏的症候群，常伴发退行性涎腺肿大；②内分泌障碍，糖尿病患者，特别是中老年糖尿病人，检查血糖、尿糖正常，仅糖耐量曲线异常，可出现腮腺肿大。间脑-脑垂体系统疾病，如肥胖、月经过少及腮腺肿大综合征，肢端肥大等均可见腮腺肿大；③植物神经功能失调是本病常见的原因。

【临床】 多发生于双侧腮腺，颌下腺很少发生。临床表现为缓慢、弥漫性腮腺肿大，柔软无压痛，偶有胀感，腮腺导管口无红肿，分泌出清亮液体，但分泌量较少，可伴额及下肢营养不良性水肿。

【病理】 光镜下显示浆液性腺泡增大，约为正常的 2～3 倍，细胞融合成片，彼此间界限不明显，腺泡腔消失，细胞核被挤压，位于基底部，胞浆染色浅，呈蜂窝状。组织化学染色，胞浆内的中性粘多糖、酸性粘多糖和 RNA 均比正常腺泡减少。另一部分腺体代偿性增多（图 18—8）。

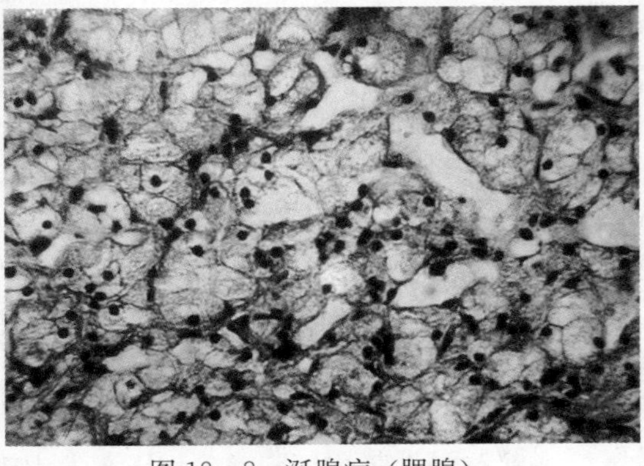

图 18—8　涎腺症（腮腺）
浆液性腺泡空泡变性，腺泡增大，细胞核小近基底部

超微结构：肿胀的腺泡细胞的胞浆内含

1～3μm的分泌颗粒，可见较多的粗面内质网，高尔基复合体减少。并有许多积聚的空泡。肌上皮细胞核固缩，胞浆内含脂滴及均质性聚集物，偶见肌上皮细胞坏死。植物神经变化主要为节后交感神经元，神经内分泌颗粒减少，线粒体破坏，轴突原浆水肿，轴突终末崩解。

五、舍格伦综合征

【概述】 舍格伦综合征（Sjögren syndrome SS）是一种自身免疫性疾病。Sjögren（1933）首先报告了干性角膜炎、多发性关节炎、腮腺肿大为主征的病例。其实质是外分泌腺的进行性破坏，导致口腔粘膜及眼结合膜干燥，并伴发自身免疫性病征。病变仅限于外分泌腺，为原发性舍格伦（primary Sjögren syndrome），同时伴有类风湿性关节炎或慢性盘状红斑狼疮等自家免疫性疾病，为继发性舍格伦综合征（secondary Sjögren syndrome）。

【病因】 病因及发病机制尚不完全清楚，研究证实发病与某些病毒有关，细胞因子参与该病的发生、发展，遗传或环境因素对发病起一定作用。发病机制可能为：①免疫系统的先天异常，B淋巴细胞活化异常，或T辅助细胞功能亢进或T抑制细胞功能低下，诱导B细胞活化；②病毒性疾病，EB病毒或巨细胞病毒等，改变了细胞表面抗原性，形成获得性抗原刺激，使B细胞活化，产生抗体，导致炎症反应；③组织相容抗原（HC抗原）主要位于涎腺导管的上皮细胞，涎腺导管的破坏，可能是细胞膜上HC抗原的改变，导管细胞成为异常反应的原发性靶组织，或病毒等异常蛋白改变了导管细胞膜的HC抗原结构，均可使T细胞和B细胞配合失调。T细胞亚类的调节失常，使涎腺中的淋巴细胞反应增强，致敏淋巴细胞和特异性抗原的相互作用，诱导淋巴细胞聚集在异常反应的部位。这种病理过程使腺实质不断破坏。持续的抗原刺激，使多克隆B细胞过度反应，并产生自身抗体，导致系统性自家免疫病的发生。

【临床】 性别以中年和老年女性多见，女性约为男性的4～5倍。青少年少见，原发性Sjögren综合征又称干燥综合征（sicca syndrome），仅限于口干及干燥性角膜炎。表现为口腔粘膜干燥，唇、舌粘膜潮红，唇粘膜可干裂，舌刺状乳头萎缩，表面光滑呈镜面舌，有疼痛和烧灼感，干性食物不易咽下，进食时需饮水，讲话过久，舌运动不灵活，若用口镜拨动口腔粘膜时感到粘着，不易移动。挤压涎腺导管口，见唾液分泌量减少，或无唾液。龋增多。涎腺肿大可为单侧或双侧肿大，多发生于腮腺或颌下腺，舌下腺及小涎腺也可发生。肿大的涎腺为弥漫性，较柔软或呈结节状肿瘤样的肿块。眼的症状为眼干、眼内有异物感、烧灼感，分泌物较多。泪腺分泌减少，少泪或无泪，视物模糊。呼吸道粘膜受侵时，出现鼻干、咽干，声音嘶哑等症状。继发性舍格伦综合征则常伴有类风湿关节炎，偶有多发性肌炎、结节性多动脉炎、硬皮病及红斑狼疮等。

血化验可见轻度贫血，白细胞减少，血沉快，血小板减少，多有高球蛋白血症，血清蛋白电泳γ球蛋白升高，免疫球蛋白增加，抗导管抗体阳性，类风湿因子可阳性，少数可发现LE细胞。唾液化学检查，磷成分减少，钠和氯明显增高，唾液中IgA水平高于正常人。TTT高出正常范围，SSA、SSB阳性。

影像学检查可有以下表现：①涎腺造影正常，但排空功能迟缓；②腺内分支导管变细、稀少或不显影，末梢导管呈点、球或囊状扩张。主导管可出现不均匀增粗，或主导管边缘不齐，呈羽毛状、花边状或葱皮样改变；③末梢腺体不显影。④导管移位，腺泡有占位性肿瘤样改变。^{99}锝核素功能测定，显示涎腺摄取功能低下，排泄功能低下或丧失。

舍格伦综合征的诊断标准尚不完全统一，根据第一次国际座谈会（1986）建议的诊断标准为：①干燥性角结膜炎，眼液流率减少，Schimer 试验<9mm/5min；玫瑰红（rose bengal）或荧光素染料可着色。②口干症状：静止或刺激唾液流量均降低；③小涎腺活检有广泛淋巴细胞浸润，腺体在 Greenspan 标度上灶性计算，至少 2 个灶/4mm^2。④系统性自身免疫病化验：类风湿因子阳性，滴度≥1∶60；或抗核抗体阳性，滴度≥1∶60；或 SSA 或 SSB 阳性。若以上四项标准都存在，则确诊为舍格伦综合征，若只有其中三项，则可能为舍格伦综合征。

【病理】 肉眼观察，腺体呈弥漫性肿大，或呈结节状包块，剖面灰白色，病变与正常腺体之间无明显界限。镜下主要表现为腺体内淋巴细胞和组织细胞浸润。病变从小叶中心开始，沿着腺泡之间进行，使腺泡破坏消失，为密集的淋巴细胞取代，并可形成淋巴滤泡，淋巴细胞只侵犯腺小叶，小叶的轮廓仍保留，病变部位无纤维组织的修复性反应。小叶内导管可残存，有的导管上皮增生，形成上皮岛，或导管扩张形成囊肿，囊肿衬有扁平上皮，淋巴细胞群中央液化，形成囊腔。叶间导管扩张，外形不规则，导管上皮部分变性脱落，导管周围结缔组织水肿或有炎症细胞浸润（图 18－9；18-10）。

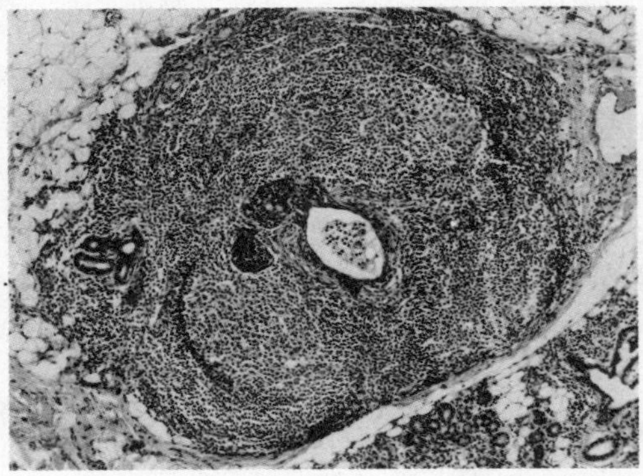

图 18－9 舍格伦综合征（腮腺）

腺泡消失，淋巴细胞增生，导管上皮增生，形成上皮岛

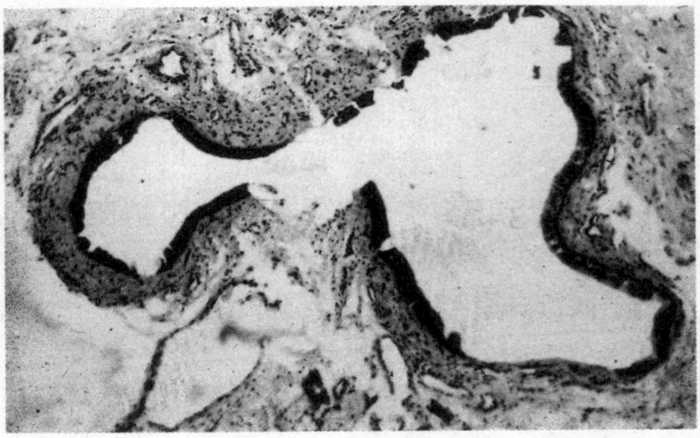

图 18－10 舍格伦综合征（颌下腺）

导管管壁上皮破坏，部分细胞消失

电镜下，导管上皮细胞的胞浆内可见空泡，细胞器减少，上皮细胞间隙增宽，腔面微绒毛减少，管周原纤维溶解、断裂。血管内皮肿胀，空泡变性，血管内红细胞溶解。腺泡细胞的 胞核固缩，染色质凝集，核周间隙增宽，胞浆内粗面内质网扩张，分泌颗粒消失，可见空泡。肌上皮细胞变性，核固缩，肌微丝溶解，基膜可增厚，呈絮状或颗粒状，可见小淋巴细胞和中淋巴细胞。

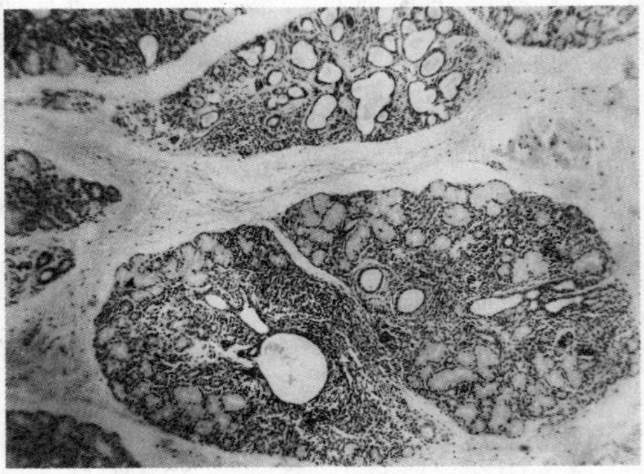

图 18－11 舍格伦综合征（唇腺）

腺小叶内部分腺泡消失，导管扩张，腺泡间淋巴细胞浸润

唇腺活检可反应大涎腺的病理变化，切取标本在 2～4mm^2 内至少取 4 个腺小叶，50 个淋巴细胞为一灶，至少有 2 个或更多的灶，即可诊断（图 18－11）。唇腺活检定度标准（表 18－1）。

表 18—1 唇腺活检定度标准

度数	每 $4mm^2$ 涎腺组织中淋巴细胞
0	无淋巴细胞浸润
1	轻度浸润
2	中度浸润
3	一个灶
4	一个灶以上

舍格伦综合征少数可恶性变。表现为淋巴细胞和组织细胞异常增生，发展成恶性淋巴瘤。上皮细胞异常增生，细胞出现异形性，且腺小叶有融合现象，发生癌变。

六、良性淋巴上皮病变

【概述】 良性淋巴上皮病变（benign lymphoepithelial lesion BLEL）又称米库利奇病（Mikulicz disease），Mikulicz（1888）首先报告腮腺肿大、泪腺肿大病例，镜下特点为间充质中有大量小圆形细胞浸润。以后又有学者将继发于其他全身严重疾病的涎腺肿大称为米库利奇综合征（Mikulicz syndrome），Godwin（1952）将米库利奇病的病理变化命名为良性淋巴上皮病变。1991 年 WHO 在涎腺肿瘤分类中沿用此名称，又称本病为慢性肌上皮性涎腺炎（chronic myoepithelial sialadenitis），或舍格伦综合征的表现。

良性淋巴上皮病变与舍格伦综合征的关系，目前认为两种疾病均为涎腺组织内淋巴细胞增生性病变，BLEL 主要是局限于涎腺和泪腺，而 SS 有更多的全身变化。两者只是侵犯范围的不同，其本质一样，从而认为两病具有同一疾病过程，临床表现互相重叠，BLEL 是 SS 的一种变异，或不完全型。但也有人认为两病不能完全等同，BLEL 可以不出现口干、眼干，也不伴随任何结缔组织病。1976 年 Mason 及 Chisholm 研究认为，两病虽然组织学表现相似，但临床及调查证据还没有足够证据将两种情况联系在一起，临床及化验检查，BLEL 患者未发现 SS 有关的全身表征，经过 10 年追踪，也未出现 SS 的任何特征。迄今为止，多数学者认为 BLEL 和 SS 仍旧属于两种不同的疾病。

七、HIV 涎腺相关疾病

艾滋病为获得性免疫缺陷综合征（acquired immune deficiency syndrome）简称 AIDS，已成为日趋严重的社会健康问题。以往对艾滋病在口腔的表征研究较多，但对涎腺的相关疾病研究较少。

【病因】 HIV 涎腺相关疾病（human immunodeficiency virus associated salivary gland disease，SIV-SGD）的病因尚不完全明了，可能与自身免疫功能低下有关，某些病毒感染，如 EB 病毒、包涵体病毒对涎腺具有特殊的亲和力，AIDS 患者的唾液中可查出包涵体病毒。Sejfert 等（1991）研究认为 AIDS 患者腮腺组织的囊性淋巴样增生，是 HIV 抗原直接反应的结果。

【临床】 男性多见，任何年龄均可发病，以 20～40 岁多见，儿童发生的 HIV 感染可表现为慢性腮腺炎，或涎腺肿大。表现为口干，唾液流量减少或正常，排空功能明显低下，出现干燥综合征的症状，眼干，Schirmer 试验阳性。成人患者可为腮腺、颌下腺肿大，多为双侧、弥漫性肿大，柔软，同时伴 SS 症状。有的表现为腮腺囊肿，常伴颈部淋巴结肿大，上述两种表现可认为是 AIDS 或 HIV 的临床表征之一。

【病理】 腺体内淋巴细胞弥漫浸润，可形成淋巴滤泡，腺泡被增生的淋巴组织代替，有时可见上皮岛，与舍格伦综合征的组织像相似。但二者自身抗体检测不同，HIV 感染的干燥综合征 SS-A、SS-B 抗体阴性，CD4 阴性，而 CD8 为阳性。腮腺淋巴结增生并形成囊腔，囊腔大小不等，大者直径可达 4cm，肉眼可见，小者镜下才可见到，囊腔内含粘液或胶胨样物质，囊壁厚薄不一，有鳞状上皮衬里，腔面呈皱褶样，纤维囊壁有淋巴细胞浸润，可见淋巴滤泡。囊腔的形成系因涎腺导管囊性变所致。

八、坏死性涎腺化生

坏死性涎腺化生（necrotizing sialometaplasia）又称涎腺梗死（salivary gland infarct），是一种非肿瘤性、有自愈倾向的腺体的良性病变，其临床、病理均易与恶性病变相混淆。1973 年 Abrams 首先报道 7 例发生于腭部小涎腺的坏死性涎腺化生。

【病因】 病因尚不清楚，一般认为是腭部涎腺梗死所致。Doneth（1979）通过结扎大鼠供应腮腺的动脉，使腮腺缺血，形成了与人腮腺坏死性涎腺化生类似的病变，证实本病与血运不足有关，因而称为涎腺梗死。也有人认为是烟碱性白色角化的末期，与吸烟，尤其是用烟斗有关。或某些物理、化学、生物性损害致腭部缺血，而发生坏死性炎症。

【临床】 发病年龄以 40～60 岁多见，大小涎腺均可发生，小涎腺多见，其中腭部为好发部位，特别是硬软腭交界处一侧或双侧，磨牙后腺及颊粘膜也可发生。性别方面，男性多见。发生于腭部者，早期局部不适感，灼痛、进食时刺痛，重者疼痛向耳颞部放射，约 70%患者腭部出现溃疡，呈火山口样，边界清楚，周围隆起，溃疡大小直径为 1～3cm，病变较深，中心坏死，可触及骨面，但骨质无破坏。溃疡周边粘膜充血，颇似恶性肿瘤。有 30%患者表现为局部肿胀，粘膜充血，触痛。少数腭大神经分布区麻木，数天或数周可恢复。

病变位于腮腺者，多有局部手术史，表现为腮腺区肿块，肿块的出现与以往手术间隔时间约 10 天～3 周，肿块约 0.6～1cm 大小，易误认为手术未切净肿瘤或术后复发。

【病理】 溃疡表面有炎症细胞和纤维素性渗出，溃疡周围上皮表面不全角化，棘层呈假上皮瘤样增生，一个或多个腺小叶坏死，腺泡壁溶解消失，粘液外溢形成粘液池，但仍保持小叶外形，腺导管鳞状化生，形成上皮岛或上皮索条，甚者腺小叶完全被增生的鳞状上皮取代，鳞状细胞分化较好，核无异形性或间变，其间残存粘液细胞，间质中为非特异性炎症反应。有中性粒细胞、淋巴细胞和浆细胞（图 18－12）。病理表现应与粘液表皮样癌（高分化）及鳞状细胞癌鉴别。

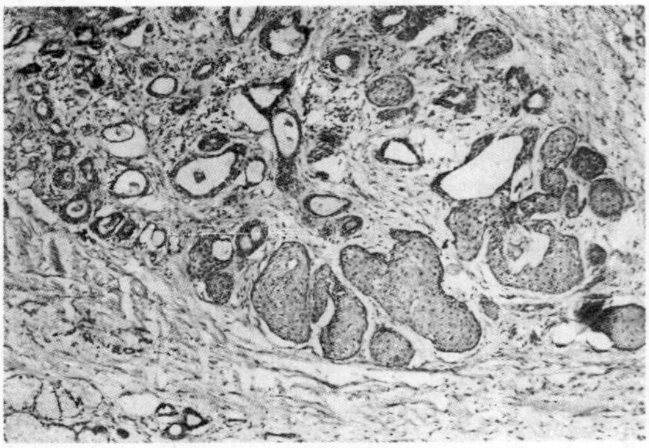

图 18－12 坏死性涎腺化生

腺泡坏死，导管鳞状化生，形成上皮岛

九、囊性纤维变性

囊性纤维变性（cystic fibrosis）又称粘稠物阻塞症（mucoviscidosis）或胰纤维性囊肿病（pancreas fibrocyst disease）属系统性遗传性疾病。常发生于腮腺，婴幼儿和青年人多见，表现为唾液腺分泌功能障碍。全身可出现慢性肺部疾病征象，胰腺功能低下，汗腺中含高浓度电解质。病变侵犯部位不同，临床表现有很大差别。囊性纤维变性侵犯涎腺时，腮腺唾液成分可发生改变，尤其是蛋白成分有明显改变。颌下腺的唾液含钙量增高，涎腺容易形成微小结石。

【病理】 涎腺导管明显扩张，有的形成囊状，导管上皮被压，呈扁平状。管腔内充满粘液，形成团块状，有的粘液团块成层排列，呈洋葱皮样，或形成小圆形钙化结石。电镜显示，腺泡细胞的胞浆内、腺腔内或导管内均可见磷酸盐结晶。

第四节 涎腺肿瘤

【概述】 涎腺肿瘤是口腔颌面部常见的肿瘤之一，其中上皮性肿瘤，具有明显的特殊性，涎腺的间充质、血管、淋巴等组织来源的肿瘤较少见。

发病情况：涎腺肿瘤占人体全部肿瘤的2.3%，三对大涎腺发病率较高，占全部涎腺肿瘤的80%～85%，以腮腺最多见（80%～90%），腮腺肿瘤发病是小涎腺肿瘤的12倍，其次为颌下腺（10%），舌下腺仅占1%。小涎腺以腭腺最多见，约占小涎腺的55%，唇腺占15%，上唇比下唇多见，颊腺占12%，舌、磨牙后腺及口底小涎腺均可发生。

涎腺上皮性肿瘤的组织类型与部位有一定关系，Warthin瘤、嗜酸细胞腺瘤、腺泡细胞癌、涎腺导管癌及上皮-肌上皮癌多发生于腮腺。多形性低度恶性腺癌主要发生于小涎腺，以腭部最多见。而管状腺瘤约90%发生于上唇。粘液表皮样癌发生于小涎腺是大涎腺的2倍。磨牙后腺的肿瘤，首先应考虑此瘤。腺样囊性癌占大涎腺肿瘤的5%，占小涎腺肿瘤的15%～25%，舌下腺的肿瘤虽少见，但发生腺样囊性癌的可能性很大。

涎腺上皮性肿瘤的病理特点，肿瘤细胞的类型较多，存在很多亚型，病理形态多样，不同类型的肿瘤，其病理形态有相似之处，某些相对应的肿瘤，鉴别良恶性较困难，如嗜酸细胞腺瘤、肌上皮瘤、基底细胞腺瘤等，但这些肿瘤的生物学行为和预后不尽相同，所以病理诊断和鉴别诊断很重要，正确诊断应根据组织结构分析，必要时应结合组织化学、免疫组织化学及电镜等方法予以判断。

涎腺肿瘤的组织学分类：

涎腺肿瘤有许多种分类，最早为1863年Virchow首次对涎腺肿瘤进行了组织学分类，1945年Foot和Frazell根据大量病例，分析肿瘤的组织学类型和生物学行为进行分类，这一分类比较合理实用。1972年世界卫生组织（WHO）的分类比较简单，将粘液表皮样癌和腺泡细胞癌列在良、恶性肿瘤之间。国内根据1979年WHO分类，结合我国4596例涎腺上皮性肿瘤资料进行了分类，1990年美国陆军病理研究所（Armed force institute of pathology AFIP）的分类较全面、适用于指导临床，WHO 1991年总结以往的研究，进一步分类，一直沿用至今（表18－2）。

涎腺上皮性肿瘤的组织发生：

了解涎腺肿瘤的组织发生，对认识细胞来源、组织分化、病理诊断及生物学特征等有重要意义。由于正常涎腺的组织发生及形态结构较复杂，因此导致涎腺肿瘤的复杂性和多样性。涎腺肿瘤与全身其他肿瘤一样，除了细胞增殖、异常分化外，还与正常细胞的凋亡障碍有关。关于涎腺肿瘤的组织发生，有很多理论，基本可归纳为以下四种：

1. 基底储备细胞理论（basal reserve cell theory），认为涎腺排泄管和闰管的基底细胞

表 18－2 WHO 涎腺肿瘤组织病理分类（1991）

1. 腺瘤

(1) 多形性腺瘤

(2) 肌上皮瘤

(3) 基底细胞腺瘤

(4) Warthin 瘤或腺淋巴瘤

(5) 嗜酸性腺瘤

(6) 管状腺瘤

(7) 皮脂腺腺瘤

-皮脂腺淋巴腺瘤

(8) 导管乳头状瘤

-内翻性导管乳头状瘤

-导管内乳头状瘤

-乳头状涎腺瘤

(9) 囊腺瘤

-乳头状囊腺瘤

-粘液性囊腺瘤

2. 癌

(1) 腺泡细胞癌

(2) 粘液表皮样癌

-低度恶性（高分化）

-高度恶性（低分化）

(3) 腺样囊性癌

-腺样（管状）

-实性

(4) 多形性低度恶性腺癌（终末导管癌）

(5) 上皮-肌上皮癌

(6) 涎腺导管癌

(7) 基底细胞腺癌

(8) 皮脂腺癌

(9) 嗜酸性腺癌

(10) 乳头状囊腺癌

(11) 粘液腺癌

(12) 腺癌

(13) 鳞状细胞癌

(14) 癌在多形性腺瘤中

-非侵袭性癌

-侵袭性癌

-癌肉瘤

-转移性多形性腺瘤

(15) 肌上皮癌

(16) 未分化癌

-小细胞癌

-伴淋巴样间质的未分化癌

(17) 其他癌

3. 非上皮性肿瘤

（1）血管瘤

（2）脂肪瘤

（3）神经性肿瘤

（4）其他良性间叶性肿瘤

（5）肉瘤

4. 恶性淋巴瘤

（1）涎腺实质的结外淋巴瘤

（2）涎腺淋巴结的淋巴瘤

5. 继发性肿瘤

6. 未分类的肿瘤

7. 瘤样病变

（1）涎腺症

（2）嗜酸细胞增生症

（3）坏死性涎腺化生

（4）良性淋巴上皮病变

（5）涎腺囊肿

-小涎腺粘液囊肿

-涎腺导管囊肿

-涎腺发育不良（多囊病）

（6）硬化性颌下腺炎

（7）艾滋病患者的囊性淋巴样增生

是所有涎腺肿瘤的起源细胞。

2. 多能单储备细胞理论（pluripotential unicellular reserve cell theory），认为排泄管的基底细胞是具有多潜能的储备细胞，是涎腺组织的所有细胞和肿瘤的来源。

3. 半多能双储备细胞理论（semipluripotential bicellular reserve cell theory），以 Batsakis 为代表，认为闰管细胞和排泄管的基底细胞是多功能储备细胞或干细胞，是涎腺再生和肿瘤形成的细胞来源。其机制是由于涎腺组织新生或再生过程中，干细胞或储备细胞的肿瘤基因受到刺激被激活，使组织在形态生成及细胞分化时发生异化所致。

Batsakis 等认为肌上皮细胞对涎腺肿瘤的发生中起重要作用。实验证明，涎腺肌上皮细胞来源于外胚层上皮，但电镜和免疫组化证实，肌上皮细胞具有上皮细胞和间叶细胞的双重特性。肿瘤性肌上皮细胞具有较强的增殖能力，可表现为间叶性的成纤维样、粘液软骨样，又表现为上皮性的浆细胞样、上皮样。某些肿瘤可表现为以肌上皮细胞为主，如多形性腺瘤、肌上皮瘤、多形性低度恶性腺癌等。此外肌上皮还与肿瘤中的基质形成密切相关，如多形性腺瘤中的间质成分、腺样囊性癌及基底细胞腺癌中的基膜样物质均由肌上皮细胞产生。

4. 多细胞理论（multicellular theory），Dardick 等通过实验研究，采用免疫组化、超微结构及放射自显影等方法观察分析涎腺各型细胞的增殖情况，认为腺泡细胞、排泄管的基底细胞、腔面细胞、闰管细胞及纹管细胞等所有类型的细胞均可进入细胞周期进行增殖，从而导致肿瘤发生。

涎腺上皮性肿瘤的研究现状：

（一）免疫组织化学（immunohistochemistry）及免疫细胞化学（immunocytochemistry）

免疫组织化学技术的应用为涎腺肿瘤的病理分类、组织发生、细胞的鉴别诊断、增殖和肿瘤的功能状态提供了重要信息。

免疫组织化学技术是通过检测肿瘤细胞中特异性蛋白的表达进行观察，其染色方法根据标记物不同，可分为免疫荧光法和免疫标记法两类，最常用的为免疫标记法，可分为 PAP（peroxidase anti-peroxidase）法、ABC（avidin biotin-peroxidase complex）法、S-P（streptavidin peroxidase）法和 SABC（streptavidin-biotin complex）法。目前多用 SABC 法。

涎腺上皮细胞的三种标记物可用于肿瘤细胞的标记：①腺泡细胞的标记物有淀粉酶（amylase）、细胞角蛋白（cyto-keratin，CK）、上皮膜抗原（epithelial membrane antigen，EMA）、乳铁蛋白（lactoferrin，LF）、溶菌酶（lysozyme）、分泌组分（secretory component，SC）、癌胚抗原（carcino-embryonic antigen，CEA）和各种血型物质（various blood group substances）；②涎腺导管上皮细胞标记物有 CK、ENA、组织多肽抗原（tissue peptide antigen，TPA）、LF、Lysozyme、SC、免疫球蛋白 A（immunoglobulin A，IgA）、植物凝集素受体（lectin receptors）、CEA 及各种血型物质；③肌上皮的标记物有肌动蛋白（actin）、肌球蛋白（myosin）平滑肌肌动蛋白（SMA）和 S-100 蛋白。变异性的肌上皮细胞还对细胞角蛋白Ⅱ（CKⅡ）、波型丝蛋白（vimentin）呈双重表达，但也有例外，上皮-肌上皮癌中的肌上皮细胞对 Vimentin 抗体不表达，胶质纤维酸性蛋白（glial fibrillary acidic protein，GFAP）只有在能够形成粘液软骨样组织的肿瘤中的肌上皮细胞才显示阳性，如多形性腺瘤和肌上皮瘤。

免疫组化技术常用于涎腺肿瘤鉴别诊断的有：淀粉酶用于腺泡细胞癌与透明细胞的鉴别；S-100 蛋白、actin、myosin、SMA 等用于肌上皮细胞的肿瘤，CK 用于未分化癌与恶性淋巴瘤和其他肉瘤的识别；CEA 和甲状球蛋白为鉴别原发腮腺腺癌和转移性甲状腺癌。

单克隆抗体 CK19 可标记导管上皮细胞；CK4、5、6 和 14 标记肌上皮细胞和基底细胞；CK13、6、只标记肌上皮，不标记鳞状上皮，可用来鉴别腺癌和鳞癌；CK19 可标记基底细胞腺癌的管腔面细胞，而在多形性低度恶性腺癌则标记腺管外周的肌上皮细胞，可用于该肿瘤的鉴别诊断。

（二）涎腺肿瘤的分子生物学研究

涎腺肿瘤的分子生物学研究主要是围绕癌基因方面进行，近年来发展较快，但目前的研究比较分散，多为单独的某一种基因研究，缺乏大数量、多基因多因素的综合研究，且研究结果或观点尚不完全一致。尽管如此，通过癌基因研究，对涎腺肿瘤的发生、发展及癌变等方面还是有了较深入的认识，也为肿瘤的基因治疗开拓了广阔前景。在涎腺肿瘤的发生方面，涉及多种癌基因的激活和抑癌基因的失活。目前研究较多的有以下几种基因的改变。

1. c-erbB-2 癌基因：是一种原癌基因，属于生长因子受体类基因；是一种跨膜蛋白酪氨酸激酶。C-erbB-2 在粘液表皮样癌、腺样囊性癌、肌上皮癌、涎腺导管癌、腺癌及多形性腺瘤等肿瘤中，均呈现过度表达，其阳性表达率随肿瘤的恶性程度增高而增加，且与肿瘤的侵袭性和转移有关。c-erbB-2 的表达，在腭部良恶性肿瘤中有显著差异。

2. c-myc 癌基因：是涎腺肿瘤分子生物学中最早研究的癌基因之一，c-myc 基因属核内 DNA 结合蛋白，其癌基因激活的方式是基因扩增，在涎腺多形性腺瘤和恶性多形性腺瘤中，c-myc 癌基因显示扩增和过度表达，与肿瘤的发展和预后有关。但也有研究认为 c-myc 与涎腺肿瘤关系不大。

3. p53 抑癌基因：p53 基因是在涎腺肿瘤发生中研究最多的一种抑癌基因。p53 基因作为抑癌基因，以其功能失活方式，而引起肿瘤发生。p53 蛋白通过影响转录、干扰 DNA 复制等作为细胞周期的控制点，抑制细胞增殖，促进细胞的终末分化和凋亡过程。若 p53 发生突变而失去对细胞生长的负调控作用，使细胞无限生长，而导致肿瘤发生。p53 异常对涎腺肿瘤的发生、多形性腺瘤癌变、腺样囊性癌及粘液表皮样癌等的预后均有密切关系。

4. bcl-2 基因：bcl-2 基因是一种抑制细胞凋亡的癌基因。对涎腺肿瘤的研究报道较多，意见也不一致，一般认为该基因在肿瘤的发生、发展过程中有一定作用。良性肿瘤多数为高表达，如多形性腺瘤及 Warthin 瘤，而恶性肿瘤，除腺样囊腺癌外通常为弱表达或无表达。

涎腺肿瘤发生的分子基础非常复杂，一种肿瘤的发生和发展可涉及多种基因的改变，包括癌基因的激活和抑癌基因的失活。涎腺肿瘤方面的研究除上述几种基因的研究外，在 ras 基因、RB 抑癌基因，以及关于肿瘤细胞增殖的标记物方面均有报道，如增殖细胞核抗原（PCNA）、Ki67、AgNOR 等。

一、涎腺上皮性肿瘤

恶性肿瘤

（一）腺泡细胞癌（acinic cell carcinoma）

腺泡细胞癌是低度恶性肿瘤，约占涎腺上皮性肿瘤的 2.5%，占恶性肿瘤的 5%。

【同义名】 浆液细胞瘤（serous cell adenoma）；浆液细胞腺癌（serous cell adenocarcinoma）；腺泡细胞腺瘤（acinic cell adenoma）；1953 年 Foote 和 Frezell 命名为腺泡细胞癌。为 1991 年 WHO 分类采用。

【临床】 发病部位以腮腺多见，占 81%，颌下腺约占 4%，小涎腺约占 13%，以颊、上唇及腭多见。有 3%可发生于双侧腮腺。女性多见，任何年龄均可发病，多发生于中年以上，平均病期 3 年。肿物多为无痛性肿块，生长缓慢，少数生长较快，可出现疼痛、面神经麻痹，肿物柔软，活动度差。

【病理】 肉眼观察，肿物呈圆形或卵圆形，偶见结节状，质地较软，可见薄层包膜，大多不完整，剖面灰白色或浅粉色，组织易碎，多为实性，可见囊腔及坏死区。

镜下见肿瘤细胞为腺泡细胞，胞浆内含嗜碱性颗粒，胞浆内或细胞间有微囊是此瘤的主要病理特征。但肿瘤内可出现四种类型细胞：

（1）腺泡样细胞：嗜碱性腺泡样细胞多分布于肿瘤中心，这种细胞有两种不同表现：①细胞呈圆形或多边形，核较小，胞浆嗜碱性，含丰富的嗜碱性颗粒，细胞密集，细胞间缺乏清楚界限；②细胞较长，呈多边形，排列呈栅栏状，胞浆染色浅，有散在的嗜碱性颗粒，核圆形，近基底部，细胞膜清晰，细胞间有清楚界限。

（2）闰管样细胞：细胞呈立方或矮柱状，核居中，较大呈圆形，可见 1～2 个核仁，胞浆微嗜酸性。均质状。这些细胞常围绕成小腺腔。

（3）空泡细胞：细胞大小不一，呈圆形或卵圆形，细胞核固缩，常被挤压至细胞一侧，胞浆内含多个细小空泡或形成数个较大的空泡。

（4）透明细胞：细胞呈圆形，核小中位，胞浆透明 ，内含细丝网状物，细胞之间境界清楚。

上述不同类型的肿瘤细胞，可在同一肿瘤中存在或以某一种细胞类型为主。

根据肿瘤细胞类型和组织结构，分为四种类型。

（1）实体型：常见，占 50%，以腺泡细胞为主，细胞排列呈腺泡状或片状，细胞团片中可出现微腔隙、坏死、出血和钙化小体（图 18－13）。

（2）微囊型：占 30％，细胞间形成大量的微小囊状间隙，常见分化好的腺泡样细胞，也可见较多的空泡细胞和闰管样细胞，微囊间隙是由于细胞内空泡互相融合、细胞破裂，致使液体潴留形成（图 18－14）。

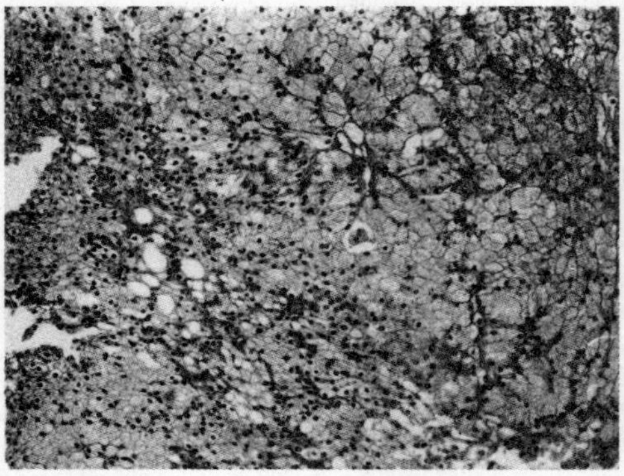

图 18－13 腺泡细胞癌—实性型
瘤细胞排列呈片块或腺泡状，胞浆内有细小颗粒，核小，染色深

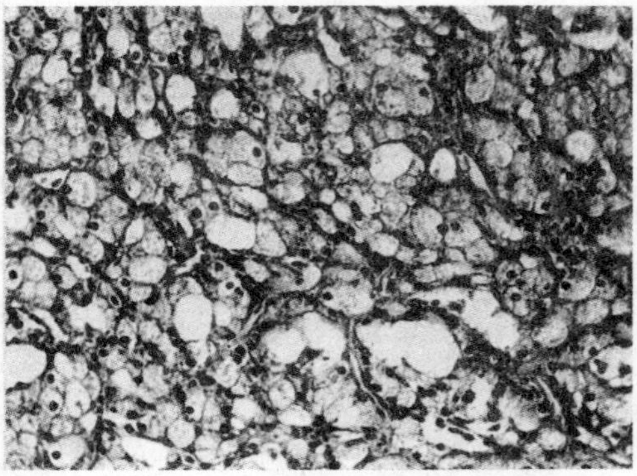

图 18－14 腺泡细胞癌—微囊型
腺泡样细胞间可见微囊

（3）乳头囊状型：占 5％，此型以闰管样细胞为主，形成单个或多个囊腔，囊腔面有增生的上皮，并形成乳头突入囊腔。囊腔之间为大量纤维结缔组织间隔，纤维常发生玻璃样变性。

（4）滤泡型：占 15％，肿瘤细胞形成类似甲状腺滤泡的结构，滤泡周围为立方状细胞或矮柱状细胞组成，腺腔内含均质性嗜伊红物质，类似甲状腺的胶状物。腺滤泡间可见腺泡样细胞、空泡及非特异性腺细胞（图 18－15）。

肿瘤间充质多少不一，偶见胶原纤维玻璃样变性及钙化，包膜常不完整或无明显包膜。

组织化学染色：腺泡样细胞的分泌颗粒 PAS 染色阳性，细胞浆对 mucin carmine 和 alcian blue 呈阳性反应，而细胞之间的囊状腔隙对 mucin carmine 呈轻到中度阳性反应。

免疫组化反应：腺泡样细胞对淀粉酶抗体呈阳性反应，闰管样细胞阴性。但后者对细胞角蛋白和 S-100 蛋白抗体呈阳性，绝大多数腺泡细胞癌的细胞对抗 α-糜蛋白酶及 Len-M1 抗体也呈阳性反应。

电镜观察可见：（1）腺泡样细胞较长，呈多边形，胞核卵圆形，异染色质较少，胞浆内含大量中电子密度的圆形颗粒，聚集于细胞的一端或细胞核附近，其形态及分布类似于正常浆液性腺泡的酶原颗粒（图18－16）。粗面内质网散在分布，呈弯曲状，可见不规则扩张，

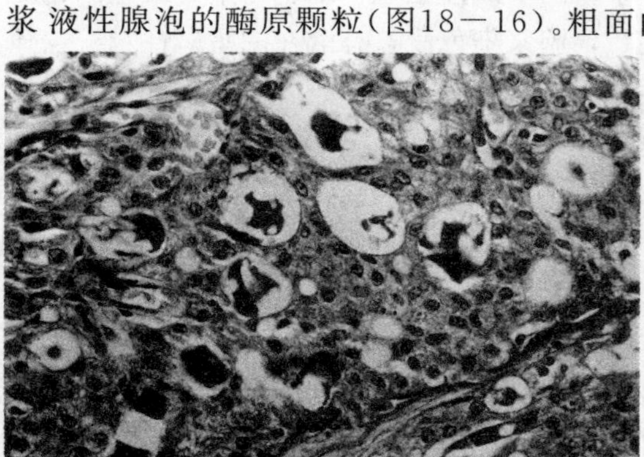

图 18－15 腺泡细胞癌—滤泡型
细胞呈立方状，管腔内可见胶样物

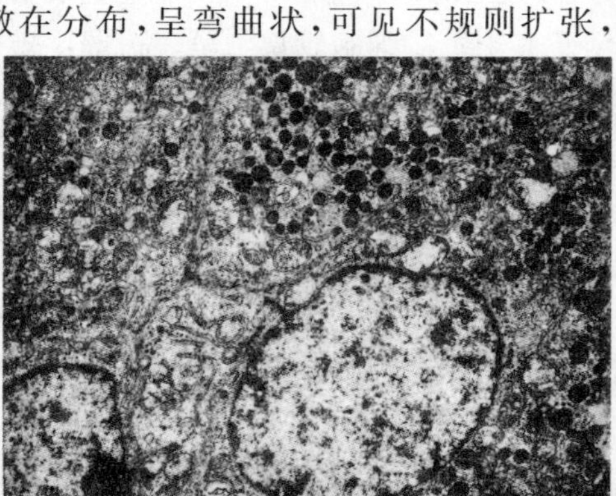

图 18－16 腺泡细胞癌
透射电镜示，肿瘤细胞的胞浆内含大量酶原颗粒

或扩张呈囊泡，线粒体呈哑铃形或马蹄形，胞浆内还可见游离核蛋白体及分泌小泡，细胞膜折叠与相邻细胞彼此交错，细胞间形成假性腺腔，形态不规则，腔内有中电子致密颗粒。有少数肿瘤含粘液样腺泡，细胞呈多边形，核质呈高电子密度，核膜皱缩呈花边状，胞浆内充满粘液滴，且互相融合，其他细胞器较少；(2) 闰管样细胞呈柱状或立方状，核较大，异染色质丰富，胞浆内细胞器少，粗面内质网呈层位于细胞一端，其间包裹线粒体，有的细胞存在少量分泌颗粒，细胞膜平直，部分闰管样细胞形成管腔，近腔面有较多的微绒毛突起，腔内含中电子密度的颗粒状物；(3) 透明细胞较大，形态不规则，核大，核膜深陷形成核沟或形成哑铃状、分叶状，胞浆呈低电子密度，细胞变性，仅见残存的粗面内质网和线粒体，有的粗面内质网扩张成囊状，有的细胞内含大量特殊颗粒，类似溶酶体，颗粒较大，形态不规则，周围有界膜包绕，有的呈絮状，其间含小泡状结构，这些颗粒互相融合扩大，形成细胞内微囊，或介于细胞间，这种颗粒 Chaudhry (1986) 称之为“影”颗粒 (ghost granules)；(4) 非特异性细胞介于闰管样细胞或透明细胞之间，位于基膜内侧与肌上皮细胞相邻，细胞为多角形，细胞核较大，占据细胞大部，形态不规则，异染色质丰富，胞浆呈高电子密度，含大量核糖体，缺乏细胞器；(5) 肌上皮细胞是否存在于腺泡细胞癌中，尚有争议。肿瘤团块周围有基膜围绕，腺泡细胞间为紧密连接，闰管样细胞和肌上皮之间为中间连接和桥粒连接，与基膜之间为半桥粒连接。

DNA 含量测定此瘤多为二倍体，少数可出现异倍体，有人认为可用此法为判断预后提供信息，出现异倍体时预后较差，但也有研究认为 DNA 含量与临床之间无明显关系。

【生物学行为】 此瘤为好发生于腮腺的低度恶性肿瘤，生长缓慢，呈浸润性生长，部分可有包膜，少数患者可双侧同时发生。手术彻底切除，预后良好，五年生存率达 76%～90%，约 45%可局部复发，有 10%～20%发生区域淋巴结转移，约 12%可远处转移。

【组织发生】 此瘤来源于闰管细胞或“多潜能”储备细胞。

（二）粘液表皮样癌 (mucoepidermoid carcinoma)

粘液表皮样癌又称粘液表皮样瘤 (mucoepidermoid tumor)，Stewart (1945) 首先提出。发病率在涎腺癌中居首位。根据国内 6 所医学院校统计的 11947 例涎腺上皮性肿瘤中，有 1487 例占 12%。占恶性肿瘤的 30%。根据肿瘤细胞的分化程度及粘液细胞的多少，分为高分化（低度恶性）；中分化（中度恶性）；低分化（高度恶性）。

【临床】 此瘤占大涎腺肿瘤的 5%～10%，其中 90%发生于腮腺，颌下腺及舌下腺少见；小涎腺中以腭部多见，其次为磨牙后腺、舌腺、唇腺和颊腺，发生于磨牙后腺的肿瘤多数为此瘤；极少数发生于上、下颌骨内。女性比男性多见。任何年龄均可发生，最小者 1 岁，是儿童常见的涎腺恶性肿瘤，但中年或中年以上为发病高峰。临床表现与肿瘤的分化程度密切相关：高分化者与多形性腺瘤表现相似，为无痛性肿块，生长缓慢，可长达 10 年以上，肿物较小，直径多为 2～4cm，形态不规则，活动度较差，肿物较硬，部分区域有囊性感，很少出现面瘫。发生于磨牙后腺者，粘膜可呈浅蓝色，易误诊为粘液囊肿；低分化者为恶性肿瘤的表现，生长迅速，病期短，平均病期 1.5 年，瘤体较大，平均直径 3.5cm，活动度差，与周围组织之间缺乏清楚界限。常出现疼痛及面瘫。

【病理】 肉眼见低度恶性者与混合瘤相似，但常无包膜，或见假性包膜，肿瘤一般较小，直径不超过 5cm，剖面为灰白色或浅粉红色，有散在的小囊腔，腔内有淡黄色粘液，偶见血液。高度恶性者与癌相似，肿瘤无包膜，与周围组织之间无清楚界限，剖面灰白色，实性，囊腔极少。

光镜下主要由三种细胞成分构成：粘液样细胞；表皮样细胞和中间型细胞。粘液样细胞为柱状或杯状，胞浆呈泡沫状或网状，胞核小，位于基部。表皮样细胞为多边形，可见细胞间桥，很少发生角化。中间型细胞似基底细胞，为多边形，体积小，胞浆少，核圆形，大小一致。此外尚可见透明细胞，细胞较大，多边形，胞界清楚，胞浆透明，粘液和糖原染色呈阴性。嗜酸细胞呈不规则圆形，胞核圆或卵圆形，胞浆内含嗜酸颗粒。根据三种主要细胞成分的比例及细胞分化程度不同分为三种类型：

1. 高分化型：以粘液细胞和表皮样细胞为主，占 50%以上，中间型细胞较少，细胞排列呈巢状或片状，常形成囊腔，衬里上皮细胞为粘液细胞，可形成乳头突入囊腔，腔内有粉染的粘液，并可见囊壁破裂，粘液溢出，形成粘液湖。此型间充质成分较多，常见结缔组织玻璃样变性，并有淋巴细胞聚集，或形成淋巴滤泡（图 18－17）。

2. 低分化型：以表皮样细胞和中间型细胞为主，排列成片或实性上皮团，粘液细胞较少，低于 10%，散在于成片的表皮样细胞之间，有时易误诊为鳞状细胞癌，需通过粘液染色才能鉴别。此型细胞大小不一，可见核浓染及核分裂像，并有核异形性及多核巨细胞。间充质中"粘液湖"较少，缺乏淋巴细胞。肿瘤明显向周围组织浸润（图 18－18）。

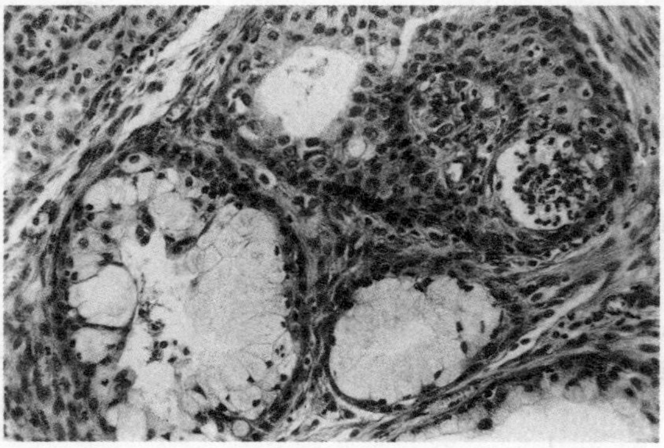

图 18－17　粘液表皮样癌－高分化
瘤细胞分化较好，以粘液样细胞为主，
并见鳞状细胞和中间型细胞

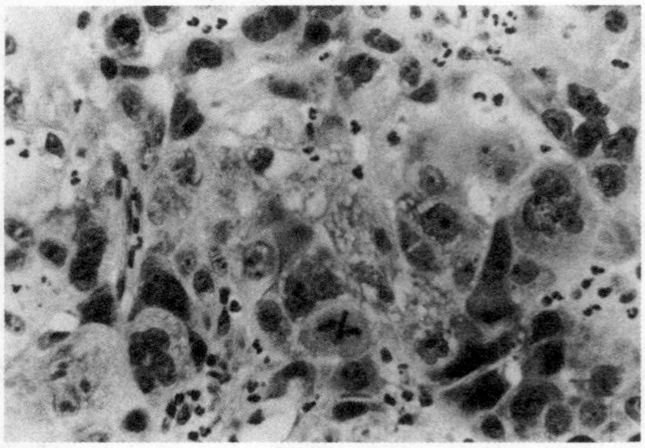

图 18－18　粘液表皮样癌－低分化
瘤细胞大小不一，可见核分裂像及多核巨细胞

3. 中分化型：介于上述两型之间，粘液细胞大于 10%，中间型细胞和表皮样细胞也很显著，常为实性团块，囊腔较少，偶见细胞异形性及核分裂像（图 18－19）。

组织化学染色：采用 PAS 染色、mucin carmine 或 alcian blue 染色，常作为病理诊断的常规方法，粘液细胞及囊腔内粘液显示阳性反应，透明细胞显示阴性。在低分化的肿瘤中，粘液细胞较少时，免疫组化染色可作为鉴别诊断的重要手段。

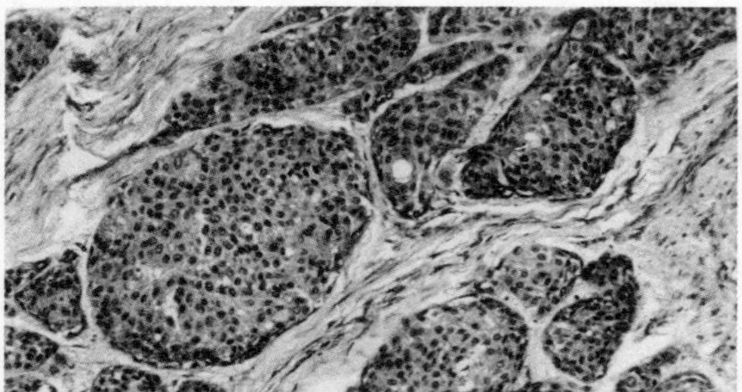

图 18－19　粘液表皮样癌－中分化
表皮样细胞为主，偶见粘液样细胞

免疫组化：肿瘤细胞对细胞角蛋白表达阳性，特别是分化好的表皮样细胞表现强阳性，中间型细胞和透明细胞呈阳性或弱阳性表达。表皮样细胞还对 EMA 显示强阳性。而粘液样细胞对 CEA 呈阳性反应。

电镜下表现肿瘤细胞为双相分化，既向

腺上皮分化，又向鳞状上皮分化。粘液样细胞多为立方或柱状，近腺腔顶端有少量微绒毛突起，侧面为连接复合体，胞浆内充满粘液滴，缺乏细胞器，核被挤压，位于细胞一侧。表皮样细胞为多边形，彼此镶嵌，细胞间以短的桥粒连接，胞浆内有张力细丝束，有的可含有粘液滴或分泌颗粒。上述两种细胞内均可见糖原颗粒。中间型细胞表现为腺上皮的特点，胞浆内存在少量分泌颗粒。

【生物学行为】 粘液表皮样癌为恶性肿瘤，但分化程度不同，其生物学行为及预后有很大差别，高分化者表现低度恶性，肿瘤生长局限，术后局部复发率仅占6%，很少发生转移，预后较好，五年生存率可达95%；中分化者为中度恶性，局部复发率为20%，少数发生转移，五年生存率为80%～90%；低分化者为高度恶性，肿瘤生长快，侵袭性强，术后约80%复发，常发生远处转移，预后较差，五年生存率仅有25%～30%。DNA含量测定、核仁组织区（NORs）染色技术，及图像分析等对粘液表皮样癌的生物学行为及预后判定有一定参考价值。

【组织发生】 一般认为来源于排泄管的储备细胞或闰管--腺泡的储备细胞，腭部或口腔粘膜发生者，除来自小涎腺外，也可能来源于口腔粘膜上皮，发生于颌骨中枢者，可来自陷入下颌骨中的磨牙后腺组织；下颌骨内异位腺体及颌骨内含牙囊肿上皮衬里中的粘液细胞。

【鉴别诊断】

1. 鳞状细胞癌：低度分化的粘液表皮样癌易与鳞状细胞癌混淆，但后者不存在粘液细胞及粘液，若PAS染色或alcian blue染色出现阳性，可诊断为粘液表皮样癌。

2. 含透明细胞的肿瘤如腺泡细胞癌，透明细胞肌上皮癌，转移性甲状腺透明细胞癌和肾透明细胞癌，上述肿瘤采用抗淀粉酶、S-100蛋白、肌动蛋白、甲状腺球蛋白免疫组化染色、脂肪染色等方法有助于鉴别。

（三）腺样囊性癌（adenoid cystic carcinoma）

腺样囊性癌又称圆柱瘤（cylindroma）为1859年Billroth首先提出。为涎腺较常见的恶性肿瘤，其发病率居涎腺癌的第二位。根据国内六院校资料统计，约占涎腺肿瘤的11%。

【临床】 腺样囊性癌可发生于任何年龄，多在40～60岁，男性稍多见，以腮腺和腭腺多见，颌下腺和口底、舌等均可发生，舌下腺肿瘤的发病率虽然较低，一旦发生，首先应考虑为腺样囊性癌。极少数可发生于颌骨中枢。临床表现，肿瘤生长缓慢，病期较长，呈圆形或结节状，较硬，此瘤在组织间浸润性生长，因此临床上可见的肿物远比实际肿物小，腭部肿物覆盖粘膜，表现血管怒张，可发生溃疡或腭骨穿孔，由于肿瘤早期易侵犯神经，故疼痛和麻木感是患者的常见症状，有的患者未发现肿块之前，首先出现疼痛等神经症状。肿瘤侵犯部位不同引起相应的症状，舌部引起舌运动障碍，腮腺肿瘤可出现面瘫，颌下腺肿瘤常侵犯舌神经和舌下神经，出现舌麻木及舌下神经麻痹等症状。肿瘤侵犯下颌骨的骨膜后，可沿骨膜生长，使对侧下颌骨发生破坏。涎腺造影显示为导管中断及碘油外溢等恶性肿瘤表现；也可显示导管移位，占位性病变。肿瘤侵犯颌骨时X线片可有三种表现：①骨小梁无任何变化，颌骨切片见骨髓腔内充满肿瘤组织，但骨小梁无改变；②溶骨性破坏；③颌骨膨胀，呈多囊性破坏，牙根吸收。

【病理】 肉眼见肿瘤呈圆形或结节状，平均直径约3cm，剖面为灰白色，多为实性，其间可见白色条文间隔。肿瘤无包膜，侵犯周围组织。

光镜，此瘤的特点是腺上皮细胞和肌上皮细胞形成团块，其间有大小不等的筛孔状腔隙，常围绕或侵犯神经和血管，而不伴随间充质反应。腺上皮细胞呈立方状、卵圆形，大小较一致，胞浆少，核圆形或卵圆形，着色较深，核分裂像少见。肌上皮细胞呈扁平状、梭形或不规则形。上述两种细胞可排列成多种组织结构，在同一肿瘤中常出现两种以上的排列方式，但可以分出以某一种类型为主。

1. 筛状型（腺样型）（cribriform，glandular type）：细胞排列呈大小不等的团块，其间有筛孔状囊样腔隙，与藕的断面相似，筛孔内有嗜酸或嗜碱性粘液样物质，此种粘液不均匀，形成网状，PAS染色弱阳性。alcian blue染色强阳性，有的腔隙内为粉染的玻璃样变性的间充质，腔隙周围有基底膜样结构。在这些团块的周围为肌上皮细胞（图18—20）。

2. 管状型（tubular type）：肿瘤细胞排列呈小管状或索条状，小导管由2-3列细胞形成，管腔外围为肌上皮细胞，管腔内有粉染粘液，PAS染色强阳性。索条周围常为大量玻璃样变性的间充质（图18—21）。

3. 实性型（solid type）：形成大小不等的上皮团，大的团块中心组织可变性坏死，有的形成囊腔，此型细胞较小，胞浆少，嗜碱性，核分裂像较多，肿瘤团块间的间充质较少（图18—22）。

间充质为纤维结缔组织，多少不一，常见玻璃样变性或大量透明样物质。并见神经和血管受肿瘤侵犯。（图18—23；18-24）

免疫组化及免疫电镜：腺样囊性癌中的腺上皮对CK8.12，EMA，CEA均呈阳性表达，

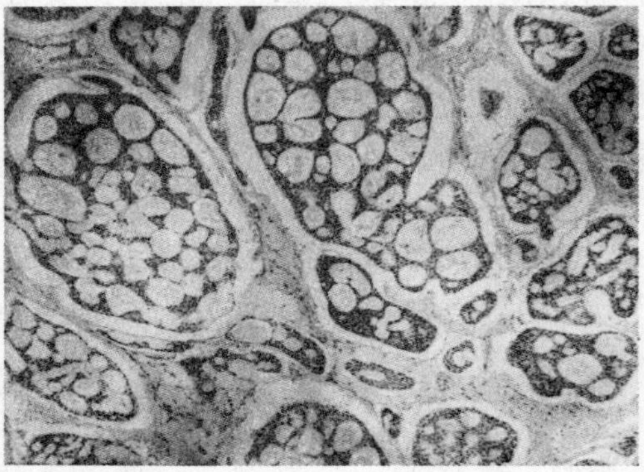

图18—20 腺样囊性癌—筛状（腺样）上皮团块中有大小不等的腔隙

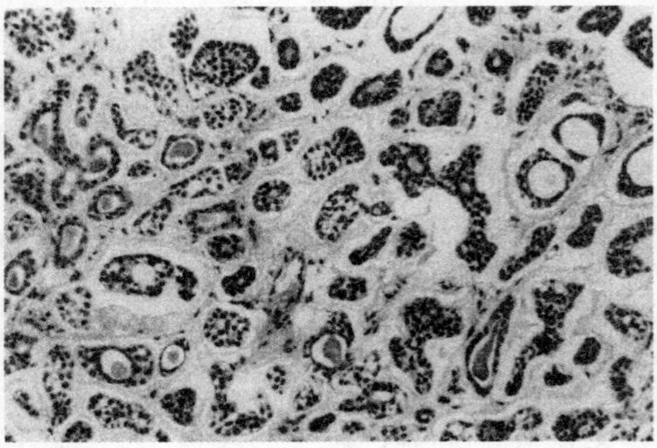

图18—21 腺样囊性癌—管状型

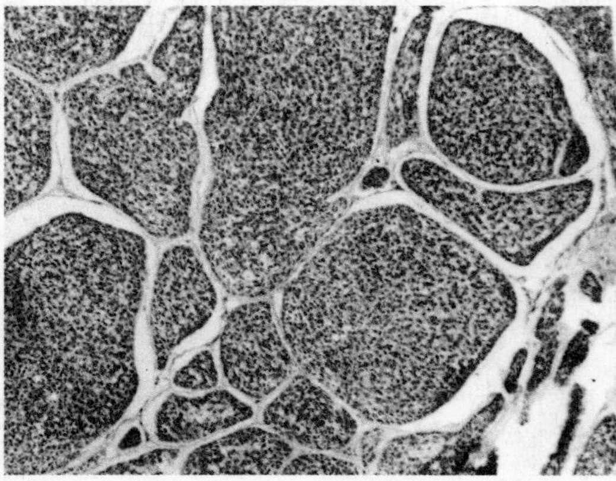

图18—22 腺样囊性癌—实性型

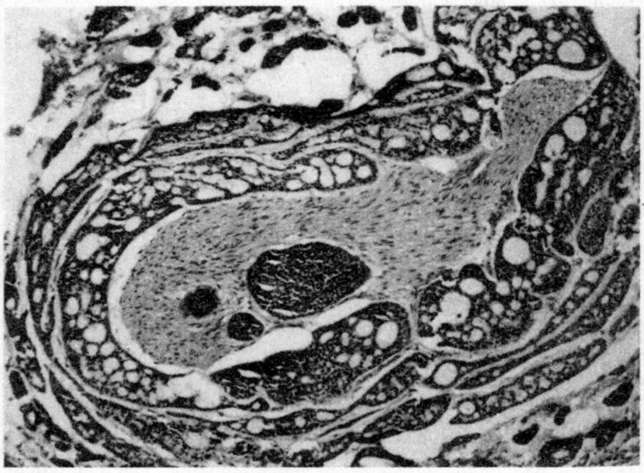

图18—23 腺样囊性癌—侵犯神经

导管细胞对抗淀粉酶，LF，溶菌酶等可呈阳性反应，表明这些细胞具有分泌功能。免疫组化及免疫电镜证实，此瘤中的肿瘤性肌上皮细胞胞浆内，含有丰富的actin及myosin的肌微丝及S-100蛋白，这些细胞分布于腔隙的周边部、筛状结构及小导管外周，或散在于上皮团块之中。该瘤不含GFAP中间丝，这一点与多形性腺瘤中的肌上皮细胞不同，表明腺样囊性癌不会出现软骨样组织。

电镜及电镜组织化学：腺上皮细胞为立方或柱状，核规则或锯齿状，胞浆内有扩张的粗面内质网，偶见线粒体。构成管腔的细胞胞浆内可见高尔基复合体及分泌颗粒，近腔面有微绒毛突起，细胞间为复合连接。在囊样腔隙的周边衬里为三角形或椭圆形的肿瘤细胞，其胞浆突起环绕囊样腔隙，细胞核圆形有切迹，胞浆内含肌微丝，囊样腔隙有多层折叠的基膜样物，肿瘤团块周围有厚薄不一的基膜（图18－25）。采用钌红示踪的电镜组织化学技术证实筛状结构的形成是由于肿瘤性肌上皮细胞合成并分泌蛋白多糖所致。

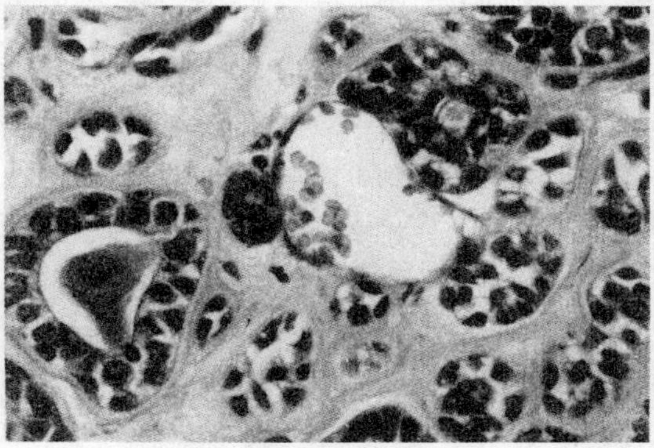

图18－24　腺样囊性癌一侵犯血管壁

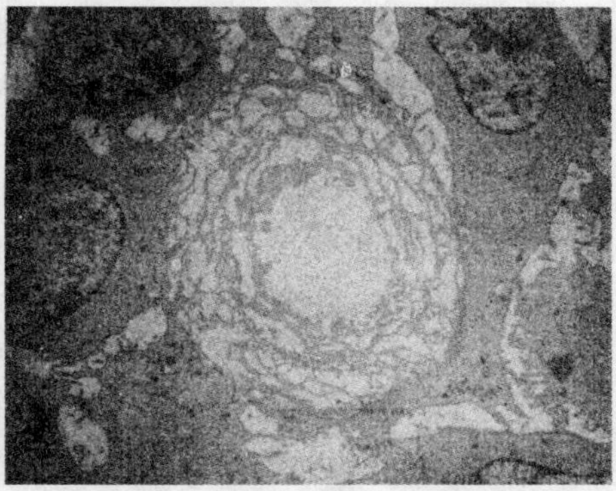

图18－25　腺样囊性癌

透射电镜示腔隙内为多层基膜样物质

【生物学行为】　此瘤是有显著特征的肿瘤：①侵袭性强，可侵犯腺体、肌肉、骨膜；与血管关系密切，瘤细胞与血管紧贴，常沿血管周围扩散，或侵入血管内形成瘤栓，发生远处转移；易侵犯神经，且沿神经束衣蔓延，因此临床上早期即可出现疼痛、麻木或面瘫等症状。肿瘤侵入骨髓腔内，骨小梁可无反应；或导致骨吸收破坏；②易发生转移，血行转移多见，常转移至肺、肝、骨及脑等部位，区域淋巴结转移率低，为10％～30％。由于生长缓慢，有的肿瘤早期为占位性病变，晚期才发生组织破坏，因此患者可带瘤生存多年，文献报告，肺转移后患者生存可达12年以上。③组织类型与预后密切相关，根据WHO分析的资料，筛状-管状型的复发和转移率为14％～36％，8年生存率为57％～100％；实性型的复发率为70％，8年生存率仅有30％。④肿瘤发生部位与预后有一定关系，小涎腺肿瘤的预后比大涎腺好。

【组织发生】　意见尚不完全统一，多数人认为来自涎腺闰管的储备细胞，或闰管、排泄管的基底细胞或口腔粘膜的基底细胞。

【鉴别诊断】

1. 多形性低度恶性腺癌：此瘤小涎腺多见，其组织学表现与腺样囊性癌有许多相似之处，但二者的生物学行为及预后不尽相同，因此鉴别诊断非常重要。其鉴别要点为：多形性低度恶性腺癌的组织结构表现多样，肿瘤细胞排列呈同心圆样或单行细胞沿胶原纤维生长，形成“溪流状”，并出现乳头囊状结构。

2. 基底细胞腺癌：肿瘤细胞团块的外围细胞呈栅栏状排列，中央细胞较大，染色浅，排列疏松或呈漩涡状。

3. 基底细胞腺瘤：基底细胞腺瘤的管状、小梁状或团块型的外周细胞均见栅栏状排列，与结缔组织之间有清楚的基底膜，团块中心的细胞排列较疏松，肿瘤有完整包膜。

4. 涎腺导管癌，肿瘤细胞体积较大，胞浆丰富，可见细小的嗜酸颗粒，细胞异形性明显，常见核分裂像。

（四）多形性低度恶性腺癌（polymorphous low-grade adenocarcinoma）

多形性低度恶性腺癌是发生于小涎腺的低度恶性肿瘤。其组织学表现与乳腺的小叶癌相似。

【同义名】 小叶癌（lobular carcinoma），终末导管癌（terminal duct carcinoma），Evan等（1984）根据组织学特点和生物学特性，建议用多形性低度恶性腺癌。WHO（1991）分类沿用此名称。

【临床】 发病部位，主要发生于小涎腺，以腭腺最多见，通常位于硬软腭交界处，发病年龄多在中年以上，女性稍多见。临床表现为慢性生长的无痛性肿块，很少形成溃疡。

【病理】 肿瘤无包膜，呈浸润性生长。病理特点为细胞形态的一致性和组织结构的多样性。肿瘤细胞较小，大小较一致，呈圆形或梭形，胞浆微嗜酸，核呈圆形或卵圆形，核仁不明显，核分裂像少见，组织学可表现为实性细胞巢，小梁状、筛状或乳头状，肿瘤细胞可形成单列或细索，沿结缔组织走行，形成“溪流状”，肿瘤细胞可环绕残存的腺泡、神经、血管等排列呈同心圆样，上述两个特点可视为该瘤的病理特点之一。间充质为纤维组织，常表现玻璃样变性或粘液变性。肿瘤常围绕神经或血管生长（图 18－26；18－27）。

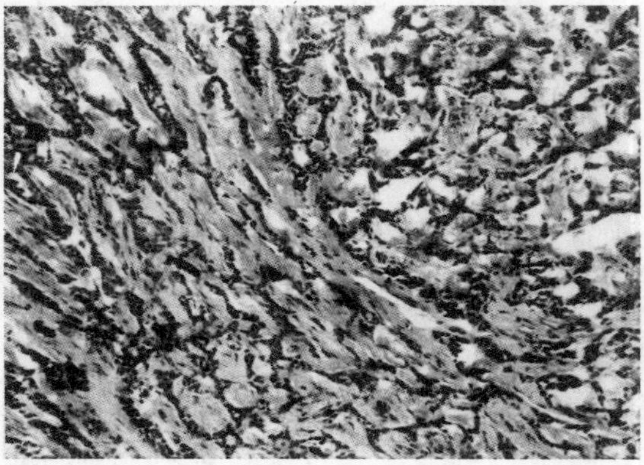

图 18－26　多形性低度恶性腺癌

瘤细胞呈索条状，筛状排列

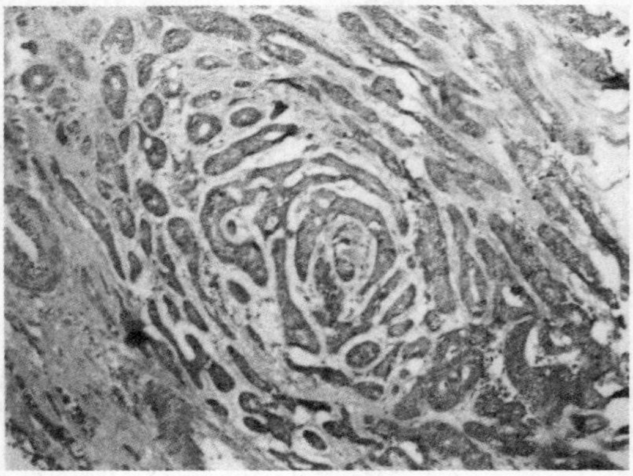

图 18－27　多形性低度恶性腺癌

肿瘤细胞索呈同心圆样排列

免疫组化：肿瘤中 S-100 蛋白和 EMA 阳性细胞可达 90%，CK 阳性细胞为 75%～95%，CEA 染色反应差异较大，阳性细胞可仅限于导管样结构的腔面，有的阳性细胞存在较广泛，可高达 75%。以上结果表明多形性低度恶性腺癌主要由肌上皮细胞和导管上皮构成。

超微结构：多数肿瘤细胞为立方状、多边形或三角形，细胞核呈波浪状或一侧凹陷，常染色质分布均匀，核仁小，偏向一侧，胞浆少，细胞器不多，可见线粒体和扩张的粗面内质网，近细胞膜内侧有大量微丝束，其间有少量细长的致密体、密斑及微饮小泡。细胞之间的间隙较宽，细胞伸出短粗的指状突起和分化好的桥粒。在单列肿瘤细胞或细索状排列的细胞周围存在大量基板样物。管腔上皮为矮立方状，细胞之间为桥粒连接和紧密连接，近腔面有微绒毛突向腺腔。还有一些多边形和不规则形细胞的胞浆内存在灶性积聚的糖原，但不含微丝结构。

【生物学行为】 该瘤属低度恶性，术后局部复发率为12%，约10%的肿瘤发生区域淋巴结转移，远处转移罕见，预后较好。

【组织发生】 可能来自肌上皮细胞和导管上皮细胞分化的多潜能细胞或储备细胞。

【鉴别诊断】

1. 腺样囊性癌：多形性低度恶性腺癌中常出现筛状结构和小管状或小团块结构，常围绕神经或血管周围生长，以往易误诊为腺样囊性癌，但二者的生物学行为和预后却不尽相同，因此鉴别诊断非常必要。

腺样囊性癌为基底样细胞构成，胞浆少，核染色深，细胞间界限不清，多出现假性腺腔，不出现像乳头囊状结构及同心圆样排列，常侵犯神经束衣及血管壁或形成瘤栓，易发生血行转移，预后较差。最近免疫组化研究表明在EMA、CEA和S-100蛋白反应方面二者也不相同。

2. 基底细胞腺癌：肿瘤细胞为基底样细胞，在实性团块周围细胞排列呈栅栏状，中央细胞较疏松，常形成假性腺腔，腺腔内为变性的结缔组织。腺管样结构的细胞排列整齐，围绕呈腺腔，腺腔内有嗜酸性粘液，细胞团块之间有明显的基膜，使主质与间充质界限分明，肿瘤周围有纤维包膜。

3. 乳头状囊性癌：仅有狭长的纤维性乳头突起，表面覆盖以立方或柱状细胞，还可见粘液细胞。

（五）上皮-肌上皮癌（epithelial-myoepithelial carcinoma） 于1972年Donath首先命名，以往曾有各种不同名称，如腺肌上皮瘤（adenomyoepithelioma）、富于糖原的腺癌（glycogen-rich adeno-carcinoma）等。WHO（1991）列为独立的肿瘤，称为上皮-肌上皮癌。

【临床】 此瘤不常见，占涎腺上皮性肿瘤的0.5%～1%，占恶性肿瘤的3%，主要发生于腮腺，小涎腺少见，多见于老年人，发病高峰为79～80岁之间，女性多见，肿物生长缓慢，呈结节状，边界不清，中等硬度，偶出现疼痛或面瘫，发生于小涎腺者，口腔粘膜可出现溃疡。

【病理】 肉眼见肿物呈分叶或结节状，直径3～8cm，包膜不完整或无包膜，剖面呈实性，灰白或灰黄色，可见出血坏死或囊腔。

镜下见肿瘤由两种细胞构成，典型结构呈“双套管”样，内层细胞呈立方状或柱状，胞浆内含嗜酸性或嗜双色性的细颗粒，核圆形，染色质致密。外层细胞为透明的肌上皮细胞，单层或多层排列，细胞呈多边形、卵圆形或柱状，胞体较大，胞浆透明。有的胞浆内含微嗜酸性的颗粒。导管形态大小不等，形态不规则，有的导管可扩张形成囊腔，囊腔内有乳头突入。有的导管样结构较少，由透明的肌上皮细胞形成片状或实性团块，团块间为玻璃样变性的纤维组织间隔，核分裂像少见，肿瘤团内可见坏死区，偶见肿瘤细胞侵犯神经或血管（图18－28）。

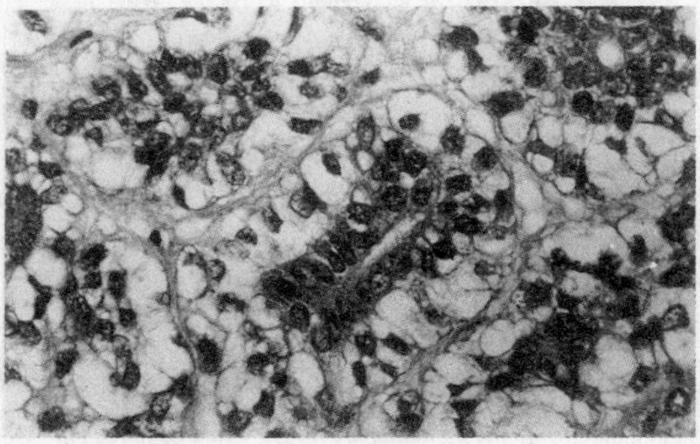

图18－28 上皮－肌上皮癌

癌细胞呈腺样排列，内层为腺上皮细胞，外层为透明肌上皮细胞

组织化学：腺上皮细胞对PAS、mucin

carmine、alcian blue 染色为阳性或弱阳性。管腔内容物 PAS 染色阳性，偶尔 mucin carmine 和 alcian blue 也可阳性，表明腺腔内容物和腺上皮含有不等量的粘多糖。透明肌上皮细胞 PAS 和 Best 胭脂红染色呈阳性反应，表明胞浆内含有糖原成分。甲基绿派若宁染色证实胞浆内含乏 RNA 性蛋白体。

免疫组织化学：导管内衬细胞 CK 强阳性或阳性、部分细胞淀粉酶抗体呈现灶状阳性，且愈近细胞游离端愈明显，CEA 阳性物质主要分布于细胞近腔面，及管腔内的粘液中，表明导管上皮有分泌功能。透明细胞对肌原性抗体反应阳性，如 SMA、actin、myosin 和 S-100 蛋白等。双套管样结构的基底膜对Ⅳ型胶原抗体呈现阳性，且基底膜常出现重叠，表明为肌上皮的分化特征（图 18－29；18－30）。

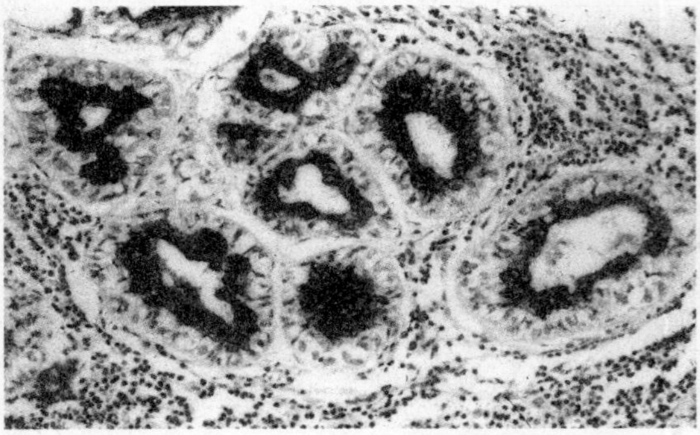

图 18－29　上皮－肌上皮癌
免疫组化染色，导管内衬腺上皮 CK 阳性

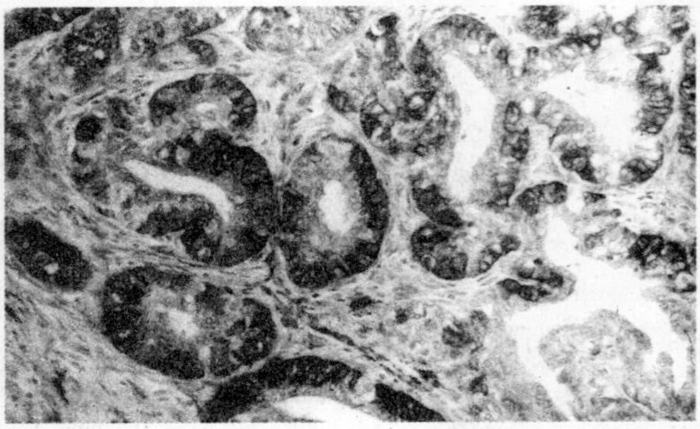

图 18－30　上皮－肌上皮癌
免疫组化染色，导管外周肌上皮细胞 SMA 阳性

电镜：导管样细胞呈立方状，电子密度较高，核圆形或卵圆形，常染色质弥散分布，核仁不明显，胞浆内有张力原纤维，中等量线粒体和粗面内质网，及高尔基复合体，此外还可见有界膜的圆形致密颗粒，细胞的顶端有短粗的微绒毛突入管腔，细胞间有发育良好的桥粒连接，近腔面处为复合连接。另一种细胞具有肌上皮细胞的特性，位于导管样细胞的周围，或单独呈片状分布，胞浆电子密度较高，癌细胞和间充质之间有薄层或多层基膜相隔，基底面有半桥粒和吞饮小泡，核膜较光滑，偶见核仁，以常染色质为主。胞浆内有发育不良的粗面内质网，偶见脂肪包涵体和散在的线粒体及小的高尔基复合体。糖原多分布于核周。具有特征性的肌微丝，粗细约 5～6nm，分布于细胞膜内侧。

【生物学行为】 肿瘤呈浸润性生长，但相对恶性度较低，手术后局部复发率为 30％～40％，有 10％～20％发生区域淋巴结转移，远处转移极少。

【组织发生】 肿瘤来自涎腺导管或闰管储备细胞。

（六）透明细胞癌（clear cell adenocarcinoma）　涎腺肿瘤中常含透明细胞，在光镜下构成透明细胞的因素很多，如胞浆内富含糖原、粘液、脂肪或由于细胞器数量少或散在，以及制片过程不当均可使肿瘤的胞浆透明。

透明细胞癌由于名称的混乱，导致了不同的诊断，包括腺肌上皮瘤（adenomyoepithelioma）、透明细胞腺瘤（clear cell adenoma）、富含糖原的腺瘤（glycogen-rich adenoma）、富含糖原的癌（glycogen-rich carcinoma），或腺癌（adenocarcinoma）、透明细胞癌（clear cell carcinoma）、透明细胞肿瘤（clear cell tumor）、单形性透明细胞肿瘤（monomorphic clear cell tumor）及上皮－肌上皮（epithelial-myoepithelia carcinoma）。AFIP（1990）将透明细胞癌分类为中度恶性肿瘤，并由 Ells 等（1991）详细描述，但 WHO（1991）的涎腺肿瘤中

未提出这一类型肿瘤。

【临床】 根据 Ells 等统计，透明细胞癌占所有涎腺肿瘤的 1.5%，占恶性肿瘤的 3.2%，主要发生于小涎腺，以腭部多见，唇、扁桃体、口底、舌、颊粘膜及咽部均可发生。大涎腺仅占 12%，以腮腺多见，颌下腺也可发生。男女均可发病，发病年龄 18～86 岁，平均年龄 56 岁，以 60～80 岁多见。临床表现为无痛性肿胀。

【病理】 肉眼观察，肿瘤与周围组织有一定界限，但通常无明显包膜，剖面呈灰白色或灰褐色。

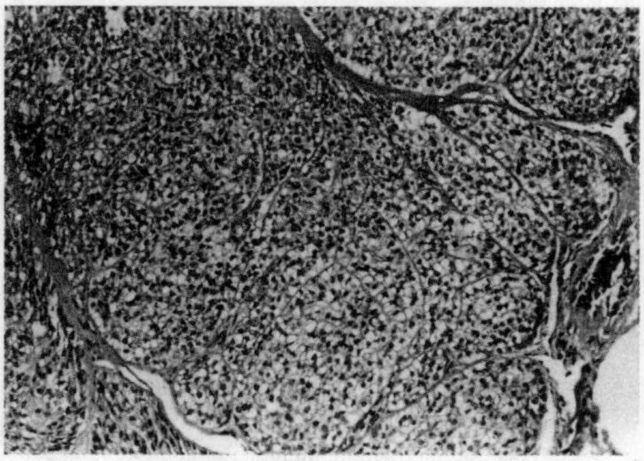

图 18—31 透明细胞癌
透明细胞呈片状，团片间有纤维间隔，不存在腺管样结构

镜下见，肿瘤细胞的胞浆透明为该瘤特征，但有的胞浆呈浅嗜酸性或嗜双色性。肿瘤细胞为圆形或多边形，大小不等；核小，染色深，圆形或多边形，看不到核仁，核分裂像少见，经 PAS 染色证实，胞浆内含糖原，透明细胞癌可排列呈几种类型：实性团块、片状、小巢或索条状。间充质变化明显，表现多样，有的肿瘤呈器官样排列，肿瘤团片间为薄壁血管围绕，而有的肿瘤为纤维结缔组织带彼此吻合，小巢或索条之间可为疏松的间充质或是玻璃样变性的胶原纤维。透明细胞癌侵袭性较强，常侵犯神经及周围组织（图 18—31；18—32；18—33）。

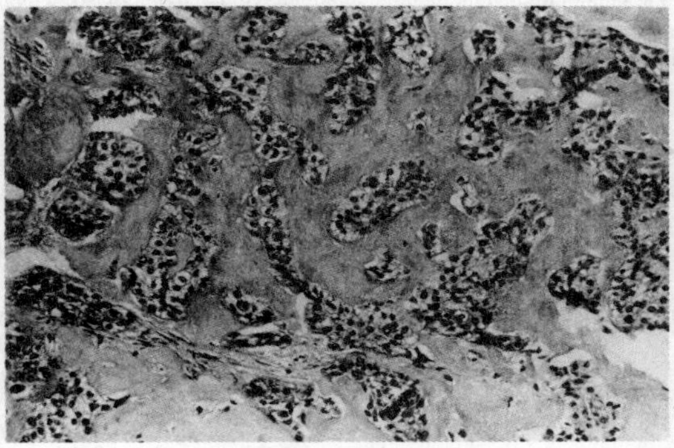

图 18—32 透明细胞癌
透明细胞巢之间存在致密的胶原间质

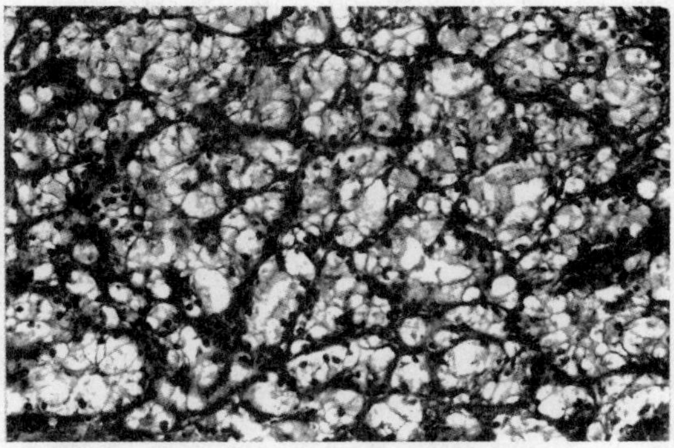

图 18—33 腮腺肾转移癌
透明细胞岛之间有丰富的血管

免疫组化染色：透明细胞癌 CK 阳性，S-100 蛋白可为弱阳性或阴性，电镜观察，透明细胞胞浆内含糖原，但缺乏肌上皮细胞的证据。

【生物学行为】 由于诊断名称不统一，因此对该瘤的生物学行为的认识也不一致。但透明细胞癌呈浸润性生长，无包膜，手术后易复发、可发生区域淋巴结转移，应属于低度恶性肿瘤。

【鉴别诊断】

1. 粘液表皮样癌和腺泡细胞癌中均可见透明细胞，但粘液表皮样癌含粘液细胞和表皮样细胞。腺泡细胞癌的细胞不含糖原，且细胞内和细胞间常见空泡可协助鉴别诊断。

2. 上皮一肌上皮癌是由上皮和肌上皮两种类型细胞构成，若透明肌上皮为主时易误诊为透明细胞癌。

3. 涎腺的肾转移癌，肾透明细胞可转移至腮腺及腭部，与原发的透明细胞癌非常相似，二者细胞内均含糖原，但肾癌细胞内还含有脂肪，可见细胞异形性及核分裂像，透明细胞团块间有较多扩张的血管，常见出血及含铁血黄素。

4. 嗜酸性腺癌可出现透明细胞的改变，细胞形态与透明细胞癌很相似，两种细胞均含糖原，特别是器官样排列的透明细胞癌在光镜下鉴别这两种肿瘤较困难，可借助 PTAH 组织化学染色或电镜予以鉴别。

（七）基底细胞腺癌（basal cell adenocarcinoma ）是少见的涎腺肿瘤，以往有不同的名称，如恶性基底细胞腺瘤，单形性腺瘤癌变，基底样涎腺癌（basaloid salivary gland carcinoma)，Murty 等（1990）命名为基底细胞腺癌，这一名称为 1991 年 WHO 在涎腺肿瘤分类采纳。

【临床】 基底细胞腺癌少见，约占涎腺肿瘤的 4%，多发生于 60 岁以上的老年人，性别无明显差异。临床表现为缓慢生长的无痛性肿物，很少发生面瘫或破溃。

【病理】 肿瘤呈结节状或不规则形，剖面为实性，灰白色或褐色，肿瘤与周围组织之间的界限尚可辨认，包膜常不完整或无包膜。

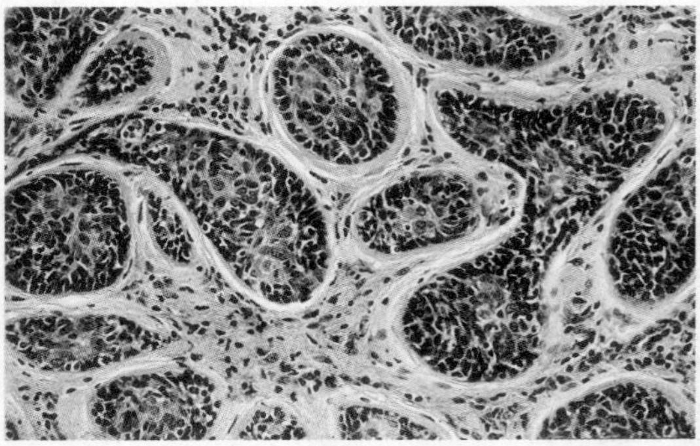

图 18－34　基底细胞腺癌
癌细胞岛周边为小细胞，胞浆少，核深染，中心部分为大细胞，胞浆多，核浅染

光镜下肿瘤的细胞形态和组织结构类似于基底细胞腺瘤，基底细胞腺癌的诊断特点主要是细胞的分裂象较多，浸润性生长。肿瘤组织结构颇似皮肤的基底细胞癌或汗腺的圆柱瘤，肿瘤细胞分为两种类型：①小圆形细胞，细胞的胞浆少，核染色深；②多边形细胞或梭形细胞，胞浆嗜酸或嗜双色性，核卵圆形，嗜碱性，两型细胞之间无明显界限。小细胞在肿瘤细胞岛周边部，浅染的细胞排列呈漩涡状或见鳞状化生，偶见角化。在上皮岛内可见小管或小腔。有嗜伊红或 PAS 阳性的玻璃样物质与周围间充质互相融合，或围绕在上皮岛周围（图 18－34）。

根据基底细胞腺癌的组织学表现，可分为四种亚型：①实性型（solid type)：肿瘤细胞排列呈岛状或团块，团块周围细胞排列呈栅栏状；②膜状型（membranous type)：肿瘤细胞团被嗜伊红的玻璃样物质围绕，PAS 染色呈阳性或形成巢状团块的间隔；③小梁型（trabecular type)：基底样上皮细胞彼此吻合呈索条或带状；④管状型（tubular type)：由基底样细胞形成小腔和假性腺腔或小的囊状裂隙，管腔内不存在腺上皮分泌的粘液。上述四种类型常可以移行，但以实性型最常见。实性型有 10%～20%可伴发腺样囊性癌结构。此外尚可见肿瘤坏死和出血。

【生物学行为】 基底细胞腺癌为低度恶性肿瘤，预后相对较好，主要是局部复发，可发生区域淋巴结转移，偶见远处转移。

【组织发生】 基底细胞腺癌来自闰管细胞或涎腺导管的基底细胞，也可由于基底细胞腺瘤的癌变。

【鉴别诊断】

1. 基底细胞腺瘤：基底细胞腺瘤酷似基底细胞腺癌，从细胞形态和组织结构方面鉴别有一定困难，主要区别是有无细胞核分裂像；是否浸润性生长，侵犯神经或侵入血管内。肿瘤坏死或出血也可作为恶性的征象。

2. 腺样囊性癌的实性型：肿瘤细胞排列呈大的实性团块，细胞排列难以区分周边与中心，核分裂像少见，肿瘤中可出现筛状结构，一般不出现漩涡状排列和鳞状化生。

3. 小细胞癌（神经内分泌癌 Neuroendocrine carcinoma）：肿瘤细胞为短梭形，核仁明显，有较多的核分裂像和坏死，免疫组化染色显示神经内分泌颗粒可鉴别，如突触素（synaptophysin SY）及神经特殊烯醇化酶（neuron specific enolse NSE）均为阳性。

（八）皮脂腺癌和皮脂腺淋巴腺癌（sebaceous carcinoma and sebaceous lymphadenoma carcinoma）　此瘤比较少见，若皮脂腺腺癌的间充质为淋巴组织取代，则为皮脂腺淋巴腺腺癌。

【临床】 皮脂腺腺癌几乎全部发生于腮腺。临床表现为腮腺区肿物，可出现疼痛或面神经麻痹，肿物固定或与皮肤粘连。

【病理】 肉眼观察，皮脂腺腺癌大小不等，最小者直径约 0.6cm，最大者直径约 6cm，剖面为灰白色、黄色或褐黄色，可有包膜，但常不完整。

光镜表现，肿瘤由分化程度不等的皮脂腺细胞组成，排列呈巢状或片块状，肿瘤细胞有明显的间变，可见核分裂像，有的细胞较大，胞浆透明呈空泡状，可见脂滴，有的细胞较小，胞浆少，多位于团块的周边部，肿瘤细胞之间有清楚界限。肿瘤呈浸润性生长，有 20% 的肿瘤可见神经受侵犯（图 18—35）。

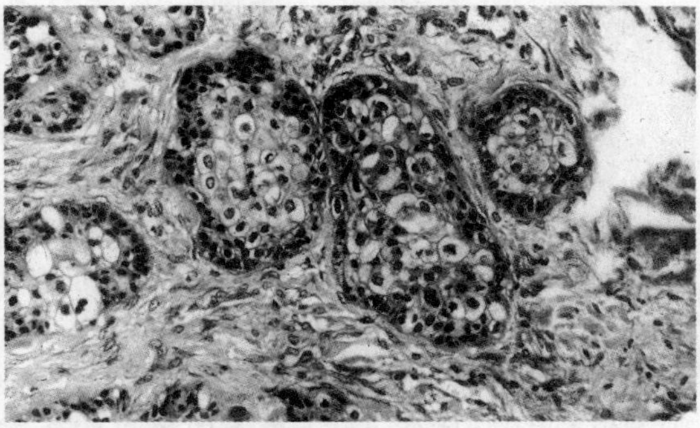

图 18—35　皮脂腺癌

癌细胞团为分化程度不同的皮脂腺细胞构成

皮脂腺淋巴腺癌是非常罕见的病变，其间充质为密集的淋巴细胞，可形成淋巴滤泡。

组织化学：肿瘤细胞内含脂质，故苏丹Ⅲ或苏丹黑染色呈阳性。

免疫组化：肿瘤细胞对分子量为 56KD（CK10）和 64KD 的角蛋白及 EMA 呈阳性反应，定位于细胞膜，CK 主要是胞浆阳性，乳铁蛋白呈阳性反应。

电镜观察：肿瘤可形成腺泡状结构，但极向紊乱，基底样细胞与较成熟的细胞层次分明，形成索条或片块。在高分化的肿瘤中瘤细胞呈多边形，胞浆电子密度较低，大部分细胞的胞浆内含脂滴，或见毛玻璃样基质，或呈空泡状胞浆，有丰富的粗面内质网及游离核蛋白体。低分化肿瘤细胞主要为小的圆形或多边形细胞，弥漫排列，不形成腺泡样结构，胞浆呈现高电子密度，含有少量脂滴。细胞巢周围可见基板样物质。

【生物学行为】 皮脂腺腺癌是低度恶性肿瘤，肿瘤呈浸润性生长，术后可复发，少数局部淋巴结转移或远处转移。

【鉴别诊断】

1. 腺泡细胞癌：肿瘤细胞呈立方或柱状，胞浆内或细胞间常出现空泡，有的胞浆嗜碱性，透明细胞的胞浆内含粘液，mucin carmine 染色阳性，唾液淀粉酶免疫组化染色呈阳性反应。

2. 粘液表皮样癌：分化好的粘液表皮样癌表现为实性，团块中心有较多粘液细胞易与皮脂腺腺癌混淆，但前者常形成腺腔或粘液湖，alcian blue 及 PAS 染色均阳性。且肿瘤细胞团内可见鳞状细胞。

3. 上皮一肌上皮癌：以肌上皮为主的上皮-肌上皮癌易与皮脂腺癌混淆，透明的肌上皮细胞为圆形或卵圆形，肿瘤内常见腺上皮细胞，排列呈管样，免疫组化 CK 显示阳性，透明肌上皮细胞 SMA、actin 或 myosin 均阳性，电镜下可见肌微丝。

（九）乳头状囊腺癌（papillary cystadenocarcinoma）

【同义名】 恶性乳头状囊腺瘤（malignant papillary cystadenoma）；产粘液乳头状囊腺癌（mucus-producing adeno-papillary carcinoma）等。

【临床】 乳头状囊腺癌占涎腺肿瘤的 2%，以腮腺多见，其次为颌下腺和腭。男性多见，男女之比为 2∶1，发病年龄多在 30～59 岁之间，临床表现为无痛性肿块，生长缓慢，可有近期生长加快并伴有疼痛，少数发生面瘫，肿瘤表面光滑或结节状，软硬不等，部分有囊性感，边界不清，活动性较差，腭部肿瘤表面常形成溃疡。

【病理】 肉眼见肿瘤表面光滑或结节状，大小不等，最小直径为 0.8cm，最大直径 14cm，平均直径 3.3cm。剖面粉红色或灰白色，实性或有大小不等的囊腔，较大的囊腔内有乳头状突起，可见豆腐渣样物或粘液。肿瘤大多无包膜或包膜不完整，有的剖面可见出血或坏死。

镜下见肿瘤细胞呈立方状或圆形，细胞体积较大，胞浆丰富，多嗜酸性，少数胞浆透明，胞核为圆形或卵圆形，大小不等，有核异形或浓染，并见双核、多核及核分裂像。

该瘤的特征是肿瘤细胞增殖形成腺样或囊状，腔内有分支乳头突入，乳头表面及囊壁被覆多层肿瘤细胞，排列紊乱，细胞明显异形性。结缔组织乳头血管丰富。或肿瘤细胞增殖形成乳头状突起。囊腔内可见脱落的肿瘤细胞及粘液，肿瘤细胞间可见小的钙化灶。间质为粗大的胶原纤维束，常见玻璃样变性，其间有不同程度的淋巴细胞及浆细胞浸润。肿瘤大多无纤维包膜，或包膜不完整，可侵犯神经、周围腺体、肌肉和血管，或侵入血管形成瘤栓（图 18－36）。

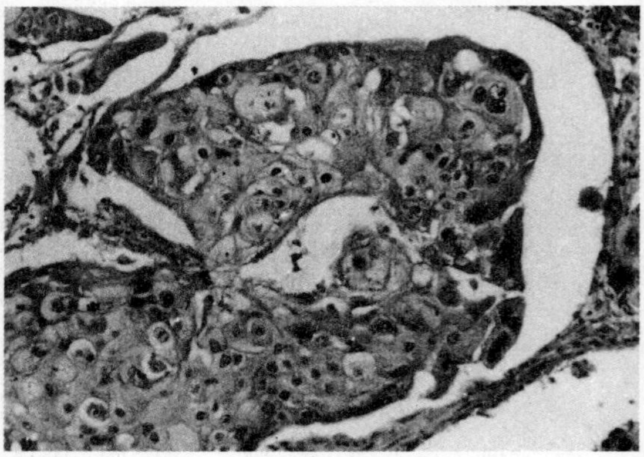

图 18－36　乳头状囊腺癌

囊腔内有乳头状突起，细胞分化差，可见多核及核分裂像

组织化学染色，部分肿瘤细胞胞浆内可见 PAS 和 mucin carmine 阳性颗粒，囊腔内的粘液，对 PAS、alcian blue 及 mucin carmine 呈阳性反应。

电镜观察，肿瘤细胞大小不等，呈立方形或不规则形，核圆形或不规则，位于细胞的一侧或中部，核膜内陷，异染色质位于核膜内面，可见大小不等的核仁。胞浆丰富，线粒体较大，有丰富的粗面内质网及数量不等的分泌颗粒。细胞表面有短小的胞浆突，突向管腔及相邻细胞之间的间隙内。

【生物学行为】 该瘤为低度恶性肿瘤，但易侵犯邻近组织，手术后容易复发，有人统计五年生存率为 76.5%，区域淋巴结转移多见，少数可远处转移，转移部位为肺和骨。

【组织发生】 一般认为肿瘤发生于润管上皮细胞或排泄管的基底细胞。

【鉴别诊断】

1. 乳头状囊腺瘤：由粘液细胞和立方细胞构成。粘液细胞多位于近腔面部位，立方细胞的胞浆嗜酸性，细胞位于结缔组织乳头表面，排列较整齐，不出现细胞异形性及核分裂像。

2. 乳头状甲状腺癌转移：肿瘤细胞核呈毛玻璃（ground glass）样，可见核沟和核内假包涵体，有的肿瘤可见沙粒体。甲状球蛋白（thyroglobulin）免疫组化染色呈阳性，可协助诊断。

（十）粘液腺癌（mucinous adenocarcinoma）

粘液腺癌是罕见的恶性肿瘤，该瘤的特征是由单一的腺上皮和细胞外粘液组成，且粘液成分占50%以上，粘液池中常漂浮小的肿瘤细胞索条。

【临床】 发病年龄多在50岁以上，男性较多见，易发生于口腔粘液腺或浆粘液腺所在的部位，以腭、舌下腺多见，其次为颌下腺，上唇及腮腺也可发生。肿瘤生长缓慢，为无痛性肿块，偶有局部钝痛，肿瘤突出于粘膜面，中等硬度，表面可出现溃疡，发生于舌下腺者，临床易误诊为结石，CT和MR影像显示为软组织肿块，肿瘤尚有清楚界限，但可侵入邻近骨髓腔。

【病理】 肉眼见肿瘤呈结节状，无包膜。剖面灰白色，实性。可见许多腔样结构，其间充满胶胨样物。

镜下显示肿瘤由50%以上的细胞外粘液和瘤细胞形成大的团块，团块之间有纤维间隔。肿瘤细胞为单一细胞类型，排列呈巢状、索状，或形成继发囊状，肿瘤细胞分布于团块周边部或漂浮于粘液池中。肿瘤细胞呈立方状、柱状或不规则形，有的肿瘤细胞较大，胞浆染色浅，呈絮状，核较大，位于细胞中央或偏位，染色较深，有核异形性，核分裂像较少。在近粘液的边缘见大量细胞的细胞膜消失，融合于粘液之中，其间可见遗留的核碎片。有的肿瘤以立方状或柱状细胞为主，细胞的胞浆少，偶见细胞内空泡，排列不规则，或形成不完整的管腔样。核圆形或卵圆形，有的细胞核可见大的核仁，核分裂像较多（图18—37）。极少数可形成乳头状，突入粘液池中。肿瘤细胞分化较好，可见不完整包膜，分化较差的肿瘤无包膜，且侵犯周围骨组织。肿瘤细胞和粘液成分对PAS、alcian blue和mucin carmine均呈阳性反应。

免疫组化，肿瘤细胞对CKs7、8、18和19，AE1/AE3免疫组化染色呈阳性反应，表明为腺上皮，CKs4、13阳性率分别为10%和20%，SMA阴性，PCNA检测，阳性细胞约占30%。

电镜观察，肿瘤细胞内含低电子密度的粘液滴和电子致密的圆形浆粘液滴，肿瘤细胞形成腺腔样结构，近腔面有不规则的绒毛突起。

【生物学行为】 肿瘤为中度恶性性质，浸润性生长，手术后复发率高，易发生区域淋巴结转移。

【组织发生】 目前尚不清楚，根据组织学推测肿瘤可能来源于导管的储备细胞或涎腺的粘液性腺泡。

【鉴别诊断】 粘液腺癌应与粘液表皮样癌、产粘液乳头状癌、囊腺癌和腺泡细胞癌以及转移性粘液腺癌鉴别。粘液表皮样癌含表皮样细胞和中间型细胞；产粘液乳头状癌的囊腔内有大量乳头形成；囊腺癌的囊腔均有上皮衬里；腺泡细胞癌不形成细胞外粘液。

（十一）嗜酸细胞癌（oncocytic carcinoma）

嗜酸细胞癌极为罕见，占嗜酸细胞瘤的5%，占涎腺肿瘤的0.05%。该瘤包括原发的嗜酸细胞癌、嗜酸细胞瘤癌变及嗜酸细胞瘤的远处转移。

【同义名】 恶性嗜酸性腺瘤（malignant oxyphilic adenoma）；恶性大嗜酸粒细胞腺瘤（malignant oncocytic adenoma）或大嗜酸粒细胞癌。该瘤为Bauer（1953）首先报道。

【临床】 发病年龄在40～80岁之间，平均年龄64岁，性别无明显差异。临床表现，肿瘤生长较快，可出现局部疼痛或麻木，若侵犯面神经，则发生面瘫，触之较硬，不活动，与周围组织无明显界限。

【病理】 肿物大小不等，最小直径0.5cm，最大者6cm。质地较硬，呈浸润性生长，与周围组织无明显界限，剖面实性，呈红褐色或灰褐色。

病理诊断嗜酸细胞癌必须有两条标准：① 肿瘤细胞为大嗜酸性粒细胞，细胞较大，呈立方状或多边形，排列呈实性团块，偶见腺腔，胞浆内含嗜伊红颗粒。有的细胞胞浆透明，这些细胞需用PTAH或BAAF组织化学染色或超微结构进一步证实，细胞的胞浆内充满线粒体。②细胞和核的多形性，这一点不足以说明肿瘤的恶性度，还必须有肿瘤的局部浸润，侵犯神经或血管，发生局部或远处转移（图18－38）。

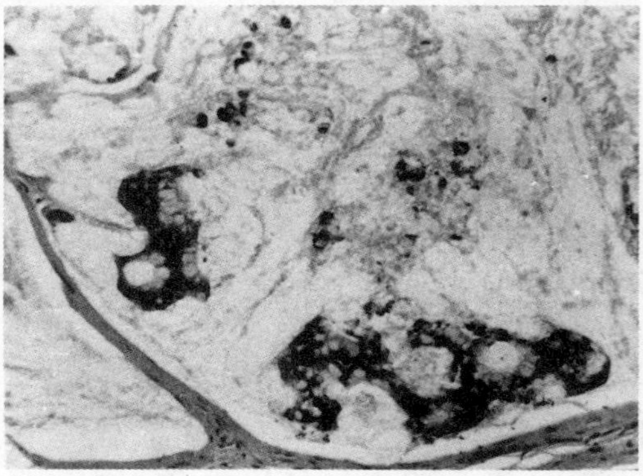

图18－37 粘液腺癌

产生粘液的上皮细胞岛，漂浮于大片粘液中

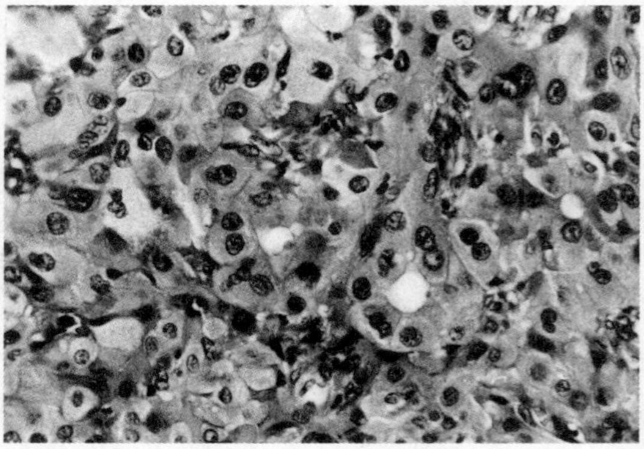

图18－38 嗜酸性细胞癌

瘤细胞的胞浆内含嗜酸颗粒，细胞有异形性，可见核分裂像

【生物学行为】 该瘤为侵袭性较强的恶性肿瘤，局部复发率高，约25%的病例发生区域淋巴结转移，文献报告的30例中，有11例局部复发，12例淋巴结转移，8例远处转移。一般认为肿瘤的大小与预后有关，肿瘤直径小于2cm者预后较好，直径大于2cm者预后较差。

【组织发生】 肿瘤来自涎腺闰管的储备细胞。

【鉴别诊断】

（1）粘液表皮样癌可发生局灶性或弥漫性嗜酸粒细胞增生，此种现象极为罕见，约占大涎腺粘液表皮样癌的1%，主要是发生于老年人的腮腺肿瘤。镜下该瘤多为实性，嗜酸性粒细胞，体积较大，边界清楚，细胞形态比较一致，异形性不明显。

（2）多形性腺瘤可见嗜酸细胞，此外还存在其他多形性腺瘤结构，病理鉴别不困难。

（十二）涎腺导管癌（salivary duct carcinoma）

涎腺导管癌是涎腺少见肿瘤，恶性度较高，是Kleinsasser等（1968）首先报告。其组织结构与乳腺的导管癌相似。

【临床】 涎腺导管癌主要发生于腮腺，占87%，颌下腺次之，舌下腺、腭、舌上唇也可发生。男性发病明显高于女性，其比例约3∶1，发病年龄以51～70岁多见，平均年龄64岁。临床表现肿瘤生长迅速，病期短，67%的患者多在发现肿瘤一年内来就诊，可出现疼痛，肿瘤侵袭性强，常侵犯周围组织。发生于腮腺者，侵犯面神经引起面瘫，颌下腺肿瘤，可出现舌部麻木或舌运动障碍。

【病理】 肉眼见肿物大多为圆形或结节状，质地较硬，无包膜，与周围组织界限不清，剖面实性，灰白色，偶见囊腔形成，囊内为粘稠液体。

光镜下，肿瘤细胞较大呈立方状或多角形，胞浆多嗜酸性或双染，细胞明显异形性，胞核较大，常见一个或多个核仁，可见核浓染及较多核分裂像。瘤细胞形成实性上皮团，上皮团中央坏死形成“粉刺”样，是该瘤的特征性表现，此外可见扩张的导管样结构，内衬上皮表现顶浆分泌，或导管上皮形成上皮性乳头状突起，有的乳头突起彼此连接成筛状。上述各种结构可在同一肿瘤中出现。间充质为增生的纤维组织，常见玻璃样变性。少数肿瘤可见肿瘤团块或索条散在于变性的间充质中（图 18－39；18－40；18－41；18－42）。

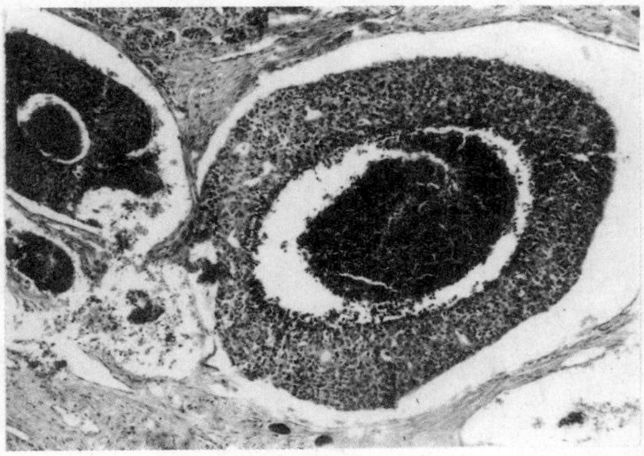

图 18－39　涎腺导管癌
瘤细胞团块中心可见粉刺样坏死

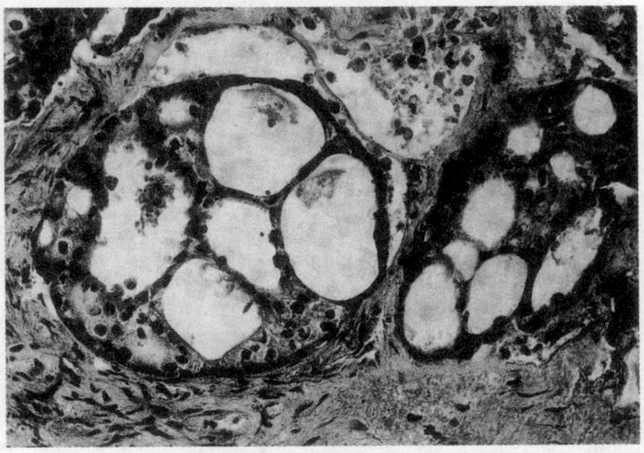

图 18－40　涎腺导管癌
肿瘤细胞呈筛状排列

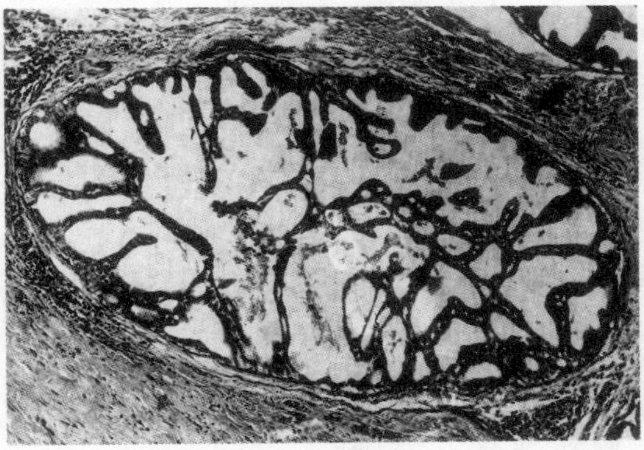

图 18－41　涎腺导管癌
瘤细胞团内可见乳头状突起

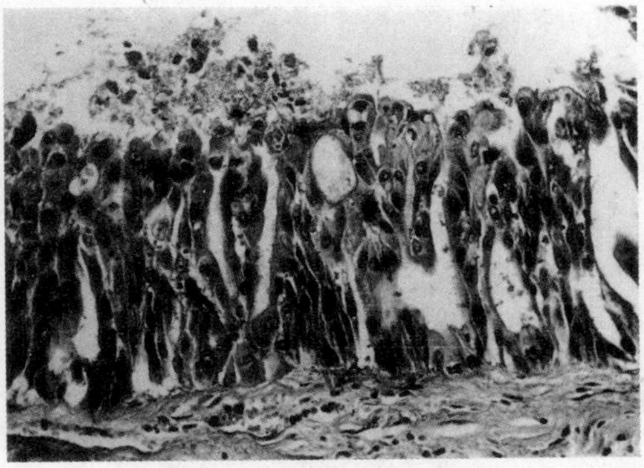

图 18－42　涎腺导管癌
腺腔样结构表面可见顶浆分泌

免疫组化标记证实肿瘤细胞中存在细胞角蛋白、EMA 和 CEA 呈阳性表达。此外还表现出类似于乳腺癌中的 GLDFP-15，B72.3 和 C-erb B-2 阳性。

细胞化学 AgNORs 计数，其增殖指数明显高于多形性腺瘤和粘液表皮样癌，采用流式细胞仪测定 DNA 含量均呈异倍体，进一步证实此瘤有高度恶性性质。

电镜下涎腺导管癌细胞呈立方状或多边形，围绕成椭圆形或不规则形管腔，近腔面细胞有微绒毛突起，癌细胞的胞浆内细胞器少，可见中等量线粒体、散在的糖原、短而细的粗面内质网和游离核蛋白体。近腔面胞浆内有直径约 200～400nm 的线性囊泡，细胞核圆形或不规则，染色质凝集或散在。癌细胞的指状突起彼此交错，细胞间有较小的桥粒连接，近管腔部为紧密连接。

【生物学行为】　涎腺导管癌的恶性度高，常发生淋巴结转移，约 49％发生远隔脏器转移，其中以肺多见，少数可转移至骨、肝、脑、心、肾、肾上腺、甲状腺及前列腺等部位。一般均在三年内死亡。有的学者提出发生于颌下腺者，手术后易早期复发，且生存时间比腮腺者短。肿瘤的大小和预后有关，肿瘤直径小于3cm预后比大于3cm者好。也有报告年轻的男性比老年女性预后较差。

【组织发生】 瘤组织周围的腺体中，可见扩张的小叶间导管和排泄管，导管上皮增厚，细胞排列紊乱，出现细胞的异形性，应视为癌化的早期表现。免疫组化标记也证实涎腺导管癌是来源于涎腺排泄管的储备细胞。

【鉴别诊断】

（1）乳头状囊腺癌　乳头状囊腺癌的囊腔和乳头均不规则，乳头有结缔组织轴心，且乳头较长，一般不出现筛孔状及粉刺样结构。细胞异形性不明显。

（2）嗜酸细胞腺癌　涎腺导管癌细胞的体积较大，胞浆内含嗜伊红颗粒，两者易混淆。但嗜酸细胞腺癌中嗜伊红颗粒粗大且丰富，而粉刺样或筛状结构极为罕见。

（3）实性腺样囊性癌　也可在实性团块中出现中心性坏死，但细胞体积较小，为基底样细胞，且免疫组化染色证实团块间含大量肌上皮细胞，腺样囊性癌中不出现乳头状结构。

（4）睑板腺癌腮腺转移　睑板腺癌也常出现坏死，但其坏死既可位于团块中心，也可位于团块一侧或其周围，癌细胞形成小叶结构，乳头状及筛孔状较罕见。睑板腺癌脂肪染色呈阳性反应可与涎腺导管癌鉴别。

（十三）腺癌（Adenocarcinoma）　又称非特异性腺癌（adeno carcinoma not otherwise specified adenocarcinoma，NOS），该瘤是指有腺样或导管样分化，但不能纳入现有组织类型的腺源性恶性肿瘤。根据国内资料统计，腺癌约占涎腺上皮性肿瘤的9%，占涎腺恶性肿瘤的21%。

【临床】 男性比女性多见，发病年龄多在40岁以上，平均年龄58岁，可发生于腮腺、颌下腺、腭、颊、口底和唇部。肿瘤生长迅速，常有疼痛、麻木等神经受累的症状，发生于腮腺者，肿瘤固定，可发生面瘫。腭部可破溃，并侵犯骨组织。

【病理】 肿瘤细胞较大，异形性明显，核分裂像多见。癌细胞排列呈实性团块，或索条状，可有少量腺腔或腺管样分化。间质中结缔组织多少不等，纤维性间质较多者，肿瘤较硬，称为硬癌；纤维性间质少，癌细胞较多，也可排列成腺管状或腺泡状，称为软癌。

【生物学行为】 非特异性腺癌属高度恶性肿瘤。手术后复发率高，颈部淋巴结转移多见，低分化者可发生远处转移。有报告认为DNA含量测定，结合肿瘤分化度的分级，可预测患者的预后。

【组织发生】 可能来自闰管或闰管的储备细胞。

（十四）恶性肌上皮瘤（malignant myoepithelioma）　又称肌上皮癌（myoepithelial carcinoma)，是较少见的恶性肿瘤，WHO（1991）涎腺上皮性肿瘤的分类，将其列为独立的肿瘤。

【临床】 发病部位以腮腺多见，其次为腭，颌下腺及其他小涎腺也可发生。性别无差异，年龄多在50岁以上。临床表现，早期为无痛性肿物，随着肿物长大，腭部可发生溃疡，腮腺肿瘤可发生面瘫。

【病理】 肉眼见肿瘤呈结节状，部分有包膜，但包膜不完整，中等硬度，剖面实性，灰白色，可见出血及坏死。

光镜下肿瘤细胞的成分与肌上皮瘤相似，表现为浆细胞样或以梭形细胞为主，但肿瘤细胞有明显异形性，核浓染及核分裂像。此外恶性肌上皮瘤还可表现以透明细胞为主，细胞呈多边形，胞浆透明或粉染，胞核大小不等，可见核分裂像，细胞膜清晰。排列呈团片，有的肿瘤细胞团与间质交界处形成“花边”样突起，肿瘤中常见鳞状化生及灶性坏死；腺上皮样细胞为主的恶性肌上皮瘤，细胞呈立方状或圆形，排列呈索条状或假性腺腔样结构，胞浆透明或嗜碱性并可见瘤巨细胞（图 18－43；18－44）。

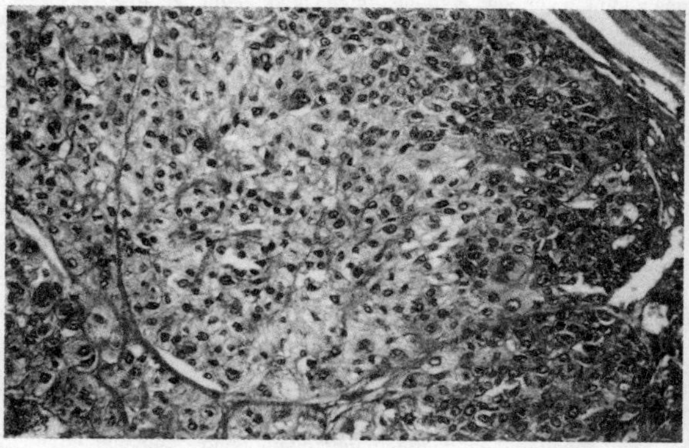

图 18－43　恶性肌上皮瘤
透明细胞为主，呈团片状排列，周边部肿瘤细胞增生，细胞密集，有异形性

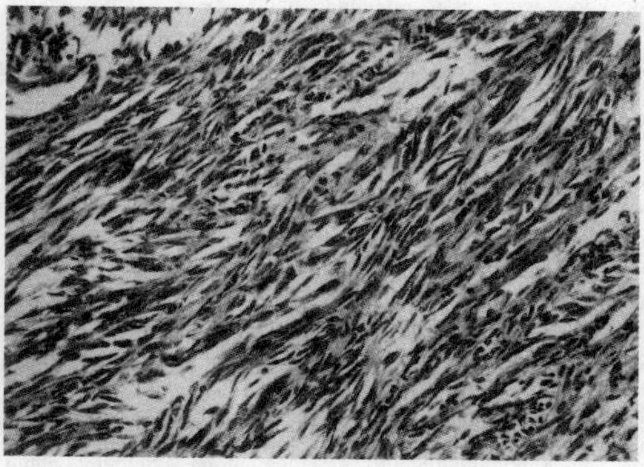

图 18－44　恶性肌上皮瘤
梭形细胞为主，瘤细胞有异形性

免疫组化显示，肌上皮癌与肌上皮瘤有共同的免疫反应。Actin、myosin、SMA 等在透明细胞中主要分布于核周及细胞膜内侧，S-100 蛋白在胞浆及胞核内均呈阳性反应。

【生物学行为】 恶性肌上皮瘤比较少见，以往报道例数较少，对其生物学行为认识也不一致，近年研究证实有的肿瘤生长迅速，广泛侵犯周围组织，术后复发率高，约占 40%，转移率约 47%，区域淋巴结转移常见，也可发生血行转移至肺、骨、肝等远隔脏器。随访三年患者约 29%死于肿瘤。DNA 流式细胞检测恶性肌上皮瘤的细胞增生活跃，因此属于恶性度较高的肿瘤。

【组织发生】 该瘤可能与肌上皮瘤及多形性腺瘤同源。

【鉴别诊断】

（1）肌上皮瘤：肿瘤细胞分化较好，大小形态一致，不存在细胞异形性，肿瘤周围有纤维包膜。

（2）平滑肌肉瘤易与梭形细胞为主型的肌上皮癌混淆，前者细胞的胞浆丰富，核呈长圆形，肿瘤内不出现粘液样组织及其他类型的肌上皮细胞，PTAH 染色可见肌原纤维，Desmin（结蛋白）反应阳性，二者免疫组化反应不同，可协助鉴别。

（3）恶性多形性腺瘤：除肌上皮细胞成分外，尚可见腺管样结构，若属于癌变，还可见多形性腺瘤的组织像，或大片变性坏死组织。

（十五）恶性多形性腺瘤（malignant pleomorphic adenoma）　又称恶性混合瘤（malignant mixed tumor）；癌在多形性腺瘤中（carcinoma in pleomorphic adenoma）；混合瘤癌变（mixed tumor changes）或多形性腺瘤癌变。

此瘤并非少见，占涎腺肿瘤的 1.5%～6%，占涎腺恶性肿瘤的 15%～20%，恶性多形性腺瘤有 90%来自多形性腺瘤的癌变，极少为癌肉瘤（真性恶性混合瘤）及转移性多形性腺瘤。

【临床】 恶性多形性腺瘤有 50%～80%发生于腮腺，其次为颌下腺、腭及上唇，男性多于女性，发病年龄较大，多在 40 岁以上。有报告指出多形性腺瘤存在 5 年者癌变的危险率约为 1.5%；肿瘤存在 15 年以上者，危险率可达 9.5%。临床表现为良性肿瘤多年，生长突然加快，并伴有疼痛。若癌变位于肿瘤中心，尚未侵出包膜外者，临床可为良性肿瘤的表现。发生于腮腺者可出现面瘫，腮腺深叶的肿瘤癌变，易误认为咽旁肿物，引起开口困难，影响吞咽。腭部肿物，可破坏腭骨，出现鼻衄或进行性鼻堵。癌变侵犯深部组织，可使肿瘤固定，癌变位于浅部，与皮肤或粘膜粘连，可发生溃疡。

X线表现：腮腺造影，肿瘤可为腺体的良性占位性改变，有的肿瘤同时也有碘油外溢的恶性侵犯性破坏。颌骨影像学可显示骨质有局部压迫性改变或同时存在溶骨性破坏或全部为溶骨性改变。

【病理】 肉眼见癌变肿瘤一般较大，形状不规则，表面呈结节状，部分有包膜，剖面良性部分为乳白色或灰白色，组织致密，富有弹性。癌变部分组织呈污灰色或鱼肉状，组织松软易碎。癌变处常见出血及大片坏死。

光镜下组织类型较复杂，诊断标准不明确，可归纳为以下四种表现：①多形性腺瘤癌变：部分为多形性腺瘤结构，另一部分为癌；②恶性多形性腺瘤：癌和软骨样组织混在一起，找不到良性区域；③癌肉瘤：上皮成分和间叶样成分均为恶性表现；④转移性多形性腺瘤：原发瘤和转移瘤的组织像均为良性多形性腺瘤。

多形性腺瘤癌变的良性部分可见腺管样结构，管腔内有粉染的粘液，肌上皮细胞及粘液软骨样组织，瘤周围常有纤维包膜。恶性部分的肿瘤细胞明显异形性，可见核分裂像，呈浸润性生长，组织类型可表现多种多样，有腺癌、鳞状细胞癌、腺癌和鳞癌同时并存、粘液表皮样癌、腺样囊性癌、肌上皮癌及未分化癌等，其中以腺癌和鳞状细胞癌多见。组织像在良性和恶性之间，常存在移行部分，表现为肿瘤细胞变性坏死，形成大片粉染的无结构组织，其间散在变性的瘤细胞，细胞大小不一，核固缩，胞浆嗜酸性，并可见出血及灶状坏死及钙化。在多形性腺瘤中，若存在大片变性坏死组织，应考虑有癌变的可能。除上述的癌变成分外，同时还可存在软骨肉瘤、纤维肉瘤或恶性纤维组织细胞瘤的组织像，其中软骨肉瘤是最常见的肿瘤成分（图 18－45；18－46；18－47）。

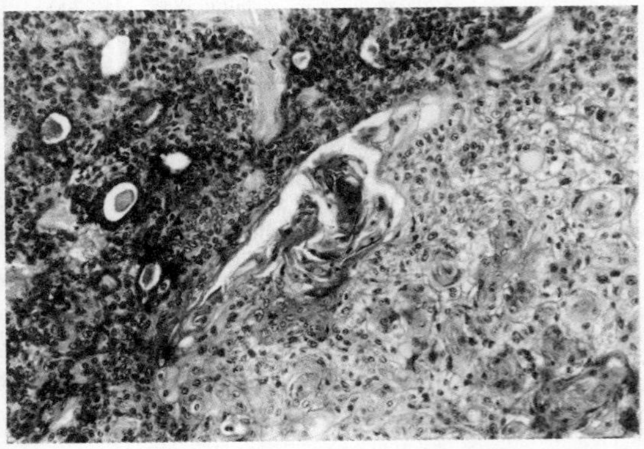

图 18－45　多形性腺瘤癌变

图左侧为多形性腺瘤，右侧为鳞状细胞癌

免疫组化研究证实多形性腺瘤中细胞密集，增生活跃是癌变的前奏。癌变与ras基因

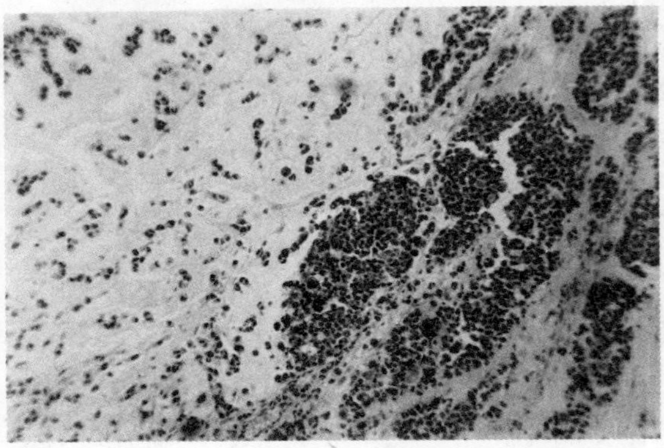

图 18－46　多形性腺瘤癌变

图左为瘤细胞变性坏死，右为增生的肿瘤细胞

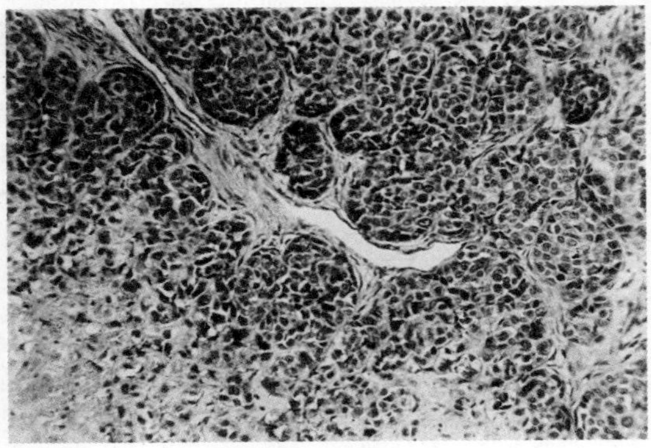

图 18－47　多形性腺瘤癌变

多形性腺瘤肌上皮癌变，肿瘤团块周边部细胞增生呈花边状近中央细胞坏死

的激活和p53基因突变有关，且P53和C-erb-B-2可作为鉴别良、恶性肿瘤的一项指标。DNA含量测定证实，多形性腺瘤在生长过程中，三倍体细胞的数量可随之增加，为肿瘤癌变的又一证据。

【生物学行为】 普遍认为多形性腺瘤癌变属低度恶性。其生物学行为及预后与肿瘤的大小、癌变部位和癌变的组织类型等因素有关。非浸润性癌，肿瘤完整切除预后良好；肿瘤浸润小于8mm时，5年生存率为100%，大于8mm时，生存率低于50%；浸润性癌与原发癌的生物学行为一致，恶性度较高，可发生区域淋巴结转移或远处转移。癌肉瘤死亡率高达50%；转移性多形性腺瘤死亡率约为37%。

【组织发生】 组织来源与多形性腺瘤相同，可能来自未分化的闰管上皮，癌变与肌上皮的增生、分化有密切关系。

（十六）鳞状细胞癌（squamous carcinoma） 又称表皮样癌，是指原发于涎腺的鳞状细胞癌，极为少见。

【临床】 该瘤主要发生于腮腺和颌下腺，其他小涎腺少见，其中腮腺占66%，颌下腺占33%。男性较多见，且多见于中年以上，50～70岁为发病高峰。肿物生长较快，病期短，多在半年以内就诊，常伴有疼痛。腮腺肿瘤多出现面瘫，浸润性生长，边界不清，基底固定。

【病理】 肉眼见肿瘤形态不规则，质地较硬，无包膜，与周围组织无界限，剖面实质性，灰白色，易碎。镜下表现与粘膜上皮发生的鳞状细胞癌相同。为增生的鳞状上皮团块，细胞大小不等，有核浓染及核分裂像，有的细胞巢可见角化珠和细胞间桥，根据细胞的分化程度，可分为高、中及低度分化。

【生物学行为】 鳞状细胞癌为高度恶性肿瘤，常发生颈部淋巴结转移，预后较差，患者多在两年内死亡。

【组织发生】 可来源于排泄管的基底细胞或涎腺导管的鳞状化生。

【鉴别诊断】 腮腺原发的鳞状细胞癌应与皮肤或粘膜癌转移至腮腺淋巴结者相鉴别，其组织形态表现相同，鉴别较困难，病理应根据临床资料予以判断。

（1）粘液表皮样癌：以表皮样细胞为主，粘液细胞较少，易误诊为鳞状细胞癌。二者鉴别依赖于粘液染色，粘液表皮样癌对PAS、alcian blue及mucin carmine可见阳性细胞或粘液。

（2）坏死性涎腺化生：以腭部最常见，腺小叶坏死，泡壁溶解消失，有粘液外溢。腺导管上皮鳞状化生，形成上皮岛。鳞状细胞分化较好，不存在细胞异形性或间变。

（十七）未分化癌（undifferentiated carcinoma）

【概述】 未分化癌具有不同的内涵，WHO（1991）涎腺肿瘤分类中，将未分化癌分为小细胞癌（small cell carcinoma）和伴淋巴间质的未分化癌（undifferentiated carcinoma with lymphoid stroma）两种亚型，但Seifert（1996）将未分化癌分为大细胞型和伴淋巴间质型。本文所述的未分化癌是指发生于涎腺且细胞分化较低，缺乏组织学特征，不能纳入其他类型的上皮性恶性肿瘤。部分肿瘤可伴有淋巴样间质，对于这一类肿瘤以往称为恶性淋巴上皮病变（malignant lymphoepithelial lesion）或淋巴上皮癌（lymphoepithelial carcinoma）。据统计该瘤占全部涎腺癌的1.9%。其中大细胞型占66.5%，伴淋巴间质型占33.5%。

恶性淋巴上皮病变好发于蒙古人种，其中爱斯基摩人和中国人多见，其发生可能与EB病毒感染有关。

【临床】 发病部位，大细胞型有84.5%发生于腮腺，颌下腺占8.0%，腭占7.5%。伴淋巴间质型100%发生于腮腺。发病年龄：大细胞型以51～60岁多见；伴淋巴间质型以61～70岁多见。性别：前者男性多见占65%；女性占35%，而后者性别无差别。临床上两种类型均生长较快，侵犯邻近组织，与周围组织之间无界限，基底固定。常发生面瘫。

【病理】 癌细胞呈圆形或梭形，细胞较大，异形性明显，核空泡状，核仁明显，核分裂像多见，可见核浓染及双核，瘤细胞呈团片状或索条状排列，周围有不等量的纤维组织间隔。常有明显坏死和出血。若在癌细胞团块周围或间质中混有大量成熟密集的淋巴细胞和浆细胞，则为伴淋巴间质的未分化癌（图18－48）。

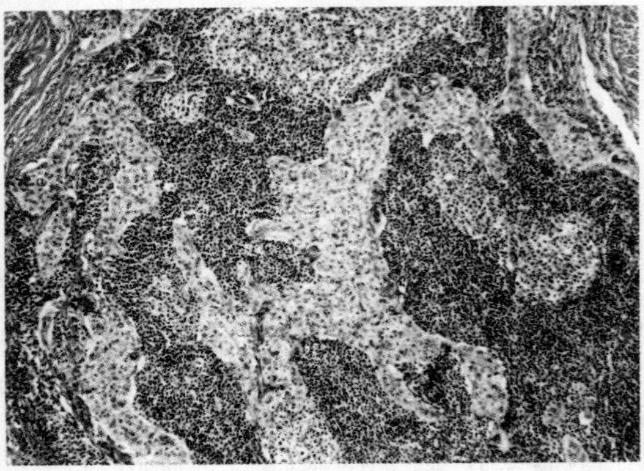

图18－48 未分化癌（淋巴上皮癌）
瘤细胞排列呈片状，胞浆浅染，泡状核，位于淋巴组织中

免疫组化染色，癌细胞对CK呈阳性反应。

电镜观察：癌细胞为多边形彼此相嵌，细胞间有发育良好的桥粒，核呈卵圆形或不规则形，异染色质聚积于核周边部。胞浆内含有数量不等的张力细丝束，有丰富的粗面内质网、游离核糖体及散在的线粒体。

【生物学行为】 未分化癌是高度恶性肿瘤，侵袭性强，预后较差。据Seifert统计，大细胞型与肿瘤大小有关，肿瘤直径在4cm以内，诊断后存活率为4年，肿瘤在4cm以上者存活率仅有7.7个月。伴淋巴样间质型，局部复发率为18%，颈淋巴结转移率为57%，远处转移率为23%。35%以上患者死于肿瘤。

【鉴别诊断】

（1）低分化鳞状细胞癌：肿瘤细胞和细胞核异形性明显，可见多核巨细胞，较多的核分裂像，仅依赖病理形态与未分化癌鉴别诊断较困难，应结合发病部位，且口腔颌面部鳞癌多可找到鳞状分化的特点。

（2）腮腺淋巴结转移癌应与原发的涎腺伴淋巴间质的未分化癌鉴别，单纯依赖组织学表现鉴别有一定困难，这一类患者应检查鼻咽部及上呼吸道，除外转移癌。

（十八）小细胞未分化癌（small cell undifferentiated carcinoma） 为发生于涎腺的罕见肿瘤，占涎腺恶性肿瘤的0.6%，其组织学表现类似于肺的小细胞癌。

【临床】 小细胞癌多发生于腮腺及颈部，据Seifert统计40%发生于腮腺，10%发生于口腔其他部位，发病年龄以51～60岁多见，性别男性占65%，女性占35%。临床上肿瘤生长迅速，病期短，多在一年以内就诊。浸润广泛，无明显边界，侵犯咀嚼肌，引起开口受限，常伴面瘫及颈淋巴结肿大，部分患者出现远处转移。

【病理】 肉眼见肿瘤形态不规则，边界不清，质地较硬，剖面实性，灰白色，常见肿瘤坏死。

光镜所见：癌细胞呈圆形或卵圆形，核浓染，常见核分裂像，胞浆少，可见肿瘤细胞坏死。某些部位可见灶性导管样分化，或形成玫瑰花环样结构。肿瘤可侵犯血管和神经。

免疫组化：小细胞癌对EMA、CK阳性，部分肿瘤对Leu7、Synaptophysin（SYN）、嗜铬蛋白（CHR）及神经特异性烯醇化酶（NSE）等表现不同程度的阳性反应，表明小细胞癌属于神经内分泌性的肿瘤。

电镜显示小细胞癌分为两种类型：①小细胞神经内分泌癌：可见树突状胞浆突，其中含高电子密度的分泌颗粒，颗粒直径约150nm，细胞间偶见小桥粒连接；②小细胞导管（或表皮样）癌，显示发育良好的桥粒连接，局灶性基板样物，不存在树突状胞浆突，胞浆内张力原纤维不明显。

【生物学行为】 属高度恶性肿瘤，预后较差，易发生颈部淋巴结转移，也可远处转移至肺、骨及肝。但远处转移率较肺及喉部的小细胞癌低。五年生存率约46%。

【组织发生】 可能来自涎腺闰管的储备细胞。

良性肿瘤

（一）多形性腺瘤（pleomorphic adenoma）

【概述】 多形性腺瘤又称混合瘤（mixed tumor），这一名称是Minsion（1874）首先提出，随着研究技术的发展，证实该瘤的上皮成分和软骨粘液样组织均来自肌上皮或闰管的多潜能细胞，故采用“多形性腺瘤”这一名称。

多形性腺瘤是最常见的涎腺肿瘤，根据国内六所医学院校统计，多形性腺瘤占涎腺上皮性肿瘤的51%，占良性肿瘤的88%，占大涎腺肿瘤的76%，小涎腺肿瘤的56%。

【临床】 多形性腺瘤有80%～90%发生于腮腺，其次为颌下腺，舌下腺罕见。小涎腺以腭部最多见，上唇、磨牙后腺、颊腺、舌等均可发生。肿瘤可发生于任何年龄，以30～60岁最多见，偶见于儿童或新生儿，女性稍多见。

肿瘤生长缓慢，无任何自觉症状，原发瘤多位于耳垂下方，少数位于耳屏前方，多呈结节状生长，小肿物可呈圆形，触之软硬不等，有囊性感或软骨样硬度，可活动，与周围组织无粘连。约10%的肿瘤发生于腮腺深部，位于下颌升支后内侧，活动度小，或向咽侧壁突出，易误认为咽旁肿物，发生于腭部者，多位于硬软腭交界处，或软腭，覆盖粘膜颜色正常，肿物较大时粘膜表面可形成创伤性溃疡。多形性腺瘤可突然生长加快，但并不表示癌变，当生长加快并伴有疼痛时应考虑有恶性改变。

【病理】 肉眼观察多形性腺瘤的形态多不规则，约88%的肿瘤呈不规则结节状，肿瘤结节大小不等，有的有蒂，有的结节基底宽广，剖面呈灰白色，少数浅粉色或黄色，多为实性，间有白色致密索条，可形成大小不等的囊腔，囊腔内含透明粘液，有的肿瘤可见浅蓝色透明的软骨样组织或黄色的小圆形角化物。触之较硬，偶见出血及钙化。肿瘤周围有厚薄不一的包膜，分切时易与瘤体剥离。

光镜下表现肿瘤的组织结构复杂，细胞形态多样，每个肿瘤的表现不尽相同，同一肿瘤的不同部位的组织结构也不一致。其基本结构为腺上皮、肌上皮、粘液、粘液样组织和软骨样组织。

（1）腺管样结构：腺上皮呈立方形或矮柱状细胞，核圆形或卵圆形，呈空泡状，可见1～2个核仁，胞浆微嗜酸性，主要形成导管样结构的内衬上皮，腺管的外围为梭形或星形的肌上皮细胞，胞浆少，核染色深。管腔内有粉染的均质性粘液，PAS染色呈阳性，alcian blue染色呈弱阳性，toludine blue不呈r异染性。有的管腔扩张，形成囊腔，囊壁为扁平细胞，腺上皮也可表现为实性团块或索条状。

（2）肌上皮结构：在一些肿瘤中肌上皮细胞可构成多形性腺瘤的主要成分，细胞形态可为浆细胞样，梭形细胞，透明肌上皮细胞或腺上皮样表现。浆细胞样成分多见，呈片状或弥漫散在，细胞呈圆形或卵圆形，核偏位或中位，胞浆嗜酸性呈均质状。梭形细胞类似于平滑肌细胞，常排列成束，偶见胞浆透明的肌上皮细胞，腺上皮样肌上皮细胞的形态与腺上皮在光镜下不易鉴别，但免疫组化染色前者有肌上皮细胞的特征。

（3）粘液样组织和软骨样组织：在腺管及上皮条索常见上皮细胞疏松排列，逐渐移行为粘液样组织和软骨样组织。在少数多形性腺瘤中粘液样组织可成为肿瘤的主要成分，粘液样组织的细胞呈星形或梭形，胞浆突彼此相连成网状，PAS 呈弱阳性，alcian blue 染色呈阳性，toludine blue 呈 r 异染性，经透明质酸酶消化异染性消失，显示为结缔组织性粘液。软骨样组织似玻璃软骨，软骨样细胞大小不一，胞浆呈空泡状，有的细胞位于软骨样陷窝中，周围基质嗜酸性。Mallory 染色呈蓝色，表现与结缔组织的染色反应一致。

此外可见鳞状化生，细胞呈巢状，有明显的细胞间桥，上皮团中央可形成角化珠，或角化脱落形成囊腔。细胞间可见嗜伊红均质样物，肿瘤的间充质较少，纤维组织常发生玻璃样变性，偶见纤维组织折叠形成菊花团样结构。少数肿瘤还可见脂肪组织、纤维化骨、钙化及大片出血（图 18—49；18—50；18—51）。

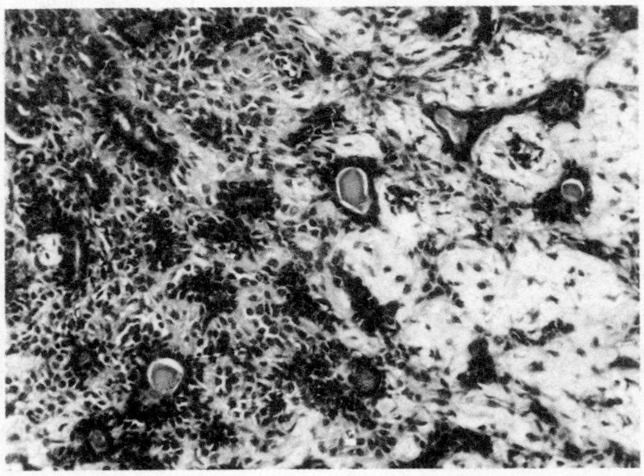

图 18—49　多形性腺瘤
腺管样结构及粘液样组织

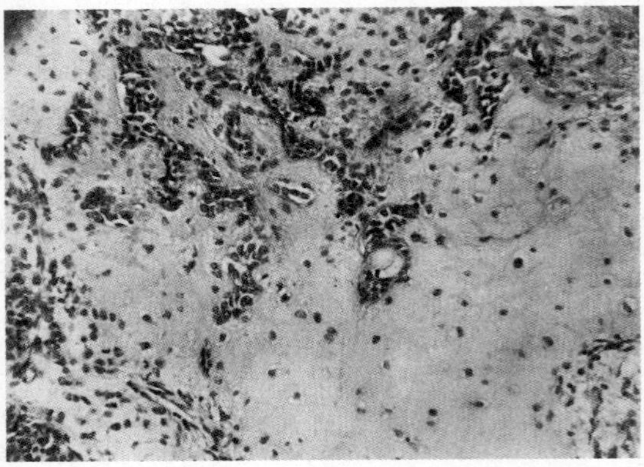

图 18—50　多形性腺瘤
上皮索条为肌上皮细胞，并见粘液软骨样组织

肿瘤的包膜大多完整，但厚薄不一，包膜内可有肿瘤细胞侵入，少数部分包膜消失，这种表现多见于腭部多形性腺瘤的近粘膜侧，可能与肿瘤表面易受刺激有关。

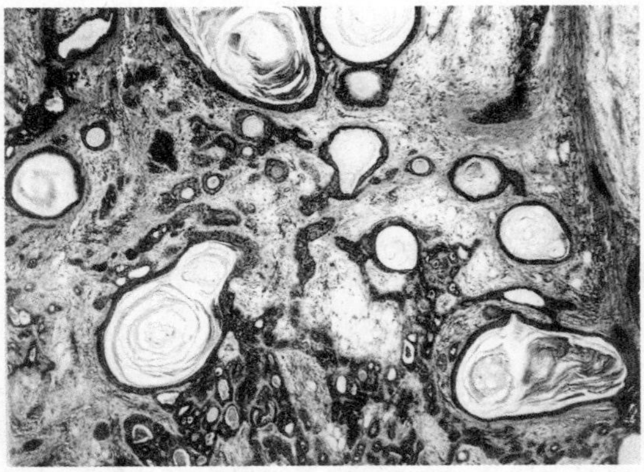

图 18—51　多形性腺瘤
上皮团块中央可见角化珠

免疫组化，腺管样结构的内层细胞显示腺上皮标记物的阳性反应，如 CK、CEA、EMA、LF、凝集素受体等均呈阳性。肌上皮细胞则呈现双重表达，S-100蛋白、actin、myosin、GFAP、SMA 呈阳性表达，同时 vimentin 也呈阳性表达。单克隆体检测①导管样结构 KL1 呈中到重度表达，PKK1 呈轻度表达，而 K8.12 在导管外层细胞呈阳性表达，且导管外层肿瘤细胞为 CK 和 vimentin 联合表达；②鳞状化生细胞 KL1 强阳性，K8.12 不同程度阳性，角化细胞则阴性；③变异肌上皮细胞 K8.12 和 vimentin 联合表达，S-100 蛋白和 α、β 亚单位染色强阳性。

电镜显示腺上皮细胞可为导管样细胞，呈柱状，核近基底部，异染色质散在于核内，胞浆为低电子密度，胞浆内有大量粗面内质网，内质网可扩张形成内质网池，有不等量线粒体，管腔面有微绒毛突起；闰管样细胞呈立方状，胞浆内细胞器较少，腔面微绒毛较少；腺泡状细胞呈锥形，核位于基底部，胞质内含酶原样颗粒，有丰富的粗面内质网 。腺上皮细胞的胞浆内均含直径6～7nm的原纤维，细胞间有桥粒连接。肌上皮细胞的胞浆内含直径5～6nm的肌微丝，有的可见致密小体，少量张力细丝，细胞器不发达，含少量线粒体、粗面内质网和糖原，细胞膜表面有微饮泡。细胞与间充质之间有基膜样物。粘液样区的细胞为肌上皮细胞的基本结构，但肌微丝较少，粗面内质网发达，糖原丰富。软骨样细胞的胞浆内可见直径6nm的微丝，粗面内质网扩张，并见囊泡。免疫电镜研究证实肌上皮细胞的胞浆中存在抗actin和抗myosin抗体的肌微丝；胞浆内、胞核及核仁中均含有S-100蛋白；粘液软骨样区域中，部分胞浆内含波形蛋白和胶质纤维酸性蛋白中间丝。

【生物学行为】 多形性腺瘤虽为良性肿瘤，可有完整包膜，但包膜内常有瘤细胞侵入，术后易复发，可发生癌变是此瘤的特点，有研究认为肿瘤组织中粘液样成分多，易复发，细胞成分多易癌变。肿瘤复发与手术方式有关，Conley统计，切除肿瘤治愈率99.5%，而仅摘除肿瘤复发率为20%～40%。肿瘤复发与此瘤易种植有关，因此不主张术前切取活检。复发肿瘤常有多发的肿瘤灶存在，每个瘤灶周围有纤维包膜环绕。肿瘤生长多年后可发生癌变，癌变表现有多种组织类型，其预后差别较大（详见恶性多形性腺瘤）。

【组织发生】 以往争论较多，争论的焦点是粘液样组织和软骨样结构的组织来源，根据电镜、免疫荧光和免疫组化反应等证实，上述组织中主要是存在肌上皮细胞，电镜组织化学研究证实多形性腺瘤中的粘液软骨样成分是由瘤变的肌上皮细胞通过泡吐作用分泌的蛋白多糖。Shirasuna等（1980）通过组织培养也证实肌上皮细胞可形成粘液样物质。肌上皮细胞亦经胚胎发生学、形态学、免疫组织化学等研究证实为上皮来源。肿瘤性肌上皮细胞的双重性与腺体的肌上皮细胞的双重性结构类似，如电镜下肌上皮细胞的胞浆内既含有张力细丝、桥粒、基膜等上皮细胞的特征，同时也含有肌微丝和致密小体等肌原性细胞特征。根据半多能双储备细胞理论，多形性腺瘤来自闰管或闰管的储备细胞，它可向上皮分化，又可向肌上皮细胞分化，肿瘤性肌上皮细胞进一步形成粘液软骨样组织，从而形成了肿瘤的多形性结构。

【鉴别诊断】 肌上皮瘤、多形性腺瘤以肌上皮细胞成分为主时，二者鉴别较困难。肌上皮瘤是由单一的肌上皮构成，不出现腺管样分化，粘液样组织较少，与肿瘤细胞索条之间有清楚界限。

（二）肌上皮瘤（myoepithelioma） 肌上皮瘤又称肌上皮腺瘤（myoepithelial adenoma），是少见肿瘤，约占涎腺肿瘤的1% ，以往认为是多形性腺瘤的一种亚型，Batsakis（1981）认为肌上皮瘤属单形性腺瘤。WHO（1991）在涎腺肿瘤分类中列为独立的肿瘤。

【临床】 肌上皮瘤多发生于腮腺，占48%，颌下腺占10%，小涎腺占42%，约2/3发生于腭部，也可见于磨牙后腺及上唇。性别无差异，儿童或老年人均可发病，以40～50岁多见。临床表现为无痛性肿物，缓慢生长，多为圆形或结节状，边界清楚，与周围组织无粘连。临床上与多形性腺瘤表现相似，不易鉴别。

【病理】 肉眼见肿物为圆形或结节状，直径为1.5～5cm，周界清楚，有完整包膜或部分缺乏包膜，质地中等，剖面灰白色或灰黄色，实性或含半透明胶胨状物，偶见出血灶。

光镜下肿瘤呈浆细胞样、梭形或二者混合存在。偶见透明细胞和腺上皮样细胞。浆细胞样呈片块状或散在，细胞呈椭圆形或多边形，胞浆丰富，充满嗜伊红均质样物，核多偏位，大而圆，染色较深，细胞间可见细胞间桥。梭形细胞呈长梭形，细胞核中位，核膜薄，染色质细，核两端的胞浆内含嗜酸性微小颗粒或原纤维物质，细胞排列呈束状或漩涡状。细胞间可见假性微囊或灶状粉染的玻璃样物质，有的部位细胞疏松形成网状。透明细胞较少见，呈多边形，胞浆透明，核圆形或椭圆形，细胞之间有清楚界限，腺上皮样细胞呈立方状，偶成假性腺腔，腺腔内为粘液样组织（图 18—52；18—53）。

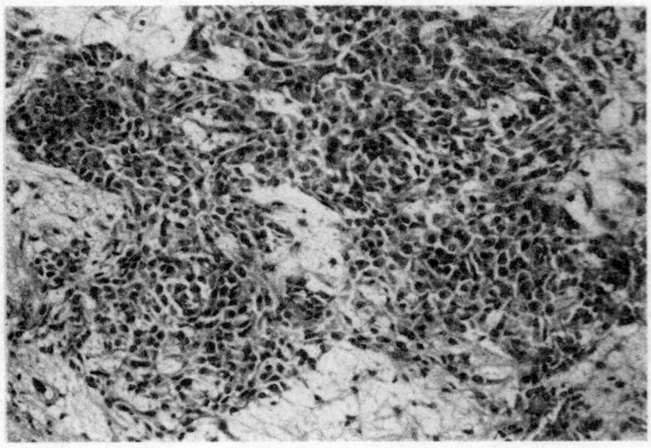

图 18—52　肌上皮瘤—浆细胞样

瘤细胞呈实性团块，与周围的粘液样组织之间有清楚界限

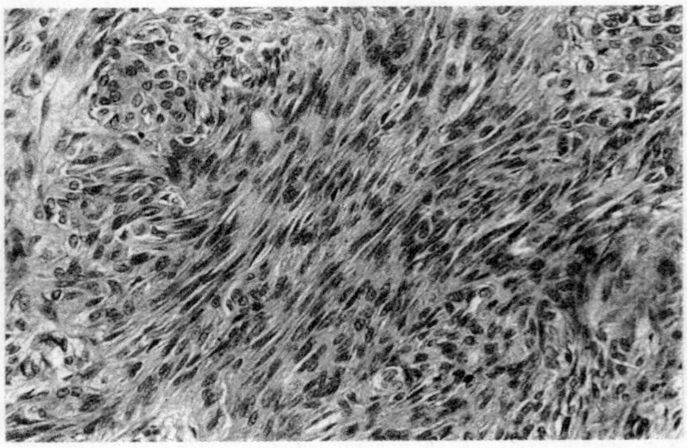

图 18—53　肌上皮瘤—梭形细胞型

梭形肌上皮细胞呈束排列，无管样结构

肌上皮瘤的病理诊断标准与多形性腺瘤的关系尚存在不同看法，Batskis 等认为肌上皮瘤由单一肌上皮细胞构成，不存在腺管样结构；Dardick 等认为肌上皮瘤与多形性腺瘤同源，故可存在腺管样结构，但低于 5%～10%，也可诊断肌上皮瘤。

肌上皮瘤中是否含粘液样组织或软骨样成分，在病理诊断中也有不同意见，有人认为肌上皮瘤中不存在粘液软骨样组织，也有研究认为有 10%的肌上皮瘤含粘液样组织，少数可见软骨样结构。但通过免疫电镜和电镜组织化学研究证实肌上皮瘤和多形性腺瘤中的肌上皮细胞均有产生粘液样组织的功能，因此不是二者鉴别诊断的依据。

免疫组化，肌上皮瘤的免疫反应与多形性腺瘤中的肌上皮细胞相同，如 S-100 蛋白、actin myosin、GFAP 及 SMA 均呈阳性反应。而肌上皮瘤中 CK、EMA 和 CEA 不出现阳性细胞。

电镜下瘤变的肌上皮细胞特点为细胞的胞浆内含直径 5～6nm 的肌微丝、微饮泡、少量张力细丝、含或不含致密体和糖原，细胞之间有少量桥粒连接，细胞团与临接肿瘤的间充质存在基膜样结构。肌微丝在浆细胞样肌上皮细胞的胞浆内呈弥漫散在分布，无一定方向，在梭形细胞的胞浆内肌微丝的排列与细胞长轴一致。免疫电镜研究显示肌微丝可用 S-100 蛋白、actin、myosin 及 GFAP 标记证实。

【生物学行为】　肌上皮瘤为良性肿瘤，其生物学行为与多形性腺瘤不同，手术后复发率低，不易发生癌变，预后较好。但也有人认为该瘤具有潜在恶性。

【组织发生】　与多形性腺瘤同源，来源于闰管的储备细胞或导管腺泡复合体的干细胞。

【鉴别诊断】　涎腺上皮性肿瘤中含肌上皮细胞的肿瘤很多，除与多形性腺瘤鉴别以外，尚需与以下肿瘤鉴别：

（1）肌上皮癌：肿瘤细胞的形态与肌上皮瘤相似，但细胞分化差，细胞大小不一致，异形性明显，可见核分裂像，常见胞浆透明的细胞及鳞状化生，肿瘤团中心坏死。肿瘤无包膜，呈浸润性生长。

(2) 上皮-肌上皮癌：由腺上皮和肌上皮构成，典型表现为“双套管”结构，肌上皮形成的实性团块均为透明肌上皮细胞，其间含腺上皮成分。

(三) 基底细胞腺瘤 (basal cell adenoma)　基底细胞腺瘤为少见的肿瘤，占涎腺肿瘤的 2%，Kleinsasser 和 Klein (1967) 命名为基底细胞腺瘤。

【临床】 基底细胞腺瘤以腮腺最常见，占 70%，小涎腺占 30%，其中上唇 80%，腭 10%，颊和下唇占 10%，多见于 60 岁以上的老年男性，病期长短不一，一般为 2～4 年。临床表现肿物生长缓慢，为无痛肿块，少数伴有疼痛，肿物较小，呈圆形或卵圆形，边界清楚，可活动，中等硬度，常有局部囊性感。

【病理】 肉眼观察肿物较小，直径为 2～3cm，表面光滑，有完整包膜，与周围组织有清楚界限，剖面灰白色，可见大小不等的囊腔，囊腔内含褐色粘液样物。

光镜下肿瘤细胞由基底细胞组成，细胞呈立方或柱状，胞核圆形或卵圆形，胞浆少，微嗜碱性，该瘤的特点是周边部细胞排列呈栅栏状，与纤维间充质之间有明显的基底膜样物，PAS 染色阳性。根据组织学表现分为四种类型：

(1) 小梁型：肿瘤细胞排列成小梁或索条，有的索条彼此连接形成网状，形成假性腺腔，其间是含血管的纤维结缔组织，常混有管状结构，管腔内含嗜伊红均质性粘液 (图 18—54)。

(2) 管状型：由双层立方或柱状细胞排列呈管状结构，管腔大小不等，管腔内有嗜酸性粘液，PAS 染色阳性，或 alcian blue 染色阳性，间充质疏松 (图 18—55)。

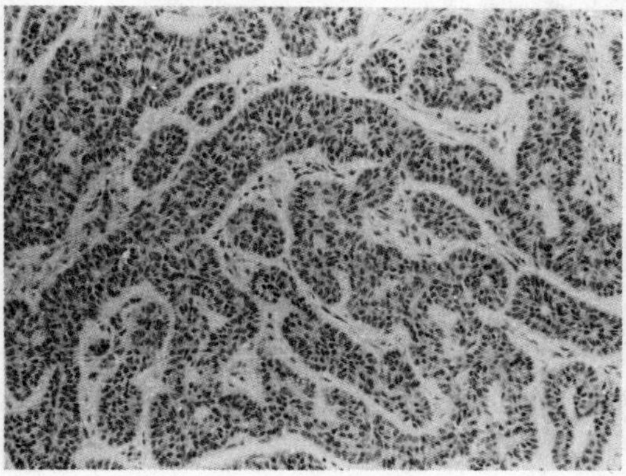

图 18—54　基底细胞腺瘤—小梁状

基底细胞排列呈小梁状

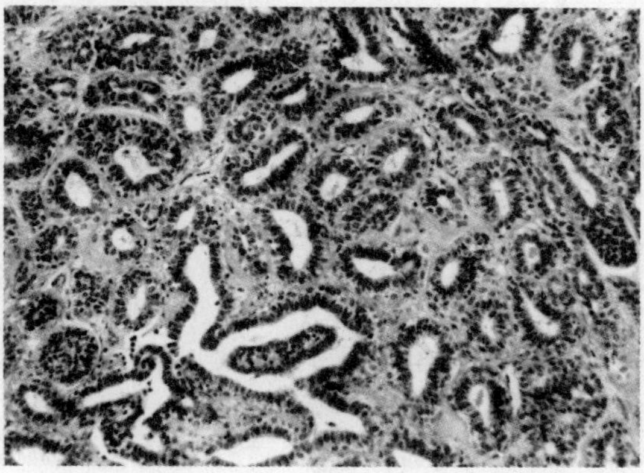

图 18—55　基底细胞腺瘤—管状型

基底细胞排列呈管状

(3) 实性型：肿瘤细胞呈实性团块，团块周边为柱状细胞排列成栅栏状，中央细胞排列疏松，或见不规则的囊腔样裂隙。有的实性型肿瘤，可见鳞状分化，可形成基底鳞状的漩涡状 (basis quamous whorling) 结构 (图 18—56)。

(4) 膜状型：又称表皮始基型 (dermal anlage type)，为少见的一种特殊类型，肿瘤细胞团周边部为矮柱状细胞，排列成栅栏状，中央细胞较大，为多边形，此型的特点是细胞团周围有增厚的基底膜样物，可存在于细胞间，肿瘤细胞团周围或间充质中的毛细血管周围。PAS 染色阳性。肿瘤可成多灶状、多结节状增生，常伴发头皮圆柱瘤或毛发上皮瘤 (图 18—57)。患者可有家族史，被认为是常染色体显性遗传性疾病。

免疫组化显示管状结构的近腔面细胞 EMA 和 CK 阳性，部分细胞对 amylase 和 LF 阳性，表明细胞有分泌功能。导管和小梁外围的细胞 vimentin 和 actin 呈阳性反应，基膜样物质 fibronectin 和Ⅳ型胶原反应阳性。

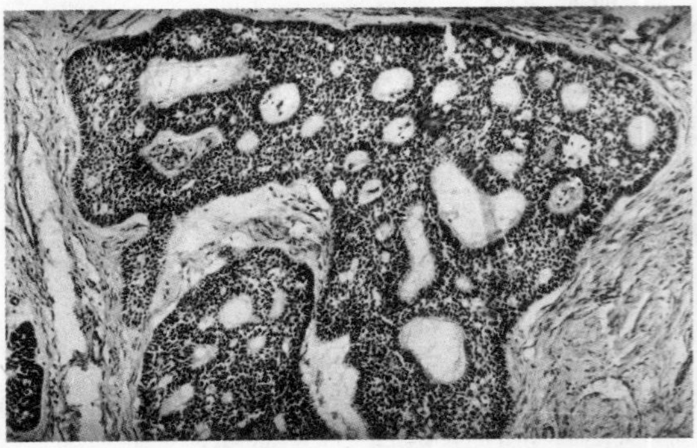

图 18－56　基底细胞腺瘤－实性团块型

瘤细胞呈大团块，其间有管状结构，周边部基底细胞呈栅状排列

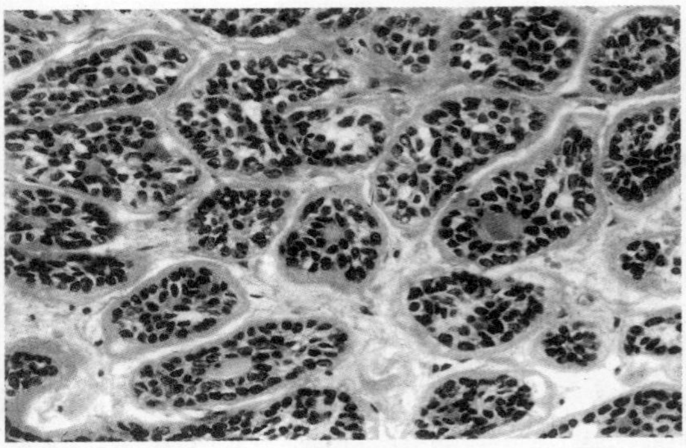

图 18－57　基底细胞腺瘤－膜状型

基底细胞团块及小管周围有较厚的基膜样物质

电镜显示，构成腺腔的上皮为腺上皮，胞浆内可见酶原颗粒和微丝，细胞间有指状突起，彼此间有桥粒连接，近腔面可见微绒毛，小梁和团块周边部肿瘤细胞呈圆形或立方状，胞核凹陷，胞浆内线粒体扩张，肿瘤团块基底部存在复层基膜样物质。免疫电镜观察，小梁状或团块的基底部或团块间存在肌上皮细胞，采用钌红电镜细胞化学技术观察，这种肿瘤性肌上皮细胞，可通过胞吐作用，分泌蛋白多糖进入细胞间充质中。

【生物学行为】 基底细胞腺瘤为良性肿瘤，但各类型之间有一定差别，管状型多见于腭部，肿瘤有完整包膜，少数包膜内有瘤细胞浸润，实性型多发生于腮腺，分化较差，可发生癌变。膜状型可多发或双侧腮腺同时发生，常伴发其他部位的肿瘤。

【组织发生】 该瘤来源于闰管的储备细胞，也有人认为来源于导管的基底细胞。

【鉴别诊断】

（1）多形性腺瘤：常见肌上皮细胞表现多形性，如浆细胞样、梭形、星状并含粘液软骨样结构。

（2）管状腺瘤与基底细胞腺瘤的管状型较难鉴别，管状腺瘤为双层柱状细胞形成的索条，且彼此连接呈网状，间充质疏松，血管丰富，无纤维组织。

（3）基底细胞腺癌：二者组织像极为相似，但基底细胞腺癌常见核分裂像，肿瘤呈浸润性生长，以实性团块多见，团块周围基底膜不明显，可伴有腺样囊性癌的结构。

（4）腺样囊性癌：细胞较小，胞浆少，核染色深，肿瘤团块或索条周边部很少形成栅状排列，基底膜不明显，管腔或囊腔内含嗜酸性粘液或嗜碱性粘液样结构，间充质常见玻璃样变性，侵犯神经或沿血管生长是该瘤的特点。

（四）Warthin 瘤（Warthin tumor）　又称腺淋巴瘤（adeno-lymphoma）或淋巴样乳头状囊腺瘤（papillary cystadenoma lymphomatosum），Hildebrand（1895）首先描述。以往国内多采用腺淋巴瘤这一名称，因易与淋巴瘤相混淆，故目前普遍采用"Warthin"瘤。

【临床】 该瘤较常见，占涎腺肿瘤的 6%，在涎腺良性肿瘤中，其发病率仅次于多形性腺瘤，绝大多数发生于腮腺，且以腮腺后下极多见，偶见于颌下腺及小涎腺。男性多见，男女之比为 5∶1。多发生于老年人，以 50～70 岁为发病高峰，最小者见于 2.5 岁的儿童，有时腺体内有多个肿瘤灶，可双侧腮腺同时发生。

临床上肿瘤生长缓慢，病期较长，平均病期 3 年，少数患者出现疼痛，肿物呈圆形或椭圆形，有时为结节状，界清，可活动，与皮肤无粘连，触之柔软，可有囊性感，肿物时大时小，可有消长史，易误诊为腮腺淋巴结结核，采用放射性核素锝99扫描表现为热结节。当肿物癌变时可出现面瘫。

【病理】 肿瘤较小，圆形或卵圆形，直径一般不超过3cm，质地较软，有薄层包膜，与周围组织之间有清楚界限，剖面灰红色或暗红色，常有大小不等的囊腔，少数为实性，囊腔内可有乳头状突起，囊内容含粘液或胶胨样物，有的似干酪样坏死。

光镜下肿瘤由上皮和淋巴样组织两种成分构成，二者之间有基底膜相隔，上皮成分形成腺管或囊腔，有乳头突入囊腔，上皮细胞排列成假复层。柱状细胞自基底膜达腺腔表面，立方或锥形细胞与基底膜相连，镶嵌于柱状细胞之间，但不到达腔面，柱状细胞的胞核较小，染色深，近于细胞的顶端，排列整齐，胞浆内含嗜酸性细小颗粒。立方或锥形细胞体积较小，核呈空泡状，淡染，可见核仁（图18－58）。上述细胞之间偶见粘液细胞、皮脂腺细胞及鳞状化生。囊腔内有大片粉染无结构物，可见胆固醇结晶裂隙，变性的上皮细胞及少量炎症细胞。肿瘤的淋巴样成分较丰富，可伴淋巴滤泡，淋巴样组织中还可见浆细胞、嗜酸性粒细胞、纤维间充质不多，常发生玻璃样变性。Serfert（1980）根据上皮成分和淋巴样成分的比例分为四种组织类型：Ⅰ型为典型型，淋巴样成分占30％～70％，此型最常见，占总数的77％～83％；Ⅱ型淋巴样成分在30％以下，占总数的5％～13.5％；Ⅲ型淋巴样成分在70％以上，占总数的2％～5％；Ⅳ型表现为鳞状化生、杯状细胞化生和退行性变的特点，占总数的7.5％。并认为上述表现是发展过程的不同阶段，与临床预后无关。

免疫组化反应，在到达腔面的柱状细胞CEA强阳性，LF阳性或弱阳性，CK、S-100蛋白及GFAP均为阴性，其反应类似于纹管细胞的免疫组化特征；而近基底部的立方状细胞和锥形细胞CEA和LF阳性或弱阳性，CK中度阳性，S-100蛋白及GFAP阳性，其反应类似于排泄管的基底细胞。肿瘤中淋巴细胞主要为B细胞，少数为T细胞。单克隆抗体在腺腔基底部的细胞显示PKK1、K8，21、TK、K4.62及K8.13均为阳性，而高柱状细胞RPN1164为强阳性，RPN1162为弱阳性，表明该瘤上皮有两种来源：前者来自基底细胞；后者来自闰管细胞。

电镜表现，高柱状细胞的胞浆内充满线粒体，其他细胞器较少，线粒体形态多样，可为马蹄形、棒状，线粒体数量增多，嵴呈同心圆排列或呈束状，还可见管状线粒体，少数线粒体内含糖原，大小约80～100nm。高柱状细胞有两种形态：①细胞核呈椭圆形，核仁大，主要为常染色质，胞浆内线粒体较大，畸形者占少数，近腺腔端含电子致密颗粒及小泡；②细胞核皱缩，形态不规则，染色质凝集，胞浆内含大量畸形线粒体，近腺腔端可见圆形电子致密颗粒。锥形细胞的胞浆内线粒体较柱状细胞少，有的胞浆内含致密颗粒。细胞之间有桥粒连接，近腺腔端为紧密连接，近基膜处柱状细胞的细胞膜折叠形成皱褶，上皮细胞与基膜之间为半桥粒连接。腺腔内可见横断的微绒毛、空泡、变性线粒体及粘液。上皮周围有大、中、小型淋巴细胞和浆细胞。偶见多形核白细胞（图18－59）。

【生物学行为】 Warthin瘤是好发于腮腺的良性肿瘤，可有消长史，肿瘤较小，有人认为肿瘤生长有自限性，生长缓慢，但可在一个腺体内多发，或多个腺体同时发生，可出现鳞状化生，上皮非典型增生，少数发生恶变，可发展成鳞状细胞癌、腺癌、粘液表皮样癌及未分化癌。淋巴细胞可恶变成淋巴瘤，恶变后其预后和原发恶性肿瘤一致。

【组织发生】

Warthin瘤的组织发生尚存在不同认识，多数学者认为来自腮腺淋巴结内异位的涎腺导

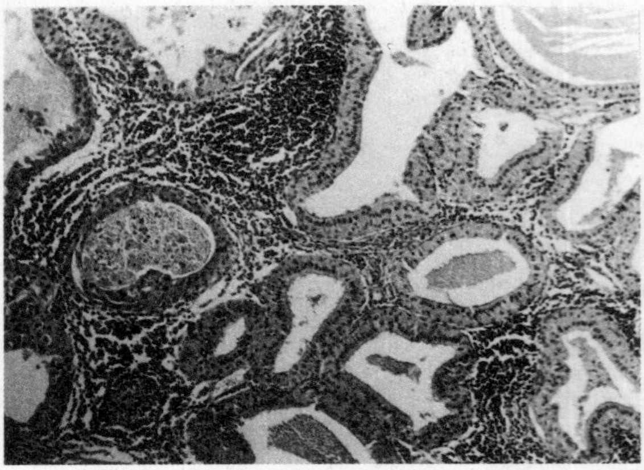

图 18—58　Warthin 瘤
假复层柱状上皮排列呈管状，间质为淋巴组织

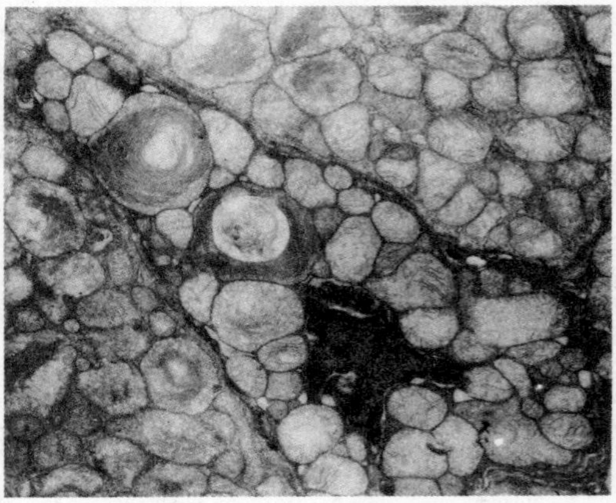

图 18—59　Warthin 瘤
透射电镜观察，柱状细胞的胞浆内可见密集的畸形腺粒体

管。组织化学和免疫组化研究表明该瘤可能来自纹管及涎腺导管的基底细胞，1971 年 Allegra 提出 Warthin 瘤属非真性肿瘤，而是类似于桥本甲状腺炎的迟发性过敏反应，近年来有人通过免疫病理学研究也支持上述看法。

【鉴别诊断】

（1）嗜酸细胞腺瘤　肿瘤细胞大，呈圆形、多边形或立方形，胞浆内含嗜酸颗粒，胞核内有空泡，可见核仁。肿瘤细胞多排列成实性团块或索条。间充质中不出现密集的淋巴细胞。

（2）皮脂腺淋巴瘤　为多边形皮脂腺细胞形成巢状，细胞大小不等，可见微小囊腔。肿瘤中常伴有涎腺导管，淋巴细胞密集，可形成淋巴滤泡。

（3）淋巴上皮囊肿　囊肿为扁平上皮衬里，上皮中可见杯状细胞和皮脂腺细胞，有的为复层鳞状上皮衬里，表面可形成角化。淋巴样间充质中常见玻璃样变性。

（五）嗜酸细胞瘤（oncocytoma）　又称嗜酸性腺瘤（oxyphilic adenoma 或 oncocytic adenoma），为 Mcfarland（1927）首先报道。此瘤属单形性腺瘤，为少见的良性肿瘤，占涎腺肿瘤的 1%，占涎腺上皮性肿瘤的 3%。

【临床】　腮腺是该瘤的好发部位，少数发生于颌下腺、腭、舌、颊、扁桃体、鼻及喉部。可在一个腺体内出现多个肿瘤结节，也可双侧腮腺同时或先后发生。发病年龄多在 60 岁以上，50 岁以前少见。

临床上肿物无痛，生长缓慢，呈圆形或卵圆形，表面光滑，有时呈结节状，与皮肤和深部组织无粘连，局部可有囊性感。

【病理】　肿物圆形或卵圆形，直径为 3～5cm，表面光滑或分叶状，偶见小结节状突起，有薄层完整包膜，中等硬度，剖面均质性，淡黄色、黄褐色或暗红色。偶见小囊腔。

光镜下瘤细胞较大，呈圆形、多边形或立方形，细胞膜清晰，胞浆丰富，其间充满嗜酸性细小颗粒，胞核中位，空泡状，有一个或多个核仁，偶见双核，瘤细胞排列呈团块或小梁状，偶见腺泡状或导管样，管腔内常空虚，或含嗜酸性均质物，PAS 染色阳性，在大的肿瘤细胞之间可见一些细胞的核小而深染，胞浆浓缩嗜伊红，有人认为这些细胞为挤压所致，称为“暗细胞”（dark cell），而前者称为“明细胞”（light cell），肿瘤间充质较少，可将肿瘤分隔成分叶状。间充质内，特别是近包膜处，常见不等量的淋巴细胞，但不形成滤泡

(图 18—60)。

组织化学染色：PTAH 及 Bensley BAAF 染色阳性，PAS 呈不等程度的阳性。氧化酶活性较高，嗜酸细胞腺瘤与 Warthin 瘤的柱状细胞有相同的免疫反应。CEA 强阳性，LF 阳性或弱阳性。

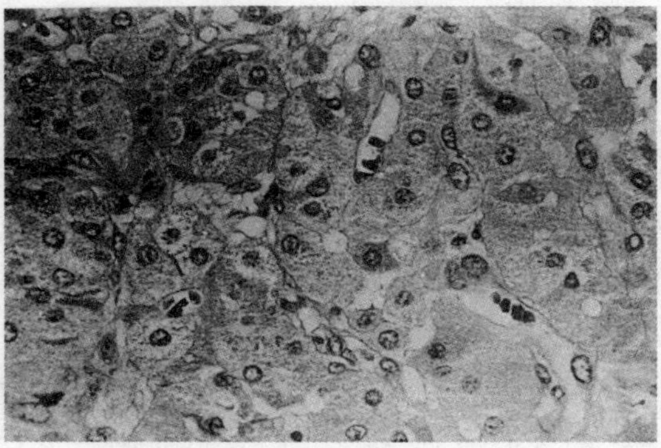

图 18—60　嗜酸性腺瘤

瘤细胞的胞浆内可见嗜酸性颗粒，核空泡状，可见小核仁

电镜观察：嗜酸细胞腺瘤的超微结构与 Warthin 瘤中腺上皮的结构相似。肿瘤细胞呈高柱状或锥形，呈腺泡状排列，中央形成小腔，细胞近腔面有长短不等的微绒毛，细胞之间可见连接复合体，两相邻细胞间有桥粒，腺泡状周围有基板和胶原纤维围绕。嗜酸细胞有两种类型：一种细胞的胞核呈圆形，染色质分布均匀，电子密度较低，胞浆内充满大小不等，形态不一，无定向的线粒体，线粒体嵴增多，成束状，有的形成管状，线粒体内可含糖原，或线粒体内包涵体，糖原由单层膜包绕，多属 β 型。线粒体间散在少量致密颗粒，类似于溶酶体。另一种细胞数量较少，核皱缩，表面高低不平，染色质凝集，电子密度较高，胞浆内线粒体拥挤，线粒体基质比较透亮。多发生变性。

【生物学行为】 该瘤良性，生长缓慢，可在单一腺体内多发或不同腺体同时或先后发生。发生于腮腺者多有完整包膜，但在小涎腺常呈局部浸润性生长，有的可侵犯邻近骨组织，虽然组织学表现良性，但应视为低度恶性肿瘤。

【组织发生】 肿瘤发生于涎腺导管的嗜酸细胞；也可来自失去酶原颗粒的腺泡细胞。

【鉴别诊断】

(1) 嗜酸细胞癌：该瘤罕见，组织学表现与嗜酸细胞瘤相似，除细胞分化较差外，主要是肿瘤呈浸润性生长，侵犯神经和血管。

(2) 嗜酸细胞增生症：嗜酸性上皮细胞呈弥漫性、多结节性增生，有的学者将嗜酸细胞腺瘤与嗜酸细胞增生症（oncocytosis）等同，并认为鉴别嗜酸细胞增生与早期微小肿瘤有一定困难，尤其在小涎腺常诊断为嗜酸细胞增生，多数人认为增生的嗜酸性上皮细胞团块如周围有纤维包膜包绕，则应视为嗜酸细胞腺瘤。

(3) Warthin 瘤：由嗜酸性腺上皮及淋巴样组织构成，常形成淋巴滤泡，上皮细胞呈高柱状和立方状，呈现假复层排列，多形成腺腔或囊腔。

(4) 多形性腺瘤：多形性腺瘤中有时存在嗜酸性上皮细胞，但该瘤组织像为多形性，有双层腺管样结构，肌上皮细胞，上皮分泌的粘液及粘液样组织和软骨样结构。

(六) 管状腺瘤（canalicular adenoma）　为涎腺少见的良性肿瘤，以往多混杂于基底细胞腺瘤中，因其有独特的组织学特点及临床表现，故分类为单独一类肿瘤。

【临床】 此瘤多见于上唇，约占 90%以上，其次为颊部，下唇和腭部偶见，大涎腺罕见。性别无明显差别，男女均可发生，患者发病年龄较大，平均年龄 60 岁，肿瘤生长缓慢，病期较长，最长可达 15 年，平均病期为 8.4 年，临床上无自觉症状，肿瘤较小，呈圆形，一般直径不超过 2cm，界限清楚，可活动，与皮肤和深部组织无粘连。

【病理】 肿瘤多呈圆形或卵圆形，有完整包膜，与周围组织之间有清楚界限，剖面棕黄色，可见大小不等的囊腔，囊腔内含粘液。

镜下见肿瘤由柱状或立方状细胞构成，细胞核大，圆形或卵圆形，大小一致，胞浆嗜酸性，为双层排列，形成管状或小梁状，彼此吻合形成网状，管腔内粘液 PAS 染色阳性，间充质疏松，形成假性囊腔，可见丰富的毛细血管或小静脉，看不到纤维组织（图 18－61）。

免疫组化，肿瘤细胞 Ck 表达强阳性，位于胞浆及核周围，vimentin 于导管基底部和间充质内均为阳性表达，S-100 蛋白的分布位置与 vimentin 相似。个别肿瘤的管腔面可见 EMA 表达。

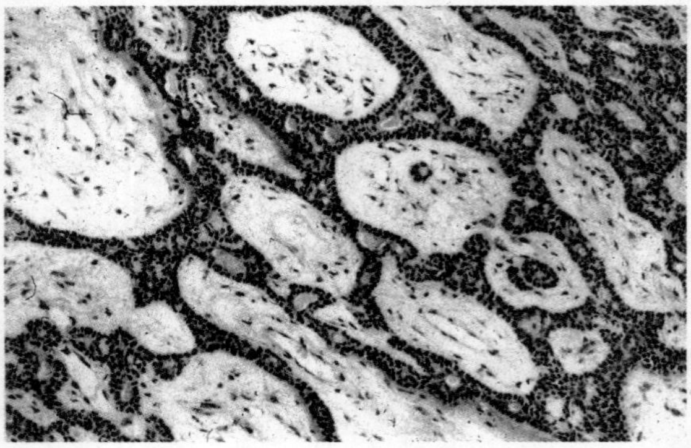

图 18－61　管状腺瘤

瘤细胞呈柱状，双层排列呈索条，彼此吻合，间质疏松可见血管

电镜下肿瘤细胞的胞浆内可见分泌颗粒，细胞间存在小的桥粒，桥粒内含张力细丝少，但胞浆内不存在张力细丝，可见微丝，直径为 4～7nm，排列紊乱。管状腺瘤呈现单层基膜，有的部位可增厚。

【生物学行为】 管状腺瘤为好发于小涎腺的良性肿瘤，特别是上唇最容易发生，肿瘤有完整包膜，手术后不复发，此瘤与皮肤圆柱瘤无关。

【组织发生】 根据其组织结构推测可能来自排泄管上皮。

【鉴别诊断】 管状腺瘤与基底细胞腺瘤管状型极为相似，形成大小不等的管腔，管腔内常见粉染的粘液。

（七）皮脂腺腺瘤及皮脂腺淋巴腺瘤（sebaceous adenoma；sebaceous lymphadenoma） 二者均为涎腺的罕见肿瘤。

【临床】 该瘤多发生于腮腺，颌下腺、颊部及磨牙后腺均可发生。性别无明显差别，发病年龄以 60 岁以上老年人居多。临床表现为无痛性肿物，生长缓慢，病期较长，患者多为偶然发现，触之表面光滑，中等硬度，可有弹性感，边界清楚，可活动。

【病理】 皮脂腺腺瘤大小不等，直径多在 3cm 以内，有完整包膜，剖面呈黄色或灰黄色。

光镜见皮脂腺腺瘤为皮脂腺细胞形成巢状或囊状，细胞大小不等，细胞核较大，呈圆形，可见核仁，细胞巢周边部胞浆少，中央细胞的胞浆呈蜂窝状，细胞之间有清楚界线，细胞分化较好，间充质纤维较丰富（图 18－62）。

皮脂腺淋巴腺瘤是由分化好的皮脂腺细胞排列成腺样结构，伴随大小不等的导管，间充质为密集的淋巴细胞，有的肿瘤可见淋巴滤泡。

【生物学行为】 此瘤良性，手术后不复发，少数皮脂腺淋巴腺瘤与 Warthin 瘤同时存在，少数出现双侧或多中心性肿瘤，可与其他肿瘤同时伴发，如粘液表皮样癌、多形性腺瘤及腺样囊腺癌。

【组织发生】 其组织发生可能来自涎腺异位皮脂腺的活化或淋巴结内迷走的腺体组织。

【鉴别诊断】 该瘤需与皮脂腺腺癌和皮脂腺淋巴腺癌相鉴别，后者肿瘤细胞分化差，可见细胞间变及核分裂像。

淋巴上皮囊肿可具有皮脂腺细胞分化，此属于导管衬里细胞发生皮脂腺化生的结果。

（八）导管乳头状瘤（ductal papilloma） 是一组不常见的良性肿瘤，多发生于小涎腺，尤其以腭部多见，WHO（1991）分类中将其分为三种亚型：内翻性导管乳头状瘤（inverted ductal papilloma）；导管内乳头状瘤（intraductal papilloma）及乳头状涎腺瘤（sialadenoma papilliferum）。

（1）内翻性导管乳头状瘤：多发生于33～60岁的成年人，性别无差异，鼻腔和副鼻窦较常见，也可发生于颊、唇、口底及软腭。肿瘤较小，生长缓慢，多为偶然发现。

【病理】 导管腔内壁为复层鳞状上皮，这些上皮呈乳头状增生，伸入周围结缔组织中，增厚的鳞状上皮内可见小囊及粘液细胞，PAS染色及alcian blue染色显示阳性，增生的上皮常与正常导管相连接。间充质为疏松结缔组织（图18－63）。

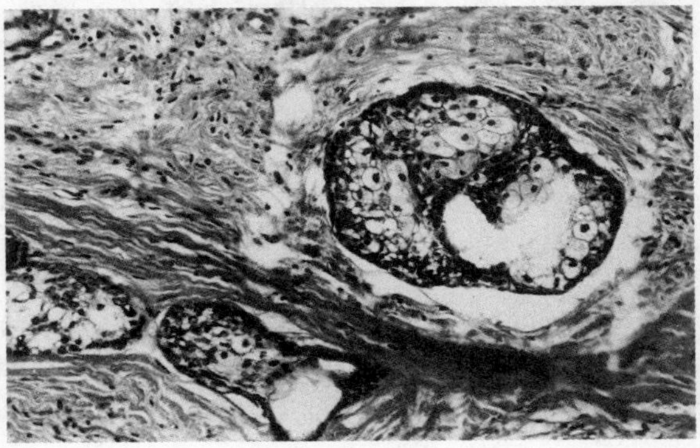

图18－62 皮脂腺腺瘤
皮脂腺细胞形成巢状，其间并形成囊状

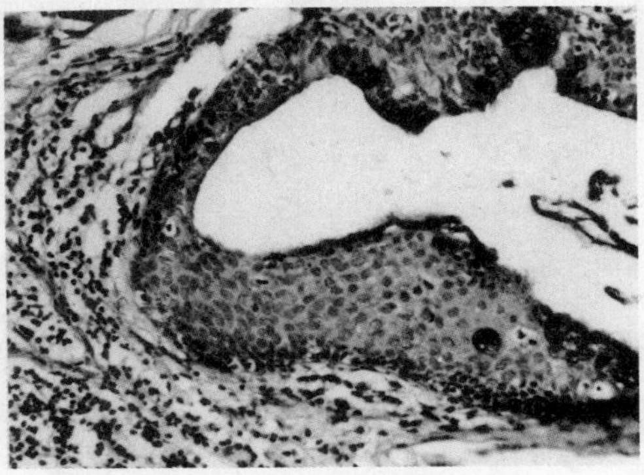

图18－63 内翻性乳头状瘤
导管呈鳞状上皮伸入周围结缔组织，上皮间散在粘液细胞

（2）导管内乳头状瘤：发病年龄多在50岁以上，性别无明显差异，发病部位以腭部多见，亦可见于颊部和上唇。临床表现，肿物较小，触之较软，有囊性感，易误诊为囊肿。

【病理】 组织学表现类似于乳腺的导管内乳头状瘤，扩张的导管内可见含结缔组织的乳头突起，突向管腔，乳头表面为单层或双层立方细胞或衬以鳞状细胞。肿瘤周围的腺体组织中，可见扩张的涎腺导管（图18－64）。

（3）乳头状涎腺瘤：为1969年Abrams和Finck首先报告。该瘤与皮肤的乳头状汗腺瘤相似。临床上以男性多见，发病年龄多在50～70岁，好发于腭、颊粘膜，肿物向表面突起，呈乳头状，偶见表面溃疡。易误诊为乳头状瘤。

【病理】 肿物较小，多在1cm以内，镜下见肿物表面被覆鳞状上皮，高低不平，有多个乳头状突起，在乳头之间的隐窝内有大量不全角化层。在正常腺体和表面上皮之间，有增生的导管，形成大小不一的囊腔，囊壁衬以立方状或柱状上皮，有的部分为复层鳞状上皮，囊腔内有多个乳头突入，乳头表面覆盖立方细胞或鳞状细胞。肿物向表面延伸可与表面上皮融合（图18－65）。

【生物学行为】 导管乳头状瘤为一类与涎腺导管有关的良性肿瘤，易发生于腭部及其他口腔小涎腺，肿物较小，无包膜，常与涎腺导管相连接，手术后不复发。

【组织发生】 内翻性导管乳头状瘤来自小涎腺排泄管的储备细胞，导管内乳头状瘤可能由于小涎腺排泄管阻塞所致。乳头状涎腺瘤来自闰管或小叶内导管。

【鉴别诊断】 乳头状囊腺瘤易误诊为导管内乳头状瘤，前者形成大小不等的囊腔，囊腔内有分支的乳头状突起，乳头表面衬以柱状细胞，有的胞浆嗜酸性，偶见粘液细胞，囊腔内可见嗜酸性粘液。

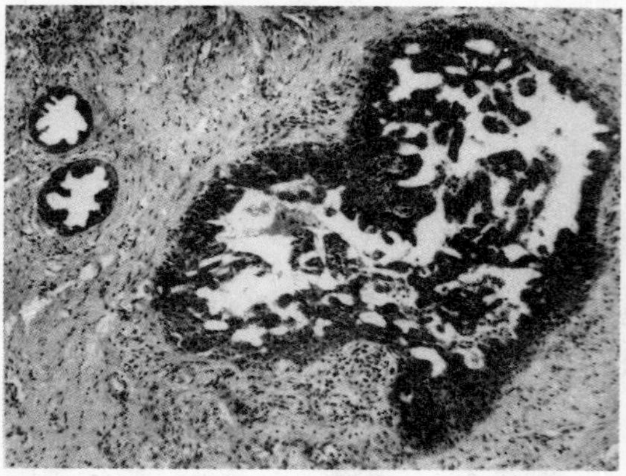

图 18－64　导管内乳头状瘤
导管内可见乳头状突起

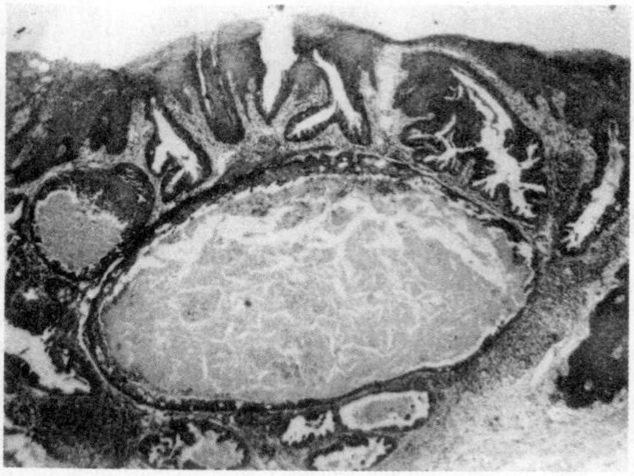

图 18－65　乳头状涎腺瘤
表皮具有多个乳头状分叶突起，并与粘膜上皮相连，深部管腔壁可见乳头状突起

（九）乳头状囊腺瘤（papillary cystadenoma）　又称导管内乳头状腺瘤（intraductal papillary adenoma），WHO（1991）分类中，将乳头状囊腺瘤和粘液囊腺瘤（mutinus cystadenoma）两种类型统称为囊腺瘤（cystadenoma）。

【临床】 乳头状囊腺瘤占涎腺上皮性肿瘤的 2.5%，大小涎腺均可发生，其中腮腺及腭为好发部位，性别无明显差异。任何年龄均可发病，年龄最小 1.5 岁，最大 72 岁，局部表现为无痛性肿块，界线清楚，发生于腮腺者可移动。发生于腭部的肿瘤表面可出现创伤性溃疡。影像学检查大多为良性压迫性改变，部分病例可见侵蚀现象的恶性表现。

【病理】 肿物为圆形或结节状，大小不等，中等硬度，局部有囊性感。剖面为灰白色或淡黄色，可见大小不等的囊腔，有的囊腔内有白色胶胨样物，大的囊腔内可见乳头突起。肿瘤有包膜或包膜常不完整。

镜下见肿瘤细胞为立方状、柱状的腺上皮细胞和粘液细胞。立方细胞的胞浆嗜酸性，胞核较大，圆形或椭圆形，位于细胞中央，核仁清晰，柱状细胞的核近腺腔面，似 Warthin 瘤的柱状细胞。粘液细胞呈柱状、立方状或不规则的圆形，细胞较大，胞浆着色浅，呈小空泡状，胞核较小，大多位于细胞的基部。以上三种细胞排列呈腺管样，团块状和乳头状囊性结构。囊壁为一列或数列细胞衬里，囊腔内面和乳头表面大多被覆一层粘液细胞或柱状细胞，深面为数层立方细胞。纤维结缔组织乳头内有丰富的血管。大囊腔内有粘液及变性脱落的瘤细胞。部分囊腔上皮衬里消失，形成纤维结缔组织环绕的粘液池。间充质数量不等，结缔组织可发生玻璃样变性。有时可见密集的淋巴细胞，或形成淋巴滤泡。根据粘液细胞和立方细胞在瘤组织中所占比例，可将此瘤分为两种亚型：①立方细胞为主型，乳头囊状结构和团块由立方细胞构成，其中夹杂少量粘液细胞（图 18－66）；②粘液细胞为主型，大小不等的囊腔内形成乳头囊状结构，乳头表面为粘液细胞覆盖，团块及导管结构少见（图 18－67）。

【生物学行为】 该瘤良性，但包膜常不完整或包膜内有瘤细胞浸润，少数肿瘤存在多发中心，手术后易复发。

【组织发生】 多数学者认为乳头状囊腺瘤来源于涎腺闰管的上皮。

【鉴别诊断】

1. Warthin 瘤：有的乳头状囊腺瘤其上皮结构与 Warthin 瘤相似，但后者很少见粘液细胞，间充质为密集的淋巴细胞，常见淋巴滤泡。

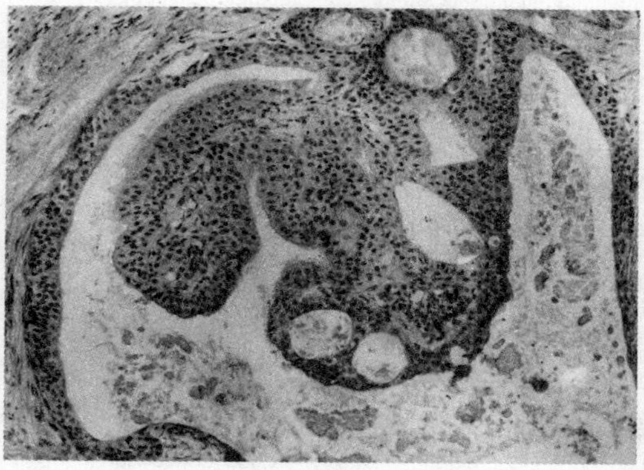

图 18－66　乳头状囊腺瘤
立方状细胞呈乳头状增生，突入囊腔内

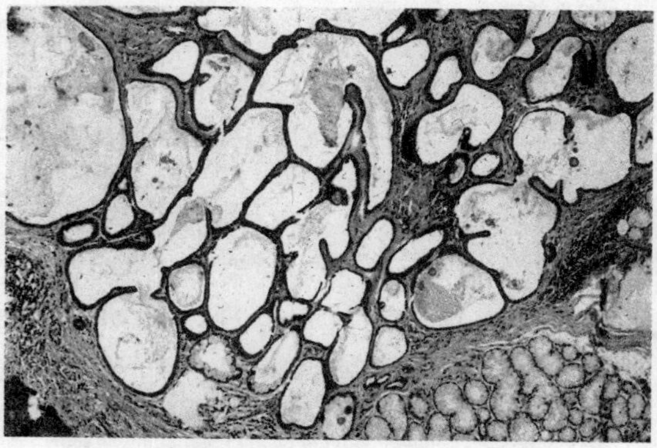

图 18－67　粘液囊腺瘤
肿瘤形成大小不等的囊腔，囊腔内有粘液，
并见小的乳头状突起，突入囊腔，右下为粘液腺

2. 乳头状囊腺癌：肿瘤细胞有明显异形性，常出现核浓染，双核、多核及核分裂像，肿瘤无包膜，呈浸润性生长。

（十）成涎腺细胞瘤

成涎腺细胞瘤（sialoblastoma）是发生于婴幼儿的涎腺上皮性肿瘤，非常罕见，以往有很多名称，包括胚组织瘤（胚胎瘤 embryoma）、先天性基底细胞腺瘤（congenital basal cell adenoma）、基底样腺瘤（basaloid adenoma）、先天性杂交性基底细胞腺瘤——腺样囊性癌（congenital hybrid basal cell adenoma-adenoid cystic carcinoma）。通常在新生儿或出生后不久发现，发生于腮腺，颌下腺也可发生。

【病理】 肿瘤呈褐色的圆形团块，镜下见肿瘤由胚胎样腺上皮和疏松的间充质构成。肿瘤细胞呈基底样，胞浆少，核深染，细胞大小较一致，排列呈管样、小梁状，偶见筛状，类似于基底细胞腺癌或腺样囊性癌。良性成涎腺细胞瘤，常存在于正常的腺小叶内，可见末端腺泡的分化，细胞分化较好，但可浸润性生长，约 25％为恶性表现，肿瘤出现坏死并侵犯神经、血管及邻近组织。

免疫组化显示肌上皮细胞和腺上皮细胞表型，团片和腺泡状结构周围为肌上皮低分子量细胞角蛋白（LMW）、高分子角蛋白（HMW）VIM、SMA 及 S-100 阳性，团片中心部及导管样细胞为腺上皮，LMW、HMW、CEA 阳性，导管样细胞还对 EMA 呈阳性表达。间充质 VIM 阳性。电镜检查支持光镜和免疫组化表现。细胞遗传学分析为 46，XY 核型（karyotype），流式细胞证实一般为低增殖率。

成涎细胞瘤目前报道仅 24 例，未见死亡病例，但有 5 例局部复发，1 例发生区域淋巴结转移。

二、涎腺非上皮性肿瘤

【概述】 涎腺非上皮性肿瘤（no-epithelial tumor of salivary gland），占涎腺肿瘤的 5％。是由涎腺组织中的间充质、神经组织或淋巴组织发生的肿瘤。良性肿瘤有血管瘤、脉管畸形、脂肪瘤、神经源性肿瘤；恶性肿瘤以恶性淋巴瘤多见，其他有恶性纤维组织细胞瘤、神经纤维肉瘤、胚胎性横纹肌肉瘤、粘液脂肪肉瘤、平滑肌肉瘤、血管肉瘤。良性肿瘤较常见，多发生于腮腺，颌下腺也可发生。各种肿瘤的组织学表现与全身其他部位的同类肿瘤相似，以下仅描述几种较常见的肿瘤。

（一）婴幼儿血管瘤（juvenile hemangioma）　是以血管内皮增生为特征的肿瘤。

【临床】 90%以上的血管瘤在出生时或出生不久即出现。主要发生于腮腺。女性多见，临床上多在1～6个月内生长迅速，引起面部不对称，肿瘤侵犯腺体，边界不清，有柔韧感，压缩性不明显，低头时不增大。约有70%的血管瘤患儿，在7岁前可完全自行退化，有的可延续到10～12岁。退化后腮腺区皮肤由红色变为灰黄色或黄白色，局部柔软，表面皮肤松弛，出现皱褶，有的皮肤表面可见扩张的毛细血管。

【病理】 血管瘤在增殖期与消退期表现不同，增殖期：腺体内有大量增生活跃的内皮细胞，形成片块状，细胞大小不一致，偶见核分裂像。内皮细胞形成许多裂隙，少数为毛细血管。间充质少，可见较多的肥大细胞。电镜下内皮细胞呈扁平状或椭圆形，胞浆内有较多的线粒体、粗面内质网、游离核糖体、高尔基复合体。内皮细胞外围有连续的多层基膜。消退期：内皮细胞明显减少，形成大量的毛细血管腔，血管之间纤维组织增多，或有大量脂肪组织长入，管腔被压缩而变狭窄。其间可见残存的涎腺组织。电镜下显示，内皮细胞的胞浆内细胞器减少，成纤维细胞增生活跃（图18－68；18－69）。

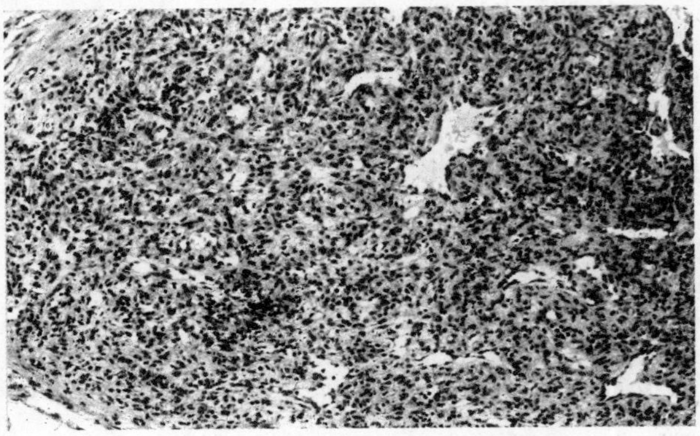

图18－68　婴幼儿血管瘤

腮腺血管瘤增殖期，大量血管内皮增生

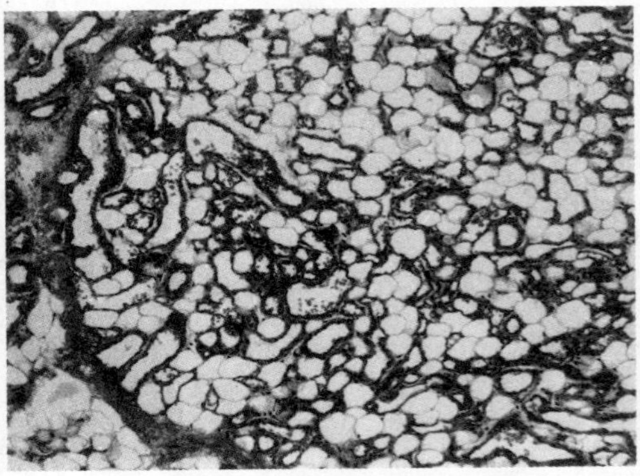

图18－69　婴幼儿血管瘤

腮腺血管瘤消退期，内皮细胞消失，为大量脂肪组织取代

（二）脉管畸形（vascular malformation）　病变属于先天性、真性血管壁微细结构异常，由于血液或淋巴液的压力，脉管发生进行性扩张。可分为毛细血管畸形、静脉畸形、动静脉畸形、淋巴管畸形和多种脉管混合畸形。脉管畸形比血管瘤多见，但很少发生于腮腺实质。

淋巴管畸形多见，临床表现为腮腺区不规则肿大，皮肤青紫或正常，柔软有囊性感，或与囊性水瘤混合存在。淋巴管畸形不常取代腺实质，而是腺实质明显受压。镜下见腺小叶被扩张的淋巴管分隔，淋巴管的纤维性管壁较厚，管腔内可见淋巴液。

（三）涎腺脂肪瘤（sialolipoma）　涎腺脂肪瘤少见，性别有明显差异，据统计男性占85%，女性占15%。多见于中年人，腮腺多见。

临床表现为无痛性、缓慢生长的肿块，肿物表面光滑，质地柔软，肿块活动与皮肤无粘连。

【病理】 肿瘤由脂肪细胞构成，排列呈小叶状，小叶之间有少量结缔组织。腺实质被挤压移位。肿瘤周围有纤维包膜。

（四）神经鞘瘤（neurolemmoma）　又称施万细胞瘤（schwannoma），该瘤在涎腺不多见，主要来源于面神经。腮腺是好发部位，颌下腺也可发生。中年人多见。临床表现，肿瘤生长缓慢，呈圆形或卵圆形，肿物较小，质地坚韧或柔软，有囊性感。肿瘤压迫面神经时，可出现面瘫。

【病理】 肉眼观察，肿瘤有完整包膜，剖面灰白色，可见小囊腔，囊腔内有胶胨样物。镜下见，肿瘤细胞呈梭形，排列呈束状、栅栏状或漩涡状，细胞间可见较多粉染的基质。

（五）恶性淋巴瘤

【概述】 恶性淋巴瘤（malignant lymphoma）为霍奇金淋巴瘤（Hodgkin lymphoma）和（Non-Hodgkin lymphoma）非霍奇金淋巴瘤的总称，涎腺发生的恶性淋巴瘤主要是非霍奇金淋巴瘤。该瘤多发生于腮腺、其次为颌下腺，舌下腺少见。小涎腺可发生于腭、唇和颊部。腮腺的恶性淋巴瘤有70%是由于腮腺淋巴结的肿瘤蔓延而来，其次为舍格伦综合征恶变，舍格伦综合征患者罹患恶性淋巴瘤的危险性是正常人的40倍。涎腺的淋巴样组织也可认为是粘膜相关的淋巴样组织，因此有少数恶性淋巴瘤原发于涎腺组织中。

【临床】 肿瘤表现为无痛性肿块，生长迅速，病期短，肿物中等硬度，界限尚清楚，但活动度差，皮肤颜色正常。原发于涎腺实质，也可为弥漫性肿大，侵犯面神经时可引发面瘫。

【病理】 病理形态复杂，有很多种组织类型，涎腺常见为B小细胞性淋巴瘤、T小淋巴细胞性淋巴瘤及节外边缘带B-细胞性淋巴瘤，其组织学表现与身体其他部位的淋巴瘤相同。有人认为在舍格伦综合征的病变中，单克隆的IgM浸润可视为恶性淋巴瘤的早期或瘤前病变，表现为小灶性浸润，可相互融合形成淋巴瘤。值得注意的是恶性淋巴瘤常易与淋巴结的反应性增生相混淆，应予以鉴别诊断。

（六）髓外浆细胞瘤（extramedullary plasmacytoma）

涎腺孤立性浆细胞瘤罕见，腮腺、颌下腺发生的髓外浆细胞瘤均见报道，其镜下特点及生物学行为与其他孤立性软组织浆细胞瘤相近似。

三、继发性肿瘤

【概述】 继发性肿瘤（secondary tumour）是指涎腺的转移癌（salivary gland metastatic carcinoma）。原发癌位于头颈部或其他远隔脏器，通过淋巴管或血管转移至涎腺或腮腺淋巴结。转移癌在腮腺最多见，约占所有涎腺的75%，其次为颌下腺，小涎腺罕见。转移瘤约有40%是位于腺实质，60%转移至涎腺淋巴结。腮腺内有20～30个淋巴结，通过淋巴管与腺外淋巴结相交通，主要接纳耳前区、颊后部、耳部、颞部及额部的淋巴回流。颌下腺与颌下淋巴结紧贴，舌及口底癌多转移至颌下淋巴结。头颈部的恶性肿瘤转移至腮腺和颌下腺者，以皮肤的鳞状细胞癌和恶性黑色素瘤最为常见。

涎腺的血行转移癌相对少见，来自远隔脏器的转移癌，有75%位于腮腺，25%位于颌下腺。其中以肺、乳腺和肾的转移癌最常见。俞光岩（1994）曾复习70例远隔脏器转移到腮腺和颌下腺的肿瘤，其中肺20例（28.6%）；乳腺18例（25.7%）；肾脏17例（24.3%）；结肠或直肠7例（10.0%）；前列腺3例（4.3%）；子宫2例（2.9%）；胃2例（2.9%）；背部皮肤1例（1.4%）。此外，甲状腺乳头状癌、脑膜瘤、睑板腺癌均有转移至腮腺的报道。

鉴别涎腺的原发癌和涎腺的转移癌很重要，二者在治疗设计和估计预后不尽相同。若对肿瘤的组织来源可疑，或肿瘤细胞分化较差时，首先应排除转移癌，有的涎腺原发癌与转移癌在组织学上难以判断时，可采用组织化学和免疫组化染色协助诊断。

1. 鳞状细胞癌：头颈部皮肤的鳞状细胞癌，易转移至腮腺淋巴结。一般转移癌的细胞分化较差，很少看到角化的癌珠。腮腺的原发鳞癌极为少见，但应与低分化的粘液表皮样癌相鉴别，PAS、alcian blue 或 mucin carmine 染色，后者存在阳性细胞。

2. 睑板腺癌：肿瘤原发于眼睑，以下眼睑多见，常在原发灶切除多年后，发生腮腺转移。病理表现与原发于腮腺的皮脂腺癌相似，应根据病史及临床检查予以鉴别，若转移性睑板腺癌有鳞状化生，则首先应排除涎腺发生的粘液表皮样癌。

3. 恶性黑色素瘤：是好发于面颈部及口腔的恶性肿瘤。其恶性度较高，易发生血行或淋巴结转移，在腮腺的转移率仅次于鳞癌，腮腺是常见的转移部位，也可转移至颌下淋巴结，有时原发灶较小即可发生转移。恶性黑色素瘤组织像较复杂，可为梭形或多边形大细胞，核大而圆，有嗜酸性大核仁，若细胞浆内含有黑色素，诊断则不困难，若是无色素性黑色素瘤则易与涎腺的腺癌或未分化癌混淆，黑色素瘤在电镜下可见癌细胞内含有前黑色素颗粒和黑色素颗粒；免疫组化 S-100 蛋白阳性，HMB45 呈阳性反应。

4. 小细胞癌：肺的小细胞癌（燕麦细胞癌 oats cell carcinoma ）易发生血行转移，但转移至涎腺者不多见，转移性小细胞癌与原发的涎腺小细胞癌的病理表现十分相似，鉴别诊断较困难。因此对于涎腺的小细胞癌，临床应常规检查肺部以除外肺转移癌。

5. 肾透明细胞癌：肾透明细胞癌转移至口腔者并不少见，其中以腮腺及腭部多见，肾癌可在原发灶切除多年后发生远处转移，转移癌镜下表现，癌细胞的胞浆透明，富含糖原和脂质，呈巢状排列，血管丰富，其组织像易与涎腺含透明细胞的肿瘤相混淆。鉴别诊断除光镜外，尚可借助组织化学染色和免疫组化反应。肾透明细胞癌脂肪染色阳性，涎腺透明细胞癌脂肪染色阴性，透明细胞型肌上皮癌、上皮-肌上皮癌含肌原性抗体，腺泡细胞癌可见微囊，淀粉酶染色阳性；透明细胞性嗜酸细胞瘤 PTAH 染色阳性；粘液表皮样癌可见粘液染色阳性细胞；腮腺原发的黑色素瘤可为大而透明的细胞，且细胞多形性，胞浆内常含黑色素颗粒。

6. 甲状腺癌：转移至涎腺的甲状腺癌多为个案报道，易转移至腮腺，其组织类型多为甲状腺乳头状癌，光镜下表现与涎腺乳头状囊腺癌十分相似，采用免疫组化方法可以鉴别，甲状腺乳头状癌对甲状球蛋白呈阳性反应。

四、涎腺囊肿

涎腺囊肿（salivary gland cyst）是发生于涎腺组织中的病理性囊腔，在涎腺中并非少见，约占所有涎腺疾病的 6%。包括外渗性囊肿，是由于腺泡或导管破裂涎液外渗所致；涎腺导管囊肿是导管堵塞涎液潴留，使导管扩张形成囊肿；淋巴上皮囊肿及异常发育的多囊性腮腺和 HIV 伴发的腮腺囊肿性疾病（见本书第十九章及本章第一、三节）。

Summary

The diseases of the salivary glands are common in oral and maxillofacial regions including development disorders, inflammations, non-infectious diseases, tumors and tumor-like lesions. In this chapter, the chronic sialadenitis, sialolithiasis, Sjören's syndrome, benign lymphoepithelial lesion, epithelial tumors and cysts are emphasized.

The epithelial tumors are lesions with unique characteristics and are frequently encountered. In addition to the three big salivary glands, tumors may develop in the minor salivary glands. The pathological features are cellular pleomorphism, complex histological structures, various types and subtypes. Different kinds of neoplasm may be present in similar tissue structures. Tumors of the same type may have different histological features, such as pleomorphic adenoma that may contain gland epithelium, squamous epithelium, chondromucous-like tissues and others. In neoplasm of the same type, there is no special demarcation between the benign and malignant nature, such as basal call adenoma and basal call carcinoma, oncocytoma and oncocytocarcinoma, etc.

The commonly seen salivary gland tumors are pleomorphic adenoma, mucoepidermoid carcinoma and adenoid cystic carcinoma. Their histological behaviors are different. The pleomorphic adenoma is readily to be implanted with high risk of malignant transplantation. The mucoepidermoid carcinoma may be subdivided into high, moderate and low malignant grades according to their differentiation. The adenoid cystic carcinoma is a neoplasm with high invasive nature, readily nerve and vascular involvement and high metastatic rate through circulation.

Although the salivary duct carcinoma is seldom, it is a high grade malignant tumor of extreme poor prognosis. In the chapter, other tumors such as mucinous carcinoma, sialoblastoma, clear cell carcinoma and other are also introduced.

（孙开华）

第十九章　口腔颌面部囊肿

囊肿是一种非脓肿性病理性囊腔，内含囊液或半流体物质，通常由纤维结缔组织囊壁包绕，绝大多数囊肿的囊壁有上皮衬里，少数无上皮衬里者又称为假性囊肿（pseudocyst）。由于特殊的解剖学结构和复杂的胚胎发育特点，口腔颌面部好发囊肿，其中颌骨为人类骨骼中最好发囊肿的部位。根据发生部位的不同，口腔颌面部囊肿一般可分为颌骨囊肿和软组织囊肿两大类，其中颌骨囊肿又可根据其组织来源不同而分为牙源性和非牙源性囊肿。本章在未改动 1992 年 WHO 有关颌骨上皮性囊肿分类的基础上，将常见的口腔颌面部囊肿分类如表 19－1。为便于叙述，本章分为牙源性囊肿、非牙源性囊肿、假性囊肿和口腔及面颈部软组织囊肿四节。

表 19－1　口腔颌面部囊肿

一、颌骨上皮性囊肿（epithelial cysts of the jaws）

（一）发育性（developmental）

1. 牙源性（odontogenic）

（1）婴儿“龈囊肿”（Epstein 珠）[“gingival cysts” of infants（Epstein pearls）]

（2）牙源性角化囊肿（始基囊肿）[odontogenic keratocyst（primordial cyst）]

（3）含牙（滤泡）囊肿 [dentigerous（follicular） cyst]

（4）萌出囊肿（eruption cyst）

（5）发育性根侧囊肿（lateral periodontal cyst）

（6）成人龈囊肿（gingival cyst of adults）

（7）腺牙源性囊肿（glandular odontogenic cyst）

2. 非牙源性（non-odontogenic）

（1）鼻腭管（切牙管）囊肿 [nasopalatine duct（incisive canal） cyst]

（2）鼻唇（鼻牙槽）囊肿 [nasolabial（nasoalveolar） cyst]

（二）炎症性（inflammatory）

（1）根尖囊肿（radicular cyst）

（2）根尖侧囊肿（apical and lateral cyst）

（3）残余囊肿（residual cyst）

（4）牙旁（炎症性根侧，下颌感染性颊）囊肿 [paradental（inflammatory collateral, mandibular infected buccal） cyst]

二、口腔、面颈部软组织囊肿

（1）皮样或表皮样囊肿（dermoid or epidermoid cyst）

（2）鳃裂囊肿（branchial cleft cyst）

（3）甲状舌管囊肿（thyroglossal tract cyst）

（4）畸胎样囊肿（teratoid cyst）

（5）粘液囊肿（mucocele）

（6）舌下囊肿（ranula）

第一节　牙源性囊肿

牙源性囊肿（odontogenic cyst）是指牙齿形成器官的上皮或上皮剩余发生的一组囊肿。一般可分为发育性和炎症性两大类。前者由牙齿发育和/或萌出过程中的某些异常所致，后者则与颌骨内存在的炎症灶有关。作为牙髓炎症的一种后续病变，颌骨炎症性囊肿（如根尖囊肿等）的发生一般经历了牙齿龋坏、牙髓炎症和坏死、根尖周组织的炎症和/或免疫反应、马氏（Malassez）上皮剩余增殖以及增殖上皮团块中央液化、囊性变等一系列可预测的病理过程，但目前人们对于发育性牙源性囊肿（如牙源性角化囊肿、含牙囊肿等）的组织来源和发病机制的认识尚不深入，许多理论仍建立在推测的基础之上。一般认为，牙源性囊肿的衬里上皮来源于牙源性上皮剩余，而不同囊肿可能来源于不同的上皮剩余：①牙板上皮剩余或Serres上皮剩余可发生牙源性角化囊肿、发育性根侧囊肿和牙龈囊肿；②缩余釉上皮发生的囊肿有含牙囊肿、萌出囊肿以及炎性牙旁囊肿；③Malassez上皮剩余发生根尖囊肿、残余囊肿和炎性根侧囊肿。需要强调的是，各种类型牙源性囊肿的诊断应综合考虑其临床、X线和组织病理表现。

一、发育性牙源性囊肿

（一）牙源性角化囊肿

牙源性角化囊肿（odontogenic keratocyst）由Philipsen于1956年最先描述。这型颌骨囊肿具有特征性病理改变，其生长方式独特，术后有较高的复发倾向，而且这型囊肿还可与痣样基底细胞癌综合征（naevoid basal cell carcinoma syndrome）并发，因此一直备受关注。基于牙源性角化囊肿有别于其它牙源性囊肿的生长特点和临床行为，有作者甚至提出牙源性角化囊肿可能属于一种良性囊性肿瘤，而不属于囊肿。尽管有关牙源性角化囊肿与经典描述的所谓始基囊肿（primordial cyst）的归属问题尚存争议，但目前多数学者和WHO有关颌骨上皮性囊肿的分类（1992）均主张将牙源性角化囊肿作为始基囊肿的同义名。

【临床】 有关牙源性角化囊肿的发病率报道不一，约占所有颌骨囊肿的3%～12%。患者年龄分布较广，但多数资料显示患者好发年龄在10～29岁之间，也有40～50岁为第二发病高峰的报道。男性较女性多见，病变多累及下颌骨，特别是磨牙及升支部，发生于上颌者以第一磨牙后区多见。囊肿可单发或多发，多发者约占10%左右，其中部分多发性囊肿患者可伴发痣样基底细胞癌综合征。牙源性角化囊肿的生长方式特殊，主要沿颌骨前后方向生长，囊肿较大时仍不引起明显的颌骨膨大，因此临床上多数病人无明显症状，多在常规X线检查时偶然发现。有症状者主要表现为颌骨膨大，囊肿继发感染时可出现疼痛、肿胀，伴瘘管形成时有脓或液体流出，有时甚至引起病理性骨折或神经麻木等症状。X线表现为单房或多房性透射区，边缘呈扇形切迹（图19－1）。总的来说，牙源性角化囊肿的X线表现较为多样，缺乏特异性，可表现为类似于成釉细胞瘤、含牙囊肿、发育性根侧

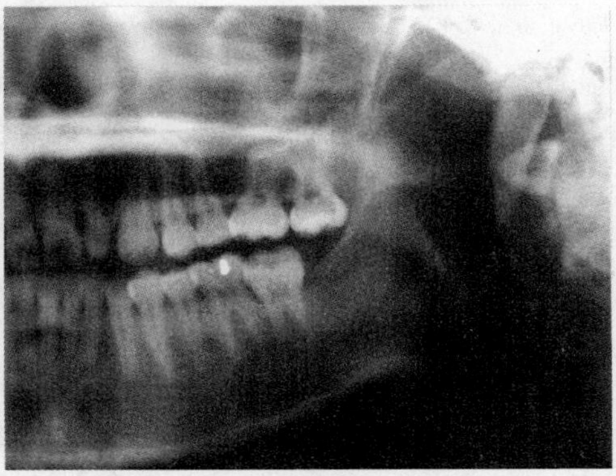

图19－1　牙源性角化囊肿的X线表现

囊肿或根尖囊肿等的X线特点。因此，对牙源性角化囊肿的诊断应基于病变的组织病理学特点。

【病理】肉眼见囊肿壁较薄，囊腔内常含有黄白色发亮的片状物或干酪样物质，有时囊液较稀薄，呈淡黄色或血性液体。与其X线表现的多样性不同，牙源性角化囊肿具有独特的组织学特点（图19－2）：①衬里上皮为较薄的、厚度一致的复层鳞状上皮，常由5～8层细胞组成，一般无上皮钉突，上皮－纤维组织界面平坦，衬里上皮常与其下方的结缔组织囊壁分离，形成上皮下裂隙；②上皮表面呈波浪状或皱褶状，表层角化多呈不全角化（图19－2a），少数发生正角化者其颗粒层较明显（图19－2b）；③棘细胞层较薄，与表面角化层的移行过渡较突然，棘细胞常呈细胞内水肿；④基底细胞层界线清楚，由柱状或立方状细胞组成，胞核着色深且远离基底膜，呈栅栏状排列；⑤纤维性囊壁较薄，一般无炎症，但合并感染时，增厚的囊壁内有大量炎症细胞浸润，上皮可发生不规则增生，出现上皮钉突，角化消失；⑥纤维组织囊壁内有时可见微小的子囊和/或上皮岛（图19－3）。

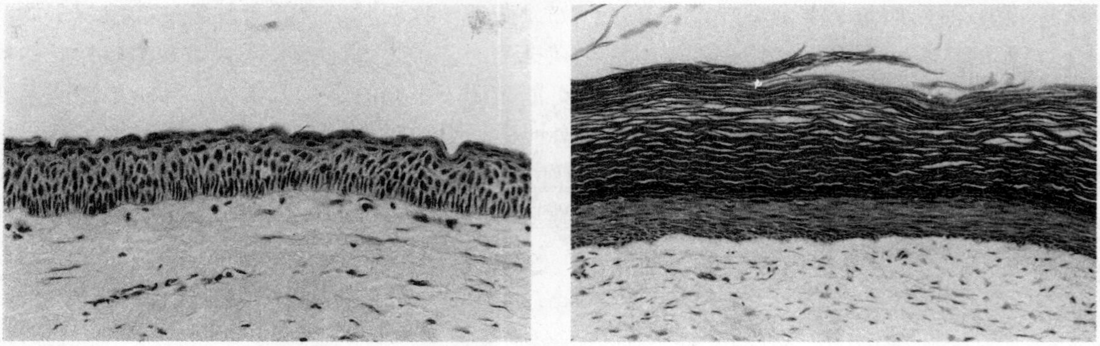

a b

图19－2 （a）牙源性角化囊肿的组织学表现 （b）以葱皮样正角化为主的颌骨囊肿

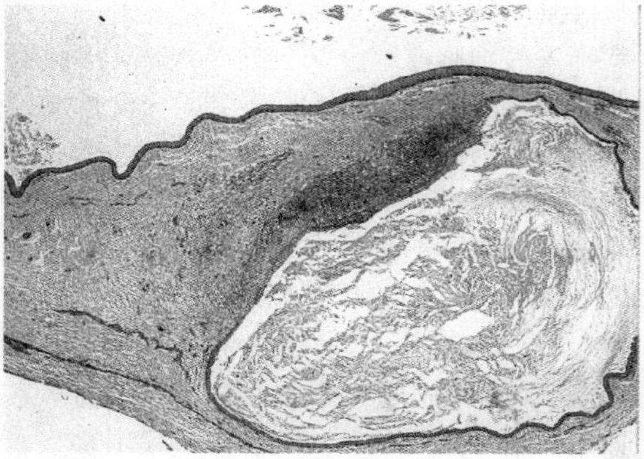

图19－3 牙源性角化囊肿囊壁内的微小子囊肿

采用增殖细胞核抗原（PCNA）和Ki67对牙源性颌骨囊肿衬里上皮增殖细胞的定量研究证实：牙源性角化囊肿上皮内的增殖细胞数显著高于含牙囊肿和根尖囊肿，而且90%～95%的增殖细胞位于副基底层或基底上层，提示牙源性角化囊肿的衬里上皮具有较高的增殖活性，而且表现出其独特的分化特点。电镜观察发现胞浆内细胞器的数目从上皮基底层到表层呈递减趋势，但张力原纤维则逐渐增加，然而，细胞的这些移行性改变不如口腔粘膜上皮的规则，近表面层的细胞变化不一致，提示该衬里上皮的鳞状上皮分化程度低于口腔粘膜；在出现衬里上皮下裂隙的区域，附着于基底细胞的基板结构尚完好，即基底膜仍附着于上皮侧，说明上皮与结缔组织分离的结构弱点在纤维囊壁的内侧面，超微结构观察提示这可能是由于固定原纤维（anchoring fibrils）的破坏所致，这种改变似乎与炎症细胞无关，而很可能与囊壁内胶原溶解酶的活性相关。

牙源性角化囊肿具有较高的术后复发倾向，文献中所报道的复发率多大于20%（表19－2）。关于复发原因，目前主导性意见认为牙源性角化囊肿的囊壁薄、易破碎、手术难以完整摘除，而残留囊壁的上皮具有高度增殖能力，因而易引起复发。组织学和上皮增殖细胞计数等观察均未发现复发与无复发囊肿之间存在明确差异，提示复发囊肿并不代表一组生长更为活跃的病变。术前采用 Carnoy 固定液或冷冻制剂处理囊肿衬里上皮，使其失活，可有效降低术后复发率。此外，还有一些因素可能与复发相关，如牙源性角化囊肿主囊的囊壁内可含有微小子囊或卫星囊（特别是伴发痣样基底细胞癌综合征的病变），若手术残留，可继续长大形成囊肿；该型囊肿的生长具有局部侵袭性，在颌骨内可沿抗性较小的骨小梁之间呈指状外突性生长，其波及范围可能超出了 X 线所示的病变边缘，若手术不彻底则易复发；有学者认为至少部分角化囊肿可能来源于口腔粘膜上皮的基底细胞增殖，手术时如未将与囊肿粘连的口腔粘膜一并切除，具有高度增殖能力的基底细胞可引起复发；另外，有学者将以正角化为主的颌骨囊肿与典型角化囊肿（不全角化）进行比较，发现二者在组织学和免疫组化表达等方面均存在明显差异，且正角化囊肿术后复发率极低，至今尚无伴发痣样基底细胞癌综合征的报道。因此，区分这型正角化组织学类型的囊肿具有临床意义。

表 19－2　牙源性角化囊肿的复发率*

作者（发表年份）	例数	复发率（%）
Hansen（1967）	52	52
Toller（1967）	55	51
Browne（1970）	85	25
Brannon（1976）	283	12
Hodgkinson 等（1978）	79	39
Vedtofte 和 Praetorius（1979）	75	51
Forssell（1980）	121	40
Ahlfors 等（1984）	116	26
Reff-Eberwein 等（1985）	82	56
Niemeyer 等（1985）	64	36
Forssell 等（1988）	75	43

* 本表中所收集文献报道的病例数均超过 50 例。

关于牙源性角化囊肿的组织来源，多数人认为其来自牙板上皮剩余或 Serres 上皮岛，还有人认为可能来自口腔粘膜，特别是下颌磨牙升支区邻近的粘膜上皮。

痣样基底细胞癌综合征又称为颌骨囊肿－基底细胞痣－肋骨分叉综合征或 Gorlin 综合征，最早由 Gorlin 和 Goltz（1960）系统描述。此综合征表现复杂，可累及多种组织或器官，其症候群主要包括：①多发性皮肤基底细胞癌；②颌骨多发性牙源性角化囊肿；③骨骼异常，如肋骨分叉和脊椎骨异常等；④额部和颞顶部隆起，眶距过宽和轻度下颌前凸，构成特征性面部表现；⑤钙、磷代谢异常，表现脑膜钙化和服用甲状旁腺激素之后缺乏磷酸盐尿的排出。综合征患者较年轻，常有家族史，具有常染色体显性遗传特点。颌骨多发性囊肿为本综合征较常见的表现之一，约见于 65%～75%的患者。组织学和免疫组化观察发现伴综合征的角化囊肿的囊壁内见较多的卫星囊和上皮岛，其主囊衬里上皮的核分裂活性和 Ki67 标记细胞数目均显著地高于不伴综合征的、散发性角化囊肿。这种差异可能反应了综合征患者的遗传性异常。Gailani 等（1992）证实该综合征患者表现染色体 9q22-31 的等位基因缺失，遗传连锁分析（genetic linkage）发现综合征患者所发生的皮肤基底细胞癌、成神经管细胞瘤和卵巢纤维瘤均表现上述相同区域频繁的杂合性丢失（loss of heterozygosity），提示9号染色体长臂上存在一个与综合征发病相关的肿瘤抑制基因，综合征家族成员可能携带该综合征相关基因一个拷贝的遗传性突变，此时并不具有表型效应；而当另一个等位基因通过缺失、有丝分裂期不分离或重组等方式丢失（即两个等位基因同时失活）时，患者则可发生肿瘤。目前该综合征相关基因已被克隆，为果蝇体节极性基因（*Drosophila* segment polarity *Patched* gene，Ptch）的人类同系物（PTCH），并被准确定位于9q22.3-q31。PTCH基因（5.1kb）编码一种跨膜蛋白（1447个氨基酸），通过HH信号通路（*Hedgehog* signaling pathway）调控细胞周期，可抑制某些转化生长因子-β家族成员的基因转录，在神经管、骨骼、颅面和皮肤等结构或组织的正常发育中起重要作用。最近的研究表明：散发性或伴发综合征的基底细胞癌和成神经管细胞瘤等均可发生PTCH基因的突变，该基因突变的不同类型（如点突变、无义或错义突变以及移码突变等）及其表达差异可能是决定综合征发生各类发育异常和不同类型肿瘤的直接原因。

（二）含牙囊肿

含牙囊肿（dentigerous cyst）又称滤泡囊肿（follicular cyst），是指囊壁包含一个未萌牙的牙冠并附着于该牙的牙颈部的囊肿。因此含牙囊肿具有典型的X线表现，即环绕一未萌牙冠的透射影像。然而这种X线表现并非为含牙囊肿所独有，其它牙源性病损也可能表现类似的含牙关系，如牙源性角化囊肿、牙源性腺样瘤和单囊性成釉细胞瘤等。因此对含牙囊肿的诊断不能仅仅依据X线表现。

【临床】 含牙囊肿多发生于10～39岁患者，男性比女性多见；发病部位以下颌第三磨牙区最常见，其次为上颌单尖牙、上颌第三磨牙和下颌前磨牙区，可能与这些部位的牙齿易于阻生有关；含牙囊肿内所含的牙齿大多数为恒牙，偶见含乳牙或额外牙；囊肿生长缓慢，早期无自觉症状，往往因牙齿未萌、缺失或错位而行X线检查时被发现。囊肿发育较大时可引起颌骨膨隆或面部不对称、牙齿移位及邻近牙的牙根吸收；X线表现为圆形透射区，边界清楚，囊腔内可含一个未萌的牙冠（图19－4），少数较大的病变也可呈多房性改变。

【病理】 肉眼见囊壁较薄，囊腔内含有牙冠，囊壁附着于牙颈部，囊液多呈黄色；镜下见纤维结缔组织囊壁内衬较薄的复层鳞状上皮（图19－5），仅由2～5列扁平细胞或矮立方细胞构成，无角化，没有上皮钉突，类似于缩余釉上皮；纤维囊壁内炎症不明显，含丰富的糖蛋白和粘多糖；囊肿继发感染时，上皮增生，上皮钉突明显，囊壁组织内见大量炎症细胞

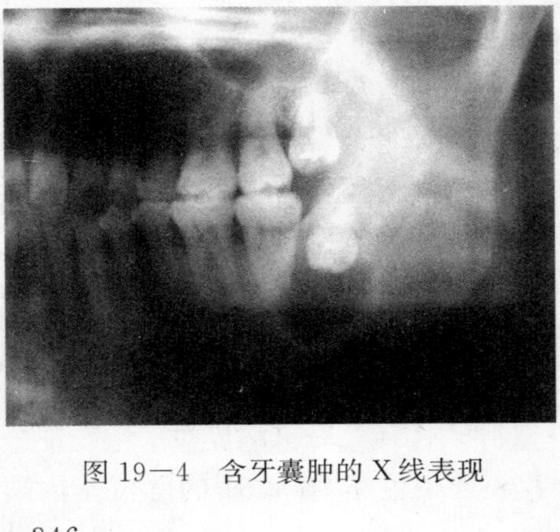

图19－4 含牙囊肿的X线表现

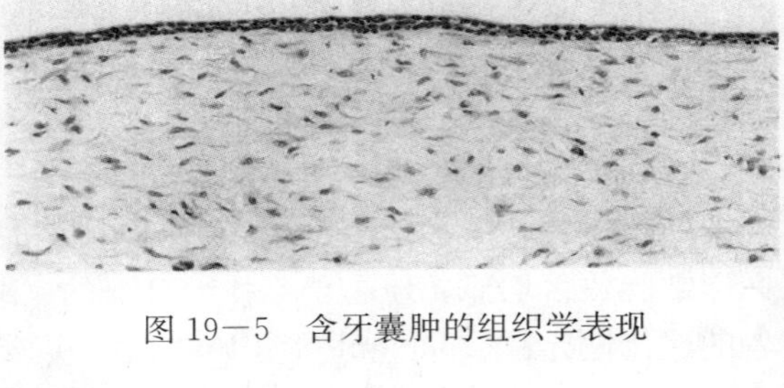

图19－5 含牙囊肿的组织学表现

浸润；约 40%囊肿的衬里上皮可发生粘液化生，含产粘液细胞或纤毛柱状细胞，少数情况还可见皮脂腺细胞；某些病例的衬里上皮还可发生区域性角化，一般为正角化；纤维囊壁中有时可见牙源性上皮岛。

含牙囊肿一般发生于牙冠形成后，缩余釉上皮和牙面之间液体蓄积而成囊肿。若囊肿发生于釉质完全形成之前，所含牙齿可表现釉质发育不全。

含牙囊肿手术治疗后很少复发，预后较好。

（三）婴儿龈囊肿

婴儿龈囊肿（gingival cyst of infants）又称新生儿牙板囊肿（dental lamina cyst of the newborn）。来自牙龈内断离的牙板剩余，上皮中央角化、脱落形成囊肿。多发于新生儿或出生后 1～2 个月的婴儿，3 个月以后者极为罕见。临床上表现为牙槽粘膜的多个白色或浅黄色结节，又称为 Bohn 结节，似粟米大小，多少不等。其确切发生率不详，但上颌较下颌多见。镜下见多个小囊肿位于紧贴上皮下方的固有层内，囊肿衬里上皮为薄层角化鳞状上皮，基底细胞扁平，与牙源性角化囊肿上皮衬里的柱状基底细胞不同。囊腔内充满脱落的角化物，偶见炎症细胞，有的囊肿与表面粘膜上皮粘连。其生长缓慢，可自行蜕变或脱落至口腔，故不需治疗。

（四）成人龈囊肿

成人龈囊肿（gingival cyst of adults）不常见，与发育性根侧囊肿在组织发生、临床行为和组织学表现等方面均很相似，因此二者易混淆。但成人龈囊肿发生于牙龈软组织，不侵犯骨组织或仅导致局部牙槽骨表面的压迫性吸收，而发育性根侧囊肿则发生于牙槽骨内。

成人龈囊肿可发生于任何年龄，但以 40 岁以上较多见；多发生于颊侧和唇侧牙龈，以尖牙和前磨牙区最常见，下颌多于上颌；临床上多表现为生长缓慢、无痛性、圆形肿大，大小一般在 1 cm 以下，有波动感，颜色与正常牙龈相同或呈淡蓝色；由于囊肿位于软组织，X 线片常无异常，当囊肿较大时可压迫骨皮质，导致其表面侵蚀性吸收。

成人龈囊肿的衬里上皮厚薄不一，较薄的区域仅由 1～2 层扁平或立方细胞组成，类似缩余釉上皮，较厚者为复层鳞状上皮，无钉突，无角化；可见局灶性上皮增厚形成所谓上皮斑（epithelial plaque），细胞呈水样透明状，与发育性根侧囊肿的病理所见有相似之处。

成人龈囊肿可能发生于牙板上皮剩余，局部切除后无复发。

（五）发育性根侧囊肿

发育性根侧囊肿（lateral periodontal cyst）是指发生于活髓牙根侧或牙根之间的牙源性发育性囊肿，与炎症刺激无关。该囊肿应与发生于根侧的牙源性角化囊肿、成人龈囊肿和位于根侧的炎症性囊肿相鉴别。

发育性根侧囊肿可发生于任何年龄，患者平均年龄为 50 岁；约 70%发生于下颌，以尖牙和前磨牙区最多见；临床多无症状，常在 X 线检查时偶然发现。X 线片见圆形或卵圆形边界清楚的透射区，一般有硬化的边缘，病变直径多小于 1 cm。

发育性根侧囊肿的衬里上皮为较薄、无角化的鳞状或立方状上皮，由 1～5 层细胞组成，胞核较小，呈固缩状；局灶性上皮增厚常形成上皮斑，主要由梭形或卵圆形透明细胞组成（图 19—6）；囊壁的结缔组织为成熟的胶原纤维，炎症不明显，有时可见牙源性上皮条索或上皮岛。

鉴别诊断应与根侧型的根尖囊肿和成人龈囊肿相鉴别，前者是由牙髓感染所致的炎症性囊肿，与囊肿相邻的牙齿为失活牙，镜下根尖囊肿的上皮衬里较厚，纤维组织囊壁内炎症明显。

该囊肿可能来源于缩余釉上皮、残余牙板或 Malassez 上皮剩余。手术摘除后一般无复发倾向。发育性根侧囊肿有时表现为多房性，手术标本呈葡萄状，又称为葡萄状牙源性囊肿(botryoid odontogenic cyst)。

（六）萌出囊肿

萌出囊肿（eruption cyst）发生于覆盖在一个正在萌出的乳牙或恒牙牙冠表面的粘膜软组织内，是发生于骨外软组织内的含牙囊肿，即萌出牙的缩余釉上皮与釉质之间液体潴留而形成的囊肿。它主要发生于 20 岁以前的患者，偶见于成人；临床上表现为正在萌出牙齿上方的光滑肿物，呈淡蓝色或粉红色，质柔软且有波动感。肉眼见囊肿内含清亮液体或血性液体。镜下见囊肿上方为牙龈粘膜所覆盖，囊肿衬里上皮具有缩余釉上皮特征；继发炎症时，上皮增生，结缔组织囊壁内有慢性炎症细胞浸润（图 19－7）。

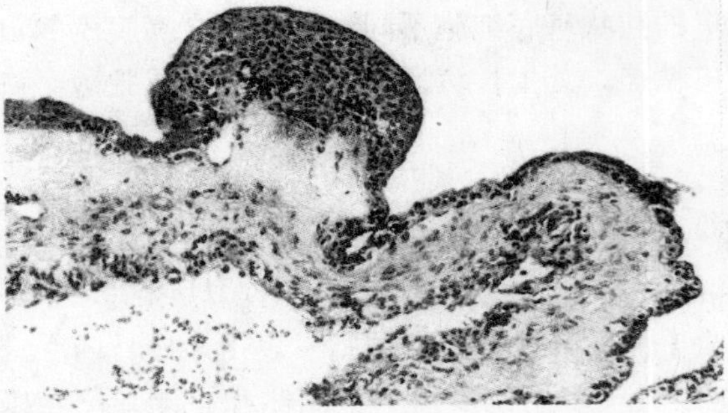

图 19－6　发育性根侧囊肿的组织学表现

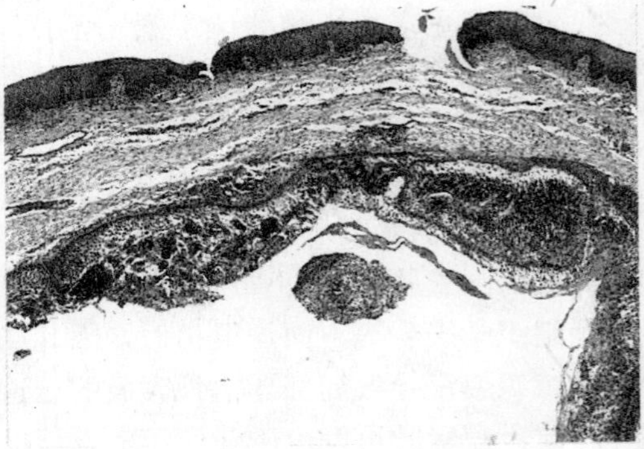

图 19－7　萌出囊肿

（七）腺牙源性囊肿

腺牙源性囊肿（glandular odontogenic cyst）又称牙源性产粘液囊肿（mucus producing odontogenic cyst）或涎腺牙源性囊肿（sialo-odontogenic cyst），是一种罕见的颌骨囊肿。Gardner 等于 1988 年报告了 8 例，并对其组织病理表现进行了详细描述。

此囊肿患者年龄分布较广，男女均可发病；临床上多表现为颌骨局部膨大，无痛，术后有复发倾向。X 线表现为边界清楚的单囊或多囊性透射区。

镜下纤维组织囊壁内无明显炎症细胞浸润，其衬里上皮部分为复层鳞状上皮，部分为无明显特征的上皮，但在相当区域内，复层上皮的表层细胞呈嗜酸性立方或柱状，常形成不规则的乳头状突起，含不同数量的纤毛细胞和产粘液细胞；在衬里上皮内常可形成隐窝或囊性小腔隙，内含粘液，形成粘液池，内衬这些小腔隙的细胞为类似于表层的嗜酸性立方细胞（图 19－8）；衬里上皮可发生局灶性增厚，形成类似于发育性根侧囊肿和成人龈囊肿中所见的上皮斑。值得强调的是多种牙源性囊肿（如：含牙囊肿、发育性根侧囊肿等）可表现局部区域的粘液或纤毛细胞化生，但不具有上述典型的组织学特点者，不

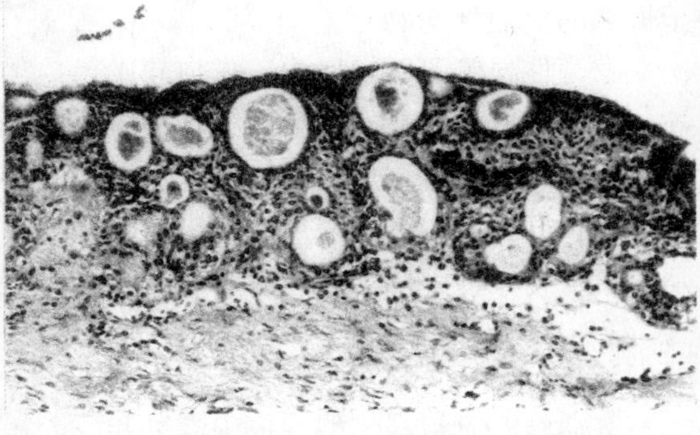

图 19－8　腺牙源性囊肿的组织学表现

应诊断为腺牙源性囊肿。

腺牙源性囊肿之所以被归类为牙源性发育性囊肿是因为其发生于颌骨内，其衬里上皮的上皮斑结构与发育性根侧囊肿和牙源性腺样瘤内所见的上皮斑类似。

二、炎症性牙源性囊肿

（一）根尖囊肿

根尖囊肿（radicular cyst）是颌骨内最常见的牙源性囊肿，属于炎症性囊肿，一般经历了牙齿龋坏、牙髓炎症和坏死、根尖周组织的炎症和免疫反应、Malassez 上皮剩余增殖以及增殖上皮团块中央液化、囊性变等一系列病理过程，因此根尖囊肿常发生于一死髓牙的根尖部。相关牙拔除后，若其根尖炎症未作适当处理而继发囊肿，则称为残余囊肿（residual cyst）。

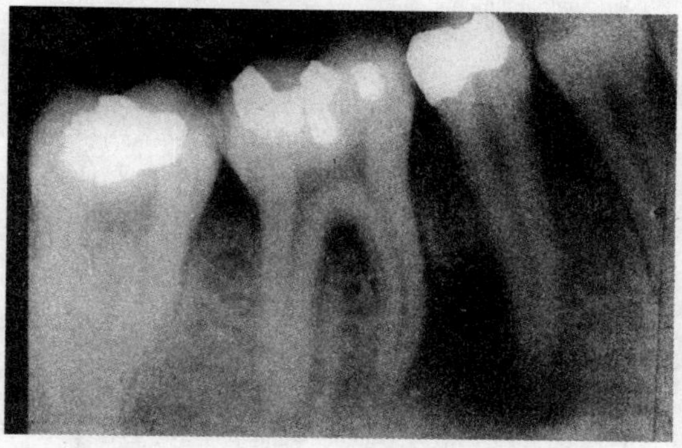

图 19—9　根尖囊肿的 X 线表现

【临床】 根尖囊肿多发生于 20～49 岁患者，尽管 10 岁以下儿童龋病发生率不低，但根尖囊肿并不常见。男性患者多于女性，约 60%的囊肿发生于上颌，以上颌切牙和单尖牙为好发部位。囊肿大小不等，常与末期龋、残根或变色的死髓牙相伴随。较大的囊肿可导致颌骨膨胀，常引起唇颊侧骨壁吸收变薄，扪诊时有乒乓球样感。X 线片显示根尖区有一圆形或卵圆形透射区，边缘整齐，界限清晰（图 19—9），部分病例透射区周围有薄层阻射线，这与囊肿发展减缓、周围骨组织修复改建有关。

【病理】 肉眼见囊肿大小和囊壁厚薄不一，囊肿较小时可随拔除之残根或患牙一起完整摘除，为附着于患牙根尖部的软组织囊性肿物。多数情况下，囊壁已破裂，送检物为散碎囊壁样组织。镜下见囊壁的囊腔面内衬无角化的复层鳞状上皮，厚薄不一，上皮钉突因炎性刺激发生不规则增生、伸长，相互融合呈网状，上皮表现明显的细胞间水肿和以中性粒细胞为主的上皮内炎症细胞浸润，炎性浸润致密区常导致上皮的连续性中断。纤维组织囊壁内炎症明显，炎性浸润细胞主要为淋巴细胞、浆细胞，也混杂有中性粒细胞以及泡沫状吞噬细胞。囊壁内可见含铁血黄素和胆固醇晶体沉积，胆固醇晶体在制片过程中被有机溶剂溶解而留下裂隙，裂隙周围常伴有多核巨细胞反应。晶体也可通过衬里上皮进入囊腔，故穿刺抽吸的囊液中有闪闪发亮的物质，涂片镜下可见长方形缺一角的晶体，即胆固醇晶体。有时衬里上皮和纤维囊壁内可见透明小体（Rushton body），为弓形线状或环状的均质状小体，呈嗜伊红染色。由于这种透明小体仅见于牙源性囊肿中，因此有人认为它是一种由上皮细胞分泌的特殊产物，也有人认为它可能来源于某种角蛋白或来自血液。

（二）牙旁囊肿

牙旁囊肿（paradental cyst）是一种特殊类型的炎症性根侧囊肿（inflammatory collateral cyst），发生于阻生下颌第三磨牙的颊侧或远中颊侧，患者常有冠周炎反复发作史，牙齿为活髓；X 线显示部分阻生的下颌第三磨牙远中有边界清楚的透射区，有时病变可延伸至根尖部。镜下见囊壁内衬无角化的复层鳞状上皮，厚薄不一，结缔组织囊壁内有大量炎症细胞浸润，部分囊壁可见胆固醇结晶裂隙和异物巨细胞反应。虽然其镜下表现与根尖囊肿相似，但根尖囊肿的患牙为死髓牙，而牙旁囊肿的伴随牙为活髓；在临床上，牙旁囊肿还易与发育性根侧囊肿相混淆，但后者一般不伴有炎症。该囊肿常累及根分叉区，检查见大多数受累牙有所谓釉突（enamel spur）延伸至根分叉处，提示囊肿的发生可能与炎症刺激导致该处的结合上皮增生有关。

所谓下颌感染性颊囊肿（mandibular infected buccal cyst）可能也属于牙旁囊肿的一型，但主要发生于初萌的下颌第一和第二磨牙颊侧，因此多见于6～8岁儿童。其组织学表现类似于牙旁囊肿或根尖囊肿。

第二节　非牙源性囊肿

非牙源性囊肿是指与牙发育无关的囊性病损，颌骨内非牙源性上皮性囊肿的种类较多，分类不一。现将较常见的病损分述如下。

一、鼻腭管（切牙管）囊肿

鼻腭管（切牙管）囊肿［nasopalatine duct（incisive canal）cyst］来源于切牙管内的鼻腭导管上皮剩余，可表现为切牙管囊肿和龈乳头囊肿，前者发生于骨内，后者则完全位于切牙乳头的软组织内。这组囊肿约占所有非牙源性囊肿的73%，是最常见的非牙源性囊肿。

【临床】 鼻腭管囊肿可发生于任何年龄，其中高发年龄为30～60岁。男性较多见。临床上常无明显症状，仅在X线检查或戴义齿时偶然被发现。最常见的表现为腭中线前部的肿胀，有时可伴疼痛或瘘管形成。X线照片上，常常难以区分鼻腭管囊肿和较大的切牙窝（incisive fossa）。X线片上的切牙窝宽度在6mm以下为正常范围，即使切牙窝前后径达10mm但无其他症状者，仍可能为正常，可定期复查而不必急于手术治疗。囊肿较大时，可见囊肿位于上颌骨中线，呈卵圆形放射透射区（图19－10a）。

【病理】 鼻腭管囊肿的衬里上皮变异较大，可内衬复层鳞状上皮、含粘液细胞的假复层纤毛柱状上皮、立方上皮或柱状上皮（图17－10b），这些上皮类型可单独或联合存在。邻

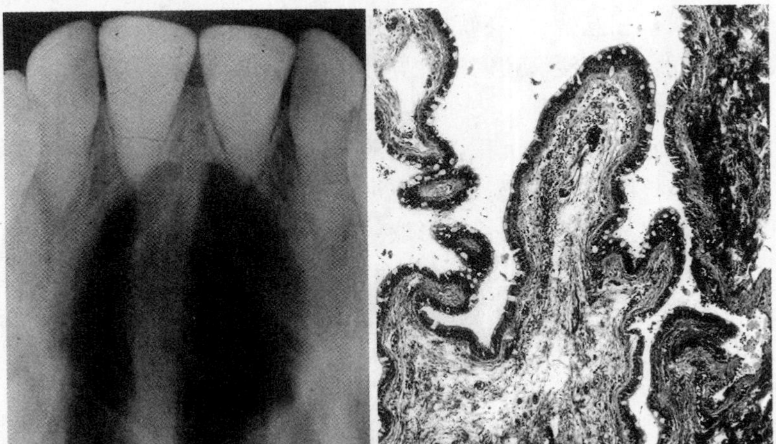

a　　b

图19－10　鼻腭管（切牙管）囊肿

(a) X线表现　(b) 组织学表现

近口腔部的囊肿常内衬复层鳞状上皮，而近鼻腔部者常为呼吸性上皮。结缔组织囊壁内可含有较大的血管和神经束，为通过切牙管的鼻腭神经和血管结构，囊壁内有时可见小灶性粘液腺和散在的慢性炎细胞浸润。

二、鼻唇（鼻牙槽）囊肿

鼻唇（鼻牙槽）囊肿 [nasolabial (nasoalveolar) cyst] 是一种发生于牙槽突表面近鼻孔基部软组织内的囊肿，较为少见。发病年龄以 30～49 岁多见，女性多于男性。肿胀是常见的症状，囊肿增大可致鼻唇沟消失，鼻翼抬高，鼻孔变形。此囊肿可双侧发生。X 线片不易发现，有时可见上颌骨表面的浅表性骨吸收。镜下，囊壁多呈皱褶状，衬里上皮一般为无纤毛的假复层柱状上皮，含粘液细胞和杯状细胞，也可见复层鳞状上皮或立方上皮。

鼻唇囊肿可能来源于胚胎性鼻泪管剩余或成熟管的下前部结构。采用口内切口单纯摘除囊肿，一般无复发。

三、球状上颌囊肿

球状上颌囊肿（globulo maxillary cyst）较为少见，发生于上颌侧切牙和单尖牙牙根之间。X 线表现为边界清楚的梨形放射透光区，常导致相邻牙牙根的移位。

以往认为球状上颌囊肿是由中鼻突的球状突和上颌突融合处的上皮残余所发生，属于面裂囊肿。然而现代胚胎学概念不支持这种论点。事实上，除腭中缝外，面突仅仅是一些高起或隆起，这些隆起处是间充质生长中心，随着生长中心的生长发育，各隆起间的浅凹逐渐变平而成为平整的表面，不存在面突融合。近来研究表明，所谓的球状上颌囊肿并不是一种独立的囊肿，而可能是发生在“球状上颌”部位的牙源性囊肿，如根尖囊肿、发育性根侧囊肿、甚至牙源性角化囊肿等；但也有人认为球状上颌囊肿的名称还应保留，诊断球状上颌囊肿的标准是：囊肿位于上颌恒侧切牙和单尖牙之间，且邻牙为活髓牙；X 线片表现为倒梨形放射透光区；组织学上不能诊断为其他囊肿，球状上颌囊肿的衬里上皮不一，多为复层鳞状上皮和（或）纤毛柱状上皮。

四、下颌正中囊肿

下颌正中囊肿（median mandibular cyst）极少见，位于下颌中线联合处，X 线表现为边界清晰的圆形、卵圆形或不规则形透射区，一般无临床症状，继发感染时有疼痛感，囊肿区的下颌中切牙有活力。

传统观点认为该囊肿属于面裂囊肿，是由两侧下颌突融合时陷入中缝区的上皮增殖、囊性变所致。然而现代胚胎学认为下颌突是以一个单一的整体发育形成下颌骨，不发生融合，从而没有上皮结构的内陷。因此目前多数学者认为下颌正中囊肿可能是由额外牙牙蕾或牙板上皮剩余发生的始基囊肿，部分病损也可表现其他类型囊肿的形态特点。

第三节　假性囊肿

一、动脉瘤性骨囊肿

动脉瘤性骨囊肿（aneurysmal bone cyst）是一种膨胀性溶骨性病损，虽然 X 线显示为囊性病变，但组织学检查无上皮衬里，故称为假性囊肿。1942 年 Jaffe 和 Lichtenstein 首先描述其临床特征，直到 1958 年 Bernier 和 Bhaskar 才报告发生于颌骨的病例。

【病因】 虽然有关动脉瘤性骨囊肿的病因尚不完全清楚，但一般认为它是一种反应性病变。某些原发于骨的先存病变可能引起血管畸形和局部血流动力学变化，继而发生囊肿性改变。颌骨纤维异常增殖症、中心性巨细胞肉芽肿、骨化纤维瘤、纤维肉瘤和骨肉瘤等均可成为引发动脉瘤性骨囊肿的原发性病损。

【临床】 一般发生于 30 岁以下，高峰年龄 10～19 岁。性别差异不大，主要发生于长骨及椎骨，发生于颌骨者下颌多见，多累及颌骨后份（如下颌角、升支、磨牙区等），上颌骨病变易扩展至上颌窦内。临床上表现为颌骨膨隆，局部可有自发痛或压痛，囊腔内充满新鲜血液。病变发展较快，可在数周或数月内增大的一定体积，引起面部不对称。X 线表现为囊性透射区，大多呈蜂窝状或肥皂泡样改变（图 19－11）。

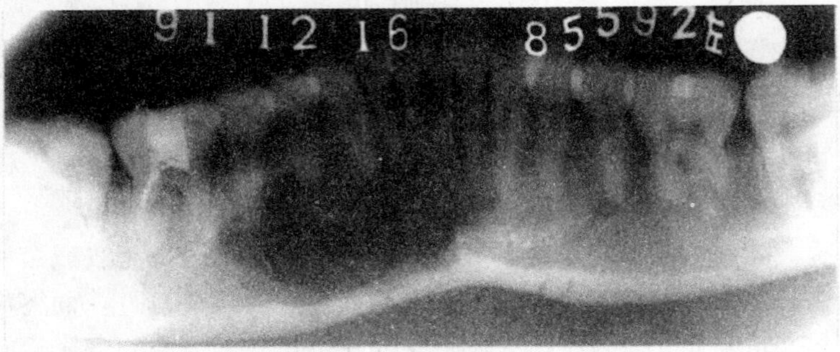

图 19－11　动脉瘤性骨囊肿的 X 线表现

【病理】 肉眼可见多数大小不等的囊腔，呈蜂窝状或海绵状，腔内充有血液。镜下见囊肿由许多充满红细胞的、大小不一的血窦或血腔构成，囊腔面无衬里上皮或内皮细胞，腔内可有血栓形成和机化（图 19－12）。囊壁为纤维结缔组织，含毛细血管和大量成纤维细胞，在出血灶附近有多核巨细胞，囊壁中常伴有类骨质或反应性新生骨。有时在囊性病变的周围可见骨纤维异常增殖症、骨化纤维瘤或巨细胞肉芽肿等病变，这些病变可能是引起动脉瘤性骨囊肿发生的原发病损。

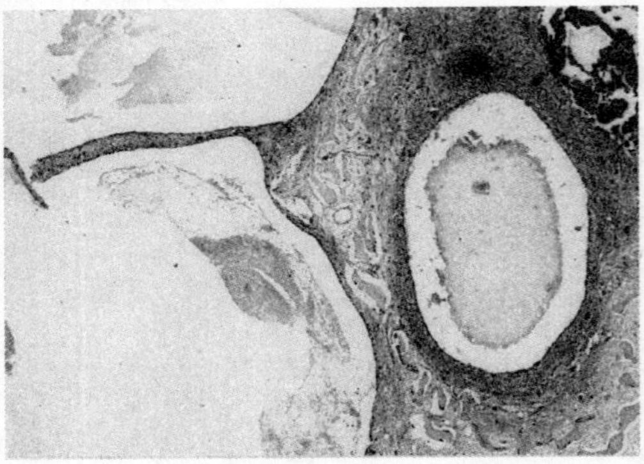

图 19－12　动脉瘤性骨囊肿的组织学表现

二、单纯性（外伤性）骨囊肿

单纯性骨囊肿（simple bone cyst）是无内衬上皮的骨囊肿，由 Lucas 于 1929 年首先报告。又可被称为外伤性骨囊肿（traumatic bone cyst）、孤立性骨囊肿（solitary bone cyst）和出血性骨囊肿（hemorrhagic bone cyst）等。

【临床】 本囊肿好发于长骨，颌骨少见，其发生率约占颌骨囊肿的 1%。多发生于青年人，75%患者在 10～20 岁之间，男性多见。颌面部多发于下颌骨的双尖牙和磨牙区，上颌极为少见。大多数囊肿为单发，也可发生于颌骨双侧。临床上多无症状，常在 X 线检查时偶然发现，有时可表现颌骨膨胀及疼痛，邻近牙是活髓牙。X 线表现为境界较清楚的单房性透射区，边缘较薄的硬化带。牙根吸收和牙移位少见，病变区牙周膜和硬骨板完整。

【病理】 肉眼见囊肿为卵圆形或不规则状，囊腔内有少量液体，呈淡黄色或棕色，囊壁很薄。镜下见囊壁由纤维结缔组织构成，厚薄不一，无上皮衬里。囊腔内含凝血性物质和肉芽组织。

一般认为本病是由于外伤引起骨髓内出血，骨髓内血肿未发生机化，血块变性、降解，使骨内形成空腔。

三、静止性骨囊肿

静止性骨囊肿（static bone cyst）实际上是发生于下颌骨后份舌侧的解剖切迹，它是由于发育过程中，涎腺和其它软组织的增殖或迷入而引起的下颌骨局限性缺损。X线片上可表现为囊肿样透射区。有时还可双侧同时发生。这型假性囊肿一般无症状，多在X线检查时偶然发现。好发于下颌磨牙及下颌角区，多位于下齿槽神经管的下方，X线表现为边缘致密的卵圆形透射区。组织学观察，骨缺损区不存在明显的囊肿，可见到涎腺组织、脂肪组织、纤维结缔组织和肌肉等。

第四节　口腔、面颈部软组织囊肿

一、皮样和表皮样囊肿

皮样或表皮样囊肿（dermoid or epidermoid cyst）好发于颌面部，口底为口内最好发的部位，其次是舌。发生于口底较表浅者位于颏舌骨肌与口底粘膜之间（舌下位），较深在者位于颏舌骨肌与下颌舌骨肌之间（颏下位）。囊肿表面光滑，为圆形或卵圆形无痛性包块，生长缓慢，界限清楚，触之有生面团样柔韧感，波动感不明显，压迫之后可出现凹陷。

肉眼见囊壁较薄，囊腔内有灰白色豆腐渣样物质。镜下见囊壁为角化的复层鳞状上皮衬里，结缔组织囊壁内没有皮肤附属器者称为表皮样囊肿；若囊壁内含有皮肤附属器，如毛发、毛囊、皮脂腺、汗腺等结构，则称为皮样囊肿（图19－13）。囊腔内为排列成层的角化物质，偶见钙化。角化物质破入周围纤维组织内时，可见异物巨细胞反应、炎症细胞浸润及胆固醇结晶。

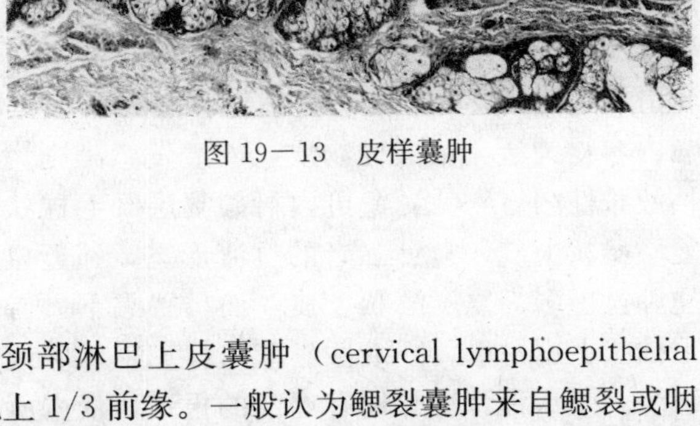

图19－13　皮样囊肿

多数人认为皮样囊肿和表皮样囊肿发生于胚胎发育性上皮剩余，或是外伤植入上皮所致。发生于口底的囊肿可能是由第一、二对鳃弓融合时残留的上皮所发生的。

二、鳃裂囊肿

鳃裂囊肿（branchial cleft cyst）又称为颈部淋巴上皮囊肿（cervical lymphoepithelial cyst）常位于颈上部近下颌角处，胸锁乳突肌上1/3前缘。一般认为鳃裂囊肿来自鳃裂或咽囊的上皮剩余，但也有人认为其发生可能与胚胎时期陷入颈淋巴结内的涎腺上皮囊性变有关。约95％的腮裂囊肿为第二鳃裂来源，发生于约相当肩胛舌骨肌水平以上和下颌角以下；

其余5%分别来源于第一、第三和第四鳃裂，其中发生于下颌角以上和腮腺者常为第一鳃裂来源，发生于颈根区者为第三、第四鳃裂来源。该囊肿好发于20～40岁的年轻患者，囊性肿物柔软，界限清楚，可活动，无明显症状，继发感染时可伴疼痛。囊肿一般发生于单侧颈部，少数情况下，双侧颈部可同时发生囊肿。囊肿内含物为黄绿或棕色清亮液体，或含浓稠胶样、粘液样物。组织学上，90%以上的囊壁内衬复层鳞状上皮，可伴或不伴角化，部分囊肿可内衬假复层柱状上皮，纤维囊壁内含有大量淋巴样组织并形成淋巴滤泡（图19－14）。第一鳃裂囊肿的囊肿壁内缺乏淋巴样组织，与表皮样囊肿相似。

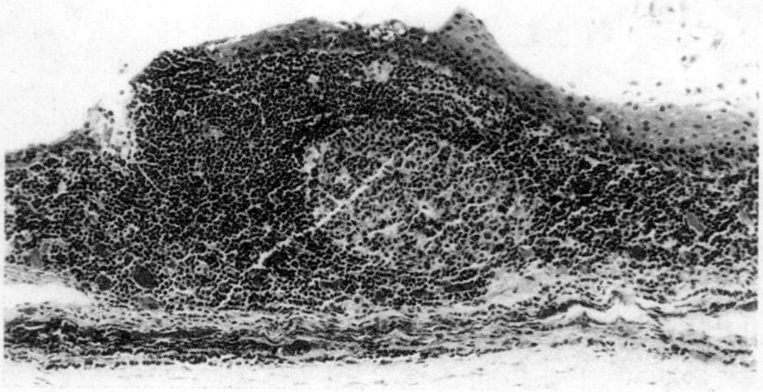

图19－14　鳃裂囊肿

鳃裂囊肿手术摘除后，几乎无复发。但文献中也有鳃裂囊肿上皮癌变的零星报道，这些病例应与原发于鼻咽部恶性肿瘤的转移瘤相鉴别。

另有一类发生于口腔内的、具有与鳃裂囊肿相似组织学特点的囊肿，称为口腔淋巴上皮囊肿（oral lymphoepithelial cyst），这类囊肿发生于口腔内构成所谓Waldeyer环的淋巴组织内，与胚胎发育时内陷于这些区域的涎腺上皮成分的增殖和囊性变有关。好发部位包括口底、舌、软腭等处。近年来有研究显示人类免疫缺陷病毒（HIV）感染者中，腮腺淋巴上皮囊肿的发生率有所增高，这可能与HIV感染所致的腮腺内淋巴结病变有关。

三、甲状舌管囊肿

甲状舌管囊肿（thyroglossal tract cyst）是甲状舌导管残余上皮发生的囊肿。胚胎第4周时，原始咽底部，第一和第二鳃弓之间，内胚层上皮增殖内陷形成一向下行的袋状突出物即甲状腺始基，这个部位就是以后的舌盲孔处。甲状腺始基下行过程带有中空的管即甲状舌导管。胚胎第6周时此管开始退化，第10周时此管消失。如甲状舌导管不消失或发育异常可导致各种病损，如甲状舌管囊肿、甲状舌管瘘或甲状腺迷走组织等。甲状舌管囊肿可发生在舌盲孔与甲状腺之间导管经过的任何部位，以甲状舌骨区发生者最多见（图19－15）。可发生于任何年龄，但青少年较多见。男女性别之比为2∶1。囊肿常位于颈部中线或近中线处，直径一般为2～3cm，表面光滑，边界清楚，触之有波动感，能随吞咽上下活动。囊内容物为清亮粘液样物质，如继发感染则为脓性或粘液脓性内容物。囊壁可内衬假复层纤毛柱状上皮或复层鳞状上皮，常见二者的过渡形态，邻近口腔处的囊肿衬里多为复层鳞状上皮，而位置靠下方者多为纤毛柱状上皮衬里。纤维性囊壁内偶见甲状腺或粘液腺组织。甲状舌管囊肿偶有癌变的报道，仅占所有甲状舌管囊肿病例的1%以下，多数恶性者表现为乳头状甲状腺癌。

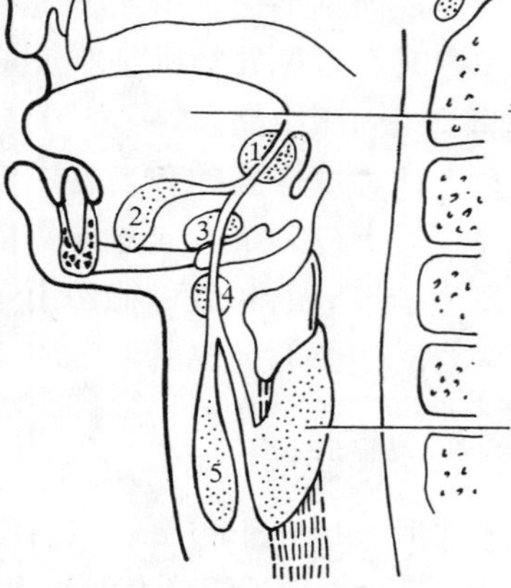

图19－15　甲状舌管囊肿，1～5示囊肿的发生部位

四、畸胎样囊肿

口腔畸胎样囊肿（teratoid cyst）又称为异位口腔胃肠囊肿（heterotopic oral gastrointestinal cyst），是一种罕见的发育性囊肿。多发于婴儿和少年，最常见于舌体部，其次是口底部，颈部少见。临床上无特殊症状，与表皮样囊肿或皮样囊肿不易区别。囊肿大小不一，直径为数厘米，生长缓慢，囊肿较大时可引起语言及吞咽困难。组织学上，囊肿衬里上皮主要为复层鳞状上皮，部分上皮为胃肠道粘膜上皮，可类似于胃体和胃底粘膜，含壁细胞、主细胞、胃腺和肌膜等，有时囊肿衬里还可含肠粘膜或阑尾粘膜上皮（图 19—16）。

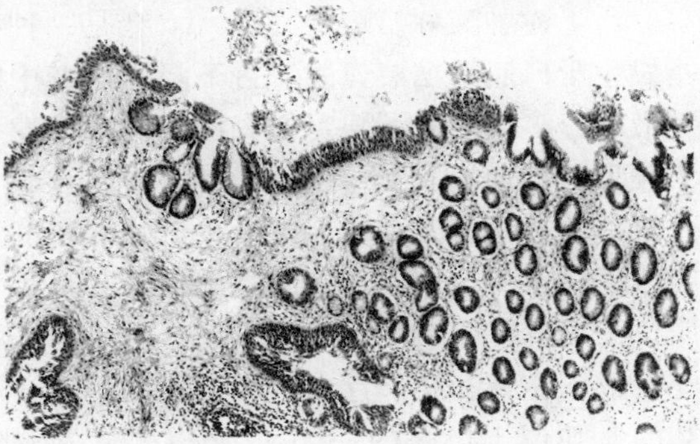

图 19—16　畸胎样囊肿

口腔畸胎样囊肿的发病机理尚不清楚，一般认为其组织来源为异位的原始胃胚胎残余。胎儿发育至 3～4mm 长时，未分化的原始胃位于颈中区，与舌始基相邻。外胚层上皮与内胚层上皮在口腔舌下区、舌体和舌尖区融合过程中，可残余一些多潜能细胞，这些胚胎残余可增生分化形成多种胚叶成分，从而形成畸胎样囊肿。

口腔畸胎样囊肿为良性病损，手术切除后预后良好。

五、粘液囊肿

粘液囊肿（mucocele）是粘液外渗性囊肿和粘液潴留囊肿的统称，是一类由于小涎腺导管破裂或阻塞所致的粘液外渗或潴留而发生的软组织囊肿。它常发生于下唇粘膜，其次为颊、口底、舌和腭部。粘液囊肿位于组织内的深度不同，可以为浅在性粘液囊肿，也可是深在性的，大小不等，直径可由几毫米至 1cm。浅在者其病变表面呈淡蓝色，透明易破裂；深在者表面粘膜与周围口腔粘膜颜色一致。粘液囊肿可自行消退或破溃，其粘液性内容物可以排出或不排出，故可反复发作。浅在性粘液囊肿更易复发。

外渗性粘液囊肿（mucous extravasation cyst）通常是机械性外伤致涎腺导管破裂，粘液外溢进入结缔组织内，粘液池被炎性肉芽组织和结缔组织包绕或局限，没有衬里上皮（图 19—17）。邻近的涎腺组织呈非特异性慢性炎症。

潴留性粘液囊肿（mucous retention cyst）被认为是涎腺导管阻塞，涎液潴留致导管扩张 而形成囊性病损（图19—18）。发生于口腔的潴留性粘液囊肿相对少见，多见于50岁以

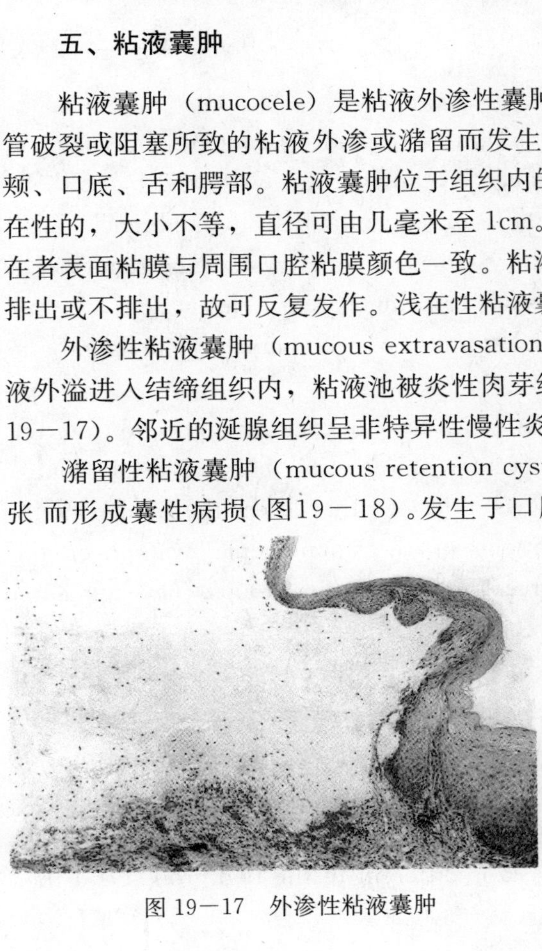

图 19—17　外渗性粘液囊肿

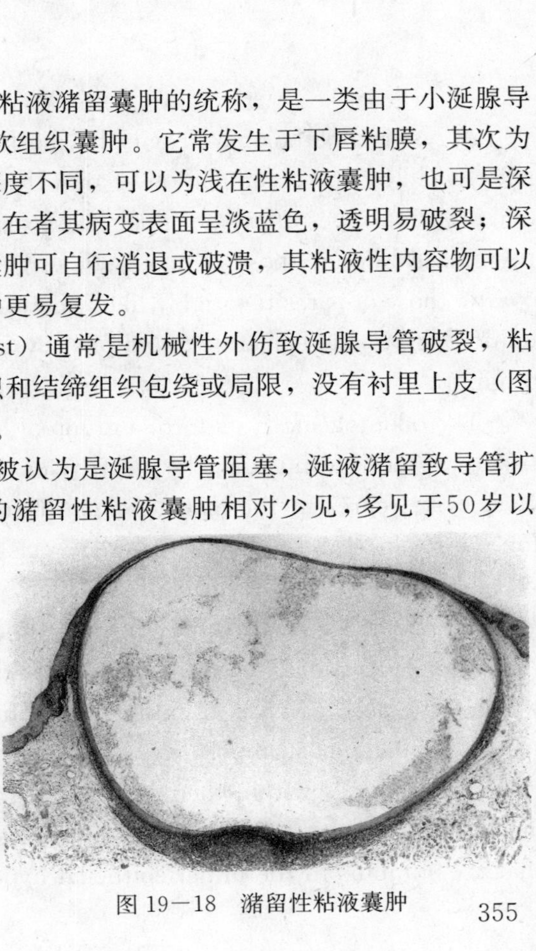

图 19—18　潴留性粘液囊肿

后的患者，以口底、腭、颊和上颌窦部常见。囊腔内含有浓稠液物质，衬以假复层、双层柱状或立方状上皮细胞。部分潴留性粘液囊肿衬里中可见嗜酸性上皮细胞。

六、舌下囊肿

舌下囊肿又称蛤蟆肿（ranula），是一种特指发生于口底的粘液囊肿，舌下囊肿病变中的粘液成分多来自舌下腺，但有些囊肿也可发生于颌下腺的导管。大多数舌下囊肿较为表浅，位于下颌舌骨肌以上的舌下区，少数深在的潜突型囊肿（plunging ranula）可穿过下颌舌骨肌位于颌下区或颏下三角。

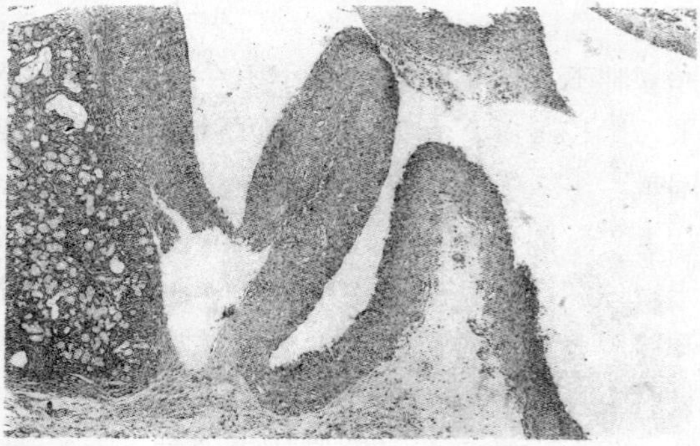

图 19－19　舌下囊肿

舌下囊肿多见于青少年，男性稍多见。浅在的囊肿位于口底的一侧，生长缓慢，无痛。囊肿较大时，表面粘膜变薄，呈浅蓝色。深在的囊肿表现为颌下或颏下的柔软、无痛性肿物，可伴或不伴口底的肿物。舌下囊肿是一种临床名称，组织学上，它可表现为外渗性粘液囊肿，也可表现为潴留性粘液囊肿，但大多数舌下囊肿为外渗性囊肿，因此无上皮衬里（图 19－19），少数潴留性囊肿可内衬立方状、柱状、假复层柱状或复层鳞状上皮。

Summary

A cyst is a pathological cavity having fluid, semifluid or gaseous contents and which is not created by the accumulation of pus. It is frequently, but not always, lined by epithelium. Common types of cysts include those resulting from congenital defects like branchial and thyroglossal cysts, those of neoplastic origin like cystadenomas and cystadenocarcinomas of ovary, those of parasitic origin, like hydatid cysts due to Echinococcus in liver, so called ‘retention’ cysts like epidermoid and pilar cysts of skin and those of traumatic ‘implantation’ origin.

The odontogenic cysts form a group of lesions which have in common an origin from the tissues of tooth formation. The majority of them occur within the jaw bones. Indeed odontogenic cysts represent the more common form of cystic lesions that affect the human skeleton. There have been many different classifications of the odontogenic cysts over the years. However, almost without exception, all recognise two main groups, developmental and inflammatory. Thus, there is a general belief that different types of these lesions arise either from disturbances of normal tooth development and eruption or from acquired factors, of which the presence of foci of inflammation in the bones of the jaws and their overlying soft tissues is of the most importance. However, many developmental cysts contain infiltrates of inflammatory cells within their walls to a greater or less degree, thus perhaps making the distinction between the two categories of cyst less definite. Nevertheless, it is widely believed that the stimulus to the initial epithelial hyperplasia is different in the two groups and that the distinction is therefore valid. The most widely quoted classification of odontogenic cysts is that proposed in the WHO booklet, Histological Typing of Odontogenic Tumours, Jaw Cysts and Allied lesions, first published in 1971 and later revised in 1992.

It is thought that the epithelial lining of different odontogenic cysts is derived from odontogenic epithelial remnants formed at different stages of normal tooth development. The potential for further proliferation and differentiation of these epithelial remnants during formation of a cyst is different and thus leads to variations of their epithelial expression and biological behaviour. The three most common types of odontogenic cysts are thought to differ in the origin of their epithelial linings. The epithelium lining radicular cysts is thought to arise from proliferating root sheath residues (epithelial rests of Malassez), that of dentigerous cysts from reduced enamel epithelium and that of odontogenic keratocysts from the dental lamina or its remnants (glands of Serres).

(李铁军)

第二十章　牙源性肿瘤和瘤样病变

牙源性肿瘤（odontogenic tumor）是由成牙组织（tooth-forming tissue），即牙源性上皮、牙源性间充质或牙源性上皮和间充质共同发生的一组肿瘤。它们主要发生于颌骨内，少数情况下也可发生于牙龈组织内（外周性肿瘤）。与机体其它部位发生的肿瘤一样，牙源性肿瘤无论在细胞形态和组织结构上，都与其发源的正常细胞或组织有不同程度的相似，因此牙源性肿瘤中可含类似于成釉器或牙髓的软组织，也可含釉质、牙本质、牙骨质或它们的混合结构或沉积物等硬组织。这组病损中包括发育异常、良性肿瘤和恶性肿瘤，生物学行为各异。以往根据肿瘤的组织来源、上皮一间叶组织诱导特征以及生物学行为等，对牙源性肿瘤这组复杂的病损有过多种分类意见。目前，影响广泛、被多数学者接受的分类是 WHO（1992）对牙源性肿瘤的组织学分类（表 20－1），这一分类的特点是综合考虑了肿瘤的组织来源和生物学行为。

表 20－1　WHO 牙源性肿瘤的组织学分类（1992）

一、牙源性肿瘤和其他病损

（一）良性

1. 牙源性上皮性肿瘤，无牙源性外间充质来源
   - （1）成釉细胞瘤
   - （2）牙源性鳞状细胞瘤
   - （3）牙源性钙化上皮瘤（Pindborg 瘤）
   - （4）牙源性透明细胞瘤
2. 牙源性上皮和外间充质性肿瘤，伴或不伴有牙齿硬组织形成
   - （1）成釉细胞纤维瘤
   - （2）成釉细胞纤维-牙本质瘤（牙本质瘤）和成釉细胞纤维-牙瘤
   - （3）牙成釉细胞瘤
   - （4）牙源性腺样瘤
   - （5）牙源性钙化囊肿
   - （6）混合性牙瘤
   - （7）组合性牙瘤
3. 牙源性外间充质性肿瘤，含或不含静止性牙源性上皮
   - （1）牙源性纤维瘤
   - （2）粘液瘤（牙源性粘液瘤，粘液纤维瘤）
   - （3）良性成牙骨质细胞瘤（成牙骨质细胞瘤，真性牙骨质瘤）

（二）恶性

1. 牙源性癌
   - （1）恶性成釉细胞瘤
   - （2）原发性骨内癌
   - （3）其他牙源性上皮性肿瘤的恶性型
   - （4）牙源性囊肿恶变

2. 牙源性肉瘤

（1）成釉细胞纤维肉瘤（成釉细胞肉瘤）

（2）成釉细胞纤维-牙本质肉瘤和成釉细胞纤维-牙肉瘤

3. 牙源性癌肉瘤

二、与骨相关的肿瘤和其他病损

（一）骨源性肿瘤

牙骨质一骨化纤维瘤（牙骨质化纤维瘤，骨化纤维瘤）

（二）非肿瘤性骨病

1. 颌骨纤维异常增殖症

2. 牙骨质-骨异常增殖症

（1）根尖周牙骨质异常增殖症

（2）巨大型牙骨质瘤（家族性多发性牙骨质瘤）

（3）其他牙骨质-骨异常增殖症

3. 家族性巨颌症

4. 中心性巨细胞肉芽肿

5. 动脉瘤性骨囊肿

6. 孤立性骨囊肿（创伤性，单纯性，出血性骨囊肿）

（三）其他肿瘤

婴儿黑色素神经外胚瘤（色素性突变瘤）

第一节　上皮性牙源性肿瘤

一、成釉细胞瘤

成釉细胞瘤（ameloblastoma）是一种较常见的牙源性上皮性肿瘤，约占牙源性肿瘤的60%以上。肿瘤内主要含成釉器样结构，但无釉质或其它牙体硬组织形成。大多数肿瘤发生于颌骨内，常导致颌骨的膨大和面部变形。虽然属良性肿瘤，但其生长具有局部侵袭性(locally aggressive)，术后复发率较高，也有恶变，甚至远处转移的零星报道。

人们对成釉细胞瘤的认识已有 100 多年的历史。1879 年 Falkson 首先描述本病。1929 年 Churchill 将其正式命名为成釉细胞瘤。成釉细胞瘤组织学表现多样，历来有经典的滤泡型、丛状型、棘皮瘤型、基底细胞型以及颗粒细胞型等组织学亚型之分，但这些组织学分型与肿瘤的临床行为之间并无明确的相关关系。目前主张将成釉细胞瘤简明地分为实性或多囊型、单囊型和外周型等 3 种临床病理亚型，由于它们的临床行为不同，故治疗和预后均有所不同。实性或多囊型成釉细胞瘤约占所有成釉细胞瘤的 80%，单囊型约占 19%，外周型占 1%。

（一）实性或多囊型成釉细胞瘤（solid or multicystic ameloblastoma ）　是指经典的骨内型成釉细胞瘤（classic intraosseous ameloblastoma），这型肿瘤可沿松质骨的骨小梁间隙向周围浸润，其波及范围往往超越 X 线所示的肿瘤边缘，若手术不充分极易复发。

【临床】　这型成釉细胞瘤常见于 30～49 岁，平均年龄 40 岁。男女之间无明显差异。肿瘤可发生于上、下颌骨的不同部位，下颌较上颌多见，其中下颌磨牙区和下颌升支部为最常见的发病部位。发生在上颌者，以磨牙区多见。骨内肿瘤生长缓慢，平均病程为 6 年左右。

临床上表现为无痛性、渐进性颌骨膨大，膨胀多向唇颊侧发展。骨质受压则吸收变薄，压之有乒乓球样感。肿物的覆盖粘膜一般光滑而无特殊改变，偶见对颌牙的咬痕。肿瘤区可出现牙松动、移位或脱落。肿瘤较大时可致面部变形。疼痛区牙根可吸收，可见埋伏牙。下颌升支和上颌磨牙区肿瘤可直接扩展至颅底。X线可表现为单房或多房性透射影，边界清楚，可见硬化带。肿瘤生长可导致牙移位、牙根吸收（图 20－1）。伴有埋伏牙者可表现类似于含牙囊肿的X线特点。

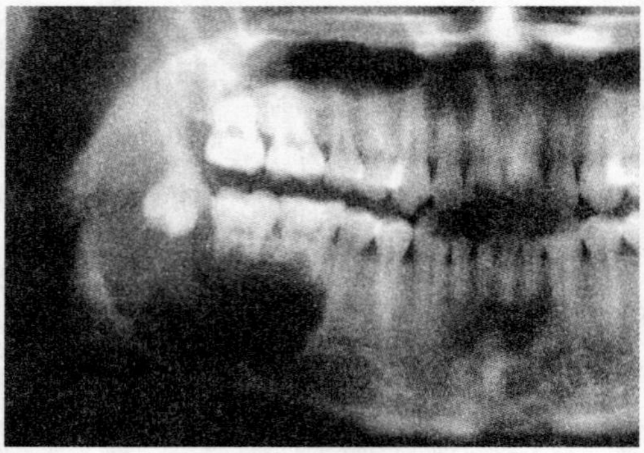

图 20－1　成釉细胞瘤的X线表现

【病理】 肉眼见肿瘤大小不一，可由小指头至小儿头般大。剖面常见有囊性和实性两种成分，通常在实性肿瘤的背景下，可有多处囊性区域，故也称多囊型。囊腔内含黄色或褐色液体。实性区呈白色或灰白色。

组织学上，典型成釉细胞瘤的上皮岛或条索由两类细胞成分构成，一种为瘤巢周边的立方或柱状细胞，核呈栅栏状排列并远离基底膜，类似于成釉细胞或前成釉细胞；另一种位于瘤巢中央，排列疏松，呈多角形或星形，类似于星网状层细胞。但成釉细胞瘤的组织结构和细胞形态变异较大，可有多种表现，现分述如后。

1. 滤泡型（follicular pattern）（图 20－2a）：肿瘤形成孤立性上皮岛，上皮岛中心部由多边形或多角形细胞组成，这些细胞之间彼此疏松连接，类似于成釉器的星网状层，上皮岛周边围绕一层立方状或柱状细胞，类似于成釉细胞或前成釉细胞（preameloblast），细胞核呈栅栏状排列并远离基底膜，即极性倒置（reversed polarity）。上皮岛中央的星网状区常发生囊性变，形成小囊腔，囊腔增大时周边部细胞可被压成扁平状。滤泡之间的肿瘤间质为疏松结缔组织。

2. 丛状型（plexiform pattern ）（图 20－2b）：肿瘤上皮增殖呈网状联结的上皮条索，其周边部位是一层立方或柱状细胞，被周边细胞包围的中心部细胞类似于星网状层细胞，但其含量较滤泡型者少。这型肿瘤发生囊性变是在肿瘤间质内，而不是上皮内囊性变。

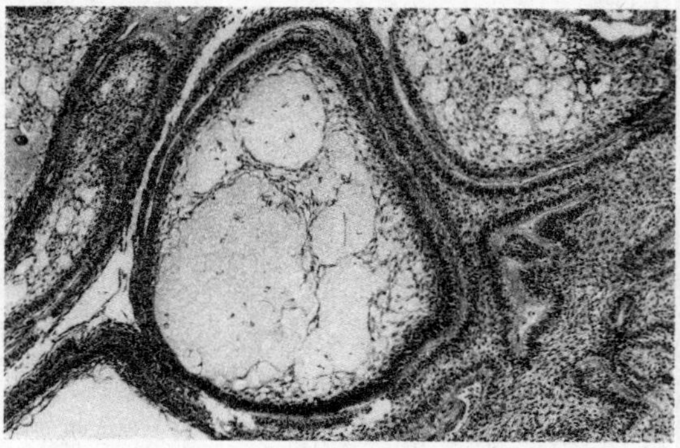

a

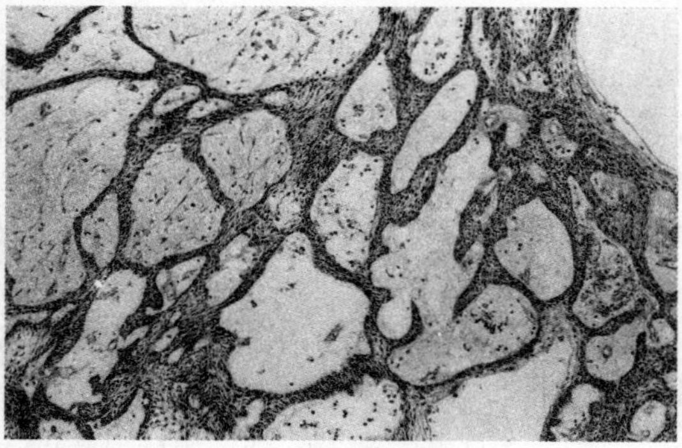

b

图 20－2　成釉细胞瘤的组织学表现

（a）滤泡型　（b）丛状型

3. 棘皮瘤型（acanthomatous type）（图 20－3a）：是指肿瘤上皮岛内呈现广泛的鳞状化生，有时见角化珠形成。常出现在滤泡型成釉细胞肿瘤内。

4. 颗粒细胞型（granular cell type）（图 20—3b）：肿瘤上皮细胞有时还可发生颗粒样变性，颗粒细胞可部分或全部取代肿瘤的星网状细胞。颗粒细胞大，呈立方状、柱状或圆形。其胞浆丰富，充满嗜酸性颗粒，在超微结构和组织化学上类似于溶酶体。

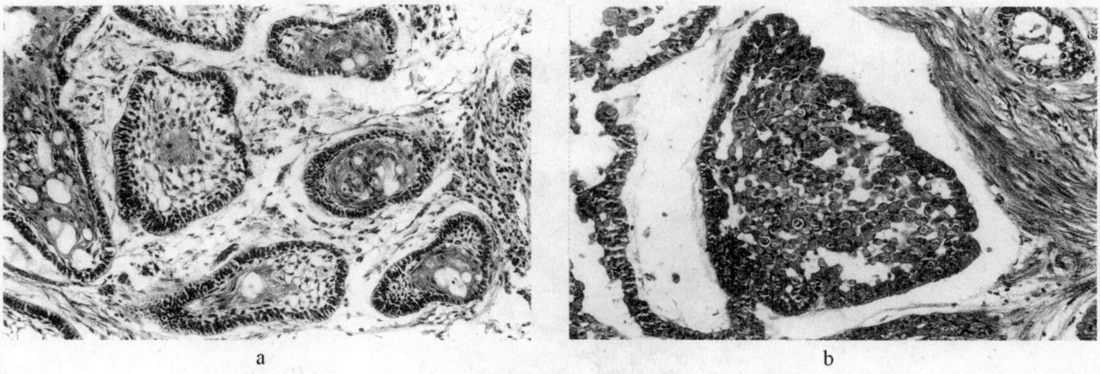

图 20—3　成釉细胞瘤的组织学表现

（a）棘皮瘤型　（b）颗粒细胞型

5. 基底细胞型（basal cell type）：肿瘤上皮密集成团或呈树枝状，细胞小而一致，缺乏星网状细胞分化，较少见，需与基底细胞癌和颌骨内腺样囊性癌相鉴别。

6. 促结缔组织增生型（desmoplastic type）（图 20—4a）：成釉细胞瘤的间质一般为疏松结缔组织，有时肿瘤内结缔组织显著增生，胶原丰富，排列成扭曲的束状，可见玻璃样变，肿瘤性上皮岛或条索位于纤维束之间，上皮岛或条索周边细胞呈扁平状、排列紧密（图 18—6）。常发生于颌骨前部，X 线片上常见肿瘤边界不清，类似骨纤维性病损，保守摘除后复发率低。

7. 角化成釉细胞瘤（keratoameloblastoma）是一种罕见的组织学亚型，肿瘤内出现广泛角化。镜下肿瘤由多个充满角化物的微小囊肿构成，衬里上皮以不全角化为主，并伴有乳头状增生，因此又称为乳头状角化成釉细胞瘤（papilliferous keratoameloblastoma）（图 20—4b）。

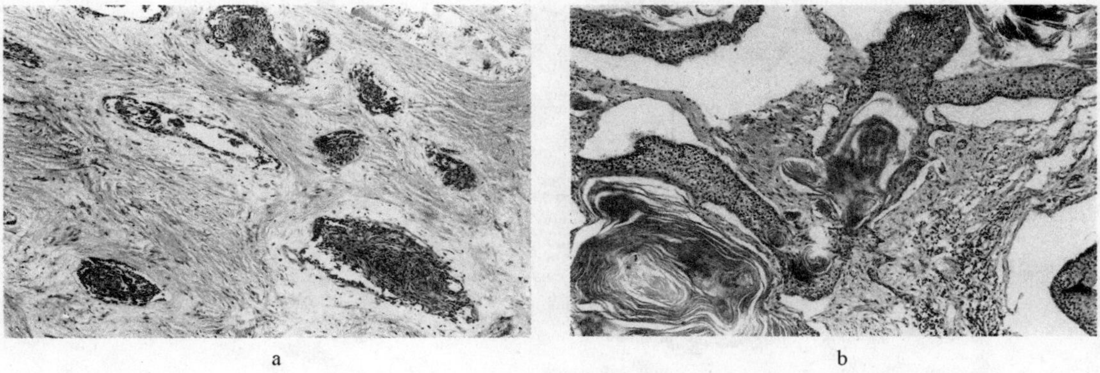

图 20—4　成釉细胞瘤的组织学表现

（a）促结缔组织增生型　（b）角化成釉细胞瘤

上述组织学亚型中以滤泡型和丛状型最为常见，其中有些亚型往往混合出现。

（二）单囊型成釉细胞瘤（unicystic ameloblastoma）　由 Robinson 和 Martinez 于 1977

年首先报道，随后曾先后被称为壁性成釉细胞瘤（mural ameloblastoma）、囊肿源性成釉细胞瘤（cystogenic ameloblastoma）、囊型成釉细胞瘤（cystic ameloblastoma）和丛状单囊型成釉细胞瘤（plexiform unicystic ameloblastoma）等。它是指临床和X线表现单囊性颌骨改变，类似于颌骨囊肿（图 20－5），但组织学检查见其囊腔的衬里上皮可表现成釉细胞瘤样改变，增生的肿瘤结节可突入囊腔内和/或浸润纤维组织囊壁。该型成釉细胞瘤多见于青年人，年龄在 10～29 岁之间，平均年龄 25 岁左右。好发于下颌磨牙区。采用刮治术后复发率较低（约为 10%），明显低于实性或多囊型成釉细胞瘤（50%～90%）。

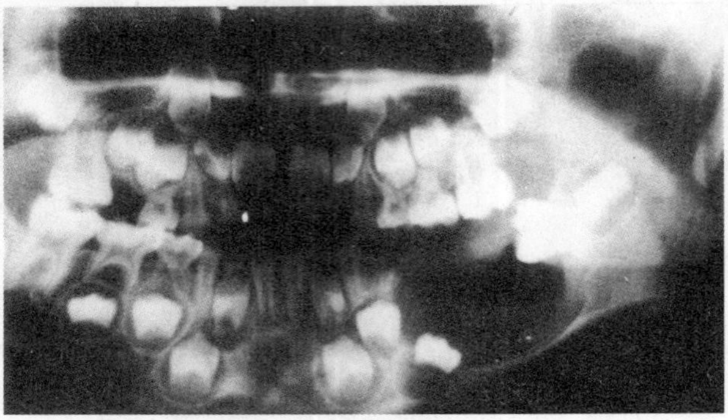

图 20－5　单囊型成釉细胞瘤的 X 线表现

依据肿瘤的组成成分和结构不同，本型成釉细胞瘤又可分为 3 种组织学变异型（图 20－6）：第Ⅰ型为单纯囊性型，囊壁仅见上皮衬里，表现成釉细胞瘤的典型形态特点，包括呈栅栏状排列的柱状基底细胞（核深染且远离基底膜）和排列松散的基底上细胞，即所谓的 Vickers-Gorlin 标准（图 20－7）；第Ⅱ型伴囊腔内瘤结节增殖，瘤结节多呈丛状型成釉细胞瘤的特点（图 20－7）；与前两型不同，第Ⅲ型肿瘤的纤维囊壁内有肿瘤浸润岛，可伴或不伴囊腔内瘤结节增殖。囊壁衬里上皮并非均一地表现成釉细胞瘤特点，局部区域可见较薄

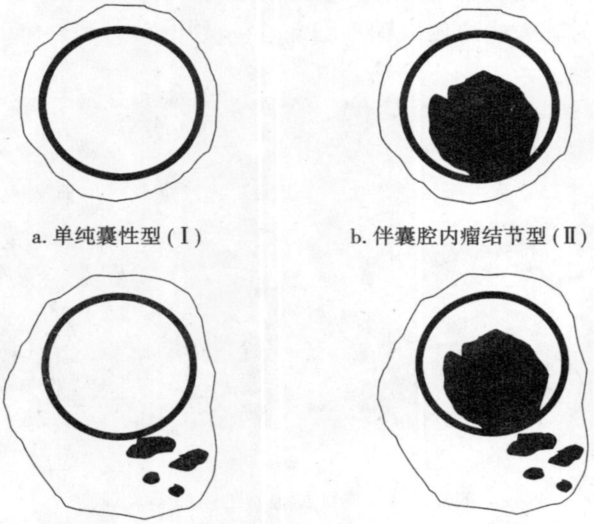

a. 单纯囊性型（Ⅰ）　　b. 伴囊腔内瘤结节型（Ⅱ）

c. 囊壁内浸润型（Ⅲ），可不伴（右，Ⅲa）或伴（左，Ⅲb）囊腔内瘤结节

图 20－6　单囊型成釉细胞瘤组织学亚型的示意图

的、无特征的非角化上皮，伴感染区域上皮较厚，上皮钉突呈不规则状增殖。在纤维囊壁内常常可见程度不一的上皮下玻璃样变或透明带。

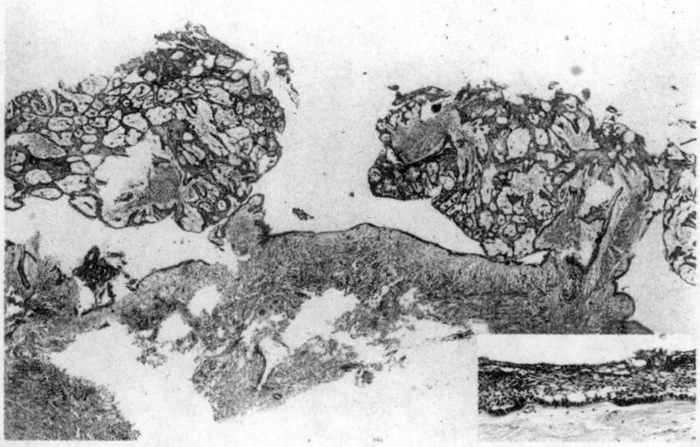

图 20－7　单囊型成釉细胞瘤囊腔内的肿瘤结节；插图示衬里上皮表现成釉细胞瘤特点

由于Ⅰ、Ⅱ型肿瘤仅表现囊性或囊腔内生长，其生物学行为类似于发育性牙源性囊肿，故单纯刮治后一般不复发；但Ⅲ型肿瘤因其纤维囊壁内存在肿瘤浸润，局部侵袭性可能类似于实性型成釉细胞瘤，因此其治疗原则应与后者相同。另外，有报道单囊型成釉细胞瘤可于术后多年复发，有的复发间隔甚至长达 21 年，因此对术后患者作长期随访是必要的。

（三）外周型或骨外型成釉细胞瘤（peripheral or extraosseous ameloblastoma）　是指发生于牙龈或牙槽粘膜而未侵犯颌骨的一类亚型（图 20－8），极为少见。由于其生长局限于牙龈，易于早期发现和手术切除，因此，术后无复发。

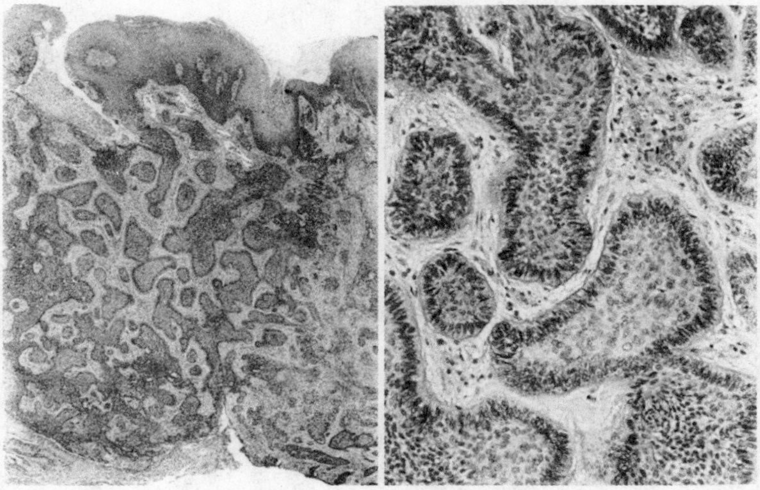

a　b

图 20－8　外周型成釉细胞瘤，(b) 为 (a) 图的高倍视野

成釉细胞瘤的病因不明，它可能来源于牙源性上皮或牙源性上皮剩余，包括成釉器、Malassez 上皮剩余、Serres 上皮剩余、缩余釉上皮以及牙源性囊肿的衬里上皮。还有人认为此瘤可发生于口腔粘膜上皮。

二、牙源性鳞状细胞瘤

牙源性鳞状细胞瘤（squamous odontogenic tumor）是一种少见的良性牙源性肿瘤。1975 年 Pullon 等首先报告此瘤。肿瘤累及牙槽骨，可能来自 Malassez 上皮剩余或牙板剩余。

牙源性鳞状细胞瘤的患者年龄分布较广，以 20～29 岁多见。男女之间无明显差异。肿瘤发生部位，以上颌切牙-尖牙区和下颌前磨牙区多见，上下颌发病几乎相等。临床上无明显症状，有时受累牙出现松动、疼痛。偶见多发性病损。X 线表现为三角形或半圆形放射透光区，边界清楚。

组织学上，牙源性鳞状细胞瘤的主要组织学特点是高分化鳞状上皮岛位于成熟的结缔组织间质内，肿瘤性上皮团块周边部的细胞呈扁平或立方状，缺乏成釉细胞瘤中的典型柱状细胞（图 20—9），不呈栅栏状排列并且其胞核不远离基底膜（即缺乏核极性倒置）；细胞团块中央区细胞也缺乏星网状样分化。某些病变中可见钙化和蜕变。

本病为良性肿瘤。有些病例具有局部浸润生长能力，但术后很少复发。

三、牙源性钙化上皮瘤

牙源性钙化上皮瘤（calcifying epithelial odontogenic tumor）又称 Pindborg 瘤，较少见。以往认为是成釉细胞瘤或牙瘤的一型。1956 年 Pindborg 首先对此瘤进行了较为详细的描述，此瘤之所以备受重视，是由于其独特的组织学表现可能误导将其诊断为低分化癌。

【临床】 患者的年龄分布较广，20～60 岁之间均有发病，平均年龄为 40 岁左右。男女发病无差异。下颌比上颌多见，最常见的部位是磨牙区。外周型牙源性钙化上皮瘤多发生于前牙区。患者无特殊症状，仅见颌骨逐渐膨胀。X 线片表现为不规则放射透光区内含大小不等的不透光团块（图 20—10），这些不透光团块常在未萌牙的牙冠部邻近处。放射透光区的周边与正常骨的分界线一般较清楚，但骨硬化带不明显。

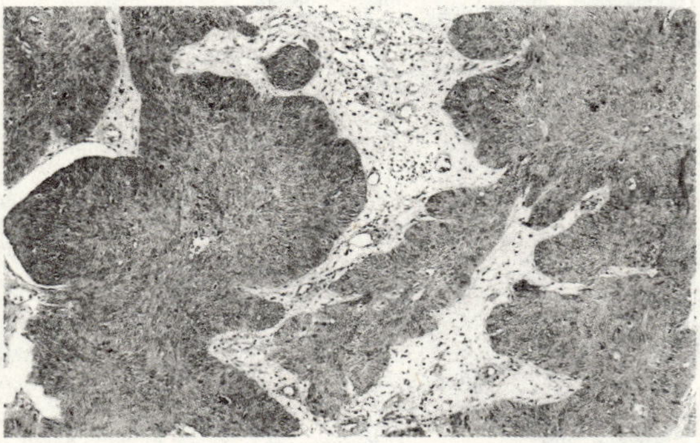

图 20—9 牙源性鳞状细胞瘤

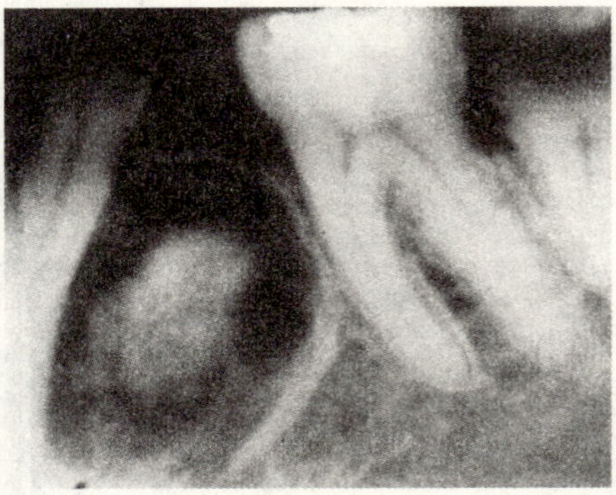

图 20—10 牙源性钙化上皮瘤的 X 线表现

【病理】 肉眼观病变区颌骨膨大，切面呈灰白或灰黄色，实性。可见埋伏牙，镜下见肿瘤由多边形上皮细胞组成，并常见清晰的细胞间桥。纤维性间质常见蜕变。上皮细胞排列呈片状或岛状，偶呈筛孔状。瘤细胞边界较清晰，胞浆微嗜酸性。胞核圆形或卵圆形，核仁清楚。有的胞核较大，直径可达 100μm。有时见双核或多核。核多形性明显，但核分裂罕见，这一点可与恶性肿瘤相鉴别。有时瘤细胞胞浆透明，呈灶性聚集。肿瘤组织内常见一种特征性圆形嗜酸性均质性物质存在于细胞之间，特殊染色（如硫代黄色 T、刚果红等）证实这种物质为淀粉样物质（amyloid）。淀粉样物质内常发生钙化，钙化物呈同心圆状沉积（图 20—11）。

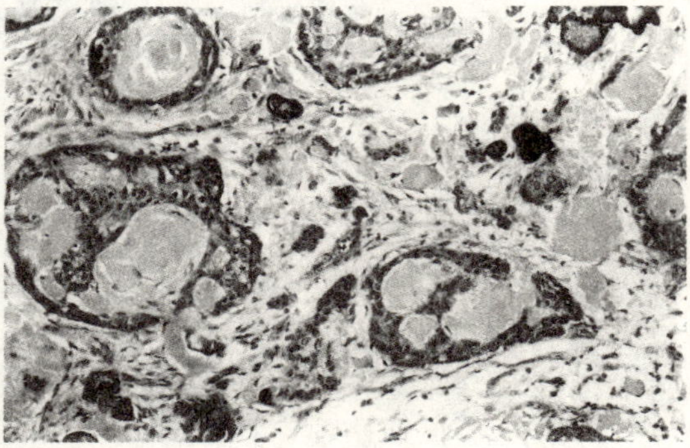

图 20—11 牙源性钙化上皮瘤的组织学表现

牙源性钙化上皮瘤属良性肿瘤，但其生长具有局部浸润性。手术治疗后有复发的病例报告。

关于牙源性钙化上皮瘤的组织发生问题，Pindborg 认为其来自埋伏牙的缩余釉上皮，但也有人认为其来自成釉器的中间层细胞。

四、牙源性腺样瘤

牙源性腺样瘤（adenomatoid odontogenic tumor）曾被认为是成釉细胞瘤的一型，由于肿瘤内存在导管样或腺样结构，曾被称为腺样成釉细胞瘤（adenoameloblastoma）。但因其在临床、病理和生物学行为上均有别于成釉细胞瘤，现已被作为一种独立的牙源性肿瘤。

【临床】 牙源性腺样瘤生长缓慢，一般无明显症状。其发病年龄多为 10～19 岁。女性比男性多见，男女之比为 1∶1.9。病损部位是上颌比下颌多见，上颌单尖牙区为好发部位，常伴阻生牙。肿瘤一般较小，直径 1～3cm。大多数发生于骨内，少数情况下也可发生于牙龈（外周型）。X 线多表现为边界清楚的、单房性透射影，常围绕一个阻生牙的牙冠，因此其 X 线特点与含牙囊肿相似（图 20－12a）。病变一般呈 X 线透射区，但有时可见不透光的钙化颗粒。

【病理】 肉眼观肿瘤较小，包膜完整。切面呈囊性或实性。实性部分呈灰白色；囊性部分大小不等，腔内含淡黄色胶胨状物质或血性液体，腔内可含牙。镜下见肿瘤上皮可形成不同结构。一是结节状实性细胞巢，由梭形或立方状上皮细胞组成，形成玫瑰花样结构（rosette-like structure）。上皮细胞之间以及玫瑰花样结构的中心部可见嗜酸性物质沉积。二是腺管样结构，立方状或柱状细胞形成环状的腺管样结构，胞核远离腔面。管状腔隙内可含有嗜酸性物质和细胞碎屑（图 20－12b）。第三种结构是由多边形、嗜酸性鳞状细胞组成的小结节。小结节内鳞状细胞核呈轻度多形性，细胞间见有细胞间桥和钙化团块以及淀粉样物质沉着。这些结构与牙源性钙化上皮瘤相似，因此称为“牙源性钙化上皮瘤样区”。第四种结构是梁状或筛状结构，见于肿瘤的周边部或实性细胞巢之间。细胞呈圆形或梭形，核着色深。常常是 1～2 层的细胞条索形成筛状。此外，肿瘤内有时还可见发育不良的牙本质和牙骨质样物质。肿瘤间质少。

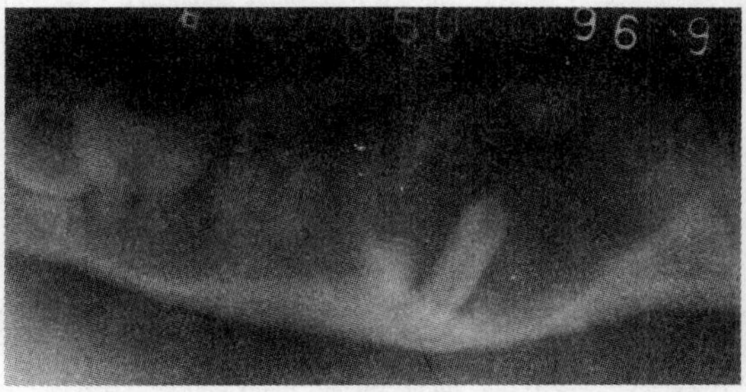

a

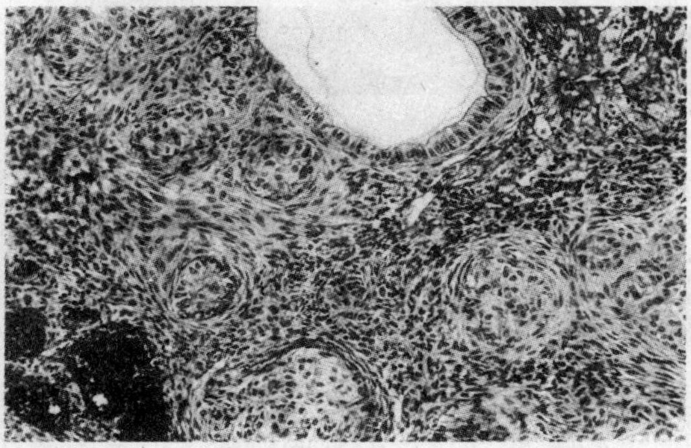

b

图 20－12　牙源性腺样瘤

(a) X 线表现　(b) 组织学表现

牙源性腺样瘤是一种包膜完整、生长局限的良性肿瘤，有人甚至认为它是一种错构瘤。刮治后一般不复发。它可能发生于成釉器、缩余釉上皮或含牙囊肿的衬里上皮。

第二节　混合性牙源性肿瘤

一、成釉细胞纤维瘤

成釉细胞纤维瘤（ameloblastic fibroma）是一种较少见的牙源性肿瘤，其主要特征是牙源性上皮和间叶组织同时增殖，但不伴牙本质和牙釉质形成。因此它是一种真性混合性牙源性肿瘤。

【临床】 成釉细胞纤维瘤多见于儿童和青年成人，平均年龄为 15 岁。男女性别无明显差异。最常见的部位是下颌磨牙区。肿瘤生长缓慢，除颌骨膨大外，无明显症状。X 线表现为界限清楚的放射透光区，有时与成釉细胞瘤不易区别（图 20－13）。

【病理】 肉眼观肿瘤在颌骨内呈膨胀性生长，有包膜而无局部浸润。切面呈灰白色，与纤维瘤相似。镜下见肿瘤由上皮和间充质两种成分组成。肿瘤性上皮呈条索状或团块状排列。上皮条索或团块的周边层为立方或柱状细胞，中心部细胞类似于星网状层，这种形态与成釉细胞瘤相似，但星网状细胞量很少。上皮囊性变亦少见。有些病例内，上皮细胞主要是圆形或立方状，呈细长条索排列，类似于牙板结构（图 20－14）。间叶成分有较幼稚的结缔组织组成，细胞丰富，呈圆形或多角形，颇似牙胚的牙乳头细胞。在上皮与结缔组织之间的界面，有时可见狭窄的无细胞带，有时为呈玻璃样变的透明带，这类似于牙发育过程中所见的牙源性上皮和间叶组织之间的诱导现象。

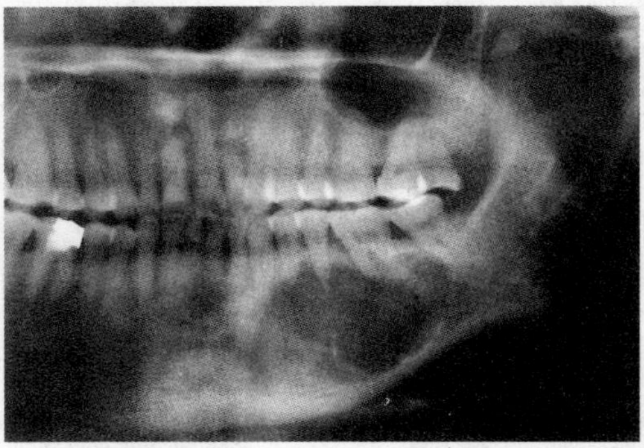

图 20－13　成釉细胞纤维瘤的 X 线表现

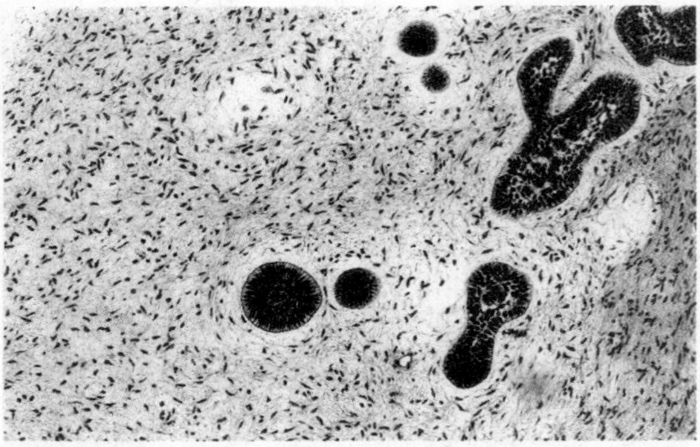

图 20－14　成釉细胞纤维瘤的组织学表现

【生物学行为】 有学者提出成釉细胞纤维瘤实际上可能是幼稚的、正处于发育中的混合性牙瘤，如果不予治疗，该瘤最终可发育成熟为牙瘤。这种观点认为成釉细胞纤维瘤可继续发育形成牙本质和釉质，从而发展为成釉细胞纤维－牙本质瘤和成釉细胞纤维－牙瘤，最终形成牙瘤。也就是说成釉细胞纤维瘤、成釉细胞纤维－牙本质瘤和成釉细胞纤维－牙瘤实际是代表同一疾病过程的不同阶段。但这一“连续变化谱”学说未被多数学者所接受，首先因为在大多数复发或残余成釉细胞纤维瘤病变中，并未观察到该瘤可继续发育成熟的现象；其次，成釉细胞纤维瘤患者年龄一般高于成釉细胞纤维－牙瘤患者，不符合上述推测的病程发展顺序。而且，有相当一部分成釉细胞纤维瘤患者的发病年龄超过了 20 岁，这时牙发育已基本完成，因此认为成釉细胞纤维瘤是一种牙发育异常－牙瘤的最初形式是难以令人信服的。文献中有关成釉细胞纤维瘤时有复发甚至恶变的报道，也进一步支持该瘤的性质属真性肿瘤。不过，成釉细胞纤维瘤不表现沿骨小梁间隙向周围浸润的特点，因此其临床行为较成釉细胞瘤好，复发少见，预后良好。

二、成釉细胞纤维－牙本质瘤和成釉细胞纤维－牙瘤

成釉细胞纤维－牙本质瘤（ameloblastic fibrodentinoma）和成釉细胞纤维－牙瘤（ameloblastic fibro-odontoma）是与成釉细胞纤维瘤相似，但病变中上皮－间叶组织的诱导作用导致牙本质的形成，在成釉细胞纤维－牙瘤中还有牙釉质形成。

成釉细胞纤维－牙本质瘤X线表现为界限清楚的透光区，其中可见多少不一的阻射性物质。其组织学表现与成釉细胞纤维瘤极为相似，由细长的上皮条索和类似于牙乳头的间叶组织所构成，所不同的是病变中有牙本质或牙本质样物质沉积。牙源性上皮条索与牙本质的沉积关系密切，有时上皮结构可陷入其中。所形成的牙本质矿化不良，间质细胞也可内陷其中。

成釉细胞纤维－牙瘤与成釉细胞纤维－牙本质瘤十分相似，X线表现为界限清楚的透光区，含有数量不等的阻射性物质（图20－15），只是肿瘤中除有牙本质形成之外，还有牙釉质形成（图20－16）。成釉细胞纤维－牙瘤较成釉细胞纤维瘤更为少见，且发生于更年轻的患者，约62%的患者小于10岁，平均发病年龄为8.1岁。男女性别差异不大。

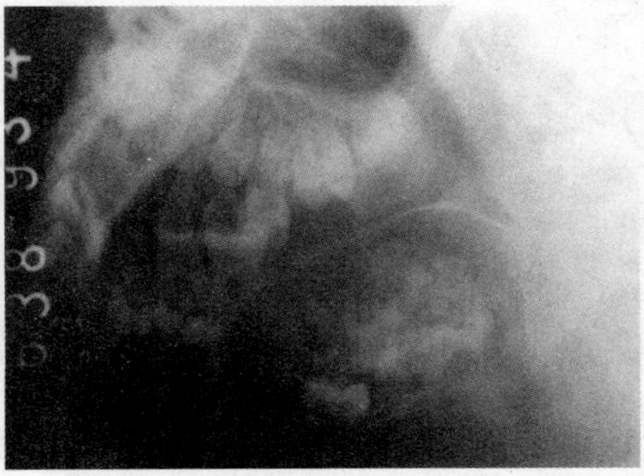

图20－15　成釉细胞纤维－牙瘤的X线表现

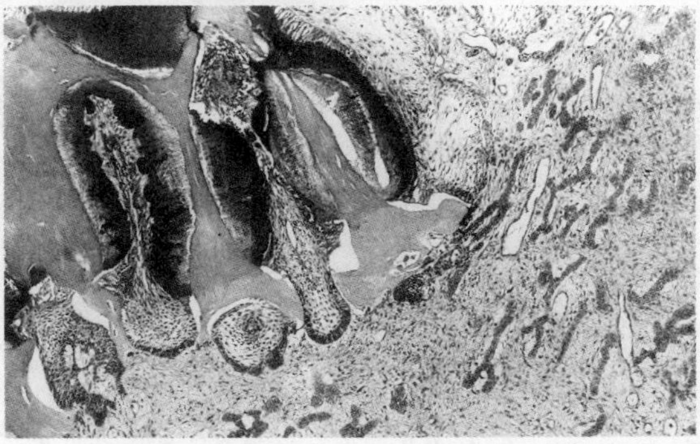

图20－16　成釉细胞纤维－牙瘤的组织学表现

本节所描述的病损都应与发育中的牙瘤相鉴别。除了组织学观察以外，还应注意患者年龄和病损部位，例如发生于儿童、位于一未萌牙牙冠上方的病变很可能是发育中的牙瘤。

三、牙源性钙化囊肿

牙源性钙化囊肿（calcifying odontogenic cyst，COC）最早由Gorlin等（1962）作为一种独立的颌骨囊肿进行描述，近年来大量观察表明：COC可具有极为多样的组织病理特点和临床行为。虽然大多数COC以囊性改变为主，临床和X线表现也与牙源性囊肿类似，但部分病例为实性病损或伴发其他牙源性肿瘤（如成釉细胞瘤、成釉细胞纤维瘤等），病变性质更符合肿瘤，其中少部分病例还可表现恶性特征。因此，以往被笼统归类为COC的病损中，实际包含有囊肿、良性肿瘤和恶性肿瘤等三组病变，对它们的命名和分类应作相应修改并区别对待，现分述如后。

（一）囊肿组（cyst group）　为单纯囊肿性病变，可伴牙瘤形成，其病变性质符合牙源性发育性囊肿，因此，牙源性钙化囊肿的名称应仅适用于这组病损。

【临床】 患者发病的高峰年龄为10～19岁，男女性别差异不大。好发部位上颌前磨牙区，病变多较为局限，有时也可发生于颌骨外的软组织内。X线表现为界限清楚的放射透光区，单房或多房，有时可伴有牙瘤发生（图20－17a）。

【病理】 病变呈囊性，衬里上皮的基底细胞呈立方或柱状，胞核远离基底膜，其浅层由排列疏松的星形细胞构成，与成釉器的星网状层相似。在衬里上皮和纤维囊壁内可见数量不等的影细胞（ghost cell）灶，并有不同程度的钙化。影细胞呈圆形或卵圆形，细胞界限清楚，胞浆红染，胞核消失而不着色，在胞核部位出现阴影，故称影细胞。邻近上皮基底层下方可见带状发育不良牙本质。有些病例中见有广泛牙齿硬组织形成，类似于组合性或混合性牙瘤（图20－17b）。

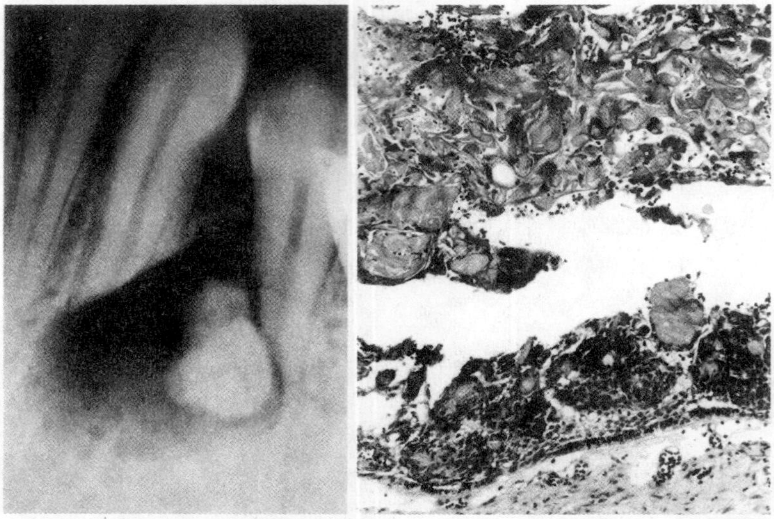

图20－17 牙源性钙化囊肿（囊肿组）
（a）X线表现（b）组织学表现

（二）良性肿瘤组（benign tumor group） 包括含影细胞灶和牙本质样结构的实性肿瘤（即牙源性影细胞瘤）以及典型COC伴其它牙源性肿瘤的病变。

1. 牙源性影细胞瘤（odontogenic ghost cell tumor）或又称为牙本质生成性影细胞瘤（dentinogenic ghost cell tumor）主要由增殖的牙源性上皮巢和成釉细胞瘤样上皮团块所构成，病变内可见影细胞和钙化灶，间质内有成片的发育不良的牙本质形成（图20－18）。有报道这型肿瘤的临床行为与成釉细胞瘤类似，生长具有局部侵袭性，患者年龄较大，术后易复发。其原发病变即为实性肿瘤，目前尚没有由囊肿型COC转化为实性肿瘤的报道。因此这型病损应归类为牙源性肿瘤。

2. COC伴发其它牙源性肿瘤并不罕见，牙源性病损中同时出现不同肿瘤或囊肿成分被称为牙源性“杂交瘤（hybrid tumor）”，这可能与成牙组织具有较为复杂的诱导和分化潜能有关。尽管WHO未作明确规定，但对于这类两种病损相伴发的病例，其诊断和治疗选择的一般原则应以生物学行为较差的一种病损为主要依据。因此，如果病变中既有成釉细胞瘤成分，又有COC成分，其命名及分类应主要依据所伴发肿瘤－成釉细胞瘤的性质，即其诊断应考虑为成釉细胞瘤伴有COC表现，而不应视其为COC的亚型。

（三）恶性肿瘤组（malignant tumor group）是指既有COC或牙源性影细胞瘤的特征，

又表现组织学和细胞学恶性特点的肿瘤（图 20－19）。肿瘤呈浸润性生长，术后复发率高，个别病例还可发生远处转移、甚至死亡。多数学者赞同采用牙源性影细胞癌（odontogenic ghost cell carcinoma）的命名，属牙源性癌的一种。

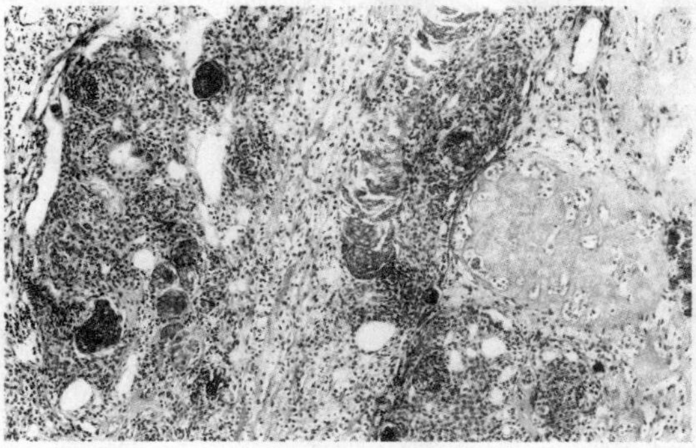

图 20－18　牙源性影细胞瘤的组织学表现

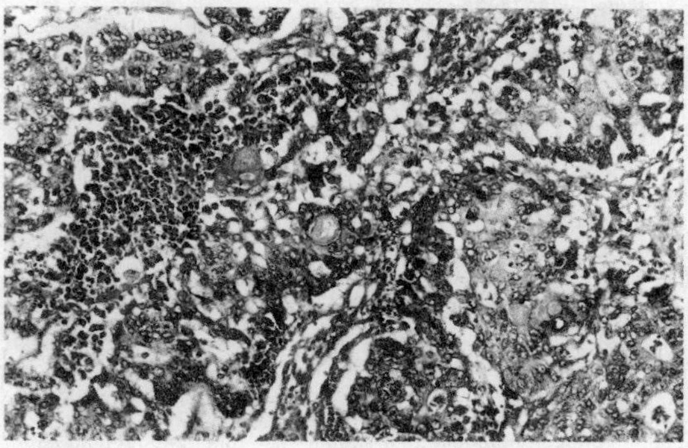

图 20－19　牙源性影细胞癌

四、牙瘤

牙瘤（odontoma）是成牙组织的错构瘤（hamartoma）或发育畸形（malformation），不是真性肿瘤。与牙的发育类似，当牙瘤完全钙化后，其生长也随之停止。肿物内含有成熟的牙釉质、牙本质、牙骨质和牙髓组织。由于这些组织排列结构不同，可区分为混合性牙瘤和组合性牙瘤两种。

（一）混合性牙瘤（complex odontoma）　多发生于儿童和青年，上下颌骨均可发生，以下颌前磨牙区和磨牙区多见。活动性生长期可引起颌骨膨大。X 线表现为境界清楚的放射透光区，其中可见放射阻射性结节状钙化物（图 20－20a）。镜下见肿物内牙体组织成分排列紊乱，相互混杂，而无典型的牙结构（图 20－20b）。发育期的混合性牙瘤，与成釉细胞纤维瘤或成釉细胞纤维－牙瘤不易区别。肿物生长有自限性，预后良好。

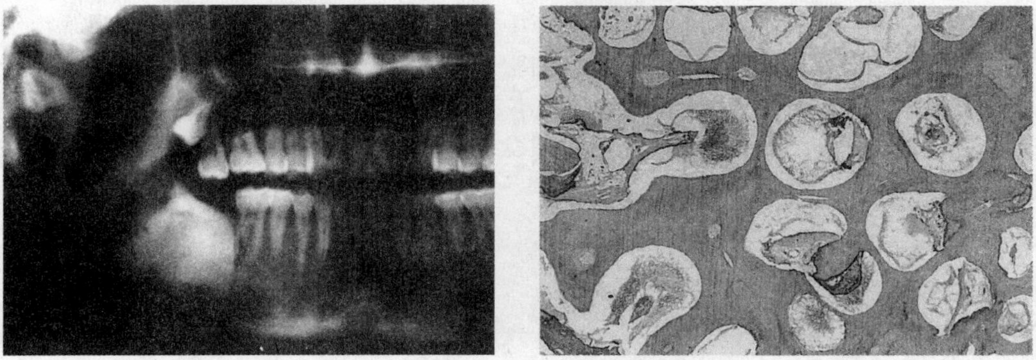

a　　　　b

图 20－20　混合性牙瘤
（a）X 线表现　（b）组织学表现

（二）组合性牙瘤（compound odontoma）　患者年龄较小，好发于上颌切牙－尖牙区。X 线显示形态及数目不一的牙样物堆积在一起（图 20－21a）。镜下见肿物由许多牙齿样结构所组成，这些牙齿样结构虽然不同于正常牙齿，但牙釉质、牙本质、牙骨质和牙髓的排列如同正常牙的排列方式（图 20—21b）。

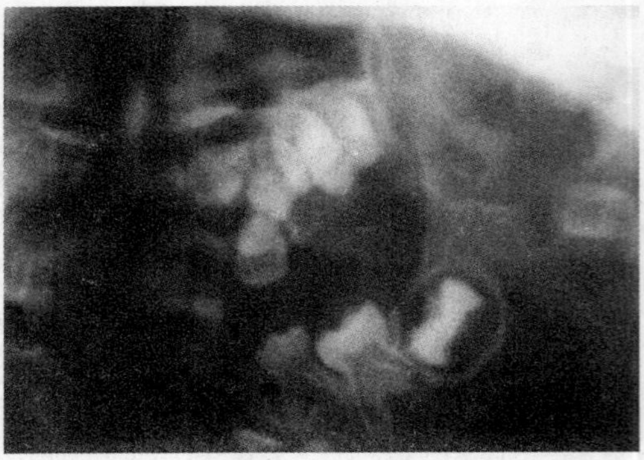
a

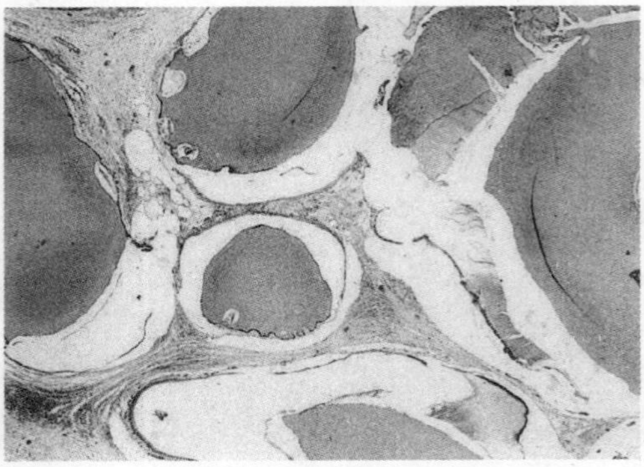
b

图 20—21　组合性牙瘤

（a）X线表现　（b）组织学表现

第三节　间叶性牙源性肿瘤

一、牙源性纤维瘤

牙源性纤维瘤（odontogenic fibroma）较少见，约占牙源性肿瘤的 5%左右。根据其发生部位，可分为中心性（骨内性）和外周性（骨外性）两种类型。

（一）中心性牙源性纤维瘤（central odontogenic fibroma）　是指发生于颌骨内的纤维瘤，其中含有数量不等的非活跃性牙源性上皮。

【临床】　患者年龄分布 9～80 岁，平均年龄为 30 岁。有报道女性较男性多发，上颌前部为常见部位。临床表现为颌骨渐进性膨大，生长缓慢、无痛。X 线表现为界限清楚的、单房或多房透射影像，可导致牙移位和牙根吸收。

【病理】　肉眼观肿物界限清楚，有包膜，中等硬度，切面呈浅粉色。镜下见肿瘤由细胞丰富的纤维性结缔组织构成，梭形的成纤维细胞形态、大小一致，胶原纤维之间散在着牙源性上皮岛或条索（图 20—22），这些细胞体积小、呈立方状、胞浆少而透亮、核深染、排列紧密，似牙周膜中的上皮剩余。肿物中可见似发育不良牙本质或牙骨质小体的钙化物。粘液

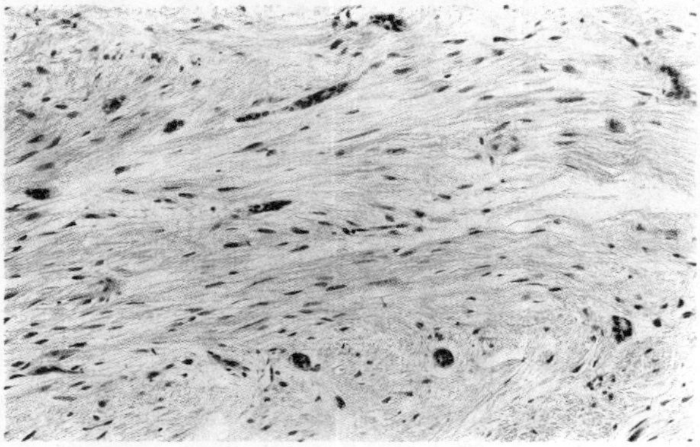

图 20—22　牙源性纤维瘤

样变明显的区域，细胞数量少、呈星状。有时肿瘤纤维成分中数目不等的细胞可含嗜伊红胞浆颗粒，构成所谓牙源性纤维瘤的颗粒细胞变异型（granular cell variant），这些颗粒细胞不表达 S-100 蛋白，因此与颗粒细胞瘤（肌母细胞瘤）细胞的组织来源不同。有些牙源性纤维瘤中含有巨细胞肉芽肿成分，但目前尚不能确定这些巨细胞成分是反应性改变还是代表具有两种混合成分的肿瘤。

【鉴别诊断】 颌骨内增生的牙滤泡（hyperplastic dental follicle）有时可被误诊为牙源性纤维瘤，为区分这种发育性结构和真性肿瘤，Gardner（1980）提出了单纯型（simple type）和 WHO 型（World Health Organization type）牙源性纤维瘤的鉴别标准，其中单纯型即指增生的牙滤泡，它通常包绕一个未萌牙冠（多为第 3 磨牙），X 线表现类似含牙囊肿，镜下见牙滤泡有纤维结缔组织构成，可致密，也可呈疏松的粘液样，可含或不含牙源性上皮岛；WHO 型为真性肿瘤，多含发育不良的牙本质或牙骨质灶。

中心性牙源性纤维瘤为良性肿瘤，不浸润周围骨组织，仅引起压迫性吸收。刮治后极少复发。若复发，往往发生在术后数年，进一步刮治即可治愈。

（二）外周性牙源性纤维瘤（peripheral odontogenic fibroma） 常被误诊为纤维性龈瘤，组织学观察有牙源性上皮剩余的存在才能协助确诊。

【临床】 好发于 20～29 岁，女性稍多于男性。可发生于任何部位，以下颌尖牙一前磨牙区和上颌前部较多见。临床上与纤维性龈瘤无法鉴别，为发生于附着龈的质硬包块，有蒂或无蒂，一般为单发、局限性病损。X 线片常见软组织包块中存在钙化物质，但其下方的骨质无破坏。

【病理】 镜下见肿瘤无包膜，界限不清，纤维组织可表现为以胶原为主、或细胞丰富、或呈粘液样改变，牙骨质、骨样或牙本质样物质可沉积于基质中，有时还可见多核巨细胞。数量不一的牙源性上皮岛或条索可分布于纤维组织之中，这些上皮岛缺乏高柱状基底细胞和星网状细胞的分化，其周围常有透明、无形物质环绕。

所谓牙源性龈上皮错构瘤（odontogenic gingival epithelial hamartoma）是一种特殊的龈病损，由牙源性上皮岛和条索组成，间质为成熟的纤维性组织，包块直径在 1cm 以下，不引起肿瘤下方的骨吸收。这种病损以上皮增殖为主，不是真性肿瘤。

外周性牙源性纤维瘤生长较局限，局部切除可治愈。

二、牙源性粘液瘤

牙源性粘液瘤（odontogenic myxoma）又称为粘液瘤（myxoma）或粘液纤维瘤（myxofibroma），是一种良性但有局部浸润的肿瘤，较牙源性纤维瘤多见。有关颌骨粘液瘤的组织来源，目前尚无直接证据可以确定。但累及骨骼的粘液瘤几乎仅限于颌骨、发生于颌骨的粘液瘤与牙源性间叶组织在形态学上的相似以及肿瘤中有时可见的牙源性上皮剩余，均提示该瘤是牙源性的。发生于颌骨以外的粘液瘤大多累及软组织。

【临床】 多发于 20～39 岁，10 岁以前和 50 岁以后较少见。性别无明显差异，下颌比上颌多见，常位于下颌双尖牙和磨牙区，偶可发生于髁突。肿瘤生长缓慢，可导致颌骨膨大、变形，有时可伴疼痛，下颌病例可伴有下唇麻木，常见牙松动、移位和阻生。X 线片显示为多房性透射影，由大小不等的蜂窝状或囊状阴影组成，相互之间有薄的骨隔，界限不清（图 20—23）。常见牙根吸收。

【病理】 肉眼观肿瘤边界不清，剖面为灰白色，半透明，质脆，富有粘液，常无包膜。

镜下见瘤细胞呈梭形或星形，排列疏松，核卵圆形，染色深，偶见不典型核，大小形态不一，但核分裂罕见。瘤细胞间有大量淡蓝色粘液基质，肿瘤有时生长加快，可能是粘液基质堆积的结果。肿瘤内有时见有少量散在的牙源性上皮剩余（图 20－24）。肿瘤内纤维成分多者，称为纤维粘液瘤。

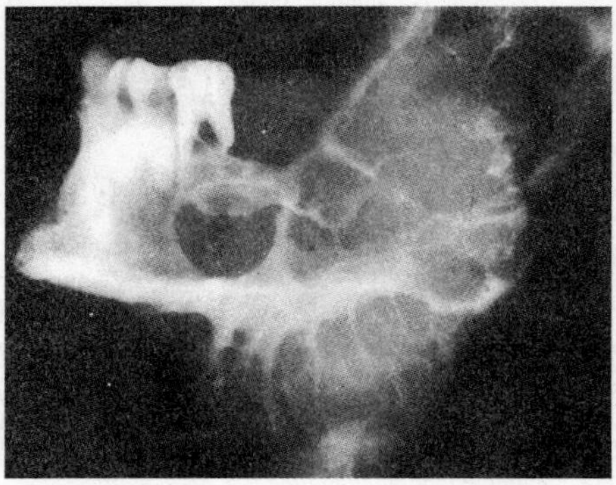

图 20－23　牙源性粘液瘤的 X 线表现

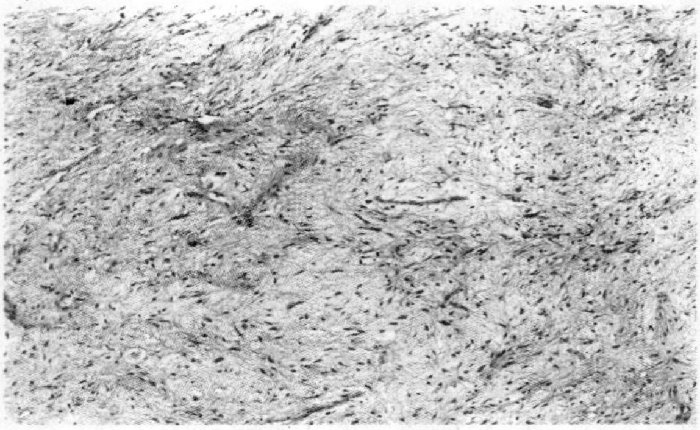

图 20－24　牙源性粘液瘤的组织学表现

此瘤生长缓慢，但可浸润骨组织，甚至穿破骨皮质进入邻近软组织。由于肿瘤呈局部浸润性生长，加之肿瘤本身质脆呈胶胨状，手术不易完全切除，术后易复发，但一般不发生转移。

颌骨粘液瘤的组织来源与牙源性纤维瘤一样，可能来源于牙源性间叶组织。

三、良性成牙骨质细胞瘤

良性成牙骨质细胞瘤（benign cementoblastoma）又称为真性牙骨质瘤（true cementoma），是一种以形成牙骨质样（cementoid）组织为特征的肿瘤，较少见。

【临床】　肿瘤多发生在前磨牙或磨牙区，下颌较上颌多见。男性较常见。大部分病例的年龄在 10～29 岁之间。肿瘤常围绕牙根生长。X 线片显示肿物为界限清楚的致密钙化团块，在钙化团块的周围有一带状放射透光区环绕，提示为未矿化组织和细胞丰富区域。通常相关牙的牙根因吸收而变短，并与肿瘤性硬组织融合。

【病理】　肿瘤由牙骨质样组织所组成。有的呈片状排列，类似于有细胞牙骨质，可见较多嗜碱性反折线（reversal line），与 Paget 病所见相似；有的呈圆形或卵圆形矿化团块，似牙骨质小体。在上述矿化组织的周边区或其它生长活跃区，可见嗜酸性、未矿化的牙骨质样组织和呈一列或数列排列的成牙骨质细胞（图 20－25）。成牙骨质细胞有时大小不一，胞核浓染，可与成骨细胞瘤或非典型骨肉瘤中所见相似，但一般没有骨肉瘤中常见的核异型或核分裂。肿瘤间质为富于血管的疏松纤维结缔组织。肿瘤周围有包膜。

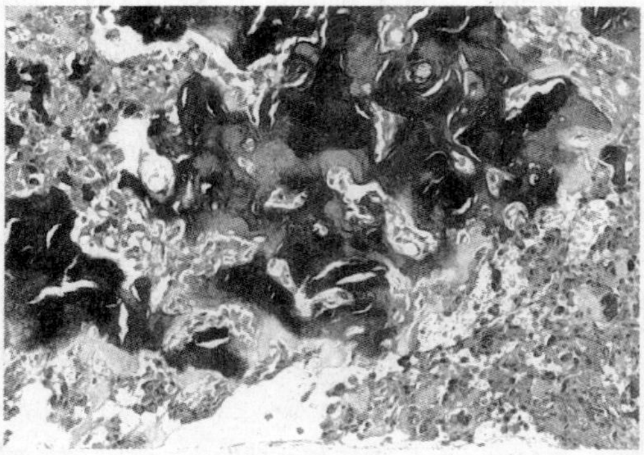

图 20－25　良性成牙骨质细胞瘤

本病为良性肿瘤，容易摘除，术后很少复发。

第四节　恶性牙源性肿瘤

一、牙源性癌

大部分颌骨内的癌瘤是由口腔粘膜癌或上颌窦粘膜癌侵犯颌骨所致，少数可由身体其它部位的恶性肿瘤转移至颌骨内。另外，还有一组原发于颌骨的、被称为牙源性癌（odontogenic carcinoma）的病损，它们可以是由先存的成釉细胞瘤恶变而来、也可直接发生于牙源性上皮剩余、可以是其它牙源性肿瘤的恶性型、或是由牙源性囊肿衬里上皮的恶变而来。牙源性癌较少见，约占所有牙源性肿瘤的 1.6%。

（一）恶性成釉细胞瘤（malignant ameloblastoma）　早期观点认为恶性成釉细胞瘤是指发生转移的成釉细胞瘤（metastasizing ameloblastoma），在组织学上，原发瘤和转移瘤均与通常的成釉细胞瘤无明显区别，应与所谓成釉细胞癌（ameloblastic carcinoma）相区别，后者是指仍具有成釉器的分化特征但表现明显分化不良、细胞异型性和核分裂增加的肿瘤。按照 WHO（1992）的意见，恶性成釉细胞瘤是指表现成釉细胞瘤的组织学结构并且具备恶性细胞学特征的原发于颌骨和（或）转移性肿瘤，可以是先存成釉细胞瘤的恶变，也可以是原发的恶性肿瘤，这一定义似乎包含了上述两种情况。值得注意的是，普通成釉细胞瘤直接扩展而累及重要器官并危及生命者（如上颌成釉细胞瘤侵犯颅底）不应称为恶性成釉细胞瘤。

恶性成釉细胞瘤可发生于任何年龄（4～84 岁），平均年龄为 37.2 岁。男性多于女性，下颌较上颌好发。颌骨膨隆为最常见症状，常伴疼痛，有时也可表现牙关紧闭、发音困难、感觉异常和牙松动等。X 线表现为界限不清的透射性破坏，偶见阻射性区域（图 20－26），可能与肿瘤的营养不良性钙化有关。镜下见肿瘤上皮团块的周边细胞和中央细胞呈成釉器样分化，即周边细胞呈柱状或高柱状，中央细胞排列较疏松，但细胞的核分裂像多见，核大小不一、浓染，有明显异型性。上皮岛中央有时可见坏死和营养不良性钙化（图 20－27）。

（二）原发性骨内癌（primary intraosseous carcinoma）　是原发于颌骨内的一种鳞状细胞癌，与口腔粘膜没有原始联系，可能由牙源性上皮剩余发展而成。

原发性骨内癌较少见，可发生于各年龄组，但多见于 45 岁以上的中老年人，男性较女性多发；下颌后份为常见部位；颌骨肿大、疼痛、牙齿移位及松动为早期症状，以后可穿破骨皮质，侵犯软组织，口腔粘膜可出现溃疡；X 线表现颌骨的弥漫性透射影像，与其它恶性肿瘤相似。

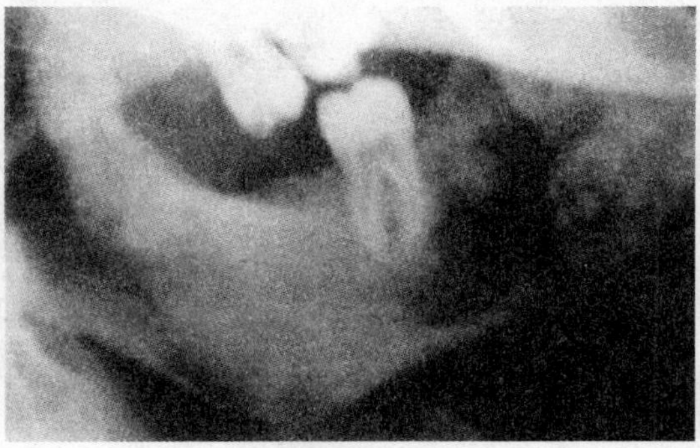

图 20－26　恶性成釉细胞瘤的 X 线表现

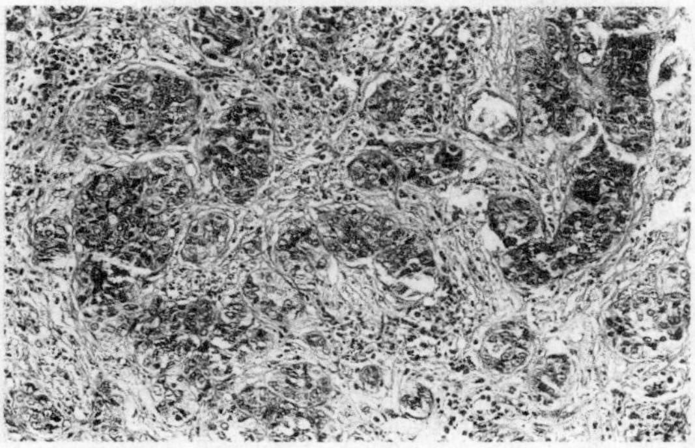

图 20－27　恶性成釉细胞瘤的组织学表现

镜下肿瘤一般表现为无角化的鳞状细胞癌，癌细胞排列呈团块或丛状癌巢，癌巢的周边细胞呈栅栏状排列，核远离基底膜，有时可见鳞状化生或发生角化（图 20—28）；少数发生角化的鳞状细胞癌与发生于口腔粘膜的鳞癌难以鉴别，往往需结合临床和放射学检查来确诊。

原发性骨内癌预后较差，应与颌骨内粘液表皮样癌和牙源性囊肿恶变相鉴别。

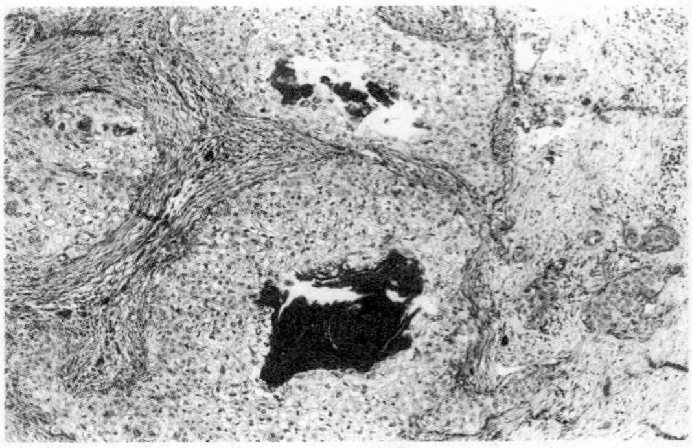

图 20—28 原发性骨内癌

（三）牙源性透明细胞癌（clear cell odontogenic carcinoma） 又称牙源性透明细胞瘤（clear cell odontogenic tumor），是一种少见的牙源性肿瘤，有关此瘤的性质尚未完全清楚。尽管 WHO（1992）牙源性肿瘤组织学新分类中认为它是良性肿瘤，并将其命名为牙源性透明细胞瘤，但从目前报道的病例看，约 40%病例可发生局部淋巴结或远处转移，并常穿破骨皮质向软组织浸润，已有多例致死病例报告。因此将其命名为牙源性透明细胞癌更为合适。

【临床】 该肿瘤较少见，多发于中年以上女性。下颌多于上颌，可位于下颌角区或下颌前牙区。病程分别为数月至数年不等。主诉为颌骨肿胀，并累及邻近牙，引起牙松动。拔牙后有肿物长出或牙龈溃疡。X 线片示颌骨较广泛的骨质破坏（图 20—29a）。

【病理】 肉眼见肿瘤无被膜，切面实性、色灰白，可浸润骨组织。镜下见肿瘤由片状、岛状、条索状排列的上皮细胞构成（图 20—29b）。大部分肿瘤细胞胞浆透明，PAS 染色阳性，细胞界限明显。胞核位于细胞中心或偏向细胞一侧，较深染，可见分裂像。肿瘤中还可见少量基底样细胞，胞浆少，弱嗜酸性，与透明细胞有形态上的过渡。间质为成熟的结缔组织。肿瘤呈浸润性生长，常发生局部淋巴结转移。肿瘤中无腺样结构，无钙化物沉积。

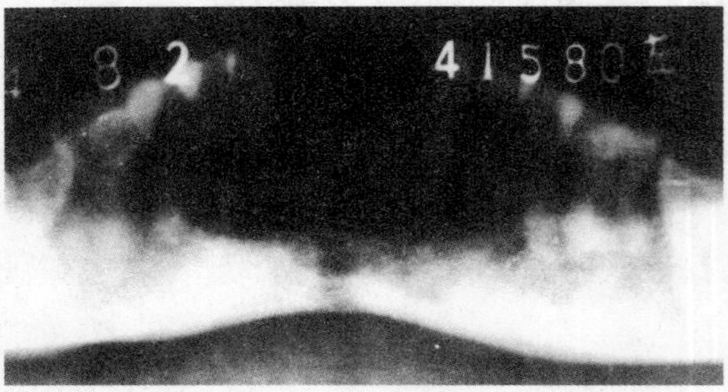

a

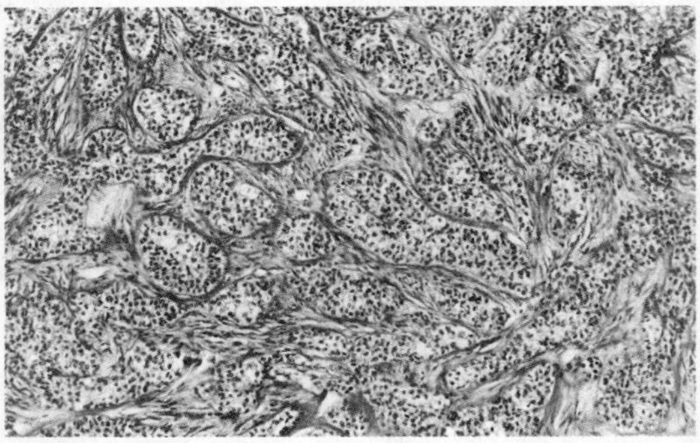

b

图 20—29 牙源性透明细胞癌

（a）X 线表现（b）组织学表现

【鉴别诊断】 本肿瘤应同口腔颌面部可能出现的透明细胞性肿瘤相鉴别。首先是涎腺肿瘤中可出现透明细胞，可根据肿瘤的原发部位、粘液成分化学染色（涎腺肿瘤的透明粘液细胞阳性）、淀粉酶或/和溶菌酶的免疫组织化学染色（腺泡细胞癌阳性）、S-100 及 actin 染色（透明细胞肌上皮瘤阳性）来鉴别。其次是部分牙源性钙化上皮瘤、成釉细胞瘤中也可出现透明细胞。前者肿瘤中有钙化物，牙源性透明细胞癌中无钙化物；后者透明细胞占小部分，主要区域为典型的成釉细胞瘤图像。另外，还应做全身检查以排除转移性肾透明细胞癌的可能。

牙源性透明细胞癌来自牙板残余或 Malassez 上皮剩余。此瘤属低度或中度恶性肿瘤，易出现局部淋巴结转移，切除不彻底易复发。

（四）牙源性影细胞癌（odontogenic ghost cell carcinoma） 是指具有牙源性钙化囊肿（或牙源性影细胞瘤）特征，包括含量不等的影细胞或发育不良的牙本质，又具有恶性细胞学特征和呈浸润性生长的肿瘤。它可以由先存的良性病变恶变而来，也可原发即为恶性。可以表现为囊性肿物，也可为实性。患者年龄范围在 13～72 岁之间，平均年龄 38.4 岁，男性多见，上颌骨好发。颌骨膨大为常见症状，进行性生长也是该瘤的特点，如上颌肿瘤最终可侵犯上颌窦和鼻腔。X 线表现为界限不清的透射影，其中可见不规则阻射物质。肿瘤可导致唇颊侧骨板破坏，侵犯上颌窦。镜下表现牙源性钙化囊肿或牙源性影细胞瘤的某些特征，如肿瘤上皮岛具有排列规则的基底细胞，并含数量不等的影细胞和中央的星网状细胞。但肿瘤大部分区域表现为细胞和胞核的多形性，核分裂像多见，有时可见肿瘤坏死以及周围组织侵犯。邻近上皮的牙本质样物质（juxta epithelial dentinoid）在牙源性影细胞癌中并不常见。术后易复发，有肺转移以及致死的病例报道。

（五）牙源性囊肿恶变（malignant change in odontogenic cysts） 较为少见。残余囊肿、含牙囊肿、根尖囊肿、根侧囊肿、牙源性角化囊肿以及一些未明确归类的颌骨囊肿的衬里上皮均有发生恶变的报道。多数恶变成分为鳞状细胞癌，也有疣状癌或梭形细胞癌的报道。颌骨中心性粘液表皮样癌中约有一半的病例来自牙源性囊肿，另外囊肿的衬里上皮还可发生多种良恶性牙源性肿瘤，如成釉细胞瘤、牙源性腺样瘤、牙源性影细胞瘤、牙源性影细胞癌等。有报告认为角化性牙源性囊肿较非角化性囊肿容易恶变，但目前缺乏足够证据。

囊肿衬里上皮癌变早期常向囊腔内生长，因此无明显症状；随病情发展，病变迅速增大，颌骨肿大，出现疼痛、麻木感，甚至出现病理性骨折；X 线表现为多房性透射区，部分边缘不规则。由牙源性囊肿发展的癌，大多数为分化程度较高的鳞状细胞癌。病变的一部分为囊壁结构，一部分为癌组织。

若首次手术不彻底，极易复发。淋巴结转移约见于 5％的病例，远处转移较少见。

二、牙源性肉瘤（odontogenic sarcoma）

（一）成釉细胞纤维肉瘤（ameloblastic fibrosarcoma） 具有类似于成釉细胞纤维瘤的组织结构，但其间叶成分表现肉瘤的特征。

【临床】该肿瘤极为少见，好发于中青年人，平均年龄在 30 岁左右，下颌比上颌多见，性别无差异；肿瘤生长较快且伴疼痛，大多数患者疼痛发生在肿胀之前，此为诊断要点；X 线显示颌骨边界不清的透射区，并伴骨组织破坏。

【病理】 肉眼见肿物为分叶状，质较软，剖面为淡粉红色，无明显纤维束，无包膜；镜下见上皮成分较少，呈团块状或条索，上皮分化较好；间叶成分表现明显间变，细胞密集，呈多形性，瘤细胞大小不一，有核浓染、异型，核分裂多见，且可有瘤巨细胞（图 20－30）。

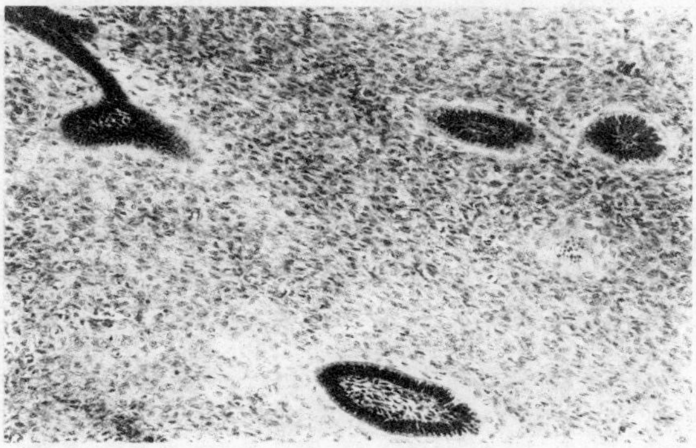

图 20－30 成釉细胞纤维肉瘤

此瘤具有混合性来源，即成釉上皮和牙乳头或牙囊。有学者认为是由成釉细胞纤维瘤的间叶成分恶变而来，往往与成釉细胞纤维瘤术后复发有关。

（二）成釉细胞纤维—牙肉瘤（ameloblastic fibro-odontosarcoma） 较少见，好发于青年人，肿物生长较快，且伴疼痛；X线可见不规则且边界尚清楚的透射区，其中有小块阻射灶。镜下特点类似于成釉细胞纤维肉瘤，其主要区别在于该肿瘤伴发育不良的牙本质、釉质和牙骨质形成。肿瘤中牙源性上皮虽然不是恶性成分，但对诱导牙本质形成和釉基质形成具有一定作用。决定肿瘤性质的是肉瘤性间质。

此瘤为低度恶性，术后易复发，但极少远处转移。

（三）牙源性癌肉瘤（odontogenic carcinosarcoma） 极为少见，镜下组织结构与成釉细胞纤维肉瘤类似，但肿瘤内的上皮和间质成分均表现恶性细胞学特征。

第五节　与骨相关的肿瘤和病损

一、牙骨质—骨化纤维瘤

牙骨质—骨化性纤维瘤（cemento-ossifying fibroma）是颌骨较为常见的良性肿瘤。1972年WHO肿瘤分类中，对所谓骨化纤维瘤（ossifying fibroma）和化牙骨质纤维瘤（cementifying fibroma）作了区分，将前者归类为骨源性肿瘤，将后者划为牙源性肿瘤中牙骨质瘤的一种亚型。但实际上这两种疾病（特别是发生在颌骨的病变）是很难进行鉴别的。因此，1992年修订后的WHO分类中，将二者合为一种疾病，称为牙骨质—骨化纤维瘤。这种命名和分类是颌骨所特有的，其它部位骨骼中尚无使用。

【临床】 该瘤可发生于任何年龄组，高发年龄为20～40岁之间，女性多见，下颌前磨牙和磨牙区为好发部位。临床上早期无症状，随着肿瘤增大，可由于颌骨膨隆引起牙移位、𬌗关系紊乱和颌面部变形。X线表现为境界清楚的、单房性密度减低区，由于伴有硬组织形成，在病变的中央区域常见不透光区（图20—31）。

【病理】 肉眼观肿瘤界限清楚，有包膜，剖面呈黄白色、呈实性。镜下见肿瘤由富含成纤维细胞的结缔组织构成，成纤维细胞呈梭形或星形，胞浆丰富，产生大量纤细的胶原纤维，这些胶原纤维排列紊乱，有时为漩涡状。肿瘤中的钙化结构很多样，小梁状编织骨（trabeculae of woven bone）较常见，其周围围绕成排的成骨细胞，这些骨小梁可相互连接成网；有时可见宽大的板层骨（lamellar bone）结构和营养不良性钙化；肿瘤中常可见到苏木精浓染的、无细胞性牙骨质，呈圆形或卵圆形，类似于牙骨质小体（cementicle）（图20—32）。

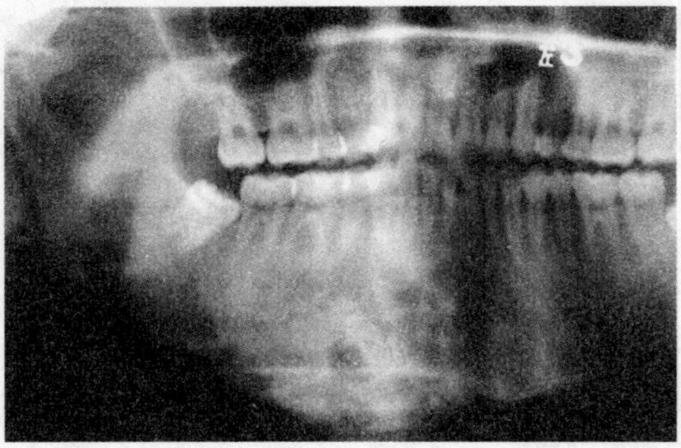

图20—31 牙骨质—骨化纤维瘤的X线表现

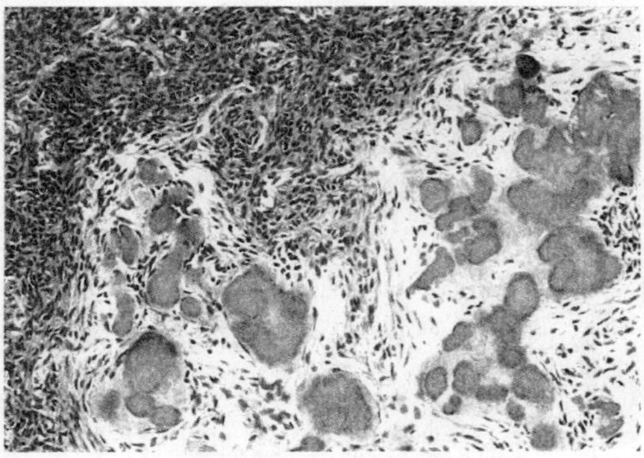

图20—32 牙骨质—骨化纤维瘤的组织学表现

【鉴别诊断】 在组织学上，牙骨质一骨化纤维瘤与骨纤维异常增殖症有时很难鉴别，主要依据其X线及临床特点。牙骨质一骨化纤维瘤好发于下颌，界限清楚，有包膜，同时所形成的骨小梁周围常见到成排的成骨细胞，以此可与骨纤维异常增殖症相区别。

由于牙骨质一骨化纤维瘤好发于颌骨，且多数发生于近牙根部位，不仅有骨小梁形成，而且有牙骨质形成，因此有学者认为它是牙源性肿瘤。牙龈中也可发生类似的病损，有人称其为外周性骨化纤维瘤（peripheral ossifying fibroma），但一般认为这是牙龈的反应性疾病，而并非肿瘤。还有一种主要发生于年轻人上颌骨的特殊型骨化纤维瘤，称为青少年（或侵袭性）骨化纤维瘤（juvenile or aggressive ossifying fibroma），一般发生于15岁以下，组织学显示细胞极为丰富，疏松的纤维性组织间质中具有活跃的小梁状的编织骨和骨样组织增殖。有些细胞丰富的活跃性病损与成骨细胞瘤难以鉴别。尽管青少年骨化纤维瘤在形态学上表现极为活跃，但保守性手术后一般无复发。

二、牙骨质一骨异常增殖症

除牙骨质一骨化纤维瘤以外，颌骨还有多种病损中存在牙骨质样组织，但其病变性质更符合异常增殖（dysplasia），而不是真性肿瘤。这些牙骨质一骨异常增殖症可在临床和组织学上表现多种形式，它们之间的临床病理联系并不十分清楚。有作者认为它们是同一疾病变化谱中的不同亚型，也有人认为它们代表不同的独立疾病。WHO（1992）牙源性肿瘤分类中分别描述了几种具有明显临床病理特点的病损，但并不排除它们是相互联系的疾病。

（一）根尖周牙骨质异常增殖症（periapical cemental dysplasia） 又称根尖周纤维异常增殖症（periapical fibrous dysplasia），可累及一个或多个牙的根尖周组织，它在组织学上与牙骨质一骨化纤维瘤相似，但没有明显的边界。好发于中年女性，主要发生于下颌切牙区，相邻或不同部位的多个牙根尖周同时受累时，较易确诊（图20－33）。X线见早期病变为根尖周的透射影，随着病变中钙化组织或牙骨质样组织的形成，其病变中央出现阻射区，周围仍有一狭窄的透射区包绕。组织学上，病变早期以纤维组织为主，随后不断有化生性骨（metaplastic bone）、牙骨质样组织或二者混合性沉积。本病生长具有自限性，病变直径一般很少超过1 cm，最终可变为完全钙化的致密团块。

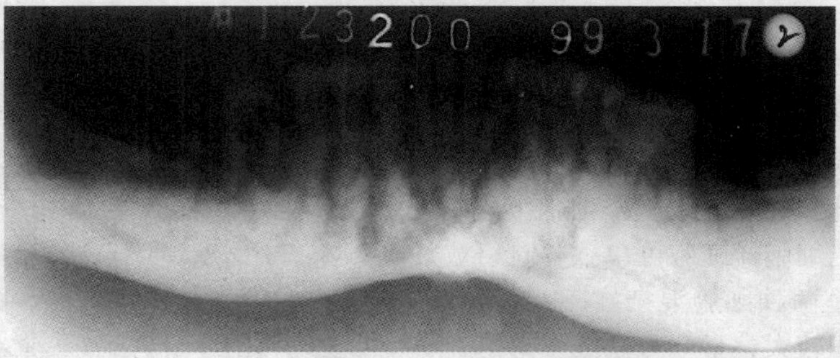

图20－33 根尖周牙骨质异常增殖症的X线表现

（二）巨大型牙骨质瘤（gigantiform cementoma） 又称家族性多发性牙骨质瘤（familial multiple cementoma），是指多发于颌骨的、由高度矿化的几乎无细胞性牙骨质一骨质构成的致密包块，常呈分叶状。中年女性多见，多发病变可呈对称性分布。肿物生长缓慢，可导致颌骨膨大。X线呈致密的阻射团块，分叶状，周围常缺乏透射区围绕（图20－34a）。

镜下见病变为致密的牙骨质一骨质团块，相互融合成片（图 20－34b），呈嗜碱性着色，可与牙根融合，牙骨质细胞或骨细胞极为少见，常见一些空的陷窝。病变与牙根有融合时，应与牙骨质增生（hypercementosis）鉴别。有些 Paget 病的颌骨病变也可具有类似于本病的表现。

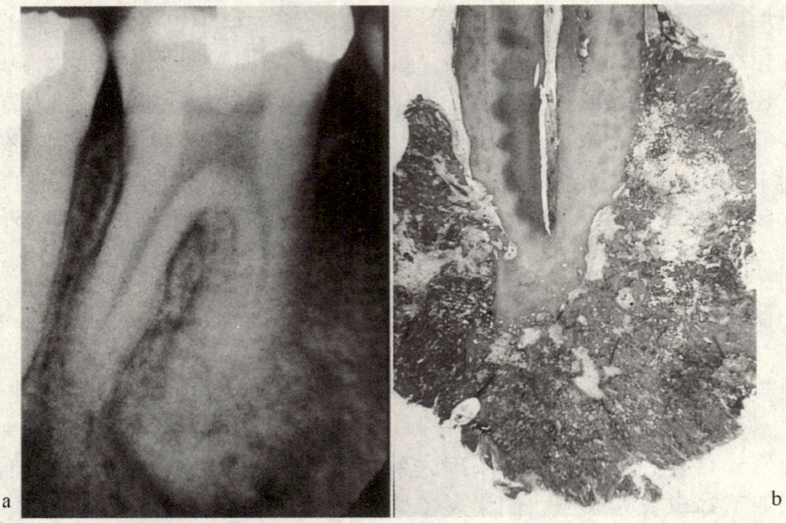

图 20－34　巨大型牙骨质瘤

（a）X线表现（b）组织学表现

三、婴儿黑色素神经外胚瘤

婴儿黑色素神经外胚瘤（melanotic neuro-ectodermal tumor of infancy）曾被称为黑色素釉质上皮瘤（melanotic adamantinoma）或黑色素突变瘤（melanotic progonoma）。由于其与牙关系密切，曾认为该瘤为牙源性肿瘤。根据胚胎学、超微结构和生化研究，目前认为此瘤来自神经嵴细胞。

【临床】 婴儿黑色素神经外胚瘤见于 1 岁以下婴儿。典型的发生在上颌骨，但也可发生于下颌骨或头颅骨。病损表现为非溃疡性黑色或黑色素性龈部和骨内包块。X 线片显示为界限不清的透光区，可以含有发育牙并可导致牙移位。

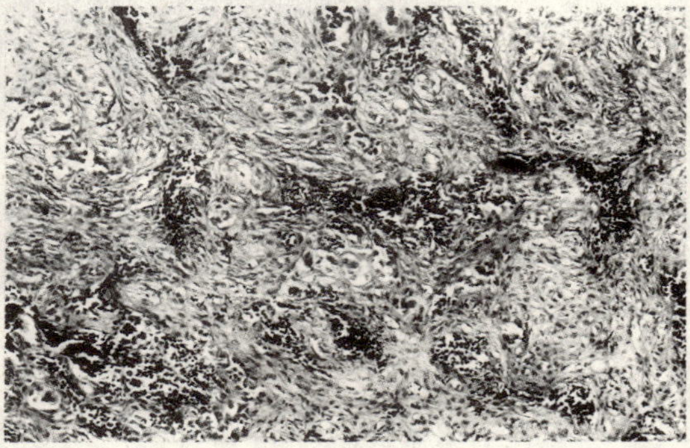

图 20－35　婴儿黑色素神经外胚瘤的组织学表现

【病理】 肉眼见肿物表面粘膜无溃破，边界不清，无包膜。切面呈灰或深黑色。镜下见肿瘤由上皮样细胞和淋巴细胞样细胞组成。上皮样细胞和淋巴细胞样细胞可单独各自组成灶性聚集，但多是两种细胞混杂在一起呈巢状。上皮样细胞体积较大，呈立方状或多边形，核大而淡染，胞浆丰富，含黑色素或色素不明显。上皮样细胞排列不一，呈片块状、索状、裂隙样或导管状（图 20－35）。导管或裂隙内可含淋巴细胞样细胞。淋巴细胞样细胞的变异较大，有些病例中它们类似于小淋巴细胞，伴致密圆形核，胞浆很少。在另外病例中，其胞核较大，伴有发育较好的染色质。在肿瘤周边部，瘤组织可延伸至骨内，似乎呈浸润性生长，但婴儿黑色素外胚瘤为良性肿瘤，术后复发者罕见。文献中仅有少数恶性病例的报道。

Summary

Odontogenic tumors are lesions derived from the tooth-forming tissues (epithelial or mesenchymal elements, or both). They are found exclusively in the mandible and maxilla (and gingiva on rare occasions). They comprise a complex group of lesions of diverse histopathologic types and clinical behavior. Some of these lesions are true neoplasms and may rarely exhibit malignant behavior. Others may represent tumor-like malformations (hamartomas).

Odontogenic tumors tend to mimic the cell or tissue of origin. Thus, they may histologically resemble soft tissues of the enamel organ or dental pulp, or contain hard tissue elements of enamel, dentin, or cementum. Odontogenic tumors, like normal odontogenesis, demonstrate varying inductive interactions between odontogenic epithelium and odontogenic ectomesenchyme. This ectomesenchyme was thought to be derived from the mesodermal layer of the embryo. It is now accepted that this tissue differentiates from the ectodermal layer in the cephalic portion of the embryo. Tumors of odontogenic epithelium are composed only of odontogenic epithelium without any participation of odontogenic ectomesenchyme. Other odontogenic neoplams, sometimes referred to as mixed odontogenic tumors, are composed of odontogenic epithelium and ectomesenchymal elements. Dental hard tissue may or may not be formed in these lesions. A third group, tumors of odontogenic ectomesenchyme, is composed principally of ectomesenchymal elements. Although odontogenic epithelium may be included in these lesions, it does not appear to play any essential role in their pathogenesis. In addition, based on the biological behavior, odontogenic neoplasms can be divided into benign and malignant categories.

Ameloblastoma is the most common form of odontogenic tumors but only accounts for approximately 1% of all oral tumors. It is a true neoplasm of enamel organ-type tissue which does not undergo differentiation to the point of enamel formation. Ameloblastoma is a benign but locally aggressive tumor which often produces marked facial deforming and recurs after insufficient surgery. Particular emphasis of this chapter is therefore placed on this unique neoplasm. Other odontogenic tumors of clinicopathological significance also include calcifying epithelial odontogenic tumor (also known as Pindborg's tumor), adenomatoid odontogenic tumor, calcifying odontogenic cyst, ameloblastic fibroma, odontogenic fibroma, odontogenic myxoma and odontoma.

（李铁军）

第二十一章　口腔粘膜癌

第一节　口腔癌前病变

口腔粘膜为在同一环境中口腔各部粘膜，包括舌、颊、龈、腭、口底及唇粘膜。唇红部（暴露于外部的上下唇红）不属口腔粘膜，其环境与癌前病变均与口腔粘膜不同。唇红部的癌前病变主要为日光性唇炎，病理改变主要为弹力纤维变性。发生于唇红部的癌中，83％有弹力纤维变性。

口腔粘膜癌前病变（Precancerous lesions of oral mucosa，简作 PLOM）为："形态学上有改变的组织，发生癌的几率远高于其相应部位的正常组织"（1978 年 WHO 提出）。

公认的 PLOM 有口腔粘膜白斑（oral leukoplakia，简作 OLK）和口腔粘膜红斑（oral erythroplakia）。

一、口腔粘膜红斑

口腔粘膜红斑（简作 OEP）为粘膜上出现鲜红色、天鹅绒样斑块，在临床上和组织病理学上均不能诊断为其他疾病者。

红斑又称增殖性红斑（erythroplasia），亦称凯腊增殖性红斑（erythroplasia of Queyrat），为凯腊于 1911 年提出，为发生于阴茎头的病变，特点为组织学上上皮从轻度上皮异常增生至原位癌或浸润癌的病变。

口腔粘膜红斑在临床上可有三种表现：①软而鲜红的斑块，边界清晰，常广泛，多见于颊粘膜，有时亦发生于软腭，舌及口底粘膜罕见；②红斑中有白斑夹杂，红斑形态不规则，不如上一类型鲜红；最常见于舌及口底；③红斑软，外形不规则，表面有颗粒或小结节并有小白色斑块。亦称红白斑或白红斑，可见于口腔任何部位。

组织病理学上，红斑为从上皮异常增生直至原位癌或浸润癌的病变。特别是红白斑者，多为原位癌或浸润癌。

二、口腔粘膜白斑

【概述】 白斑为 Schwimmer 于 1877 年提出。WHO 1978 年给白斑的定义为："为口腔粘膜上的白色斑块，不能被擦去，在临床上和组织病理学上均不能诊断为其他疾病的病变"。1983 年，WHO 修订了白斑的诊断标准："白斑（简作 OLK）是发生在口腔粘膜的白色斑块，临床和组织病理学上不能诊断为其他疾病，不应包括上腭的烟草性过角化及其他局部刺激因素引起的单纯性角化"。

其后的国际讨论会又加上了"主要与烟草的使用有关"。因此，可以将白斑分为由烟草的使用引起者和原因不明的白斑，即特发性白斑（idiopathic leukoplakia）。后者为有高度恶变率的白斑。

白斑的患病率各国报告不一，从 0.4％（Gerry，1952，对危地马拉乡村 2004 人检查的结果）直至 48.9%（Axell，1981，对瑞典乡村 20333 人检查的结果）。差异的原因为未将一些白色病变严格排除之故。我国患病率的调查报告从 1.27%（山东医学院 7197 人调查）至 26%（安徽安庆 500 人调查），调查人数从 500 人至 58855 不等。差异原因同上。我国 1980 年进行过大规模全国性调查，被查人数为 134492 人，患病率为 10.47%。

癌变率的报告亦有较大差异，印度 Gupta 观察 1032 例白斑，观察年限为 10 年，癌变率为 7.0%。匈牙利 Banoczy 对 68 例白斑观察 9 年，癌变率为 13.2%。但印度 Mehta 1972 年报告，对 117 例白斑 10 年的观察，癌变率仅为 0.9%。日本天竺光雄 1976 年 109 例白斑 18 年的观察报告，男性的癌变率为 7.5%，女性为 11.9%。我国李秉琦对 314 例 OLK 4 年的观察，未发现一例恶变。方祥中 852 例的 2 年随访，亦未见恶变者。陆先韫 1980 年报告的 66 例中，恶变率为 6.1%。胡碧琼（1985）的报告，261 例 1～9 年的观察，恶变率为 3.4%。差异的原因为诊断标准，如观察病例皆为均质性白斑，则恶变率必低，如白斑已有上皮异常增生改变，癌变率高。

【临床】 口腔粘膜白斑可分为两大类。

1. 均质性白斑（homogeneous leukoplakia）为浅白色或不均匀白色，或与粘膜平或稍高出粘膜表面，不粗糙或稍粗糙，软，边界清楚，表面呈细纹状或浮石状，可发生于口腔粘膜的任何部位，一般无症状。

2. 非均质性白斑（non-homogeneous leukoplakia）又可再分为三种亚型：

（1）小结节型（nodular type）为白斑表面有白色小结节，或白斑中有红色区域并有小结节，扪时较硬。

（2）疣状型（verrucous type）白斑表面厚而高起，呈刺状或绒毛状突起，粗糙，稍硬。

（3）红白斑（speckle leukoplakia，亦名 erythroleukoplakia）白色与红色区域间杂，并有小结节。亦有人称为糜烂性白斑。

非均质性白斑几乎皆有上皮异常增生改变，应视作真正的癌前病变，其癌变率也高。

临床研究发现，发生于舌侧缘，舌腹部及口底等处的白斑，癌变倾向高，应视为白斑的危险区域，应积极处理。

【病理】 白斑的病理性质比较明确，以上皮过度角化、上皮增生为主要表现。白斑被认为是癌前病变，但严格说来只有在镜下表现为上皮异常增生（epithelial dysplasia）的才是癌前病变。多数白斑镜下表现为良性角化，应当认为是良性病变。

不同类型的白斑的病理改变亦有区别。

（1）均质性白斑　表面为正角化或过度角化，亦可有不全角化，粒层明显，上皮增生，钉突肥大或伸长，上皮与结缔组织界限清楚，结缔组织内轻度炎症。

(2)疣状白斑　部分为过度不全角化,部分过度正角化并有粒层增生,上皮与结缔组织界限明显,结缔组织轻度炎症。上皮增厚,细胞呈向表面增生的倾向。有上皮异常增生,但少于红白斑。

（3）红白斑　表面溃疡，不全角化，上皮增生，多有上皮异常增生，上皮与结缔组织界限不清，结缔组织有中度至重度炎症。

（4）小结节型白斑　此型白斑多有上皮异常增生，表面多为不全角化，白斑癌变。

一般为下列顺序：正常粘膜上皮→ 良性上皮增生或良性过角化（benign hyperkeratosis），即均质性白斑→ 上皮轻度异常增生→ 中度异常增生→ 重度异常增生或原位癌→ 早期浸润癌。

轻或中度上皮异常增生多可存在相当时间而不变化，且在适当处理之下可以逆转，发展至重度时，则很快转化为癌。

由于上皮异常增生在白斑癌变中极为重要，故应准确诊断。上皮总的紊乱称为异常增生，而个别细胞的改变称为非典型性（atypia）。

上皮异常增生的改变有12项：

（1）基底细胞极性紊乱（disturbed polarity of the basal cells）

（2）基底细胞增生，出现复层基底样细胞（basal cell hyperplasia）

（3）细胞核浆比增加（increased nucleus：cytoplasm ratio）

（4）滴状钉突形成（formation of drop-shaped rete process）

（5）上皮层次紊乱（irregular epithelial stratification）

（6）有丝分裂增加并可出现异常有丝分裂（increased mitoses）

（7）上皮浅层（浅表二分之一部）出现有丝分裂（mitoses in upper layers）

（8）细胞异型性（cellular pleomorphism）

（9）细胞核浓染（nuclear hyperchromatism）

（10）核仁增大（prominent nucleoli，or larger and denser nucleoli）

（11）细胞间粘聚力减低（reduced cellular adhesion）

（12）棘层出现单个或一群细胞角化（intraepithelial keratinization）

将上皮异常增生分级是相当困难的，有人主张有上述变化2项者为轻度，3～4项者为中度，5项或5项以上者为重度。但仅从项目改变的多少来划分等级并不完全正确，因为上述各项目的重要性并不等同，有的比较重要，如异常核分裂像，其危险性远比其他变化如滴状钉突形成等更为重要。

Smith及Pindborg有鉴于此，提出了给分的方法，如下：应用标准图像与诊断标本对比并给分。

轻度滴状钉突形成，给分：2

轻度上皮分层紊乱，给分：2

轻度基底细胞增生，给分：1

轻度上皮极性丧失，给分：2

轻度胞核深染，给分：2

图21－1. 滴状钉突大小不等，但较规律。上皮分层的规律性在某些部位丧失，注意此处所指为上皮各层的排列，与极性丧失不同。后者为个别细胞，特别是基底细胞的极性丧失（正常者基底细胞的长轴垂直于基底膜）。轻度者可见少数基底细胞核浓染。

重度滴状钉突形成，给分：4

图21－2. 与轻度者比较，更不规律，方向亦不同，侧方有芽形成。有的钉突有融合，

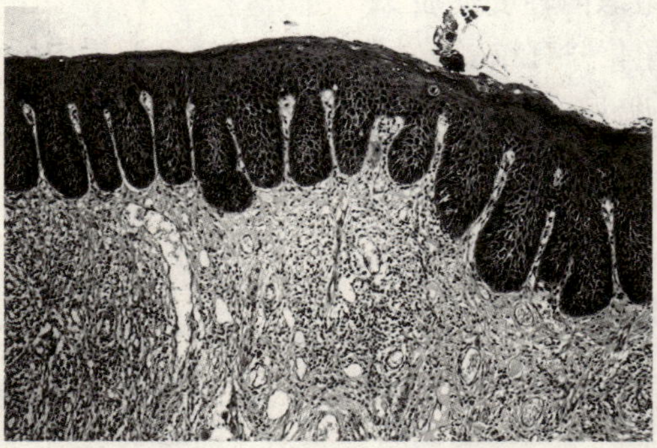

图21－1　上皮异常增生——轻度滴状钉突

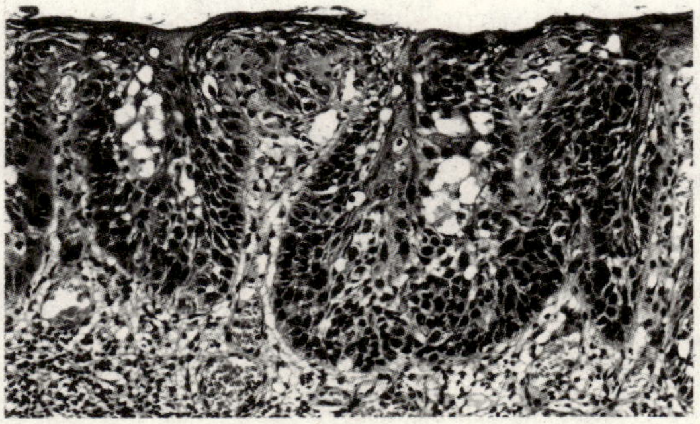

图21－2　上皮异常增生——重度滴状钉突

将结缔组织包围在内。判断时应注意是否为切片方向不同或标本包埋时错误所致。如基底细胞排列规律，无变短或变长现象，可以正确判断。

重度上皮层次紊乱，给分：5

重度基底细胞增生，给分：4

轻度细胞间粘附丧失，给分：1

细胞有丝分裂仅见于上皮的下半层，给分：3

细胞有丝分裂亦见于上皮的上半层，给分：10

图 21－3. 重度上皮层次紊乱为全层上皮的层次紊乱。重度基底细胞增生表现为基底细胞层高度显著增加。轻度细胞间粘附丧失常见于基底细胞层及棘层下部，细胞间的间隙增大。有丝分裂活动则分为仅见于上半层和亦见于下半层，正常者限于基底细胞层及棘层深部。少数细胞角化，见于角化层下方，为轻度，给分：1

图 21－4. 细胞角化

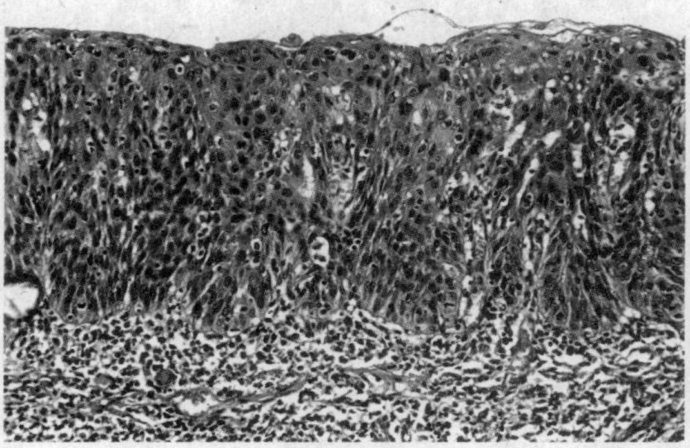

图 21－3　重度上皮层次紊乱

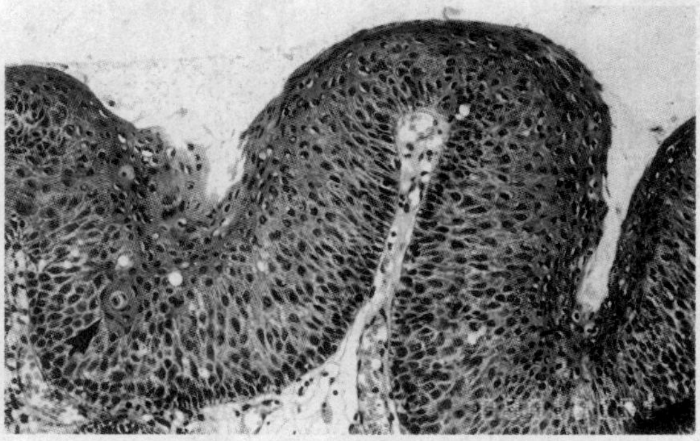

图 21－4　上皮异常增生——细胞角化

角化细胞数多，深层亦有，为重度，给分：3

图 21－5. 细胞角化

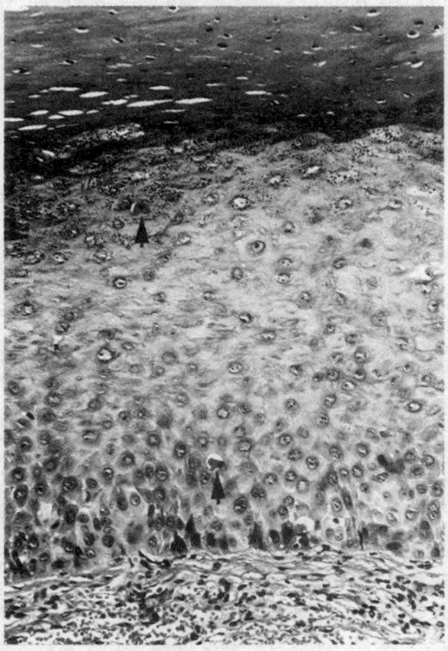

图 21－5　上皮异常增生——深层出现细胞角化

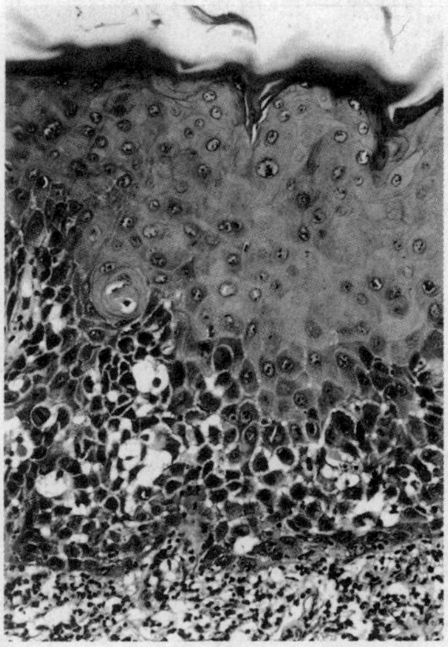

图 21－6　上皮重度细胞间粘附丧失

重度细胞间粘附丧失，给分：5

轻度细胞及细胞核大小不一，给分：2

轻度细胞多型性，给分：2

图 21－6. 示上述情况

重度极性丧失，给分：6

轻度核浆比值增加，给分：2

图 21－7. 重度极性丧失为表现于深层者。轻度核浆比例增加亦表现为基底层及棘层密度增加，核的大小有轻度增加，故胞浆缩小。

重度核深染，给分：5

重度细胞及核增大，给分：4

重度细胞及核多形性，给分：6

图 21－8. 示上述情况

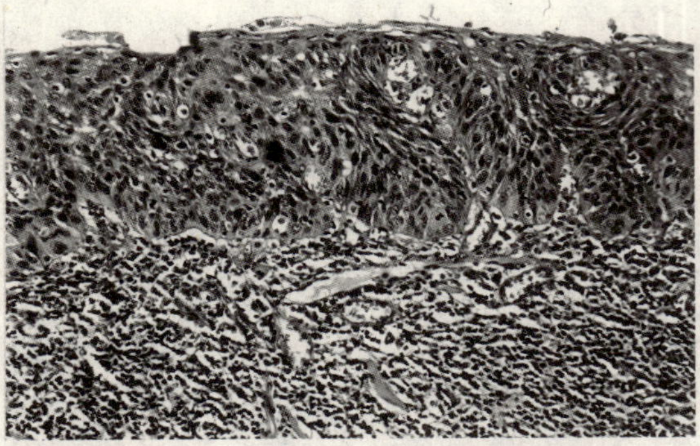

图 21－7 上皮细胞重度极性丧失

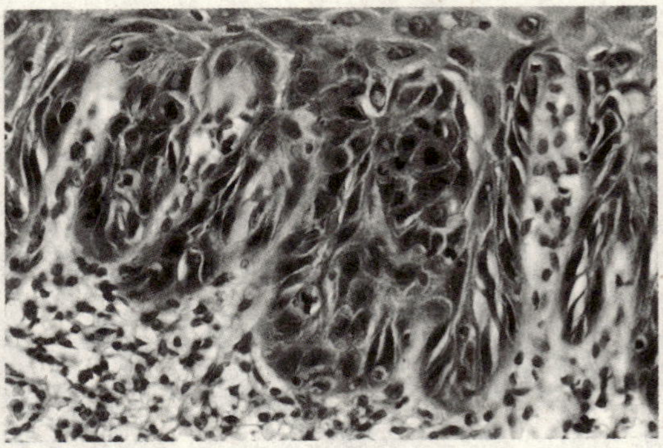

图 21－8 上皮细胞重度核深染及核多形性

重度核浆比值增加，给分：6

有丝分裂，轻度，给分：1

有丝分裂，重度，给分：5

图 21－9. 重度核浆比值增加为核明显增大而胞浆明显减少。有丝分裂活动数目稍高于正常为轻度；多者为重度。

奇异有丝分裂现象，单个，给分：6

奇异有丝分裂现象，多个，给分：10

图 21－10. 示奇异有丝分裂现象

根据上述方法，可对上皮异常增生较准确地诊断。Katz 等用此次对 214 例不同程度的上皮异常增生进行了临床特点分析研究，提出，11～25 分为上皮轻度异常增生，26～45 分为中度，45 分以上为重度上皮异常增生。重度上皮异常增生的特点为有丝分裂水平增加(上皮浅层出现有丝分裂)，核浆比值明显增加，有丝分裂活动增加（出现异常有丝分裂），细胞及核的多形性等以细胞核变化为主的形态学改变。

Kramer 等用计算机辅助分析诊断口腔粘膜癌前病变，根据对 248 例的研究，发现有 8 项组织病理学特征最能判断恶化转化倾向，即：棘层出现异常有丝分裂、基底细胞极向紊乱、核浓染、核仁增大、细胞多形性、基底细胞出现异常有丝分裂、错角化等。

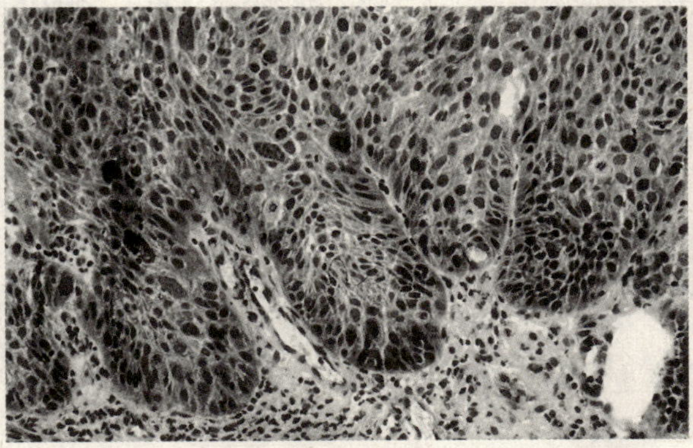

图 21—9　上皮细胞重度核浆比值增加

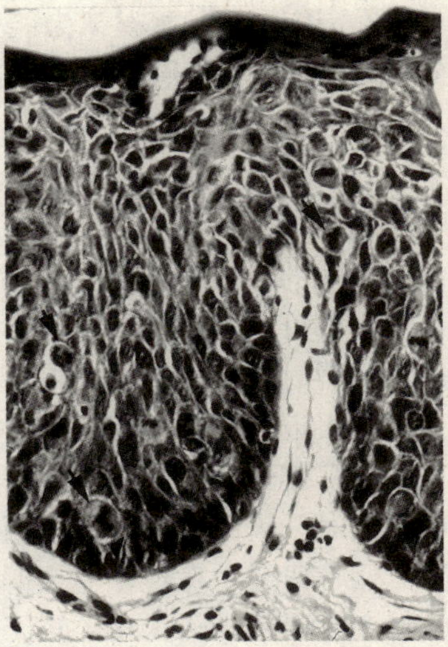

图 21—10　上皮细胞出现核分裂及核浓染

第二节　口腔癌前状态

口腔粘膜癌前状态又称口腔粘膜癌前情况或癌前条件。所谓癌前条件为一“较广泛的癌前状况，与癌症发生风险显著增加有关”。(WHO1973)

现认为属于癌前条件者有以下疾病：

梅毒（syphilis）

缺铁性吞咽困难（sideropenic dysphagia）

粘膜下纤维变性（submucous fibrosis）

盘状红斑狼疮（discoid lupus erythematosus）

着色性干皮病（xeroderma pigmentosum）

本节主要叙述口腔粘膜下纤维变性。

口腔粘膜下纤维变性

【概述】 1978 年 WHO 将口腔粘膜下纤维变性（oral submucous fibrosis，简作 OSF）列为口腔粘膜下癌前条件（oral premalignant condition）之一，是一种慢性的、不知不觉发生于口腔粘膜的任一部分，并偶尔侵犯咽部和食管的疾病。有时在发生前有小水泡形成，但主要病变为粘膜下炎性反应，以后为固有层结缔组织纤维发生弹性改变及上皮萎缩，使口腔粘膜变硬，引起开口困难。为嚼槟榔（areca nut）引起。

嚼槟榔为四大嗜好之四（第一为烟；第二为酒；第三为含咖啡因的饮料，包括茶、咖啡及可可等），自古在多处即有此习惯，现估计有此习惯者约有 6 亿人。咀嚼者以槟榔咀嚼块（betel quid），成分以槟榔为主，其他添加物甚为复杂，包括烟草、槟榔树叶、石灰、香料等。随习惯的不同，添加剂也异，亦有仅嚼槟榔者（但必须加石灰水，因其有助于槟榔之主要成分槟榔碱的析出）。加烟草者被认为是主要的引起癌变的因素。

在南亚，嚼槟榔被认为能引起快感，同时具有心理刺激效果（psychostimulating effects），使身体松弛而有快感。故嗜好者日益增多，有地区报告称，平均日嚼多达 17.3 块。

流行病学及实验研究表明，即使咀嚼时不加烟草及石灰，也对口腔有损害。

对硬组织的损害主要是牙的严重磨耗，特别是釉质的磨耗，使牙本质暴露，进一步加快磨耗速度（因牙本质更软），并引起牙本质敏感发生。磨耗的程度因槟榔的硬度、咀嚼的频数和时间的长短不同而异，甚至可以引起牙根折断。

槟榔可以沉积并污染牙齿，使之呈棕黑色。

咀嚼时产生的咀嚼力可传至颞下颌关节（TMJ），引起颞下颌关节骨关节病，但对此尚无可信报道，应进一步研究。

嚼槟榔可降低龋病发病率，已被在东南亚的流行病学调查所证实。沉积牙表面的污染物可提供对牙表面的保护是原因之一，槟榔中的鞣酸成分有抗菌作用亦被认为是原因之一。

调查研究也发现，嚼槟榔者的牙龈炎患病率也增高。也有报告，两种牙周病病原菌牙龈卟啉菌（Porphyromonas gingivalis）和伴放线放线杆菌（Actinobacillus actinomycetem comitans）在嚼槟榔者中明显增高。牙周上皮附着丧失及结石形成也明显较多。

槟榔对全身不少系统皆有作用。能使杀菌的中性粒细胞功能减退；可作用于副交感神经系统，使唾液分泌及出汗增加；能使肾上腺素和去甲肾上腺素的血浆浓度增高等。但亦有报道表明，嚼槟榔有抗抑郁效果。对胃肠道的作用包括使消化平稳，缓解便秘，但增加消化性溃疡的发生。可减轻口臭，可能是因降低可甲硫醇（methyl mercaptan）的挥发而致。亦对肝有损害，甚至可导致肝硬化。

总之，槟榔的作用十分广泛，上述远不全面。对口腔的主要危害是引起 OSF。

在我国槟榔咀嚼流行于南方各省，以湖南（湘潭最多）、海南岛（陵水最普遍）、台湾（高雄最多）等地最为普遍，故 OSF 的患病率也最高。湘潭市的患病率在 3%左右。

【临床】 OSF 的发病隐匿，发展亦慢。早期口腔可有疼痛、烧灼感、味觉改变、口干等。有时粘膜有小泡发生，随即破溃形成溃疡，恢复后逐渐发生粘膜下纤维增生，表面粘膜渐变白。晚期出现纤维化条索如琴弦样，也可形成硬板样。此时因纤维化之故，功能障碍，张口困难，甚至牙关紧闭，吞咽困难，舌活动障碍，粘膜易受刺激（特别在进食辛辣类食物时）。

在不同部位，临床表现亦可不同。颊部的病变常为对称性，粘膜苍白，固定于深层组织而失去活动性。粘膜下常形成垂直走向的纤维条索，扪诊如琴弦。也可形成较大面积的硬板样。在腭部，粘膜苍白、萎缩；常累及软腭和腭垂，使之硬化、缩短。在唇部，纤维条索多呈环形分布，尤以下唇显著，可导致唇红缘萎缩及口形异常。发生于舌部者，使粘膜变白，有局部甚至全部乳头萎缩，粘膜下有纤维条索，舌活动受限。

【病理】 见第十二章口腔粘膜病。

【治疗及预后】 迄今为止，对 OSF 尚无肯定有效的治疗方法。手术切除困难，效果也不理想。亦无特效药物。近年，我国有用高压氧治疗，初步观察到粘膜逐渐由苍白逐渐变红并软化，其他症状亦缓解，可能成为一有效的治疗方法。

OSF 可以癌变，印度 Gupta 经长期观察，癌变率为 7.6%。湘潭市为 1%。还有一些不同的癌变率报道，乃因咀嚼槟榔时添加物不同之故。印度多加烟草混合咀嚼，湖南及海南岛不加烟草，可能是癌变率低的原因。

第三节 口腔粘膜癌

一、概述

口腔粘膜癌（carcinoma of oral mucous membrane）为发生于口腔粘膜的恶性肿瘤，绝大多数为鳞状细胞癌，简称口腔癌，包括发生于颊、舌、口底、腭、龈、唇等粘膜的癌瘤。唇红癌在过去的概念较混乱，被列入口腔癌的范畴。1977 年后才明确地认为唇红癌应称为唇癌，而发生在唇内侧粘膜的，应称为唇粘膜癌，属口腔癌的范畴。国际抗癌联盟（UICC）规定，唇癌还包括发生于口角联合粘膜的癌，即以从口裂向后 1cm 处为界，在其后部发生的癌为颊粘膜癌，在其前方发生的为唇癌。发生于唇部皮肤的癌属面部皮肤癌范畴。

临床流行病学：口腔癌在我国的患病率和发病率，迄今仍无准确的资料。上海市 1984－1986 年的肿瘤登记资料中，口腔颌面部癌瘤的患病率为 2.5/10 万～3.4/10 万（女性）和 3.2/10 万～3.6/10 万（男性）。1972 年广州的调查表明，口腔癌的患病率为 1.06/10 万～1.09/10 万；1990 年新疆维吾尔族农民 98854 人的调查，口腔颌面肿瘤的总患病率为 272.12/10 万，其中，男性为 283.18/10 万，女性为 260.89/10 万。

舌癌，指舌前 2/3 部发生的癌，舌后 1/3 发生的癌属口咽癌。舌癌在口腔癌中最为常见，发生于舌中 1/3 侧缘部者最多。

口底癌在西方国家中较多，在我国则少见。

牙龈癌在口腔癌中，仅次于舌癌，居患病率的第二位，以下牙龈癌较为多见。

腭癌不多见，发生于软腭者多被列为口咽癌。

颊癌较常见。

1982 年美国癌症协会的资料表明，口腔癌占全身癌瘤的 6％（男性）及 2％（女性）；死亡率占 3％（男性）及 1％（女性）。每年约有口腔癌 26800 例，死亡 9500 例，最常见者为舌癌。

印度及斯里兰卡的口腔癌患病率是全世界最高的，约占全身癌瘤的 20％以上，可能原因是咀嚼烟叶、槟榔、倒吸烟等因素所致。

鳞状细胞癌来源于上皮。此外，有的也将发生于口内小涎腺的癌亦列入口腔癌（此处泛指发生于口腔内的癌）之中，本章讨论发生于口腔粘膜上皮的癌，来源于口内小涎腺者在涎腺癌中叙述。

二、病因

（一）遗传因素　遗传因素在癌瘤的发生上颇受重视，可能为单基因遗传，也可能为多基因遗传。癌症患者可有家庭史，大多数的遗传规律是以“易感性”为主，即容易患癌的个体、素质，再加上外源性因素才能发生癌症。对遗传因素的具体作用（或过程），目前还不确切清楚。

（二）内源性损伤　指在人体正常代谢过程中产生的氧化副产物对 DNA、蛋白质等造成的破坏。这种破坏与放射性损伤相似，可导致癌症的发生。但对此种损伤的机理仍不明确了解。

（三）激素　与癌症发生有关的激素主要为性激素，例如，雌激素可使子宫癌和乳腺癌的发生率大为增加。乳腺癌和宫颈癌患者更易发生头颈癌。临床病例发现涎腺癌与乳腺癌之间，关系密切。患过涎腺癌的女性，发生乳腺癌的机会比未患过涎腺癌者高 8 倍。特别是患涎腺未分化上皮癌者，患乳腺癌之机会高 13.5 倍；患其他涎腺癌者为 4 倍。还发现，发生粘膜上皮癌者，其乳腺癌亦发生于同侧。

（四）微量元素　体内的微量元素甚多，其变化（如缺乏）有可能导致肿瘤的发生。例如，缺铁的问题，过去在我国未引起足够的重视，但近年在上海的调查，说明并不少见，并是一健康的重要问题，在妇女、婴幼儿及儿童更为普遍。其患病率在 6 个月～2 岁的婴幼儿为 75%～82.5%；育龄妇女为 43.32%；妊娠 3 个月以上的妇女为 66.27%；10～17 岁青少年为 13.17%。以上各组人群的缺铁性贫血患病率分别为 33.8%～45.7%；11.39%；19.28%和 9.84%。缺铁性贫血可引起吞咽困难综合征，又称 Plummer-Vinson 综合征，患者口腔部粘膜可有萎缩变薄，有发生癌症的可能，已被列为癌前条件之一。

硒与癌症的关系也受到重视。口腔癌患者红细胞硒和血浆硒的水平明显较低，并已证明，硒可能抑制致癌因素。

此外，钾、钙、锌、铜等也可能与癌的发生有关，仍需进一步研究。

（五）病毒　病毒与癌的关系在一些癌症中已证实，如与鼻咽癌有关的 EB 病毒；与 T 细胞淋巴瘤有关的 T 淋巴细胞病毒；等。

与口腔癌有关的可能为Ⅰ型单纯疱疹病毒（herpes simplex virus-type 1，HIV-1），研究不少，但尚无完全定论。人乳头瘤病毒（human papilloma virus，HPV）与口腔癌的发生关系近年来有不少研究，特别是 HPV-16 及 HPV-18 等被认为关系密切。

（六）肝损伤　肝功能紊乱与口腔癌的发生有一定关系。国外报道口腔癌患者中有肝硬化者近 60%，但这也许与酗酒有关。国内的研究也说明肝功能异常在口腔癌的患者中明显多于非癌症者。

（七）烟酒嗜好　烟草与口腔癌的关系也有不少研究，认为酒精本身有细胞毒性，可使口腔粘膜的完整性产生改变，也使功能和细胞形态发生改变。大量饮酒也引致肝损伤（见前述）。此外，大量饮酒也可抑制细胞免疫功能，而免疫功能低下者发生癌症的机会增高也是被公认的。

（八）辐射损伤　辐射损伤能引致唇红部癌的发生早被认识。资料表明，唇红癌患者多见于户外工作者，特别是农民、渔民或牧民，被认为是接受过量的紫外线辐射所致。放射治疗可引起继发性放射性癌的情况也受到重视，为医源性致癌。

（九）慢性刺激与损伤　锐利的牙嵴、残根及不良修复体的长期刺激与口腔癌特别是舌癌和颊粘膜癌的发生已早被发现。

（十）癌基因和抑癌基因　癌基因是近年来研究的热点之一，现已发现 100 多个，与口腔癌有关者为 ras、C-myc、c-erb B 等。

ras 癌基因，包括 H-ras、K-ras 和 N-ras，是最常见的癌基因（oncogene）。Saranath 等的研究发现，不少口腔癌的 H-ras 存在点突变并发生于肿瘤形成早期。H-ras 的 mRNA 主要见于肿瘤有增殖活性和有侵袭倾向的区域，说明此基因与肿瘤的发生和发展有关。

C-myc 基因的表达与癌细胞的增生有关，亦与癌症患者的生存率有关。

c-erb B1 基因的过度表达能促使正常细胞转化。

与口腔癌抑癌基因有关的主要为 p53 、p16 、APC、R6、nm23 等。

认识癌基因和抑癌基因对了解细胞癌变和细胞生长调节非常重要。

多数学者认为，癌基因激活及过度表达或抑癌基因的失活与肿瘤细胞获得侵袭和转移能力有关。

ras 基因是研究得较多的，已证实 ras 基因在肿瘤细胞侵袭及转移上起重要作用，但并不能使所有细胞皆具有侵袭、转移能力。其他癌基因也有类似情况。

对抑癌基因 p53 的研究甚多。p53 失活在癌的发生、侵袭和转移上起一定作用，但确切作用仍未能明了。

现已知癌基因有 100 多个，可能也有相应数量的抑癌基因。对这些基因的研究还处于早期阶段，深入的研究对口腔癌的生物学行为和基因治疗有重要意义。

综上所述，对口腔癌的病因学虽有一定了解，但肿瘤的发生发展是一种多因素作用，绝非单因素所致。例如，在研究舌癌动物模型中发现，单用创伤刺激不能引起肿瘤的发生，必须结合其他因素。故对癌瘤的病因方面，需要研究的问题还很多。

三、各部位口腔粘膜癌的临床表现

（一）舌粘膜癌

舌粘膜癌（简作舌癌）指发生于舌前 2/3 游动部分的癌，舌轮廓乳头之后为舌根部癌，属口咽范畴，不在讨论之内。

【临床表现】 舌癌在口腔癌中最常见，男性略多于女性，40～50 岁为发病高峰。最常发生的部位为舌侧缘中 1/3 部，约占 70%以上；次为舌腹部，约为 20%；舌背发生者约为 7%；很少发生于舌尖部。

舌癌在临床上表现为三种类型：溃疡、外生和浸润。前两型较易被发现，后一型因表面无明显改变，甚难在早期发现。

舌癌早期可无症状或仅有轻微疼痛。随病程进展，疼痛亦渐加重并可反射至耳颞部。当舌肌受到广泛侵袭时，除出现剧烈疼痛外，还出现舌运动受限，甚至固定于口底，语言、咀嚼和吞咽困难。

舌癌的颈淋巴结转移率很高，40%～80%不等。发生于中线或侵及中线者可出现双侧或对侧淋巴结转移。转移的第一站为颈上深淋巴结和颌下淋巴结。

（二）牙龈粘膜癌

牙龈癌的发生率仅次于舌癌而居口腔癌的第二位。下牙龈癌比上牙龈癌多见，约为 2∶1。多见于 40～60 岁者，男多于女。好发于前磨牙区及磨牙区。

牙龈癌均为鳞癌，约 2/3 为病理分化Ⅰ级的鳞癌，仅少数（约占 2%）为Ⅲ级。

牙龈和牙槽粘膜有明显分界，但在上腭者，与腭粘膜相连，因此腭侧牙龈的范围尚无定论。有时腭粘膜癌侵及牙龈时，其发生以牙龈为原发部或以腭粘膜为原发部位，甚难区分。

牙龈癌多开始于龈乳头及龈缘区，或为溃疡型，或为外生型。可在早期即侵袭牙槽骨，引起牙齿松动及疼痛。发展至晚期时，可侵及唇颊沟、口底、上颌窦或下颌骨内。侵及下牙槽神经时，出现下唇麻木。

牙龈癌的颈淋巴结转移常先至颌下淋巴结，然后累及颈上深淋巴结。发生于前牙区的牙龈癌可出现颏下及双侧颈淋巴结转移。

X 线检查可见溶骨性破坏。

早期牙龈癌应注意与牙周病或牙龈炎鉴别。

（三）颊粘膜癌

为原发于颊粘膜的癌（简作颊癌），其发病率（包括发生于唇粘膜者）因地区不同而异，有的统计居口腔的第二位，仅次于舌癌，有的统计居口腔癌的第6位。在咀嚼槟榔或烟草或二者混合的地区，其患病率可高达50%（如印度）。好发于磨牙区的颊粘膜，发生于颊粘膜前部者较少。90%以上为鳞癌，此外为来自腺源性上皮。

颊癌在临床多表现为溃疡，间亦有乳头状或疣状。来自腺上皮者则多为外突型或表现为浸润性硬结。

早期无明显症状，或有疼痛。晚期可穿破皮肤形成窦道；或侵及上下牙龈和颌骨，引起牙松动及疼痛；如向后发展，可累及软腭或咽侧壁；侵入颊肌或闭口肌时，引起张口困难。

根据WHO及UICC的规定，颊粘膜的解剖界限：后为翼下颌韧带以前，包括磨牙后区；前界为上下唇内侧粘膜中线；上界为上龈颊沟；下界为下牙龈沟。总面积为50～60cm^2。

临床上可大致将颊粘膜分为前中后三区。也可简单分为前后二区。发生于后区者，恶性程度最高，向后、外和向深部易有侵犯，易发生淋巴结转移。发生于前区者易在早期即被发现，生物学行为较好，淋巴结转移的机会也较少。

颊癌发生之前，常有癌前病变（白斑）存在。扁平苔藓（特别是糜烂型及萎缩型）亦有恶变的报道，高者可达2%。

发生于腺上皮者，多为疣状型，多位于前中部，其分化程度较高，生物学行为较好。

（四）口底粘膜癌

指发生于口底粘膜的癌症（简作口底癌）。在我国不多见，居口腔癌之末位。在嚼槟榔或/和烟草地区，发病率较高。

可由口底粘膜白斑癌变而来，多认为此部白斑为癌变高危区域。

口底癌绝大部分为鳞癌，多发生于舌系带两侧的口底，可表现为溃疡，或为肿块。由于口底区域不大，极易侵犯舌系带而至对侧，发生双侧淋巴结转移。位于后部者，则转移至颌下再至颈上深淋巴结。发生淋巴结转移的可达40%，国外报道可高达70%。

发生于前部者可很快侵入牙龈和下颌骨舌侧骨板，再进入松质骨，引起前牙松动。如向后侵入舌肌，则发生舌运动障碍或使舌固定于口底，产生疼痛，流涎明显。

诊断时应注意与发生于舌下腺的肿瘤区别，亦可发生于小涎腺，皆属涎腺癌范畴。

（五）腭粘膜癌

发生于硬腭粘膜（简作腭癌），发生于软腭者属口咽癌范畴。

在病理类型上，鳞状上皮细胞癌相对较少，而来自腺上皮者较多，后者属涎腺癌范畴。

腭癌不多见，在口腔癌中约居第四位。多见于男性，男∶女约为3∶2，好发于50岁以上人群。

常初起于一侧，迅速向牙槽嵴和对侧蔓延，多为外生型或溃疡型。因腭部常因烟酒刺激而发生白斑或烟草性口炎。前者为癌前病变，后者非。

由于腭粘膜与腭骨紧贴，故早期即有骨质受侵害。晚期可波及软腭，有时发生于硬软腭交界处，但多为来自腺上皮。侵犯牙槽骨者，也引起牙松动。

晚期可通过硬腭骨板的破坏而进入上颌窦或鼻腔，在该部出现肿块并出现相应的鼻部症状或上颌窦癌症状。

转移多至颌下及颈上深淋巴结。超越中线者出现双侧颈淋巴结转移的机会大为增高。

应与梅毒晚期的树胶肿（gumma）、涎腺癌及恶性肉芽肿鉴别。梅毒树胶肿见于梅毒三期，多可形成腭部穿通至鼻腔，其边缘较整齐，呈暗灰黄色坏死。

涎腺癌早期为外突型肿块，位于粘膜下，表面完整，晚期则可有破溃，病期较长。

（六）唇粘膜癌

唇癌指唇红癌，发生于唇红缘（vermilion border），为上下唇闭合时暴露于外者。就解剖位置而言，不属口腔粘膜范畴，因其内外环境与口腔粘膜不同（后者有唾液浸润）。癌前病变亦不同，为日光性唇炎，病理改变主要为弹力纤维破坏。因长期暴露于外，受各种射线（如紫外线）影响，故多发生于长期户外工作者，尤以射线强烈区域如极地圈区域人群为多。

病损可为外突型或溃疡型，淋巴结转移率较低，多至颏下、颌下及颈上深淋巴结。发生于上唇部者还可转移至腮腺淋巴结。

发生于唇内侧之唇粘膜者，属口腔癌范畴，但 UICC 将其列为颊粘膜之一部，故属颊粘膜癌。因部位的不同，在临床上与发生于颊粘膜后部者在临床表现上也略有差异。

唇红癌应与盘状红斑狼疮鉴别。

四、口腔粘膜癌组织病理学

1．鳞状细胞癌（squamous cell carcinoma）是一种上皮性恶性肿瘤，其特征是角蛋白形成和细胞间桥出现。口腔和其他部位的鳞状细胞癌在光镜水平上基本一致，为异常增生的鳞状细胞突破基底膜，向结缔组织浸润生长。癌细胞大小不一，具有异型性，核仁明显，可见角化珠或核分裂。为了预测鳞状细胞癌的侵袭性，估计其预后和选择有效的治疗方法，常常对鳞状细胞癌进行分级。分级的方法一般是根据 Broder 分级法。它是一种主观评价法，主要内容是评价其角化程度、细胞和胞核的多形性以及细胞分裂活性。世界卫生组织口腔粘膜癌和癌前病损的组织分型中（WHO，1997）将口腔癌分为三级：

一级（高分化）：组织学和细胞学特点类似于口腔粘膜上皮。基底细胞和具有细胞间桥的鳞状细胞的数量不等，角化明显，核分裂像少，非典型核分裂和多核细胞极少，胞核和细胞多形性不明显（图 21－11）。

二级（中度分化）：形态学表现介于高分化与低分化之间。中度分化与高分化相比，角化较少而且细胞及核多形性较明显，核分裂像较多，可见异常核分裂，细胞间桥不显著（图 21－12）。

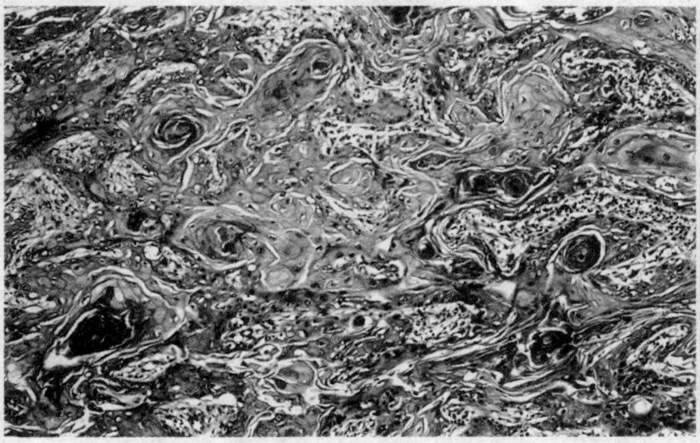

图 21－11　高分化鳞状细胞癌

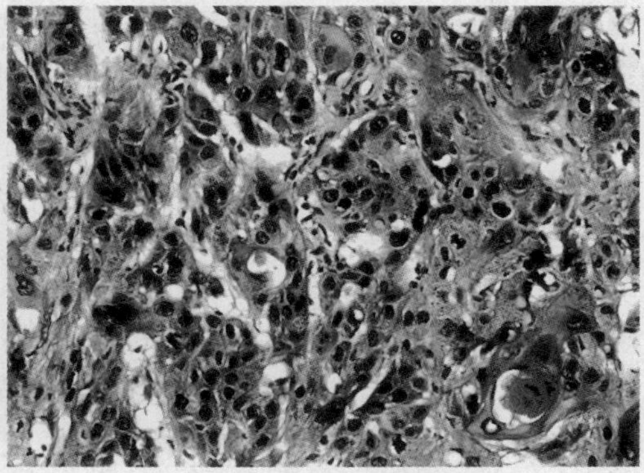

图 21－12　中分化鳞状细胞癌

三级（低度分化）：组织学和细胞学方面稍微类似于口腔粘膜的正常复层鳞状上皮。角化少见，细胞间桥几乎不能发现，核分裂常见且不典型核分裂像易见，细胞及核多形性明显，多核细胞常见（图 21－13）。

高分化和中度分化鳞状细胞癌为低度恶性，而低度分化或未分化者属高度恶性。如果肿瘤内显示不同级别分化时，以高度恶性部分决定分级标准。

口腔鳞状细胞癌的分级，虽被广泛采用，但对判断治疗效果或反应方面，其作用是有限的。因为肿瘤的部位和范围影响预后。目前组织分级的本身也存在许多不足之处：评价组织和细胞学特征方面存在主观性；肿瘤组织存在异质性，小块活检组织难以判断其全貌；组织固定，保存不良；评价的依据是瘤细胞的结构特征而不是功能特征，而且在评价癌细胞特征时，未对其周围支持组织评价。

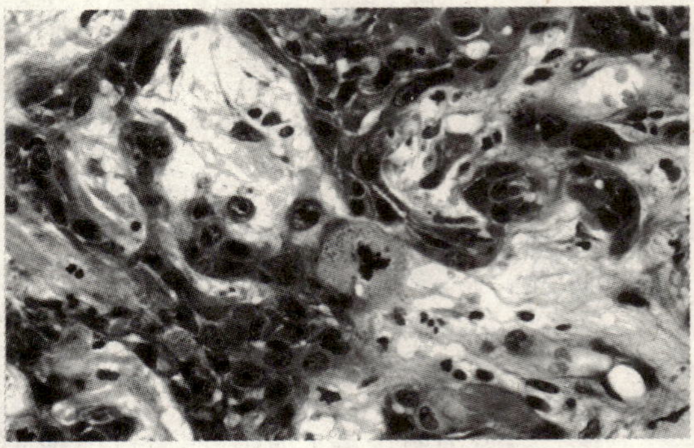

图 21—13　低分化鳞状细胞癌

口腔鳞癌与身体其他处鳞癌相比，在浸润和转移方面没有明显差异。由于许多口腔粘膜与颌骨邻近，因此口腔癌易侵犯骨，特别是累及下颌管时，除神经症状外，无明显表现。浸润性癌细胞呈实性片块状、条索或岛状，甚至为单个癌细胞浸润。基底膜不完整或完全缺失。如果癌细胞浸润范围较表浅仅限于基底膜下方时，可称为微浸润性鳞状细胞癌（micro-invasion squamous cell carcinoma）。

乳头状鳞状细胞癌（papillary squamous cell carcinoma）是指浸润性鳞状细胞癌具有外生性乳头状表现，临床上类似于疣状癌。生物学行为上乳头状鳞状细胞癌较疣状癌有较大的侵袭性。

2. 疣状癌（verrucous carcinoma）是鳞状细胞癌的疣状变异型（warty variant）。低倍镜观察病变表面呈乳头状突起，乳头之间可见正角化或不全角化的角质栓塞，上皮层明显增厚。高分化角化上皮以过度增生为主，同时上皮向下呈局部破坏性推进式生长，其浸润缘达到邻近粘膜的上皮和结缔组织界面以下。高倍镜观察肿瘤细胞分化尚好，多数病变有较为完整的基底膜，可出现肿瘤细胞轻度异形。结缔组织内炎症反应明显。疣状癌与鳞状细胞癌相比，其不同点主要是疣状癌生长方式为局部推进，生长缓慢，转移发生在后期或不转移。一般预后较好。（图 21—14）

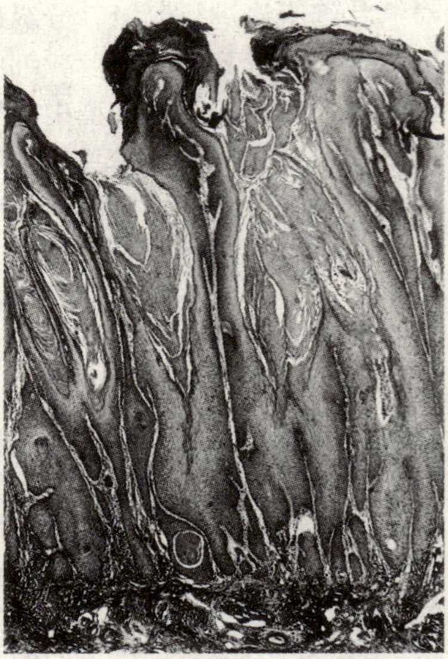

图 21—14　疣状癌

3. 梭形细胞癌（spindle cell carcinoma）肿瘤细胞呈梭形，与表面上皮相连续。梭形细胞癌中，恶性梭形细胞癌为上皮源性并来自鳞状细胞。肿瘤的大部分细胞为细长形细胞，其中还见有多形细胞。核分裂包括病理性核分裂像易见。角蛋白免疫组化染色可辅助与间叶性肿瘤相鉴别。梭形细胞癌的生物学行为与普通鳞状细胞癌相似。（图 21—15）

4. 基底样鳞状细胞癌（basaloid squamous cell carcinoma）是口腔癌的另一种类型，其特点是肿瘤主要由基底样细胞组成。癌细胞小，核深染，胞浆少。癌细胞拥挤成分叶状片块或条索，部分癌细胞与上皮连接。小叶周边细胞呈栅栏状排列，中心区可见鳞状分化或形成囊性腔隙，可含有粘液样物质。核分裂包括异常核分裂以及灶性坏死常见。间质内可见玻璃

样变和炎症细胞浸润。大部分病变发生在喉、咽下部以及舌根部。(图 21—16)

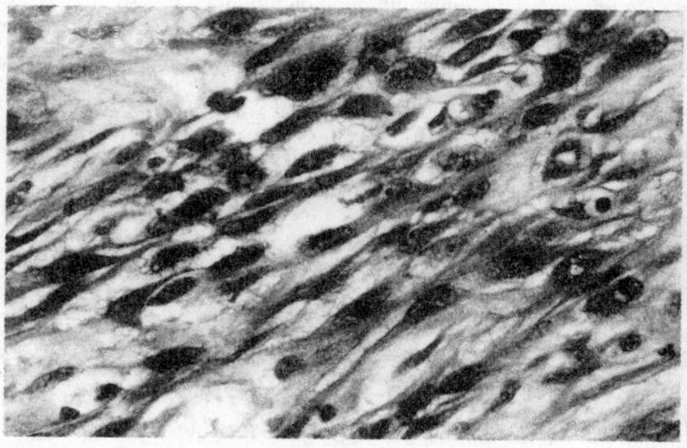

图 21—15　梭形细胞癌

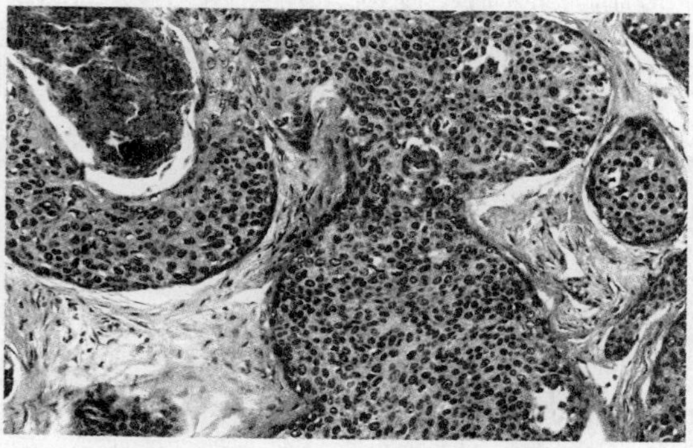

图 21—16　基底细胞样鳞状细胞癌

5. 腺样鳞状细胞癌（adenoid squamous cell carcinoma）又称假腺样鳞状细胞癌（pseudoglandular squamous cell carcinoma）是指鳞状细胞癌含有假腺样腔隙。它是鳞状细胞癌癌巢内发生棘层松解和蜕变的结果，没有腺分化或分泌活动。(图 21—17)

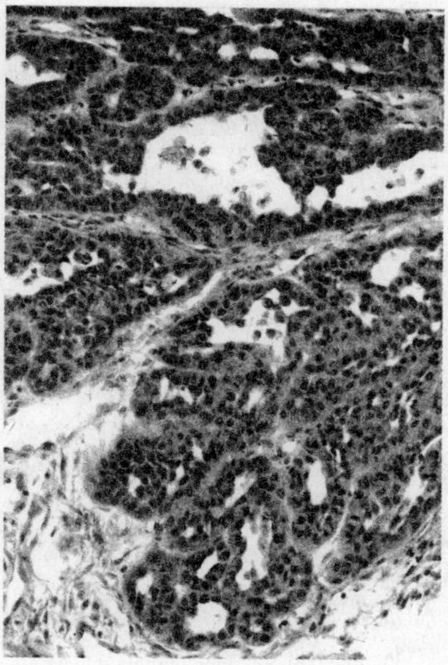

图 21—17　腺样鳞状细胞癌

6. 腺鳞癌（adenosquamous carcinoma）组织学上具有腺癌和鳞状细胞癌的特征。它可能来源于小涎腺导管或上方的表面上皮。腺鳞癌中，鳞癌部分可以是原位癌或浸润癌，而腺癌部分为腺结构，其衬里细胞为基底样细胞、柱状或产粘液细胞。腺鳞癌与高度恶性的粘液表皮样癌的区别是较困难的，前者的腺癌与鳞癌成分相互较易分辨，而高度恶性粘液表皮样癌中主要为中间细胞，其中少见孤立性产粘液细胞。腺鳞癌还应与腺样鳞状细胞癌相区别。

7. 未分化癌（undifferentiated carcinoma）是癌瘤内缺乏鳞状、腺状或其他类型细胞分化的证据。主要由圆形和梭形的瘤细胞组成，可见核仁，核分裂多见，呈浸润性生长。还有一种特殊类型的未分化癌，常伴有淋巴样间质（undifferentiated carcinoma with lymphoid stroma）。即恶性淋巴上皮病变，在大量增生的淋巴样组织中，可见数量不等的上皮性肿瘤团块，肿瘤细胞可侵犯周围腺体等组织，特别应注意与鼻咽癌相鉴别。精确诊断常依赖其他辅助性诊断技术，如免疫组化、电镜等。(图 21—18)

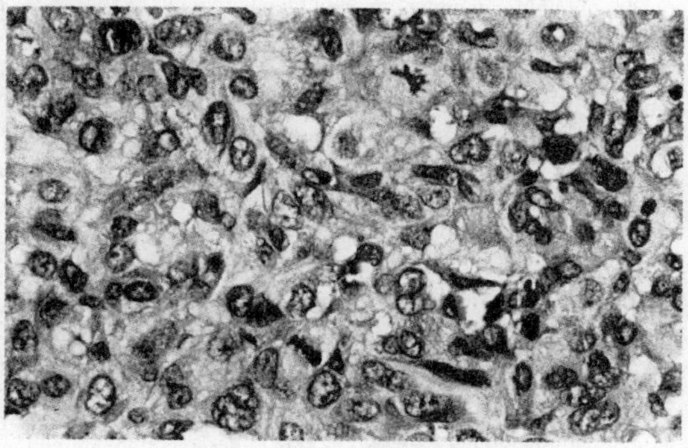

图 21—18　未分化癌

8. 癌肉瘤（carcino-sarcoma），为 Virchow（1864）首先提出，是一种既有癌又有肉瘤成分的复合性肿瘤。可发生于全身各部位的软组织中，本瘤虽然少见，口腔部位也可发生。组织学上癌的成分可为鳞状细胞癌、腺癌、未分化癌及移行细胞癌等；肉瘤成分可为分化程度不一的纤维肉瘤、平滑肌肉瘤及骨肉瘤等。通常为一种癌及肉瘤成分，偶尔可不止一种成分。应进行免疫组织化学染色作鉴别确诊。

五、口腔粘膜癌的诊断、治疗和预后

【诊断】 早期发现并正确诊断是根治口腔癌的关键。口腔癌发生部位表浅，临床诊断是不难的。初诊时，误诊为炎症者不少，如牙龈癌常误诊为牙龈炎或牙周炎，必须仔细鉴别。

口腔癌怀疑有骨侵犯者应做影像学检查，以了解骨侵犯的范围。必要时可做CT（computed tomography）检查。

最重要和准确的口腔癌诊断是病理检查。病理检查的方法有活体染色法、细胞学法、活组织检查、免疫组织化学检查和流式细胞法等。

活体染色法是一常用的方法，所用药物为1%～2%甲苯胺蓝（toluidine blue）溶液。甲苯胺蓝与细胞核中的DNA和胞浆中的RNA有很强的亲和力。癌细胞增殖活跃，DNA和RNA的含量明显高于正常。因此，癌变细胞易着色。临床应用时，先拭干病损表面，涂以1%～2%甲苯胺蓝溶液，30秒钟后用1%醋酸反复擦洗，仍遗留深蓝色的部位为可疑的癌变部位。故此法多用于指示取活体组织的部位，也可用于筛选和早期诊断。但应注意，此法有少数假阳性，如欲确诊，仍需取活体组织检查。

细胞学检查为刮取病变表面细胞，用巴氏（Papanicolaou）染色法检查有无脱落的癌细胞。此法有一定假阴性，不能代替活体组织检查，但可用于普查。

口腔癌病理检查中最重要和准确的方法为活体组织检查法（biopsy）。常用者为取一块活体组织（用切取法或活体组织钳取法）。做石蜡切片检查。切取时应注意选择病损与正常组织交界处，大小以直径0.5～1.0 cm为宜，有一定深度，避免从表面坏死处取材。取组织时不用钳或镊夹持组织，以避免将组织块夹碎、挫伤、变形。取得的组织立即放入10%福尔马林液固定。也应注意，此法不是绝对的，应综合其他方法诊断。

此外，免疫组织化学（immunohistochemistry）、免疫细胞化学（immunocytochemistry）和流式细胞学（flow cytometry）等法也可用于诊断，但方法较为复杂，也不能代替活体组织检查。

近年来对肿瘤标志物（marker）的研究甚多，希望能找到特异性的标志物以有助于诊断和治疗效果的观察，以监控复发和判断预后。但至目前为止，仍未有特异性标志物的报道，仍需继续研究。

病理检查的方法虽多，但就口腔癌而言，因位于表面，故可靠者仍为活组织检查法。如辅以甲苯胺蓝染色法准确切取组织，将更能提高准确诊断率。

【治疗】 迄今为止，口腔癌的治疗仍以手术和放射治疗为主要手段。

化学药物治疗多用于晚期或复发性病例，为姑息治疗。此外还有激光、光动力疗法（photodynamic therapy，PDT。将光敏药物血卟啉衍生物 hematoporphyrin derivative，HpD注入，然后用激光）、低温治疗亦称冷冻治疗（cryotherapy）、热疗（hyperthermia therapy）、过继免疫疗法（adoptive immunotherapy）及基因治疗（gene therapy）等。

口腔癌的预后现多用生存率（survival rate）表示，包括无瘤生存者和带瘤生存者。口腔癌的预后与早期发现早期治疗密切相关，处于临床Ⅰ及Ⅱ期的病变，预后较好。

舌癌的生存率，以手术为主治疗者，据我国的资料，3、5年生存率一般在60%以上，临床Ⅰ期（即TNM分期中的T1）病例可达90%以上。有淋巴结转移者与无转移者相比，5

年生存率约相差1倍。

颊癌的预后与病变浸润的深度（指临床双手触诊检查或CT检查）有关。浸润深度（即厚度）小于5 mm者，5年生存率可达78.5%；大于5 mm者，5年生存率降至54.4%。

牙龈癌的5年生存率为62.5%。上牙龈癌较差，为48.5%，而下牙龈癌可达64.1%。有骨质破坏者或浸润型破坏的预后差。

口底癌的5年生存率在50%左右，以早期者较好。

腭癌的5年生存率为66%。晚期及有淋巴结转移者，5年生存率仅为25%左右。

唇癌的预后较好，5年生存率在Ⅰ、Ⅱ期者可达100%。Ⅳ期者降至62.5%。总的5年生存率为70%左右。

在预后中，必须提到生存质量（quality of life）问题，指经治疗后还具有较为理想的生活能力，表现在工作能力的恢复和社会活动的参与上。患者不但应有生理上和体能上的恢复，还应有心理上的。对口腔癌治疗的评估，生存质量很重要，因治疗后对容貌、语言、进食等都发生影响。

Summary

Many attempts have been made to define precancer and its synonym premalignancy. At 1972, it was defined as "a morphologically altered tissue in which cancer is more likely to occur than in its apparently normal counterpart".

Premalignant lesions include leukoplakia and erythroplakia (each of which can be divided into homogeneous and nonhomogeneous type, the latter is further divided into nodular, verrucous and erythroleukoplakia type).

A precancerous condition was defined as "a generalized state associated with a significantly increased risk of cancer." Syphilis, discoid lupus erythematosus, and xeroderma pigmentosum are examples of precancerous conditions.

The histological changes in oral precancers have been well described in this chapter. It is of extreme importance to diagnose epithelial dysplasia changes in precancerous lesions, because it is the real premalignancy.

Oral submucous fibrosis is a peculiar disease which is considered to be a precancerous condition. It occurs chiefly in India and other southeast Asia. In China, it occurs chiefly in Hunan and Taiwan Provinces. It was defined as " an insidious chronic disease affecting any part of the oral cavity, and sometimes the pharynx. Although occasionally preceded by and/or associated with vesicle formation, it is always associated with a juxta-epithelial inflammatory reaction followed by a fibroelastic change of the lamina propria, with epithelial atrophy leading to stiffness of the oral mucosa and causing trismus and inability to eat." The etiology of the disease is now known due to areca nut chewing.

The squamous cell carcinoma (epidermoid carcinoma) is the most common malignant neoplasm of the oral cavity. Although it may occur at any intraoral site, certain sites are more frequently involved than others, such as tongue, gingiva, buccal mucosa, palate, and floor of mouth.

The study of general etiologic factors in carcinoma of the oral cavity is an extremely difficult problem. The most commonly suspected environmental etiologic factors in the development of oral cancer are: tobacco, alcohol, syphilis, nutritional deficiencies, sunlight (in the case of lip cancer), and miscellaneous factors, including heat (particularly heat from a pipe stem in cases of lip cancer), trauma, sepsis and irritation from sharp teeth and dentures.

Considerable histologic variation is presented in oral cancers, although in general they tend to be moderately well differentiated neoplasms with some evidence of keratinization. The well differentiated squamous cell carcinoma consists of sheets and nests of cells with obvious origin from squamous epithelium. These cells are generally large and show a distinct cell membrane. The nuclei are large and may demonstrate a good deal of variability in the intensity of the staining reaction. Nuclei which stain heavily with hematoxylin are referred to as hyperchromatic. One of the most prominent features of the well differentiated epidermoid carcinoma is the presence of individual cell keratinization and the formation of pearls of varying size.

Clinical staging refers to an assessment of the extent of the disease. It is very important for the selection of the most appropriate treatment and meaningful comparison of the end results reported from different sources.

（章魁华　于世凤）

第二十二章　口腔颌面部其他组织来源的肿瘤和瘤样病变

口腔颌面部肿瘤除口腔癌、牙源性肿瘤和涎腺肿瘤外，还存在各种其他组织发生的肿瘤。本章仅就口腔多发并具有一定特征的肿瘤分良性（包括瘤样病变）和恶性两节叙述。本章中所称的肿瘤或新生物是指“一种异常的组织肿块，其生长超过正常组织并与之不协调，而且当诱发的刺激因素停止后，仍然继续其过度的生长”（R. A. Willis）。瘤样病变是指具有肿瘤的某些特征，但其本质是炎症或增生性疾病。对口腔瘤样病变的认识，不仅需要组织学诊断，也须熟知其临床表现和生物学行为。许多瘤样病变与刺激因素有关，消除刺激因素有助于防止切除后的复发。

第一节　良性肿瘤和瘤样病变

一、鳞状细胞乳头状瘤

鳞状细胞乳头状瘤（squamous cell papilloma）是口腔颌面部常见的良性上皮性肿瘤。国内六所口腔医学院口腔病理教研室统计的资料显示其占所有口腔颌面部肿瘤的3.8%。

【临床】 口腔乳头状瘤大小不等，大多数直径仅几毫米，也有达几厘米者。男性稍多见，各年龄组均可发病。可发生于颊、腭、唇和舌部。肿物常为单发，多发者少见。肿瘤呈疣状或乳头状生长，表面呈白色或淡红色。

【病理】 增殖性复层鳞状上皮呈指状突起，其中心有血管结缔组织支持。上皮表层角化，棘层增生，基底层细胞内可见核分裂，但无上皮异常增殖（图22－1）。鳞状细胞乳头状瘤无恶变报告，亦不是癌前病变。

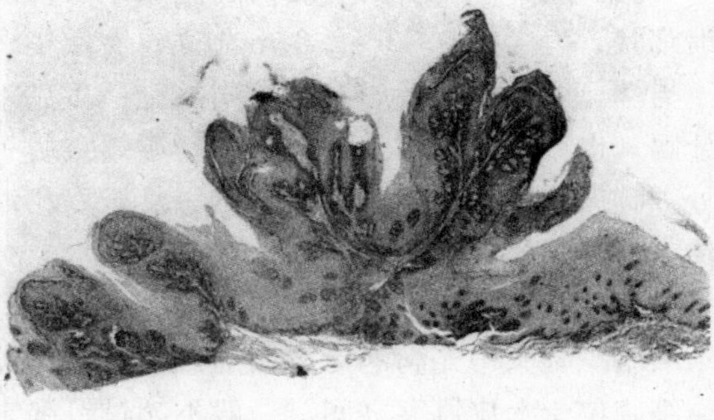

图22－1　鳞状细胞乳头状瘤

病毒性疣在口腔少见，常与手指和唇部疣自体接种（autoinoculation）有关。组织学上，上皮钉突向病变中心倾斜，颗粒层和棘层上部出现大空泡细胞，以及细胞核或胞浆内包涵体样小体等提示为病毒病因。艾滋病（AIDS）患者的多发性乳头状瘤可能为病毒病因。

二、乳头状增生

乳头状增生（papilliferous hyperplasia）患者常有不良修复义齿和口腔卫生差等情况。最常见于腭部，病损为多发、柔软、小（直径2～4cm）、无蒂的乳头状突起。乳头表面覆盖复层鳞状上皮，上皮表层为不全角化或正角化。乳头中心为结缔组织，并可见较多的炎性细胞浸润。邻近小涎腺常呈慢性涎腺炎，可见导管、腺泡上皮发生鳞状化生。此类病变可能由病毒或念珠菌感染所致。治疗上，首先应除去不良修复的托牙，改善口腔卫生，仍不消退者可考虑外科手术切除。

三、纤维上皮息肉

纤维上皮息肉（fibro-epithelial polyp）是一种常见病损，发生于各年龄组。病损多发生于颊部，特别是沿咬合线处，以及唇、舌等部位。

【临床】 本病为坚实、粉红色、无痛、有蒂或无蒂性息肉样肿物。大小不等，直径几毫米至几厘米。当病损发生在腭部托牙下方时，病损变扁呈分叶状常称为分叶状纤维瘤（leaf-fibroma）。病损形成之后，肿物可以维持多年无明显增大。轻微创伤可能是始发因素，表面之白色为摩擦性过渡角化所致。溃疡少见。

【病理】 病变由致密、相对无血管和少细胞的纤维组织构成，类似一种瘢痕。粗大胶原纤维束的交错排列是其明显特点并且与邻近正常组织之间无明显分界。因此可与真性纤维瘤相区别。成纤维细胞少，呈卵圆形或多边形。偶见多核型成纤维细胞。表面覆盖一层复层鳞状上皮（图22—2）。通常无炎症细胞浸润。本病性质上是一种修复性瘢痕组织的过度增生。

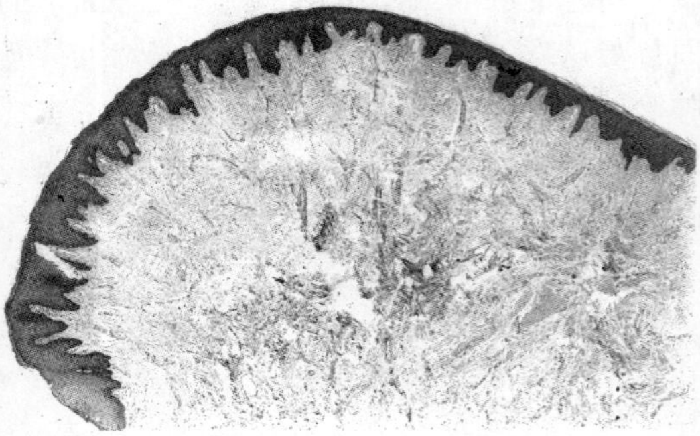

图22—2 纤维上皮息肉

四、疣状黄瘤

疣状黄瘤（verruciform xanthoma）是一种少见的增生性病变，Shafer（1971）首先报告，随后Neville和Weathers（1980）作了综合报道。

【临床】 病变表面呈发白的疣状或发红的溃疡状，直径在0.15～2.0cm之间。女性稍多于男性，中年以上者居多。发病部位最多见于牙龈，也可发生于腭、口底、唇、龈颊皱裂等处。临床上可能与乳头状瘤、白斑甚至癌相混淆，但组织学可予以鉴别。

【病理】 本病的特征是在上皮钉突之间的结缔组织乳头中充满泡沫样黄瘤细胞，这些黄瘤细胞位于上皮钉突之间，一般不超过钉突末端（图22—3），少数情况下黄瘤细胞可进入上皮层。病变表面呈疣状，覆以不全角化上皮。泡沫黄瘤细胞含脂质，PAS染色可见阳性胞浆颗粒，且不被淀粉酶所消化，泡沫细胞可表达巨噬细胞的标记。病变结缔组织中小血管周围常见玻璃样变。本病可能与局部刺激有关，单纯切除后无复发。

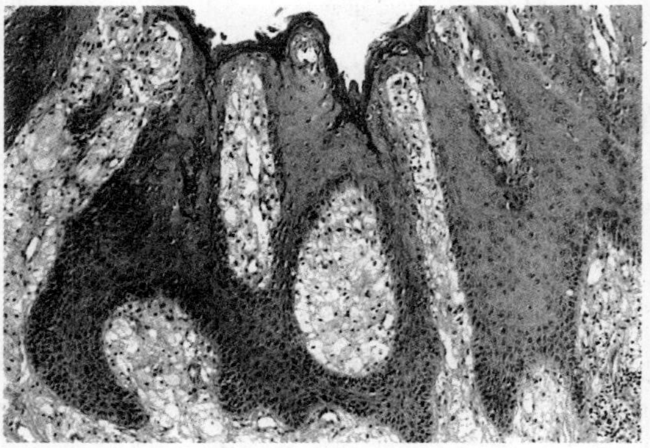

图22—3 疣状黄瘤

五、血管瘤

血管瘤（hemangioma）是口腔颌面部常见的良性肿瘤，据六所医学院校统计占口腔颌面部肿瘤的9.4%。这是一种分化较成熟的血管构成的血管畸形或良性肿瘤。好发于面颈部皮肤、唇、舌、颊、龈和腭等处。深部肌肉及颌骨内者较少见。血管瘤多发于婴儿和儿童。女性稍多见。临床上，除有些血管瘤（如幼年性血管瘤）可自发性消退外，大多数血管瘤如不治疗，可持续存在。

根据血管瘤的临床表现、血管瘤的血管口径大小和结构特点可区分为不同类型，其中以毛细血管瘤最多见，其次为海绵状血管瘤，其他类型较少见。

（一）毛细血管瘤（capillary hemangioma） 又称为幼年性血管瘤或草莓色痣。常见于婴幼儿，女性较男性多见。大多位于真皮或粘膜固有层以及皮下组织。大小不等，直径从数毫米到2～3cm。光镜见，肿物无包膜，由大小不等的毛细血管组成，被纤维组织分隔成小叶状。毛细血管由单层内皮细胞组成，腔小壁薄，有的尚无管腔形成，腔内可见红细胞（图22－4a）。

（二）海绵状血管瘤（cavernous hemangioma） 好发于颊、唇、舌或口底，位置深浅不一，深则颜色正常，浅则呈蓝色或紫色。触之柔软，可被压缩，有时可扪及静脉石。低头时局部充血而膨大，复位后，局部可恢复原状。镜下由衬有内皮细胞的无数血窦所组成，其间见菲薄的结缔组织间隔（图22－4b）。当窦内有血栓形成时，可发生钙化和（或）机化。

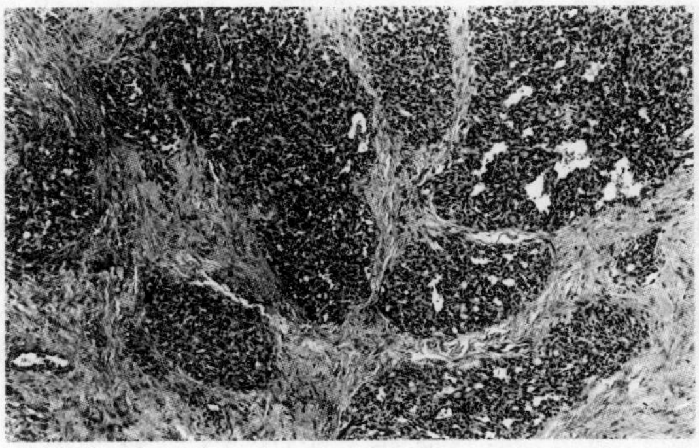

a

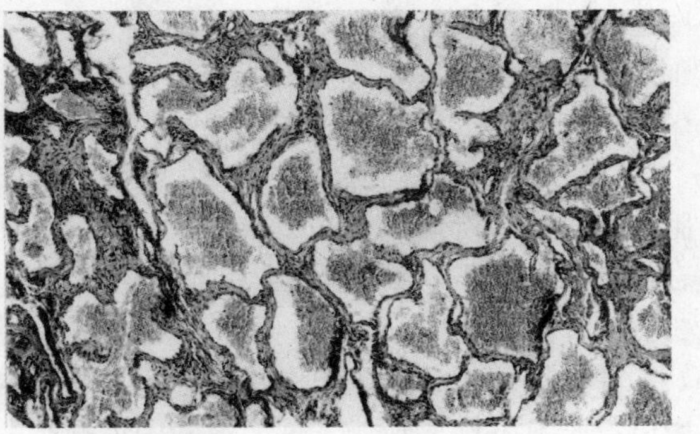

b

图22－4 （a）毛细血管瘤 （b）海绵状血管瘤

（三）肉芽组织型血管瘤（化脓性肉芽肿）[hemangioma of granulation tissue type（pyogenic granuloma）] 常发生于皮肤或口腔粘膜，以牙龈、口唇、面部多见。呈息肉状，有蒂。组织学上为毛细胞血管瘤，常伴有明显炎症，表面上皮多受压萎缩，或有溃疡，可有炎性肉芽组织形成。

（四）蔓状血管瘤（cirsoid hemangioma） 好发于头颈部，肿瘤高起呈念珠状，有搏动感。由口径较大迂迴扭曲的小静脉和小动脉构成，如由动脉和静脉异常交通形成的厚壁血管，称为蔓状血管瘤。它是血管畸形而非真性肿瘤。

六、淋巴管瘤

淋巴管瘤（lymphangioma）多为先天性，是淋巴管早期发育阶段所产生的组织畸形，常见于小儿及青少年。好发于舌、唇、颊及颈部。在皮肤或粘膜面上可见孤立的或多发散在的小圆形结节。切面见多数小囊腔，腔内流出澄清淡黄色液体（图19－8）。有的淋巴管瘤由数个大囊腔构成，称为囊性淋巴管瘤或囊性水瘤（cystic hygroma），多见于颈部。另一型淋巴管瘤发生在舌、唇部，其中淋巴管弥散扩大，形成所谓的“巨舌症”或“巨唇症”。镜下由管腔扩张的淋巴管组成，内衬一层内皮细胞，腔内含淋巴液及少数淋巴细胞（图 22－5）。囊性水瘤由囊状扩张的淋巴管构成，囊之间有数量不等的纤维结缔组织。

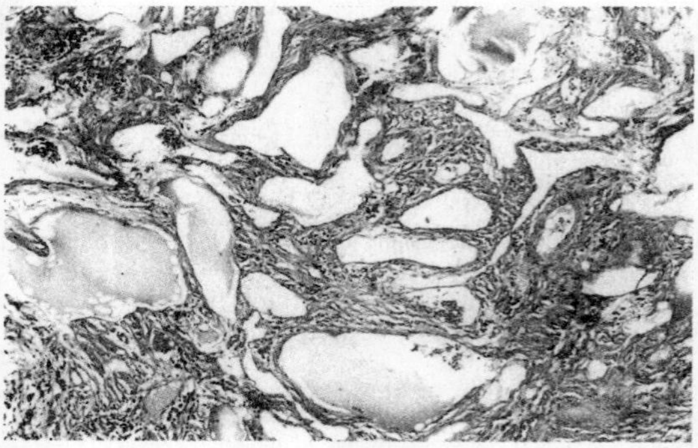
图 22－5　淋巴管瘤

七、牙龈瘤

牙龈瘤（epulis）这一名词由希腊文而来，原意为“龈上包块”（on the gum）。目前在应用“牙龈瘤”这一名词时，至少有两种意见：①牙龈瘤为龈上包块，这是一种临床名称，没有组织病理或病变性质的内涵。②目前较多学者认为所谓牙龈瘤是指牙龈局限性慢性炎性增生，少见的新生儿龈瘤除外。本节内容中有关牙龈瘤的概念采纳第二种观点。

临床上，牙龈瘤表现为牙龈局限性肿大，常发生于牙间组织。创伤和慢性刺激，特别是龈下菌斑和结石是牙龈瘤的主要病因。女性较男性多见，血管性龈瘤中更是女性常见。约80％病例的部位在前牙区，50％以上病例发生在尖牙区，但上颌与下颌之间无明显差异。牙龈瘤术后有复发倾向。据统计，纤维性龈瘤的复发率为 14％，血管性龈瘤为 6％，外周性巨细胞肉芽肿的复发率为 17％。统计学上，组织学特点与复发之间无明显相关关系。大部分病例中，复发的主要原因是局部菌斑和结石去除不全和（或）手术切除不完全。

牙龈瘤在组织病理学上可分为四型，即肉芽肿性龈瘤、纤维性龈瘤、血管性龈瘤和巨细胞性龈瘤。也有学者认为，肉芽肿性和血管性龈瘤在组织学上非常相似，难以区分，因此常合并为一种类型，称为血管性龈瘤。

（一）血管性龈瘤（vascular epulis）　可以是化脓性肉芽肿（pyogenic granuloma）或妊娠性牙龈瘤（pregnancy epulis）。病损表现为质软、红紫色包块，常伴有溃疡和出血。出血可以是自发性或轻伤之后。肉芽肿性龈瘤和妊娠性龈瘤是临床名称，组织学上，这两种病变是一致的。妊娠性龈瘤是妊娠患者发生的化脓性肉芽肿。内分泌改变对此瘤有影响。妊娠性龈瘤可发生于妊娠期的第 1 个月至第 9 个月的任何时间，以妊娠前 3 个月发生者多见。分娩之后，妊娠性龈瘤可以自发消退或缩小而表现为纤维性龈瘤。妊娠性龈瘤手术治疗时容易出血且难以控制，术后也易复发。

组织学上，化脓性肉芽肿和妊娠性龈瘤的特点是血管内皮细胞增生呈实性片块或条索，也可是小血管或大的薄壁血管增多。间质常水肿。炎症细胞浸润不等，但溃疡下区炎症明显(图 22－6a)。

（二）纤维性龈瘤（fibrous epulis）　为有蒂或无蒂包块，质地坚实。颜色与附近牙龈相同，如有炎症或血管丰富者则色泽较红。如果表面溃疡则可覆盖黄色纤维素性渗出物。纤维性龈瘤可发生于各年龄组，但 10～40 岁者多见。

组织学上，纤维性龈瘤由富于细胞的肉芽组织和成熟的胶原纤维束组成。含有多少不等的炎性细胞，以浆细胞为主。炎性细胞多在血管周围呈灶性分布于纤维束之间。约 1/3 的病例中，可见无定形的钙盐沉着和（或）在成纤维组织出现化生性骨小梁，溃疡区下方的骨化生多见（图 22－6b）。伴有钙化或骨化的龈瘤不必另作一型，因为它没有特殊的临床意义。

（三）巨细胞性龈瘤（giant cell epulis）　又称外周性巨细胞肉芽肿（peripheral giant cell granuloma）。较为少见，以 30～40 岁多见，也可发生于青年人和老年人。部位以前牙

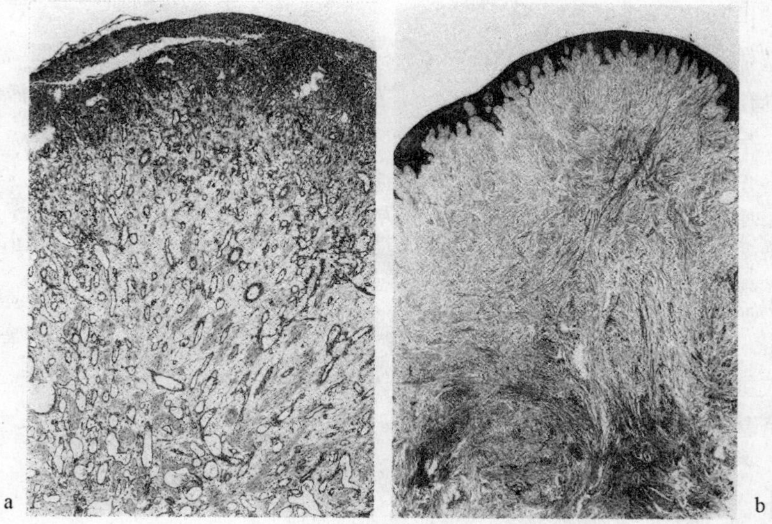

图 22—6 (a) 血管性龈瘤 (b) 纤维性龈瘤

区多见，上颌较下颌多，位于牙龈或牙槽粘膜。女性较男性多见。包块有蒂或无蒂，呈暗红色，可发生溃疡。病变发生在牙间区者，颊和舌侧肿物与牙间狭窄带相连形成一种时漏状(hour-glass shape) 外观。镜下见，富于血管和细胞的间质内含有多核破骨细胞样细胞，呈灶性聚集。巨细胞灶之间有纤维间隔。病变区与覆盖的鳞状上皮之间也有纤维组织间隔。巨细胞数量多，大小和形态不一。巨细胞周界清楚或与邻近巨细胞或与周围的单核间质细胞混合不分。毛细血管丰富，常见出血灶及含铁血黄素沉着。单核间质细胞呈卵圆形或梭形，在超微结构上与成纤维细胞、巨噬细胞和未分化间充质细胞相似，病变内偶见少许骨小梁或骨样组织。巨细胞龈瘤的发病机制不清，但一般认为它是一种反应性增生，损伤可能是重要的病因。组织发生上，可能来源于骨膜而不是牙龈，因为病损可引起骨表面缺损 (erosion)，且可发生于无牙的颌骨区。巨细胞的来源不明，可能来自周围间质内单核细胞前体的融合。也有人认为它是破骨细胞。

八、先天性龈瘤

先天性龈瘤 (congenital epulis) 见于新生儿口腔中，发生率极低，以女性为多。发生于上、下颌的牙龈部，但以上颌切牙区多见。肿物大小从几毫米至数厘米。镜下瘤细胞呈片块状，紧密排列。细胞体积大，胞浆丰富，含嗜酸性颗粒，核呈圆形或卵圆形，大小一致，不见核分裂。间质少，但血管丰富。有的病例可见许多牙板上皮剩余。

此瘤组织形态与颗粒细胞“肌母细胞瘤”相似，但此瘤表面上皮没有假上皮瘤样增生。超微结构上，先天性龈瘤的瘤细胞内没有棱形小体 (angulate body)，免疫组化 S-100 蛋白阴性，这与颗粒细胞瘤不同，因此此瘤不是神经源性的，而可能来源于周皮细胞 (pericyte) 或与平滑肌分泌有关的细胞。此瘤切除后不复发。

九、颗粒细胞瘤

颗粒细胞瘤 (granular cell tumor) 过去称为颗粒细胞“肌母细胞瘤” (granular cell “myoblastoma”)，为一少见的肿瘤，好发于舌部。通常单发，也可见多发性生长。任何年龄均可发生，女性较男性多见。

肉眼见肿瘤体积一般较小，直径在 2cm 以下，周围无真正包膜。切面呈均质，灰白或黄色，质硬，呈圆形或分叶状。镜下见瘤细胞较大，呈多角形或圆形。胞浆丰富，内含均匀分布的嗜伊红颗粒。核小而圆，均匀一致，多居中央，少数偏位。瘤细胞排列紧密，被纤维组织分隔为大小不一、形状不规则的巢状或索状（图 22－7）。有时可见横纹肌纤维与颗粒细胞紧密相关。但电镜见这两种细胞之间有基板分隔，瘤细胞内有自噬小泡和棱形小体。肿瘤表面的覆盖上皮常呈假上皮瘤样增生。

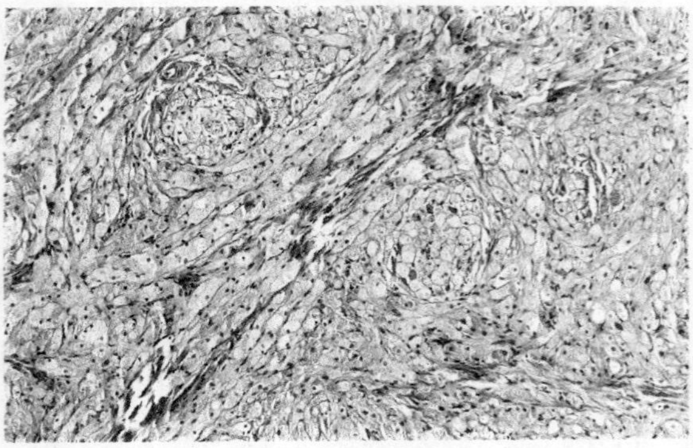

图 22－7　颗粒细胞瘤

颗粒细胞瘤可能由施万细胞发生，免疫组化染色显示颗粒细胞瘤可表达神经相关抗原，如 S-100 蛋白、CD57 和Ⅳ型胶原。此瘤为良性，切除后无复发。

十、神经鞘瘤

神经鞘瘤（neurilemmoma）又称施万细胞瘤（schwannoma），为来源于神经鞘细胞（或施万细胞）的良性肿瘤。在颅内多见于第八对脑神经；而颅外，常发生于头部和四肢的皮肤。

【临床】 任何年龄性别均可发病，口腔软组织的神经鞘瘤常见于舌部，其次是上颈部、颊部腮腺区、口腔、腭、下唇及咽侧等处。一般无症状，但有些病例中，可出现疼痛和神经功能障碍等症状。颌骨内病损可导致骨破坏，并引起疼痛和麻木。

【病理】 肉眼观肿瘤包膜完整，切面呈灰白或灰黄色，可见粘液变性或囊性区域。本瘤在组织学上具有明显特征，肿瘤由梭形细胞组成，细胞核呈漩涡状或栅栏状排列，呈极性排列的胞核之间为无核的均质红染区，有些成簇聚集的施万细胞形成细胞漩涡，称为维罗凯体（Verocay body）。这些细胞较致密的区域构成所谓 Antoni A 型区域（图 22－8）；有些区域肿瘤细胞稀少，排列成疏松的网状结构，即所谓 Antoni B 型结构。神经鞘瘤中缺乏神经纤维，这与神经纤维瘤不同。

十一、神经纤维瘤

口腔孤立性（单发性）神经纤维瘤（neurofibroma）较神经鞘瘤少见，如发现口腔神经纤维瘤，应注意排外神经纤维瘤病（neurofibromatosis）。

【临床】 任何年龄均可发病，生长缓慢，一般无症状。瘤体一般不大，界限清楚，往往沿末梢神经缓慢长大，形成圆形或梭形肿物。

【病理】 肿瘤一般无被膜，质软而有弹性。镜下见肿瘤由长梭形细胞组成，其胞核细长并弯曲，由大量纤细、弯曲的胶原纤维分隔。细胞核不呈栅栏状排列，没有维罗凯体（图 22－9）。神经纤维瘤易发生粘液性变，形成粘液样神经纤维瘤。

皮肤粘膜多处发生神经纤维瘤者为神经纤维瘤病，又称为雷克令病（von Recklinghausen's disease）。患者常伴皮肤褐斑、多毛、性早熟、骨骼异常以及中枢神经系统肿瘤。口腔

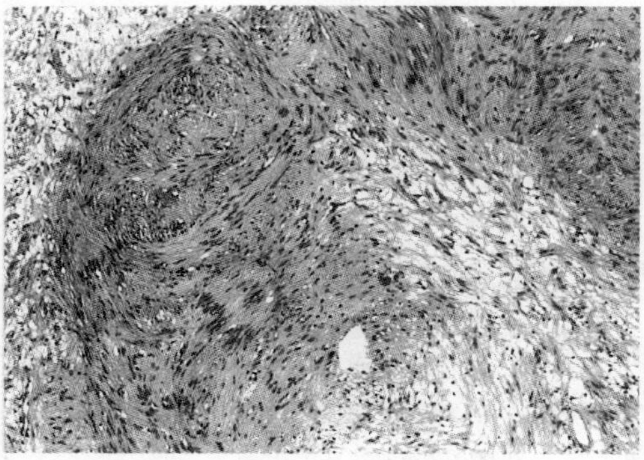

图 22－8　神经鞘瘤

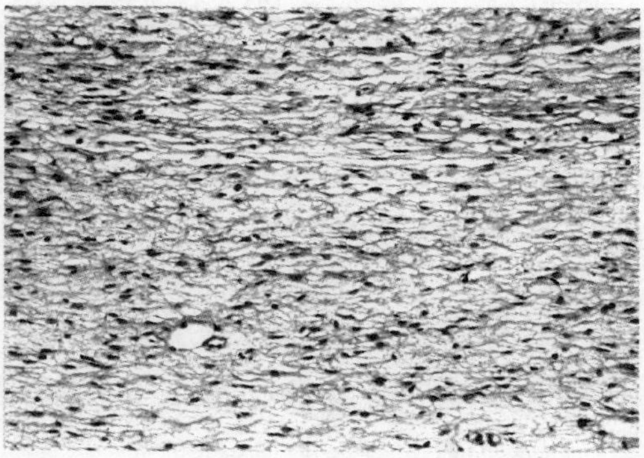

图 22－9　神经纤维瘤

中舌是好发部位。镜下所见与神经纤维瘤相同。此病可转变为神经纤维肉瘤。

十二、平滑肌瘤

平滑肌瘤（leiomyoma）是由平滑肌细胞组成的良性肿瘤，好发于子宫及胃肠道。口腔平滑肌瘤较少见，主要来自于小血管壁的平滑肌。

口腔平滑肌瘤可发生于舌、龈、唇、腭等处，生长缓慢，瘤体小，无痛。表现为单一的粘膜下圆形结节。镜下见肿瘤由平滑肌细胞组成，细胞细长，胞核杆状，两端钝圆或略带波形。肌纤维平行排列或交织成束，呈漩涡状（图 22－10）。肿瘤中可见散在分布的小血管，特别是来自于血管壁的平滑肌瘤中，血管较多。平滑肌瘤为良性肿瘤，切除后不复发。

十三、横纹肌瘤

横纹肌瘤（rhabdomyoma）在心脏较常见，与结节性硬化病（tuberous sclerosis）有关。但心肌以外的横纹肌瘤较少见，口腔横纹肌瘤更少见。好发年龄在 50～60 岁之间，男性较女性多发，好发部位为舌和口底，软腭、颊部也可发生。横纹肌瘤为生长缓慢、无痛性包块，界限清楚。镜下见肿瘤由大的圆形细胞组成，这些细胞界限清楚，胞浆呈嗜酸性、颗粒状着色，可见横纹（图 22－11）。该瘤易完整切除，术后无复发。

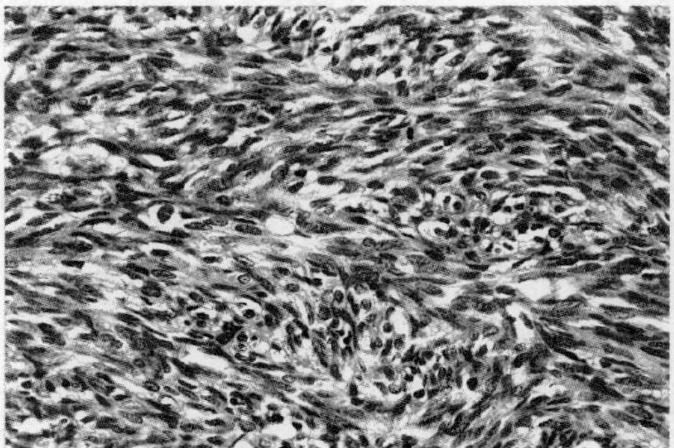

图 22－10　平滑肌瘤

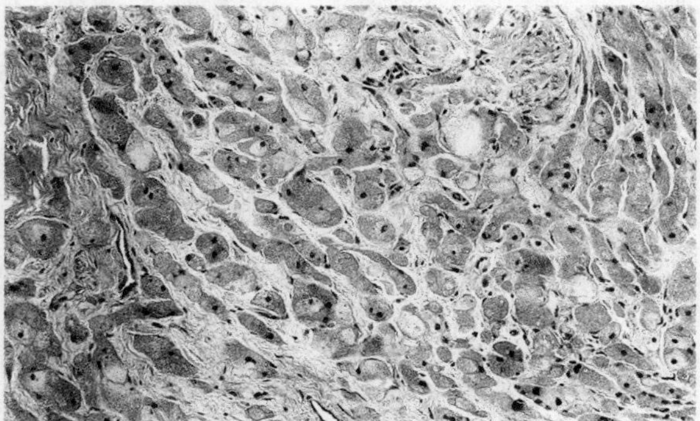

图 22－11　横纹肌瘤

十四、脂肪瘤

脂肪瘤（lipoma）可发生于口腔，特别是颊脂垫或唇部，有时也可发生于腮腺或其他大涎腺内。颈部皮下也是好发部位。约有5%的脂肪瘤患者可以多发，可表现常染色体显性遗传的特点。脂肪瘤生长缓慢，无症状，为圆形或分叶状柔软包块，有蒂或无蒂。镜下见肿瘤由大量成熟的脂肪细胞构成，胞核被脂肪颗粒挤压到一边，脂肪细胞间有纤维分隔（图22－12），混杂较多成纤维细胞成分的脂肪瘤又称为纤维脂肪瘤（fibrolipoma）。手术切除可治愈，尚无脂肪瘤恶变的报道。

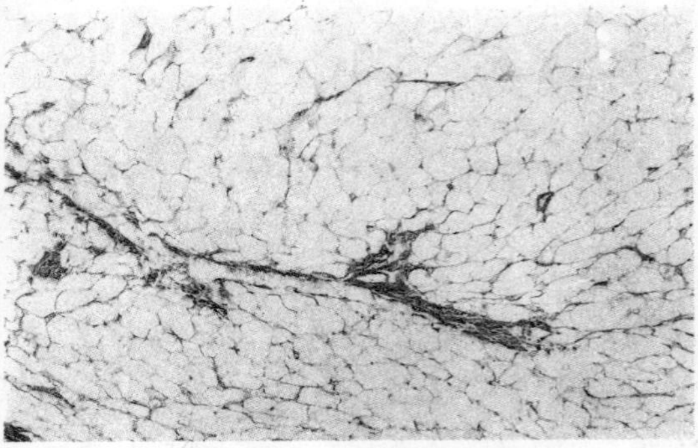
图22－12　脂肪瘤

第二节　恶性肿瘤

一、纤维肉瘤

纤维肉瘤（fibrosarcoma）是纤维结缔组织的一种恶性肿瘤，由梭形成纤维细胞排列成人字形或鱼骨状结构，细胞核有一定程度多形性和核分裂像，能复发和转移，瘤细胞无其他特异性分化证据。过去认为纤维肉瘤是最常见的软组织肉瘤。近年来，随着技术进步和经验的积累，发现过去诊断为纤维肉瘤的肿瘤中，实际上是能形成胶原的其他肉瘤，如恶性纤维组织细胞瘤、恶性神经鞘膜瘤等，真正的纤维肉瘤并不多见。

【临床】　口腔纤维肉瘤可见于颊、腭、唇、颌骨的骨外膜、骨内膜和牙周膜。纤维肉瘤可发生于任何年龄，但大多数在30～50岁，中位年龄45岁。发生在5岁以上者称为成人型纤维肉瘤（adult fibrosarcoma）。发生于新生儿和婴儿，年龄不超过5岁者称为先天性或婴儿型纤维肉瘤（congenital or infantile fibrosarcoma）。成人型多见。

【病理】　肿瘤由恶性梭形成纤维细胞和胶原纤维组成。瘤细胞交织成束状，束状排列的细胞方向一致，形成所谓“人”字形或“鱼骨”状结构（图22－13）。间质为较丰富的胶原纤维和网状纤维，分化差的纤维肉瘤，其细胞丰富、异形明显、核分裂多见。肿瘤边界不清，常浸润至周围组织。纤维肉瘤的免疫表型通常只表达波形蛋白，不表达S-100蛋白或角蛋白。

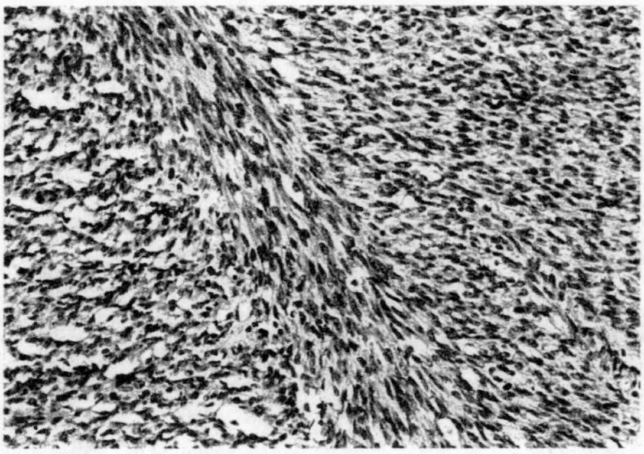
图22－13　纤维肉瘤

纤维肉瘤的预后与瘤细胞分化程度、肿瘤发生部位和治疗方法有关。

二、恶性纤维组织细胞瘤

恶性纤维组织细胞瘤（malignant fibrous histiocytoma）是一种由成纤维细胞样细胞和组织细胞样细胞为主要成分的多形性肉瘤，肿瘤无明确的分化特征（如平滑、横纹肌、脂肪和神经等），肿瘤内常出现车轮状或席纹状结构。

【临床】 恶性纤维组织细胞瘤可发生于任何年龄，但以中老年多见。男性多于女性。常发生在四肢、腹膜后以及头颈部。虽然主要发生在软组织，但也发生在骨。口腔各部以及上下颌骨均有病例报告。主要表现为肿块进行性增大，可有疼痛和面瘫。

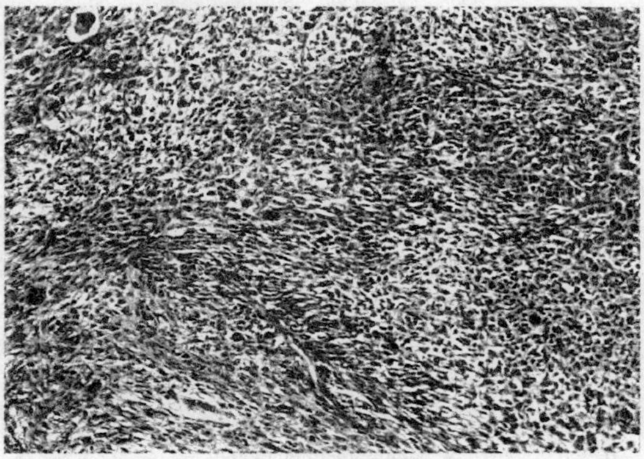

图 22－14 恶性纤维组织细胞瘤

【病理】 恶性纤维组织细胞瘤的组织学变化范围很大，其主要成分是成纤维细胞样细胞和组织细胞样细胞，伴有数量不等的单核和多核巨细胞、黄色瘤细胞、未分化间充质细胞和各种炎性细胞（图 22－14）。各种瘤细胞的核和胞浆变异很大，奇形怪状，构成多形性表现。有些区域，梭形细胞排列以车轮状结构为主，其他病损中可以是粘液样带、巨细胞、急性炎性细胞、黄色瘤细胞和血管为主。根据这些不同的组织结构，可以分为 5 种亚型：①车轮状一多形性（storiform-pleomorphic）；②粘液型（mucoid）；③巨细胞型（giant cell type）；④炎症型（inflammatory type）；⑤血管瘤样型（angiomatoid type）。电镜下，瘤细胞显示成纤维细胞、成肌纤维细胞、组织细胞和间充质细胞特点。免疫组化方面无特异性标记物。

恶性纤维组织细胞瘤的治疗以广泛手术切除为主，辅以放疗和化疗。5 年存活率为 20%～60%。口腔病损影响了进食其预后更不利。复发率和转移率约为 40%。

三、恶性黑色素瘤

恶性黑色素瘤（malignant melanoma）又称黑色素瘤（melanoma），以下简称恶黑。近年来，恶黑发病率在世界范围内有上升趋势，可能成为常见的致死肿瘤之一。头颈部发生的恶黑占全部恶黑的 20%。

恶性黑色素瘤病因不明，目前已知危险因素有：家庭与遗传、日光照射、色素痣及外伤性刺激。口腔粘膜恶黑较皮肤少见，但发病年龄较大。皮肤恶黑以头颈部日光易照区多见，而口腔粘膜者最常见于腭部和牙龈。恶黑生长的特点是具有两个生长相或期（growth phase），即水平（或放射状）生长和垂直生长。恶黑分为原位恶黑和侵袭性恶黑两类。

（一）原位恶黑（malignant melanoma in situ） 又名表皮内恶黑，指恶黑病变限于表皮内。黑色素瘤细胞最初见于表皮（上皮）基底层，向两侧水平方向在基底层内扩展，以后亦向上散布上皮各层，但整个瘤体限于上皮内，不穿过基底膜。原位恶黑可分为三型。

1. 恶性雀斑样痣（lentigo melanoma）好发于老年人面部暴露部位，开始出现一个黄褐色雀斑，以水平状生长占优势的阶段，可持续数周至数年。本病生长缓慢，一般经 10～15 年后，才约有 1/3 损害侵犯真皮，形成硬结。5 年生存率为 80%～90%。

2. Paget 样原位恶黑（Paget malignant melanoma in situ）又名浅表扩散性原位恶黑。好发于中年人，多见于非暴露部位。病损略高起，呈褐色或棕色，直径很少超过 2.5cm。早期呈水平相发展，1～2 年内即可侵袭真皮，出现溃疡、出血。5 年生存率为 70%。

3. 肢端雀斑样原位恶黑（acral lentiginous melanoma in situ）本病在 1975 年才被认为是恶黑的一种新型。是指发生于掌跖、指趾末端、甲皱襞或甲床的一种特殊类型的恶黑。此瘤原位时间较短，很快发生侵袭性生长。

（二）侵袭性恶黑（invasion malignant melanoma）　典型者又称结节性恶黑（nodular malignant melanoma）。典型结节性恶黑既向下侵袭真皮深层和皮下组织，又向上累及表皮，只有垂直生长。由恶性雀斑样痣及 Paget 样原位恶黑发展而来者，瘤细胞常向周围表皮扩展，真皮内瘤结形成。

恶黑在临床上需与多种色素性损害鉴别。在鉴别中，有一个 ABCD 规律（Howard，1991），A 为损害不对称（asymmetry），B 为边缘不规则（border irregularity），C 为颜色不均匀（color variegation），D 为直径大于 0.6cm（diameter greater than 0.6cm ）。符合这四条标准者临床上倾向诊断为恶黑。

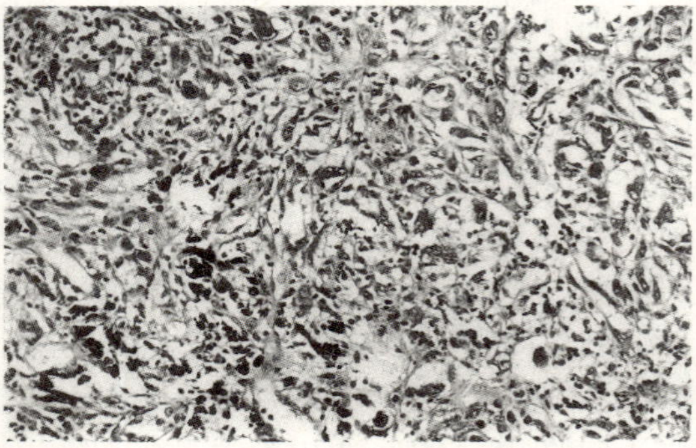

图 22－15　恶性黑色素瘤

病理上诊断恶黑的主要指征是瘤细胞间变和真皮内见到核分裂；瘤细胞突破基底膜（图 22－15），以及复发和转移的出现。

典型恶黑诊断一般不难，不典型者临床和病理均难以鉴别。针对恶黑的单克隆抗体 HMB-45 可在常规石蜡包埋标本中应用，对恶黑有 100％的特异性和 93％的敏感性。S-100 蛋白对恶黑几乎普遍呈阳性反应。AgNOR 计数可作为鉴别黑色素细胞肿瘤良恶性的指标，方法简便，适用于常规石蜡切片。

四、血管肉瘤

血管肉瘤（angiosarcoma）是内皮细胞源性恶性肿瘤。

【临床】　血管肉瘤最常见的表现是老年人头皮或面部出现进行性红斑。肿瘤致死的原因常常是肿瘤的扩展而不是转移。男性多见。好发生在白种人和亚洲人。病损呈红斑或暗色斑块并可发展为结节或溃疡。最常见的部位是头皮和面中部或上部。

【病理】　肿瘤由异形程度不等的内皮细胞组成。非典型内皮细胞围成不规则、互相吻合的血管腔。内皮细胞较肥胖，呈梭形、立方形或不规则形。核有明显异形，核分裂像易见（图 22－16）。分化良好的区域，血管腔明显，或呈裂隙，或扩张成窦状，内皮细胞扁平，但仍有异形，深染，核分裂少见。增生的内皮细胞可达数层，甚至阻塞管腔或呈乳头状突入腔内。分化差的区域，内皮细胞呈实性巢或弥漫性排列，血管腔不明显，内皮细胞异形明显，分裂像多，瘤细胞可呈梭形似纤维肉瘤，也可呈上皮样，难以与癌区别。肿瘤常有明显坏死。免疫组化显示瘤细胞表达 F8，UEA-1 和 CD34。

血管肉瘤恶性程度高，局部复发率可高达 75％，约 1/3 病例发生转移。

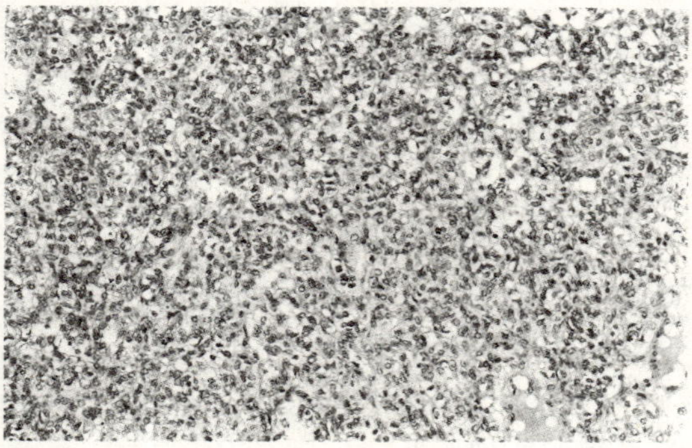

图 22－16　血管肉瘤

五、滑膜肉瘤

滑膜肉瘤（synovial sarcoma）多见于四肢关节，以下肢关节最为常见。头颈部滑膜肉瘤约占全身的 9％，舌、软腭以及颞下颌关节周围组织均可发生。

【临床】 滑膜肉瘤发病隐匿，早期无明显症状。随着肿瘤增大，可出现疼痛或感觉异常，发生于颞下颌关节附近的肿瘤还可引起运动受限。X线片可见骨质破坏，约40%肿瘤出现不同程度的钙化或骨化。

【病理】 肉眼观肿瘤呈结节或分叶状，无被膜。切面灰红色，质软鱼肉状。镜下肿瘤细胞具有双向分化的特点（图22－17），包含梭形细胞和上皮细胞成分，梭形细胞为成纤维细胞样细胞，上皮细胞呈立方状或柱状，表达上皮细胞标记。梭形细胞是肿瘤的主要成分，细胞一致，胞核肥硕，排列交织呈束状，类似于纤维肉瘤（图22－17a）。梭形细胞区常见较多的肥大细胞。上皮细胞可排列成裂隙样、腺样、巢状或乳头状（图22－17b），少数情况下可见鳞状上皮分化，并形成上皮岛。肿瘤中有些区域还可见胶原形成、粘液样变性或钙化灶形成。所谓单相型滑膜肉瘤是指上皮成分少或缺如，肿瘤仅由梭形细胞成分构成。

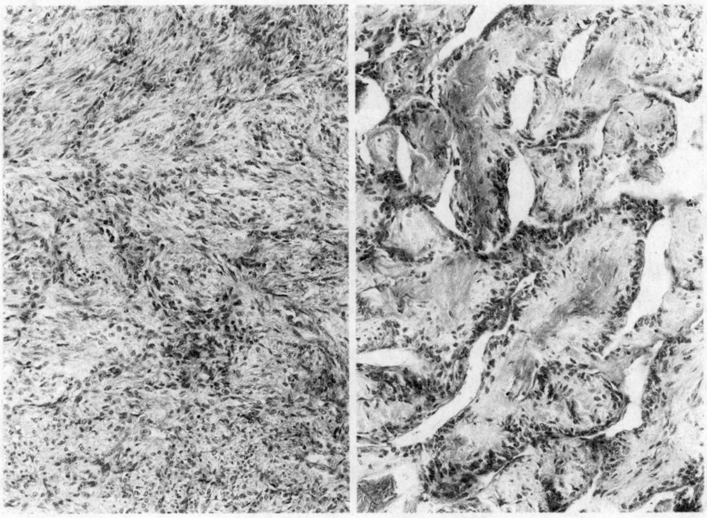

a　　b

图22－17　滑膜肉瘤

(a) 梭形细胞成分；(b) 呈裂隙样、腺样的上皮细胞成分

尽管肿瘤生长较缓慢，但患者预后较差，5年生存率为25%～50%。远处转移（多见于肺）可发生于50%的病例，可于术后10年或更晚才发生转移，淋巴结转移仅见于10%～20%的病例。

六、平滑肌肉瘤

平滑肌肉瘤（leiomyosarcoma）较少发生于口腔，约一半以上的病例累及颌骨，其次为颊、舌等部位。患者年龄10个月～88岁，男性多发。镜下肿瘤由交织成束的梭形细胞构成，这些细胞胞浆红染，具有细长、两端圆钝的细胞核，细胞具有异形性、核深染以及核分裂增多等恶性指征。分化高者，瘤细胞呈梭形，排列成漩涡状、栅栏状，胞浆丰富、红染（图22－18）。分化低者，瘤细胞异形性明显，

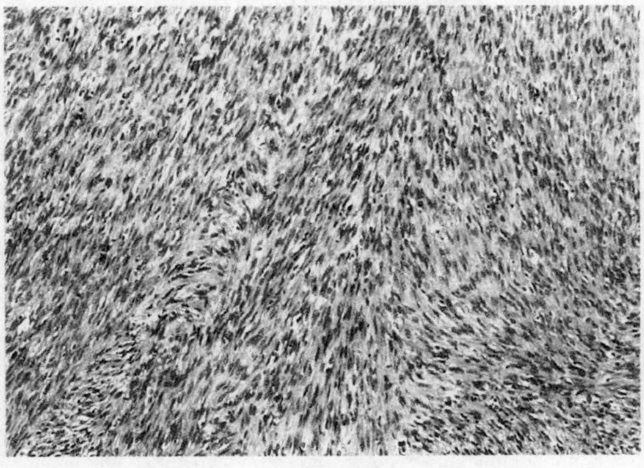

图22－18　平滑肌肉瘤

有瘤巨细胞及形态奇异的细胞。平滑肌肉瘤与其他梭形细胞肉瘤的区别在于胞浆红染，有肌原纤维，瘤细胞核呈杆状或栅栏状排列，网状纤维与瘤细胞平行等。

39%口腔平滑肌肉瘤发生转移，常为肺转移，淋巴结转移见于15%患者，一般伴有远处转移。5年生存率仅30%左右。

七、横纹肌肉瘤

横纹肌肉瘤（rhabdomyosarcoma）是骨骼肌来源的恶性肿瘤，是一种最常见的儿童软组织肉瘤，头颈部为好发部位，约占所有横纹肌肉瘤的40%。组织学上可分为：胚胎性（embryonal）、腺泡状（alveolar）和多形性（pleomorphic）三种类型。

【临床】 好发于儿童及年轻人，45岁以后很少发病，男性较女性多见。胚胎性横纹肌肉瘤多发于10岁以前，约占60%的病例；腺泡状横纹肌肉瘤常见于10～25岁患者，占所有病例的20%～30%；多形性横纹肌肉瘤仅占5%的病例，高发年龄一般大于40岁。头颈部最常见的类型为胚胎性和腺泡状横纹肌肉瘤，多形性横纹肌肉瘤主要发生于四肢。肿瘤常为无痛、生长较快的浸润包块，头颈部以眶部为好发部位，其次为鼻腔和鼻咽。腭部是口内最常见部位。有些发生于体腔内（如阴道、口咽等处）的胚胎性横纹肌肉瘤可呈外生性、息肉状生长，外形类似一串葡萄，因此这种类型被称为葡萄状（botryoid）横纹肌肉瘤。

【病理】 组织学上可表现三种类型。

胚胎性横纹肌肉瘤的瘤细胞相似于骨骼肌胚胎发育期不同阶段的细胞，低分化肿瘤由小的圆形或卵圆形细胞组成，胞核深染，胞浆较少，类似淋巴细胞，常给诊断带来困难。有时还可见细胞丰富区和粘液样区。分化较高的肿瘤由较大的圆形或卵圆形成横纹肌细胞组成，胞浆丰富、红染，胞核周围可见丝状物质（图22－19），偶尔可见横纹。胚胎性横纹肌肉瘤的葡萄状亚型细胞成分较稀疏，粘液样间质较明显，在表面粘膜下方可见细胞较致密区域，称为新生层（cambium layer）。结蛋白、肌动蛋白和肌球蛋白等的免疫组化染色可辅助诊断。

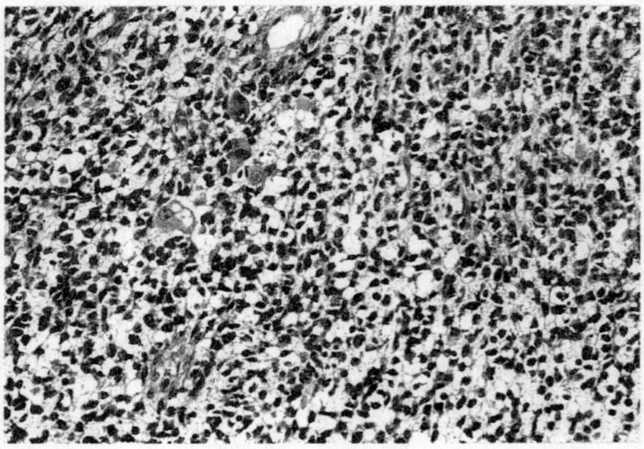

图22－19 横纹肌肉瘤

腺泡状横纹肌肉瘤的瘤细胞小、圆形或卵圆形、核深染，肿瘤细胞聚集呈巢并由纤维分隔，细胞巢周围细胞呈单层附着于纤维分隔上，而中央细胞附着丧失，漂浮于有空隙的腺泡样结构中。核分裂多见，也可见多核巨细胞。

多形性横纹肌肉瘤的瘤细胞排列松散、无定向、形态各异、大小不一，瘤细胞多形性明显，部分细胞胞浆红染。多形性横纹肌肉瘤呈结蛋白和肌球蛋白染色阳性可与其他多形性肉瘤相鉴别。

【生物学行为】 横纹肌肉瘤的预后较差，常发生局部复发和远处转移，转移发生率可达50%，常见部位为骨和肺。根治手术结合放疗和化疗，可大大改善疗效和预后。

八、脂肪肉瘤

脂肪肉瘤（liposarcoma）是脂肪组织来源的恶性肿瘤，它是成人第二常见的软组织肉瘤，仅次于恶性纤维组织细胞瘤。好发于大腿、腹膜后腔和腹股沟等部位，头颈部较为少见。

【临床】 脂肪肉瘤主要发生于成人，高峰年龄为40～60岁之间，男性多于女性。表现为缓慢生长、柔软、界限不清的肿物，一般晚期肿瘤才出现疼痛。在头颈部，脂肪肉瘤好发于颈部，最常见的口腔部位为颊部，其次为舌。

【病理】 肿瘤无完整被膜，由脂肪细胞及成脂肪细胞组成，瘤细胞呈圆形、梭形或星形，胞核大小不一，胞浆内常有由脂滴占据的圆形空泡，间质内常有粘液样物及脂滴空泡。根据组织病理学特征，脂肪肉瘤可为以下五种类型。

粘液样脂肪肉瘤（myxoid liposarcoma）为最常见的类型，约占所有病例的50%。病理特点是增殖的成脂肪细胞位于富于毛细血管的粘液样间质中。

圆形细胞脂肪肉瘤（round cell liposarcoma）为侵袭性较强的一型粘液样脂肪肉瘤，肿瘤细胞分化程度较低，呈圆形。

高分化脂肪肉瘤（well-differentiated liposarcoma）类似于良性脂肪瘤，但可见散在的成脂肪细胞，这些细胞有深染和异形的胞核。

去分化脂肪肉瘤（dedifferentiated liposarcoma）通常由分化良好的脂肪肉瘤和未分化、或呈非脂源性肉瘤改变的两种肿瘤成分混合组成，这些病理特点可以同时存在于原发肿瘤中，或者去分化性改变发生于复发或转移肿瘤内。

多形性脂肪肉瘤（pleomorphic liposarcoma）具有显著的细胞多形性和怪异的多核巨细胞。

上述组织学亚型与预后有关，粘液样和高分化脂肪肉瘤较圆形细胞和多形性脂肪肉瘤预后好。由于口腔脂肪肉瘤主要为粘液样和高分化类型，且发现时肿瘤一般较小，因此与身体其他部位相比，发生于口腔的脂肪肉瘤预后较好。

九、恶性淋巴瘤

恶性淋巴瘤（malignant lymphoma）是淋巴网状系统（lymphoreticular system）的恶性肿瘤。在我国，恶性淋巴瘤的死亡率在恶性肿瘤中居第11位，但在儿童和青中年中所占比例较高，是儿童常见的恶性肿瘤之一。关于恶性淋巴瘤的命名和分类意见不一。根据瘤细胞特点和瘤组织结构，可将恶性淋巴瘤分为霍奇金病（Hodgkin disease）和非霍奇金淋巴瘤（non-Hodgkin lymphoma）两大类。另外还有某些特殊类型的淋巴瘤，如Burkitt淋巴瘤等。

（一）霍奇金病　颈部淋巴结常见，口腔少见。其临床病理特点：①病变往往从一个或一组淋巴结开始，逐渐由邻近淋巴结向远处扩散。原发于结外淋巴组织者较少。②瘤组织成分多样，可将病分为四种组织类型，即淋巴细胞为主型、混合细胞型、淋巴细胞消减型和结节硬化型。③瘤组织内都有一种独特的瘤巨细胞即Reed-Sternberg细胞。还常见多数各种炎性细胞浸润。④霍奇金病的组织类型与预后有关，一般以淋巴细胞为主型预后最好，其次是结节硬化型和混合细胞型，淋巴细胞消减型预后最差。⑤临床上，早期主要表现为无痛性淋巴结肿大。晚期病变扩散，患者常有发热、盗汗、体重减轻、乏力、皮肤瘙痒、贫血等全身症状。⑥患者常有免疫功能（主要是T细胞免疫功能）低下，容易并发感染，如疱疹病毒和隐球菌感染等。⑦长期使用化疗和放射治疗的患者可发生急性白血病和非霍奇金淋巴瘤。

（二）非霍奇金淋巴瘤（简称淋巴瘤）多发生于颈部淋巴结并可累及纵隔、肠系膜和腹膜后等深部淋巴结，近1/3的淋巴瘤发生于淋巴结外的淋巴组织如Waldeyer环。口腔淋巴结外淋巴瘤可累及口腔软组织和颌骨内。口腔各部粘膜、涎腺虽可发生淋巴瘤，以扁桃体、腭部多见，但淋巴上皮病损（lymphoepithelial lesion）和Sjöogren综合征发生的淋巴瘤日益受到重视。发生于颌骨者，牙槽骨吸收和牙松动为常见症状。非霍奇金淋巴瘤类型众多，分类意见不一。大多数非霍奇金淋巴瘤的组织学特点可分为两方面：①淋巴细胞（T或B），组织细胞，网状细胞克隆性肿瘤性增生浸润（图22－20）；②淋巴结或结外淋巴组织正常结构的部分或全部破坏并被新生瘤细胞代替。非霍奇金淋巴瘤的预后与病变范围和肿瘤的组织类型有关。病变局限在一个部位者预后较好。多组淋巴结受累或侵犯其他器官者预后较差。肿瘤的组织类型中，Lukes和Collins的免疫功能分类和1985年我国成都非霍奇金淋巴瘤分类采用较多。成都分类的特点是：它采纳了免疫功能分类的基本原则，吸取了国际工作分类的高、中、低恶性的特点，便于病理和临床的联系。AIDS相关淋巴瘤预后不良。

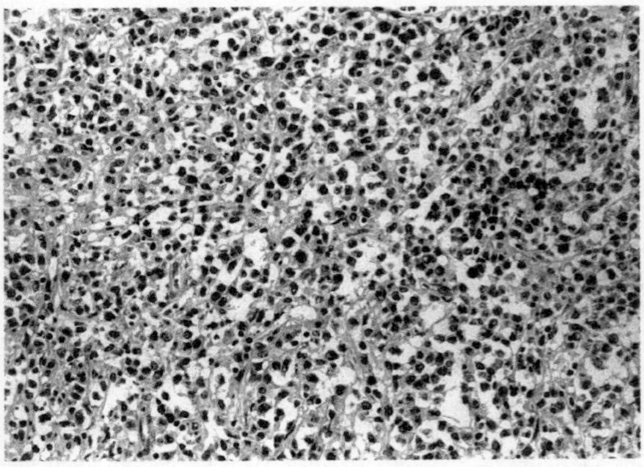

图22－20 非霍奇金淋巴瘤

（三）Burkitt淋巴瘤是一种高度恶性非霍奇金淋巴瘤。1958年，Dannis Burkitt在乌干达首先发现本病并称非洲儿童颌骨肉瘤，认为属热带赤道非洲地方病。1961年证实为恶性淋巴瘤。随后非地方型Burkitt淋巴瘤在美国、欧洲等地报告，我国也有少数病例报告。

【临床】 地方（非洲）型Burkitt淋巴瘤和非地方型Burkitt淋巴瘤在组织学和免疫表型上一致，但在临床表现上存在差异。非洲儿童恶性肿瘤中50%为Burkitt淋巴瘤，而美国和欧洲者仅占6%～10%。地方型淋巴瘤发病高峰为3～8岁，男女之比为2∶1。非地方型者平均年龄11岁，无性别差异。非洲淋巴瘤好发于颌骨，也侵犯腹膜后与内脏，尤其是肾、女性卵巢。而非地方型者以腹部表现为主而颌骨受损较少。地方型和非地方型Burkitt淋巴瘤之间一个有意义的差别是EB病毒基因的检测阳性率，地方型者阳性率为90%，而非地方型者仅10%。颌骨病损发生于颌骨后部，常累及所有四个象限。上颌较下颌多见。肿瘤快速生长可形成较大包块而使面部变形。上颌肿瘤可扩展至鼻窦、鼻腔和眼眶。受累牙可松动、移位或脱落。X线照片可表现为虫蚀状，边缘不清。骨皮质穿破后可累及软组织。

【病理】 过去认为此瘤由干细胞等低分化淋巴细胞组成，原称淋巴网状母细胞。现已明确由无裂核细胞型B淋巴细胞组成。瘤细胞单型一致、中等大小。核圆，2～3个小核仁贴近核膜。有狭窄的胞浆圈，呈嗜碱性及明显的嗜派若宁性。核分裂多。瘤细胞死亡迅速，细胞碎片导致许多吞噬细胞反应，吞噬细胞碎片，胞浆色淡，均匀地散布于瘤细胞之间，形成所谓满天星图像（图19－16）。免疫组织化学结果表明瘤细胞相当于不成熟B细胞，也有个别病例属于前B细胞。瘤细胞表达全抗B抗原、CD20、CD19和单克隆性SIg，常为λ轻链。

本病原因尚不清楚，由于常发生在温暖潮湿地带，故有人认为可能与蚊子或其他昆虫传播的病毒有关。非洲流行地区EB病毒感染率很高。约90%非洲Burkitt淋巴瘤存在有EB病毒基因组，并且Burkitt淋巴瘤患者抗EB病毒抗体滴度增加。因此有人认为EB病毒与Burkitt淋巴瘤的发生有关。但是这种相关性的病因学意义尚不能定论，因为EB病毒感染普遍存在，而Burkitt淋巴瘤则相当少见；文献中报道地方型病例的EB病毒阳性率高，非地方型病例的EB病毒阳性率较低；还有，EB病毒感染常致儿童传染性单核细胞增多症而其他患者为恶性肿瘤。因此本瘤的发生还有其他因素。如在新几内亚，病人常伴发疟疾。发现90%病人的瘤细胞有染色体转位（translocation）t（8;14），少数肿瘤为t（2;8）或t（8;22）也可有c-myc基因重排。1991年Purtilo与Stevenson提出的两步发病假说为：在疟疾、HIV感染及药物等因素造成T细胞抑制的基础上，加上EBV感染，可引起B细胞多克隆性增生，活跃的IgH基因与转位来的c-myc基因结合后，引起c-myc基因的过分表达，导致B细胞单克隆增生而产生Burkitt淋巴瘤。

Burkitt淋巴瘤如不治疗，在诊断后4～6个月内患儿不可逆性致死，但由于其高增殖率，对放射与化疗十分敏感，2年以上存活率为54%。

十、口腔软组织转移性肿瘤

口腔软组织转移性肿瘤（metastases to the oral soft tissues）原发身体其他部位的肿瘤可以转移至口腔软组织或颌骨内，发生率虽少但不能忽视，有统计约占口腔恶性肿瘤的1%。其重要意义在于有时原发瘤因无明显症状而未被发现，往往口腔内转移瘤的发现先于原发肿瘤。如绒毛膜上皮癌有时可由口腔科医生首先发现。颌骨转移性肿瘤已在其他章节介绍，本节着重讨论口腔软组织转移性肿瘤。

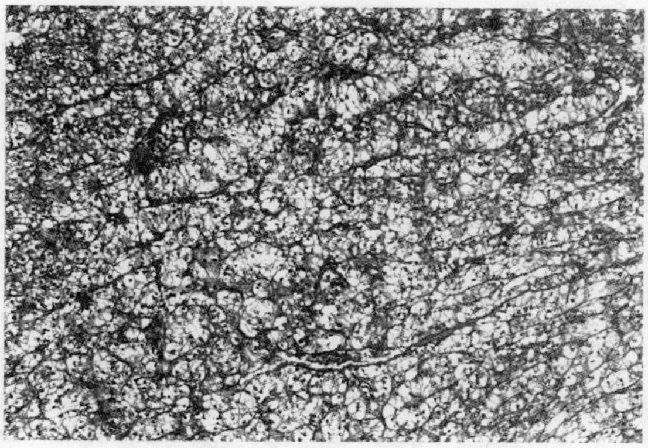

图22－21　转移性肾透明细胞癌

口腔软组织转移性肿瘤最常发生于牙龈，约占一半以上的病例，发生于舌部的转移性肿瘤约占25%。病变常表现为类似于增生性或反应性生长的结节状包块，有时表面可发生溃疡。若其下方牙槽骨破坏，可引起相邻牙松动。转移肿瘤之所以好发于牙龈，可能于牙龈常因发炎而富含血管、有利于肿瘤细胞生长有关。男性较女性多见，多为中年和中年以上患者。几乎身体所有部位的任何恶性肿瘤均可转移至口腔，在文献报告的男性患者中，约有三分之一以上的口腔软组织转移肿瘤为肺癌，其次为肾癌（图22－21）和恶性黑色素瘤。前列腺癌为男性常见癌肿，但它易转移至骨组织，软组织转移较少见。女性患者中，乳腺癌转移约占25%的病例，其次为生殖器官、肺、骨以及肾等部位的恶性肿瘤。

转移肿瘤的镜下特点应与原发肿瘤相似。大多数病例为癌，头颈部转移性肉瘤较为少见。

Summary

The study of tumors and tumor-like lesions of the oral cavity and adjacent structures constitutes an important phase of dentistry because of the role which the dentist plays in the diagnosis and treatment of these lesions. Although tumors constitute only a small minority of the pathologic conditions seen by the dentist, they are of great significance since they have the potential ability to jeopardize the health and longevity of the patient. Many of the great variety of oral tumors will seldom be seen by the general practitioner of dentistry. Yet it is of utmost importance that he be familiar with them so that when one does present itself, he may either institute appropriate treatment or refer the patient to the proper therapist.

A tumor, by definition, is simply a swelling of the tissue; in the strict sense, the word does not imply a neoplastic process. Many of the lesions discussed in this section are called tumors only because they are manifested as swellings; they are in no way actually related to true neoplasms.

Neoplasia is a poorly understood biologic phenomenon which, in some instances, cannot be clearly differentiated from other processes or tissue reactions. Although no precise definition of a neoplasm exists, particularly one without exception, a neoplasm is often considered an independent, uncoordinated new growth of tissue which is potentially capable of unlimited proliferation and which does not regress after removal of the stimulus which produced the lesion.

（李铁军）

附 录

第二十三章 口腔病理实验研究方法简介

用于口腔病理的研究方法甚多，随着现代科学技术的发展，口腔病理学的研究方法和手段也日益进步，从而在其范畴之中出现了一些新的领域或分支，实验口腔病理学即为其中之一。

口腔病理学的发展在很大程度上依赖于对活体组织检查所获得的资料所做的分析和总结。然而，这些检查（绝大多数是镜下检查）都只观察到疾病发展过程中的一个片断，不能全面地了解疾病发生发展的全过程，尤其难以研究疾病的病因学、发病机制、形态发生学以及形态与功能改变的关系。因此，实验口腔病理学应运而生。

实验口腔病理学包括体内实验和体外实验两种手段。

体内实验即动物实验（疾病的动物模型研究），其目的是以选定的因素在动物体内复制疾病，既可肯定病因，又可在疾病发生发展的全过程中，连续研究患病机体的各种变化。不仅可以认识疾病的全貌，而且可以多次重复并以之研究预防和治疗的手段，这些研究在人体上是不可能做到的。

动物实验在口腔医学中开展甚早，例如：Euler 在 1923 年即以狗为实验动物，研究了正常拔牙创的愈合，提出了正常拔牙创愈合的 7 个基本阶段。Meyer 在 1924 年也用狗为实验动物，研究了异常拔牙创的愈合过程及碘仿纱条的治疗效果。

肿瘤的动物模型研究起源甚早，日本的山极和市川于 1915 年以沥青涂抹兔耳皮肤诱发皮肤癌成功。1944 年 Salley 首次以 DMBA（二甲基苯并蒽）涂抹叙利亚金黄地鼠颊囊粘膜，成功地制成颊粘膜癌。自此以后，对口腔癌的研究起了巨大的促进作用，特别对肿瘤发生发展过程是从正常上皮，经增生、异常增生（为癌前病变，分轻、中、重三级），然后发展为癌的认识，对肿瘤的防治作用有重大影响。

动物模型研究以疾病的复制为主。

体外的实验方法主要是以细胞培养和组织器官培养的方法，研究离体组织和细胞在一定因素作用下的改变。此工作近 20 年来在我国发展迅速。例如：在正常细胞培养方面，成功地进行了正常口腔粘膜上皮细胞培养、牙髓细胞培养、牙周膜细胞培养、涎腺细胞培养、面神经施万细胞培养、面神经运动神经元培养、髁突软骨细胞培养、成骨及破骨细胞培养、间质干细胞培养等等，对口腔疾病防治的研究起了重要作用。例如：北京医科大学口腔医学院于 1988 年首先引进并改进了成骨及破骨细胞的分离培养并做了一系列研究，对骨破坏的防治将有深远影响。间质干细胞则有望用于骨缺损的修复。在器官培养方面，已成功地进行了颌骨器官培养及牙胚器官培养，工作方兴未艾，大有发展前途。

肿瘤细胞培养对癌细胞细胞生物学的研究起着十分重要的作用，自1981年和1983年上海第二医科大学口腔医学院和北京医科大学口腔医学院先后建成舌癌细胞株以来，已成功地建立了多个肿瘤细胞株，如腺样囊性癌、粘液表皮样癌等，并用之进行了多种研究如治疗研究，取得了很大成绩。更进一步，建立了高转移肿瘤细胞株和多药耐药细胞株，为研究肿瘤的转移机制及治疗和肿瘤化疗开阔广泛前景。

对口腔的研究不仅局限于口腔，也涉及全身。据保守的估计，约有200种以上的疾病有口腔结构上和功能上的改变。口腔也好像一面镜子，可反映过去和现在的营养紊乱情况。

本章中主要介绍一些疾患的动物模型研究。

一、口腔粘膜癌前病变的动物模型研究

实验研究的目的为观察白斑发生发展过程，即从良性增生直至癌变，引起其发展的各种因素，研究能使已有上皮异常增生病变逆转为正常的方法，等等。为达到此目的，必须先建立病变的动物模型。

动物模型研究大致可分为两种类型。一为建立良性病变，一为以有上皮异常增生的病变为目的。后者更为重要。

1. 良性病变　Roff于1930年在实验动物家兔牙龈部涂抹尼古丁或烟草提取物，未见白斑生成。后将香烟烟雾喷于牙龈部，25天后形成白色角化病变，即白斑。以后有不少学者从病因方面入手，使用过香烟喷雾、烟浸液、烟焦油等，诱导生成良性白斑，一般为均质性，均无上皮异常增生。也有用50%松节油及石蜡油（v/v）涂抹，亦可形成良性白斑。

此类所形成的白斑大多为可逆性，在刺激因素消失后，逐渐恢复至正常。研究的目的为观察白斑形成过程中的动态变化，观察刺激因素对口腔粘膜的作用并进行治疗实验研究。

（1）动物及试剂选择：动物以用叙利亚金黄地鼠（Syrian golden hamster）8～10周龄较好，部位以颊粘膜或舌侧中1/3部为宜。大白鼠亦可选用，部位以舌侧中1/3部较好，其颊及腭粘膜角化较厚，不宜选用。

试剂以烟草浸出液效果较好。香烟喷雾所诱导形成的白斑在刺激停止后，消失甚快，不利于进一步研究。

（2）实验方法：用市售焦油含量“中”的香烟150支，以其烟丝浸泡于500ml丙酮中。半月后过滤，可得液体300ml左右。置通风柜中自然挥发至约150ml。所获液体需存放于深色容器中备用。用小油画笔将此溶液涂抹于地鼠颊中央部，即颊囊前静脉后方，涂液范围约1.5～2cm^2，每周三次。定期处死动物，取标本，常规处理，切片，HE染色后检查。

涂药时动物可不麻醉或用乙醚麻醉。可用一直径25cm左右，高约30cm的圆形玻璃筒，使用时以玻璃板盖上。将乙醚浸湿一棉纱袋置筒中，动物被麻醉卧倒后即取出，使之侧卧，助手以大直镊撑开口腔。以画笔在所选粘膜表面反复涂抹6次，每次大约涂抹溶液0.02ml。画笔蘸溶液后，应轻触瓶壁，除去多余溶液。

实验部位为舌时，应以钳将舌牵出后涂抹，动物应侧卧，撑开口腔。

选择腭部时，动物侧卧，涂药于软硬腭交界处。

处死动物时，宜用1%戊巴比妥钠液腹腔过量注射。立即取标本，颊舌部者，应切取至肌层；腭部者，应包括腭骨。标本应立即固定于10%中型福尔马林液中。

（3）结果判断：在自然光线下进行肉眼观察。阳性表现为：粘膜变白、粗糙、皱褶，镜

下观察与人类口腔白斑相似。

实验至5周时，颊粘膜开始变粗糙，变白。以后随时间的延长，粗糙愈加明显。第6周时，全部动物皆有白斑形成，白斑直径1.5～2cm。观察3个月后，白斑仍然明显。

涂药24周处死的动物及观察3个月后处死的动物标本在镜下均见角化层轻度变厚，均为过度正角化；粒层不明显；棘层轻度增生。个别动物可见上皮细胞水肿。上皮浅层有错角化，粘膜下层结缔组织有轻度炎症细胞浸润。镜下所见与良性白斑符合。

2. 有上皮异常增生的白斑　有上皮异常增生的白斑是真正的癌前病变，其动物模型研究意义重大，不仅可以观察粘膜上皮癌变过程的动态变化，还可以进行治疗试验，将癌变过程阻断并使之逆转为正常。

动物模型应符合下列要求：① 能用简单的方法产生，速度要快，产生率要高；② 无论肉眼观察和组织学观察，均应与人类的病变相似；③ 组织病理学上，应有不同程度的上皮异常增生，并有在停止刺激后能继续向癌发展的过程，但进展不能太快，以利于进行治疗试验。

以下，介绍两种不同方法，一为用化学致癌剂诱导生成，另一为用烟草特异性亚硝胺（tobacco-specific nitrosamines，简作TSNA）诱导生成。

（1）化学致癌诱导剂生成法：化学致癌剂有多种，在动物实验中使用最多的为二甲基苯并蒽（dimethyl benzanthracene，简作DMBA），常用以产生实验性癌。用于产生有上皮异常增生的白斑时，涂药时间不宜过长，至有上皮异常增生时即停药观察，使其逐渐转变为癌。

动物及试剂选择：如用DMBA，应选择金黄地鼠颊部或舌侧中1/3部；大白鼠不宜用，或因有较厚角化，或因抗力较强，易失败。另一致癌剂为N-氧化-4-硝基喹啉（4-nitroquinoline N-oxide，简作4NQO），用4NQO时，应选择大白鼠，以腭部（软硬腭交界部）为实验部位。

DMBA可用丙酮或液体石蜡，配成0.5%溶液，置深色瓶中待用。配制液体石蜡液时，最好将DMBA置于专用乳钵中，缓慢滴入液体石蜡，同时研磨，以使DMBA完全溶解。两种液体各有优点：前者致癌快，但丙酮挥发性强；后者致癌速度较慢，但无挥发性。不论如何，使用致癌剂时，均应注意防护，戴手套及双重口罩。

4NQO的合适溶剂为1,2-丙二醇（propylene glycol）。

实验方法同前述。涂药时间一般为6～8周，如用金黄地鼠颊囊，至此时约50%动物即已有轻度上皮异常增生。肉眼观察可见多数为小结节样白斑改变，此外还可见结节乳头样及均质型白斑等改变。停药观察9～16周，可全部转变为癌。故治疗试验宜在停药后立即进行。

（2）烟草特异性亚硝胺（TSNA）法：烟草中所含的致癌因素很多，TSNA为其中危害最烈者。而亚硝基去甲烟碱（N-nitrosonornicotine，简作NNN）和甲基亚硝胺－吡啶基－丁酮［4-(N-methyl-N-nitrosamine)-1-(3-pyridyl)-1-butanone，简作NNK］是TSNA中具有最强作用的致癌物质，可用之产生上皮异常增生。烟中所含的尼古丁本身不具致癌作用，但在致癌过程中能起协同作用。已证明如用DMBA致癌时加以6%尼古丁涂局部可促进癌的生成。

NNN及NNK在皮下注射时（叙利亚金黄地鼠）均可诱导生成食管、鼻腔、肝及肺肿瘤。1mg（5mmol）NNK一次注射足以在30%的动物（金黄地鼠）诱发呼吸道肿瘤。而

NNK 在市售鼻烟中含量达 7mg/ml，在嚼烟者的唾液中，浓度达 2.3ng/ml。吸香烟时 1 支香烟的烟气主流中，含 TSNA 1.3μg。TSNA 需通过代谢激活后与细胞成分（包括 DNA）及血红蛋白反应，然后起作用。

动物及药剂：动物用 4 周龄叙利亚金黄地鼠颊囊粘膜为宜。F344 大鼠亦可用，部位相同，可用 10 周龄鼠。

药物溶液的配制为芝麻油中含 6%尼古丁溶液，0.01% NNK 及 0.01% NNN，贮深色瓶置 4℃保存。

实验方法：与前述同，需较长时间，至少应在 6 月以上，如能涂药 12 个月更好。

检查方法：如用地鼠，则取标本时应同时取前胃检查，因也可有组织学改变。标本按常规处理，即中性福尔马林固定，石蜡包埋，组织学切片（一般切 5μm 厚），苏木精及伊红（HE）染色。

此法可使口腔粘膜上皮产生上皮增生、过角化及轻至中度上皮异常增生改变。NNN 及 NNK 之浓度为 0.01%，远高于多数烟草制品所含之浓度（约为 0.001%）。有人用 0.014% NNN 及 0.003% NNK，涂药时间更长（达 132 周）。停止涂药后，病变能否继续向前发展为癌，或逆转为正常，文献中尚未见报道。此法可用以研究烟草对口腔及其他器官的作用，但如进行治疗试验，仍以用化学致癌剂诱导法更好。此法的另一缺点为需涂药较长时间，一般至少为 6 个月。是否可增加 NNN 及 NNK 的浓度，使涂药时间缩短和上皮异常增生产生的频度更高，目前亦无报道。

二、口腔粘膜癌动物模型研究

建立口腔癌动物模型最常用的方法为化学药物致癌法。

远在 1775 年，Percival Pott 即指出，扫烟囱者的阴囊癌是由于煤烟埋停于阴囊皮缝中引起。从该时起即开始了对碳氢化物（煤焦油中主要成分 ）致癌的研究。几乎 100 年后，von Volkman 认为煤焦油是工业皮肤癌的病因。Bell 发现，“石蜡瘤”是由于与页岩油接触而致。1887 年，在英国 Lancashire 发现“走锭精纺机者癌”（mule spinner's cancer）与纺棉者接触矿物油有关。然而，直接的证据至 1915 年才明确，日本的 Yamagiwa 和 Ichikawa 首次用煤焦油在兔耳上诱导出皮肤癌。随后，Tsutsui 用煤焦油在小鼠皮肤上诱导产生癌。Pott 的推论在 140 年之后才得以证实。

20 世纪 30 年代早期，Kennaway 和 Heiger 才从煤焦油中分离出多种多环碳氢化合物（简称多环烃）并证明其致癌性。以后，又从胆酸合成了甲基胆蒽（20-methylcholanthrene），证明为一强多环烃致癌物，引起了对此类物质的兴趣。多环烃类用于局部涂抹、皮下注射、肌肉注射、静脉注射或喂食，皆能引起癌。

早期的实验癌皆在大鼠及小鼠进行。用烟焦油涂小鼠皮肤可起肿瘤，但涂小鼠及大鼠口腔粘膜不能产生肿瘤。用多环烃涂小鼠皮肤产生癌。因此，实验性口腔癌的研究者自然也使用同样物质（即多环烃），试图产生口腔癌，但失败。

深入分析此问题，认为口腔粘膜与皮肤虽有相似之处，但也有不同之处。相同处在于表面皆为复层鳞状上皮，下方为纤维结缔组织。明显的不同处为，皮肤有附属器，包括皮脂腺、毛囊、汗腺等；粘膜的附属则为粘液腺、涎腺等。另一重要的不同点是皮肤是干的，而粘膜是湿润的。

小鼠皮肤涂以致癌剂，例如甲基胆蒽，通常都能在涂药部位产生癌。Cowdry 发现，涂甲基胆蒽于新生小鼠，不能产生癌；但用之于生后5日的小鼠，可产生癌，这是因为新生小鼠的皮肤厚而无毛囊及皮脂腺。但在出生后第5日，毛囊及皮脂腺已形成。故认为，致癌剂必须在皮肤上获得入口，才能作用于上皮细胞而生癌，而毛囊即是一入口。Lacassagne及Latarjet试图证实此“入口学说”。他们在小鼠背部皮肤做出较大的表面创伤，愈合后该部位即形成瘢痕并失去毛囊和皮脂腺。然后，用甲基胆蒽涂有瘢痕部位和其邻近的正常皮肤。正常皮肤处产生癌，而瘢痕处（无毛囊及皮脂腺）无癌形成。

Levy等试验了DMBA对皮肤和口腔粘膜的作用。将DMBA涂下唇的皮肤侧和粘膜侧，组织学检查表明，皮肤侧的反应与其他研究中皮肤对致癌剂的反应一致，而粘膜侧无任何反应，仍然正常。他们认为对此结果至少有两因素应予考虑，其一是粘膜内无皮脂腺，故无致癌剂的进路，其二是粘膜上有粘液或涎液，形成一保护层。他们提出，使用抑制唾液分泌药物或切除涎腺，可能使致癌剂发生作用。

致癌性烃化合物在紫外线下呈现特征性荧光，故可用荧光显微镜研究致癌剂在金黄地鼠皮肤和粘膜中的分布情况。Salley用溶于矿物油的DMBA涂金黄地鼠颊囊粘膜、腭、舌和背部皮肤，每周3次，共15周。在一次涂布后，即可在皮脂腺中发现荧光。涂2或3次后，在表皮内即有较高浓度。粘膜方面，仅有完整表皮下的固有层中有荧光小体，但存在于何类细胞中，因技术原因而不明。

直到1965年，几乎在Levy等提出唾液在致癌过程中的保护作用15年后，Wallenius等进行了一系列研究，才明确了Levy等的看法。

他们用Sprague-Dawley（SD）大鼠，用0.5% DMBA丙酮液涂耳及口腔粘膜每周3次。6个月后，100%的动物耳部形成鳞癌。然而，在16个月左右，才有1/3的动物口腔中出现鳞癌。他们认为，口腔粘膜可能有某种抗癌机制。

为判断此抗癌作用是由于口腔上皮的解剖特点，或者是外来因素如唾液的作用，又进行了试验。将大鼠颊部皮肤移植于口内颊部，此法可观察致癌剂在有唾液的环境中对皮肤及其附属器官的作用。此口腔内的皮肤（带有皮肤附属器）用DMBA每周3次涂布11个月。同时，用同样药物及方法处理对侧正常颊粘膜及颊部皮肤。结果，移植于口内的皮肤未发生癌瘤，对侧颊粘膜只出现轻微的良性改变，但对侧颊部皮肤皆发生癌。此研究说明了唾液的作用。

Wallenius认为，口腔粘膜无皮脂腺和毛囊不能解释其对致癌剂的低敏感性。故又进一步研究唾液保护口腔粘膜对抗致癌剂的假说。也用大鼠为实验动物，切除颌下腺及舌下腺，结扎腮腺导管，减少了90%唾液分泌，剩余的10%为小粘液腺所分泌，并在粘膜上形成了粘液层。再给以甲基东莨菪碱，口腔粘膜即干燥，并可维持8h。如至少每间隔48h注射1次，则效果可维持1年。再用DMBA丙酮液涂口腔粘膜11月，鳞癌即发生。未做停止分泌唾液处理的动物，无癌发生。然而，癌的发生率在涎腺切除组中，明显低于口腔粘膜干燥组，即低于用外科切除涎腺加药物抑制组及单用药物抑制组。结果说明了小涎腺分泌的粘液还有一定的保护作用。荧光观察也证实，在口腔粘膜干燥组，致癌烃化合物可穿透角质层，进入固有层，并可在该处持续存在至少48h之久。有唾液分泌的则无此现象。认为，唾液的作用可能是将致癌剂冲洗除去或将其稀释。但由小粘液腺而来的粘液在大腺体切除后的保护作用对此结论不符合，可能这些粘液虽然稀少，但可在粘膜表面形成一保护层，使致癌剂与粘膜不接触。

1965年，Fujino等用4NQO溶于丙二醇液涂小鼠下唇，180天后47%动物发生唇及/或舌癌。如加用机械刺激（金属丝），则在同一期间，77%动物发生癌。此工作提出了一种水溶性强致癌剂。

Lekholm 及 Wallenius 用 4NQO 在大鼠腭部诱导癌发生并试验了缺锌及富锌食物的影响，开创了一模型系列，为以后试验各营养物质及各种药物等对癌发生的研究提供基础。

动物选择：Bonne(1927)用煤焦油涂50只小鼠腭部，50周后，仅产生3例鳞癌。Oyama（1935）将煤焦油注射于2只兔舌的溃疡区之下而生舌癌。这些早期产生实验性口腔癌的尝试都是不太成功的。几年以后，由于选择了较适合的实验动物、实验部位以及强力的致癌剂，成功率才有所提高。

金黄地鼠的腭部、牙龈和舌粘膜皆可用 DMBA 涂抹法产生癌。特别是舌部，几乎所有部位都对 DMBA 敏感，可在 15 周至 1 年期间产生癌，但如在创伤后（用拔髓针或其他器械轻刮表面）再涂抹 DMBA 则能取得较好效果。有时可产生结节性或溃疡性舌癌并偶有转移至淋巴结的报道。用甲基亚硝脲（N-methylnitrosourea，简作 NMU 或 MNU）经胃或静脉给药，亦可产生口腔肿瘤性改变。下牙龈也较易诱导出癌，但也有人（如 Suzuki，1976）认为在组织学上与人类的口腔鳞癌不尽相似。NMU 经胃或静脉而不是直接接触，产生口腔粘膜的改变引起特别关注。金黄地鼠的颊囊粘膜如用 DMBA 涂抹法，易产生癌瘤，但也引起一些争议，将在颊粘膜一节中叙述。

小鼠口腔粘膜对化学性致癌剂不特别敏感，故在实验性口腔癌中甚少应用。但亦曾有成功的报道，如：van Prohaska 等（1939）用甲基胆蒽（methylcholanthrene，MCA）取得一些成功；Goldhaber（1957）用 DMBA 亦有一定效果；Levy 等（1951）用 MCA 于唇粘膜，也有成功之例；Levy（1958）将 MCA 0.3mg 水混悬液注射于舌部，在 18 只小鼠中有 15 只发生舌癌，认为此法比直接涂抹法好。用 4NQO 涂抹可在小鼠舌及唇粘膜产生癌（Fujino 等，1965）。总的来说，上述各家报道的成功率皆不高，需要时间也较长，故小鼠少用于实验性口腔癌。

大鼠在实验性口腔癌中应用亦不多（腭癌例外，将于腭癌节中论述）。NMU 有一定效果。如抑制唾液分泌，DMBA 可以成功。Yamamura 等（1957）曾在大鼠下唇粘膜用手术方法形成一囊袋，置入 DMBA 或 MCA，可产生癌。

猴的口腔粘膜很少用于实验性口腔癌的研究。对 DMBA 的作用有抗力，Cohen 及 Smith（1967）曾在 2 只猴的口腔粘膜多个部位应用，有 1 只在 4 年多后，产生微细变化。

1. 颊粘膜癌

概述：颊粘膜癌（简作颊癌）是实验性口腔粘膜癌（简作口腔癌）中最先成功的。Homburger 及 Shklar 皆指出，1954 年 Salley 对实验性颊癌的研究应被认为是实验性口腔粘膜癌的真正起始。Salley 首先证明，化学致癌剂如 DMBA 的多次涂抹可产生金黄地鼠颊癌。这一工作对研究癌的产生过程提供了可用的动物模型。Salley 指出在癌变过程中有 4 个明显的组织学改变时期，即：炎症、变性、再生及增生。随后，Morris 研究了年龄、性别、致癌剂的浓度等与金黄地鼠颊癌产生的关系，证明，DMBA 的最适合浓度是 0.5%，低于此浓度则癌的产生慢；而高浓度，如 1.5%，则有毒性作用。也证明，一周涂 3 次比一周涂 2 次的效果更好。性别的关系不大，但鼠龄是重要因素，18 月龄的金黄地鼠对 DMBA 生癌的反应不佳，即产生抗癌力。但 9 个月以下者发癌情况良好。对粘膜的慢性刺激和全身性因素可增加发癌机会。例如，维生素 A 缺乏增加 DMBA 致癌率。Homburger 证实，在 DMBA 处理之后，再涂以 10%维生素 A 棕榈酸酯，可诱发浸润性鳞状细胞癌；而在 DMBA 处理后涂以0.5%液体石蜡，则形成直径1～2mm的小乳嘴状瘤并有似上皮内癌的病灶存在，在2月内可消退或转变为良性乳嘴状瘤。Cavalaris等证明，维生素A可促进DMBA的致癌作用。他们比较了两组金黄地鼠，皆用DMBA，但一组加用维生素A处理。在同一期间内，加用维生素处理者，生成的癌前改变及癌的数目更多，更广泛。维生素A的作用也许与使颊囊粘膜上皮增生有关。维生素A对上皮分化及角化的作用是肯定的。Dressor的研究表明，维生素A的作用可能为一辅佐剂，也可能刺激淋巴细胞浸润。Levij及Polliack发现，用20%维生素A棕榈酸酯液体石蜡处理颊囊粘膜12周，固有层出现致密单核细胞浸润。此种浸润常呈结节状，含有淋巴细胞及大而不规则的单核细胞，与恶性淋巴瘤中的所见相似。Shklar等报道，给予非中毒量13-顺式-维生素A酸（溶于花生油）10mg每周2次，同时涂DMBA矿物油液，可抑制金黄地鼠颊癌生长（颊癌生成明显迟延）。维生素A酸在涂DMBA的次日给予。

Rubin及Levij在制备DMBA溶液时，加入维生素D_2及D_3。用此液局部涂抹金黄地鼠颊囊粘膜，肿瘤形成受到抑制。他们认为，维生素D的应用使钙与肿瘤细胞膜的结合量减少，增加了细胞的渗透性，使进出胞浆的代谢产物失去控制。故而细胞分裂过程的控制减退。维生素D被认为可引起与碱性磷酸酶/钙结合的蛋白合成，使钙不能与细胞膜结合。对此领域仍应深入研究。

Homburger认为，DMBA在金黄地鼠颊囊引起的很多变化实际上是炎性反应，在形态学上很难与恶性肿瘤区别。他建议在应用DMBA的最初时期内（2～4个月），必须仔细判断，因此时炎症与肿瘤生成过程混杂在一起。他指出，DMBA应用5个月时，明显的肿瘤出现，而炎症改变消退。Eisenberg提出，在制作癌时，如果出现上皮异常增生，继续涂药是否必须。她检查了涂药（DMBA溶于矿物油）8、10、11、13、及15周后的标本，发现在10周时即有肉眼的明显改变。涂药在10周后停止，则在13及15周时，出现广泛的肉眼及组织学上的改变。故恶性转化出现时，是否还应继续涂药是可考虑的，因为涂药10周后停止，100%的动物在13周及15周时会出现明显的癌症改变。

Shklar等研究过影响DMBA致癌的多种因素，全身给予可的松，会使癌的形成更广泛、更富浸润性，乃由抑制了免疫功能之故。用特异性的金黄地鼠抗淋巴细胞血清（ALS）注射，则癌的发展更快，更广泛，分化度更低，向深度浸润更甚。但如在致癌过程中，局部涂抹可的松，则可抑制肿瘤形成。其作用不明，也许是抑制细胞分裂活动之故。可的松的浓度和应用时间，对肿瘤形成的结果也不同。Polliack及Levij在涂DMBA前3分钟时，涂以可的松，促进肿瘤形成。然而涂DMBA 3分钟后再涂可的松，则肿瘤的发生率与对照组比较，无明显差异。他们用0.05%可的松醋酸液，或0.025%液，二者结果不同。可的松作用的不同报道，也应进一步研究。

内分泌因素在一些实验性肿瘤的诱导和发展上起重要作用，Levij等和Polliack等利用金黄地鼠颊囊做过雌及雄激素影响的研究。将雄性鼠去势，在涂DMBA的过程中给予雌激素注射，另一组给以雄激素注射。对未去势的正常雄鼠亦给以雄激素。各组动物皆涂DMBA 12周，在9及12周末检查。发现，去势鼠给雌激素者，促进肿瘤形成。正常动物涂DMBA并注射雄激素者，肿瘤发生率低。正常鼠与去势鼠皆仅涂DMBA者，肿瘤发生率相似。在实验性肿瘤发生中，激素的作用是另一值得深入的领域。

全身性给予抗代谢药物为研究实验性肿瘤生成过程中的另一领域。有过一些研究，但仍应继续深入。Shklar等及Sheehan等用过甲氨蝶呤及硫唑嘌呤（二者均有免疫抑制作用），可促进颊囊癌的生成。有人用过5-氟尿嘧啶（5FU），效果似甲氨蝶呤，发生的肿瘤包括全部颊囊并侵及下方组织，使颊囊固定而不能翻出。但有人在每日给以1% 5FU丙二醇液时，使DMBA诱导肿瘤生成的过程迟延。故是否与浓度或涂药的频度有关，也是需继续研究的。

以上，叙述了金黄地鼠颊囊粘膜肿瘤发生过程中的一些研究，说明了颊囊粘膜被广泛应用的情况。当然还有一些重要的领域可以用此部位研究，例如：烟草、槟榔、酒等的作用，这将在另一节中叙述。

血管生成情况在金黄地鼠颊囊癌诱导过程中的研究是一新的研究领域。有人用墨汁灌注技术和组织学观察研究过这一问题，发现在癌变发生的不同时期内，皆存在血管生成现象，与上皮细胞恶变及增殖有明显的相关性。温玉明等研究了血液内环境和局部微血管变化，结果显示，癌前病变时微血管无明显改变；肿瘤出现后则有血管排列紊乱，无极向，数目减少，出现瘀血和血窦，血流速度减慢，流量小等。另一研究也说明了血管生成与癌变转化的关系。李龙江等也研究了血管生成抑制剂的作用，用鱼精蛋白及平阳霉素治疗，以组织学定量方法、肿瘤内血管密度与血管面积密度等为检测手段。结果表明，鱼精蛋白有明显抑制地鼠颊囊癌生长作用，而作用来自对肿瘤血管生成的抑制，与平阳霉素合用，有明显协同作用。显然，这一领域还大有工作可做。

中药对地鼠颊囊癌形成的作用无疑也是一新的有价值的研究课题。周曾同等对绞股蓝进行一系列研究，证明确有抑制DMBA诱导的颊囊癌变的作用。

以上，概述了随着颊粘膜癌动物模型的建立，已进行过不少工作。也说明了颊癌动物模型是一较好的模型，可用之做不少研究。还说明了，虽然在各领域中做了不少研究，但仍留下很多可再深入研究的课题。

金黄地鼠颊囊曾被认为是一不受免疫作用的部位，但近年来的研究对此有怀疑。先以二硝基氯苯（dinitrochlorobenzene，DNCB）通过地鼠腹部皮肤引起过敏性后，将此抗原涂于颊囊，则引起局部在肉眼及组织学上皆有特征性的迟发性过敏反应。研究者因此认为，地鼠颊囊对DNCB的接触能表现出接触过敏反应，随后，在涂致癌剂DMBA前以DNCB致敏颊囊，或将DNCB直接涂于已发生的肿瘤。前者使肿瘤的发生迟延，然而，有此现象者仅占动物数的52%。Shklar，Eisenberg等的研究发现，给以左旋咪唑（一种非特异性细胞免疫促进剂），可明显地延迟颊囊肿物的发生。他们认为，这支持了一种观点，即宿主的免疫应答有一定缺陷，故使恶性肿瘤发生；而促进宿主的免疫应答后，迟延或防止肿瘤形成。

从上述研究（只叙述了一部分）可以看出，金黄地鼠颊囊癌是一理想的模型系统，可用以研究口腔癌发生中不同观点和假说。

实验方法：动物选择已见前述，以叙利亚金黄地鼠（Syrian golden hamster）颊囊粘膜最为适宜。可用成年鼠（鼠龄2～3个月），雌雄不拘。

致癌剂以二甲基苯并蒽（dimethylbenzanthracene，简作DMBA）最宜。DMBA为黄色粉末，可用液体石蜡或丙酮配成0.5%溶液。DMBA可直接溶于丙酮，但较难溶于液体石蜡。配制后一溶液时，最好将DMBA置一专用乳钵中，边研磨边缓慢加入液体石蜡，直至完全溶解，也可置瓶中，以较长时间的振荡促其溶解。

0.5% DMBA丙酮液应置暗色瓶中保存。因丙酮挥发性大，操作时必须注意防护。

使用DMBA丙酮液时，致癌速度比0.5% DMBA液体石蜡液快，操作最好在麻醉下进行。可缝一约（8×5×4）cm^3大小的纱布包，内为棉花，使用时将其浸泡乙醚，置于一大玻璃缸内（容积约在5L左右），上用玻璃一片为盖。将地鼠放入，开始可见其挣扎，随即卧倒不动，此时立即取出操作。

以一大直镊，撑开口腔，暴露颊囊粘膜。用一小油画笔蘸致癌剂液（注意，液不可太多，以不滴出为宜），反复涂抹粘膜 6～7 次。

每周涂 3 次，涂至 10 周时（用液体石蜡 DMBA），即有粘膜上皮异常增生。可停止涂药，观察，至 13～15 周时，几乎 100％发生鳞癌。如用 DMBA 丙酮液，涂至 6～8 周即可停止。

由此产生的鳞癌绝大多数为 Broder Ⅰ级，即分化较高的鳞癌。如欲增加其恶性（浸润性，未分化性），可用前述的方法（见本节概述）。

2. 舌癌

概述：舌癌是口腔癌中较常见且恶性度较高者，浸润性及早期转移皆较明显，故对舌癌动物模型的研究一直受到重视。

Levy 于 1958 年做过舌癌动物模型研究。用甲基胆蒽反复涂抹小鼠舌部，不能产生舌癌。但将其植入舌之上皮下时，有癌形成。Mesrobian 及 Shklar（1969）将纯 DMBA 粉剂以氰基丙烯酸酯（一种有效的粘膜粘合剂）固位于金黄地鼠的舌、腭、及龈粘膜上时，能产生腭及龈癌，但不产生舌癌。

Carter 等报道了一有趣的发现。他们用氧化硝基喹啉（4NQO）及巴豆油（croton oil）涂 C57 ×DBA2 系小鼠背部皮肤，先用 0.2％ 4NQO 丙酮液涂背部皮肤 16 周。然后用巴豆油涂 53 周。小鼠多因情况恶化而处死，或死于实验开始后 291～489 日，只产生了 4 个皮肤肿瘤，但在 30 只动物中却有 6 只发生了舌的肿瘤，发生率约为 20％，此结果并不在实验的预期之中。作者认为上结果是由于小鼠舔食 4NQO 而使之与舌直接接触所致。

Dachi 曾观察到 DMBA 以二甲基亚砜溶解时，可穿透金黄地鼠的颊粘膜上皮，故用 0.5％DMBA 二甲基亚砜液涂地鼠舌粘膜每周 3 次，共 30 周。全部地鼠皆发生舌的缓慢生长的斑块样病变。但病变较邻近部位的口腔粘膜发生的肿瘤小。舌肿瘤发生的平均潜伏期为 94 日，仅有 6 只动物生存至实验的 30 周末，其余的大多数死于舌以外的口腔粘膜肿瘤。组织学上舌的病变从良性增生及错角化至原位癌及浸润癌。明显的浸润性癌仅见于 15 只地鼠中的 4 只。大的、分化度低的、浸润性明显的癌则见于唇、颊粘膜、颊囊以及地鼠的皮肤。每只动物的食管皆有细胞的异型性、原位癌或浸润癌等改变。

由于诱发舌癌的潜伏期长、发生率低，藤田净秀于 1973 年建立了在较短期产生高发生率舌癌的方法。用 0.5％ DMBA 丙酮液每周 3 次涂 17 只地鼠舌侧缘的中 1/3 部，涂前用拔髓针轻刮涂药区，使表皮产生创伤及裂隙。另一组 15 只动物中，只涂药而不刮上皮；还有 2 组动物，一组刮后涂丙酮液，一组则仅涂丙酮液而不刮上皮。

实验组动物在 13～25 周皆发生舌癌。仅涂 DMBA 而不刮伤上皮者，产生肿瘤的数目甚少而迟。

藤田等又比较试验了舌的其他部位，包括舌侧缘的中 1/3；舌侧缘的前 1/3；舌背的中央部分；舌尖；及舌的腹面；皆先刮伤上皮后涂药。

结果说明，用此方法可在上述舌的各部产生舌癌，以舌侧缘的中 1/3 部最为敏感，舌背最差，其他三处居中。此模型的结果与人类舌癌的情况类似，故以后为甚多研究所采用。

美国哈佛大学口腔病理科在 Shklar 领导下，用藤田的方法进行了一系列研究。他们比较了 DMBA 溶于丙酮和溶于油的结果，发现溶于丙酮者，与创伤结合，可在 12～15 周内

100%地产生地鼠舌癌。舌癌发生前，有白斑病变出现，与出现于地鼠颊囊致癌过程中者相似，亦近似于出现于人类者。用DMBA溶于油者，与创伤结合，在15～16周时，仅产生上皮异常增生。他们也发现，仅DMBA丙酮液而不加创伤，也可产生舌癌，但潜伏期较长，约迟2～4周，但动物的健康情况较好，这是由于避免了在操作时需在麻醉下进行之故。他们还研究了用近交系（纯系）地鼠的结果，用同样方法，产生舌癌更快，有如产生颊癌一样，但皆为分化度高的舌癌。故也在研究产生低分化舌癌的方法。

为了进一步发展舌癌模型，他们试用了另一种属动物，即Wistar大鼠，用下列各法，部位皆为舌侧缘的中1/3：置DMBA粉并用氰基丙烯酸酯粘贴于粘膜；DMBA油溶液；DMBA埋藏（植入）。6个月后，皆未发生舌癌，仅在植入组10只动物中，有2只发生纤维肉瘤。

有人试用了完全不同的方法，用二氯亚硝基哌啶（dichloro-nitrosopiperidine）于饮用水中，给予15只雄性大鼠，动物产生了舌、咽、食管、胃、鼻甲及支气管肿瘤，动物在24周前死亡。

实验方法：

（1）创伤加致癌剂法　选用叙利亚金黄地鼠为实验动物，致癌剂用0.5%DMBA丙酮液。

动物在乙醚麻醉下，拉出舌，在舌侧缘中1/3部及其与舌腹交界处，用拔髓针轻刮粘膜，使表面有糜烂，然后用DMBA液涂该处5～6次。每周3次。

粘膜开始发生充血、糜烂、溃疡，坚持涂致癌剂，约2周后逐渐消退；至4周时，粘膜增厚、发白；4～6周时，粘膜出现片状白色斑块，约4mm×6mm大小，似人的口腔白斑。其后，白斑逐渐增厚，表面粗糙。8～10周时，白斑呈瓷白色，表面有颗粒状突起。8周时即开始出现小乳头瘤样改变。11周后舌癌逐渐生成。

魏肇庆、章魁华等（1983）曾用146只金黄地鼠进行过较大规模研究，发现当乳头状瘤大至直径4mm，高约3mm时，可停止涂药，肿瘤生长很快。如仅为1～2mm时，停止涂药，乳状状瘤可自行消退。2～3mm时，不涂致癌剂乳头状肿物无自行消退现象，但也很少有快速生长情况，大部分生长停滞或生长极为缓慢，2～3个月仍未发展成癌。故建议，无论是研究肿瘤模型或是做舌癌的实验性治疗研究，以乳头样瘤至4mm大小时开始进行，为恰当时期，此时在68例活检中，100%的肿瘤皆已恶变。绝大多数舌癌的生成部位为舌左侧缘中1/3偏腹侧。以单个出现为主，少部分为多发或多发而彼此融合。肿瘤体积的变化甚大，最小者（5.1×4.4×3.4）mm^3，最大者为（11×9.5×8）mm^3。

舌癌以外生型最多，溃疡型及混合型（外生型及溃疡型）较少。病理上按Broders分级为：高分化（Ⅰ级），73.5%；中分化（Ⅱ级），24.5%；低分化（Ⅲ级），2%；皆为鳞状细胞癌。生长方式以团块型最多，63.3%；细索型22.4%；弥漫型8.2%；乳头型为6.1%。均无颈淋巴结转移。带瘤平均生存时间为34.5天，最短17天，最长59天。

动态观察，1～4周主要为上皮单纯增生，个别有上皮细胞的轻度异形性，基底细胞核浓染，表面为角化异常增生，钉突形成较多。7周后为上皮轻度或重度上皮异常增生。11周后为上皮重度异常增生、原位癌或早期浸润癌。

（2）饮水法　饮水中加入致癌剂致癌的报道不多。国内刘兴坤、何荣根、周曾同等做过研究。

选择S-D大鼠为实验动物，鼠龄160天，体重220±10g。配4NQO蒸馏水0.1%溶液保存。用时加自来水成0.002%，盛避光瓶中，自由饮用。

9周后，舌背粘膜有80%出现单纯上皮增生，20%有轻至中度上皮异常增生。

13周后，2/3（66.6%）出现轻至中度上皮异常增生，1/3（33.3%）为重度上皮异常增生。

16周后，55.5%为上皮重度异常增生，44.4%为原位癌。

32周后，12.5%为重度上皮异常增生，12.5%为原位癌，75%为高分化浸润癌。

如在9、13及16周后停用4NQO，观察至32周时，舌癌发生率分别为50%、62.5%及77.8%，未见到远处转移。

舌癌动物模型的意义：地鼠舌癌及颊癌模型是口腔癌中较为满意的动物模型。他们的发癌率高，可达到100%，潜伏期也不长，所生成的肿瘤皆为典型的鳞状细胞癌，以高分化者为主，但舌癌中，中分化和低分化也占相当的比例。

癌的动物模型除了可以用来研究癌发生发展过程中各种变化之外，更常用以研究对癌的治疗。

地鼠舌癌模型与人的舌癌有很多相似之处：①在舌癌生成之前，有癌前病变出现，肉眼所见为类似人类白斑样病变；组织学上有从粘膜上皮单纯性增生发展为异常增生（轻→中→重），然后癌变的全过程。故此法也可用作癌前病变的研究。②地鼠舌癌无论在临床方面或是在组织学方面，表现各种形态，与人舌癌类似。因此有不少学者主张在研究舌癌的治疗中，应以此模型为主，因其更符合人舌癌的情况，其结果更有意义。③此舌癌动物带瘤生存的时间较为适中，对治疗研究有利。因如带瘤生存时间过长，可使实验时间也过长，也可能使治疗作用不能反映出来；带瘤生存时间如过短，也将影响治疗的结果。

本模型也有一些不足之处，主要为低分化者较少，有淋巴结转移者少。有学者做过增加低分化及淋巴结转移的研究，用过抗淋巴血清、甲氨蝶呤、可的松等药物，能使致癌剂诱导的舌癌分化度更低，但未能增加淋巴结转移率。这一问题还应深入研究。

3. 牙龈癌

尽管牙龈癌是一常见的口腔癌且有相当高的死亡率，但实验性研究却甚少。

Zussman将0.03%芴基乙酰胺（N-2-fluorenylacetamide，简作2FAA）加入低维生素B_6的食物饲养大鼠，再给以已烯雌酚刺激，可产生牙龈癌。用W/FU系大鼠，食用2FAA 3个月后，将5或10mg已烯雌酚小丸埋入皮下，每月更换一次。由此法产生的为腺癌。

Zussman还做了另一组试验，用W/FU系大鼠，在鼠龄1～3个月时，一组动物饲以上述饲料；另一组动物则将2FAA加入正常饲料中。1个月之后开始埋入已烯雌酚小丸，继续饲以上述饲料。发现，低VitB_6饲料，5mg已烯雌酚组中，8只动物在鼠龄12个月时，有5只发生浸润性牙龈癌；在低VitB_6饲料，10mg已烯雌酚组中，8只动物在鼠龄9个月时，有7只发生浸润性龈癌。检查皮脂腺及涎腺，皆有退行性变。也有口外肿瘤发生。发生的肿瘤是弥散性浸润性的。组织学上，很多区域的肿瘤为腺样囊性癌样，其浸润性质和发生部位与小涎腺的原发性肿瘤一致；另一些区域的肿瘤则为鳞癌。2FAA及已烯雌酚在肿瘤发生中的作用未被充分阐明。

Shklar及其研究组也做过牙龈癌发生的研究。用叙利亚金黄地鼠，鼠龄3～4个月。用0.5% DMBA矿物油液涂下磨牙周围的龈组织，每周3次。涂药时亦涂牙齿表面，使致癌剂也进入龈沟。4个月后处死动物检查。30只动物中，11只有肿瘤发生。牙间牙龈有明显增生及过角化；上皮附着区亦有增生。在近中部牙龈，有良性及恶性肿瘤发生。全部动物皆有过角化及上皮增生，钉突形成。3只动物的边缘龈与附着龈有分化高的较大鳞状细胞癌。龈沟上皮在多数动物中皆无较明显改变。在4个月的实验期间，虽然发生癌的动物不多，但在很多区域发生错角化及乳头样瘤。

随后，为了促进龈癌的形成，Shklar组延长了DMBA与牙龈的接触时间。用50只叙利亚金黄地鼠，雌雄不拘，鼠龄3～4个月。分为4组，第1组20只，每周一次将纯DMBA粉置于下颌切牙唇侧牙龈表面，然后用1滴氰基丙烯酸酯液体将其粘着于牙龈。第2组10只动物，每周用DMBA一次，不用粘着剂。第3组动物仅用粘着剂。第4组动物则不做处理。实验共进行20周，在第10周时，实验组（第1组）动物在切牙区有肿瘤生成。第11周至第20周时，第1组动物有60%可见上皮变白、增厚，30%的动物牙龈有肿瘤形成，为表皮浸润癌。一些癌有过角化并为外生性，一些为分化较低的癌并为浸润性。全部皆无远处转移。

Shklar等指出，如用粘着剂如氰基丙烯酸酯之类，可以缩短诱导肿瘤发生的潜伏期，可用以在口腔粘膜表面诱导肿瘤产生。过去诱导口腔癌的困难是由于致癌剂被唾液冲洗掉的缘故，如致癌剂与口腔粘膜有长时期的接触，自易于产生肿瘤。他们在诱导牙龈癌的实验说明，不一定需要有如像溃疡或创伤的入口。其他在小鼠诱导口腔粘膜恶性肿瘤的实验，是在抑制唾液并随后发生溃疡的条件下成功的。

但应指出，唾液的作用不仅仅是将致癌剂“冲洗”掉。Wallenius等的工作指出，唾液或粘液可在粘膜表面形成一保护层，而氰基丙烯酸酯可能有破坏此保护层的作用。如简单地抹去牙龈表面的唾液，再放置DMBA及氰基丙烯酸酯，可保证诱导肿瘤生成成功。

4. 腭粘膜癌

腭粘膜癌的动物模型研究以瑞典Lund大学Wallenius的工作（1965）最为突出。

首先他们研究了并肯定了唾液的保护作用（已见前述）。在抑制唾液分泌的情况下，用4NQO涂S-D大鼠腭粘膜，每周4次。同时，对照组仅涂4NQO而无唾液分泌抑制。实验组在4、5个月后发生腭癌而对照组在7个月后才发生。

他们也研究了锌在腭癌发生中的作用，用同样方法诱导腭癌。两组动物，一组饲以加锌食物，另一组饲以缺锌食物。结果，加锌组加速肿瘤生成，而缺锌组延迟肿瘤生成。

这一模型系统的建立，为以后进行营养对口腔恶性肿瘤影响的研究，创始了条件。

三、涎腺癌的动物模型研究

【动物模型研究】

涎腺癌的动物模型研究甚有意义，因同时涉及肿瘤发生及癌的生物学等广泛问题。

涎腺癌的动物模型研究历史甚久。1910年Lowenstein将猩红油（scarlet red oil）注入兔腮腺内，观察到腮腺内有炎症反应，同时有导管上皮的异常增生，认为类似人类的腺样囊性癌。1929年有人用煤焦油多次注入兔腮腺内，有鳞状上皮囊肿形成。1932年有人用猩红油法注入大鼠及兔之腮腺内，形成鳞状上皮囊肿，并有角化及鳞状上皮化生。

1946年Meisel用59只Wistar大鼠，鼠龄2个半月至3个月，每隔日一次用管饲法给予10mg 2-乙酰氨基芴（2-acetylaminofluorene）花生油。以后，每3日给予20mg，在111至227日内总量用至250至650mg。22只动物在一侧或双侧颌下腺区内发生结节状肿胀，检查有颌下腺腺癌2，腺瘤3。1941年Wilson等曾用同样药物饲养大白鼠，发生了多个器官肿瘤，但无涎腺肿瘤。

Zussman（1965）用 W/Fu 系大白鼠，饲以含芴基乙酰胺（N-2-fluorenylacetamide，简作 2-FAA）低吡多醇（pyridoxine，即 $VitB_6$）食物。一个月后，在 20 只雄性及 4 只雌性大鼠皮下，植入 5 或 10mg 己烯雌酚小丸，仍继续给予同样饲料，植入小丸每月更换一次，以后，发生弥散性浸润性牙龈癌。他发现小涎腺有萎缩，而大涎腺（腮腺、颌下腺、舌下腺）有萎缩及癌发生。

1960 年 Reuber 报告，去势雌性 A×C 系大鼠饲以芴基二乙酰胺（N，N-luorenyldiacetamide，简作 2-FdiAA）和乙诺酮（norethandrolone，即雄激素），颌下腺发生癌肉瘤，但在健康大鼠中不发生，被认为是与雄激素的组成代谢作用有关。同样方法用于雄性去势大鼠，不论是否给予雄激素，不发生涎腺肿瘤。在健康雌性大鼠给予雄激素亦无涎腺肿瘤发生。去势雌性大鼠或健康者，无论给予孕酮或睾酮，亦无涎腺肿瘤发生。很明显，去除性腺及给予雄激素是在此系大鼠饲以 2-Fdi AA 中诱导发生颌下腺癌的重要条件。

烷基化剂甲基亚硝脲（methyl nitrosourea，简作 MNU，抗肿瘤药）给予大鼠一次静脉注射，可诱导很多器官发生肿瘤，然而不能诱导出涎腺肿瘤。

Neale（1976）指出，大鼠静脉注射后，MNU 的半衰期仅为 4 分钟，故可相当精确的知道暴露于致癌剂的时期。他先给大鼠以硫酸异丙肾上腺素（isoprenaline sulfate，IPR），然后在 IPR 诱导的不同代谢时期静脉注射 MNU。如在 IPR 给予后 28 或 31 小时给 MNU，可成功地诱导出涎腺肿瘤；如在 8 小时后注射，则失败。给予 IPR 28 或 31 小时后，涎腺内的 DNA 复制达到高峰，但仅有 13％的大鼠产生肿瘤。

1940～1960 年间，较多报道使用了多环碳氢化物致癌剂。用之在小鼠、大鼠和豚鼠，均可诱导出涎腺癌或肉瘤。癌多见且潜伏期较短，多为鳞状细胞癌，偶亦有腺癌发生于小鼠。通常使用的方法为将含致癌剂的胆固醇或蜡小丸植入。

Steiner（1942）用 20-甲基胆蒽（20-methylcolanthrene，简作 MCA），1、2、5、6-双苯蒽（1、2、5、6-dibenzathracene，简作 DBA），和 3、4-苯并芘（3、4-benzopyrene，简作 BP）三种致癌剂于小鼠、大鼠、豚鼠和兔的颌下腺，诱发了前三者的颌下腺上皮癌或肉瘤，腺泡及导管细胞经鳞状化生后形成鳞状上皮癌。但未能在兔诱发颌下腺肿瘤，认为兔可能有对致癌剂的抵抗作用。

1950 年 Bauer 和 Byrne 做了类似工作，用兔和 4 种不同品系小鼠颌下腺，所用致癌剂为 DMBA、MCA、DBA 或 1、2-苯蒽（1、2-benzanthracene，BA），发现不同品系小鼠对致癌剂的敏感程度不同，产生的为上皮癌及肉瘤，癌细胞来源于增生的闰管上皮细胞。家兔则对致癌剂有抵抗作用。

用 DMBA 诱发小鼠颌下腺肿瘤时，初期改变为腺体坏死、萎缩，炎症反应。然后导管上皮增生，导管扩张，导管上皮鳞状化生，恶性变为鳞状细胞癌。结缔组织中成纤维细胞增生、恶变，形成纤维肉瘤。

Gluckman 与 Cherry（1962）研究了射线对涎腺的影响，发现有性别差异。使他们进一步研究用多环碳氢化物致癌剂诱导涎腺肿瘤时内分泌的作用，特别是在雄性大鼠中的作用。1971 年他们用 129 只雄及雌性黑色大鼠，2～5 月龄。将 0.1ml DMBA 溶于丙酮的饱和溶液或其 1％橄榄油液注入颌下腺、舌下腺及腮腺内。发现，成纤维细胞对 DMBA 比上皮细胞更为敏感。8 周时，肿瘤开始出现。DMBA 油溶液先引起肌纤维退行性变，然后形成横纹肌肉瘤。很多动物同时发生癌及肉瘤。DMBA 丙酮液诱导癌及肉瘤形成的时期短于 DMBA 油溶液，但肿瘤的发生率二者相同。他们的另一实验表明，低浓度 DMBA 在雄性和雌性大鼠均可诱导出数量相似的肉瘤和癌。如给予雌激素，在雄性大鼠诱导出的肿瘤数减少一半；如给睾酮，则在雌性大鼠诱导发生的肿瘤数增加一倍。高浓度 DMBA（2%）时，此性别差异即消失。也发现，雌性大鼠对 DMBA 的毒性作用更为敏感。

实验表明，雄性啮齿类动物颌下腺的分泌活动和分泌量远大于雌性。此种差异可在去势后或内分泌治疗后消失。雄性小鼠的颌下腺也分泌较多的神经生长因子，在雌性此分泌可因睾酮的刺激而产生。射线能使腺泡受到损害，并可引致腺瘤发生，亦在雄性更为明显。

Chaudhry 等（1966）用 50 只雄性大白鼠，50 只雄性叙利亚金黄地鼠，颌下腺植入 DMBA 小丸，含量为 0.2、0.4 或 0.8mg。24 周末时处死动物。发现，不同剂量 DMBA 产生的肿瘤不同。大鼠发生更多的鳞状细胞癌，地鼠则肉瘤更多。剂量大的，产生的肿瘤更多，在两组动物均如此。在大鼠，27%的动物发生恶性瘤，其中，4 个为肉瘤，8 个为鳞状细胞癌。在地鼠，25%的动物发生肿瘤，全部为肉瘤；剂量大时，发生的肉瘤也增多。未见有腺癌及混合瘤发生。

1969 年 Schmutz 及 Chaudhry 拟建立一模型供研究用，目的为探索合适的致癌剂剂量，以期在最短的时间产生最多的肿瘤且只有最低的死亡率。将 2～3 月龄的 S-D 大鼠分为 5 组，每组 10 只，每只动物接受一次 DMBA 注射。第一组 250mg；第二组 500mg；第三组 750mg；第四组 1000mg；第五组 250mg，8.5 周时再注射 250mg。第四组的全部动物皆发生肿瘤，其他各组的肿瘤发生率为 38%～45%。除 3 只动物外，皆为鳞状细胞癌。此 3 只中，1 只接受 750mg，发生了分化良好的纤维肉瘤；2 只为注射 1000mg 者，既发生鳞状细胞癌，又发生了纤维肉瘤。有人做了不同大鼠的试验，用 3 月龄的雄性 Wistar、S-D、和 Long-Evans 三种种系；每种 16 只，颌下腺植入 DMBA 小丸。全部动物皆有表皮样癌发生，发生于 Long-Evans 系者比其他二系早 3 周，第一个肿瘤发生于第 7 周，其他二系动物则在第 10 周才发生第一个肿瘤。

Wigley 与 Carbonell（1976）将 2mg DMBA 乳剂注入 C57 黑小鼠颌下腺，先发生导管增生及鳞状化生等癌前改变。12 至 24 周后，发生等量的鳞状细胞癌和纤维肉瘤。

Takai 于 1984 及 1986 年也用 DMBA 诱发小鼠涎腺肿瘤，研究了角蛋白与恶变的关系。Watanabe（1987 年）也用 DMBA 植入法诱发大鼠颌下腺肿瘤，研究细胞 DNA 的含量与恶变的关系。

涎腺的动物模型建立后，不少研究者研究了不同因素与肿瘤发生的关系。包括强的松龙、强的松、低温（3℃±1℃）、环磷酰胺、左旋咪唑、锌、维生素 A 缺乏、甲状腺功能亢进等等，但未见到有关治疗实验研究的报道。

上述的研究说明，最常用于诱发涎腺恶性肿瘤的方法为化学致癌法；最有效的致癌剂为 DMBA；最常用的部位为颌下腺，因在啮齿类动物中，颌下腺较大；最常用的动物为大鼠和小鼠。方法则有两种，一为固体植入法，一为液体注入法。在金黄地鼠中，诱发的肿物以纤维肉瘤为主；在大鼠和小鼠中，上皮癌和肉瘤兼有。

也有用病毒诱发涎腺肿瘤的研究，但动物死亡率高，现已少用。

也有放射性核素诱发涎腺肿瘤的报道。将^{32}磷通过外科手术注入大鼠颌下腺，240 天至 560 天发生肿瘤。22 只动物中，14 只发生肿物，7 只有纤维肉瘤，5 只有鳞状细胞癌，2 只为癌肉瘤。

有人用 615 近交系小鼠，雄性，鼠龄 4～6 周，重 20g 左右。DMBA 200mg，溶于 5ml 丙酮液，每 ml 含 DMBA 40mg，配制时按无菌原则。外科方法暴露颌下腺，用 4 号皮试针头，注入0.04ml（含DMBA 1.6mg）。4周时处死动物10只，皆有癌前病变发生。有颗粒导管细胞脱颗粒，导管扩张成囊性结构，导管上皮乳头状增生为复层上皮，伴鳞状化生，增生的上皮不突破基底膜。8周及12周处死的10只和8只动物皆发生癌瘤，除1只伴发纤维肉瘤外，皆为鳞状细胞癌。此法简便易行，发病周期短，发癌率高，肿瘤较一致（鳞状细胞癌），615小鼠易得。故可用之建立涎腺癌动物模型。

四、可移植性肿瘤

【概述】 所谓的可移植肿瘤指的是将生活的瘤细胞接种，使肿瘤在动物体内生长并能再接种传递的肿瘤。

癌的治疗试验研究有体外和体内两种途径。体外途径是利用建立的肿瘤细胞株进行，试验各种方法对肿瘤细胞的作用，以及各种因素的影响。体内途径是用建立的肿瘤动物模型或建立的可移植性肿瘤株。使用可移植肿瘤的优点是简单易行、快速，缺点是肿瘤皆单纯，即结构相同，没有临床所见的各种类型，故与实际情况有一定差异。

由于可移植种瘤在肿瘤的研究中，特别药物治疗的药物筛选中有重要价值，多年来一直受到重视。

早在1773年，Peyriehe用注射器将人的乳腺癌移植到狗的皮下。这可能是肿瘤移植的第一次实验，以失败告终。

随后有多次将人的肿瘤移植于动物的尝试，均未成功。

Leidy于1851年将人的肿瘤移植于蛙的皮下，有1只蛙肿瘤细胞存活于接种处，但不能发展为肿瘤。

一直被广泛认为，肿瘤是人的疾病。直至1858年Leblanc才引起肿瘤也常发生于家畜的注意。Fadyean（1890），Sticker（1902）发表了动物肿瘤的大量资料。

1889年，Hanau将一老年大鼠阴部的鳞状细胞癌移植到另一同种老年大鼠，并传了2代。Von Eiselsberg（1890），Firket（1892）移植了大鼠肉瘤。1894年，Morau将小鼠自然发生的乳腺肿瘤移植并传递了几代。1990年，Sailer复习综述了这些工作，指出在动物中的肿瘤移植虽有少数成功，但大多失败。但当时因诊断无显微镜检查证实，故是否移植成功，尚有疑问。

1901至1907年间，不少科学家做了组织学研究，提出了令人信服的证据，证明肿瘤移植后，如条件合适，可以无限制地增殖。最著名的例子是Jensen大鼠肉瘤，是Jensen在1908年移植成功的，一直应用到现在。

随着遗传学知识和纯系动物的发展，1924年Little和Strong指出，移植的成功与否，决定于两动物间遗传相似性的程度。

胚胎的、未成熟的以及新生的动物，由于免疫功能尚未完全发育，异种间的移植可获成功。在成年动物，可用抑制免疫的方法使移植成功。常用的抑制免疫方法为射线照射或给予糖皮质激素。但免疫功能恢复后，移植瘤即被排斥。

Billingham等也研究了部分消除对异种移植抗力的方法。将小鼠的全血及白细胞碎片接种于不同种系小鼠胎鼠，可改变其反应，使从供鼠的皮片移植于后者时，生活时期延长。应用此原理，使动物有获得性耐受力，则本来是此一品系动物特有的肿瘤可移植到另一品系原来此肿瘤不能生长的动物。例如，瑞士小鼠胎鼠接种C3H小鼠血，或接种6C3HED腹水瘤的瘤细胞，则瑞士小鼠可接受品系特异性6C3HED腹水瘤的移植。如胎鼠接种6C3HED腹水瘤细胞，肿瘤可在胎鼠生长，并在出生后继续生长，以后此瘤可在不做处理的瑞士成年小鼠中移植并生长。

也有人做过将肿瘤移植于脑或眼之前房，因该处免疫功能较弱，可使肿瘤生长而不被排斥。

以上皆为裸鼠出现前对肿瘤移植进行过的研究，也说明了科学家们对肿瘤移植的兴趣和重视。裸鼠被发现后，肿瘤移植的问题也就解决了。

【可移植性肿瘤的建株】 一株稳定的、可移植的动物口腔恶性瘤株在实验研究用途甚多，到目前为止，已建立可移植瘤多株，常用者有 50 多株，多为小鼠及大鼠，金黄地鼠者较少。1982 年哈佛大学 Meng 及 Shklar 建立一金黄地鼠未分化口腔癌可移植瘤株，可能为第一株来自口腔组织的可移植瘤株。他们用 0.5% DMBA 涂抹颊囊，每周 3 次，发生肿瘤后移植。所用动物为纯种新生幼鼠。将肿瘤匀浆后注入生后仅 1 日的地鼠腹内右侧，左侧则注射 0.05ml 兔抗金黄地鼠淋巴细胞血清，每周注射 3 次，连续 2 周。认为，此法较易成功，多次腹腔内移植后，能使肿瘤的分化程度越来越低。

章魁华于 1982～1983 年做了金黄地鼠颊肉瘤可移植瘤的研究。用封闭群叙利亚金黄地鼠，鼠龄 2 个月。以 0.5% DMBA 丙酮液涂抹颊囊粘膜，每周 3 次。至 12～14 周时，出现乳头样肿瘤。当肿瘤长大至致约 1.0cm×0.8cm 大小时，切除传代并做组织学检查。

肿瘤用 Hanks 液（含青霉素 100 单位/ml，链霉素 100μg/ml，卡那霉素 50μg/ml）反复冲洗后，在此液中浸泡 45 分钟。然后用生理盐水冲洗数次，剪碎，放入玻璃匀浆器，加生理盐水 2ml，制成匀浆，注射于金黄地鼠两侧颊囊粘膜下，注射量为 0.2ml。以上操作均在无菌条件下进行。

金黄地鼠在接种前 1 周开始肌注地塞米松，量为 0.6mg。接种后继续注射。

接种后 37 日有肿瘤生长，至 1cm 大小时，取出传代。传至第 7 代，肿瘤生长有规律，稳定。自第 8 代起，停止动物的免疫抑制，继续传代。至第 14 代时，一部分动物做腹腔内注射接种，2 周后可扪出肿块，切开后可见肿瘤及血性腹水，用之传代，皆有肿物生长。原代及传代肿瘤的病理学诊断皆为分化较低的肉瘤。

建株的肿瘤来源一般有三：①动物自然发生的肿瘤，但较难得。②化学致癌剂诱导而得的肿瘤。③人类肿瘤移植。人类肿瘤移植时可用免疫抑制法或移植于裸鼠。但二者皆有免疫功能问题，如进行实验性治疗或药物筛选，将影响对结果的判断。

【原位移植】

肿瘤移植实验过去多植入皮下或肌肉内，移植后很少发生转移，原因之一可能是肿瘤植入后被形成的纤维被膜包绕，干扰瘤体的血管形成和分布，因此阻碍其生长和转移。但更重要的原因可能与移植处的局部环境有关。因此，近年来提出了原位移植的概念。所谓的原位移植是指将发生于某部位（例如口底）的肿瘤移植到动物相应部位（即移植到口底），这种方法可提高肿瘤的侵袭和转移。

Paget 早在 1889 年，在分析了 375 例乳腺癌尸检的转移分布后，提出种子一土壤学说。认为肿瘤的转移是特定的肿瘤细胞在适宜的环境中生长的结果。这一学说已为近年来的研究所支持。近年来的研究也证实，缺乏适当的环境条件，转移不能形成。

肿瘤原位移植采用肿瘤细胞悬液原位注入的方法，因此，肿瘤细胞悬液的制备也是移植成功的因素之一。细胞悬液可用人肿瘤的新鲜标本。取材时应避开坏死部位，在低温（4℃）及无菌条件下操作。用机械分离法或酶消化法分离肿瘤细胞，如活细胞率超过 70%，可不经处理而直接移植。如低于70%，则应除去死细胞。也可用体外培养的肿瘤细胞系，用消化法使细胞脱壁并分散，以无血清培养液洗2次，每次皆离心收集细胞。0.4%台盼蓝染色，计数活细胞数并调整活细胞数，悬于磷酸盐缓冲液中备用。

原位移植成功率报道已有不少。例如，Furukawa的胃癌原位移植，成功率为100%，转移率为6.7%。

1991年FU等改良了原位移植方法。他们将完整的人结肠癌新鲜瘤组织块原位植入裸鼠，移植20例中，13例呈广泛的原位生长并发生淋巴结及肝转移，转移率达100%。用此法已成功地建立了人结肠癌、胰腺癌、肺癌、卵巢癌、胃癌等动物模型，移植成功率和自发转移率均高于同一肿瘤细胞系原位移植。

【常用可移植瘤瘤株简介】

1. 肌纤维肉瘤HS-6，又名肉瘤HS-6，叙利亚金黄地鼠。为注射DMBA于皮下而得。

将DMBA 20mg溶于10ml橄榄油及苯等量液体中，于3周内4次注射于地鼠皮下，量为0.10或0.16。3月内肿瘤形成，传代。

现在的移植生长率接近100%，潜伏期为4至10日，接种后多于28日内死亡。如部分切除肿瘤，可延长动物生命并促使转移发生。转移率约为33%，转移至肺、淋巴结，偶尔至肾及胰腺，但不至肝。

移植瘤可在早期生长至2.5cm直径时发生坏死。

2. 涎腺肌上皮瘤HD，小鼠，又名肌上皮瘤HE12679。

为自然发生于A系小鼠腮腺的肿瘤。类似的肿瘤亦发生于BALB/C小鼠。可将小块肿瘤组织植入皮下传代。27日后肿瘤可长至10mm大小。移植生长率约为90%。偶见转移至肺或至淋巴结。超过60天的肿瘤常发生溃疡。有此肿瘤的动物多消瘦、贫血，肿瘤有完整被膜、坚韧、结节状。

3. 腮腺混合瘤L7205，小鼠。

为将来自C3H/Fg小鼠的淋巴瘤组织的离心所获物注入新生之（C3H×C3H/Fg）F1小鼠皮下而得，肿瘤发生于两侧腮腺。

4. 肉瘤37，又名S-37，37S，小鼠。

为一生长快速的未分化肿瘤，来源最初为小鼠自发的乳腺腺癌，定名为癌37。在传代过程中，转变为未分化肿瘤。S-37移植的生长率为90%～100%，但发生消退者不少。移植后肿瘤生长快，侵入其周围组织，并在10～14天发生中心坏死。可转移至淋巴结、肺、肝、脾、心肌及肾。

虽然S-37不是种系特异性的，但在一些品系小鼠中生长较好。Leiter及Kline的研究表明，移植于BALB/C、DBA/2、ABC、2BC及（BALB/C×A）F1等品系小鼠时，移植成功率在99%以上，并呈进行性生长而无消退。但移植于C3H、C57BL、CF、CFW等品系小鼠时，消退率达42%～78%。先生长7～10日，然后开始消退。

S-37被广泛用于评价化学治疗药物的有效性。移植后早在第5日即有丰富的血管生成，消退率及坏死在8～10天内均低，且移植成功率高，在不少品系小鼠均能快速生长，故获得广泛应用。

美国国立癌症研究所S-37的移植法为：将肿瘤捣碎，取0.05ml，加等量生理盐水，注射器注入股部肌肉。8～12个生长1周的肿瘤可接种150～250只小鼠。每一批均应做有氧及厌氧菌检测，如有菌，则试验无效。当然，标准的无菌技术在移植时是非常重要的。该所将 S-37 用于化疗药物的筛选。

很多研究者认为，肌内种植比皮下好，因不会形成溃疡。当在一侧股部肌肉内生长时，试验药剂可在另一侧远离肿瘤处皮下注射。

也可接种于皮下，部位最好在两肩胛之间，此处形成早期溃疡及感染的机会较少。

不论是接种于皮下或肌内，接种后 4～5 天即可扪及肿物，在 5 天时即有丰富血管形成，但在 8 天时可发生坏死。动物在 18～49 天死于肿瘤，少数动物生存 3 周以上。

S-37 亦可接种于腹腔内，成腹水型肿瘤。瘤细胞增殖快速，侵入腹内组织并转移至淋巴结和肺，动物大多在 2 周内死亡。

此肿瘤似一未分化肿瘤，来源于乳腺之乳头状腺癌，但既不能分类为癌，又不能分类为肉瘤，故定名为 S-37 较妥，但此瘤 50 余年来被称为肉瘤，故现仍保持此名称。

5. 沃克癌肉瘤 256（Walker Carcinosarcoma 256），又名沃克大鼠肿瘤，沃克肉瘤 256，大鼠。

来源于大白鼠自发的乳腺肿瘤。是一应用甚为广泛的可移植性肿瘤。可移植于多种品系大鼠，移植成功率接近 100%。Sugiura 报道，移植于 500 只 Sherman 系大鼠，成功率为 100%，但有 2%的消退率。接种后 1 周，可扪及肿物，动物在 6 周内死于肿瘤，4 周时，肿瘤的直径约为 5cm。

接种于皮下者，15 日时，肿瘤圆、坚韧、呈分叶状、部分有包膜，侵入周围结缔组织及肌肉，中心有坏死区。肿瘤多转移至区域淋巴结，偶至肺。

6. 埃利希（Ehrlich）瘤，小鼠

为一未分化肿瘤，来源为小鼠的乳腺癌。目前有实体瘤型及腹水型两型。

如将此瘤腹水（含瘤细胞）接种于 BALB/C 小鼠皮下，动物 6 天即死亡。接种处可扪到肿物，直径 1cm，界限清楚，约有 1/3 部分发生坏死，无转移。

BALB/C 小鼠腹腔内如接种含瘤细胞之腹水 0.2ml 后，动物于 7 日后死亡。腹内约有 5ml 腹水。

埃利希瘤为一恶性度很高的未分化瘤，广泛用于化疗药物试验，特别是腹水型，因接种的瘤细胞数是已知的，故瘤的生长和消退可以定量（用白细胞计数法即可）。

7. 克罗克（Croker）瘤 180，又名小鼠肉瘤 180，克罗克肉瘤 180，肉瘤 180，小鼠。

为一未分化肿瘤，来源为小白鼠自发的腋部癌。在传代过程中转化为未分化瘤，可接种于多种品系小鼠。

移植的成功率为 90%～100%，但有 8%～10%的消退率。动物死于接种后 18 至 28 日。

肿瘤可接种于皮下、肌内或腹腔内。肿瘤通常侵入周围组织，可发生肺转移。

Patti 及 Moore 发现，克罗克瘤 180 亦可成功地接种于新生大鼠的腹腔内，但接种于成年大鼠时，肿瘤不生长。接种于新生大鼠皮下时，肿瘤亦不生长。接种于新生大鼠腹内者，动物常于 1 周内死亡并有广泛转移。

小白鼠皮下接种后 7 日，肿瘤为圆形，坚韧，直径约 1cm。中心部分有出血及坏死。

此瘤应分类为未分化瘤，亦为应用广泛的可移植性瘤之一。

8. 詹森（Jensen）肉瘤，又名詹森大鼠肉瘤，詹森瘤，大鼠。

为一生长快速的未分化的多形细胞肿瘤。为将牛的假结核性肠炎分离出的抗酸染色杆菌接种于灰色大鼠而来。

此瘤可移植于 Sherman、Wistar 及 Sprague-Dawley 大鼠。移植生长率为 80%至 90%，

但消退率为18%左右。移植后5～6天可扪及肿物，动物死于接种后18～56日。肿物侵入周围组织，罕有转移。

Earle和Voegtlin的研究认为，移植于肌内者，生长规律，进行性；移植于皮下者则不如肌内移植。

Sugiura在1953～1954年，将詹森瘤接种于500只S-D大鼠，成功率为100%，消退率仅为6%。认为，在S-D大鼠的生长比在Sherman或Wistar大鼠的生长更好。

皮下移植后，肿瘤沿筋膜面延伸并侵入皮肤。肿瘤为结缔组织形成的包膜包绕，但不完全。瘤之中心部位有出血及坏死。

此瘤为未分化瘤，故不能认为是癌或肉瘤，但由于此瘤自1907年以来皆被称为詹森肉瘤，故现仍保持此名称，不过，如称之为詹森瘤，似乎更好。

9. 吉田（Yoshida）瘤，又名吉田腹水瘤，吉田腹水肉瘤，网织细胞样肉瘤，吉田肉瘤，大鼠。

为一未分化型肿瘤，化学致癌法诱导而来。1943年吉田富三在日本长崎建成，1948年日本癌症研究协会定名为吉田肉瘤。肿瘤生成于大鼠睾丸部并有腹水，以后成为实体型及腹水型可移植瘤。二型可交替移植，皆能发生肿瘤，即小块实体瘤如植入腹内，可发生腹水瘤；而腹水如注入皮下，可在接种处发生实体瘤。腹水型者，每ml可含50万至100万瘤细胞。以0.05至0.1ml注入腹内，即可产生腹水型肿瘤。2～3天内即产生腹水，动物大多于12日内死亡，偶尔可存活24日。腹水量可达10ml。移植可用Wistar大鼠。

吉田曾试过成功移植产生腹水瘤所需的最小细胞量，发现单个细胞（用微吸管吸出）接种的成功率为55%，在12或13日产生腹水瘤。

腹水注入肌肉，7日后肿瘤直径可达4cm，广泛侵入肌肉及骨。

腹水型者，在接种8日后，瘤细胞可发生变性和坏死，腹腔内可有实体瘤发生，通常在腹膜处和内脏器官表面，腹膜后区可发生大肿块。

此瘤的本质为未分化型，故应列入未分化型分类之中。

10. 可移植性小鼠子宫颈癌27号（U27）

1958年我国医科院实验医学研究所病理系李铭新、蔡海英、杨简、高进建成。

甲基胆蒽异位诱发的远交系昆明种小鼠宫颈癌，瘤悬液皮下接种而成。成功率为82%，消退率为20.6%，潜伏期为4～7天，动物存活时间为89～215天，平均112天。可用小块皮下接种。

肿瘤为一典型的鳞状细胞癌，角化多，生长较慢，有自发转移。瘤为结节状，中央成囊，内为粘质，周为癌细胞。

是一应用于基础研究和抗癌药物筛选较多的可移植瘤株。

11. 小鼠宫颈癌14号（U14）

1958年杨简等建成。方法同U27，用昆明种小鼠。现有实体型及腹水型二型。悬液或小块接种，成功率可达100%，潜伏期8天，偶见发生消退，动物存活期为26～27日。

为一低分化型鳞状细胞癌，瘤组织生长旺盛。用于基础理论研究（如宫颈癌变机理）及抗癌药物筛选。

12. 小鼠可移植瘤自发转移模型muc81

1983年医科院钱书森、高进等建成。

远交系昆明种小鼠，U27细胞悬液皮下移植后在局部生长，并自发转移至区域淋巴结及肺建成。淋巴道转移为90%，合并肺转移66%。动物存活时间为26～40天，中位存活31天。

此瘤株有淋巴道转移和血行转移的双向转移特性，可用于研究肿瘤转移机制及实验治疗等。

五、牙髓炎动物模型研究

在病理上，牙髓炎为一般的化脓性炎症，并没有特殊性炎症的变化，而牙髓组织又属于疏松结缔组织，具备一定的修复、再生能力，但是，由于牙髓所处解剖位置和其生理功能的特殊性，决定了牙髓炎症的病变过程及病理表现有其特点，再加之牙髓炎患牙所表现出来的临床症状和体征往往与组织学并不相符，临床上牙髓炎症的进展速度和变化情况也较为复杂。因此，若想全面观察、研究临床患者牙髓炎的发生、发展全过程是十分困难的。而建立恰当的动物模型则能很好的解决这一难题。牙髓炎动物模型的建立方法通常是在动物牙齿的唇或颊面颈部制备深V类洞，根据研究目的的不同，又可分别采取深洞不露髓法或机械穿髓法。基于牙髓组织发生炎症性病变的病源刺激不同，又可在上述已制备好的深洞或露髓孔处覆盖新鲜的龋坏牙本质、提纯的细菌内毒素脂多糖、硅酸盐粘固剂、磷酸锌粘固剂、或用磷酸凝胶处理洞底、或直接将深洞暴露于口腔环境中，再或采取无冷却条件的高速涡轮钻切割牙本质，均可达到使牙髓感染或出现反应性的炎症表现。

【动物模型研究】

1. 动物选择

国际标准化组织（ISO）规定，凡此类实验所选动物应为非啮齿目哺乳动物，首选为猴、狗和小型猪。也见有用大鼠、猫、兔复制牙髓炎模型的报道，但后三种动物从生物进化、组织结构、器官形态和功能上与人类相去甚远，且因其牙冠体积均很小，难以进行深洞制备，而多以穿髓法进行实验。对于小动物，在穿髓过程中，冠部牙髓多已被磨除，所剩根髓又因难以承受如此强大的外界刺激而在尚未观察到炎症发生、发展全过程时就已坏死。所以，它们并非理想的实验动物。猴属灵长目，分类学地位与人类最为接近，猴具有乳、恒两套牙列，恒牙式为2（I2/2 C1/1 P2/2 M2～3/2～3），共28～32颗牙，牙弓和牙体的解剖外形与人类相似，牙髓的组织学形态、结构也与人牙髓基本相同，加之猴的个体体积比狗和猪小巧，易于实验操作。因此，将猴牙用作复制牙髓炎模型的对象最为理想。

2. 方法

（1）于实验牙的唇或颊面1/3部位距龈缘1mm处在冷水喷射条件下，制备深V类洞，至洞底透出粉红颜色，以保证洞底剩余牙本质的厚度不超过1mm。用无菌生理盐水冲洗窝洞，选用深洞不露髓法复制牙髓炎模型者，需仔细检查洞底，确保无意外穿髓孔后再以无菌干棉球拭干窝洞。而选用穿髓法者则需换用严格灭菌的700#细裂钻或33.5#小球钻轻轻穿透薄层牙本质壁，造成牙髓暴露，再以无菌生理盐水冲洗后，用干棉球擦干窝洞。

根据不同的研究设计需要，选用合适的病源刺激物或材料覆盖洞底或裸露的牙髓，或按照实验要求对窝洞施以特殊的试验处理。

（2）用玻璃离子水门汀封闭窝洞，进行观察。

观察期一般可设计为术后即刻、1～3天、7天、1个月、3个月、6个月。

按期处死实验动物。检查试验牙上的充填体情况。取下颌骨并将其分切成含单个试验牙的组织块，去除牙颈部充填体并将试验牙牙冠的近、远中牙体硬组织磨薄，放入10%甲醛溶液中进行固定至少1周。

在30%甲酸溶液中加入终浓度为1%的冰乙酸液，用其对组织块进行脱钙。石蜡包埋后沿试验牙的唇（颊）舌向过窝洞自冠部至根尖部作厚度为5μm的连续切片，HE染色，光镜下观察洞底牙本质、牙髓和根尖周组织的组织学变化。

（3）判断标准

洞底剩余牙本质厚度小于1mm。Stanley HR认为洞底剩余牙本质的厚度直接关系到备洞过程是否导致牙髓损伤，当洞底厚度大于2mm时，剩余的牙本质可有效地阻挡外来刺激对牙髓的影响，而洞底厚度小于1mm时，牙髓受到外界刺激后所产生的反应则会显而易见。所以，有学者称洞底剩余牙本质为1mm时为临界厚度。

洞壁牙本质若有黄褐色的烧灼痕迹，则表示备洞时没有足够的冷却降温措施，机械摩擦产热导致牙本质烧灼。

病变局限于洞底牙本质小管对应部位，此为病变的中心区域。表现为成牙本质细胞层空泡变性，细胞排列紊乱或消失。深层牙髓组织网状萎缩，胶原纤维减少或消失，血管扩张、充血、玻璃样血栓形成、出血，炎症细胞浸润，甚至出现脓肿或脓腔。

全部牙髓弥漫性的炎症细胞浸润，甚至出现局部或全部组织坏死。

可出现前期牙本质增厚、修复性牙本质生成或牙本质桥形成等修复的现象。

术后3天之内主要为牙髓对机械备洞所形成物理刺激的反应，组织学表现以充血、水肿为主，也见有炎症细胞浸润。到术后7天，牙髓开始显现对覆盖物的反应，除充血、出血外，炎症细胞浸润达到高峰，以中性多形核白细胞为主，呈现为中～重度炎症表现。到术后1个月～3个月，牙髓炎症的走向开始分化，或是由急性炎症转为以淋巴细胞或浆细胞浸润为主的局限性或弥散性慢性炎症，或是转向组织坏死。

【应用】

牙髓炎动物模型主要用于对各种盖髓材料（包括直接盖髓和间接盖髓）进行临床应用前的生物学评价。也可用于动态观察牙髓炎发生、发展全过程的组织病理学表现，探讨各种炎症因子、生长因子和细胞因子在牙髓炎症过程所起的作用及其分子学机制，为进一步解释牙髓炎的临床表现提供实验依据。

六、慢性根尖周炎动物模型研究

【概述】

早在20世纪20～30年代，人们为了认识根尖周炎的病变过程，就开始尝试以实验动物为对象来观察牙髓感染后，根尖周组织的变化。70年代后，随着细菌学厌氧技术的建立和应用，人们确立了感染根管内的优势菌为厌氧菌的概念，在此过程中，根尖周炎实验动物模型的建立更受青睐。现在，以该动物实验来研究根尖周炎的发病机制、病理过程和治疗效果已被广泛接受和采用。

【动物模型研究】

1. 动物选择

（1）猴：基于解剖学和生理学上猴与人的相似性，用猴牙复制慢性根尖周炎模型是最佳选择。但由于猴的实验及饲养费用很高，使其应用有所受限。

（2）小型猪：在解剖学和生理学方面比其它哺乳动物更类似于人。猪的消化系统在形态上与人有密切相关性。恒牙式为2（I3/3 C1/1 P4/4 M3/2），共44颗牙。牙冠的形态有许多和人相似之处，故亦为多用动物。

（3）狗：很适合用于慢性实验。狗的恒牙式为 2（I3/3 C1/1 P4/4 M2/3），共 42 颗牙。狗牙根尖周组织具有与人类相似的结构和反应，感染根管引起的根尖肉芽肿与人类的根尖肉芽肿形态十分相似，根尖周病变在治疗后所经历的从急性炎症到慢性炎症直至最后修复的发展过程也与人类相似。由于狗牙主根管在近根尖处分成许多细小的分枝根管，有多个根尖孔。根尖区牙骨质具有多孔的特点，并有由细管互相通连形成的网状结构。给狗牙根尖周炎的治疗造成较大难度。但是，也有学者认为狗牙的上述结构特征虽然使其根尖周病的治疗比人牙更为困难，但若在狗牙模型的治疗上取得成功，则可期望治疗人牙时取得更显著的效果。

2. 方法

（1）用高速气涡轮手机于狗牙秴（舌）面开髓，揭尽髓室顶后拔除牙髓。

（2）将髓腔开放于口腔环境中至少 3 个月，也可于开髓、拔髓后，在实验牙髓腔内放置人牙坏疽牙髓或蘸有人牙根管内感染物质的棉捻，再用氧化锌丁香油酚粘固剂封闭髓腔，以银汞合金充填洞口，60 天后进行观察。

（3）取下包含实验牙的颌骨组织块，经 10%甲醛固定、5%硝酸脱钙、石蜡包埋，制成 6～8μm 的石蜡连续切片，HE 染色，光镜下观察实验牙根尖周组织的组织学变化。

3. 判断标准

（1）X 线检查可见实验牙根尖周出现圆形或椭圆形的密度减低区，其边缘可清晰，也可呈现为不整齐的影像，周围骨质正常或稍有致密。表明实验牙根尖周病变已经形成。

（2）组织学检查显示实验牙根尖周组织中出现中～重度炎症反应，既可表现为急性炎症，又可表现为以淋巴细胞和浆细胞浸润为主的慢性炎症。根尖区硬骨板消失，牙槽骨吸收、破坏，可见有破骨细胞活动。骨质破坏区有肉芽组织充填、替代，其内可见血管出现不同程度的充血、扩张。还可观察到病变中心有脓肿形成的表现。

【应用】

慢性根尖周炎动物模型主要用于①对感染根管所选用的治疗方法及所用材料或药物的疗效进行生物学评价，从而指导临床实际应用并提供安全性数据和资料；②用于感染根管内优势菌的分离、培养和鉴定等细菌学研究，以推测致病菌在根尖周病发病过程中所起的作用；③可以利用该模型做进一步的设计，以对病变发生、发展的免疫学机制进行研究；④用于观察病变过程及修复过程中根尖周牙槽骨的代谢及变化。

七、牙周炎动物模型研究

1. 前言　通过大量研究证实，牙周炎的本质，是口腔菌斑引起的一种非特异性炎症疾患。也是对牙周炎研究过程中的一个重要里程碑。菌斑引发了炎症的初期过程，同时菌斑又激活了宿主的防御细胞，释放大量炎症介质，介导了炎症过程的持续与扩大，加重了炎症的发展和破坏。由此可见口腔菌斑是牙周炎发病的最主要病原因子，宿主的免疫系统在进行防御的同时，又引起了自身组织的继发性损伤。明确了牙周炎的病因之后，方有可能建成与人类相近似的牙周炎动物模型。也就是实验性牙周炎模型必须具备以下两点：

① 促成口腔局部菌斑的堆积、形成；

② 降低宿主的防御能力。

以上第一点是最主要的必备条件，缺其不可。第二点削弱宿主的本质，可以增进与加重炎症的持续性发展，有利于动物模型的建立。仅仅单纯的局部菌斑形成因素，也还是可以建成的，但局部与全身因素共同作用下，炎症的发生、发展更为显著。

2. 动物选择

猴、狗的牙周解剖、组织病理学、微生物学及免疫学等都与人类有极其相似之处，过去常作为首选动物。

但简便易于操作的实验动物还是大白鼠，除了其切牙终生不断生长，不能进行研究以外，大鼠口腔的上下左右各有 3 个磨牙，其牙周组织结构、组织病理学都与人类有近似之处，牙周组织也存在牙龈上皮、结合上皮、牙周纤维以及牙槽骨、牙骨质等都与人类牙周组织相近似，其唯一的区别是牙龈的沟内上皮表面有角化存在，但研究发现，这并不影响实验观察，因为大鼠口腔菌斑的形成及其生长发育、滋生、繁殖等等都与人类相似，牙周炎时牙周组织的病理学变化也都类似人的牙周炎病损改变。

3. 实验方法

① 促使口腔局部菌斑形成：

造成局部菌斑堆积的方法有以下四种：即单纯局部结扎法、局部结扎加涂菌法、局部接种致病菌或牙石、饲以高糖粘性食料造成菌斑滞留。

单纯局部结扎法：可选用实验动物的磨牙或前磨牙进行结扎。结扎线通常选用细丝线、尼龙线、棉线、口腔正畸用细钢丝以及弹性橡皮圈等。结扎部位为将结扎线放入游离龈内，以不损伤牙龈的结合上皮为原则，又要尽可能避免结扎后发生松扣或滑脱现象。一般多采用细丝线，操作较为简便。结扎后应定期进行检查，如出现脱失，应重新再结扎。结扎的目的主要是促使菌斑在局部堆积，并起到菌斑的固着作用。

一般情况下结扎后的第 4～8 周，局部牙龈组织可见明显的炎症现象，还可出现附着丧失及轻度的牙周袋开始形成；在结扎后的第 16 周左右可观察到不同程度的牙槽骨吸收。随着时间的延长，牙周组织的炎症变化也进一步加重。由此表明局部结扎可以致使菌斑堆积、固着及滋生，并可以诱导、引发牙周炎的发生，是建立实验性牙周炎的简便易行的方法之一。

在结扎后的 4～8 周以内，去除局部结扎线，牙龈组织的炎症可以逆转、恢复正常，因此时牙槽骨尚未发生吸收、破坏。去除病因，炎症可以自愈。由此表明，牙龈的早期炎症，如能及时消除病因，得到恰当的治疗，炎症是可以恢复、自愈的。

② 局部结扎加涂抹细菌：

结扎方法同前。之所以再在结扎部位涂抹细菌，是为了增强局部菌斑的形成与固着。可以涂以单一菌种，如常见的致病菌牙龈卟啉菌、粘性放线菌或梭形杆菌等。也可以涂抹混合菌种，由于混合菌种的协同作用，可加强细菌的毒性，加重牙周炎的炎症程度，促进炎症的发生、发展与扩大。牙周炎的主要致病菌多为革兰阴性（G^-）细菌，厌氧生长，菌体内毒素为 G-细胞壁的组成部分，其主要成分为脂多糖（lipopolysaccharide，hps），对牙周组织具有高度毒性，在细胞死亡或裂解后释放出来，主要损伤细胞成分；细菌酶为细菌产生的一种毒性物质，为酶与类脂的复合体，是加水分解酶的一种，主要破坏细胞间质及结缔组织基质成分，从而引起牙周组织的损伤及破坏，并导致宿主免疫系统局部防御功能的崩溃。

③ 单纯局部接种细菌或牙石：

采用单纯在口腔及牙龈缘部位接种牙周炎致病菌方法建立牙周炎动物模型。可用单一菌种或混合菌种，通过在龈缘局部反复涂抹法、管饲法或龈沟局部注入冲洗法，致使细菌在局部滞留、堆积和滋生。一般可每天接种1次，连续3天至1周。为了抑制其它内源性致病菌的生长，通常在接种致病菌之前，给实验动物先用上抗生素（如卡那霉素、四环素或氨苄青霉素等），抑制杂菌的滋生。

一般情况下在局部接种致病菌后的6周至4个月左右，可以出现牙龈红肿以及牙槽骨吸收等牙周炎的临床及病理改变。通常接种混合菌种，比接种单一菌种的致炎作用更为明显和严重。

④ 饲以高糖粘性食料：

通过制定牙周炎致病食谱，以达到菌斑堆积为目的。这种食料的特点是因为高糖、粘性的软食，易粘贴于牙面，且不利于牙齿自洁，从而促使菌斑的附着、堆积与滋生。由于唾液中存在一种含有糖蛋白的纤维粘连素（fibronectin），它广泛的分布在机体的各种器官与组织中及体液内，具有极强的粘着性，对于机体内细胞之间及细胞与基质之间的联结，发挥了重要作用。在口腔内这种粘性蛋白物质在牙齿表面形成了一层后天获得性薄膜，常与口腔脱落的粘膜上皮细胞以及食物残渣等形成牙垢、牙石，这正是菌斑堆积的基础。因此再给动物饲以高糖、粘性食物，则进一步促进细菌的固着与滋生繁殖。

通常选择的高糖粘性饲料有果糖、蔗糖、奶粉、面粉、肝粉、土豆粉及发酵粉等，同时加少量蔬菜及盐和水，还可在饲料中混以自身粪便，混合成粘稠状的软食喂养。一般在约4～6周，即可出现牙龈炎的各种表现，约3个月以后，可观察到不同程度的牙槽骨吸收及牙周袋形成，并随着时间的延长，炎症也愈为加重。

⑤ 降低宿主的防御能力加局部因素：

可采用摘除卵巢或给甲状腺素等方法，造成内分泌紊乱；注射甲氨蝶呤或强的松龙，致使发生代谢障碍；注射链佐霉素诱导糖尿病发生等等，再同时进行结扎或涂菌等造成菌斑形成因素。不仅可以造成牙周炎动物模型，而且加重了牙周炎的发病及炎症的扩大。

单纯降低宿主的防御能力，造成动物的代谢障碍或内分泌紊乱等全身性免疫功能低下，如有局部菌斑因素的作用，并不能发生牙周炎。这一点近年已被大量研究所证实。

4. 判断标准：

按照国际通用的对牙龈炎及牙周炎的检测指标，进行观测。（主要由 Loe 和 Silness 提出）。

①牙龈指数（Gingival Index；GI）：检测牙龈的炎症程度；

②龈沟出血指数（Sulcus Bleeding Index；SBI）：同样了解牙龈炎症情况；

③菌斑指数（Plaque Index；PLI）：检测龈上菌斑以及牙龈边缘菌斑的量；

④牙周袋深度（PD）；

⑤龈沟液渗出水平。

组织病理学：必须观察到牙周袋形成以及牙槽骨吸收（包括垂直吸收与水平吸收），以及显著的病理性成骨才能确立牙周炎是否形成。

上述除了组织病理学上判断牙周炎的两项标准必须具备以外，临床检测至少不应低于两项。最好应该进行全面检测，判断才更为准确可靠。

八、复发性口腔溃疡动物模型研究

复发性口腔溃疡（Recurrent Oral Ulcer，ROU），亦称为复发性阿弗它溃疡（Recurrent Apthous Ulcer，RAU）或复发性阿弗它口炎（Recurrent Apthous Stomatitis，RAS）是专

指一类原因不明，具有周期反复发作但又有自限性的局限性的口腔粘膜溃疡性损害。

（一）病因

本病病因复杂，至今仍不清楚，有各种不同观点及看法，但目前尚无统一的看法。国内外文献上已报道的病因研究包括病毒、细菌、免疫学异常、精神神经因素、遗传因素、营养缺乏、氧自由基变化、微循环障碍等，现分述如下：

1. 病毒学说

20 世纪 50 年代～70 年代间，大量学者研究了单纯疱疹病毒与本病的关系，发现单纯疱病毒可在动物引起类似 RAU 的疾病，同时 RAU 的临床表现尤其是口炎型的表现与单纯疱疹病毒感染引起口炎相似。近年来，有学者研究了人类巨细胞病毒（HCMV），水痘-带状疱疹病毒（VZV）及人类疱疹病毒 6 型（HHV-6）与（RAU）的关系，在患者体内发现了抗病毒的特异抗体，但未能检测出病毒。用抗病毒药物治疗，症状减轻，但复发未能得到控制。因而一些学者认为目前还不能完全排除病毒与本病的关系。认为病毒感染可能作为一种诱因参与了 RAU 的发病过程，引起患者体内免疫调节紊乱。

2. 细菌学说

60 年代有学者从 RAU 病损部位用纯培养方法分离出 L 型链球菌，且发现它们的繁殖周期与 RAU 复发周期一致，将这种培养液注入实验动物的口腔粘膜亦能形成类似 RAU 的改变。因而认为 L 型链球菌与本病损害有关。近年来，有学者研究幽门螺杆菌（HP）与 RAU 关系，发现 RAU 患者活检标本中，部分有幽门螺杆菌，其中少数患者 HPDNA 原位杂交呈阳性。但因样本量较小，尚不能据此确定 HP 为 RAU 病因，仍有待进一步研究。

3. 免疫学因素

近年来大量研究认为免疫因素是造成 RAU 发病的关键因素，主要表现为细胞免疫异常及体液免疫异常及自身免疫现象三个方面。

（1）细胞免疫异常

不同学者对 RAU 溃疡各期的 T 淋巴细胞亚群研究发现：在溃疡各期 CD3 均有下降，在恢复期以 CD4（T 辅助细胞）为主，而溃疡期含有大量 CD8 抑制细胞及少许 CD4 细胞，提示 RAU 患者细胞介导的免疫反应存在失衡和缺陷。RAU 患者不仅存在免疫活性细胞数量上不足及细胞间的不平衡，同时还存在着功能上缺陷。有作者发现 RAU 患者急性发病期淋巴细胞转化率及外周血淋巴细胞特异性的玫瑰花环形成明显低于正常人，而恢复期上升，接近或达到正常人水平。

（2）体液免疫异常

不少学者对 RAU 患者体液免疫反应作了测定，发现 RAU 患者 IgA、IgG 升高，但结果不甚一致。国内研究显示 RAU 患者有半数左右各项体液免疫测定值正常，其余的测定结果因人而异，有的升高，有的降低，缺少共同规律，因而认为抗体升高或降低在 RAU 中较少出现，其致病作用有限。此外，有研究发现在 RAU 患者体内存在抗口腔粘膜自身抗体，但这些抗体针对上皮细胞哪一部分，是原因还是结果，仍不清楚。

（3）自身免疫现象

有人以家兔的口腔粘膜匀浆作为抗原，经过一系列处理后免疫注射于家兔皮下，经 4～5 个月，观察到与 RAU 相似的溃疡出现，其组织病理也相似，在免疫注射后不同时间测定抗体效价，结果在溃疡逐渐增多时，抗体效价明显升高，表明抗体效价与溃疡程度一致，对照组均无溃疡。提示复发性口腔溃疡与自身免疫有关。

总之，RAU 患者存在全身或局部免疫调节功能的紊乱，使免疫细胞之间，免疫细胞与非免疫细胞之间协调失控，发生异常免疫反应，导致局部组织坏死，溃疡形成。

（4）遗传因素

早在本世纪初，有学者对 RAU 家族发病情况进行了报道。以后有众多学者对此进行深入研究。发现父母双方均有 RAU 史，子女患病频率达 80%～90%，如父母有一方患病，则子女患病率为 30%～60%，如双亲均无溃疡史，则子女患病率只有 23%。因而从遗传学角度揭示了子女患病与其父母患病间的关系。另外，通过检测 RAU 患者主要组织相容性抗原结果显示 RAU 患者 HLA-A2，B5，12，W29 抗原频率升高，提示 RAU 发病可能有免疫遗传因素作用。

（5）内分泌变化

女性 RAU 患者其发病与女性激素的变动有着密切的关系。如往往在月经前发病，而妊娠期及哺乳期病情好转。认为黄体激素的变化则为本病发生又一主要原因之一，对女性 RAU 患者给予黄体制剂后症状好转或消失。

（6）精神神经因素

RAU 患者在精神紧张、情绪波动、睡眠不佳等情况下往往发病。有作者发现 RAU 患者《A 型行为类型问卷》得分高于正常人。认为 RAU 发病在一定程度上受环境的影响，即与工作环境变化，体力和脑力负荷加重有关。提出改善工作和生活环境从心理学角度来预防 RAU 发病有着十分重要的意义。

（7）超氧化物歧化酶（SOD）活性下降

有作者发现 RAU 患者外周血 SOD 酶活性下降，即使在溃疡缓解期也低于正常人。SOD 酶活性下降，造成氧自由基在体内蓄积，损伤细胞膜，对蛋白质和酶亦起破坏作用，氨基酸也被破坏。造成局部组织破坏，溃疡发生。

（8）微循环障碍

许多学者对 RAU 患者甲皱、唇、舌尖微循环及血液流变学检测结果显示：患者毛细血管丛数减少，全血粘度增高，血浆粘度增高，血流速度减慢，血流流量减少，毛细血管静脉管径扩张，表明 RAU 存有微循环障碍。

（9）其他

有人发现血浆锌、铁水平或叶酸，$VitB_{12}$ 低于正常。另外流行病学调查及临床实践发现约有 10%患者有消化道紊乱如腹胀、腹泻或便秘等症状。

总而言之，RAU 发病机理错综复杂，不同个体，不同发病阶段或不同类型中偏重各有不同，临床在诊治时应注重综合判断。

（二）临床分型及表现

有关 RAU 临床分型目前尚未统一，现多采用 Lehner（1968 年）分型方法，即将 RAU 分为以下三型：

1. 轻型溃疡：占 80%以上

特点：（1）主要出现口腔粘膜非角化部；

（2）溃疡呈圆形或椭圆形，直径 1－5～6mm，边缘清楚，呈浅碟状，周围有一红晕，伴有疼痛感；

（3）数目较少，一般 1～5 个不等，散在分布；

（4）病程 7～14 天不等，愈后不留瘢痕。

2. 口炎型溃疡（疱疹样溃疡）：

特点：(1) 溃疡数目较多为十几个～几十个不等，多达100余个。散在分布于口腔粘膜任何部位呈口炎形式，溃疡比较表浅，直径2～3mm；

(2) 周围粘膜充血水肿较明显；

(3) 症状较轻型溃疡明显，可伴有不同程度全身反应，如淋巴结肿大或低热头痛；

3. 重型溃疡：又称巨型溃疡或称为复发性坏死性粘膜腺周围炎，约占8%。

特点：(1) 溃疡面积大，直径0.5～2cm不等；

(2) 溃疡深在，可达粘膜下层的腺体或粘膜腺周围组织；故溃疡底部高低不平，边缘隆起，表面有伪膜，似"弹坑状"，周围充血水肿；

(3) 愈合时间长，可持续数周或数月；

(4) 愈合后在局部的有坚韧而高低不平的瘢痕组织；

(5) 多见于口角内侧粘膜，反复发作后渐向口腔后部如舌腭弓、软腭、悬雍垂等部位移行。

(三) 病理变化

复发性口腔溃疡组织病理变化为非特异性炎症。巨型溃疡病变深达粘膜下层，腺泡可被破坏，腺导管上皮增生变性，周围可有小范围坏死。

(四) 预后

本病预后良好，很少有严重的并发症。但因本病发病率高，复发难于控制，给患者生活带来痛苦与不便。探讨本病病因，以达到控制复发根治的目的，是目前及今后应该研究的课题，因此治疗本病，不因只限于局部对症处理，全身状况的调节也是非常重要的。

(五) 动物模型研究

近年来研究多认为本病的发生与免疫学异常，氧自由基等改变有关。但由于该病属良性疾病，发病有自限性，病理改变缺乏特异性，因而难以通过临床工作来研究本病的病因病机而达到控制复发，根治本病的目的。通过制备ROU动物模型，以模拟各种可能的发病诱因，探讨本病病因，以达到控制复发根治的目的，是目前及今后应该研究的课题。复发性口腔溃疡的动物模型制备方法目前比较认可的主要有以下两种：

1. 免疫学方法

动物选择为家兔，体重1.5～2kg。

(1) 抗原制备：选用4～5只正常家兔，急性处死，在无菌条件下，摘取口腔粘膜组织研磨制成糊状匀浆。置-70℃低温水箱备用。或制成口腔粘膜蛋白质粉末，冷冻干燥保存。

(2) 在家兔脊柱两侧皮内注射上述组织乳化液1ml，共注射20点。每隔两周注射1次，共注射5次。或每只注射口腔粘膜蛋白质粉末12.5mg+0.5ml磷酸缓冲液+0.5ml Freund佐剂，共注射5次。对照组只注射0.5 ml 0.1mol/L pH7.4的磷酸缓冲液+0.5ml Freund佐剂。

(3) 实验结果

1) 口腔病损：在第三次注射抗原后，实验组家兔口腔内出现溃疡病损。溃疡多发生在下唇和上唇，其次是牙龈和口底粘膜。溃疡直径为2～5mm，圆形或椭圆形，边缘较整齐，表面覆有黄色微膜，一般2～3天愈合。而对照组未发生溃疡损害。

2) 血清中口腔粘膜抗体检测：实验前，20只家兔补体试验及环状沉积试验均为阴性。第二次免疫后，血清中出现抗口腔粘膜抗体。第五次免疫后，血清中抗口腔粘膜抗体滴度达最高峰。以后抗体滴度下降。

3）免疫荧光抗体检测：在部分口腔粘膜的基底膜出现细带状的绿色荧光，而对照组均为阴性。

4）组织病理学检查：粘膜表层坏死、脱落，形成溃疡，表面覆有大量的中性粒细胞和纤维素渗出物。溃疡底部及上皮下小血管扩张充血并有中性粒细胞、淋巴细胞和单核细胞浸润。

（4）方法评价

本实验采用动物的口腔粘膜及口腔粘膜蛋白质作为抗原，通过免疫学方法，诱导兔产生口腔粘膜溃疡性病损。与人类复发性口腔溃疡相比，虽有差异，但基本上相同。可作为治疗研究为该病病因有效手段。

2. 氧自由基损伤

动物选择为叙利亚金黄地鼠，6～8周龄，体重60～110g，雌雄不分，分笼饲养，室温20～22℃。

（1）药物配制：以pH 7.4，1/15 MPBS缓冲液作为溶剂，配成5mM甲基紫精（PQ）溶液，分入瓶，经高压灭菌15分钟后，4℃冰箱保存备用。

（2）实验方法：用5号皮试针头，准确扇形注射0.25ml溶液于粘膜固有层内，范围约1～1.5cm。

（3）观察指标：肉眼观察病变出现的时间、范围及色、形、质的变化。于用药6小时、12小时，24小时，2～9日，10日，11日分别处死动物，取下粘膜组织，一半10%福尔马林固定，石蜡包埋，HE染色，镜下观察。电子显微镜：取5cm×0.5cm×0.2cm粘膜于2.5%戊二醛溶液中，4℃固定后制成电镜切片，透射电镜下观察。

（4）实验结果：颊囊组织病理变化过程：早期（8～24小时）炎性水肿并逐渐加重，3天形成典型溃疡，6天溃疡面扩大伴修复迹象。11天溃疡修复。肉眼观察6～12小时血管扩张充血，72小时粘膜溃疡形成，7～11日溃疡面积逐渐缩小，11日大部分溃疡面愈合。对照组无变化。

光镜观察6～12小时固有层血管扩张、充血、炎细胞浸润，以中性粒细胞为主。72小时典型溃疡形成。7～11日大量肉芽组织形成，并深入坏死组织，上皮呈现修复反应，11日，大部分创面已被上皮封闭。对照组无异常改变。

电镜观察24小时细胞明显坏死，固有层有少许细菌浸润。4～6日组织大量坏死成无结构状，大量细菌浸润纤维素渗出，组织边缘可见新生毛细血管及成纤维细胞。7～11日成纤维细胞功能活跃，粗面内质网丰富，蛋白颗粒增加。形成大量新生胶原纤维。空白对照组无异常改变。

（5）结论：由甲基紫精（PQ）诱导的氧自由基造成的口腔粘膜损害为急性非特异型坏死性炎症改变。整个过程可分为变性坏死期（3～72小时）；坏死修复并存期（4～6日）；修复反应期（7～11日）。

（6）方法评价：此模型病理过程与临床疾病相似。模型稳定，成功率高，易重复，技术也不太复杂。证实了氧自由基可造成动物口腔粘膜溃疡性损害。为本病的病因、病机、治疗等研究打下了良好的基础。

（7）治疗试验：实验组按上述方法建立动物模型，并于造模前1.5小时和造模后1.5小时在相同部位注射含SOD25mg的SOD溶液各一次，每次剂量为175μg/g体重。对照组用

1/15mol/L pH7.4 的 PBS 代替 SOD 溶液。

观察指标：分别于最后用药后 8 小时，1 日，3 日，6 日肉眼观察地鼠颊囊病变后，处死动物，固定、包埋、制成光镜、电镜切片。同时采用电子自旋共振（ESR）技术，对颊囊中自由基进行定性、定量测定。对照组变化同前。实验组早期（8～24 小时）充血、水肿并逐渐加重，但 3 日时无典型溃疡形成，第 6 日组织已基本修复。

结论：局部注射超氧化物歧化酶（SOD）能明显减轻金黄地鼠颊粘膜组织的炎症性损害。SOD 能使氧自由基相对含量显著降低，实验组清除自由基的能力是对照组的 65 倍以上。

九、口腔粘膜白色念珠菌感染动物模型研究

【概述】 Adams 与 Jones 用 42 只 Wistar 大鼠进行过急性口腔白色念珠菌感染的研究。分 7 组，每组 6 只，性别及鼠龄相同。用在萨布罗（Sabouraud）甘露醇琼脂培养基中培养 24 小时（37℃）的 A 型白色念珠菌（从表面收集，盐水洗一次，3500rpm 离心 10 分钟）混悬于生理盐水中，0.25ml 含 10^8 细胞，置Ⅰ至Ⅴ组大鼠口中，其他二组为对照。每周末每组处死 1 只动物，直至 6 周末。

30 只（5 组）接种白色念珠菌的动物中，5 只在组织学上有白色念珠菌感染表现，几乎皆发生于下颌磨牙区。典型病变表现为菌丝穿入角化层。在最初 2 周，有轻度上皮增生，随后 1～3 周，发生不全角化及角化层变厚。不全角化的上皮有急性炎症细胞浸润。

随后，Jones 与 Russell 叙述了大鼠舌的慢性白色念珠菌感染。140 只 S-D 大鼠，雌雄皆有，平均体重 200g，分为 2 实验组，每组 60 只，对照组 20 只，每 10 只为一笼饲养。第 1 周，实验组动物给 0.1%盐酸四环素水溶液饮用，每日每只动物约 40ml。第 2 周，口腔接种 1.0ml 白色念珠菌混悬液，含白色念珠菌细胞 6×10^7，隔日一次，同时给 0.01%四环素水饮用。一实验组在全部实验期皆饮用四环素水；另一组则只饮用四环素水 1 周。在第 6、8、10、14、17、及 22 周末，每组处死 10 只动物。对照组中，10 只在全部实验期皆饮用四环素水；另 10 只用普通水。

接种后第 1 周内，棉拭检查，皆有白色念珠菌存在。第 22 周末时，棉拭检查只发现 50%大鼠口内有白色念珠菌。对照 20 只中，每次棉拭检查皆无白色念珠菌。棉拭检查为涂片，PAS 染色。

感染最多见于舌背，乳头为不全角化上皮所取代。菌丝侵入角化层，往下则仅侵入棘细胞层的表层。上皮细胞排列紊乱，核大，核浆比率增加。上皮上层虽有细胞有丝分裂及不典型性，但基底层仍完整。感染上皮之下方，血管增生，单核细胞浸润，多数肌细胞收缩，胞浆粉染。

Russell 及 Jones 还研究了长期白色念珠菌感染的作用，时期为 6～12 个月。60 只雌雄 S-D 大鼠第 1 周饮用 0.1%盐酸四环素水，以后改为 0.01%。第 2 周，接种 0.1ml 白色念珠菌盐水混悬液 3 次，每毫升含白色念珠菌 6×10^7。以后每周接种 1 次。接种前，棉拭涂片检查 1 次，以后每 2 周做白色念珠菌培养 1 次。第 6、9 及 12 个月末时，处死 20 只动物。

舌发生上皮的明显增生并有异常增生，但并非原位癌。舌肌的表层有退行性变，1 年后，有病变的肌肉为透明纤维组织所替代。

Jones 与 Russell 还研究了白色念珠菌接种于刚断奶大鼠的作用。结论为，婴幼鼠对酵

母相白色念珠菌接种无作用，但对菌丝相白色念珠菌有反应。

Budtz-Jorgensen 做了对白色念珠菌的免疫应答研究。用 14 只猴，8 雌 6 雄。先做棉拭培养，检查有无白色念珠菌。然后拔除两侧第一上磨牙，取印模，做丙烯酸酯义齿托戴于无牙区。拔牙创愈合后即戴上，直至实验结束。在托之组织面接种 A 型白色念珠菌 100mg。棉拭拭托之组织面，涂片，PAS 染色，检查白色念珠菌。一半动物给硫唑嘌呤（azathioprine，免疫抑制剂），感染前 2 周及感染后 2 周给予。用白细胞游走试验及凝集反应检查细胞及体液免疫反应。

正常动物从感染后的第 1 周至 5 个月，白细胞游走抑制明显。感染消退则细胞性超敏感性现象同时发生，但查不出抗体。抗体滴度升高时，细胞性超敏感性下降。在给免疫抑制剂动物，感染持续存在，细胞性敏感性在停药后 1～3 周内不发生。体液抗体反应发生早而强，炎症反应减退。结论为，在宿主对实验性表面白色念珠菌感染的抵抗力发生中，细胞性超敏感性是重要的。

从上面的叙述，可以得出以下结论：

1. 单纯白色念珠菌感染可引起上皮增生，但很少发生异常增生。

2. 慢性白色念珠菌感染可引起白色念珠菌性白斑，临床上多表现为红白斑，常有上皮异常增生，应被视为癌前病变。

3. 均质性白斑甚易为白色念珠菌所感染而转变为非均质型。成为真正的癌前病变。临床上对非均质性白斑应常规做白色念珠菌检查及治疗。

【实验方法】

鉴于以往的白色念珠菌动物模型研究，成功率不高（仅 25%），章魁华等做了一些改进，使建立模型的成功率达到 100%。

1. 白色念珠菌菌珠

白色念珠菌菌株致病力的强弱为模型建立成功与否的关键。为选定一致病力强的菌株，进行预试验是必要的。可将所得到的菌株进行比较。但更好的方法是选用一刚从病人的病变分离出的菌株，将其纯化并通过二次兔全身感染以加强其毒力。方法为将白色念珠菌注射于兔，感染致死后取出肾脏，将白色念珠菌再培养、纯化、如此再进行一次。

2. 动物

可用 Wistar 或 S-D 大白鼠，封闭群动物即可。实验开始时体重 150～200g 为宜。标准饲料，饮水自由，分笼饲养，雌雄分开，每笼可饲 4 只。笼具及饮水瓶均应洗净、灭菌，至少每周一次。

3. 实验方法

实验开始前以棉拭涂抹口腔粘膜后做白色念珠菌培养，每周 1 次，共做 2 次。白色念珠菌培养阳性的动物则淘汰。然后分组，动物数目以 96 只较为适宜，随机分为对照组（32 只）及实验组（64 只）。

实验开始时，饮水内加四环素，使其成为 0.1%浓度。1 周后改为 0.01%浓度。4 周后停用四环素 2 周，以后再次给予 0.01%浓度，直至实验结束。

给四环素的目的在于抑制口腔的其他细菌，便于白色念珠菌生长。

实验组动物在乙醚麻醉下，用小油画笔蘸白色念珠菌液（量为 0.5ml，含 6×10^6/ml）涂抹双颊部及腭部各 2 次。前 2 周每周涂抹 3 次，以后每周 1 次，直至实验结束。

每 4 周全部动物皆以棉拭取标本培养，然后处死动物 12 只（对照组 4 只，实验组 8

只），实验期为36周。

4. 标本检查

动物断头处死，将头置Gendre固定液中2小时，然后移至福尔马林固定液，固定3～4日，常规脱钙，切片。做上下颌整块切片，由切牙前龈沟开始，至磨牙后1mm处止，做连续切片，常规HE及PAS染色，光镜检查。

5、判断标准

以白色念珠菌检菌阳性和组织学上见菌丝侵入上皮表层为白色念珠菌感染成立，即动物模型成功。

用此法在实验28周时，100%的动物发生白色念珠菌感染。组织学上，上皮有明显增生并有特征性钉突形成，但无上皮异常增生表现。

改良法建模成功率明显高于过去方法的原因可能在于：①所用菌株为新鲜菌株，并通过2次接种于兔，使之发生全身性感染致死，因此，致病性明显提高。②组织学切片时，包括了整个口腔。过去的研究中，切片由第一磨牙前2mm开始，至第三磨牙后1mm止，放弃了前面由切牙开始至第一磨牙前2mm的一段。而实际上，这一段有不少感染灶存在。③给予四环素水的方法与过去第1周给0.1%，第2、3周给0.01%，然后停止的方法不同，可能也是提高成功率的原因。

【应用】

慢性白色念珠菌感染是否为癌前病历，有争论。但现已明确，白色念珠菌感染本身不能被视作癌前病变，因其虽然引起上皮增生，但无上皮异常增生表现。但如在已有上皮增生的病变中，如有白色念珠菌感染，则有可能导致癌变。例如，均质性白斑如有白色念珠菌感染（这种情况是常见的，已见前述），可能成为红白斑，组织学上有上皮异常增生的表现。在临床上，对非均质性白斑，特别是红白斑，应将白色念珠菌检查作为常规，阳性时应首先进行抗真菌治疗，白色念珠菌感染清除后，红白斑多可转为均质性白斑。

十、颞下颌关节骨关节病

【概述】

颞下颌关节骨关节病（temporomandibular joint osteoarthrosis，TMJOA）是相当常见的骨关节病的一种，但在病因学、诊断和治疗方面仍有争论。

在骨科范畴内，提出过几种病因学假说。Radin和Rose（1986）的假说认为，初期的软骨破坏是由于反复的负荷引起软骨下的僵硬之故。创伤可引起软骨的损害，引致继发性骨关节病。与此假说相应，进行了不少动物模型研究，但主要限于膝关节和髋关节。

很多研究者报道了酶与骨关节病的关系，以及有降解作用的番木瓜蛋白酶（papain）对软骨的破坏作用。也由此有了一系列动物模型研究。Kopp等（1983）在豚鼠膝关节内注入番木瓜蛋白酶，引起骨关节病改变。Pelletier等（1983）证明了在狗的骨关节病软骨中胶原溶解活动的增加。

在颞下颌关节的研究中，Toller及Glynn认为，滑液通过微小的折断进入髓腔可以引起骨关节病。他们的假说来自对人尸体标本的形态学研究，未被实验研究所证实。但近年的关节内镜研究表明，在TMJ受到创伤之后，关节的表面有明显的OA改变。创伤后，髁状突可有微细的骨折和/或关节内骨折，使滑液有可能进入髓腔。髓腔中，有炎症细胞和多种介质存在，有助于创伤的修复。故当关节受到涉及髓腔的损伤之后，可由此得到修复而愈合。

另一方面，滑液进入髓腔能引起骨关节病。

组织学上，TMJ 的髁状突软骨有四层：关节层（即表层）、增殖层、纤维软骨层和钙化软骨层。增殖层中有大量未分化的间质细胞，是主要的软骨增生细胞。当此增殖层受到广泛损害后，软骨将丧失其增生能力。Ishimaru 及 Goss（1991）证实，对 TMJ 软骨的轻度外科创伤可引起羊的 TMJ 产生明显的骨关节病的改变。

根据以上学说，有几种 TMJOA 动物模型产生方法。以下介绍关节盘穿孔法，髁突钻孔法，和关节内酶注射法。

【实验方法】

（一）关节盘穿孔法

用关节盘穿孔法产生 TMJOA 曾有过几个报道。Helmy 等在猴 TMJ 做过此法；Sprinz 等则用兔。近年来，主张用羊为实验动物者日益增多，认为羊的 TMJ 在大小、形态和结构上均与人类 TMJ 相似，且易得，价格适宜。以下介绍 Bosanquet 等的方法。

用体重 15～20kg 的羊，龄为 1.5～2.5 年。实验前饲养 1 周，观察无全身性疾患，无失牙及咬合紊乱，无 TMJ 关节运动异常。饲料可用青饲料及粉末状混合饲料。

麻醉可用 3%戊巴比妥钠（0.5ml/kg 体重）腹腔内注射。

耳前区剃毛并消毒（洗净后），铺巾。做耳前切口。关节囊水平切开，暴露关节上腔及下腔。在相当髁突的正中部位切除直径为 5mm 的全层关节盘。切除后应能清楚的从穿孔处看到髁状突。切除时可推下颌骨向手术侧以有利于切除方便。然后分层缝合。对侧亦同样手术。术后给抗生素 3 日（第 1 次可在手术时给予）。

动物在术后 40 周处死。将 TMJ 整块取出，固定于 10%中性缓冲福尔马林液中。

做关节侧后及前后位 X 线摄片。观察髁状突及关节凹有无下列变化：侵蚀、变平、骨赘生物、硬化、皮质骨下囊肿。

标本脱钙、切片。先切开标本，平行于矢状面将标本分切为外侧部、中央部、及内侧部三块，然后切片，H.E. 染色。

光镜下检查时，分为三段检查，即前部、中间部及后部。这样，关节分为 9 个区进行观察。同时，测量髁突部和颞部的软组织层厚度，包括关节层及滑膜、纤维软骨层（包括增殖区）以及矿化软骨层。放大 100 倍下在接目镜上置测量片测量。每层均垂直于表层测量，测量 4 个部位，求平均数。

无论 X 线片或组织学切片（包括测量），在第一次得出结果后过一段时期（1 月或更长时期），再重复检查一次以避免误差。

结果发现，在全部髁状突的 X 线片上，均可见骨赘。组织学上，穿孔邻近部位的髁状突面和颞面，皆有增生性改变。

Bosanquet 等未明确指出是否产生了骨关节病动物模型。

Helmy 等用猴实验，明确结论为，关节盘穿孔导致骨关节病。

猴在氯胺酮麻醉下（9mg/kg 体重，肌注）暴露关节，注射 1∶100000 肾上腺素液于关节周围以减少出血。横行切开关节囊，暴露关节上腔。用一分离器推髁状突向下，显露关节盘之上面。用电刀在关节盘的后外侧部（无血管区）做一直径 4～6mm 的全层穿孔。注意电刀不可与髁突接触。用电刀的目的为避免关节腔内有出血而影响结果。分层缝合（包括关节囊），冰袋加压 1 小时半。对侧行同样手术。术后给镇痛药及抗生素。

标本常规处理及脱钙。沿矢状面分切片为 3～5mm 厚的 3～4 块，然后切片。H.E. 染色及阿尔新蓝（alcian blue）染色（观察酸性蛋白糖）。

动物在术后第 11 周及第 12 周分别与对照动物同时处死。

肉眼观察，6 个关节中，5 个的关节盘穿孔扩大；1 个穿孔愈合。组织学上有下述改变：关节面为厚、富有细胞的纤维层覆盖；骨膜有明显增生；滑液的细胞移动至关节盘表面和穿孔的边缘处；关节盘与关节面有多处粘连；关节盘的细胞与血管增加；颞面的纤维覆盖层有成堆的软骨细胞；髁突骨赘等。大多数改变符合骨关节病诊断。

（二）髁状突钻孔法

Ishimaru 等用髁突钻孔法制作出骨关节病动物模型。

他们用美利奴绵羊（Merino Sheep）为实验动物，重 60kg。左侧关节手术，右侧为对照。

用硫喷妥钠静脉麻醉，量为 500～1000mg 之间，插管，3% 氟烷，氧气及笑气维持麻醉。

耳前切口。横行切开关节囊，仅显露关节下腔。推下颌骨向外侧，暴露髁状突表面。将表面覆盖的软组织去除。用直径 1mm 的牙科用钻针，在髁状突的中央钻孔，深约 1cm，进入骨髓腔。盐水冲洗后分层缝合。

90 天后再麻醉，做关节镜检及滑液检查。然后以过量麻醉处死动物，关节整块取下，固定。

摄关节前后位及侧位 X 线片，观察髁突面及颞面有无下列变化：侵蚀；变平；骨赘；硬化；及皮质骨下囊肿。形态学改变按下列情况给分：无改变，0 分；轻度改变，1 分；中度改变，2 分；重度改变，3 分；每一关节的最高分为 100 分。过一段时期（如 1 个月）后，做第二次检查以避免误差。

标本处理及检查见前述。

对照关节无改变，0 分。手术侧关节之颞面无改变。全部髁突皆有侵蚀及骨赘形成；变平、硬化、及皮质骨下囊肿见于部分关节；形态学得分平均为 10.25 分（范围为 7～14 分）。

对照关节组织学所见正常。手术侧关节可见颞面有明显的重建活动；髁状突有显明骨关节病性改变；全部髁突皆有骨赘形成；其他改变有：髁突扁平、皮质骨下囊肿、关节盘穿孔及关节盘与髁突粘连。在髁突穿孔处，有的有一从穿孔处外突的垂直骨赘形成，致使关节盘变薄或穿孔。

X 线片及组织学所见改变似晚期骨关节病，支持关节内微小或较大骨折导致骨关节病的学说。

在髁突上钻孔类似关节囊内骨折，也似由反复的超负荷引起的微小骨折，使滑液在压力下进入骨髓腔，引起反应，破坏松质骨，形成皮质骨下囊肿。修复过程中形成骨赘，引起关节盘的破坏及穿孔。本法引起的为较晚期的 OA 改变。

（三）酶注射法

胡波及王大章（1995）用胶原酶一次注射法成功地建成了 TMJOA 动物模型。

用山羊，重 15～20kg，龄为 1.5～2.5 年。实验前先饲养 1 周，观察无明显全身疾患，无失牙及咬合紊乱，无 TMJ 关节运动异常，然后开始实验。饲料为青饲料及粉末状混合饲料。

动物分三组。正常对照组，不做任何处理。实验组，在一侧关节上腔注射 0.5%～1% 胶原酶（478u/mg）。注射后 24 小时、1 周、1 个月、2 个月、3 个月、4 个月及 6 个月处死动物。实验对照组，双侧关节上腔注射0.9%生理盐水2ml，注射后24小时、1周及3个月处死。

用3%戊巴比妥钠（0.5ml/kg体重）腹腔内注射麻醉。

关节腔内注射方法与人TMJ上腔穿刺法近似，注入0.9%生理盐水1ml，回吸通畅后注入药物。

组织学切片用H.E.及马森三色染色。组织化学染色用PAS，阿辛蓝及甲苯胺蓝染色，以显示软骨中粘多糖的改变。

亦可做关节内镜检查。

注射2～3天内，咀嚼速度慢，运动幅度小，进食时间延长。3天后恢复正常。2个月后，实验组动物均有不同程度的咀嚼运动受限，口内食物蓄积。

实验组动物的肉眼、内镜、体视显微镜及光镜下的改变与人TMJOA的改变基本一致。注药1个月后即出现明显的骨关节病病损，随时间的延长而加重。

此法有可重复性、短期内发生以及良好的与人类OA的相似性，符合动物模型的基本要求。

有研究认为，OA的发生与基质金属蛋白酶（MMPs）和其特异性抑制物TIMPs间的平衡丧失有关。胶原酶为MMPs中的一种。用外源性胶原酶打破TMJ腔内MMPs与TIMPs间的平衡，过量的，未被抑制的胶原酶对软骨基质的主要成分（胶原）产生破坏作用，致软骨崩解，造成进行性加重的OA病损。

田慧等（1998）用乳酸脱氢酶（LDH）注入兔之TMJ关节腔造成OA病损。

在兔之眶下缘及髁突之间刺入，向前向下，与眶下缘平行，深度为0.5cm，可进入关节腔。兔重2.0～2.5kg。双侧注射。

用两种LDH浓度，一为0.1ml生理盐水含LDH 100单位，一为含200单位。

动物麻醉用3%异戊巴比妥钠（30mg/kg体重）麻醉。

注射后24小时、1周、4周、8周及12周处死动物。

两种浓度的LDH皆产生相似变化，为典型的早期至中期TMJOA改变。

陈慧芝等（1999）则用透明质酸酶（HD）注射。实验动物为兔。根据为，HD可破坏滑液中透明质酸，因而破坏了滑液中成分的生理平衡状态，诱导OA发生。

用0.5%HD溶液0.1ml，含HD 1500～2500单位。双侧TMJ下腔注射。另一浓度为1%HD 0.1ml，含HD 3000～5000单位。

3%戊巴比妥钠0.5mg/kg体重腹腔注射麻醉。

穿刺点：兔外眦后下方可扪及两个小结节，分别为眶下缘和髁突后极。在两小结节间进针，向前、内、下，平行于眶下缘，进针0.5cm后，有脱空感，注射后可回吸，证明针尖在关节腔内。两种浓度均可造成OA病变。

除上述方法外，傅开元（1993）用人重组白细胞介素I（rhIL-1）反复注入兔TMJ关节腔内，隔日注射1次，共3次，每次注射剂量为40ng，共120ng。

2.5%戊巴比妥钠（1ml/kg体重）静脉麻醉下，于颧弓根部与髁状突交界凹陷处进针，刺入皮下后，向前、向内、向下，与皮肤约成45°角进针，如能避开阻挡进入眼眶内，表明注射针已穿过关节腔，此时稍退回针头并改变进针方向，改为向前、向内、向上，与皮肤约成30°角，抵达关节窝骨壁。

最后一次注射后1天、3天、7天、15天、30天外死动物，取标本检查。

结果虽未见到软骨水平裂、软骨下骨囊肿和纤维化、骨质增生硬化等改变，亦未见到骨赘形成。但其他改变如胶原纤维松解，断裂；软骨细胞缺失；蛋白多糖分解丢失；滑膜炎症、增生，并且病变呈进行性加重，说明与人类 TMJOA 相似，也是一可用的产生 TMJOA 的方法。

TMJOA 时，滑液的分析有重要作用，因其可提供关节软骨病理性的发展过程。

滑液的主要成分为血浆、玻璃（糖醛）酸（ hyaluronic acid，HA）以及由关节软骨释出的蛋白糖成分等。滑液由骨膜的细胞产生，起润滑、创伤力吸收、软骨保护等作用。在关节疾患时，滑液发生改变。

滑液成分的分析在骨科应用已久，报道甚多，包括 HA、纤维蛋白原、免疫球蛋白、细胞因子、酶等。但在 TMJ 中，最近几年才有报道，然而已显示出其重要性。

TMJ 与其它关节不同，表面覆盖为纤维软骨，主要含Ⅰ型胶原；其它关节为透明软骨，主要为Ⅱ型胶原。

Toller 于 1961 年报告了 HA 的作用。Kopp 等（1983〕报道了 TMJ 滑液的炎症体征，例如亲血色球蛋白（haptoglobin)、纤维蛋白原及 IgG 的存在。Queen 及 Bazan（1990）报告了慢性结构紊乱时 PGE_2 等炎症介质浓度增高。在我国，谷志远、傅开元等研究了滑液中 TNFα、IL-1、IL-6 等在 TMD 中的改变。

十一、舍格伦综合征

舍格伦综合征病因及发病机理目前尚不十分清楚。迄今为止研究证实，舍格伦综合征发病是一个多因素作用疾病，免疫介导炎症反应是导致舍格伦综合征外分泌腺体发生慢性病变的最主要原因，其中 T 细胞介导的细胞免疫应答在发病机制中起中心环节作用，环境因素协同参与病变过程。由于舍格伦综合征患者临床早期征象不明显，各种检查指标缺乏特异性，因而早期诊断较为困难。一旦出现典型临床症状，时间相对较晚而贻误治疗时机。如何进行早期诊断早期治疗成为该病研究的重要方面。此外由于在进行人体研究时，重复取样可因标本量有限，会对人体造成一定的损伤等原因而受到限制。通过一定方法在短时间内复制出稳定的可以随意改变其遗传背景及各种可能诱发该病环境因素的类似人类舍格伦综合征的动物模型，可以克服上述缺点。以观察不同因素对该疾病的影响，全面了解疾病发生发展过程，认识该病的本质及通过动物模型探索本病有效的防治办法。同时还可克服该疾病发生发展缓慢，潜伏期长，病因病机复杂等一系列问题。

舍格伦综合征动物模型制备可分为两类，即诱发性动物模型及转基因动物模型。

（一）自发性动物模型（Spontaneous animal model)

是指不加任何人工诱发，在自然条件下自然产生的疾病，或者由于基因突变的异常表现通过遗传育种保留下来的动物模型。

（二）动物模型

通过物理、生物、化学等致病因素造成，模型所选动物包括大鼠、小鼠、兔、猫、豚鼠等。舍格伦综合征模型制备有以下几种方法：

1. 用同种动物涎腺提取物＋各种佐剂诱发实验性涎腺炎

实验动物可采用雄性 Lewis 大鼠，9～12 周龄；4 个月龄雌性豚鼠，体重 450～500g；或 8～12 周龄雌性小鼠。将动物分为对照组及实验组。操作方法如下：

摘取成熟或未成熟同种异体雌性大鼠、小鼠或豚鼠的颌下腺或腮腺，加入等体积 PBS，pH 7.2 缓冲液后制成匀浆，再佐以等体积完全 Freund 佐剂。佐剂中可加入百日咳疫苗等或预先给予免疫增强剂左旋咪唑等来加剧此反应。上述动物乙醚麻醉后，用 0.1ml 颌下腺或腮腺匀浆－CFA 乳液自上述动物四爪皮肤内注射抗原乳液。

摘取腮腺或涎腺组织福尔马林固定，石蜡包埋，HE 染色，镜下观察。观察指标包括腮腺或颌下腺组织病理变化和外周血中抗导管抗体检测情况。

（1）结果判定

在 8～12 天成熟动物颌下腺导管周围即有灶性淋巴细胞浸润，12～14 天出现广泛的淋巴细胞浸润及大量腺实质破坏，21 天出现腺泡退行性变及小导管增生。但在 28～56 天时，大多数大鼠腺体恢复正常组织像，偶尔可见灶性淋巴细胞浸润，同时抗导管抗体阳性。

（2）结论

此法可能是复制人类舍格伦综合征动物模型最简单易行方法，短时间内动物即可出现病理改变。此模型的病理过程尤其是颌下腺病理改变与临床较为相近。

（3）注意事项

不同动物品系、体重、年龄存有个体差异，所以预先要调整并确定一个适当的给药剂量，实验前要摸索出稳定的实验条件，大鼠作舍格伦综合征模型比其他动物更优越。

（4）方法评估

该模型在短时间内在一定程度上可诱导出类似人类 SS 涎腺病理改变的动物模型，方法简便，易于掌握，重复性好。通过模型可获得临床上难以得到的某些有价值的资料。但由于缺乏其他几项关键性指标，有些病理变化缺少特征性，病变发生程度及持续时间不稳定，与典型舍格伦综合征临床特征仍有一定距离。

2. 用抗 SSA 或 SSB 独特型抗体诱发。动物选择为正常 C3H/SW 小鼠及 BALB/c 小鼠。

（1）操作方法

自小鼠四爪皮肤推注一定量抗 SSA 或 SSB 独特型抗体（自行制备），三周后即可被免疫。处死后摘取有关的组织器官如涎腺、泪腺、肾脏等称重后，一半用 10%福尔马林固定，HE 染色，光镜下观察，另一半进行免疫组化及电镜观察。同时采集静脉血观察血清学有无异常改变。

（2）观察指标

腮腺或颌下腺组织制成组织病理切片观察，同时检测组织及外周血的抗导管抗体。

（3）结果判定

小鼠血液中含有抗 SSA 或 SSB 独特型抗体及其他有关的自身抗体如抗 ss-DNA 抗体，抗 dsDNA 抗体等。另外可出现血沉加快，白细胞减少。涎腺及肾脏有独特型抗体的沉积。

（4）方法评估

此法可在非自身免疫鼠种中诱发，有助于研究特异型网络在自身免疫病发病中的作用。操作时间短，方法先进，重复性好。这一模型与前者比较，更接近舍格伦综合征临床发病情况。但此类模型有一定的局限性，只反映该疾病体液免疫变化的某些方面。

3. 导管注入法

可采用 Albino 大鼠，体重约 200mg，雌雄各半，普通饲养。将动物分为对照组及实验组：

（1）操作方法

实验共两周。第一周，用 2%小牛血清白蛋白（生理盐水配置而成）0.5ml，加上 0.5ml 完全氟氏佐剂，肌肉内注射。自第二周起，每天自腮腺导管内注射 1ml 2%小牛血清白蛋白数次（可 5～8 次）。对照组的大鼠采用不事先免疫的办法，每天仅自腮腺导管内注射 1ml 2%小牛血清白蛋白数次（可 5～8 次）或每天仅自腮腺导管内注射生理盐水数次（可 5～8次）。

（2）观察指标包括腮腺或颌下腺组织制成组织病理切片观察，同时检测腮腺唾液及外周血中是否存在抗小牛血清白蛋白抗体。

（3）结果判定

实验组大部分鼠（16/20）血液中含有抗小牛血清白蛋白抗体，对照组（腮腺导管内注射 1ml 2%小牛血清白蛋白一组）有部分鼠（7/20）血液中含有抗小牛血清白蛋白抗体。而实验组和对照组唾液中均可检出抗体，但不同组之间，抗体滴度有所不同。实验组的腮腺组织病理改变为导管周围水肿，有炎细胞浸润，浸润的细胞主要为淋巴细胞，间杂有一些组织细胞和浆细胞。腺实质破坏。炎细胞浸润的程度与注射的次数无关。而两个对照组腺体内可有炎细胞浸润，但腺实质无破坏。

（4）方法评估

采用腮腺抗原主动或被动免疫大鼠的方法可引起急性涎腺炎。每日自导管内注射异体抗原，可造成类似于人类舍格伦综合征的某些病理改变即导管周围炎细胞浸润和腺实质萎缩破坏，但无肌上皮岛形成。其作用主要为激发人体的炎症反应。但此模型缺乏舍格伦综合征的其他临床特征，模型可持续多久，是否稳定均须进一步研究证实。

（二）转基因动物模型（Transgenic animal model）

转基因动物是用基因工程方法将外源基因（目的基因）在体外改建构造成可表达的融合基因后，通过一定的实验方法将其导入动物受精卵的雄原核内，使目的基因在染色体上稳定整合。然后将其移入假孕母体的输卵管或子宫内，使之发育成能将目的基因传给子代的个体即转基因动物。转入的目的基因称为转基因。利用转基因动物可在整体水平、组织水平、染色体和基因水平等不同层次研究。能在个体水平，从时间、空间角度立体观察基因表达功能和效能。是其他任何方法所不及的实验方法和理想的动物模型。

转基因方法最基本模式是在插入的目的基因前连接一合适的启动子一增强子元件，使该基因的生物学作用在某些类型的细胞、组织中检测到。

舍格伦综合征发病是多因素，因此单个靶基因几乎不能直接造成疾病，该病发生是多阶段性的，各种因素如何协同作用，使得建立转基因模型特别重要。将可能的靶基因转入动物体内，模拟有关诱变因素如病毒、环境因素等观察靶基因是否发生突变，借助转基因体系研究疾病发生发展中相关基因作用及其调控。舍格伦综合征转基因动物研究的几个方向：

1. 确定自身抗原

如将 EB 病毒、人类白血病病毒、逆转录病毒作为自身抗原，通过受精卵显微注射法将病毒全基因组 DNA 导入小鼠基因组内，建立新型小鼠品系，研究小鼠感染该病毒后的情况及病毒的作用。

2. 确定自身抗体

将舍格伦综合征有关独特型抗体转入动物受精卵，建立转基因动物，研究观察 B 细胞功能状态。

3. 观察基因变化

通过转基因动物模型研究 HLA-DR 基因、凋亡基因（如 Bcl-2 基因、Fas 基因等）功能状态，观察上述基因有无突变，探讨舍格伦综合征发病机制。以下具体介绍转基因动物模型制备方法：舍格伦综合征最常选用转基因动物是小鼠如 4 周龄 C57BL/6 小鼠，正常 C3H/SW 小鼠。

4. 操作方法

按照外原基因导入的方法和对象的不同，可分为三种方法，即受精卵显微注射法、反转录病毒法、胚胎干细胞法。目前被公认和普遍采用的方法是受精卵显微注射法。以下即以此为例介绍制作转基因动物的一般程序：

工作室通常需要以里外间布局，须配有仪器操作室、受精卵培育室和手术室。里间为显微注射的仪器操作室，室内配有紫外灯、空调和防尘设施。外间为受精卵培育室和手术室。操作步骤如下：

（1）同步获得供体雌鼠和受体母鼠；舍格伦综合征供体鼠可采用感染 Lp-BM5 鼠白血病病毒或人类 T 细胞白血病病毒小鼠等，受体鼠为 C57BL/6 小鼠。

（2）供体鼠注射人绒毛膜促性腺激素（HCG）32 小时后，采集受精卵，此时受精卵有清晰的原核。

（3）用显微注射法将纯化的外源基因片断导入受精卵的雄原核内。

（4）将微注射后经鉴定为存活的受精卵移植到同步交配的假孕母鼠的输卵管或子宫内，其中一部分移植卵能够继续生长发育成个体。

（5）鉴定子代鼠中外源性基因的整合和表达，如采用斑点杂交，PCR 法、Southern 印迹杂交检测。

（6）转基因动物品系的建立。

5. 观察指标

病毒接种 4～16 周后，分别处死被感染小鼠，摘取有关的组织器官如涎腺、泪腺、肾脏等称重后，一半用 10%福尔马林固定，HE 染色，光镜下观察，另一半进行免疫组化及电镜观察。同时采用分子生物学方法检测病毒在体内存活状态，采集静脉血观察血清学有无异常改变。

6. 结果

在注射 3～16 周后，即可在受体鼠的颌下腺及泪腺出现类似人类 SS 病理改变，免疫组化研究显示在转移小鼠浸润细胞中大部分为 CD4＋及 Vβ8＋细胞。

7. 方法评价

操作复杂，需专门技术人员，设备昂贵精密，不宜推广，目前采用此项技术进行舍格伦综合征的研究尚不多见。

（三）自发性动物模型

指不用任何人工因素诱发，在自然条件下产生的疾患，或由于基因突变后通过遗传方法传代保留下来的动物模型。

（四）治疗试验

1. 药物治疗

（1）环磷酰胺：为一种免疫抑制剂。可抑制 NZB/W 和 MRL/L 小鼠涎腺炎的发生。

（2）必嗽平：用于治疗 NZB/W 小鼠，口服后，抑制腺体肿大，但可缩短小鼠寿命。

（3）性激素：雄性激素可抑制 NZB/W 小鼠各种自身免疫现象的产生，如减少肾小球肾炎的发生，减少动物的死亡。而雌性激素可加重各种免疫反应。

2. 生物制剂（抗 CD4 及抗 Vβ8 单克隆抗体）

（1）操作步骤

1）细胞分离　摘取 4～6 个月龄雌性 MRL/lpr 小鼠的颌下腺，用剪刀分切成小块过筛获取淋巴细胞，悬浮在含有 10%FCS 的 RPMI-1640 液中，Ficoll-Isopaque 浓度梯度分离单核细胞。

2）细胞转移　将单核细胞 1×10^6 用受精卵显微注射法注射到雌性 SCID 小鼠（严重免疫缺陷病小鼠）。在注射 4、8 周后摘取有关器官及组织，进行组织学及免疫组化观察，在 SCID 小鼠颌下腺及泪腺中可出现类似人类 SS 病理改变。免疫组化研究显示在转移小鼠浸润细胞中大部分为 CD4＋及 Vβ8＋细胞。

3）治疗效果

在体外制成抗 CD4 及抗 Vβ8 单克隆抗体，注入 MRL/lpr 小鼠体内，结果显示小鼠自身免疫病的发展得到了控制，血清中自身抗体 IgG 消失。

3. 基因治疗

基因治疗（Gene Therapy）是指将外源基因导入目的细胞并有效表达，从而达到治疗疾病的目的。该方法为舍格伦综合征的治疗提供了新的思路和方法。但目前的研究多限于动物实验，尚不能用于临床。美国国立牙科研究院的学者在此领域进行了大量的基础研究，所选动物包括小鼠、大鼠、兔、猴和小型猪等。研究内容包括（1）提取大白鼠的涎腺细胞体外培养，感染外源基因，观察到有相应的基因产物表达；（2）从大白鼠主导管灌注外源性基因至涎腺，有相应的基因产物表达；（3）人涎腺活检后在体外感染外源性基因后再植入重度免疫缺陷的小鼠体内，有相应的基因产物表达。以上研究表明动物或人类涎腺均能转移并表达外源基因，并在分泌成分上有响应改变。

【理想动物模型标准】

1. 有口干、眼干的临床表现；

2. 涎腺及泪腺应有单核炎细胞浸润，有正常腺泡细胞和导管细胞破坏及肌上皮岛形成；

3. 伴有血清学异常表现如高球蛋白血症，抗核抗体、抗 SSA、SSB 抗体及类风湿因子阳性等现象。

上述介绍了一些疾病的动物模型研究。除此之外，还有很多研究方法，如免疫组化方法、分子生物学方法、免疫荧光技术等等。在人民卫生出版社于 2002 年出版的《实验口腔病理学》一书中（章魁华、于世凤主编）有较详细的叙述，可供参考。

（章魁华）

参 考 文 献

1. 张震康，樊明文，傅民魁主编．现代口腔医学．北京：科学出版社，2003
2. 章魁华，于世凤主编．实验口腔病理学．北京：人民卫生出版社，2002
3. 郑麟蕃，吴奇光主编．口腔病理学．上海：上海科学技术出版社，1992
4. 俞光岩，高岩，孙勇刚主编．口腔颌面部肿瘤．北京：人民卫生出版社，2002
5. 俞光岩主编．涎腺疾病．北京：北京医科大学中国协和医科大学联合出版社，1994
6. 马大权主编．涎腺疾病．北京：人民卫生出版社，2002
7. 武忠弼　杨光华主编．中华外科病理学．北京：人民卫生出版社，2002
8. Cawson RA，Binnie WH，Speight PM，Barrett AW，Wright JM. Lucas's pathology of tumors of the oral tissues. 5th ed. London：Churchill Livingston. 1999
9. Barnes L . Surgical pathology of the head and neck . 2nd ed. New York ：Marcel Dekker . 2001
10. Woelfel JB，Scheid RC. Dental anatomy. 6th ed. Baltimore：Lippincott Williams & Wilkins. 2002
11. Neville BW，Damm DD，Allen CM，Bouquot JE. Oral & maxillofacial pathology. 2nd ed. Philadelphia：WB Saunders. 2002
12. Eversol LR. Clinical outline of oral pathology. Diagnosis and treatment. 3rd ed. Pennsylvania：Lea & Febiger. 1992
13. Cawson RA，Langdon JD，Eveson JW. Surgical pathology of the mouth and jaws. Oxford：Wright. 1996
14. Antonio Nanci. Ten Cate's oral histology. Development，structure，and function. CV Mosby. 2003
15. Kramer IRH，Pindborg JJ，Shear M. Histological typing of odontogenic tumors. 2nd ed. Berlin：Springer Verlag. 1992
16. Shafer WG，Hine MK，Levy RM. A textbook of oral pathology. 4th ed. Philadelphia：WB Saunders.
17. Seifert G. Histological classification of salivary gland tumors. WHO international histological classification of tumors. Berlin：Springer. 1991
18. Regezi JA，Sciubba J. Oral pathology. Clinical-pathologic correlations. 2nd ed. Philadelphia：WB Saunders. 1993
19. Avery JK. Oral development and histology. Baltimore：Williams & Wilkins. 2002
20. Sapp JP，Eversole LR，Wysocki GP. Contemporary oral and maxillofacial pathology. Missouri：Mosby. 1997
21. Mjor IA，Fejerskov O. Human oral embryology and histology. Copenhagen：Munksgaard. 1986

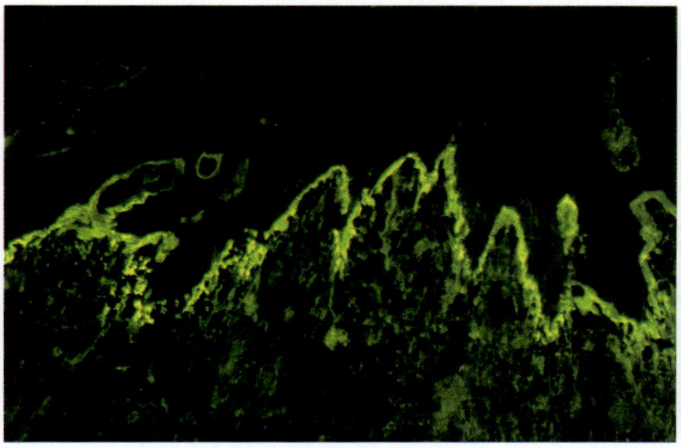

彩图 12-19　慢性盘状红斑狼疮

上皮基底膜处狼疮带阳性(直接免疫荧光 IgG)

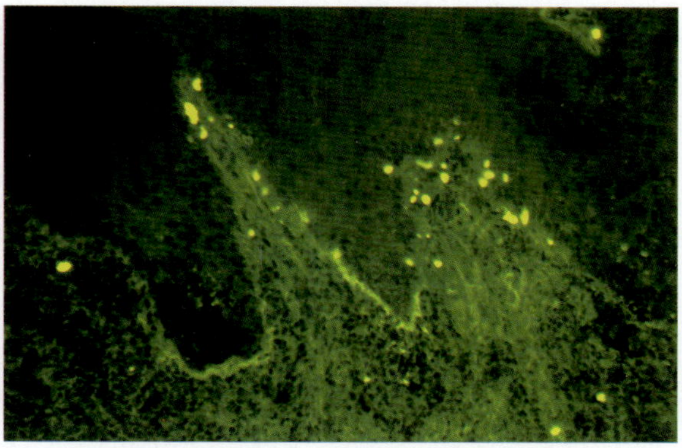

彩图 12-20　慢性盘状红斑狼疮

上皮基底膜附近胶样小体呈黄绿色荧光(直接免疫荧光 IgA)

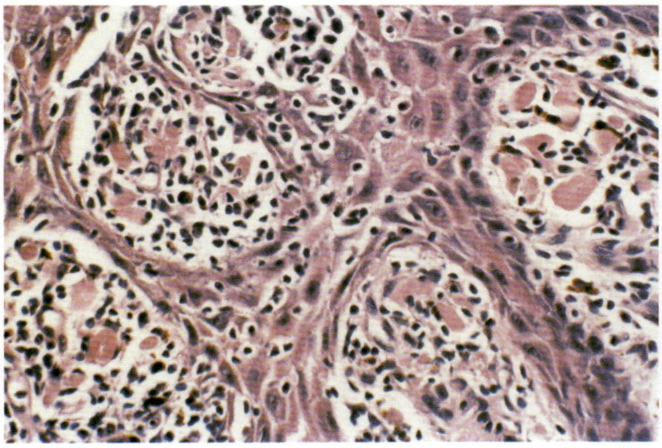

彩图 12-22　扁平苔藓

上皮下基底膜附近可见许多粉红染、均质样、胶样小体

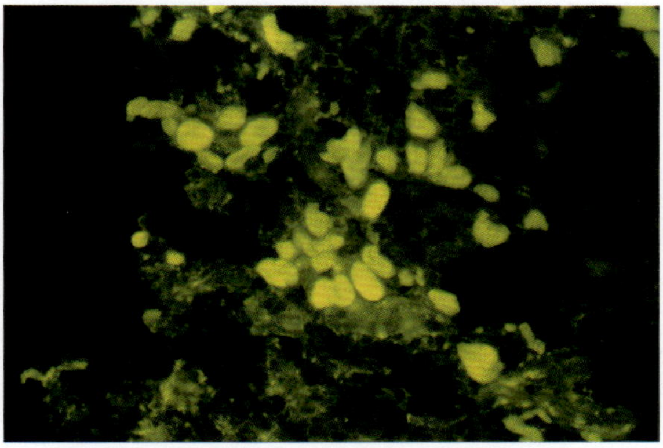

彩图 12-23　扁平苔藓(高倍)

上皮下固有层可见许多胶样小体呈黄绿色荧光(直接免疫荧光 Fibrin)

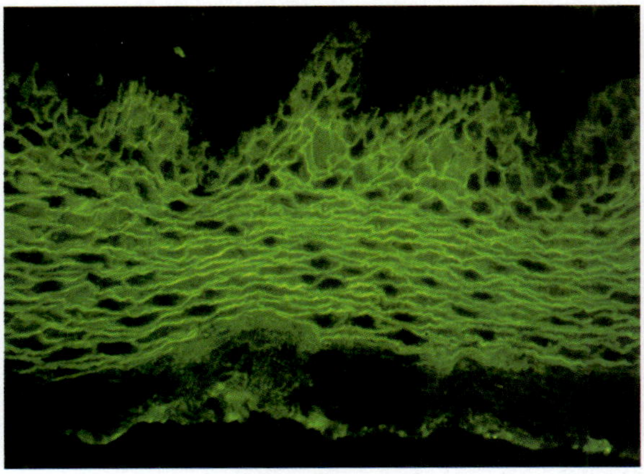

彩图 12-33　寻常性天疱疮

上皮棘细胞层呈翠绿色渔网状荧光(直接免疫荧光 IgG)

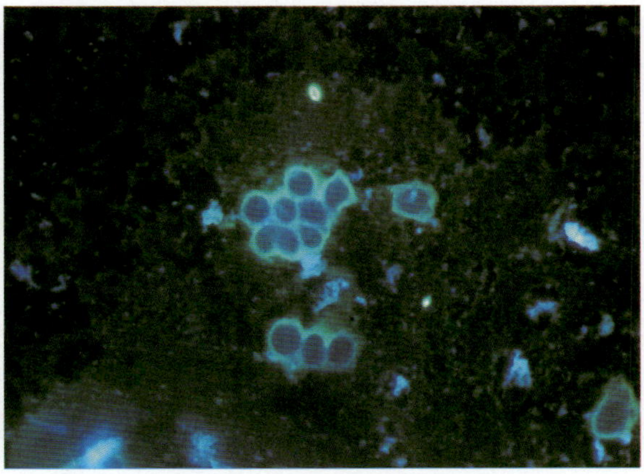

彩图 12-34　寻常性天疱疮

细胞涂片可见松解的棘细胞周围呈绿色荧光(直接免疫荧光 IgG)

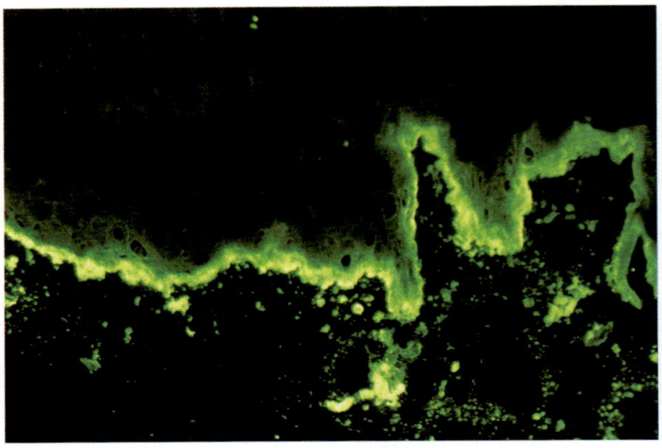

彩图 12-36　良性粘膜类天疱疮

上皮下疱之基底膜侧可见翠绿色荧光带(直接免疫荧光 IgG)

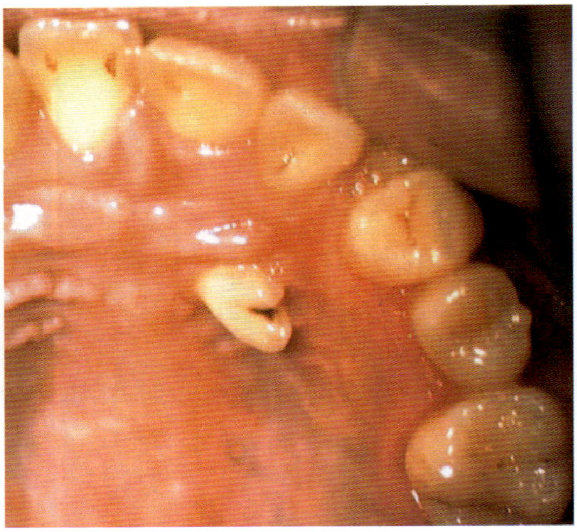

彩图 15-1　牙齿异位萌出

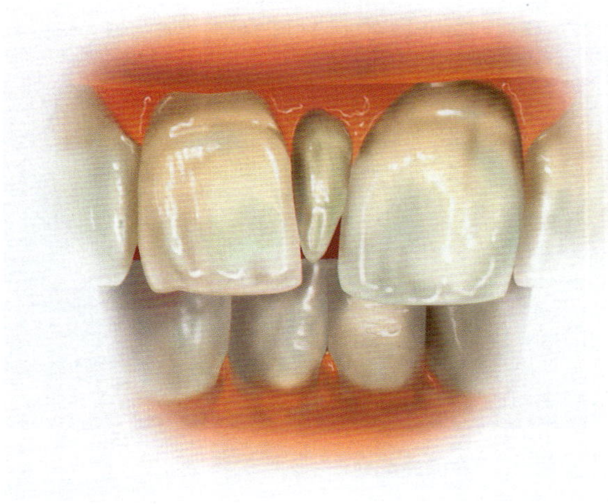

彩图 15-2　上颌正中额外牙(示意图)

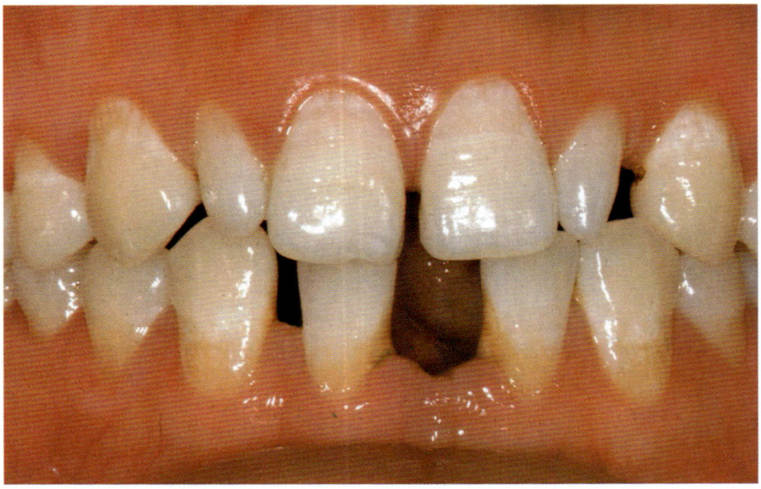

彩图 15-3　双侧上颌侧切牙小牙

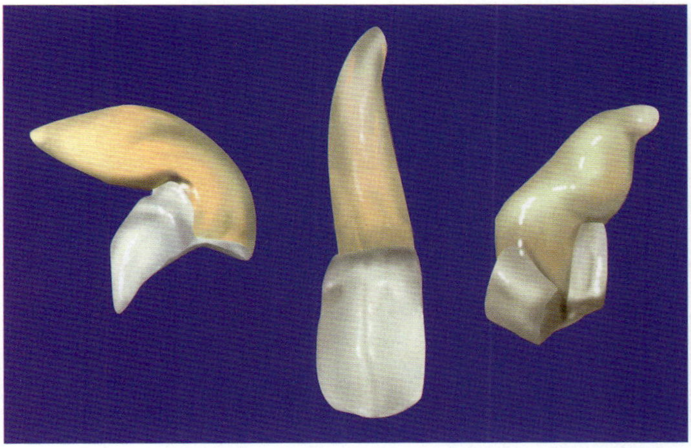

彩图 15–4　弯曲牙(示意图)

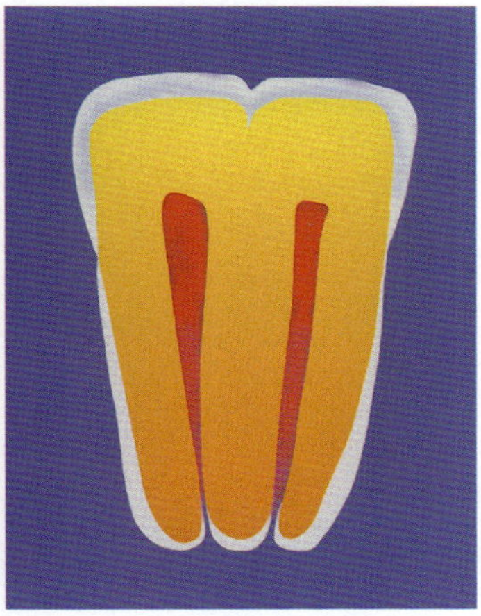

彩图 15–5b　融合牙(示意图)

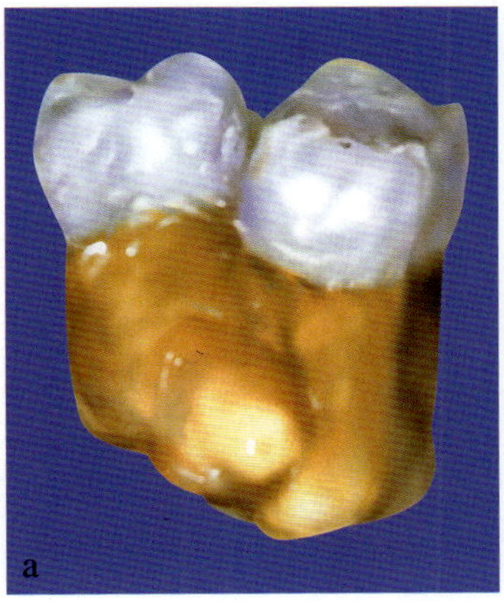

a

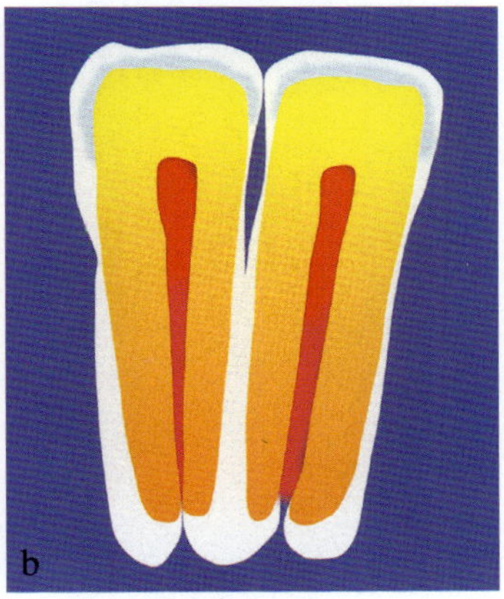

b

彩图 15–6a、b　结合牙(示意图)

两个相邻的磨牙借根部牙骨质连接在一起

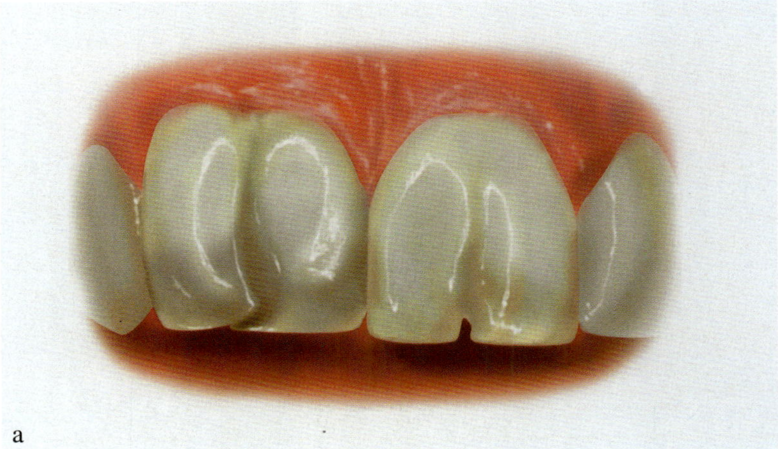

a

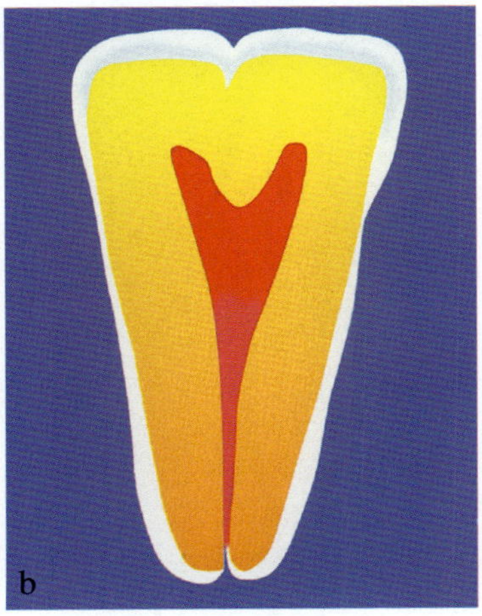

b

彩图 15–7a、b　双生牙(示意图)

一个向内的凹陷使牙冠发育成好像两个牙的牙冠

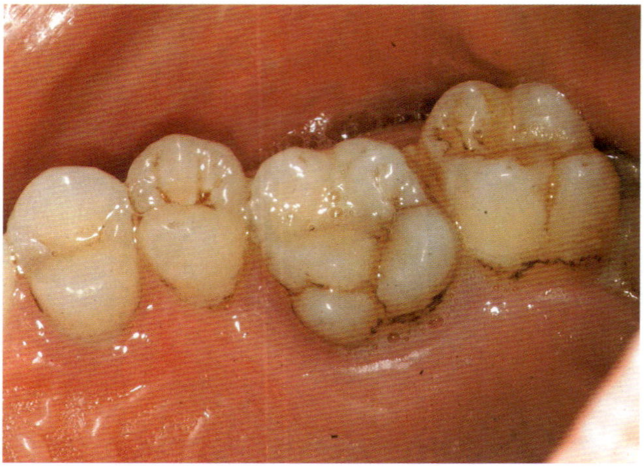

彩图 15-8　上颌第一磨牙腭侧副牙尖(卡拉贝利尖)

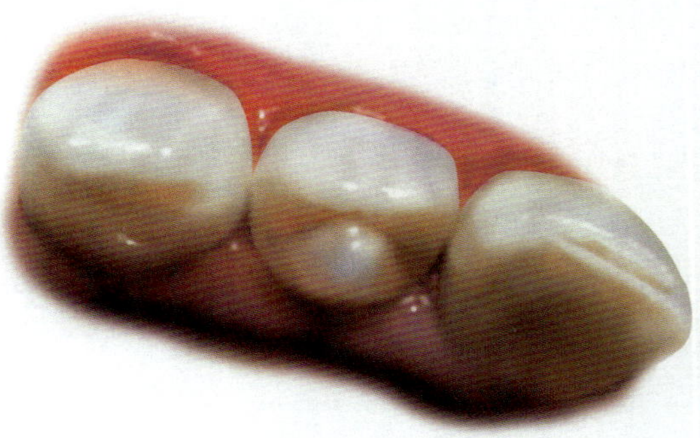

彩图 15-9　畸形舌侧尖(示意图)

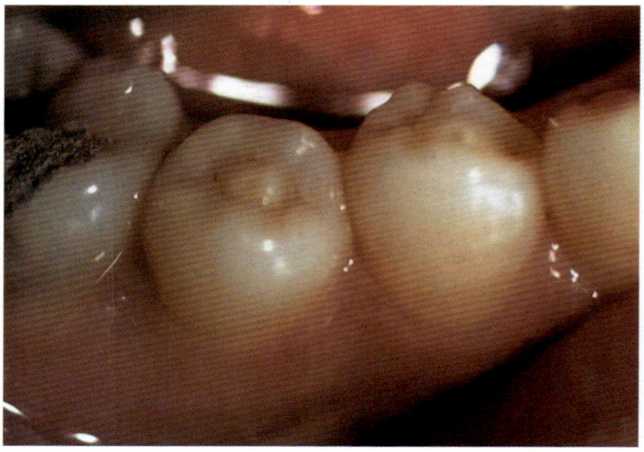

彩图 15-10　畸形中央尖(牙外凸)

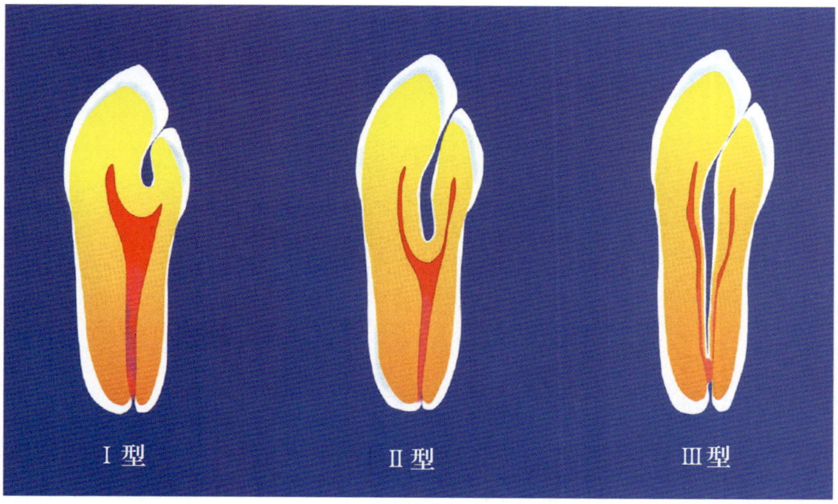

彩图 15-11b　牙内陷(示意图)

Ⅰ型－内陷局限在牙冠内　Ⅱ型－内陷伸至釉牙骨质界　Ⅲ型－内陷延至根部(牙中牙)

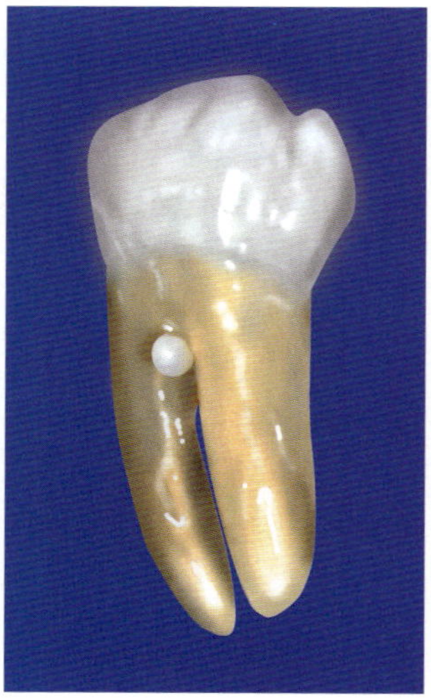

彩图 15-12　釉珠(示意图)

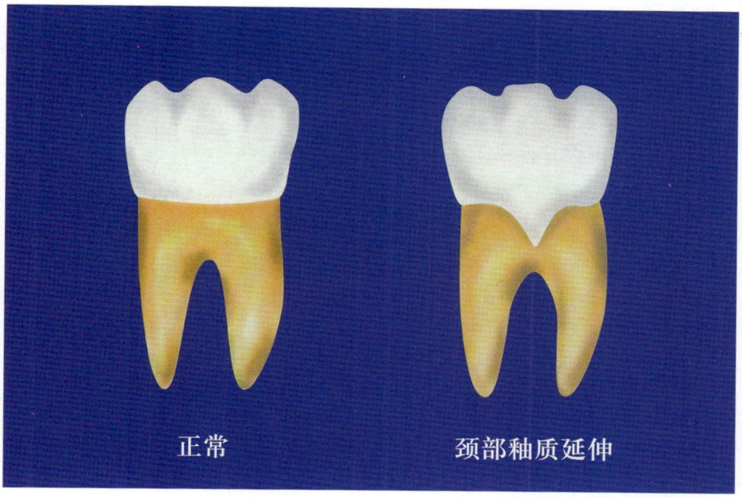

彩图 15—13　颈部釉质延伸(示意图)

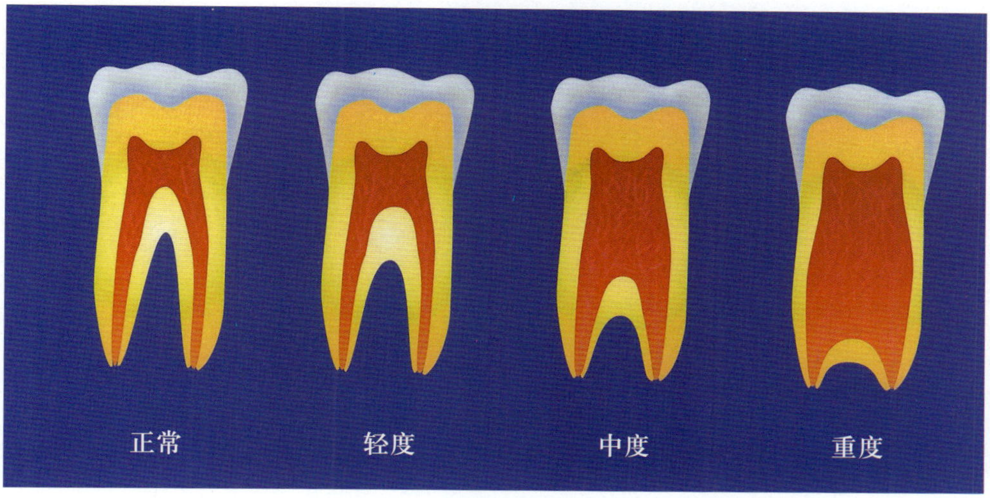

彩图15－14
长冠牙(示意图)

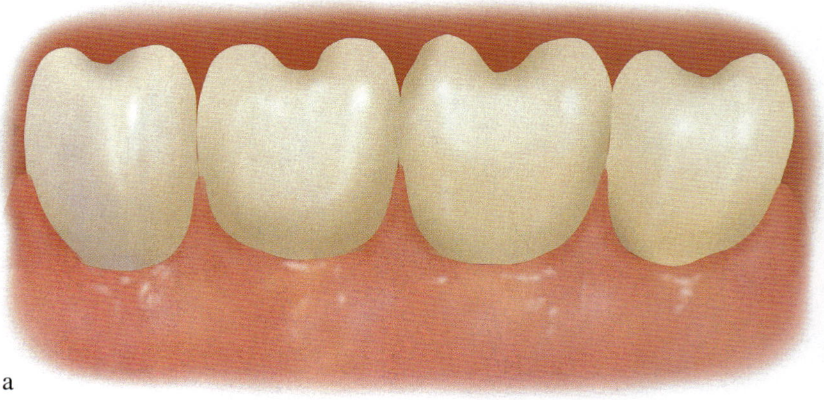

a

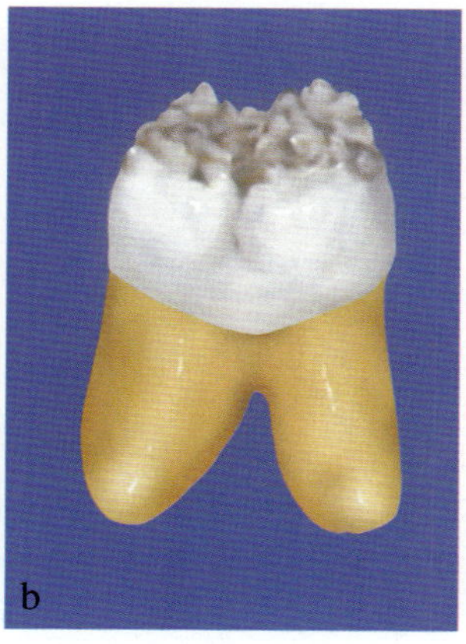

b

图 15—15　梅毒牙(示意图)

a. 赫金森切牙(Hutchinson's incisors)　b. 桑葚磨牙(mulberry molars)

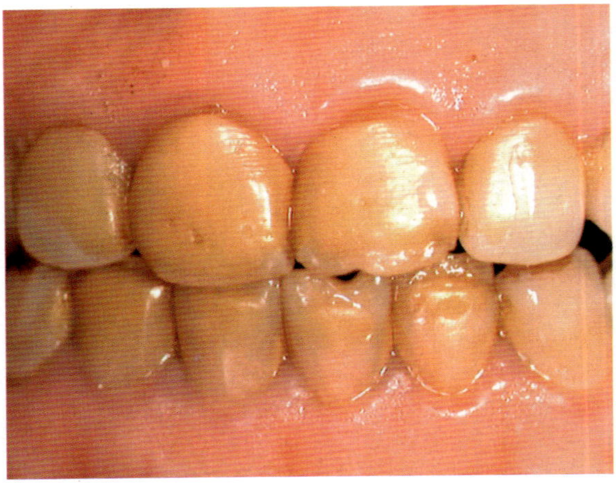

彩图 15–16　氟斑牙

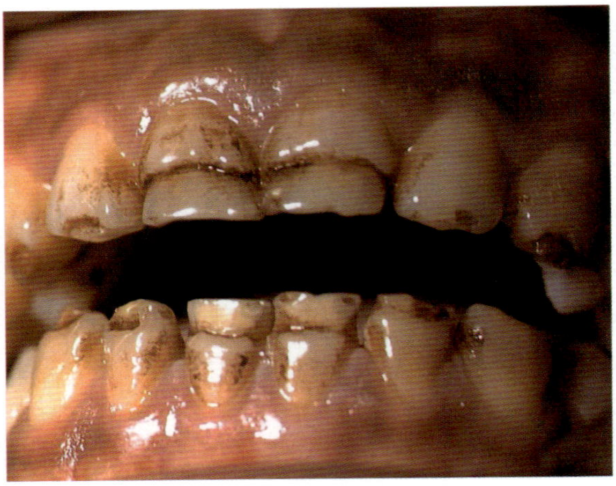

彩图 15–17　釉质发育不全

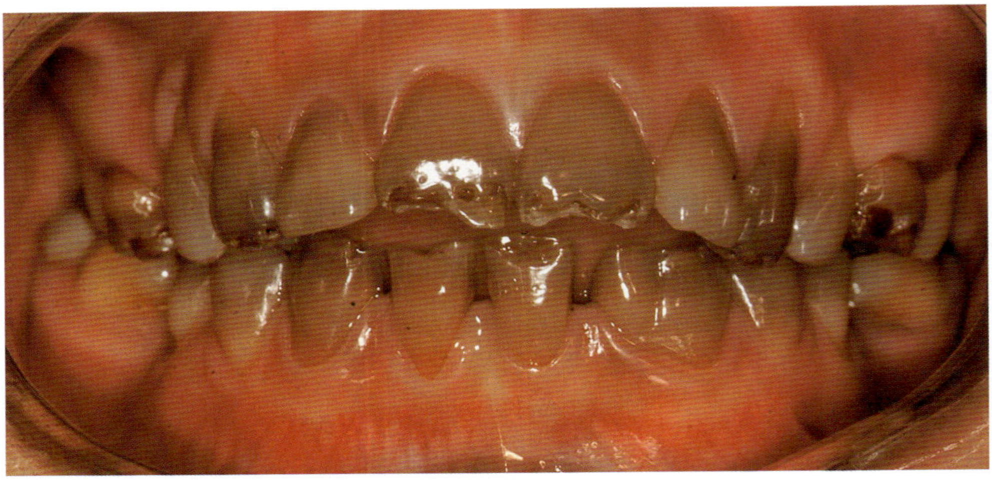

彩图 15–18　牙本质发育不全

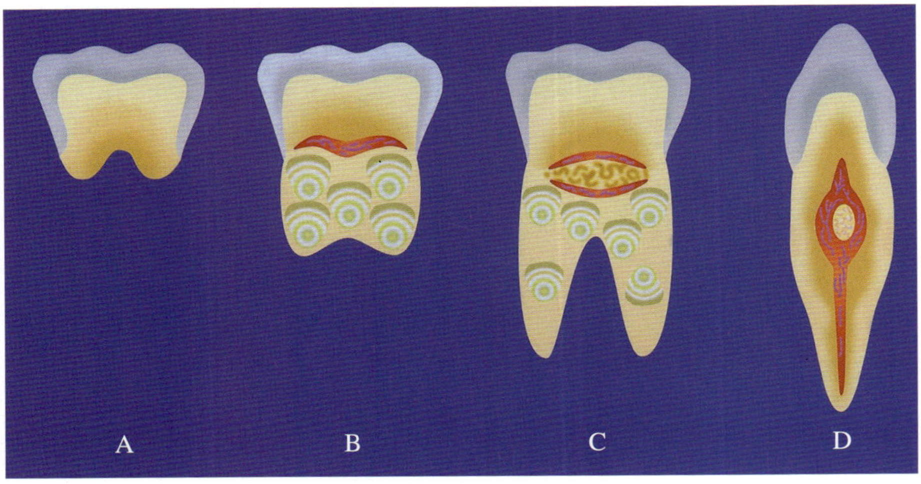

彩图 15–19　牙根发育不良(示意图)

A. 牙根缺如

B. 牙根缩短

C. 髓腔少，包在根管内，无根管

D. 有牙髓和牙根，但髓腔内有大的牙石

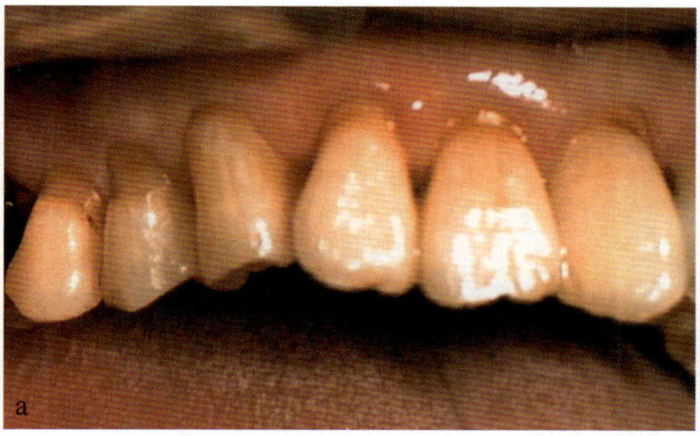

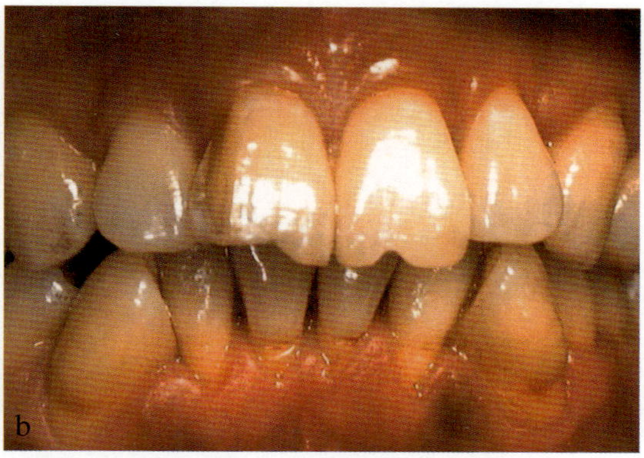

彩图 15-20　磨损

a. 刷牙所致的颈部水平缺损　b. 因习惯性咬食硬物所致的前牙切缘“V”形缺损

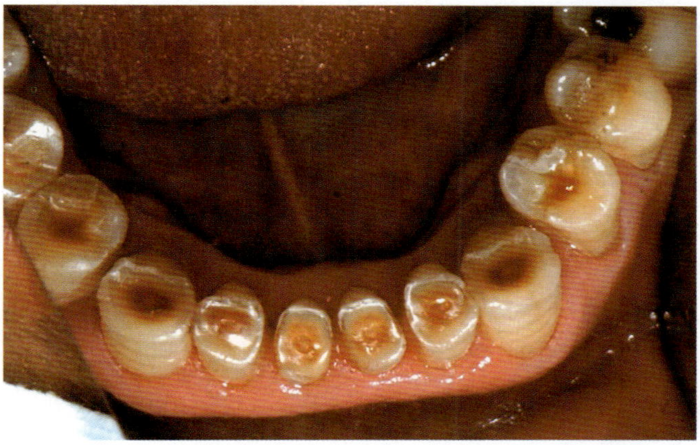

彩图 15-21　磨耗

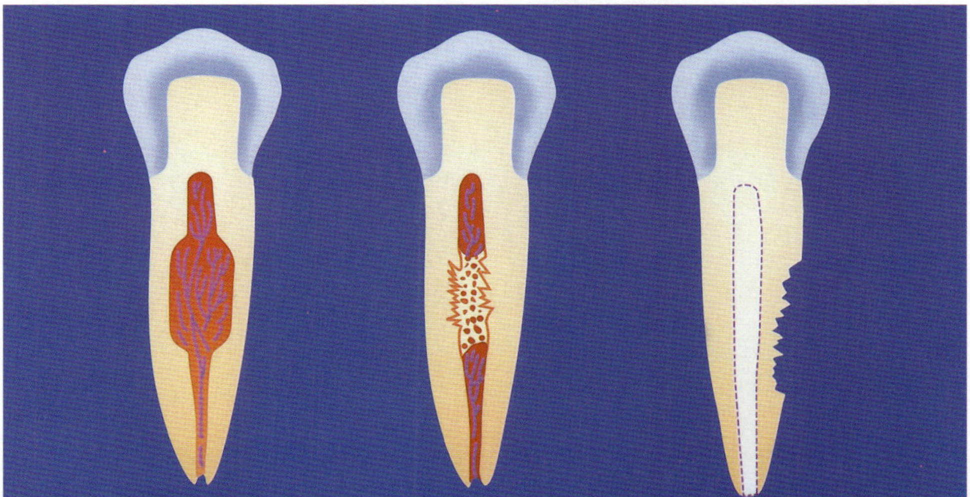

彩图 15-22　牙吸收(示意图)

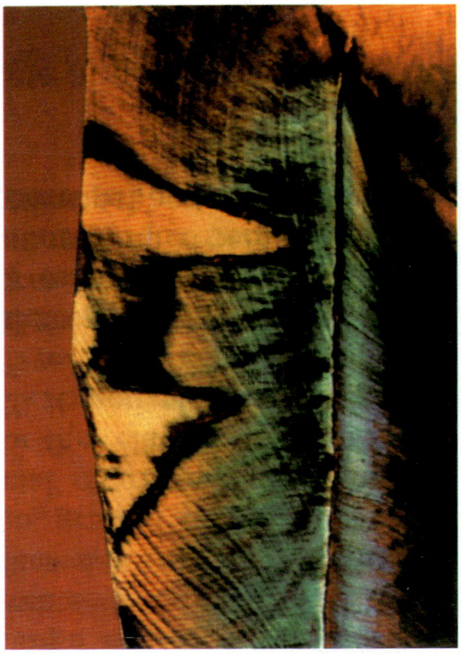

彩图 15–24b　釉质平滑面龋
偏光显微镜观

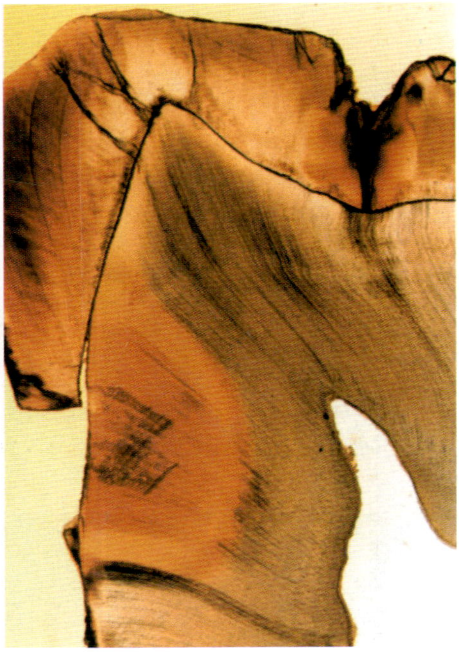

彩图 15–25　窝沟龋，牙颈部龋(低倍镜观)

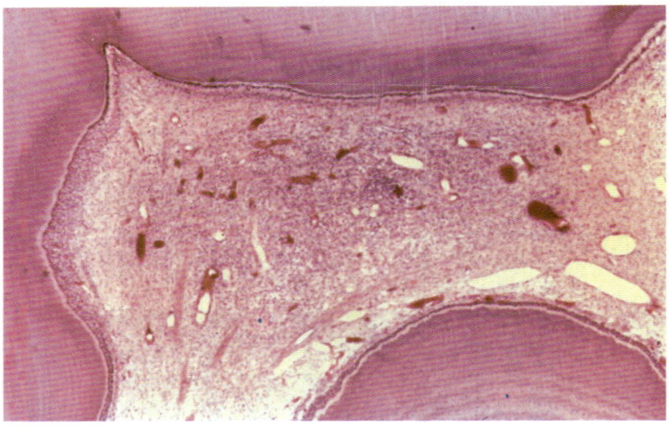

彩图 15–28a　急性牙髓炎
a. 牙髓血管增生、扩张、充血，少量炎细胞浸润

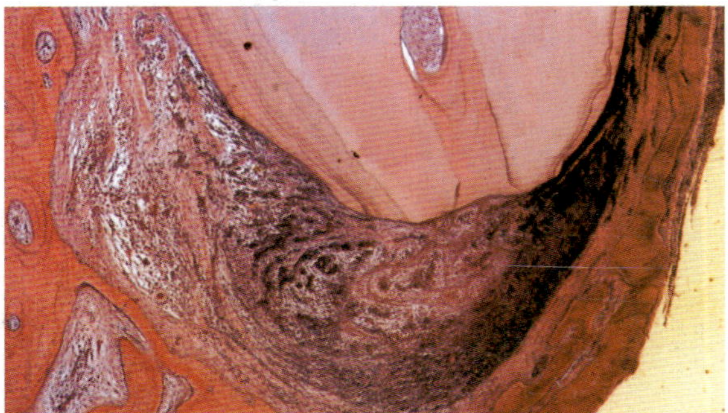

彩图 15–34　根尖周肉芽肿

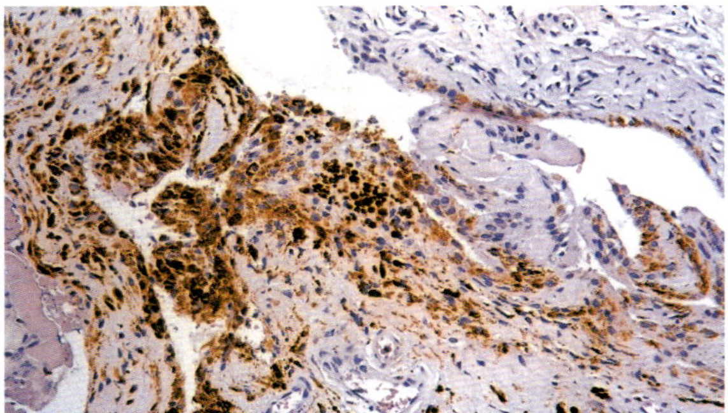

彩图 17–13　弥漫型结节性滑膜炎
滑膜样组织细胞吞噬含铁血黄素